Auf einen Blick

Allgemeine Anatomie	2	1
Kno...	0	2
Kno...	4	3
Mus...	4	4
Sehnenscheiden und Schleimbeutel	126	5
Verdauungssystem	134	6
Atmungssystem	164	7
Urogenitalsystem	182	8
Bauch- und Beckenhöhle	210	9
Endokrine Drüsen	220	10
Herz	222	11
Arterien	228	12
Venen	272	13
Lymphsystem	298	14
Hirnhäute	314	15
Rückenmark	316	16
Gehirn	326	17
Hirnnerven	398	18
Spinalnerven	412	19
Autonomes Nervensystem	426	20
Sinnesorgane	434	21
Haut- und Anhangsgebilde	470	22

Anmerkungen und Literatur 474
Lateinisches Sachverzeichnis 476
Englisches Sachverzeichnis 516

Feneis'
Bild-Lexikon der Anatomie

Wolfgang Dauber

begründet von

Heinz Feneis

9., komplett überarbeitete Auflage

Zeichnungen von
Gerhard Spitzer

Georg Thieme Verlag
Stuttgart · New York

Prof. Dr. Wolfgang Dauber
Anatomisches Institut
der Universität
Postfach 1130
72001 Tübingen
Germany
Prof. Gerhard Spitzer
Frankfurt/Main
Germany

Bibliographische Information
Der Deutschen Bibliothek
Die Deutsche Bibliothek verzeichnet diese Publikation in der Deutschen Nationalbibliographie; detaillierte bibliographische Daten sind im Internet über http://dnb.ddb.de abrufbar

1. Auflage 1967. Die 1. Auflage erschien unter dem Titel:
Anatomische Bildnomenklatur.
2. Auflage 1970
1. italienische Auflage 1970
3. Auflage 1972
1. polnische Auflage 1973
4. Auflage 1974
1. spanische Auflage 1974
1. japanische Auflage 1974
1. portugiesische Auflage 1976
1. englische Auflage 1976
1. dänische Auflage 1977
1. schwedische Auflage 1979
1. tschechische Auflage 1981
5. Auflage 1982
2. dänische Auflage 1983
2. japanische Auflage 1983
1. holländische Auflage 1984
2. schwedische Auflage 1984
2. englische Auflage 1985
1. französische Auflage 1986
2. polnische Auflage 1986
6. Auflage 1988
2. italienische Auflage 1989

2. spanische Auflage 1989
1. türkische Auflage 1990
1. griechische Auflage 1991
1. chinesische Auflage 1991
1. isländische Auflage 1992
3. polnische Auflage 1992
7. Auflage 1993
2. holländische Auflage 1993
2. griechische Auflage 1994
3. englische Auflage 1994
3. spanische Auflage 1994
3. dänische Auflage 1995
1. russische Auflage 1996
2. tschechische Auflage 1996
3. schwedische Auflage 1996
8. Auflage 1998
1. indonesische Auflage 1998
1. baskische Auflage 1998
3. holländische Auflage 1999
4. spanische Auflage 2000
4. englische Auflage 2000
2. chinesische Auflage 2001
3. türkische Auflage 2001
4. schwedische Auflage 2001
2. portugisische Auflage 2002
4. polnische Auflage 2003

© 1967, 2005 Georg Thieme Verlag KG
Rüdigerstraße 14
D-70469 Stuttgart
Telefon: +49/07 11/89 31-0
Unsere Homepage: http://www.thieme.de

Printed in Germany

Gestaltung der Bildtafeln: Prof. Gerhard Spitzer
Umschlaggestaltung: Thieme Verlagsgruppe
Umschlaggrafik: Prof. Gerhard Spitzer
Satz: primustype Hurler GmbH, Notzingen
gesetzt in Textline
Druck: Appl, Wemding

ISBN 3-13-330109-8   1 2 3 4 5 6

Wichtiger Hinweis: Wie jede Wissenschaft ist die Medizin ständigen Entwicklungen unterworfen. Forschung und klinische Erfahrung erweitern unsere Erkenntnisse, insbesondere was Behandlung und medikamentöse Therapie anbelangt. Soweit in diesem Werk eine Dosierung oder eine Applikation erwähnt wird, darf der Leser zwar darauf vertrauen, dass Autoren, Herausgeber und Verlag große Sorgfalt darauf verwandt haben, dass diese Angabe **dem Wissensstand bei Fertigstellung des Werkes** entspricht.

Das Werk, einschließlich aller seiner Teile, ist urheberrechtlich geschützt. Jede Verwertung außerhalb der engen Grenzen des Urheberrechtsgesetzes ist ohne Zustimmung des Verlages unzulässig und strafbar. Das gilt insbesondere für Vervielfältigungen, Übersetzungen, Mikroverfilmungen und die Einspeicherung und Verarbeitung in elektronischen Systemen.

Geleitwort

Das „Anatomische Bildwörterbuch" von *Feneis* hat einen Erfolg zu verzeichnen, der geradezu phänomenale Ausmaße erreicht hat. Ich kann mich noch lebhaft an die erste Auflage erinnern und an mein damaliges Erstaunen, daß noch niemand auf den Gedanken gekommen war, ein so nützliches Buch herauszubringen. Nunmehr liegen bereits zahleiche Auflagen vor, und das Buch ist in vielen Sprachen übersetzt worden. Mehrere dieser Ausgaben stehen bereits in greifbarer Nähe auf einem Regal über meinem Schreibtisch, und ich schlage oft darin nach. Es ist natürlich weitaus mehr als ein Wörterbuch der offiziellen „Nomina Anatomica", denn es ist ein überaus wertvolles Werkzeug für jeden auf den Gebieten der Anatomie und Medizin tätigen Arzt und dessen Assistenten. Die Abbildungen sind es, die dieses Buch so wertvoll und in der Tat einzigartig machen. Ich kenne kein ähnliches Wörterbuch in irgendeiner Sprache, das nicht nur die Definitionen von Begriffen bringt, sondern sie auch klar und einfach bildlich veranschaulicht. Unter den vielen Büchern auf dem Gebiet der Anatomie, die Jahr für Jahr erscheinen, besitzen nur wenige die Originalität und zeitlose Nützlichkeit, die ihnen einen dauernden Wert verleihen, aber das vorliegende Buch gehört ohne Zweifel jener Eliteklasse an. Es wird dem Studenten, dem Akademiker und dem Kliniker ein ganzes arbeitsreiches Berufsleben hindurch ein zuverlässiger Begleiter sein.

London, im Winter 1982

Roger Warwick
Professor Emeritus
University of London
(Guy's Hospital Medical School)

Vorwort zur 1. Auflage

Die Nomina Anatomica sind ein stichwortartiger Katalog dessen, was die Anatomen aller Welt in vielen Jahrhunderten an makroskopischen Befunden zusammengetragen haben. Zugleich aber ist die anatomische Fachnomenklatur ein Verständigungsmittel und damit ein zweckbestimmtes Werkzeug. Es ist unter anderem die Folge einer dynamischen Entwicklung, wenn die Anatomische Nomenklatur in den letzten Jahren laufend geändert wurde; denn die Änderungen bezogen sich ja nicht nur auf philologische Gesichtspunkte; sondern waren auch darin begründet, daß neuerschlossene Befunde benannt werden mußten. Daß dieses auf internationaler Basis erfolgte, ist in unserer Zeit der intensivierten Kommunikationsmittel und schrumpfenden Entfernungen nicht nur zu begrüßen, sondern muß als sachliche Notwendigkeit anerkannt werden.

Bei dem großen Stoffumfang und bei den vielen Änderungen und Erweiterungen kann es nicht ausbleiben, daß oft eine Unsicherheit über einzelne Bedeutungen besteht. Sie ist natürlich beim Lernenden noch viel größer als beim Fachmann.

Um hier Abhilfe zu schaffen, bin ich gern dem Vorschlag gefolgt, eine bebilderte Erklärung der Nomina Anatomica zu schreiben. Daß bei einem so ausgesprochen morphologischen Stoff die Abbildung neben dem Text für den Aufbau einer gegenständlichen Vorstellung nicht fehlen durfte, war von vornherein klar. Ich habe mich bemüht, die Gliederung der neuesten, 1965 in Wiesbaden herausgegebenen Nomenklatur beizubehalten, möglichst viele Begriffe abzubilden und die Abbildungen neben dem zugehörigen Text zu bringen.

Es war nicht leicht, den riesigen Stoff mit Abbildungen in einem Taschenbuch unterzubringen, und es wäre mir in der gegebenen Zeit nicht möglich gewesen, hätte ich außer meinen ständigen Mitarbeitern nicht noch so viele andere gute Helfer gehabt. Meine ursprüngliche Absicht, alle studentischen Mitarbeiter namentlich zu nennen, ist der großen Zahl wegen nicht möglich. Ich nenne repräsentativ zwei: Fräulein *I. von Zeppelin,* die mir am längsten, u. a. bei der schwierigen Planung der Abbildungen treu und ausgiebig geholfen hat, und Herrn *E.J. Kirchertz,* der mit Umsicht und Tatkraft bei der sehr wesentlichen Schlußrevision ganz entscheidend mitwirkte. Frau Dr. *Hoffmann* danke ich aufrichtig dafür, daß sie mir mit ihrem zeichnerischen Können, wie früher schon einmal, so erfolgreich beistand. Von ihr stammen fast alle histologischen Zeichnungen und manche Entwürfe. Herrn *Spitzer* muß ich besonders danken. Er hat in ausgeglichener, persönlicher Zusammenarbeit mit Interesse, Verständnis, Geduld und Ausdauer sich nicht nur sehr erfolgreich in das ganze Gebiet eingearbeitet, sondern auch in einer ihm zunächst neuen Zeichentechnik sehr schnell vortreffliche Leistungen erreicht. Auch stammen viele originelle Gestaltungsvorschläge von ihm.

Das alles wäre nicht möglich gewesen, hätten die Herren des Georg Thieme Verlages nicht in förderlichem Entgegenkommen die guten Voraussetzungen für das vorliegende Büchlein geschaffen, in dem mehr technische Schwierigkeiten stecken, als man ihm ansieht.

Tübingen, im Juni 1967 *Heinz Feneis*

Vorwort zur 9. Auflage

Die Einführung einer neuen offiziellen Nomenklatur durch das „Federative Committee on Anatomical Terminology" (FCAT) machte es notwendig, das Anatomische Bildwörterbuch vollständig zu überarbeiten. Die neue Terminologia Anatomica greift auf die bisherige Nomenklatur zurück und berücksichtigt zusätzlich jüngere Befunde, vor allem aus Untersuchungen des Urogenital- und Zentralnervensystems. Damit hat sich die Gesamtzahl der Termini wesentlich erhöht.
Wie wir bereits bei der Bearbeitung der Vorauflagen feststellen mussten, hat das FCAT auch diesmal die neu eingeführten Termini nicht kommentiert. Versuche, bei der Kommission Auskunft zu erhalten, blieben ohne Antwort. Es mussten deshalb einige Erläuterungen offen bleiben. Die davon betroffenen Begriffe sind unter „Anmerkungen" auf S. 474 aufgeführt.
Außerdem wurden vom FCAT die beim Menschen bekannten Strukturen des Zentralnervensystems um Termini aus neueren Ergebnissen tierexperimenteller Untersuchungen ergänzt, ohne deren Herkunft kenntlich zu machen. Erfahrungsgemäß sind jedoch solche Befunde und ihre Interpretation zunächst nur mit großer Zurückhaltung auf menschliche Verhältnisse übertragbar. Im Text wird deshalb auf diese Unsicherheiten noch einmal hingewiesen.
Begrüßenswert ist, dass die Kommission den bisher allein gültigen lateinischen Termini englische Begriffe verbindlich zugeordnet hat. So wird die Kommunikation zwischen Nutzern in verschiedenen Sprachräumen zielgenauer und damit erleichtert. Gleichermaßen erfreulich ist das Bestreben des FCAT, bisher strittig definierte Begriffe (z. B. Fascien) allgemein verbindlich festzulegen.
Wie bei den bisherigen Auflagen sind von Kollegen und Studierenden Hinweise und Änderungswünsche eingegangen, die größtenteils berücksichtigt werden konnten. Ihnen allen und besonders Herrn Dr. Chr. Walther, der mit viel Einsatz und Ausdauer sachkundige Vorschläge gemacht hat, danke ich für ihre Mühe. Dem studentischen Wunsch, die „Allgemeinen Ausdrücke" an den Anfang des Buches zu stellen, bin ich nachgekommen.
Wie auch in allen früheren Auflagen lag die Gestaltung der Abbildungen in Händen von Herrn Professor Gerhard Spitzer. Er hat mit gewohnter Meisterschaft Abbildungen verändert, neue hinzugefügt und Sorge getragen für deren nahtlose Einfügung in die Bildfolge. Ihm bin ich für seine umsichtige, partnerschaftliche Zusammenarbeit zu großem Dank verpflichtet.
Wir haben beide dem Vorschlag des Verlags zugestimmt, den Titel des Buches von „Anatomisches Bildwörterbuch" zu „Bild-Lexikon der Anatomie" zu ändern. Mit dem neuen Namen wird der Leitgedanke des Buches nun noch deutlicher, nämlich dem Nutzer in Wort und Bild eine Kurzinformation über alle nach internationaler Übereinkunft gültigen anatomischen Begriffe zu bieten.
Dem Georg Thieme Verlag und seinen Mitarbeitern, insbesondere Frau Profittlich, Frau Mauch und Herrn Zepf, danke ich für ihre Geduld, ihr Verständnis für unsere Wünsche und die harmonische Zusammenarbeit bei der Gestaltung dieser Auflage.

Tübingen, im Herbst 2004　　　　　　　　　　　　　　　　　　　　Wolfgang Dauber

2 Allgemeine Anatomie

1 *ANATOMIA GENERALIS.* Allgemeine Anatomie

2 *PARTES CORPORIS HUMANI.* Teile des menschlichen Körpers. Körperteile

3 **Caput.** Kopf

4 *Sinciput.* Vordere Kopfhälfte, Vorderhaupt A

5 *Occiput.* Hinterhaupt B

6 *Tempora.* Schläfen A

7 *Auris.* Ohr

8 *Facies.* Gesicht A

9 *Oculus.* Auge

10 *Bucca.* Wange C

11 *Nasus.* Nase

12 *Os.* Mund

13 *Mentum.* Kinn

14 **Collum; Cervix.** Hals. Seine obere Grenze verläuft entlang einer Linie Unterrand Unterkiefer, Proc. mastoideus, Linea nuchalis superior, zur Protuberantia occipitalis externa; seine untere Grenze vom Oberrand des Manubrium sterni entlang der Clavicula über Acromion, Spina scapulae zum Proc. spinosus C VII. A, B

15 **Truncus.** Stamm; Rumpf A, B, C

16 **Thorax.** Brust. Rumpfabschnitt zwischen Hals und Bauch. Seine Grundlage ist der knöcherne Brustkorb [[Thorax]]. Seine untere Grenzen sind die Apertura thoracis inferior und das Zwerchfell. A

17 *Pectus.* Brustwand C

18 **Abdomen.** Bauch. Rumpfabschnitt zwischen Thorax, Oberrand der Beckenschaufeln, dem Lig. inguinale und der Symphyse. A, C

19 *Pelvis.* Becken. Rumpfabschnitt zwischen Abdomen und Beckenboden. Großes und kleines Becken werden durch die Linea terminalis getrennt.

20 *Dorsum.* Rücken. Rückseite des Rumpfes. B

21 **Membrum superius.** Obere Gliedmaße. Sie besteht aus Schultergürtel und freier Extremität.

22 *Cingulum pectorale; Cingulum membri superioris.* Schultergürtel. Die knöcherne Grundlage bilden die Scapulae und Claviculae. A, B

23 *Axilla.* Achselhöhle. Bindegewebsraum zwischen Oberarm und seitlicher Brustwand. C

24 *Brachium.* Oberarm A

25 *Cubitus.* Ellenbogen

26 *Antebrachium.* Unterarm A

27 *Manus.* Hand

28 *Carpus.* Handwurzel A

29 *Metacarpus.* Mittelhand A

30 *Palma; Vola.* Hohlhand A

31 *Dorsum manus.* Handrücken

32 *Digiti manus.* Finger

33 **Membrum inferius.** Untere Gliedmaße. Sie besteht aus Beckengürtel und freier Extremität.

34 *Cingulum pelvicum; Cingulum membri inferioris.* Beckengürtel. Seine knöcherne Grundlage bilden die Ossa coxae. C

35 *Nates; Clunes.* Gesäßbacken B

36 *Coxa.* Hüfte. Die Region der Verbindung von Becken und freier unterer Gliedmaße. C

37 *Femur.* Oberschenkel A, B

38 *Genu.* Knie C

39 *Poples.* Oberflächliche Kniekehle C

40 *Crus.* Unterschenkel A

41 *Sura.* Wade B, C

42 *Pes.* Fuß

43 *Tarsus.* Fußwurzel A

44 *Calx.* Ferse B

45 *Metatarsus.* Mittelfuß A

46 *Planta.* Fußsohle B

47 *Dorsum pedis.* Fußrücken C

48 *Digiti pedis.* Zehen

49 **Cavitates.** Körperhöhlen

50 *Cavitas cranii.* Schädelhöhle

51 *Cavitas thoracis.* Brusthöhle

52 *Cavitas abdominis et pelvis.* Bauch- und Beckenhöhle

53 *Cavitas abdominis.* Bauchhöhle

54 *Cavitas pelvis.* Beckenhöhle

allgemeine Ausdrücke

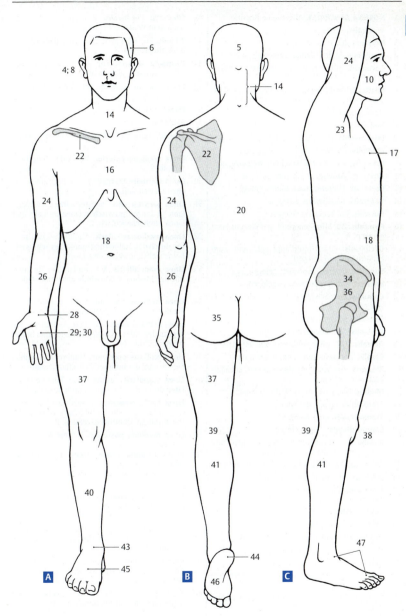

4 Allgemeine Anatomie

1 **NOMINA GENERALIA.** Allgemeine Begriffe
2 **Verticalis.** Lotrecht
3 **Horizontalis.** Waagrecht A
4 **Medianus.** In der Medianebene gelegen. A
5 **Coronalis.** In Richtung der Kranznaht gelegen. A
6 **Sagittalis.** In Richtung eines fliegenden Pfeils, also von dorsal nach ventral gelegen. A
7 **Dexter.** Rechts
8 **Sinister.** Links
9 **Intermedius.** Dazwischen gelegen.
10 **Medialis.** Zur Medianebene hin gelegen.
11 **Lateralis.** Von der Medianebene weg gelegen.
12 **Anterior.** Vorderer; nach vorn gelegen.
13 **Posterior.** Hinterer; nach hinten gelegen.
14 **Ventralis.** Bauchwärts gelegen.
15 **Dorsalis.** Rückenwärts gelegen.
16 **Frontalis.** Zur Stirn gehörend; parallel zur Stirn gelegen. A
17 **Occipitalis.** Zum Hinterhaupt gehörend; zum Hinterhaupt hin gelegen.
18 **Superior.** Oberer; kopfwärts gelegen.
19 **Inferior.** Unterer; steißwärts gelegen.
20 **Cranialis.** Zum Schädel gehörend; schädelwärts gelegen.
21 **Caudalis.** Schwanzwärts gelegen.
22 **Rostralis.** Schnabelwärts gelegen.
23 **Apicalis.** Zur Spitze gehörend; spitzenwärts.
24 **Basalis.** Zur Basis gehörend; basalwärts.
25 **Basilaris.** Zur Schädelbasis gehörend; schädelbasiswärts gelegen.
26 **Medius.** Mittlerer; in der Mitte gelegen.
27 **Transversus.** quer; der Quere
28 **Transversalis.** quer gelegen
29 **Longitudinalis.** längs gelegen
30 **Axialis.** In Richtung einer Achse gelegen. Zum Axis, dem 2. Halswirbel gehörend.
31 **Externus.** An der Außenseite gelegen; außen
32 **Internus.** Im Innern gelegen; innen
33 **Luminalis.** Zum Lumen gehörig; lumenwärts gelegen.
34 **Superficialis.** Oberflächlich gelegen
35 **Profundus.** Tief gelegen
36 **Proximalis.** Zum Rumpf hin gelegen. B
37 **Distalis.** Vom Rumpf weg gelegen. B
38 **Centralis.** Im Mittelpunkt gelegen.
39 **Periphericus; Peripheralis.** Peripher. Fern dem Zentrum gelegen.
40 **Radialis.** Zum Radius gehörend; speichenwärts gelegen. B
41 **Ulnaris.** Zur Ulna gehörend; ellenwärts gelegen. B
42 **Fibularis; Peronealis.** Zur Fibula gehörend; nach dem Wadenbein hin gelegen. B
43 **Tibialis.** Zur Tibia gehörend; nach dem Schienbein hin gelegen. B
44 **Palmaris; Volaris.** Zur Hohlhand gehörend; hohlhandwärts gelegen. B
45 **Plantaris.** Zur Fußsohle gehörend; fußsohlenwärts gelegen. B
46 **Flexor.** Beuger
47 **Extensor.** Strecker
48 **LINEAE, PLANA ET REGIONES.** Linien, Ebenen und Regionen
49 **Linea mediana anterior.** Vertikale Rumpfmittellinie. C
50 **Linea sternalis.** Sternallinie. Sie liegt am seitlichen Sternalrand. C
51 **Linea parasternalis.** Parasternallinie. Vertikale Linie in der Mitte zwischen Linea sternalis und Linea medioclavicularis. C
52 **Linea medioclavicularis.** Medioclavicularlinie. Die durch den Halbierungspunkt des Schlüsselbeins ziehende vertikale Linie. C
53 **Linea mammillaris.** Mammillarlinie. Sie kann mit der Medioklavikularlinie zusammenfallen. C
54 **Linea axillaris anterior.** Vordere Axillarlinie. Sie liegt auf der vorderen Achselhöhlenfalte. C
55 **Linea axillaris media.** Mittlere Axillarlinie. Sie liegt in der Mitte zwischen vorderer und hinterer Axillarlinie. C
56 **Linea axillaris posterior.** Hintere Axillarlinie. Sie liegt auf der hinteren Achselhöhlenfalte. B C
57 **Linea scapularis.** Scapularlinie. Eine vertikale Linie durch den Angulus inferior scapulae. B
58 **Linea paravertebralis.** Paravertebrallinie. Eine nur im Röntgenbild bestimmbare vertikale Linie durch die Querfortsatzenden. B
59 **Linea mediana posterior.** Hintere Rumpfmittellinie.
60 **Plana frontalia; Plana coronalia.** Frontalebenen. Sie liegen parallel zur Stirnfläche, senkrecht zur Median- und einer Horizontalebene. A
61 **Plana horizontalia.** Horizontalebenen. Waagrechte Ebenen, die senkrecht zur Median- und einer Frontalebene liegen. A
62 **Plana sagittalia.** Sagittalebenen. Parallele Ebenen in Pfeilflugrichtung, die senkrecht zu Frontal- und Horizontalebenen liegen. A
63 *Planum medianum.* Medianebene, Mediansagittalebene, Symmetrieebene. Diese Ebene teilt den Körper in zwei gleiche Hälften. A
64 *Plana paramediana.* Paramedianebenen. Sie stehen parallel zur Medianebene. A

allgemeine Ausdrücke

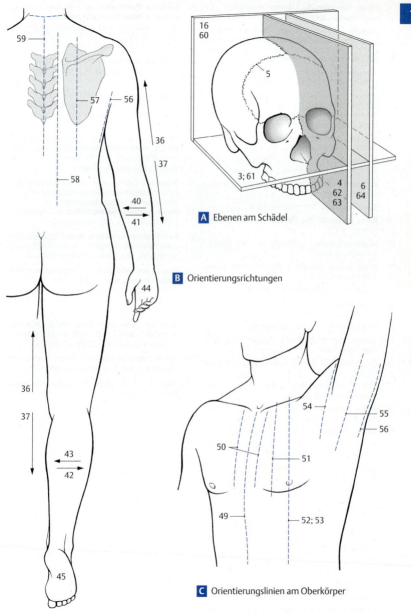

A Ebenen am Schädel

B Orientierungsrichtungen

C Orientierungslinien am Oberkörper

6 Allgemeine Anatomie

1 **Plana transversalia.** Transversalebenen. Es sind folgende spezielle Horizontalebenen. A

2 *Planum transpyloricum.* Eine Querebene durch den Halbierungspunkt der Strecke zwischen Symphysenoberkante und dem Oberrand des Manubrium sterni. A

3 *Planum subcostale.* Eine Querebene durch die Unterkante des zehnten Rippenknorpels. A

4 *Planum supracristale.* Eine Querebene durch den höchsten Punkt der Crista iliaca. Sie schneidet die Wirbelsäule in Höhe des vierten Lendenwirbeldornfortsatzes. A

5 *Planum intertuberculare.* Eine Querebene durch die Tubercula iliaca. A

6 *Planum interspinale.* Eine Querebene durch die Spinae iliacae anteriores superiores. A

7 **Regiones capitis.** Die topographischen Regionen des Kopfes

8 **Regio frontalis.** Die Stirngegend. B

9 **Regio parietalis.** Die Gegend über dem Scheitelbein. B, C

10 **Regio occipitalis.** Die Region über dem Hinterhauptsbein. B, C

11 **Regio temporalis.** Die Region über der Schläfenbeinschuppe. B, C

12 **Regio auricularis.** Die Ohrregion. A

13 **Regio mastoidea.** Das Gebiet über dem Processus mastoideus. B, C

14 **Regio facialis.** Die Gesichtsregion.

15 *Sulcus suprapalpebralis.* Furche über dem Augenoberlid. B

16 *Regio orbitalis.* Das die Orbita bedeckende Gebiet. B

17 *Sulcus infrapalpebralis.* Furche unter dem Augenunterlid. B

18 *Regio infraorbitalis.* Das Gebiet unter der Orbita. B

19 *Regio buccalis.* Die Wangengegend. B

20 *Regio parotideomasseterica.* Das Feld über Gl. parotis und M. masseter. B

21 *[[Fossa retromandibularis]]* Sie erstreckt sich medial entlang dem Ramus mandibulae bis hinter das Kiefergelenk. Gefüllt mit Parotis, Venen.

22 *Regio zygomatica.* Die Jochbeingegend. B

23 *Regio nasalis.* Das die Nase bedeckende Gebiet. B

24 *Sulcus nasolabialis.* Furche vom Nasenflügel zum Mundwinkel. B

25 *Regio oralis.* Das Gebiet um die Mundspalte. B

26 *Sulcus mentolabialis.* Kinn-Lippenfurche B

27 *Regio mentalis.* Die Kinngegend. B

28 **Regiones cervicales.** Die topographischen Regionen des Halses. B

29 **Regio cervicalis anterior; Trigonum cervicale anterius; Trigonum colli anterius.** Das dreieckige Gebiet zwischen der Mittellinie des Halses, des Vorderrandes des M. sternocleidomastoideus und des Unterkieferrandes.

30 *Trigonum submandibulare.* Das Dreieck zwischen den Bäuchen des M. digastricus und dem Unterkiefer. B

31 *Trigonum caroticum* Das Dreieck zwischen M. sternocleidomastoideus, hinterem Digastrikusbauch und Venter superior musculi omohyoidei. B

32 *Trigonum musculare; Trigonum omotracheale.* Das Dreieck zwischen der Medianlinie, dem Vorderrand des M. sternocleidomastoideus und M. omohyoideus. B

33 *Trigonum submentale.* Das Dreieck unter dem Kinn zwischen dem Zungenbein und den beiden vorderen Digastrikusbäuchen. B

34 **Regio sternocleidomastoidea.** Das Gebiet auf dem M. sternocleidomastoideus. B

35 *Fossa supraclavicularis minor.* Das Grübchen zwischen dem sternalen und klavikulären Ursprung des M. sternocleidomastoideus. B

36 **Regio cervicalis lateralis; Trigonum cervicale posterius; Trigonum colli laterale.** Das Dreieck zwischen der Clavicula, dem Vorderrand des M. trapezius und dem Hinterrand des M. sternocleidomastoideus. B

37 *Trigonum omoclaviculare.* Das Dreieck zwischen der Clavicula, dem M. sternocleidomastoideus und dem M. omohyoideus. B

38 *Fossa supraclavicularis major.* Hauteinsenkung über dem Trigonum omoclaviculare. B

39 **Regio cervicalis posterior; Regio colli posterior.** Nackengegend C

allgemeine Ausdrücke 7

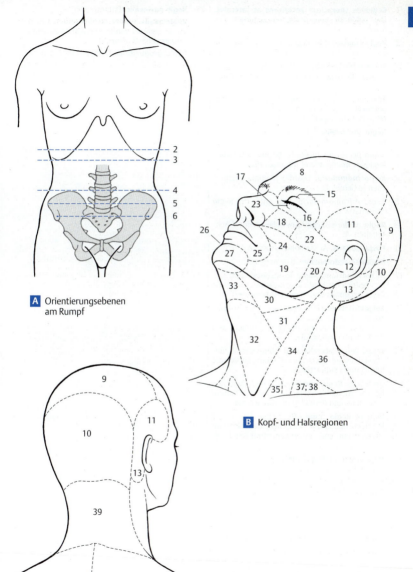

A Orientierungsebenen am Rumpf

B Kopf- und Halsregionen

C Kopf- und Nackenregionen

8 Allgemeine Anatomie

1 **Regiones thoracicae anteriores et laterales.** Die vorderen und seitlichen Regionen der Brust.

2 **Regio praesternalis.** Region vor dem Brustbein. C

3 **Fossa infraclavicularis.** [[Mohrenheim Grube]] Hauteinsenkung über dem Trigonum clavipectorale. C

4 **Trigonum clavipectorale; Trigonum deltopectorale.** Das Dreieck zwischen M. deltoideus, M. pectoralis major und Clavicula. C

5 **Regio pectoralis.** Feld auf dem M. pectoralis major. C

6 *Regio pectoralis lateralis.* Region seitlich der Regiones mammaria et inframammaria C

7 *Regio mammaria.* Das der Mamma entsprechende Gebiet. C

8 *Regio inframammaria.* Feld unter der Regio mammaria. C

9 **Regio axillaris.** Region zwischen beiden Achselfalten. A

10 **Fossa axillaris.** Achselhöhlengrube. A

11 **Regiones abdominales.** Bauchregionen

12 **Hypochondrium; Regio hypochondriaca.** Gebiet seitlich der Medioklavikularlinie zwischen Regio pectoralis und Planum subcostale. C

13 **Epigastrium; Regio epigastrica; Fossa epigastrica.** Gebiet unterhalb der Regiones pectorales, zwischen beiden Medioklavikularlinien und dem Planum subcostale. C

14 **Latus; Regio lateralis.** Feld lateral der Medioklavikularlinie zwischen Planum subcostale und Planum supracristale. C

15 **Umbilicus; Regio umbilicalis.** Gebiet zwischen beiden Medioklavikularlinien, dem Planum subcostale und dem Planum supracristale. C

16 **Inguen; Regio inguinalis.** Gebiet lateral der Medioklavikularlinie zwischen dem Planum supracristale und dem Ligamentum inguinale. C

17 **Hypogastrium; Regio pubica.** Gebiet zwischen beiden Medioklavikularlinien, dem Planum supracristale und dem Arcus inguinalis. C

18 **Regiones dorsales; Regiones dorsi.** Rückenregionen

19 **Regio vertebralis.** Streifenregion über der Wirbelsäule B

20 **Regio sacralis.** Gebiet über dem Kreuzbein B

21 *Foveola coccygea.* Grübchen über dem Os coccygis.

22 **Regio scapularis.** Gebiet über der Scapula. B

23 **Regio infrascapularis.** Gebiet zwischen Regio scapularis und Regio lumbalis. B

24 **Regio lumbalis.** Gebiet zwischen Darmbeinkamm und Regio infrascapularis. B

25 **Regio perinealis.** Dammregion

26 **Regio analis.** Gebiet um den Anus. Es ist nach vorne begrenzt von einer durch beide Sitzbeinhöcker gehende Linie. D

27 **Regio urogenitalis.** Dammgebiet vor der Verbindungslinie beider Sitzbeinhöcker. D

allgemeine Ausdrücke 9

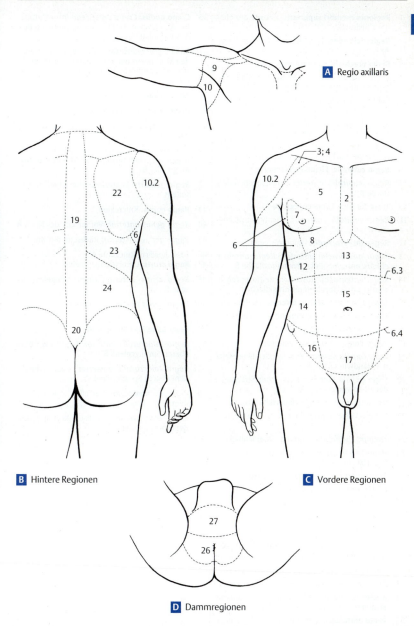

A Regio axillaris

B Hintere Regionen

C Vordere Regionen

D Dammregionen

Allgemeine Anatomie

1 **Regiones membri superioris.** Gebiete der oberen Gliedmaße.
2 **Regio deltoidea.** Feld auf dem M. deltoideus. AB
3 **Regio brachialis.** Oberarmregion
4 *Regio brachii anterior; Regio brachialis anterior.* Vorderfläche des Oberarms. B
5 *Sulcus bicipitalis lateralis; Sulcus bicipitalis radialis.* Seitliche Bicepsrinne B
6 *Sulcus bicipitalis medialis; Sulcus bicipitalis ulnaris.* Mediale Bicepsrinne B
7 *Regio brachii posterior; Regio brachialis posterior.* Rückfläche des Oberarms. A
8 **Regio cubitalis.** Ellenbogenregion
9 *Regio cubitalis anterior.* Ellenbogenvorderfläche B
10 *Fossa cubitalis.* Ellenbeugegrube A
11 *Regio cubitalis posterior.* Ellenbogenrückfläche A
12 **Regio antebrachialis.** Unterarmregion
13 *Regio antebrachii anterior; Regio antebrachialis anterior.* Unterarmvorderfläche B
14 *Regio antebrachii posterior; Regio antebrachialis posterior.* Unterarmrückfläche A
15 *Margo radialis; Margo lateralis.* Seitenrand
16 *Margo ulnaris; Margo medialis.* Innenrand
17 **Regio manus.** Handregion
18 *Regio carpalis.* Handwurzelregion
19 *Regio carpalis anterior.* Vorder- oder Beugeseite der Handwurzel. A
20 *Regio carpalis posterior.* Rück- oder Streckseite der Handwurzel. B
21 *Regio dorsalis manus.* Handrücken B
22 *Palma; Vola; Regio palmaris.* Hohlhandfläche A
23 *Thenar; Eminentia thenaris.* Daumenballen
24 *Hypothenar; Eminentia hypothenaris.* Kleinfingerballen
25 *Regio metacarpalis.* Mittelhandregion
26 *Digiti manus.* Finger der Hand
27 *Pollex; Digitus primus (I).* Daumen
28 *Index; Digitus secundus (II).* Zeigefinger
29 *Digitus medius; Digitus tertius (III).* Mittelfinger
30 *Digitus anularis; Digitus quartus (IV).* Ringfinger
31 *Digitus minimus; Digitus quintus (V).* Kleinfinger
32 *Facies palmares digitorum.* Fingerbeugeseiten
33 *Facies dorsales digitorum.* Fingerstreckseiten
34 **Regiones membri inferioris.** Topographische Regionen der unteren Gliedmaßen
35 **Regio glutaealis.** Gebiet über der Glutäalmuskulatur. A
36 *Crena analis; Crena ani; Crena interglutaealis.* Afterfurche. Die Einkerbung zwischen beiden Gesäßhälften.
37 *Sulcus glutaealis.* Gesäßfurche. Sie läuft über den M. glutaeus maximus und begrenzt bei gestrecktem Hüftgelenk die Gesäßbacke nach unten. A
38 **Regio coxae.** Hüftregion
39 **Regio femoris.** Oberschenkelregion
40 *Regio femoris anterior.* Oberschenkelvorderfläche B
41 *Trigonum femoris.* Schenkeldreieck. Dreieckige Region zwischen Leistenband, M. sartorius und M. gracilis. B
42 *Regio femoris posterior.* Oberschenkelrückseite A
43 **Regio genus.** Knieregion
44 *Regio genus anterior.* Vorderseite des Knies B
45 *Regio genus posterior.* Rückseite des Knies A
46 *Fossa poplitea.* Kniekehle A
47 **Regio cruris.** Unterschenkelregion
48 *Regio cruris anterior.* Unterschenkelvorderseite B
49 *Regio cruris posterior.* Unterschenkelrückseite A
50 *Regio surae.* Wadenregion A
51 *Regio talocruralis anterior.* Gegend vor dem oberen Sprunggelenk B
52 *Regio talocruralis posterior.* Gegend hinter dem oberen Sprunggelenk A
53 *Regio retromalleolaris lateralis.* Region hinter dem Außenknöchel A
54 *Regio retromalleolaris medialis.* Region hinter dem Innenknöchel

allgemeine Ausdrücke

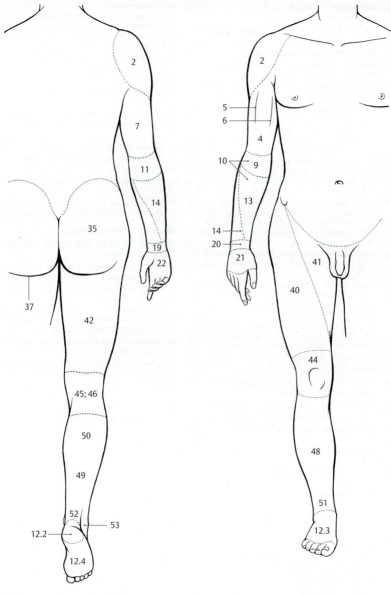

A Hintere Regionen

B Vordere Regionen

Allgemeine Anatomie

1 **Regio pedis.** Fußregion
2 *Regio calcanea.* Fersenregion.
3 *Dorsum pedis; Regio dorsalis pedis.* Fußrücken.
4 *Planta; Regio plantaris.* Fußsohle.
5 *Margo lateralis pedis; Margo fibularis pedis.* Fußaußenkante.
6 *Margo medialis pedis; Margo tibialis pedis.* Fußinnenkante.
7 *Arcus pedis longitudinalis.* Längsgewölbe des Fußes. Es besteht aus zwei Anteilen.
8 *Pars lateralis.* Lateraler Bogen. Er läuft vom Tuber calcanei über das Cuboid zu den Köpfen der Ossa metatarsalia IV-V. C
9 *Pars medialis.* Medialer Bogen. Er läuft vom Tuber calcanei über Talus, Naviculare, die drei Cuneiformia zu den Köpfen der Ossa metatarsalia I-III. C
10 *Arcus pedis transversus proximalis.* Querwölbung des Mittelfußes mit den Ossa navicularis, cuneiformia und cuboideum. Höchste Wölbung unter den Ossa cuneiformia. I, II und III. A
11 *Arcus pedis transversus distalis.* Querwölbung des Vorfußes mit den Ossa metatarsalia I-V. B
12 *Regio tarsalis.* Anatomisch: Region der Fußwurzel. Klinisch: Rückfuß, aus Talus und Calcaneus. Mittelfuß, aus übrigen Tarsalia und den jeweiligen Weichteilen. C
13 *Regio metatarsalis.* Anatomisch: Region des Mittelfußes. Klinisch: Vorfuß, aus Ossa metatarsalia, den Phalangen und Weichteilen. C
14 *Digiti pedis.* Zehen. C
15 *Hallux; Digitus primus (I).* Großzehe.
16 *Digitus secundus (II), tertius (III), quartus (IV).* Zweite, dritte, vierte Zehe.
17 *Digitus minimus; Digitus quintus (V).* Kleinzehe.
18 *Facies plantares digitorum.* Zehenunterflächen.
19 *Facies dorsales digitorum.* Zehenrücken.

20 **ANATOMIA SYSTEMICA.** Systematische Anatomie.
21 **OSSA; SYSTEMA SKELETALE.** Knochen; Skelettsystem.
22 **Pars ossea.** Knöcherner Anteil.
23 *Substantia corticalis.* Aus den äußeren Hauptlamellen aufgebaute Oberflächenschicht.
24 *Substantia compacta.* Dichte, aus Osteonen aufgebaute Knochensubstanz.
25 *Substantia spongiosa; Substantia trabecularis.* Aufgelockerte Knochensubstanz, in deren Zwischenräume das Knochenmark sitzt.
26 **Pars cartilaginea.** Knorpeliger Anteil des Skeletts.
27 **Pars membranacea.** Bindegewebsanteil des Skeletts.
28 *Periosteum.* Äußere Knochenhaut. Sie besteht aus zwei Schichten, umhüllt das Knochengewebe, vermittelt die Anheftung von Sehnen und Bändern und die äußere Gefäßversorgung des Knochens.
29 *Perichondrium.* Knorpelhaut. Sie geht ohne scharfe Grenze in den Knorpel über.
30 **Skeleton axiale.** Das Rumpfskelett.
31 **Skeleton appendiculare.** Das Gliedmaßenskelett.
32 **Os longum.** Langer Knochen, z. B. Wadenbein.
33 **Os breve.** Kurzer Knochen, z. B. Handwurzelknochen.
34 **Os planum.** Platter Knochen, z. B. Scheitelbein.
35 **Os irregulare.** Komplizierter Knochen, z. B. Keilbein.
36 **Os pneumaticum.** Knochen mit lufthaltigen Zellen, z. B. Siebbein.
37 **Os sesamoideum.** Sesambein. In Sehnen oder Bänder eingefügte Knochen zur Druckaufnahme.
38 **Diaphysis.** Knochenmittelstück.
39 **Epiphysis.** Das zeitlich begrenzt wachstumsfähige Knochenende.
40 *Cartilago epiphysialis.* Epiphysenknorpel.
41 *Lamina epiphysialis.* Die Knorpelzone zwischen Dia- und Epiphyse. Sie lässt den Knochen in die Länge wachsen.
42 *Linea epiphysialis.* Die auf Röntgenbildern und Knochenschnitten sichtbare Linie am Ort des ehemaligen Epiphysenknorpels.
43 **Metaphysis.** Die Wachstumszone der Diaphyse gegen die Epiphyse.
44 **Apophysis.** Entw. Anteil einer Epiphyse, der aus eigenem Knochenkern entsteht, z. B. Trochanter major.

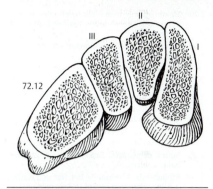

A Proximale Querwölbung des Fußes von vorne

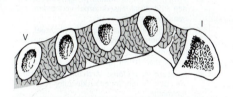

B Distale Querwölbung des Fußes von vorne

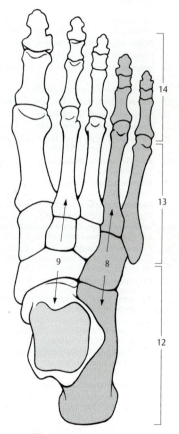

C Fußskelett von oben

Allgemeine Anatomie

1. **Tuber.** Eher runder Knochenhöcker, z. B. Tuber ischiadicum.
2. **Tuberculum.** Knochenhöckerchen z. B. Tuberculum minus.
3. **Tuberositas.** Rauhigkeit an der Knochenaußenfläche z. B. Tuberositas masseterica.
4. **Eminentia.** Eher länglicher Knochenhöcker z. B. Eminentia cruciformis.
5. **Processus.** Knochenfortsatz z. B. Processus transversus.
6. **Condylus.** Gelenkknorren z. B. Condylus humeri.
7. **Epicondylus.** Knochenvorsprung an einem Gelenkknorren z. B. Epicondylus medialis humeri.
8. **Crista.** Knochenleiste, -kamm z. B. Crista iliaca.
9. **Linea.** Knochenlinie, -leiste z. B. Linea aspera.
10. **Incisura.** Einschnitt, Kerbe z. B. Incisura acetabuli.
11. **Fossa.** Grube z. B. Fossa cubitalis.
12. **Sulcus.** Graben, Furche z. B. Sulcus caroticus.
13. **Facies articularis.** Gelenkfläche.
14. **Cavitas medullaris.** Markhöhle.
15. **Endosteum.** Eine dem Periosteum ähnliche Auskleidung der Markhöhle.
16. **Medulla ossium flava.** Das gelbe, verfettete Knochenmark.
17. **Medulla ossium rubra.** Das rote, blutbildende Knochenmark.
18. **Foramen nutritium.** Öffnung des Canalis nutricius auf der Knochenoberfläche.
19. **Canalis nutricius; Canalis nutriens.** Kanal für das knochenernährende Gefäß.
20. **Centrum ossificationis.** Entw. Ossifikationszentrum. Ort der beginnenden Verknöcherung im knorpelig vorgebildeten Knochen.
21. *Primarium.* Primäres Zentrum. Beginn der Ossifikation in einem Knorpelelement, z. B. Diaphyse der Röhrenknochen. Die Epiphysen bleiben zunächst knorpelig.
22. *Secundarium.* Sekundäres Zentrum. Es entsteht nach dem primären Zentrum, z. B. Epiphysen der Röhrenknochen.
23. *JUNCTURAE; SYSTEMA ARTICULARE.* Verbindungen der Knochenelemente; Das Gelenksystem.
24. **Juncturae ossium.** Knöcherne Verbindungen.
25. *Synarthrosis.* Gelenkhafte. Verbindungen von Knochen mit faserreichem Bindegewebe oder Knorpel.
26. *Junctura fibrosa.* Verbindung zweier Knochen meist durch straffes kollagenes Bindegewebe, seltener durch elastische Fasern.
27. Syndesmosis. Bandhaft. Bandförmige Verbindung zweier Knochen durch meist parallelfaseriges kollagenes oder elastisches Bindegewebe.
28. Gomphosis. Die Einfügung des Zahns in den Kiefer.
29. Membrana interossea. Flächenförmige Verbindung zweier Knochen aus straffem kollagenem Bindegewebe.
30. Sutura. Knochennaht. Sonderform der Bandhaft.
31. Sutura plana. Knochenverbindung mit ebenen Flächen, z. B. zwischen Jochbein und Oberkiefer.
32. Sutura squamosa. Schuppennaht, z. B. am Schläfenbein.
33. Sutura limbosa. Sonderform der Sutura squamosa mit verzahnter Überlappung.
34. Sutura serrata. Sägezahnnaht, z. B. Sagittalnaht.
35. Sutura denticulata. Zackennaht, z. B. Lambdanaht.
36. Schindylesis. Verbindung mit Nut und Kamm, z. B. zwischen Vomer und Os sphenoidale.
37. *Junctura cartilaginea.* Knorpelige Knochenverbindung.
38. Synchondrosis. Knochenverbindung durch hyalinen Knorpel, z. B. Epiphysenfugen.
39. Symphysis. Die hyalinknorpeligen Knochenenden sind durch Faserknorpel verbunden, z. B. Symphysis pubica.
40. Cartilago epiphysialis. Epiphysenknorpel. Das hyalinknorpelige Endstück der Röhrenknochen.
41. *Junctura ossea; Synostosis.* Knöcherne Verwachsung benachbarter Knochen; z. B. Os coxae.
42. *Junctura synovialis; Articulatio; Diarthrosis.* Gelenk mit Innenauskleidung einer Gelenkhöhle.
43. *Facies articularis.* Gelenkende Fläche.
44. *Cavitas articularis.* Gelenkhöhle.
45. *Fossa articularis.* Gelenkgrube.
46. *Caput articulare.* Gelenkkopf.
47. *Labrum articulare.* Gelenklippe. Faserknorpelkante am Pfannenrand.
48. *Capsula articularis.* Gelenkkapsel.

allgemeine Ausdrücke

1 Membrana fibrosa; Stratum fibrosum. Die oft durch Bänder verstärkte Bindegewebsschicht der Kapsel.
2 Membrana synovialis; Stratum synoviale. Gelenkinnenhaut. Epitheloider Verband zweier Zelltypen ohne Basalmembran auf lockerem Bindegewebe mit Gefäßen, Nerven und Fettzellen.
3 Plicae synoviales. Kapselfalten. Sie ragen in den Gelenkspalt.
4 Villi synoviales. Gelenkzotten.
5 Synovia. Von der Kapsel abgesonderte Gelenkschmiere.
6 *Discus articularis*. Gelenkzwischenscheibe. Sie unterteilt die Gelenkhöhle in zwei separate Kammern.
7 *Meniscus articularis*. Ringartige Gelenkzwischenscheibe, z. B. beim Kniegelenk.
8 *Ligamenta*. Gelenkbänder.
9 Ligg. intracapsularia. Innerhalb des Kapselraums gelegene Bänder, z. B. die Kreuzbänder des Kniegelenks.
10 Ligg. capsularia. Von außen der Kapsel zugefügte Verstärkungsbänder, z. B. die Seitenbänder der Fingergelenke.
11 Ligg. extracapsularia. Außerhalb der Kapselwand liegende Bänder, z. B. das äußere Seitenband des Kniegelenks.
12 *Recessus articularis*. Ausbuchtung des Gelenkraums, z. B. Recessus subpopliteus.
13 *Articulatio simplex*. Einfaches Gelenk zwischen nur zwei Knochen, z. B. Hüftgelenk.
14 *Articulatio composita*. Gelenk, an dessen Bildung mehr als zwei Knochen beteiligt sind, z. B. Handwurzelgelenk.
15 *Articulatio plana*. Gelenk mit praktisch ebenen Gelenkflächen, z. B. Articulationes zygapophysiales.
16 *Articulatio cylindrica*. Zylindergelenk. Überbegriff folgender einachsiger Gelenke.
17 Articulatio trochoidea. Drehgelenk; z. B. proximales und distales Radioulnargelenk.
18 *Ginglymus*. Scharniergelenk, z. B. Humeroulnargelenk.
19 *Articulatio bicondylaris*. Gelenk mit einer queren Hauptachse und einer Längsrichtung des einen Skeletteils, z. B. Kniegelenk.
20 *Articulatio sellaris*. Sattelgelenk. Es ist zweiachsig, z. B. Daumengrundgelenk.
21 *Articulatio ellipsoidea*. Eigelenk. Es ist zweiachsig, z. B. Handgelenk.
22 *Articulatio sphaeroidea*. Kugelgelenk, ein vielachsiges Gelenk, z. B. Schultergelenk.
23 Articulatio cotylica; Enarthrosis. Nußgelenk, z. B. Hüftgelenk.
24 *Amphiarthrosis*. Straffes Gelenk. Geringe Beweglichkeit infolge straffer Kapsel und Bänder; z. B. Articulatio sacroiliaca.

25 **Abductio.** Seitwärtsbewegung vom Körper weg.
26 **Adductio.** Bewegung zum Körper hin.
27 **Rotatio externa; Exorotatio; Rotatio lateralis.** Außenkreiselung um eine Längsachse.
28 **Rotatio interna; Endorotatio; Rotatio medialis.** Innenkreiselung um eine Längsachse.
29 **Circumductio.** Umführbewegung, z. B. des Arms im Schultergelenk.
30 **Flexio.** Beugung des Rumpfes oder der Gliedmaßen.
31 **Extensio.** Streckung des Rumpfes oder der Gliedmaßen.
32 **Pronatio.** Drehbewegung des Unterarms, so dass der Handrücken nach oben kommt. Hebung des äußeren Fußrandes.
33 **Supinatio.** Drehbewegung des Unterarms, so dass die Handfläche noch oben kommt. Hebung des inneren Fußrandes.
34 **Oppositio.** Gegenstellung des Daumens zu den übrigen Fingern; eingeschränkt auch des Kleinfingers.
35 **Repositio.** Rückführung in die Ausgangsstellung und Ausgangslage.
36 *MUSCULI; SYSTEMA MUSCULARE.* Muskeln; Muskelsystem.
37 **Caput.** Kopf eines Muskels.
38 **Venter.** Bauch eines Muskels.
39 **Insertio.** Ansatz eines Muskels.
40 [[**Origo**]]. Ursprung eines Muskels.
41 **Punctum fixum.** Festgestelltes Skelettelement.
42 **Punctum mobile.** Bewegtes Skelettelement.
43 **Musculus fusiformis.** Spindelförmiger Muskel.
44 **Musculus planus.** Flacher Muskel.
45 **Musculus rectus.** Gerader Muskel.
46 **Musculus triangularis.** Dreieckiger Muskel.
47 **Musculus quadratus.** Quadratischer Muskel.
48 **Musculus biventer.** Zweibäuchiger Muskel.
49 **Musculus biceps.** Zweiköpfiger Muskel.
50 **Musculus triceps.** Dreiköpfiger Muskel.
51 **Musculus quadriceps.** Vierköpfiger Muskel.

1. **Musculus semipennatus; Musculus unipennatus.** Einseitig gefiederter Muskel.
2. **Musculus pennatus; Musculus bipennatus.** Zweiseitig gefiederter Muskel.
3. **Musculus multipennatus.** Vielseitig gefiederter Muskel.
4. **Musculus orbicularis.** Kreisförmiger Muskel
5. **Musculus cutaneus.** Hautmuskel
6. **Musculus abductor.** Muskel, der eine Abduktion bewirkt.
7. **Musculus adductor.** Muskel, der eine Adduktion bewirkt.
8. **Musculus rotator.** Muskel, der eine Rotation bewirkt.
9. **Musculus flexor.** Beugemuskel
10. **Musculus extensor.** Streckmuskel
11. **Musculus pronator.** Muskel, der eine Pronation bewirkt.
12. **Musculus supinator.** Muskel, der eine Supination bewirkt.
13. **Musculus opponens.** Muskel, der eine Opposition bewirkt.
14. **Musculus sphincter.** Schließmuskel
15. **Musculus dilatator.** Muskel, der eine Erweiterung bewirkt.
16. **Compartimentum.** Von Fascie umhüllter Gewebsraum. Er umfasst meist Muskelgruppen und ist osteofibrös begrenzt.
17. **Fascia.** Oberbegriff für alle aufteilbare Bindewebsanhäufungen, die auch Hüllen und Blätter bilden können.
18. *Fascia capitis et colli.* Fascie des Kopfes und Halses
19. *Fascia trunci.* Rumpffascie. Sie integriert die folgenden 5 Fasciengattungen.
20. *Fascia parietalis.* Gattungsbegriff für das Bindegewebe, das die Wand einer Körperhöhle unter dem parietalen Blatt seiner Tela serosa bedeckt. Es kann als eigene Struktur ausgebildet sein, z. B. Fascia endothoracica.
21. *Fascia extraserosalis.* Gattungsbegriff für alle Bindegewebsstrukturen, die innerhalb der Fascia parietalis und außerhalb der Fascia visceralis liegen. Sie kommen meist im Becken als Ligamenta vor, z. B. Lig. cardinale.
22. *Fascia visceralis.* Gattungsbegriff für Bindegewebe, das unmittelbar unter dem visceralen Blatt einer Serosa liegt. Sie kann auch ein getrennter Teil der Tela subserosa, z. B. mit viel Fett, sein.
23. *Fasciae membrorum.* Gliedmaßenfascien
24. *Fasciae musculorum.* Muskelfascien
25. Fascia investiens. Hüllfascie. Sie kann auch Gruppenfascie sein. Der Ausdruck wird auch für Epimysium gebraucht.
26. Fascia propria musculi. Eigenfascie eines Muskels.
27. **Epimysium.** Hüllbindegewebe an der Muskeloberfläche.
28. **Perimysium.** Hüllbindegewebe von Muskelfaserbündeln.
29. **Endomysium.** Hüllbindegewebe einer einzelnen, von Sarkolemm umgebenen Muskelfaser.
30. **Tendo.** Sehne
31. *Tendo intermedius.* Zwischensehne
32. *Intersectio tendinea.* Zwischensehnen des M. rectus abdominis.
33. **Aponeurosis.** Flächige Sehne
34. **Arcus tendineus.** Sehnenbogen als Ursprung von Muskelfasern.
35. **Trochlea muscularis.** Umlenkstruktur für Sehnen, die ihre Verlaufsrichtung ändern, z. B. Sustentaculum tali für die Sehne des M. flexor hallucis longus.
36. **Bursa synovialis.** Schleimbeutel. Er fördert die Gleitbewegung eines Muskels um einen Knochen.
37. *VAGINAE TENDINUM ET BURSAE.* Sehnenscheiden und Schleimbeutel.
38. **Bursa subcutanea.** Direkt unter der Haut liegender Schleimbeutel.
39. **Bursa submuscularis.** Unter einem Muskel liegender Schleimbeutel.
40. **Bursa subfascialis.** Unter einer Fascie liegender Schleimbeutel.
41. **Bursa subtendinea.** Schleimbeutel unter einer Sehne.
42. **Vagina tendinis.** Sehnenscheide. Sie senkt den Reibungswiderstand einer Sehne.
43. *Stratum fibrosum; Vagina fibrosa.* Bindewebiger Anteil einer Sehnenscheide.
44. *Stratum synoviale; Vagina synovialis.* Die innere, Schmiere absondernde Schicht der Sehnenscheide.
45. *Mesotendineum.* Mesenteriumartige Verbindung zwischen Sehne und Sehnenscheide; Gefäßträger.

allgemeine Ausdrücke

1 **SYSTEMA CARDIOVASCULARE.** Herz-Kreislauf-System
2 **Vas sanguineum.** Blutgefäß
3 **Anastomosis arteriolovenularis; Anastomosis arteriovenosa.** Arteriovenöse Anastomose. Querverbindung zwischen Arterie und Vene.
4 **Arteria.** Arterie. Schlagader.
5 **Arteria nutricia; Arteria nutriens.** Gefäß für die Gewebeernährung.
6 **Arteriola.** Arteriole. Kleine Arterie direkt vor der Kapillare.
7 **Circulus arteriosus.** Ringverbindung von Arterien.
8 **Circulus vasculosus.** Ringverbindung von Gefäßen.
9 **Cisterna.** Lymphgefäßerweiterung
10 **Haema; Sanguis.** Blut
11 **Plexus vasculosus.** Gefäßgeflecht
12 **Plexus venosus.** Venengeflecht
13 **Rete arteriosum.** Arteriennetz
14 **Rete mirabile.** Wundernetz. Zwei hintereinander liegende Kapillarnetze; z. B. in der Niere.
15 **Rete vasculorum articulare.** Um ein Gelenk liegendes Gefäßnetz; z. B. Rete articulare genus.
16 **Rete venosum.** Venennetz
17 **Sinus venosus.** Blutaderstrecke ohne typische Venenwand, z. B. Sinus sagittalis.
18 **Tunica externa.** Äußere Schicht einer Gefäßwand.
19 **Tunica intima.** Innere Schicht einer Gefäßwand
20 **Tunica media.** Mittlere Schicht einer Gefäßwand.
21 **Valva.** Klappe, z. B. Valva mitralis
22 *Valvula.* Kleine Klappe. Eher halbmondförmiger Teil eines Ventilsystems, z. B. Valvulae semilunares.
23 *Cuspis.* Eher zipfelförmiger Teil eines Ventilsystems, z. B. Cuspis anterior.
24 **Valvula venosa.** Venenklappe
25 **Vas anastomoticum.** Querverbindendes Gefäß
26 **Vas capillare.** Kapillare. Haargefäß.
27 **Vas collaterale.** Einen Nebenschluß bildendes Gefäß.
28 **Vas sinusoideum.** Besonders gebauter dünnwandiger Gefäßabschnitt mit größerem Lumen.
29 **Vasa vasorum.** Die Gefäßwand versorgenden Blutgefäße.
30 **Vasa nervorum.** Gefäße zur Versorgung von Nerven.
31 **Vena.** Vene. Blutader.
32 **Vena comitans.** Begleitvene. Sie verläuft im funktionellen Verbund mit der Arterie.
33 **Vena cutanea.** Hautvene

34 **Vena emissaria.** Durch den Schädelknochen nach außen führende Vene.
35 **Vena nutricia; Vena nutriens.** Gefäß der Gewebeernährung.
36 **Vena profunda.** Tiefe, unter der Fascie liegende Vene.
37 **Vena superficialis.** Hautvene. Sie liegt auf der Extremitätenfascie.
38 **Venula.** Kleine Vene direkt hinter der Kapillare.
39 **Vas lymphaticum.** Lymphgefäß
40 *Vas lymphaticum superficiale.* Oberflächliches Lymphgefäß. Es liegt auf der Extremitätenfascie.
41 *Vas lymphaticum profundum.* Tiefes Lymphgefäß. Es liegt unter der Extremitätenfascie und läuft oft mit den Blutgefäßen.
42 *Plexus lymphaticus.* Lymphgefäßnetz. Es liegt tiefer als das Lymphkapillarnetz, z. B. im Corium der Haut und dicht darunter.
43 *Valvula lymphatica.* Lymphgefäßklappe.
44 **Lympha.** Lymphe
45 **Vas lymphocapillare.** Lymphkapillare. Ihr Anfang ist verschlossen und ihre Wand durchlässig.
46 **Rete lymphocapillare.** Netz aus Lymphkapillaren nahe ihrem Beginn.
47 **SYSTEMA NERVOSUM.** Nervensystem
48 **Neurofibra.** Nervenfaser
49 **Neuron.** Nervenzelle
50 **Perikaryon.** Nervenzellkörper
51 **Synapsis.** Kontaktstelle einer Nervenzelle mit ihresgleichen oder anderen Zellen.
52 **Neuroglia.** Interstitielles Gewebe des Nervensystems.
53 **SYSTEMA NERVOSUM CENTRALE; PARS CENTRALIS.** Zentrales Nervensystem
54 **Substantia grisea.** Graue Substanz. Die Summe der Nervenzellleiber.
55 *Nucleus.* Kern. Ansammlung von Neuronen außerhalb des Cortex.
56 *Nucleus nervi cranialis.* Hirnnervenkern
57 Nucleus originis. Ursprungskern
58 Nucleus terminationis. Endkern
59 *Columne.* Säule. Säulenförmige Ansammlung von Neuronen z. B. im Rückenmark.
60 *Lamina.* Plattenförmige Gewebsschicht, z. B. Neuronenschichten des Neocortex.

1. **Substantia alba.** Weiße Substanz. Die Summe der markhaltigen Nervenfasern.
2. *Funiculus.* Strangförmige Gewebsformation; Leitungsbündel.
3. *Tractus.* Ansammlung von Nervenfasern mit gemeinsamem Ursprung und Ziel. In ihm können auch andere Fasern verlaufen.
4. *Fasciculus.* Scharf umgrenzte Ansammlung von Nervenfasern. Solche Fasciculi können mehr als einen Tractus enthalten.
5. *Commissura.* Abgegrenzte Faserbündel, die vergleichbare Areale der Hirnhälften miteinander verbinden.
6. *Lemniscus.* Spezifischer Begriff für aufsteigende sensorische Fasern im Hirnstamm.
7. *Fibra.* Markfaser.
8. *Fibra associationis.* Assoziationsfaser. Sie verbindet corticale Regionen der gleichen Hemisphäre.
9. *Fibra commissuralis.* Kommissurenfaser. Sie verbindet Areale der beiden Hemisphären miteinander.
10. *Fibra projectionis.* Projektionsfaser. Sie verbindet den cerebralen Cortex mit subcorticalen Regionen. Corticopetale und corticofugale Fasern.
11. *Decussatio.* Kreuzungsbahnen. Ihre Fasern überkreuzen in ihrem Verlauf die Mittellinie.
12. *Stria.* In der Entw. der Hemisphaeren drängen deren schneller wachsende Neurone bereits bestehende Zellareale auseinander. Es entsteht der Ausdruck einer Streifung.
13. *Formatio reticularis.* Verstreut liegende Zellen und ihre Faserverbindungen mit nur wenigen Kernbildungen. Sie nehmen Einfluß u. a. auf Bewegungen, Kreislauf, Atmung und Schlaf-Wach-Rhythmus.
14. *Ependyma.* Zellige Auskleidung der Hohlräume des Zentralnervensystems.
15. CEREBELLUM. Kleinhirn
16. **Fissurae cerebelli.** Zwischen den Hirnwindungen gelegene, in der Tiefe verzweigte Spalten.
17. **Folia cerebelli.** Die durch Fissuren getrennten Kleinhirnwindungen.
18. **Hemisphaerium cerebelli (HII-HX).** Die Kleinhirnhälfte
19. **Vallecula cerebelli.** Tiefe mediane Furche unten zwischen rechter und linker Kleinhirnhälfte. In sie ist die Medulla oblongata eingefügt.
20. **Vermis cerebelli (I-X).** Wurm. Unpaarer Abschnitt des Kleinhirns. Zum Teil phylogenetisch älter.
21. TELENCEPHALON; CEREBRUM. Das Endhirn. Es geht aus dem Prosencephalon hervor.
22. HEMISPHAERIUM CEREBRI. Eine Endhirnhälfte
23. **Pallium.** Der Hirnmantel. Paariger den größten Teil des Hirnstamms umhüllender Anteil der Hemisphären.
24. **Gyri cerebri.** Die etwa 1 cm breiten Hirnwindungen
25. **Lobi cerebri.** Die vier Hirnlappen. Stirn-, Scheitel-, Schläfen- und Hinterhauptslappen.
26. **Sulci cerebri.** Die Spalten zwischen den Hirnwindungen
27. **Fissura longitudinalis cerebri.** Tiefe Längsspalte zwischen rechter und linker Großhirnhemisphäre. Sie enthält die Falx cerebri.
28. **Fissura transversa cerebri.** [[Fissura telodiencephalica]]. Spalte unter Balken und Fornix sowie über Thalamus und Dach des dritten Ventrikels.
29. **Fossa lateralis cerebri.** Raum in der Tiefe des Sulcus lateralis
30. **Margo superior.** Oberkante einer Hemisphäre zwischen Facies superolateralis und Facies medialis.
31. **Margo inferomedialis.** Untere seitliche Kante einer Hemisphäre zwischen Facies superolateralis und Facies inferior.
32. **Margo inferolateralis.** Untere mediale Kante einer Hemisphäre zwischen Facies inferior u. Facies medialis.
33. SYSTEMA NERVOSUM PERIPHERICUM; PARS PERIPHERICA. Das periphere Nervensystem. Es beginnt an der Oberfläche von Gehirn und Rückenmark.
34. **Ganglion.** Eine Ansammlung von Nervenzellleibern und dadurch eine makroskopische Verdickung eines Nervs.
35. *Capsula ganglii.* Bindegewebskapsel eines Ganglions.
36. *Stroma ganglii.* Inneres Bindegewebe eines Ganglions.
37. **Ganglion craniospinale sensorium.** Sammelbegriff für die folgenden zwei Ganglien.
38. *Ganglion sensorium nervi spinalis.* Das zu der hinteren Wurzel gehörende Ganglion.
39. *Ganglion sensorium nervi cranialis.* Das Spinalganglion äquivalent eines Hirnnerven.

allgemeine Ausdrücke

1 **Ganglion autonomicum.** Ganglion des vegetativen Nervensystems.
2 *Neurofibrae praeganglionicae.* Die zu den Ganglien der Eingeweidenerven führenden, markhaltigen Nervenfasern.
3 *Neurofibrae postganglionicae.* Die von den viszeralen Ganglien zu den Eingeweiden ziehenden marklosen Nervenfasern.
4 *Ganglion sympathicum.* Sympathikusganglion, u. a. hauptsächlich im Grenzstrang vertreten.
5 *Ganglion parasympathicum.* Parasympathisches Ganglion, z. B. Ganglion ciliare.
6 **Nervus.** Nerv
7 *Endoneurium.* Das zwischen den Basalmembranen der Neurite ausgebreitete lockere Bindegewebe.
8 *Perineurium.* Die Bindegewebshülle eines Neuritenbündels aus konzentrischen Lamellen epitheloider Bindegewebszellen, mit zwischenliegenden kollagenen Fasern. Diffusionsbarriere.
9 *Epineurium.* Die äußere Bindegewebshülle eines Nerven.
10 *Neurofibrae afferentes.* In das Zentralnervensystem hineinleitende Nervenfasern.
11 *Neurofibrae efferentes.* Aus dem Zentralnervensystem herausleitende Nervenfasern.
12 *Neurofibrae somaticae.* Somatische oder animale Nervenfasern. Sie stehen im Gegensatz zu den vegetativen, d. h. Eingeweidenerven.
13 *Neurofibrae autonomicae.* Fasern der Eingeweidenerven.
14 **Nervus motorius.** Nerv, der nur Fasern für die Muskulatur hat. Afferente Fasern z. B. von den Muskelspindeln werden bei dieser Benennung außer Betracht gelassen.
15 **Nervus sensorius.** Sensibler Nerv. Er enthält afferente Fasern, die von einer Nervenendformation in das Zentralnervensystem leiten. Die im deutschen Sprachgebrauch übliche Unterscheidung zwischen sensorisch und sensibel ist in der Terminologia anatomica nicht enthalten. Der Ausdruck sensorisch bezieht sich im Deutschen auf Afferenzen aus begrenzten Einzugsgebieten, z. B. Nase, Auge, Felsenbein und Geschmacksfeldern.
16 **Nervus mixtus.** Ein gemischter Nerv, d. h. ein Nerv mit motorischen und sensiblen Fasern. Dem Wortlaut nach kann aber auch ein Nerv mit somatischen und viszeralen Anteilen gemeint sein.
17 *Ramus cutaneus.* Ein Hautnerv oder an die Haut gehender Ast.
18 *Ramus articularis.* An ein Gelenk ziehender Nerv oder Ast.
19 *Ramus muscularis.* In die Muskulatur ziehender Nerv oder Ast.
20 **Nervus spinalis.** Spinalnerv. Er entsteht durch die Vereinigung einer vorderen und hinteren Wurzel.
21 *Fila radicularia.* Die feinen aus dem Rückenmark austretenden Wurzelfasern: sie bündeln sich zu den vorderen und hinteren Wurzeln der einzelnen Spinalnerven.
22 *Radix anterior; Radix motoria.* Vordere motorische Wurzel
23 *Radix posterior; Radix sensoria.* Hintere sensible Wurzel
24 *Truncus nervi spinalis.* Der Spinalnervenstamm. Er ist der Abschnitt zwischen der Vereinigung der beiden Wurzeln und dem Abgang des ersten Astes.
25 *Ramus meningeus; Ramus recurrens.* Rückläufiger Ast. Er zieht vor dem Spinalnerven durch das Foramen intervertebrale an die Rückenmarkshäute und verbindet sich hier mit anderen Rami meningei zu einem Geflecht. Er ist sensibel und sympathisch.
26 *Ramus communicans.* Verbindungsast zwischen Spinalnerv und Grenzstrang.
27 *Ramus anterior.* Stärkerer vorderer Ast eines Spinalnerven. Er kann mit Nachbarsegmenten Plexus bilden. Im Thoraxbereich liefert er die Interkostalnerven.
28 *Ramus posterior.* Schwächerer Ast für die Rückenhaut und die autochthone Rückenmuskulatur.
29 **Cauda equina.** Summe der vom I. od. II. Lendenwirbel an abwärts ziehenden Spinalnervenwurzeln mit dem Filum terminale.
30 *Plexus nervorum spinalium.* Nervengeflechte im Hals-, Lenden- und Sakralbereich, aus denen Extremitätennerven hervorgehen.
31 **Nervus cranialis.** Hirnnerv
32 **Nervus autonomicus.** Nerv für die nervöse Versorgung der Eingeweide.
33 **Ramus autonomicus.** Nervenast für die nervöse Versorgung der Eingeweide.
34 **Plexus autonomicus.** Geflechte des vegetativen Nervensystems
35 **Plexus visceralis.** Eingeweidegeflecht
36 *Plexus vascularis.* Gefäßgeflecht mit sensiblen und vegetativen Anteilen.
37 *Plexus periarterialis.* In der Adventitia der Arterien gelegene Nervengeflechte.
38 *Nervi vasorum.* Gefäßnerven

Knochen

1 *ANATOMIA SYSTEMICA.* Spezielle Anatomie
2 *SYSTEMA SKELETALE; OSSA.* Skelettsystem; Knochen
3 *CRANIUM.* Schädel
4 **Neurocranium.** Hirnschädel
5 **Viscerocranium. Gesichtsschädel.** Die Grenze zum Hirnschädel verläuft von der Nasenwurzel über den oberen Rand der Augenhöhlen zu den äußeren Gehörgängen.
6 **Chondrocranium. Knorpelschädel.** Embryol. knorpeliger Schädelanteil der späteren Schädelbasis.
7 **Desmocranium.** Summe der Schädelknochen, die durch direkte Ossifikation entstanden sind.
8 **Pericranium; Periosteum externum cranii.** Periost der Schädelaußenfläche
9 **Norma facialis; Norma frontalis.** Schädelansicht von vorn. A
10 **Frons.** Stirn AF
11 **Nasion.** Medianer Punkt in der Naht zwischen Stirn- und Nasenbein. AF
12 **Norma superior; Norma verticalis.** Schädelansicht von oben. C
13 **Occiput.** Hinterhaupt CF
14 **Vertex. Scheitel.** Der höchstgelegene mittlere Teil des Schädelgewölbes. F
15 **Bregma.** Treffpunkt der Sutura sagittalis auf die Sutura coronalis. C
16 **Norma occipitalis.** Schädelansicht von hinten. B
17 **Lambda.** Treffpunkt der Sutura lambdoidea mit der Sutura sagittalis B
18 **Inion.** Äußerster Punkt an der Protuberantia occipitalis externa. Anthropologischer Messpunkt. BF
19 **Norma lateralis.** Seitenansicht des Schädels. F
20 **Pterion.** Das Feld, in dem sich Stirn-, Scheitel-, Schläfen- und Keilbein treffen. F
21 **Asterion.** Treffpunkt der Lambdanaht auf die hintere Mastoidnaht. F
22 **Gonion.** Der am weitesten unten, hinten, außen liegende Punkt am Unterkieferwinkel.
23 **Fossa temporalis. Schläfengrube.** Flache Grube zwischen der Schädelseitenwand, von den Lineae temporales bis in Höhe der Crista infratemporalis und lateral bis Unterrand des Jochbogens. F
24 **Arcus zygomaticus. Jochbogen.** Er setzt sich zusammen aus dem Processus zygomaticus des Os temporale und dem Processus temporalis des Jochbeins. F
25 **Fossa infratemporalis. Unterschläfengrube.** Sie setzt die Schläfengrube nach unten fort und dehnt sich nach medial bis zum Processus pterygoideus aus. Sie wird ausgefüllt vom unteren Teil des M. temporalis, dem M. pterygoideus lateralis, Gefäßen und Nerven. F

26 **Fossa pterygopalatina. Flügelgaumengrube.** Fortsetzung der Fossa infratemporalis nach medial zwischen Tuber maxillae, Lamina perpendicularis ossis palatini und Processus pterygoideus. Nach unten verengt sich die Fossa pterygopalatina zum Canalis palatinus major. FGH
27 **Fissura pterygomaxillaris.** Variable, offene Verbindung zwischen Fossa infratemporalis und Fossa pterygopalatina, begrenzt von Tuber maxillae und Lamina lateralis des Processus pterygoideus. GH
28 **Fonticuli cranii. Fontanellen.** Membranös verschlossene Lücken zwischen den kindlichen Schädelknochen. JK
29 *Fonticulus anterior.* Große Fontanelle. Rhombusähnliche Lücke vorne in der Pfeilnaht zwischen Scheitelbein- und Stirnbeinanlagen. Sie schließt sich im 2.–3. Lebensjahr. JK
30 *Fonticulus posterior.* Kleine Fontanelle. Dreieckige Lücke an der Vereinigung der Pfeilnaht mit der Lambdanaht, also zwischen den Scheitelbeinen und dem Hinterhauptsbein. Sie ist 3 Monate nach der Geburt geschlossen. JK
31 *Fonticulus sphenoidalis; Fonticulus anterolateralis.* Lücke seitlich am Schädel zwischen Stirnbein, Scheitelbein, Schläfenbein und Keilbein. J
32 *Fonticulus mastoideus; Fonticulus posterolateralis.* Seitliche Lücke zwischen Scheitelbein, Hinterhauptsbein und Schläfenbein. J
33 **Calvaria.** In Längs- und Querrichtung gewölbtes Schädeldach. Es wird gebildet von Squama frontalis, Ossa parietalia und oberem Teil der Squama occipitalis. D
34 *Lamina externa.* Äußere kompakte Platte der knöchernen Schädeldecke. DE
35 *Diploë.* Die der Spongiosa entsprechende Knochenschicht zwischen Lamina externa und Lamina interna speziell beim Schädelknochen. DE
36 *Canales diploici.* Weite Venenkanäle in der Diploë. E
37 *Lamina interna.* Innere kompakte Platte der knöchernen Schädeldecke. E
38 *Sulcus sinus sagittalis superioris.* Flache Rinne für den Sinus. DE
39 *Foveolae granulares (Pacchioni).* Grübchen für den Einlass der Granulationes arachnoideae. DE
40 *Sulci venosi.* Gelegentliche, venenführende Rinnen an der Innenwand des Os parietale. D
41 *Sulci arteriosi.* Rinnen an der Schädelinnenwand hauptsächlich für die A. meningea media und ihre Äste. D
42 *Os suturale.* Gelegentliche Schaltknochen in den Schädelnähten.

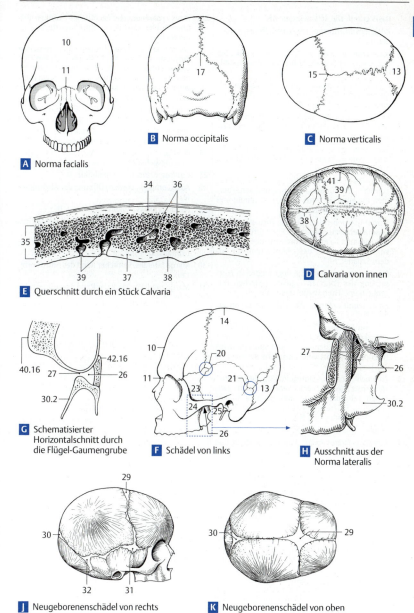

Knochen

1 **Basis cranii.** Die Schädelbasis. AB
2 *Basis cranii interna.* Die Schädelbasis von innen. A
3 *Fossa cranii anterior.* Vordere Schädelgrube. Sie reicht von der Stirnwand bis zum kleinen Keilbeinflügel. A
4 *Impressiones gyrorum; Impressiones digitatae; Juga cerebralia.* Flache, den Großhirnwindungen entsprechende Rinnen. A
5 *Fossa cranii media.* Mittlere Schädelgrube. Sie reicht vom kleinen Keilbeinflügel bis zum Felsenbeinfirst. A
6 *Fossa cranii posterior.* Hintere Schädelgrube. Sie reicht vom Felsenbeinfirst bis an die hintere Schädelwand. A
7 Clivus. Nach hinten abfallendes Knochenstück zwischen der Türkensattellehne und dem Foramen magnum. Es wird vom Os occipitale und vom Keilbein gebildet. AB
8 Fissura sphenopetrosa. Mediale Fortsetzung der Fissura petrosquamosa. Ihre Erweiterung bildet das Foramen lacerum. Durchtritt des N. petrosus minor. Austritt der Chorda tympani aus dem Schädel. AB
9 Fissura petrooccipitalis. Sie liegt medial in Fortsetzung des Foramen jugulare zwischen Felsenbein und Hinterhauptsbein. AB
10 *Basis cranii externa.* Die Schädelbasis von außen. B
11 *Foramen jugulare.* Bindegewebig geteiltes Loch zwischen Os occipitale und Os petrosum. Mündung von Sinus sigmoideus und Sinus petrosus inferior. Durchtritt von V. jugularis interna und Nn. IX, X, XI. AB
12 *Foramen lacerum.* Unregelmäßig begrenztes, mit Faserknorpel verschlossenes Loch zwischen Felsenbeinspitze und Keilbein in der mittleren Schädelgrube. Durchtritt von N. petrosus profundus und N. petrosus major. AB
13 **Palatum osseum.** Knöcherner Gaumen. BC
14 *Canalis palatinus major.* Von Gaumenbein und Oberkiefer gebildeter Kanal für die A. palatina descendens und den N. palatinus major. BC
15 *Foramen palatinum majus.* Es liegt nahe dem Hinterrand des knöchernen Gaumens zwischen Gaumen- und Oberkieferbein. Ende des Canalis palatinus major. BC
16 *Foramina palatina minora.* Öffnungen der Canales palatini minores. C
17 *Fossa incisiva.* Etwa streichholzkopfgroße mit Epithelpfropf verschlossene Grube, in die die Canales incisivi mit ihren Foramina incisiva münden. C
18 *Canales incisivi.* Sie beginnen am Boden der Nasenhöhle jeweils seitlich der Scheidewand und münden am Dach der Mundhöhle gemeinsam in die Fossa incisiva. C
19 *Foramina incisiva.* Zwei bis vier Mündungsöffnungen der Canales incisivi. C
20 *Torus palatinus.* Gelegentlicher Längswulst, mundhöhlenwärts in der Mittellinie des harten Gaumens. C
21 *Canalis palatovaginalis.* Feiner Kanal zwischen Processus vaginalis des Keilbeins und dem Processus sphenoidalis des Gaumenbeins für einen Ast der A. maxillaris und den R. pharyngeus des Ganglion pterygopalatina. S. 30.8
22 *Canalis vomerovaginalis.* Feiner Kanal zwischen Processus vaginalis des Keilbeins und Vomer für einen Ast der Arteria sphenopalatina. S. 30.9
23 *Canalis vomerorostralis.* Kanälchen zwischen Vomer und Rostrum sphenoidale.
24 **Orbita.** Augenhöhle mit Augapfel und seinen Anhangsgebilden.
25 *Cavitas orbitalis.* Augenhöhle. D
26 *Aditus orbitalis.* Vordere Öffnung der Augenhöhle. D
27 *Margo orbitalis.* Augenhöhlenrand. D
28 Margo supraorbitalis. Oberer Rand des Aditus orbitalis. D
29 Margo infraorbitalis. Unterer Rand des Aditus orbitalis. D
30 Margo lateralis. Seitlicher Rand des Aditus orbitalis. D
31 Margo medialis. Medialer Rand des Aditus orbitalis. D

Schädel 23

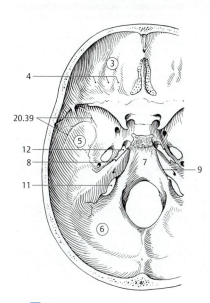

A Schädelbasis von oben

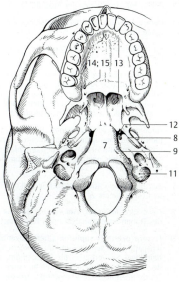

B Schädelbasis von unten

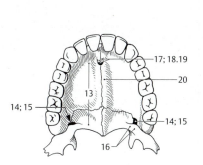

C Harter Gaumen von unten

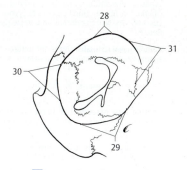

D Umriss der rechten Augenhöhle

Knochen

1 *Paries superior.* Dach der Augenhöhle. A

2 *Paries inferior.* Boden der Augenhöhle. A

3 *Paries lateralis.* Seitliche Wand der Augenhöhle. A

4 *Paries medialis.* Mediale Wand der Augenhöhle. A

5 *Foramen ethmoidale anterius.* Vorderes Foramen in der medialen Augenhöhlenwand zwischen Stirn- und Siebbein für den Durchlass des N. ethmoidalis anterior und der gleichnamigen Gefäße aus der vorderen Schädelgrube. A

6 *Foramen ethmoidale posterius.* Hinteres Foramen in der medialen Augenhöhlenwand zwischen Stirn- und Siebbein für den Durchlass der hinteren Siebbeingefäße und des N. ethmoidalis posterior. A

7 *Sulcus lacrimalis.* Rinnenartiger Beginn des Tränen-Nasenkanals. A

8 *Fossa sacci lacrimalis.* Ausweitung am Anfang des Tränen-Nasenkanals für den Tränensack. A

9 *Fissura orbitalis superior.* Obere Augenhöhlenspalte zwischen großem und kleinem Keilbeinflügel. Sie verbindet die Schädelhöhle mit der Augenhöhle. Durch sie treten hindurch: die Nn. ophthalmicus, oculomotorius, trochlearis, abducens und die V. ophthalmica superior. A

10 *Fissura orbitalis inferior.* Spalte zwischen großem Keilbeinflügel und Facies orbitalis des Oberkiefers für den Durchtritt des N. zygomaticus und des N. infraorbitalis mit Begleitgefäßen. A

11 **Canalis nasolacrimalis.** Unter der unteren Nasenmuschel mündender Tränen-Nasen-Kanal. A

12 **Cavitas nasalis ossea.** Die knöcherne Nasenhöhle. AB

13 *Septum nasi osseum.* Knöchernes Nasenseptum. Es wird gebildet vom Vomer und der Lamina perpendicularis ossis ethmoidalis. A

14 *Apertura piriformis.* Birnenförmig konturierte vordere Nasenöffnung am knöchernen Schädel. AB

15 *Meatus nasi superior.* Oberer Nasengang. Er liegt über der mittleren Nasenmuschel. B

16 *Meatus nasi medius.* Mittlerer Nasengang, zwischen unterer und mittlerer Nasenmuschel. B

17 *Meatus nasi inferior.* Unterer Nasengang, unter der unteren Nasenmuschel. B

18 *Ostium canalis nasolacrimalis.* Öffnung des Canalis nasolacrimalis unter der unteren Nasenmuschel. A

19 *Meatus nasi communis.* Nasenhöhlenraum zwischen den Conchae nasales und dem Septum nasi.

20 *Recessus sphenoethmoidalis.* Spaltförmiger Raum oberhalb der oberen Nasenmuschel. B

21 *Meatus nasopharyngeus.* Abschnitt der Nasenhöhle vom Hinterrand der Nasenmuscheln bis zu den Choanen. B

22 *Choana; Apertura nasalis posterior.* Die beiden Öffnungen zwischen Nasenhöhle und Nasenrachenraum. B

23 *Foramen sphenopalatinum.* Öffnung oben in die Flügelgaumengrube. Sie wird zum größten Teil vom Gaumenbein, zum kleineren Teil vom Keilbein gebildet und führt in die Nasenhöhle. B

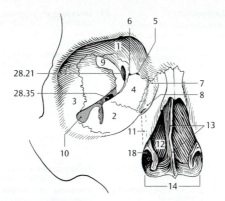

A Rechte knöcherne Augenhöhle

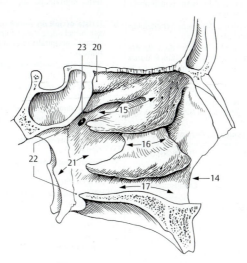

B Seitliche Nasenwand mit Stirn- und Keilbeinhöhle

1 ***OSSA CRANII.*** Schädelknochen.
2 **Os occipitale.** Hinterhauptsbein. Es liegt zwischen Keil-, Schläfen- und Scheitelbein. A B C
3 **Foramen magnum.** Großes Hinterhauptsloch für den Durchtritt von Medulla oblongata, Gefäßen und Nerven. A B C
4 **Basion.** Mittelpunkt am Vorderrand des Foramen magnum. B
5 **Opisthion.** Mittelpunkt am Hinterrand des Foramen magnum. A B
6 **Pars basilaris.** Vom For. magnum bis zur Synchondrosis sphenooccipitalis ansteigender Knochenteil. A B C
7 **Tuberculum pharyngeum.** Höckerchen an der Unterseite der Pars basilaris zur Anheftung der Raphe pharyngis. A C
8 **Pars lateralis.** Seitlich vom Foramen magnum gelegener Teil des Os occipitale. A
9 **Squama occipitalis.** Hinterhauptsschuppe. Der hinter dem Foramen magnum gelegene Teil des Os occipitale. A B C
10 *Margo mastoideus.* Mit dem Schläfenbein verbundener Rand. A
11 *Margo lambdoideus.* Mit dem Scheitelbein verbundener Rand. A
12 *[Os interparietale].* Variante, bei der etwa die obere Hälfte der Hinterhauptsschuppe durch eine Quernaht abgetrennt ist: Inkabein.
13 **Condylus occipitalis.** Knochensockel für die Gelenkverbindung mit dem Atlas. A B C
14 **Canalis condylaris.** Hinter dem Condylus occipitalis endender Venenkanal aus dem Sinus sigmoideus. A B C
15 **Canalis nervi hypoglossi.** Beginnt seitlich über dem Foramen magnum, endet außen vor dem Condylus occipitalis. Enthält den N. XII und einen Venenplexus. A B C
16 **Fossa condylaris.** Grube hinter dem Condylus occipitalis mit Öffnung des Canalis condylaris. B
17 **Tuberculum jugulare.** Höckerchen über dem Canalis hypoglossi. A B C
18 **Incisura jugularis.** Einbuchtung, die mit dem Felsenbein das Foramen jugulare bildet. A C
19 **Processus jugularis.** Vorsprung außen u. innen sichtbar, seitlich vom Foramen jugulare. Er entspricht dem Querfortsatz eines Wirbels. A B C
20 **Processus intrajugularis.** Er unterteilt gelegentlich das Foramen jugulare in ein laterales Fach für die V. jugularis und ein mediales Fach für Nerven. C
21 **Protuberantia occipitalis externa.** Deutlich durch die Haut fühlbarer Knochenvorsprung an der Grenze von Planum occipitale und Planum nuchale. B
22 **[Crista occipitalis externa].** Gelegentliche Knochenleiste zwischen Protuberantia occipitalis externa und Foramen magnum. B
23 **Linea nuchalis suprema.** Bogenlinie vom Oberrand der Protuberantia occipitalis externa nach außen. Ursprung des M. epicranius, Venter occipitalis. B
24 **Linea nuchalis superior.** Querleiste in Höhe der Protuberantia occipitalis externa. Von hier bis Linea nuchalis suprema Ursprungsfeld des M. trapezius. B
25 **Linea nuchalis inferior.** Querleiste zwischen Linea nuchalis superior und Foramen magnum. Zwischen ihr und Linea nuchalis superior Ansatzgebiet des M. semispinalis capitis. B
26 **[[Planum nuchale]].** Fläche unterhalb der Protuberantia occipitalis externa. Anheftung der Nackenmuskulatur. B
27 **Planum occipitale.** Fläche oberhalb der Protuberantia occipitalis externa. B C
28 **Eminentia cruciformis.** Kreuzförmige Knochenerhebung mit der Protuberantia occipitalis interna als Mitte. A
29 **Protuberantia occipitalis interna.** Sie liegt innen gegenüber der Protuberantia occipitalis externa. Mittelpunkt der Eminentia cruciformis. A
30 **[Crista occipitalis interna].** Gelegentlich stärker ausgebildete Knochenleiste von der Protuberantia occipitalis interna zum Foramen magnum. A
31 **Sulcus sinus sagittalis superioris.** Knochenrinne für den Sinus sagittalis superior. A
32 **Sulcus sinus transversi.** Knochenrinne für den Sinus transversus. A
33 **Sulcus sinus sigmoidei.** Rinne für den Sinus sigmoideus vor seinem Eintritt in das Foramen jugulare. A C
34 **Sulcus sinus occipitalis.** Rinne für den Sinus occipitalis. A
35 **Sulcus sinus marginalis.** Variable Rinne entlang dem Unterrand des Foramen magnum für den gleichnamigen Sinus. A
36 **[Processus paramastoideus].** Gelegentlicher Vorsprung vom Processus jugularis in Richtung auf den Querfortsatz des Atlas.
37 **Fossa cerebralis.** Mulde für den Hinterhauptslappen des Gehirns. A
38 **Fossa cerebellaris.** Mulde für das Kleinhirn. A

Schädel

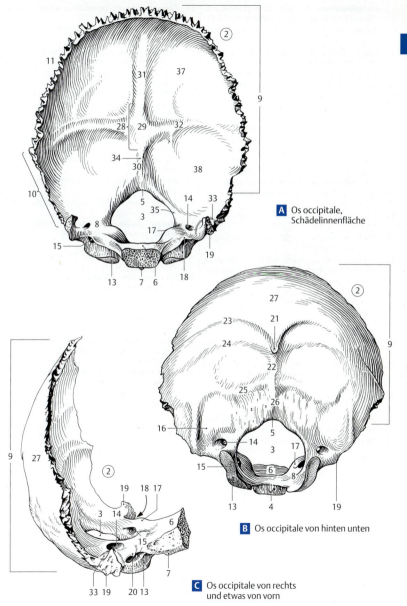

A Os occipitale, Schädelinnenfläche

B Os occipitale von hinten unten

C Os occipitale von rechts und etwas von vorn

Knochen

1 **Os sphenoidale.** Keilbein. Es liegt zwischen Stirn-, Hinterhaupts- und Schläfenbein. A B C
2 **Corpus.** Der Körper des Keilbeins liegt zwischen seinen Flügelfortsätzen und Flügeln. A B
3 *Jugum sphenoidale.* Verbindung zwischen den kleinen Keilbeinflügeln. A
4 *Limbus sphenoidalis.* Hintere Kante des Jugum sphenoidale. Sie läuft in die Processus clinoidei anteriores aus.
5 *Sulcus praechiasmaticus.* Rinne zwischen dem re. u. li. Canalis opticus. A
6 *Sella turcica.* Türkensattel. Er liegt über der Keilbeinhöhle und enthält die Hypophyse. A
7 *Tuberculum sellae.* Kleiner Höcker vor der Hypophysengrube. A
8 *[Processus clinoideus medius].* Variables Höckerchen jederseits des Tuberculum sellae. A
9 *Fossa hypophysialis.* Grube zur Aufnahme der Hypophyse. A
10 *Dorsum sellae.* Rückwand der Hypophysengrube. A C
11 *Processus clinoideus posterior.* Höcker beiderseits am Dorsum sellae. A C
12 *Sulcus caroticus.* Leicht S-förmige Furche an der Seitfläche des Keilbeins für die A. carotis interna. A
13 *Lingula sphenoidalis.* Spitzer Fortsatz seitlich vom Eintritt der A. carotis interna in den Schädelraum. A
14 *Crista sphenoidalis.* Mediane Knochenleiste an der Vorderfläche des Keilbeinkörpers zur Anheftung der Lamina perpendicularis des Siebbeins. C
15 *Rostrum sphenoidale.* Fortsetzung der Crista sphenoidalis nach unten. Anheftung des Vomer. C
16 *Sinus sphenoidalis.* Die paarige Keilbeinhöhle. C
17 *Septum sinuum sphenoidalium.* Trennwand zwischen rechter und linker Keilbeinhöhle. C
18 *Apertura sinus sphenoidalis.* Nach vorn in den Recessus sphenoethmoidalis mündende Öffnung der Keilbeinhöhle. C
19 *Concha sphenoidalis.* Ursprünglich paariger, hohler Einzelknochen. Er verschmilzt mit dem Keilbeinkörper und bildet u. a. einen Teil der vorderen und unteren Keilbeinhöhlenwand. C
20 **Ala minor.** Kleiner Keilbeinflügel. A B C
21 *Canalis opticus.* Kanal für den Sehnerven und die Arteria ophtalmica. A
22 *Processus clinoideus anterior.* Vorsprung der Ala minor nach hinten in Richtung des Processus clinoideus medius und posterior. A
23 *Fissura orbitalis superior.* Spalt zwischen großem und kleinem Keilbeinflügel für den Durchlass von Nerven und der Vena ophthalmica superior. A B C
24 **Ala major.** Großer Keilbeinflügel. A B C
25 *Facies cerebralis.* Dem Gehirn zugekehrte Fläche der Ala major. A
26 *Facies temporalis.* Nach außen zeigende Fläche der Ala major. B C
27 *Facies infratemporalis.* Horizontal liegende Unterfläche der Ala major.
28 *Crista infratemporalis.* Knochenleiste zwischen der vertikalen Facies temporalis und der horizontal liegenden Facies infratemporalis. B C
29 *Facies maxillaris.* Dem Oberkieferknochen zugekehrte Fläche der Ala major. Hier mündet das Foramen rotundum. C
30 *Facies orbitalis.* Der Augenhöhle zugekehrte Fläche des großen Keilbeinflügels. C
31 *Margo zygomaticus.* Jochbeinkante des großen Flügels. C
32 *Margo frontalis.* Mit dem Stirnbein verwachsene Kante. A
33 *Margo parietalis.* Mit dem Scheitelbein verwachsene Kante. C
34 *Margo squamosus.* Schuppenförmiger Anschluss an das Os temporale. A
35 *Foramen rotundum.* Nach vorn in die Fossa pterygopalatina führende Öffnung für den N. maxillaris. A B C
36 *Foramen ovale.* Öffnung für den Durchtritt des N. mandibularis medial vor dem Foramen spinosum. A B
37 *[Foramen venosum].* Gelegl. Foramen medial vom Foramen ovale für ein Emissarium vom Sinus cavernosus. A B
38 *Foramen spinosum.* Öffnung für den Durchtritt der A. meningea media, lateral hinter dem Foramen ovale. A B
39 *[Foramen petrosum].* Gelegl. Öffnung zw. Foramen ovale u. Foramen spinosum für den N. petrosus minor. A B
40 *Spina ossis sphenoidalis.* Nach unten gerichtete Spitze der Ala major. A B
41 *Sulcus tubae auditivae; Sulcus tubae auditoriae.* Flache Rinne an der Unterseite der Ala major, seitl. von der Wurzel des Processus pterygoideus für die Tuba auditiva. B

Schädel 29

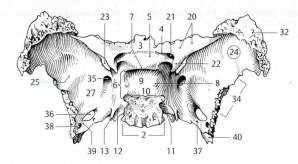

A Os sphenoidale von oben

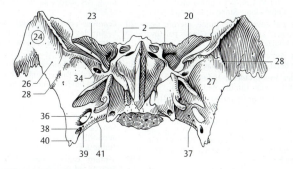

B Os sphenoidale von vorne unten

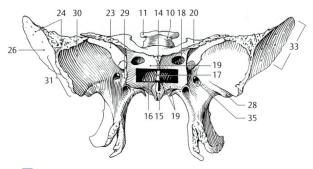

C Os sphenoidale von vorne, Keilbeinhöhle gefenstert

1 **Processus pterygoideus.** Flügelfortsatz des Keilbeins. A B

2 *Lamina lateralis.* Seitliches Blatt des Flügelfortsatzes. A B

3 *Lamina medialis.* Mediales Blatt des Flügelfortsatzes. A B

4 **Incisura pterygoidea.** Nach unten hin offener Einschnitt zwischen Lamina lateralis und medialis für den Proc. pyramidalis des Gaumenbeins. A

5 **Fossa pterygoidea.** Grube zwischen Lamina lateralis und medialis für den M. pterygoideus medialis. A B

6 **Fossa scaphoidea.** Längliche Grube an der Wurzel der Lamina medialis. Dort liegt das verdickte Tubenknorpelende. Am lateralen Rand entspringt der M. tensor veli palatini. A

7 **Processus vaginalis.** Kleine Knochenleiste medial von der Wurzel der Lamina medialis. Sie begrenzt eine kleine Rinne nach lateral. A

8 *Sulcus palatovaginalis.* Rinne, die mit dem Gaumenbein zusammen den Canalis palatovaginalis bildet. AB

9 *Sulcus vomerovaginalis.* Rinne, die mit dem Vomer den Canalis vomerovaginalis bildet. AB

10 **Hamulus pterygoideus.** Hakenförmiger Fortsatz am Ende der Lamina medialis. A B

11 *Sulcus hamuli pterygoidei.* Furche als Hypomochlion für den M. tensor veli palatini. B

12 **Canalis pterygoideus. (Canalis Vidii.)** In der Basis der Flügelfortsatzes nach vorn laufender Kanal für die Nn.petrosi major und profundus auf ihrem Weg zum Ggl. pterygopalatinum in der gleichnamigen Fossa. A

13 **Processus pterygospinosus.** Scharfer Vorsprung an der hinteren Kante der Lamina lateralis. A

14 **Os temporale.** Schläfenbein. Es liegt zwischen Hinterhaupts-, Keil- und Scheitelbein u. besteht aus der Pars petrosa, der Pars tympanica u. der Pars squamosa. C D E

15 **Pars petrosa.** Felsenbein. Es enthält das Innenohr. D

16 *Margo occipitalis.* An das Os occipitale anstoßender Rand. C D

17 **Processus mastoideus.** Warzenfortsatz. Er liegt hinter dem äußeren Gehörgang und enthält die Cellulae mastoideae. C E

18 *Incisura mastoidea.* Einschnitt an der Unterseite, medial vom Warzenfortsatz. Ursprung des hinteren Bauches des M. digastricus. C

19 *Sulcus sinus sigmoidei.* Furche in der hinteren Schädelgrube für den Sinus sigmoideus. D

20 *Sulcus arteriae occipitalis.* Furche für die A. occipitalis, medial von der Incisura mastoidea dicht am Margo occipitalis. C

21 *Foramen mastoideum.* Loch hinter dem Warzenfortsatz für die Vena emissaria mastoidea. C D

22 *Canalis nervi facialis.* Kanal für den N. facialis. Er beginnt am Porus acusticus internus und endet am Foramen stylomastoideum. C D E

23 *Geniculum canalis nervi facialis.* Knick im Facialiskanal dicht unter der vorderen Felsenbeinwand beim Hiatus canalis n. petrosi majoris. D

24 *Canaliculus chordae tympani.* Feiner Gang für die Chorda tympani. Er beginnt am Canalis nervi facialis und mündet in die Paukenhöhle. D E

25 *Apex partis petrosae.* Nach vorn medial zeigende Spitze des Felsenbeins. C D

26 *Canalis caroticus.* Kanal für die A. carotis interna. C

27 *Apertura externa canalis carotici.* Öffnung außen an der Schädelbasis zwischen Foramen jugulare und Canalis musculotubarius. C, S. 33 B

28 *Apertura interna canalis carotici.* Innere Öffnung des Kanals an der Pyramidenspitze. C, S. 33 B

29 *Canaliculi caroticotympanici.* Feine Kanäle am Beginn des Canalis caroticus für Ästchen der A. carotis int. und des Plexus caroticus zur Paukenhöhle. C

30 *Canalis musculotubarius.* Vor dem Canalis caroticus in die Paukenhöhle führender Doppelkanal für die Tuba auditiva und den M. tensor tympani. C E

31 *Semicanalis musculi tensoris tympani.* Kanal für den oben gelegenen M. tensor tympani. E

32 *Semicanalis tubae auditivae; Semicanalis tubae auditoriae.* Kanal für die unten gelegene Tuba auditiva. E

33 *Septum canalis musculotubarii.* Knöcherne Trennwand zwischen Semicanalis musculi tensoris tympani und Semicanalis tubae auditivae. E

Schädel 31

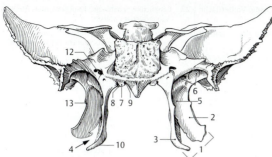

A Os sphenoidale von hinten

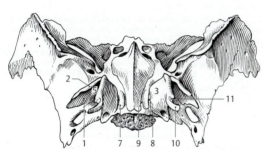

B Os sphenoidale von unten

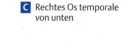

C Rechtes Os temporale von unten

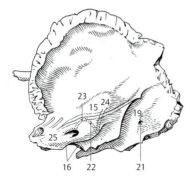

D Rechtes Os temporale von innen

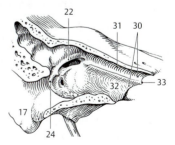

E Rechtes Os temporale aufgeschnitten von vorne seitlich

1 *Facies anterior partis petrosae.* Vorderfläche des Felsenbeins. A C

2 *Tegmen tympani.* Paukenhöhlendach, seitlich vor der Eminentia arcuata. C

3 *Eminentia arcuata.* Durch den vorderen Bogengang verursachte Vorwölbung in der Pyramidenvorderfläche. A C

4 *Hiatus canalis n. petrosi majoris.* Öffnung in der Felsenbeinvorderwand für den gleichnamigen Ast des N. facialis. A C

5 *Hiatus canalis n. petrosi minoris.* Öffnung in der Felsenbeinvorderwand unterhalb des vorgenannten Nerven. A C

6 *Sulcus n. petrosi majoris.* Vom Hiatus nach vorn medial auf das Foramen lacerum zu laufende Rinne für den gleichnamigen Nerven. C

7 *Sulcus n. petrosi minoris.* Vom Hiatus auf das Foramen lacerum zu ziehende Rinne für den gleichnamigen Nerven. C

8 *Impressio trigeminalis.* Flache Mulde in der Vorderwand der Felsenbeinspitze für das Ganglion trigeminale [[semilunare]]. C

9 *Margo superior partis petrosae.* Obere Kante des Felsenbeins. A C

10 *Sulcus sinus petrosi superioris.* Im Oberrand des Felsenbeins verlaufende Rinne für den gleichnamigen Blutleiter. A C

11 *Facies posterior partis petrosae.* Hinterfläche des Felsenbeins. A

12 *Porus acusticus internus.* Öffnung des Meatus acusticus internus an der Felsenbeinhinterwand. A

13 *Meatus acusticus internus.* Innerer Gehörgang. Durch ihn ziehen die Hirnnerven VII, VIII und Gefäße. A

14 *Fossa subarcuata.* Grube hinten über dem Meatus acusticus internus für den foetalen Flocculus. A

15 *Canaliculus vestibuli.* Enger Kanal vom endolymphatischen Raum des Innenohrs an die Hinterwand des Felsenbeins.

16 *Apertura canaliculi vestibuli.* Öffnung des Canaliculus vestibuli. A

17 *Margo posterior partis petrosae.* Hinterrand des Felsenbeins. A B

18 *Sulcus sinus petrosi inferioris.* Rinne für den Sinus petrosus inferior. A

19 *Incisura jugularis.* Den Vorderrand d. Foramen jugulare bildende Einbuchtung. A B

20 *Facies inferior partis petrosae.* Unterfläche des Felsenbeins. B

21 *Fossa jugularis.* Erweiterung des Foramen jugulare für den Bulbus superior venae jugularis. B

22 *Canaliculus cochleae.* Knochenkanal für den Aquaeductus choleae.

23 *Apertura canaliculi cochleae.* Öffnung des Canaliculus cochleae medial vor der Fossa jugularis. B

24 *Canaliculus mastoideus.* In der Fossa jugularis beginnender feiner Kanal für den Ramus auricularis nervi vagi. B

25 *Processus intrajugularis.* Er teilt das Foramen jugulare in eine lat. hintere Partie für die V. jugularis und eine med. vordere Partie für die Hirnnerven IX, X u. XI. A B

26 *Processus styloideus.* Langer Knochenfortsatz vor dem Foramen stylomastoideum; Relikt des zweiten Kiemenbogens. A B D

27 *Foramen stylomastoideum.* Äußere Öffnung des Canalis facialis hinter dem Proc. styloideus zwischen Proc. mastoideus und Fossa jugularis. B

28 *Canaliculus tympanicus.* Feiner Kanal in der Fossula petrosa für den N. tympanicus und die A. tympanica inferior. B

29 *Fossula petrosa.* Grübchen im Knochenkamm zwischen Canalis caroticus und Fossa jugularis für das Ganglion tympanicum n. glossopharyngei. B

30 *Cavitas tympani.* Paukenhöhle. Spaltförmiger, luftgefüllter Raum zwischen knöchernem Labyrinth und Trommelfell.

31 *Fissura petrotympanica.* (Glasersche Spalte). Eine dorsomedial von der Kiefergelenkgrube zwischen der Pars tympanica und dem sichtbaren Petrosumstreifen gelegene Fissur. Sie kann medial die Chorda tympani enthalten. B D

32 *Fissura petrosquamosa.* Sie liegt an der Schädelbasis vor der Glaserschen Spalte zwischen dem sichtbaren Felsenbeinstreifen und der Pars squamosa. B C

33 *Fissura tympanosquamosa.* Seitliche Fortsetzung der beiden vorgenannten Fissuren nach ihrer Vereinigung. B D

34 *Fissura tympanomastoidea.* Naht zwischen Pars tympanica und Proc. mastoideus. Austritt des Ramus auricularis n. vagi. B D

Schädel 33

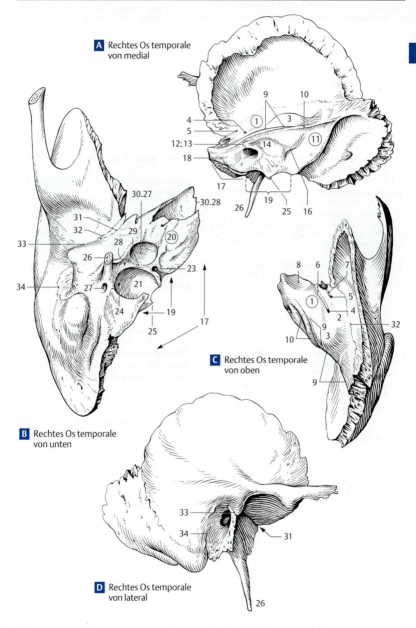

A Rechtes Os temporale von medial

B Rechtes Os temporale von unten

C Rechtes Os temporale von oben

D Rechtes Os temporale von lateral

Knochen

1 **Pars tympanica.** Wand des knöchernen Gehörgangs mit Ausnahme des hinteren, oberen Teils. B

2 *Anulus tympanicus.* Entw. Die bei Neugeborenen noch aus einem oben offenen Ring bestehende Pars tympanica. A

3 *Porus acusticus externus.* Öffnung des äußeren Gehörgangs. B

4 *Meatus acusticus externus.* Äußerer Gehörgang. B

5 *Spina tympanica major.* Vorn gelegenes Ende des von der Pars tympanica gebildeten Trommelfellringes. A

6 *Spina tympanica minor.* Hinten gelegenes Ende des von der Pars tympanica gebildeten Ringes. A

7 *Sulcus tympanicus.* Rinne für die Anheftung des Trommelfells. A

8 *Incisura tympanica.* Ausbuchtung zw. Spina tympanica maj. u. min. Beim Neugeborenen die Lücke oben zwischen den noch freien Enden des Anulus tympanicus. Später ausgefüllt von der Pars squamosa. A

9 *Vagina processus styloidei.* Von der Pars tympanica gebildete Halbrinne für die Wurzel des Proc. styloideus. A.

10 **Pars squamosa.** Schläfenbeinschuppe. Zwischen Keil-, Scheitel- und Hinterhauptsbein eingeschachtelter Schläfenbeinteil. B

11 *Margo parietalis.* Obere, an das Scheitelbein grenzende Kante. B

12 *Incisura parietalis.* Einschnitt zwischen Hinterrand der Pars squamosa und Oberrand des Processus mastoideus. B

13 *Margo sphenoidalis.* Ans Keilbein anschließender Vorderrand. B

14 *Facies temporalis.* Äußere, größtenteils vom M. temporalis bedeckte Fläche. B

15 *Sulcus arteriae temporalis mediae.* Rinne für die gleichnamige Arterie. B

16 *Processus zygomaticus.* Fortsatz zur Bildung des Jochbogens. B

17 *Crista supramastoidea.* Fortsetzung des Jochbogenrandes in die Linea temporalis inferior. B

18 *Foveola suprameatica; Foveola suprameatalis.* Grübchen über der Spina und lateral vom Antrum mastoideum. B

19 *[Spina suprameatica; Spina suprameatalis].* Vorsprung zur Anheftung des Ohrknorpels. B

20 **Fossa mandibularis.** Gelenkpfanne des Kiefergelenks. B

21 *Facies articularis.* Gelenkfläche für das Unterkieferköpfchen. B

22 **Tuberculum articulare.** Walzenartige Erhebung vor der Fossa mandibularis. B

23 *Facies cerebralis.* Dem Gehirn zugewandte Innenfläche der Schläfenbeinschuppe.

24 **Os parietale.** Das zwischen Hinterhaupts-, Stirn-, Keil- u. Schläfenbein gelegene Scheitelbein. C E

25 **Facies interna.** Innere, dem Gehirn zugekehrte Fläche. C

26 *Sulcus sinus sigmoidei.* Rinne in der Nähe des Angulus mastoideus für den Sinus sigmoideus. C

27 *Sulcus sinus sagittalis superioris.* Rinne für den gleichnamigen Sinus. C

28 *Sulci arteriosi.* Knochenrinnen für Arterien.

29 *Sulcus arteriae meningeae mediae.* Rinne für die gleichnamige Arterie. C

30 **Facies externa.** Äußere, der Kopfschwarte zugekehrte Fläche. D

31 *Linea temporalis superior.* Bogenförmige Befestigungslinie der Fascia temporalis. Sie begrenzt das [[Planum temporale]]nach oben. D

32 *Linea temporalis inferior.* Bogenförmige Ursprungslinie des M. temporalis. D

33 *Tuber parietale; Eminentia parietalis.* Etwa in der Mitte der äußeren Oberfläche gelegene Vorbuchtung. D

34 **Margo occipitalis.** Dem Hinterhaupt zugekehrter Rand. C D

35 **Margo squamosus.** Nach unten auf das Schläfenbein weisender Rand. C D

36 **Margo sagittalis.** In der Scheitellinie liegender Oberrand. C D

37 **Margo frontalis.** An das Stirnbein grenzender vorderer Rand. C D

38 **Angulus frontalis.** Winkel vorne, oben. C D

39 **Angulus occipitalis.** Winkel hinten, oben. C D

40 **Angulus sphenoidalis.** Winkel vorne, unten. C D

41 **Angulus mastoideus.** Winkel hinten, unten. C D

42 **Foramen parietale.** Meist oben hinten gelegene Öffnung für die Vena emissaria parietalis. C D

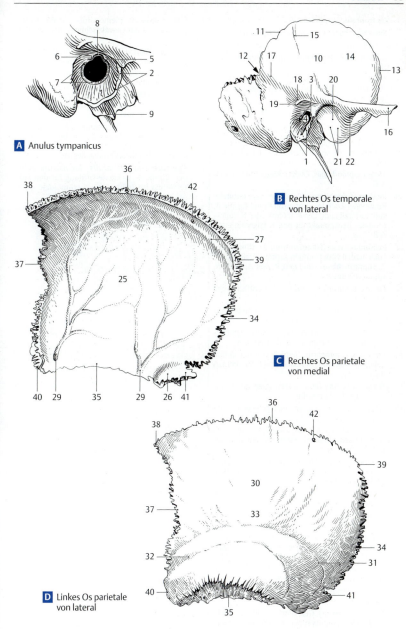

A Anulus tympanicus

B Rechtes Os temporale von lateral

C Rechtes Os parietale von medial

D Linkes Os parietale von lateral

Knochen

1 **Os frontale.** Stirnbein. A B C
2 **Squama frontalis.** Stirnbeinschuppe. A C
3 *Facies externa.* Stirnbeinaußenfläche. A
4 *Tuber frontale; Eminentia frontalis.* Stirnbeinhöcker. A
5 *Arcus superciliaris.* Augenbrauenbogen; knöcherner Wulst über dem oberen Augenhöhlenrand. A B
6 *Glabella.* Feld zwischen den beiden Augenbrauenbögen. A
7 *Sutura frontalis persistens; Sutura metopica.* Stirnnaht. Verwächst in der Regel im 2. oder 3. Lebensjahr. Persistiert bei 7–8% der Mitteleuropäer. A
8 *Margo supraorbitalis.* Oberer Augenhöhlenrand. A B
9 *Incisura supraorbitalis/Foramen supraorbitale.* Rinne oder Loch im Supraorbitalrand für die A. supraorbitalis und den R. lateralis des N. supraorbitalis. Druckpunkt für den 1. Trigeminusast. A B
10 Incisura frontalis/Foramen frontale. Rinne oder Loch medial vom Foramen supraorbitale für die A. supratrochlearis und den R. medialis des N. supraorbitalis. A B
11 *Facies temporalis.* Äußere Seitenfläche des Stirnbeins. A B
12 *Margo parietalis.* Nach hinten gerichteter Anschlussrand für das Os parietale. A C
13 *Linea temporalis.* Fortsetzung der vereinigten Lineae temporalis superior und inferior. A
14 *Processus zygomaticus.* Seitlich von der Orbita gelegener Anschlussfortsatz für das Jochbein. A B C
15 *Facies interna.* Dem Gehirn zugewandte Innenfläche des Stirnbeins. C
16 *Crista frontalis.* Vorne median gelegener Knochenkamm zur Anheftung der Falx cerebri. C
17 *Sulcus sinus sagittalis superioris.* An die Crista frontalis anschließende Rinne für den Sinus sagittalis superior. C
18 *Foramen caecum.* Meist blind endender Kanal hinter der Crista frontalis. Bei Durchgängigkeit enthält er ein Emissarium. C
19 *Pars nasalis.* Knochenabschnitt zwischen den beiden Partes orbitales. A B
20 *Spina nasalis.* Medianer spitzer Fortsatz der Pars nasalis. A B C
21 *Margo nasalis.* Gezackter Unterrand der Pars nasalis. Hier schließen sich jederseits das Os nasale und der Stirnfortsatz der Maxilla an. A B C
22 **Pars orbitalis.** Das Dach der Augenhöhle bildender Teil des Os frontale. A B C
23 *Facies orbitalis.* Die der Orbita zugewandte Fläche. B
24 *[Spina trochlearis]* Gelegentliche kleine Zacke für den M. obliquus superior vorn oben im medialen Augenhöhlenwinkel. A
25 *Fovea trochlearis.* Kleine Grube für die Anheftung einer Bindegewebsschlinge des M. obliquus superior. A B
26 *Fossa glandulae lacrimalis.* Grube für die Tränendrüse im lateralen Augenhöhlenwinkel. B
27 *Margo sphenoidalis.* Die Kante grenzt an den großen Keilbeinflügel. B
28 **Incisura ethmoidalis.** Einschnitt zwischen rechter und linker Pars orbitalis, in den das Siebbein eingefügt ist. B
29 **Sinus frontalis.** Stirnhöhle. Sie ist durchschnittlich 3 cm hoch, 2,5 cm breit und erstreckt sich oft 1,8 cm nach hinten. Dabei bildet sie einen Teil des Orbitadaches. A
30 *Apertura sinus frontalis.* Medial im Boden der Stirnhöhle gelegene Öffnung für den Sekretabfluss ins Infundibulum ethmoidale unter der mittleren Nasenmuschel. B C
31 *Septum sinuum frontalium.* Trennwand zwischen rechter und linker Stirnhöhle. A

Schädel 37

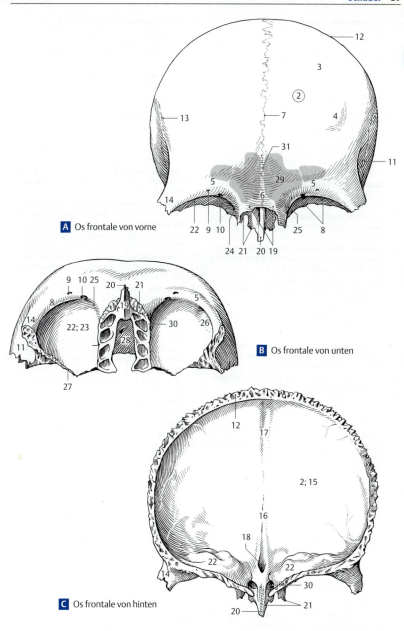

A Os frontale von vorne

B Os frontale von unten

C Os frontale von hinten

1 **Os ethmoidale.** Siebbein. Unpaarer, in die Incisura ethmoidalis ossis frontalis eingefügter Knochen. A B C D

2 **Lamina cribrosa.** Median gelegene, horizontale, längliche Knochenplatte als Grenze zwischen Nasenhöhle und vorderer Schädelgrube. B

3 **Foramina cribrosa.** Öffnungen in der Lamina cribrosa für den Durchtritt der Nn. olfactorii. B

4 **Crista galli.** In die Schädelhöhle vorstehender kleiner Knochenkamm. An ihm ist die Falx cerebri befestigt. A B C D

5 *Ala cristae galli.* Flügelähnlicher, paariger Zipfel für den Anschluss der Crista galli an die Crista frontalis. A B C D

6 **Lamina perpendicularis.** Vertikale Knochenlamelle unterhalb der Siebplatte. Sie bildet den hinteren oberen Teil des Nasenseptums. A B C

7 **Labyrinthus ethmoidalis.** Sammelbezeichnung für die zwischen Augen- u. Nasenhöhle gelegenen Siebbeinzellen.

8 *Cellulae ethmoidales anteriores.* Vordere Siebbeinzellen. Sie münden zwischen mittlerer und unterer Nasenmuschel. A C

9 *Cellulae ethmoidales mediae.* Mittlere Siebbeinzellen. Sie münden wie die vorderen Siebbeinzellen. C

10 *Cellulae ethmoidales posteriores.* Hintere Siebbeinzellen. Sie münden oberhalb der mittleren Muschel. C

11 *Lamina orbitalis.* Besonders dünne Knochenplatte, die einen Teil der medialen Orbitawand bildet. [[Lamina papyracea]] C

12 *Concha nasalis suprema.* Oberste rudimentäre Nasenmuschel. D

13 *Concha nasalis superior.* Obere Nasenmuschel. A D

14 *Concha nasalis media.* Mittlere Nasenmuschel. A C D

15 *Bulla ethmoidalis.* Eine vordere, besonders große und weit vorspringende Siebbeinzelle. Sie engt die weite Öffnung der Kieferhöhle ein. A

16 *Processus uncinatus.* Hakenförmig nach hinten unten weisender Fortsatz. Er ist fast ganz durch die mittlere Nasenmuschel verborgen. Er zieht über die weite Öffnung der Kieferhöhle. C

17 *Infundibulum ethmoidale.* Schleimhautnische unter der mittleren Muschel. Hier münden Sinus frontalis, maxillaris und die vorderen Siebbeinzellen. A C

18 *Hiatus semilunaris.* Öffnung in das Infundibulum ethmoidale zwischen Bulla ethmoidalis und Processus uncinatus. C

19 **Concha nasalis inferior.** Die selbstständige, an der seitlichen Nasenwand befestigte untere Nasenmuschel. E

20 **Processus lacrimalis.** Nach vorn oben zum Tränenbein reichender Fortsatz. E

21 **Processus maxillaris.** Seitlicher Fortsatz. Er bildet einen Teil der medialen Kieferhöhlenwand. E

22 **Processus ethmoidalis.** Mit dem Processus uncinatus des Siebbeins verbundener Fortsatz. E

23 **Os lacrimale.** Tränenbein. Es liegt in der Orbita vor der Lamina orbitalis ossis ethmoidalis. F

24 **Crista lacrimalis posterior.** Vertikale hintere Begrenzungsleiste des Eingangs in den Tränen-Nasen-Kanal. F

25 **Sulcus lacrimalis.** Rinnenartiger Beginn des Tränen-Nasen-Kanals. F

26 **Hamulus lacrimalis.** Hakenförmiger anterolateraler Fortsatz am Eingang zum Tränen-Nasen-Kanal. F

27 **Fossa sacci lacrimalis.** Ausweitung am Beginn des Tränen-Nasen-Kanals für den Tränensack. F

28 **Os nasale.** Nasenbein. Es sitzt zwischen rechtem und linkem Stirnfortsatz des Oberkieferbeins und stößt oben an das Stirnbein an. G

29 **Sulcus ethmoidalis.** Längsrinne an der Unterseite des Nasenbeins für den R. nasalis externus des N. ethmoidalis anterior. G

30 **Foramina nasalia.** Unbeständige Durchtrittsöffnung für Zweige des R. nasalis externus und Gefäßästchen der A. V. ophthalmica.

31 **Vomer.** Pflugscharbein. Unpaarer Deckknochen. Er bildet den unteren Teil des Nasenseptums und liegt zwischen dem Keilbein, dem Oberkiefer, dem Gaumenbein und der Lamina perpendicularis des Siebbeins. H

32 **Ala vomeris.** Flügelähnliche Aufspaltung für den Anschluss an das Rostrum sphenoidale und seitlich an das Gaumenbein. H

33 **Sulcus vomeris.** Schräge Rinne für den N. nasopalatinus und seine Begleitgefäße. H

34 **Crista choanalis vomeris.** Hinterkante des Vomer. H

35 **Pars cuneiformis vomeris.** Keilförmiger Anteil des Vomer. H

Schädel

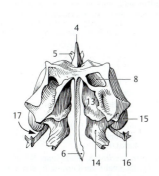

A Os ethmoidale von hinten

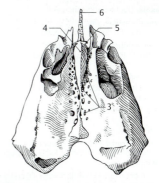

B Os ethmoidale von oben

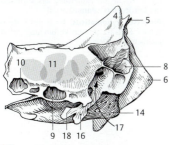

C Os ethmoidale von rechts

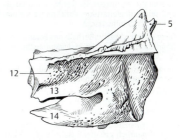

D Os ethmoidale, linke Hälfte ohne Lam. perpendicularis von medial

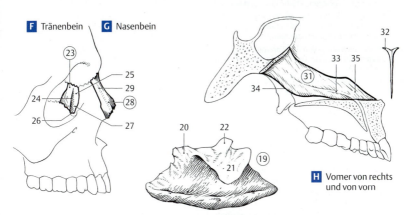

F Tränenbein **G** Nasenbein

E Linke untere Nasenmuschel von lateral

H Vomer von rechts und von vorn

1 **Maxilla.** Oberkieferknochen. A B
2 **Corpus maxillae.** Der zentrale, die Oberkieferhöhle umschließende Oberkieferkörper. A
3 *Facies orbitalis.* Teil des Corpus maxillae, der die größte Fläche des Augenhöhlenbodens bildet. A
4 *Canalis infraorbitalis.* Kanal für die A. und den N. infraorbitalis zwischen Boden der Orbita und Dach der Kieferhöhle. A
5 *Sulcus infraorbitalis.* Rinne am Beginn des Canalis infraorbitalis, ausgehend von der Fissura orbitalis inferior. A
6 *Margo infraorbitalis.* Z. T. vom Oberkieferknochen gebildeter unterer Rand der Augenhöhle. A
7 *Facies anterior.* Vorderfläche des Oberkieferknochens. A
8 *Foramen infraorbitale.* Mündung des Canalis infraorbitalis, Austrittsstelle des N. infraorbitalis und seiner Begleitarterie. Druckpunkt für den zweiten Trigeminusast. A
9 *Fossa canina.* Grube unterhalb des Foramen infraorbitale. Ursprung des M. levator anguli oris. A
10 *Incisura nasalis.* Bogenförmiger Rand der knöchernen vorderen Nasenöffnung. A
11 *Spina nasalis anterior.* Dorn unten mittig an der vorderen Nasenöffnung zur Befestigung des knorpeligen Nasenseptums. A B
12 *Sutura zygomaticomaxillaris; Sutura infraorbitalis.* Gelegentlich erhaltene Naht in A entlang des Canalis infraorbitalis bis zum Foramen infraorbitale. A
13 *Facies infratemporalis.* Hinter dem Processus zygomaticus gelegene Fläche des Oberkiefers. A
14 *Foramina alveolaria.* Kleine Öffnungen für den Durchlass der Nerven und Gefäße zu den Molaren auf der Facies infratemporalis. A
15 *Canales alveolares.* Von den Foramina alveolaria ausgehende Kanäle für die Zahnnerven und -gefäße. A
16 *Tuber maxillae; Eminentia maxillaris.* Dünnwandige Vorwölbung der hinteren Oberkieferhöhlenwand. A
17 *Facies nasalis.* Mediale Fläche des Oberkiefers. Sie bildet die Seitenwand der Nasenhöhle. B
18 *Sulcus lacrimalis.* Rinne für den Tränen-Nasen-Gang. B
19 *Crista conchalis.* Nahezu horizontale Leiste für die Anheftung der unteren Nasenmuschel. B
20 Margo lacrimalis. An das Tränenbein anschließende Kante des Oberkiefers. A B
21 Hiatus maxillaris. Große Öffnung der Kieferhöhle. Sie wird eingeengt durch den Proc. uncinatus, die untere Nasenmuschel und das Os palatinum. B
22 *Sulcus palatinus major [[Sulcus pterygopalatinus]].* Rinne an der Hinterkante des Oberkiefers zur Ergänzung des Kanals für den N. palatinus major u. d. A. palatina descendens. B
23 *Sinus maxillaris.* Oberkieferhöhle. Sie misst reichlich 3 cm in vertikaler und sagittaler Richtung und 2,5 cm in der Frontalebene. Ihr Boden liegt meist gut 1 cm tiefer als der Nasenboden, ihr tiefster Punkt in der Regel in Höhe des ersten Molaren. B
24 **Processus frontalis.** Stirnfortsatz des Oberkiefers. A B
25 *Crista lacrimalis anterior.* Knochenleiste des Processus frontalis am Eingang in den Tränen-Nasen-Kanal. A
26 *Incisura lacrimalis.* Einziehung für den Hamulus lacrimalis am Eingang in den Tränen-Nasen-Kanal. B
27 *Crista ethmoidalis.* Schräge Leiste an der medialen Fläche zur Anheftung des Vorderendes der mittleren Nasenmuschel. B
28 **Processus zygomaticus.** Nach der Seite weisender Fortsatz für die Verbindung mit dem Jochbein. A

Schädel

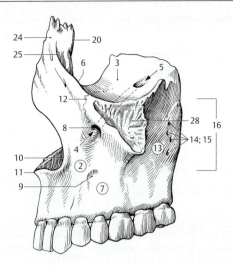

A Linker Oberkiefer von lateral

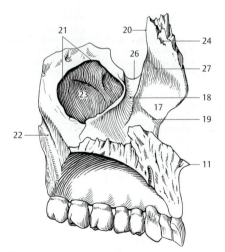

B Linker Oberkiefer von medial

1 **Processus palatinus.** Horizontale Platte. Beide Processus bilden die vorderen zwei Drittel des harten Gaumens. A B

2 *Crista nasalis.* Knochenkamm aus der Vereinigung beider Processus in der Medianlinie für die Anheftung der Nasenscheidewand. B

3 *[Os incisivum; Praemaxilla]* Entw. Zwischenkieferknochen. A

4 *Canales incisivi.* Sie beginnen paarig am Boden der Nasenhöhle und münden am Gaumen in die einheitliche Fossa incisiva. A B

5 *[Sutura incisiva]* Entw. Nur in der Entwicklung sichtbare Naht zwischen Gaumenfortsatz und Zwischenkiefer. Sie verläuft meist vom Foramen incisivum in die Fuge zwischen Eckzahn und zweitem Schneidezahn. A

6 *Spinae palatinae.* Knochenleisten entlang den Sulci palatini. A

7 *Sulci palatini.* Nach vorne verlaufende Rinnen an der Gaumenunterseite für die Nerven u. Gefäße aus dem Foramen palatinum majus. A

8 **Processus alveolaris.** Kammartiger Fortsatz zur Aufnahme der Zähne. A

9 *Arcus alveolaris.* Bogenförmiger, freier Rand des Pocessus alveolaris. A

10 *Alveoli dentales.* Zahnfächer. Vertiefungen im Processus alveolaris zur Aufnahme der Zahnwurzeln. A

11 *Septa interalveolaria.* Knochenkämme zwischen je zwei Alveolen. A

12 *Septa interradicularia.* Knochenwände in den Alveolen mehrwurzeliger Zähne. A

13 *Juga alveolaria.* Durch die Zahnfächer hervorgerufene Vorwölbungen an der Außenfläche des Kiefers. A B

14 *Foramina incisiva.* Öffnungen der Canales incisivi in die Fossa incisiva. A

15 **Os palatinum.** Gaumenbein. Es setzt den Oberkiefer nach hinten bis zum Keilbein fort. A B D E

16 **Lamina perpendicularis.** Die vertikal gestellte Platte des Knochens. Sie ist am Wandbau von Nasen- und Kieferhöhle beteiligt. B C D E

17 *Facies nasalis.* Der Nase zugekehrte Fläche der Lamina perpendicularis. E

18 *Facies maxillaris.* Außenfläche der Lamina perpendicularis. Sie begrenzt hinten die Flügelgaumengrube von medial, vorn die Oberkieferhöhle von hinten her. D

19 *Incisura sphenopalatina.* Halbovaler Einschnitt zwischen Processus orbitalis und Processus sphenoidalis der Lamina perpendicularis. D E

20 *Sulcus palatinus major [Sulcus pterygopalatinus].* Eine Rinne, die zusammen mit dem gleichnamigen Sulcus des Oberkiefers den Canalis palatinus major für den N. palatinus major u. die A. palatina descendens bildet. D E

21 *Processus pyramidalis.* Das hintere untere Ende der Lamina perpendicularis, das in die Incisura pterygoidea eingefügt ist. A C D E

22 *Canales palatini minores.* Kanäle für die gleichnamigen Nerven u. Arterien im Processus pyramidalis. A

23 *Crista conchalis.* Leiste zur Anheftung des hinteren Endes der unteren Nasenmuschel. D E

24 *Crista ethmoidalis.* Leiste zur Anheftung des hinteren Endes der mittleren Nasenmuschel. D E

25 *Processus orbitalis.* Nach vorn oben gerichteter Fortsatz zwischen Oberkiefer, Siebbein und Keilbein. D E

26 *Processus sphenoidalis.* Fortsatz hinter der Incisura sphenopalatina. Er legt sich dem Keilbeinkörper und dem Processus vaginalis des Keilbeins an. D E

27 **Lamina horizontalis.** Sie bildet das hintere Drittel des harten Gaumens und damit des Nasenhöhlenbodens. A B D E

28 *Facies nasalis.* Die der Nase zugekehrte Fläche. B D

29 *Facies palatina.* Die der Mundhöhle zugekehrte Fläche. A D

30 *Foramina palatina minora.* Öffnungen der Canales palatini minores. A

31 *Spina nasalis posterior.* Nach hinten median auslaufende Spitze der Crista nasalis. A B E

32 *Crista nasalis.* Mediane Knochenleiste entlang der Vereinigung mit dem gegenseitigen Gaumenbein. B D E

33 *Crista palatina.* Häufig vorhandene quere Leiste auf der Unterfläche nahe dem Hinterrand. A

Schädel

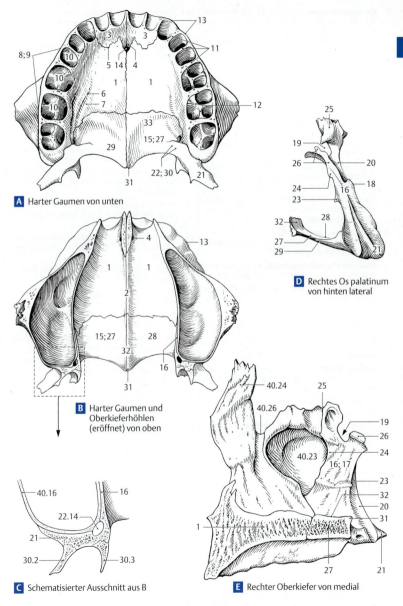

A Harter Gaumen von unten

B Harter Gaumen und Oberkieferhöhlen (eröffnet) von oben

C Schematisierter Ausschnitt aus B

D Rechtes Os palatinum von hinten lateral

E Rechter Oberkiefer von medial

Knochen

1. **Os zygomaticum.** Jochbein. Es ist zwischen Schläfenbein, Stirnbein und Maxilla eingefügt und bildet einen großen Teil der seitlichen Augenhöhlenwand und einen Teil des Jochbogens. A B

2. **Facies lateralis.** Die seitliche Fläche. A

3. **Facies temporalis.** Die in die Schläfengrube weisende Fläche. B

4. **Facies orbitalis.** Die der Augenhöhle zugekehrte Fläche. A B

5. **Processus temporalis.** Nach hinten gerichteter Fortsatz. Er bildet zusammen mit dem Processus zygomaticus ossis temporalis den Jochbogen. A B

6. **Processus frontalis.** An den Proc. zygomaticus des Stirnbeins und an den großen Keilbeinflügel anschließender Fortsatz. A B

7. **Tuberculum orbitale.** Höckerchen innen am lateralen Orbitalrand. U. a. Anheftung des Lig. palpebrale laterale. A B

8. **[Tuberculum marginale].** Gelegentliches Höckerchen am Hinterrand des Processus frontalis für die Fascia temporalis. A B

9. **Foramen zygomaticoorbitale.** Eintritt des Nervus zygomaticus in die Facies orbitalis. A B

10. **Foramen zygomaticofaciale.** Öffnung an der Facies lateralis für den Austritt des gleichnamigen Nervenastes. A

11. **Foramen zygomaticotemporale.** Öffnung an der Facies temporalis für den Austritt des gleichnamigen Nervenastes. B

12. **Mandibula.** Unterkiefer. C D E F

13. **Corpus mandibulae.** Der horizontale Teil des Unterkiefers, dem die Unterkieferäste aufgesetzt sind. C

14. *Basis mandibulae.* Unterer Teil des Corpus mandibulae ohne Pars alveolaris. C

15. *[Symphysis mandibulae].* Mediane Bindegewebsbrücke zwischen re. u. li. Unterkieferhälfte. Verknöchert im ersten Lebensjahr.

16. *Protuberantia mentalis.* Kinnvorsprung. C

17. *Tuberculum mentale.* Paariger Höcker an der Protuberantia mentalis. C

18. *[[Gnathion]].* Messpunkt an der Unterkante der Unterkiefermitte. C D

19. *Foramen mentale.* Öffung für den gleichnamigen Nerven unter dem ersten oder zweiten Prämolaren. Druckpunkt für den dritten Trigeminusast. C

20. *Linea obliqua.* Schräge Linie, die vom Ramus mandibulae auf die Außenfläche des Corpus mandibulae zieht. C F

21. *Fossa digastrica.* Paarige erbsen- bis bohnengroße Grube im Kinnbereich dicht über der Unterkante für den Ansatz des vorderen Bauches des M. digastricus. D

22. *Spina mentalis superior; Spina geni superior.* Zungenwärts gelegener oberer Vorsprung. Ursprung des M. genioglossus. D

23. *Spina mentalis inferior; Spina geni inferior.* Zungenwärts gelegener unterer Vorsprung. Ursprung des M. geniohyoideus. D

24. *Linea mylohyoidea.* Schräg von hinten oben nach vorn unten ziehende Ursprungslinie des M. mylohyoideus. Am hinteren Ende entspringt die Pars mylopharyngea des oberen Schlundschnürers. Zwischen beiden Muskeln tritt der N. lingualis in die Mundhöhle. D

25. *[Torus mandibularis].* Knochenwulst oberhalb des Linea mylohyoidea in Höhe der Prämolaren. Evtl. Prothesenhindernis. D

26. *Fovea sublingualis.* Grube für die Glandula sublingualis, vorne, oberhalb der Linea mylohyoidea. D

27. *Fovea submandibularis.* Grube unterhalb der Linea mylohyoidea in der hinteren Hälfte des Corpus. D

28. *Pars alveolaris.* Der Basis aufsitzender kammartiger Fortsatz zur Aufnahme der Zahnwurzeln. C

29. *Arcus alveolaris.* Parabelförmiger freier Rand der Pars alveolaris. E

30. *Alveoli dentales.* Zahnfächer für die Aufnahme und Befestigung der Zahnwurzeln. E

31. *Septa interalveolaria.* Knochenwände zwischen den Zahnfächern. E

32. *Septa interradicularia.* Knochenwände zwischen den Wurzeln eines Zahnes. E

33. *Juga alveolaria.* Durch die Fächer der Zahnwurzeln verursachte Vorwölbung an der Außenseite des Unterkiefers. C E

34. *Trigonum retromolare.* Knöchernes Dreieck hinter dem letzten Molaren des Unterkiefers. Ansatz der Raphe pterygomandibularis. F

35. *Fossa retromolaris.* Grube im Trigonum retromolare. F

36. *[[Crista buccinatoria]].* Rundliche Knochenleiste vom Processus coronoideus zur mediodistalen Seite des 3. Molaren, mit medialer Begrenzung des Trigonum retromolare. F, S. 47 A

Schädel 45

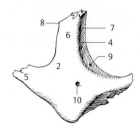

A Jochbein von lateral

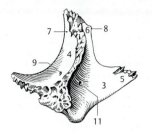

B Jochbein von medial

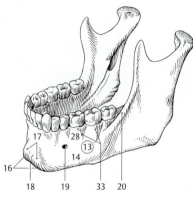

C Unterkiefer

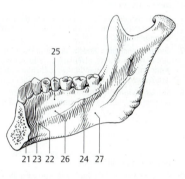

D Unterkiefer von medial

E Unterkiefer von oben

F Unterkiefer von oben. Ausschnitt

1 **Ramus mandibulae.** Aufsteigender Unterkieferast. A
2 *Angulus mandibulae.* Unterkieferwinkel zwischen Corpus und Ramus mandibulae. Er ist am steilsten beim Erwachsenen-, besonders flach beim Neugeborenen- und beim zahnlosen Greisenkiefer (ca. 140°). A
3 *[Tuberositas masseterica].* Variabel vorkommende Knochenleisten an der Außenseite des Unterkieferwinkels; Ansatz des M. masseter. A
4 *[Tuberositas pterygoidea].* Variabel vorkommende Rauigkeit an der Innenseite des Unterkiefers in der Nähe des Angulus mandibulae; Ansatzfeld des M. pterygoideus medialis. A
5 *Foramen mandibulae.* Öffnung an der Innenseite des Ramus mandibulae. Beginn des Canalis mandibulae. Sie liegt ca. 1 cm höher als die Okklusalebene. A
6 *Lingula mandibulae.* Knochenblatt vor dem Foramen mandibulae. Ansatz des Lig. sphenomandibulare. A
7 *Canalis mandibulae.* Knochenkanal in der Mandibula für A. und N. alveolaris inferior. Er beginnt am Foramen mandibulae und zieht unter den Zahnwurzeln bis zum Foramen mentale. A.
8 *Sulcus mylohyoideus.* Am Foramen mandibulae beginnende, nach vorn unten ziehende Rinne für den N. mylohyoideus und den Ramus mylohyoideus der A. alveolaris inferior. A
9 *Processus coronoideus.* Muskelfortsatz, von dem hinten gelegenen Processus condylaris durch die Incisura mandibulae getrennt. Ansatz des M. temporalis. A
10 *Crista temporalis.* Knochenleiste vom Proc. coronoideus zur Linea obliqua für den M. temporalis. A S. 45 F
11 *Incisura mandibulae.* Einbuchtung zwischen Processus condylaris und Processus coronoideus. Darüber ziehen der N. massetericus und die gleichnamigen Gefäße zum M. masseter. A
12 *Processus condylaris.* Gelenkfortsatz. A
13 *Caput mandibulae; Condylus mandibulae.* Gelenkkopf des Unterkiefers. A
14 *Collum mandibulae.* Hals unterhalb des Caput mandibulae. A
15 *Fovea pterygoidea.* Grube vorn medial unterhalb des Caput mandibulae zur Anheftung des M. pterygoideus lateralis. A
16 **Os hyoideum.** Zungenbein. Verknöcherungsbeginn schon vor der Geburt. B
17 **Corpus ossis hyoidei.** Vorderer Abschnitt zwischen rechtem und linkem Cornu minus. B
18 *Cornu minus.* Kleines Zungenbeinhorn. B
19 *Cornu majus.* Großes Zungenbeinhorn. B
20 *COLUMNA VERTEBRALIS.* Wirbelsäule. C D
21 **Curvatura primaria.** Embryol. Primärbiegung. Folge der Ventralflexion des Embryos. Persistiert als die beiden Kyphosen. D
22 *Kyphosis thoracica.* Brustkyphose. C D
23 *Kyphosis sacralis.* Sakralkyphose. C D
24 **Curvaturae secundariae.** Embryol. Sekundärbiegung. Folge der fetalen Muskelbewegungen. Sie sind eher funktioneller Herkunft und bleiben als Lordosen. D
25 *Lordosis cervicis; Lordosis colli.* Halslordose. C D
26 *Lordosis lumbalis.* Lendenlordose. C D
27 **Scoliosis.** Pathologische seitliche Verbiegung der Wirbelsäule.

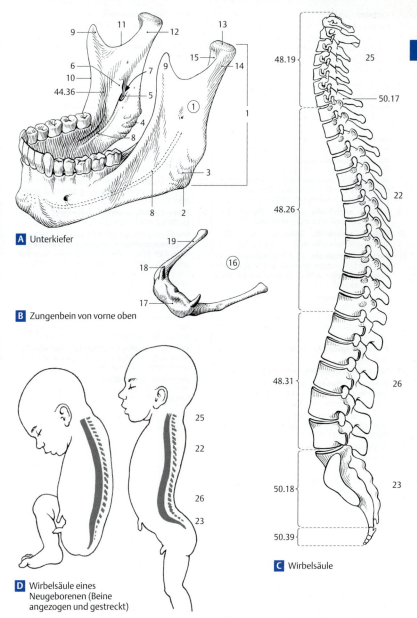

A Unterkiefer

B Zungenbein von vorne oben

C Wirbelsäule

D Wirbelsäule eines Neugeborenen (Beine angezogen und gestreckt)

Knochen

1 **Vertebra.** Wirbel.
2 **Corpus vertebrae.** Wirbelkörper. A B C D
3 *Facies intervertebralis.* Die dem Nachbarn zugekehrte Wirbelkörperfläche. B D
4 *Epiphysis anularis.* Epiphysärer Knochenring um die Wirbelkörperoberflächen. Randleiste. B
5 **Arcus vertebrae.** Wirbelbogen. Er umgreift hinten und seitlich das Foramen vertebrale. C D
6 *Pediculus arcus vertebrae.* Bogenfuß. Er liegt am Wirbelkörper zwischen der Incisura vertebralis superior und inferior. B D
7 *Lamina arcus vertebrae.* Hinterer abgeplatteter Teil des Arcus vertebrae. C
8 **Foramen intervertebrale.** Zwischenwirbelloch für den Durchtritt eines Spinalnerven und kleiner Gefäße. Es wird von zwei übereinander liegenden Incisurae vertebrales, den Wirbelkörpern und der Bandscheibe begrenzt. B
9 **Incisura vertebralis superior.** Oberer Einschnitt am Pediculus arcus vertebrae. B
10 **Incisura vertebralis inferior.** Unterer Einschnitt am Pediculus arcus vertebrae. B
11 **Foramen vertebrale.** Vom Wirbelbogen und -körper umgrenztes Wirbelloch. Die Foramina vertebralia bilden in ihrer Gesamtheit den Wirbelsäulenkanal. C D
12 **Canalis vertebralis.** Wirbelkanal. Er wird von der Gesamtheit aller Foramina vertebralia gebildet. Er reicht vom Foramen magnum bis zum Hiatus sacralis und enthält das Rückenmark. A B
13 **Processus spinosus.** Dornfortsatz. C I–VI gegabelt. B C D
14 **Processus transversus.** Querfortsatz. A B C
15 **Processus articularis superior; Zygapophysis superior.** Nach oben gerichteter Gelenkfortsatz auf dem Wirbelbogen. B C D
16 *Facies articularis superior.* Überknorpelte Gelenkfläche des Processus. Sie artikuliert mit der Gelenkfläche des unteren Processus. C
17 **Processus articularis inferior; Zygapophysis inferior.** Nach unten gerichteter Gelenkfortsatz auf dem Wirbelbogen. B C
18 *Facies articularis inferior.* Überknorpelte Gelenkfläche des Processus. Sie artikuliert mit der Gelenkfläche des oberen Processus.
19 VERTEBRAE CERVICALES (CI–CVII). Die sieben Halswirbel. A, S. 47 C
20 **Uncus corporis; Processus uncinatus.** Nach oben gezogener Seitenrand des Halswirbelkörpers. Gelegl. Ausgang von Knochenwucherungen mit Druck auf den Spinalnerven. A C
21 **Foramen transversarium.** Loch in den Querfortsätzen der Halswirbel für den Durchtritt der A. und V. vertebralis. A C
22 **Tuberculum anterius.** Vorderer Muskelansatzhöcker des zweiten bis siebten Halswirbelfortsatzes. A C
23 **Tuberculum posterius.** Hinterer Muskelansatzhöcker des zweiten bis siebten Halswirbelfortsatzes. A C
24 **Tuberculum caroticum.** Deutlich vorspringendes Tuberculum anterius des sechsten Halswirbels. Hier ist die Kompression der A. carotis communis von vorne möglich. A
25 **Sulcus nervi spinalis.** Längsrinne im dritten bis siebten Halswirbelquerfortsatz für den aus dem Foramen intervertebrale austretenden Rückenmarksnerven. A C
26 VERTEBRAE THORACICAE (T I–XII). Die zwölf Brustwirbel. S. 47 C
27 **Fovea costalis superior.** Gelenkgrube für den Rippenkopf am Wirbelkörperoberrand an der Bogenwurzel. B
28 **Fovea costalis inferior.** Gelenkgrube für den Rippenkopf am Wirbelkörperunterrand unterhalb der Bogenwurzel. B
29 **Fovea costalis processus transversi.** Gelenkgrube für das Tuberculum costae. B
30 **Uncus corporis vertebrae thoracicae primae; Processus uncinatus vertebrae thoracicae primae.** Der Körper des ersten Brustwirbels hat große Ähnlichkeit mit einem Halswirbelkörper. Ein Processus uncinatus ist vorwiegend dorsal ausgezogen.
31 VERTEBRAE LUMBALES (L I–L V). Die fünf Lendenwirbel. S. 47 C
32 **Processus accessorius.** Rudiment des ursprünglichen Lendenwirbelquerfortsatzes hinten am Abgang des Processus costarius. D
33 **Processus costiformis; Processus costalis.** Der einer rudimentären Rippe entsprechende Lendenwirbelquerfortsatz. D
34 **Processus mammillaris.** Höckerchen an der Außenfläche des oberen Gelenkfortsatzes der Lendenwirbel. D

Wirbel 49

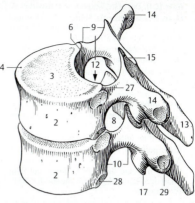

B Brustwirbel

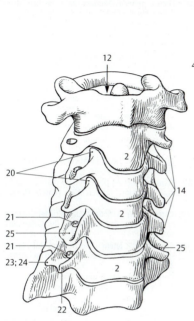

A Halswirbelsäule von vorne seitlich

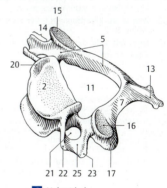

C Halswirbel

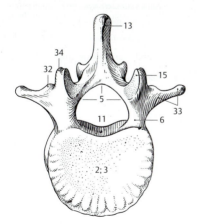

D Lendenwirbel von oben

Knochen

1. **Atlas (C I).** Der erste, körperlose Halswirbel. A
2. **Massa lateralis atlantis.** Seitliche Knochenausladungen. Sie tragen anstelle des fehlenden Wirbelkörpers den Schädel. A
3. *Facies articularis superior.* Obere Gelenkfläche. Längsoval und konkav. A
4. *Facies articularis inferior.* Untere Gelenkfläche. Rundlich, mit Knorpelüberzug leicht konvex. A
5. **Arcus anterior atlantis.** Vorderer Atlasbogen. A
6. *Fovea dentis.* Gelenkgrube innen am Arcus anterior für den Zahn des Axis. A
7. *Tuberculum anterius.* Vorderer Atlashöcker. A
8. **Arcus posterior atlantis.** Hinterer Atlasbogen. A
9. *Sulcus arteriae vertebralis.* Rinne auf dem Atlasbogen hinter der Massa lateralis für die A. vertebralis. A
10. *[Canalis arteriae vertebralis].* Der Sulcus arteriae vertebralis kann zu einem Kanal geschlossen sein.
11. *Tuberculum posterius.* Hinterer Höcker. Er ist ein Rudiment des Dornfortsatzes. A
12. **Axis (C II).** [[Epistropheus]]. Der zweite Halswirbel. B
13. **Dens axis.** Zahn des zweiten Halswirbels. B
14. *Apex dentis.* Spitze des Dens. Anheftungspunkt des Lig. apicis dentis. B
15. *Facies articularis anterior.* Vordere Gelenkfläche des Dens. B
16. *Facies articularis posterior.* Hintere Gelenkfläche des Dens. B
17. **Vertebra prominens (C VII).** Der siebente Halswirbel. Er ist wegen seines in 70 % der Fälle besonders weit vorspringenden Dornfortsatzes so benannt. S. 47 A
18. OS SACRUM [VERTEBRAE SACRALES I–V]. Das aus fünf Wirbeln entstandene Kreuzbein. C D F, S. 47 C
19. **Basis ossis sacri.** Breite obere Fläche des Kreuzbeins und damit des ersten Sakralwirbels. F
20. **Promontorium.** Der besonders weit in den Beckenring vorspringende Oberrand des ersten Kreuzbeinwirbelkörpers. F
21. **Ala ossis sacri.** Die Knochenmasse seitlich des ersten Sakralwirbelkörpers. Oberer Teil der Pars lateralis. F
22. *Processus articularis superior.* Oberer Gelenkfortsatz. C F
23. **Pars lateralis.** Aus Querfortsätzen und Rippenresten entstandene seitliche Knochenmasse des Kreuzbeins. C F
24. *Facies auricularis.* Ohrmuschelähnliche Gelenkfläche in Höhe der oberen 2–3 Kreuzwirbel für das Darmbein. C
25. *Tuberositas ossis sacri.* Raue Fläche hinter der Facies auricularis für den Ansatz der vom Darmbein kommenden Bänder. C
26. *Facies pelvica.* Vordere, dem Becken zugekehrte konkave Fläche des Kreuzbeins. F
27. *Lineae transversae.* Vier vorne gelegene Verschmelzungslinien der fünf Kreuzbeinwirbelkörper. F
28. *Foramina intervertebralia.* Ihre Lage entspricht den ursprünglichen Incisurae superiores und inferiores. D
29. *Foramina sacralia anteriora.* Vordere Öffnungen von Knochenkanälen für den Austritt der Nn. sacrales. Sie sind aus der Verschmelzung von Wirbeln, Rippenrudimenten und ossifizierten Bändern hervorgegangen. D F
30. **Facies dorsalis.** Hintere konvexe Fläche des Kreuzbeins. C
31. *Crista sacralis mediana.* Mittelleiste vereinigter Dornfortsatzrudimente. C
32. *Foramina sacralia posteriora.* Den Foramina sacralia anteriora vergleichbare hintere Öffnungen. C D
33. *Crista sacralis medialis.* Beiderseits der Crista sacralis mediana gelegene Reste der Gelenkfortsätze. C
34. *Crista sacralis lateralis.* Rechts und links lateral gelegene Reihe der rudimentären Querfortsätze. C
35. *Cornu sacrale.* Nach unten weisender Fortsatz rechts und links vom Hiatus sacralis. C
36. *Canalis sacralis.* Kreuzbeinkanal. Er entspricht dem unteren Ende des Wirbelsäulenkanals. C D
37. *Hiatus sacralis.* Knochenlücke in der Hinterwand meistens der beiden unteren Sakralwirbel. Durchtritt des Filum terminale. Einstichstelle für die untere Epiduralanästhesie. C
38. **Apex ossis sacri; Apex ossis sacralis.** Unten gelegene Spitze des Kreuzbeins; an ihr ist das Steißbein befestigt. C F
39. OS COCCYGIS; COCCYX (VERTEBRAE COCCYGEAE I–IV). Das aus meist vier verkümmerten Wirbeln zusammengesetzte Steißbein. E, S. 47 C
40. **Cornu coccygeum.** Rest des oberen Gelenkfortsatzes. E

Wirbel 51

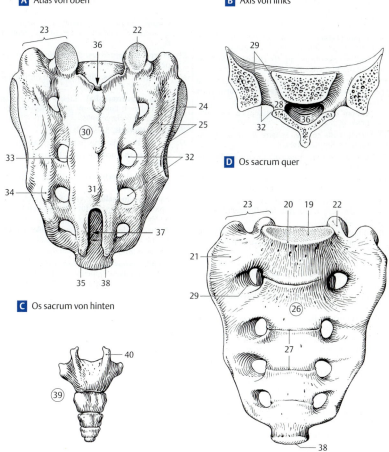

A Atlas von oben

B Axis von links

C Os sacrum von hinten

D Os sacrum quer

E Os coccygis von hinten

F Os sacrum von vorne

Knochen

1 **SKELETON THORACIS.** Skelett der Brustwand.
2 **Costae (I–XII).** Rippen. D
3 **Costae verae (I–VII).** Wahre Rippen. Die ersten sieben, mit dem Brustbein durch eigene Knorpel verbundenen Rippen. Sie unterscheiden sich hierdurch von den letzten fünf Rippen. D
4 **Costae spuriae (VIII–XII).** „Falsche" Rippen. Die letzten fünf Rippen. Sie haben keine direkte knorpelige Verbindung mit dem Brustbein. D
5 *Costae fluctuantes (XI–XII).* Die XI. und XII. Rippe. Sie haben keinen Anschluss am Rippenbogen. D
6 **Cartilago costalis.** Rippenknorpel am Vorderende der Rippen. D
7 **Costa.** Rippe. D
8 **Caput costae.** Gelenkig mit der Wirbelsäule verbundener Rippenkopf. A
9 *Facies articularis capitis costae.* Gelenkfläche des Rippenkopfes. A B
10 **Crista capitis costae.** Kleine Leiste, welche die beiden Flächenanteile der Facies articularis trennt. B
11 **Collum costae.** Rippenhals seitlich vom Rippenköpfchen. A B
12 **Crista colli costae.** Scharfe Kante am Oberrand des Rippenhalses. A
13 **Corpus costae.** Ans Collum anschließender Rippenkörper. A B
14 **Tuberculum costae.** Höcker auf der Rückseite zwischen Collum und Corpus costae. A B
15 *Facies articularis tuberculi costae.* Gelenkfläche für die Verbindung mit dem Brustwirbelquerfortsatz. A B
16 **Angulus costae.** Rippenwinkel. Hier ändert die Rippe ihre Verlaufsrichtung von dorsolateral nach ventral. A B
17 *Sulcus costae.* Rinne an der Unterkante der Rippe. Sie nimmt die A., V. und den N. intercostalis auf. B
18 **Crista costae.** Die scharfe Unterkante einer Rippe.
19 **Costa prima. (I)** Erste Rippe. Sie ist als einzige nur über die Kante gebogen. A D
20 *Tuberculum musculi scaleni anterioris.* Kleiner Höcker für den Ansatz des M. scalenus anterior auf der ersten Rippe. A
21 *Sulcus arteriae subclaviae.* Rinne für die A. subclavia hinter dem Tuberculum m. scaleni anterioris auf der ersten Rippe. A
22 *Sulcus venae subclaviae.* Rinne für die V. subclavia vor dem Tuberculum m. scaleni anterioris auf der ersten Rippe. A
23 **Costa secunda (II).** Die zweite Rippe. Sie setzt am Angulus sterni an und ist am Patienten gut zu bestimmen. A D
24 *Tuberositas musculi serrati anterioris.* Rauigkeit für den Ursprung des M. serratus anterior auf der zweiten Rippe. A D
25 **[Costa cervicalis; Costa colli].** Halsrippe. Zusätzliche Rippe am VII. Halswirbel. Sie kann den Plexus brachialis irritieren.
26 **[Costa lumbalis].** Lendenrippe
27 **Sternum.** Brustbein. C D
28 **Manubrium sterni.** Über dem Angulus sterni gelegener Abschnitt des Brustbeins. C D
29 *Incisura clavicularis.* Einbuchtung für das Sternoklavikulargelenk. C D
30 *Incisura jugularis.* Einziehung am Oberrand des Manubrium. Drosselgrube. D
31 **Angulus sterni.** (Ludovici). Der durch die Haut fühlbare Knick zwischen Corpus u. Manubrium sterni. C D
32 **Corpus sterni.** Brustbeinkörper. Er liegt zwischen Manubrium und Processus xiphoideus. C D
33 **Processus xiphoideus.** Schwertfortsatz. Knorpeliges Burstbeinende. C D
34 **Incisurae costales.** Einbuchtungen für die Rippenknorpel. C D
35 **[Ossa suprasternalia].** Kleine Knochenreste des früheren Episternum in den Bändern des Sternoklavikulargelenks.
36 **Cavea thoracis.** Brustkorb.
37 **Cavitas thoracis.** Brusthöhle, Brustraum.
38 **Apertura thoracis superior.** Obere Brustkorböffnung. D
39 **Apertura thoracis inferior.** Untere Brustkorböffnung. D
40 **Sulcus pulmonalis.** Je eine Rinne rechts und links der Wirbelsäule für den dorsalen Teil der Lungen. D
41 **Arcus costalis.** Rippenbogen, gebildet von den Knorpeln der siebten bis zehnten Rippe. D
42 **Spatium intercostale.** Zwischenrippenraum.
43 **Angulus infrasternalis.** Winkel zwischen rechtem und linkem Rippenbogen. D

Brustwand 53

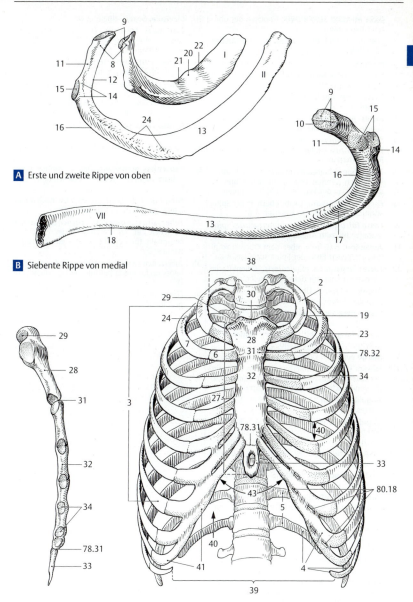

A Erste und zweite Rippe von oben

B Siebente Rippe von medial

C Brustbein von rechts

D Brustkorb von vorne

1 ***OSSA MEMBRI SUPERIORIS.*** Knochen der oberen Gliedmaße.
2 **CINGULUM MEMBRI SUPERIORIS; CINGULUM PECTORALE.** Schultergürtel. A
3 ***Scapula.*** Schulterblatt. B C
4 **Facies costalis; Facies anterior.** Die den Rippen zugekehrte Fläche. C
5 **Fossa subscapularis.** Konkavität der Facies costalis. C
6 **Facies posterior.** Die der Rückenhaut zugekehrte Scapulafläche. B
7 *Spina scapulae.* Schultergräte. Langer, ins Acromion auslaufender Knochenkamm auf der Facies posterior. B C
8 *Tuberculum deltoideum.* Ansatzgebiet der überlappenden Sehnen von M. trapezius und M. deltoideus an der Wurzel der Spina scapulae. B
9 *Fossa supraspinata.* Grube oberhalb der Spina scapulae bis zur Margo superior. A B
10 *Fossa infraspinata.* Grube unterhalb der Spina scapulae bis zum Angulus inferior. A B
11 **Acromion.** Das freie, über dem Oberarmkopf hervorragende Ende der Spina scapulae. B
12 **Facies articularis clavicularis.** Gelenkfläche für den Kontakt mit dem Schlüsselbein. C
13 *Angulus acromii.* Übergangswinkel der Spina scapulae in die laterale Acromionkante. B
14 **Margo medialis.** Medialer, der Wirbelsäule zugekehrter Scapularand. B C
15 **Margo lateralis.** Seitlicher, dem Humerus zugekehrter Schulterblattrand. B C
16 **Margo superior.** Oberrand der Scapula. B C
17 *Incisura scapulae.* Einkerbung in den Oberrand der Scapula medial vom Rabenschnabelfortsatz für den Durchtritt des N. suprascapularis. B C
18 **Angulus inferior.** Unterer Winkel des Schulterblattes. B C
19 **Angulus lateralis.** Seitlicher, die Schultergelenkpfanne tragender Winkel des Schulterblattes. B C
20 **Angulus superior.** Medial oben gelegener Schulterblattwinkel. B C
21 **Cavitas glenoidalis.** Höhlung der Gelenkpfanne. C
22 **Tuberculum infraglenoidale.** Höckerchen für den Ursprung des langen Tricepskopfes unter der Gelenkpfanne. B C
23 **Tuberculum supraglenoidale.** Höckerchen für den Ursprung des langen Bicepskopfes oberhalb des Gelenkpfannenrandes. C
24 **Collum scapulae.** Schulterblatthals medial vom Gelenkpfannenrand. B C
25 **Processus coracoideus.** Rabenschnabelfortsatz. Hakenförmiger, nach vorn weisender Fortsatz unmittelbar lateral von der Incisura scapulae am Oberrand des Schulterblattes. Ansatz des M. pectoralis minor, Urprung des kurzen Bicepskopfes und des M. coracobrachialis. A B C

26 **Clavicula.** Schlüsselbein. A D
27 **Extremitas sternalis.** Dem Brustbein zugekehrtes dreikantiges, verdicktes Ende des Schlüsselbeins. D
28 *Facies articularis sternalis.* Dem Brustbein zugekehrte Gelenkfläche des Schlüsselbeins. D
29 *Impressio ligamenti costoclavicularis.* Rauigkeit und Mulde an der Unterfläche nahe dem sternalen Ende der Clavicula für die Anheftung des gleichnamigen Bandes. D
30 **Corpus claviculae.** Das mittlere Schlüsselbeinstück. D
31 *Sulcus musculi subclavii.* Vertieftes längliches Ansatzfeld des M. subclavius. D
32 **Extremitas acromialis.** Dem Acromion zugekehrtes abgeplattetes Ende des Schlüsselbeins. D
33 *Facies articularis acromialis.* Die nach dorsolateral gerichtete Gelenkfläche. D
34 *Tuberositas ligamenti coracoclavicularis.* Rauigkeit auf der Unterfläche der Extremitas acromialis für den Ansatz des gleichnamigen Bandes. D
35 *Tuberculum conoideum.* Höckerchen auf der Tuberositas für die Anheftung des Lig. conoideum. D
36 *Linea trapezoidea.* Anheftungslinie des Lig. trapezoideum auf der Tuberositas. D

obere Gliedmaße 55

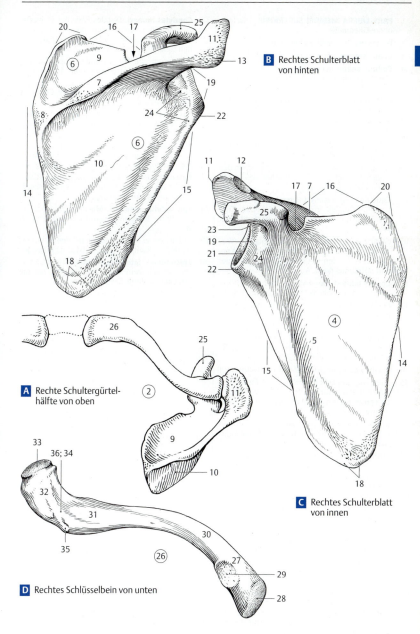

B Rechtes Schulterblatt von hinten

A Rechte Schultergürtelhälfte von oben

C Rechtes Schulterblatt von innen

D Rechtes Schlüsselbein von unten

1 **PARS LIBERA MEMBRI SUPERIORIS.** Die freie obere Gliedmaße.
2 **Humerus.** Oberarmknochen. A B
3 **Caput humeri.** Kopf des Oberarmknochens. A B
4 **Collum anatomicum.** Hals des Oberarmknochens zwischen Caput einerseits und Tuberculum majus und minus andererseits. A B
5 **Collum chirurgicum.** Chirurgischer Hals distal von Tuberculum majus und minus. A B
6 **Tuberculum majus.** Großer Muskelansatzhöcker seitlich am Humerus. A B
7 **Tuberculum minus.** Kleiner Muskelansatzhöcker vorne am Humerus. A
8 *Sulcus intertubercularis.* Rinne zwischen den beiden Tubercula, in der die Sehne des langen Bicepskopfes gleitet. A
9 *Crista tuberculi majoris; Labium laterale.* Vom Tuberculum majus distalwärts ziehende Knochenleiste für den Ansatz des M. pectoralis major. A
10 *Crista tuberculi minoris; Labium mediale.* Vom Tuberculum minus distalwärts ziehende Knochenleiste für den Ansatz der Mm. teres major und latissimus dorsi. A
11 **Corpus humeri.** Der zwischen den beiden Humerusenden gelegene Humerusschaft. A B
12 *Facies anteromedialis.* Vordere mediale Humerusfläche. Sie liegt medial von der Verlängerung der Crista tuberculi majoris. A
13 *Facies anterolateralis.* Vordere seitliche Humerusfläche, lateral von der Verlängerung der Crista tuberculi majoris. A
14 *Facies posterior.* Hinterfläche des Humerus. B
15 *Sulcus nervi radialis [[spiralis]].* Spiralförmig verlaufende Rinne für den N. radialis, von der Facies posterior um den Margo lateralis zur Facies anterolateralis. B
16 *Margo medialis.* Der innere Humerusrand. Distal geht er in die Crista supracondylaris medialis über. A B
17 *Crista supracondylaris medialis; Crista supraepicondylaris medialis.* Unteres scharfkantiges Ende der Margo medialis, Verbindung zum Epicondylus med. A B
18 *[Processus supracondylaris].* Phylogenetisch bedingter, gelegentlich (1%) vorkommender Knochensporn am Margo medialis des distalen Humerus.
19 *Margo lateralis.* Der seitliche Humerusrand. Er geht distal in die Crista supracondylaris lateralis über. A B
20 *Crista supracondylaris lateralis; Crista supraepicondylaris lateralis.* Unteres scharfkantiges Ende der Margo lateralis. Verbindung zum Epicondylus lateralis. A B
21 *Tuberositas deltoidea.* Rauigkeit auf der Facies anterolateralis in Schaftmitte für den Ansatz des M. deltoideus. A B
22 **Condylus humeri.** Distales Ende des Humerus zwischen den Epicondylen mit der Fossa olecrani, der Fossa coronoidea, Fossa radialis und den Gelenkflächen. A B
23 *Capitulum humeri.* Humerusköpfchen am Condylus für die Artikulation mit dem Radius. A
24 *Trochlea humeri.* Gelenkwalze am Condylus für die Artikulation mit der Ulna. A B
25 *Fossa olecrani.* Tiefe Grube hinten oberhalb der Trochlea humeri für die Aufnahme des Olecranon in Streckstellung. B
26 *Fossa coronoidea.* Grube vorne proximal der Trochlea humeri für die Aufnahme des Processus coronoideus der Ulna in Beugestellung. A
27 *Fossa radialis.* Grube vorne oberhalb des Capitulum humeri zur Aufnahme des Radiusköpfchens bei starker Beugung. A
28 **Epicondylus medialis.** Muskelursprungsknorren für die Beugemuskulatur des Unterarms. A B
29 *Sulcus nervi ulnaris.* Rinne für den N. ulnaris an der Rückseite des Epicondylus medialis. B
30 **Epicondylus lateralis.** Muskelursprungsknorren seitlich vom Capitulum humeri für die Streckmuskulatur des Unterarms. A B

obere Gliedmaße 57

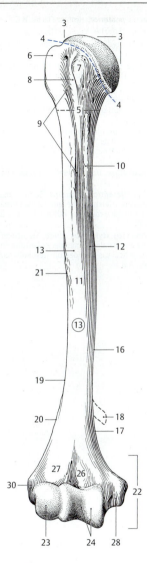

A Rechter Humerus
von vorne

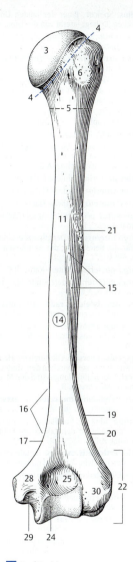

B Rechter Humerus
von hinten

1. **Radius.** Speiche. Einer der beiden Unterarmknochen. Er liegt lateral von der Ulna. A B C
2. **Caput radii.** Speichenkopf; er artikuliert mit dem Capitulum humeri. A B
3. *Fovea articularis.* Grube zur Aufnahme des Capitulum humeri. B
4. *Circumferentia articularis.* Felgenartige Gelenkfläche am Caput radii, die in der Incisura radialis ulnae gleitet. A B
5. **Collum radii.** Hals am proximalen Radiusende zwischen Kopf und Tuberositas. A B
6. **Corpus radii.** Radiusschaft. A B
7. *Tuberositas radii.* Medial gelegene Rauigkeit ca. 2 cm distal vom proximalen Ende für den Ansatz der Bicepssehne. A B
8. *Facies posterior.* Hintere Fläche. B C
9. *Facies anterior.* Vordere Fläche. A C
10. *Facies lateralis.* Seitliche Fläche. A C
11. *Tuberositas pronatoria.* Ansatzfläche des M. pronator teres. B
12. *Margo interosseus.* Der Ulna zugekehrte Kante für die Befestigung der Membrana interossea. A B C
13. *Margo posterior.* Hintere Kante. B C
14. *Margo anterior.* Vordere Kante. Sie weist nach vorn seitlich. A C
15. **Processus styloideus radii.** Griffelfortsatz. Distal seitlich gelegenes Ende des Radius. A B
16. **Crista suprastyloidea.** Leiste oberhalb des Processus styloideus. Ansatz des M. brachioradialis. A
17. **Tuberculum dorsale.** Oft durch die Haut palpable Knochenleiste zwischen den Rinnen für den M. extensor pollicis longus und den M. extensor carpi radialis brevis. B
18. **Sulci tendinum musculorum extensorum.** Knochenrinnen für die Mm. extensores. B
19. **Incisura ulnaris.** Rundliche Aushöhlung am distalen Ende für den gelenkigen Kontakt mit der Ulna. A B
20. **Facies articularis carpalis.** Distalwärts gerichtete Gelenkfläche für die Handwurzel. A
21. **Ulna.** Elle. Medial gelegener Unterarmknochen. A B C
22. **Olecranon.** Proximales hinteres Ende der Ulna. Ansatz des M. triceps brachii. B
23. **Processus coronoideus.** Fortsatz am vorderen Ende der Incisura trochlearis. A
24. *Tuberositas ulnae.* Rauigkeit distal des Processus coronoideus für den Ansatz des M. brachialis. A
25. *Incisura radialis.* Oben seitlich gelegene Gleitfläche für die Circumferentia articularis radii. A
26. **Incisura trochlearis.** In die Trochlea humeri passende Gelenkfläche am proximalen Ulnaende. A
27. **Corpus ulnae.** Ulnaschaft. A B
28. *Facies posterior.* Hintere Fläche. B C
29. *Facies anterior.* Vordere Fläche. A C
30. *Facies medialis.* Dem Rumpf zugekehrte Fläche. B C
31. *Margo interosseus.* Zwischenknochenkante. An ihr ist die Membrana interossea angeheftet. A B C
32. *Margo posterior.* Hintere Kante. B C
33. *Margo anterior.* Nach vorn innen zeigende Kante. A C
34. *Crista musculi supinatoris.* Von der Incisura radialis auf der Facies posterior nach distal ziehende Knochenleiste für den Ursprung des M. supinator. A B
35. **Caput ulnae.** Distal gelegenes Ellenköpfchen. A B
36. *Circumferentia articularis.* Seitlich und vorn gelegene Gelenkfläche am Ellenköpfchen für die Gelenkverbindung mit der Incisura ulnaris radii. A
37. *Processus styloideus ulnae.* Stiftartiger Fortsatz am distalen Ulnaende. Anheftung des Discus articularis und des ulnaren Kollateralbandes. A B

obere Gliedmaße

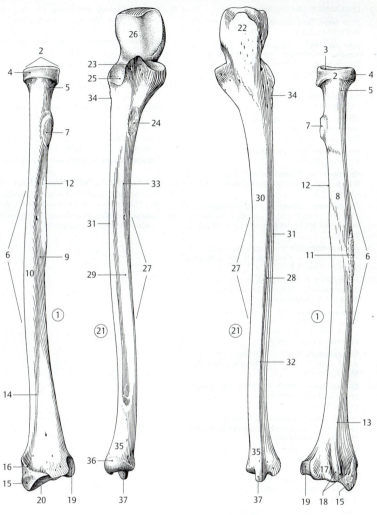

A Rechte Elle und Speiche von vorn   **B** Rechte Elle und Speiche von hinten

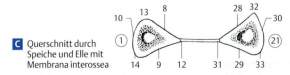

C Querschnitt durch Speiche und Elle mit Membrana interossea

1 OSSA MANUS. Die Knochen der Hand.
2 **Ossa carpi; Ossa carpalia.** Die acht Handwurzelknochen. A B C
3 **[Os centrale].** Gelegentlicher zusätzlicher Handwurzelknochen zwischen Kopfbein, Kahnbein und kleinem Vieleckbein. Für gewöhnlich ist er mit dem Kahnbein verschmolzen. C
4 **Os scaphoideum.** [[Os naviculare]]. Kahnbein, zwischen Mondbein und Vieleckbein. A B
5 *Tuberculum ossis scaphoidei.* Höcker an der Vorderseite. Er springt bei Radialabduktion der Hand sichtbar vor. A
6 **Os lunatum.** Mondbein. Zwischen Kahn- und Dreiecksbein. A B
7 **Os triquetrum.** Dreiecksbein. Es liegt zwischen Haken- und Mondbein sowie dorsal vom Erbsenbein. A B
8 **Os pisiforme.** Erbsenbein. Sitzt hohlhandwärts vom Dreiecksbein und ist eigentlich ein Sesambein in der Sehne des M. flexor carpi ulnaris. A B
9 **Os trapezium.** [[Os multangulum majus]]. Großes Vieleckbein, zwischen Os metacarpale I und Kahnbein. A B
10 *Tuberculum ossis trapezii.* Höcker distal vom Tuberculum des Os scaphoideum, radial neben einer Rinne für den M. flexor carpi radialis. A
11 **Os trapezoideum.** [[Os multangulum minus]]. Kleines Vieleckbein. Es liegt zwischen Metacarpale II und Kahnbein und zwischen Os trapezium und Os capitatum. A B
12 **Os capitatum.** Kopfbein. Es liegt zentral zwischen dem III. Mittelhandknochen und dem Mondbein. A B
13 **Os hamatum.** Hakenbein. Es liegt zwischen IV. und V. Mittelhandknochen, Kopfbein und Dreiecksbein. A B
14 *Hamulus ossis hamati.* Hakenförmiger Fortsatz distal vom Erbsenbein auf der Hohlhandseite des Os hamatum. A
15 *Sulcus carpi.* Hohlhandrinne zwischen den Tubercula des Kahn- und Vieleckbeins auf der radialen Seite und dem Hamulus sowie dem Erbsenbein auf der Ulnarseite. Sie wird durch ein Querband zu einem Kanal für die Fingerbeugersehnen geschlossen. A
16 **Ossa metacarpi; Ossa metacarpalia (I–V).** Mittelhandknochen. A B
17 **Basis ossis metacarpi.** Proximales breites Ende. A B
18 **Corpus ossis metacarpi.** Schaft der Mittelhandknochen. A B
19 **Caput ossis metacarpi.** Distal gelegener Gelenkkopf. A B
20 **Processus styloideus ossis metacarpi tertii (III).** Dorsaler Fortsatz an der Basis des Os metacarpale III, radial vom Kopfbein. B
21 **Ossa digitorum; Phalanges.** Die Fingerknochen oder die knöchernen Glieder eines Fingers. A B
22 **Phalanx proximalis.** Proximaler Fingerknochen. Grundphalanx. A B
23 **Phalanx media.** Mittlerer Fingerknochen. Mittelphalanx. A B
24 **Phalanx distalis.** Distaler Fingerknochen. Endphalanx; Nagelglied. A B
25 *Tuberositas phalangis distalis.* Rauigkeit an der distalen Beugeseite der Endphalanx zur Verankerung des Tastballens. A
26 **Basis phalangis.** Proximales, die Gelenkfläche tragendes verdicktes Ende. A B
27 **Corpus phalangis.** Schaft des Fingerknochens. A B
28 **Caput phalangis.** Distal gelegener Kopf. A B
29 *Trochlea phalangis.* Der Kopf ist bei Grund- und Mittelphalanx als Rolle ausgebildet. A B
30 **Ossa sesamoidea.** Sesambeine; in Sehnen oder Bänder eingefügte Schaltknochen. A

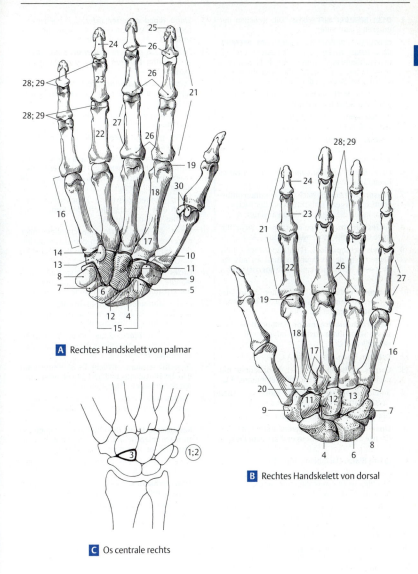

A Rechtes Handskelett von palmar

B Rechtes Handskelett von dorsal

C Os centrale rechts

Knochen

1 **OSSA MEMBRI INFERIORIS.** Die Knochen der unteren Gliedmaße.

2 **CINGULUM PELVICUM; CINGULUM MEMBRI INFERIORIS.** Beckengürtel. Er besteht aus beiden Hüftbeinen. Sie werden durch die Symphyse verbunden und durch das Kreuzbein zum knöchernen Becken oder Beckenring ergänzt. D

3 **OS COXAE.** Hüftknochen. Er besteht aus Darm-, Sitz- und Schambein. A B C D

4 **Acetabulum.** Hüftgelenkpfanne. Sie wird von Darm-, Scham- und Sitzbein gebildet. A

5 *Limbus acetabuli; Margo acetabuli.* Der durch die Incisura acetabuli unterbrochene Randwulst. A

6 *Fossa acetabuli.* Pfannenboden, von der Facies lunata umfasster Teil. A

7 *Incisura acetabuli.* Nach dem Foramen obturatum zu gelegene Unterbrechung der Facies lunata, in die die Fossa acetabuli ausläuft. A

8 *Facies lunata.* Knorpelüberzogene, sichelförmige Gelenkfläche des Acetabulum. A

9 **Ramus ischiopubicus.** Halbringförmige untere Begrenzung des Foramen obturatum aus Ramus ossis ischii und Ramus inferior ossis pubis. A C

10 **Foramen obturatum.** Rundlicher Bezirk des Beckens in dem Knochen durch die Membrana obturatoria ersetzt ist. A B C

11 **Incisura ischiadica major.** Einbuchtung zwischen Spina iliaca posterior inferior und Spina ischiadica. A C

12 **Osilium; Ilium.** Darmbein. A C

13 **Corpus ossis ilii.** Zentraler Knochenteil mit nach unten anschließendem Acetabulum. A C

14 *Sulcus supraacetabularis.* Rinne zwischen Acetabularrand und dem Corpus ilii. A

15 **Ala ossis ilii.** Darmbeinschaufel. A C

16 **Linea arcuata.** Knochenverstärkung an der Grenze zwischen großem und kleinem Becken. C

17 **Crista iliaca.** Darmbeinkamm. A C

18 *Labium externum.* Knochenlippe. Ansatz des M. obliquus externus abdominis am Außenrand der Crista iliaca. A

19 *Tuberculum iliacum.* Palpabler Höcker im Labium externum ca. 5 cm hinter der Spina iliaca anterior superior an der Vereinigung der Linea glutaea anterior mit der Crista iliaca. A

20 *Linea intermedia.* Zwischen Labium externum und internum gelegene Knochenlinie. Ursprung des M. obliquus internus abdominis. A

21 *Labium internum.* Am Innenrand der Crista iliaca gelegene Knochenlippe. Ursprung des M. transversus abdominis. A C

22 *Spina iliaca anterior superior.* Knochennase am Vorderende der Crista iliaca, Ursprung des M. sartorius. A C

23 *Spina iliaca anterior inferior.* Knochenvorsprung am Vorderrand des Darmbeins. Ursprung des M. rectus femoris. A C

24 *Spina iliaca posterior superior.* Knochenvorsprung am hinteren Ende des Darmbeinkamms. A C

25 *Spina iliaca posterior inferior.* Knochenvorsprung am oberen Ende der Incisura ischiadica major. A C

26 *Fossa iliaca.* Mulde an der Innenseite der Darmbeinschaufel. C

27 **Facies glutaea.** Außenfläche der Darmbeinschaufel. A

28 *Linea glutaea anterior.* Etwa in der Mitte der Darmbeinschaufel gelegene, flache Leiste zwischen den Ursprungsfeldern der Mm. glutaei minimus und medius. A

29 *Linea glutaea posterior.* Knochenlinie zwischen den Ursprungsfeldern der Mm. glutaei medius und maximus. A

30 *Linea glutaea inferior.* Knochenlinie über dem Acetabulum, zwischen den Ursprungsfeldern der Mm. glutaeus minimus und rectus femoris. A

31 *Facies sacropelvica.* Dem Os sacrum zugewandte Fläche des dorsalen Darmbeinabschnitts mit den folgenden beiden Anteilen. C

32 *Facies auricularis.* Ohrmuschelförmige Kontaktfläche mit dem Os sacrum. Gelenkfläche mit Faserknorpel überzogen. C

33 *Tuberositas iliaca.* Raue Fläche hinter und über der Facies auricularis. Hier sind die Ligg. sacroiliaca verankert. C

34 **Os ischii; Ischium.** Sitzbein. Es ist beteiligt am Bau der Hüftpfanne und umgibt von hinten unten das Foramen obturatum. A B C

35 **Corpus ossis ischii.** Sitzbeinkörper. Der oberhalb dem Foramen obturatum gelegene Teil. A B

36 **Ramus ossis ischii.** Der unter dem Foramen obturatum gelegene Teil. Er ist vorne mit dem Ramus inferior ossis pubis verwachsen. A B

37 *Tuber ischiadicum.* Sitzbeinhöcker am unteren Ende der Incisura ischiadica minor. A C

38 **Spina ischiadica.** Knochenvorsprung zwischen Incisura ischiadica major und minor. A

39 **Incisura ischiadica minor.** Bucht zwischen Spina ischiadica und Tuber ischiadicum. A C

untere Gliedmaße

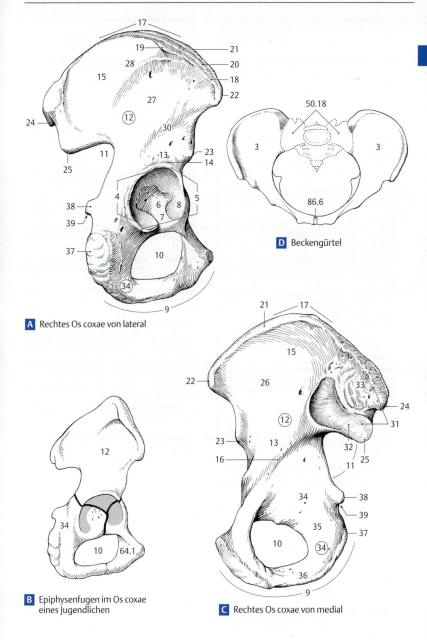

A Rechtes Os coxae von lateral

B Epiphysenfugen im Os coxae eines Jugendlichen

C Rechtes Os coxae von medial

D Beckengürtel

Knochen

1 **Os pubis; Pubis.** Schambein. Es ist beteiligt am Bau der Hüftpfanne und bildet die vordere und untere Begrenzung des Foramen obturatum. A B

2 **Corpus ossis pubis.** Schambeinkörper. A B

3 *Tuberculum pubicum.* Höcker vorne seitlich der Symphyse. A B

4 *Facies symphysialis.* Symphysenfläche; die dem gegenseitigen Os pubis zugekehrte, mediane Fläche. B

5 **Crista pubica.** Leiste vom Tuberculum pubicum nach medial zur Symphyse. Ansatz des M. rectus abdominis. A B

6 **Ramus superior ossis pubis.** Der über dem Foramen obturatum gelegene Teil des Os pubis. A B

7 *Eminentia iliopubica.* [[E. iliopectinea]]. Flache Erhebung am proximalen Teil des Os pubis. A B

8 **Pecten ossis pubis.** Scharfer Knochenkamm, der in Fortsetzung der Linea arcuata zum Tuberculum pubicum zieht. Ursprung des M. pectineus. A B

9 **Crista obturatoria.** Unterkante des Ramus superior ossis pubis. Ursprung des Lig. pubofemorale. A

10 **Sulcus obturatorius.** Rinne in der Crista entlang dem Foramen obturatum. A B

11 **Tuberculum obturatorium anterius.** Kleiner Höcker vorne am Sulcus obturatorius. A B

12 *[Tuberculum obturatorium posterius].* Gelegentliches Höckerchen am Ende des Sulcus obturatorius. A B

13 **Ramus inferior ossis pubis.** Er liegt vorn unterhalb des Foramen obturatum zwischen der Nahtstelle mit dem Os ischii und der Symphyse. A B

14 PELVIS. Becken.

15 **Cavitas pelvis.** Die Beckenhöhle.

16 **Arcus pubicus.** Schambogen. Der unter der Symphyse vom rechten und linken Schambeinast gebildete Bogen. C

17 **Angulus subpubicus.** Der Winkel zwischen rechtem und linkem Ramus inferior des Os pubis. Beim Mann durchschnittlich 75°, bei der Frau 90–100°. C

18 **Pelvis major.** Großes Becken. Raum oberhalb der Linea terminalis zwischen den beiden Darmbeinschaufeln.

19 **Pelvis minor.** Kleines Becken. Raum unterhalb der Linea terminalis.

20 **Linea terminalis.** Sie läuft vom Promontorium entlang der Linea arcuata, des Pecten ossis pubis bis zum Oberrand der Symphyse. Sie ist die Grenze zw. großem u. kleinem Becken, zugleich Beckeneingangsebene. C E

21 **Apertura pelvis superior.** Beckeneingang, obere Öffnung des kleinen Beckens, entlang der Linea terminalis. C

22 **Apertura pelvis inferior.** Beckenausgang. Untere Öffnung des kleinen Beckens zwischen Os coccygis, Tubera ischiadica und den unteren Schambeinästen. D

23 **Axis pelvis.** Beckenachse. Sie verläuft durch die Mittelpunkte aller medianen Durchmesser zwischen Symphyse und Kreuzbeinvorderfläche. Ihr folgt der kindliche Kopf beim Geburtsverlauf. F

24 **Diameter transversa.** Querer Beckendurchmesser, ca. 13 cm. E

25 **Diameter obliqua.** Schräger Beckendurchmesser. Er zieht vom Iliosakralgelenk schräg nach vorn auf die Gegenseite zur Eminentia iliopubica, ca. 12,5 cm. E

26 **Conjugata anatomica.** Entfernung des oberen vorderen Randes der Symphyse vom Promontorium. D

27 **Conjugata vera.** Distanz zwischen oberer Hinterkante der Symphyse und Promontorium. D

28 **Conjugata diagonalis.** Distanz zwischen unterem Rand der Symphyse und dem Promontorium. D

29 **Conjugata recta.** Entfernung zwischen der Spitze des Os coccygis und dem Unterrand der Symphyse. D

30 **Conjugata mediana.** Entfernung der Grenze zwischen 3. und 4. Sacralwirbel von der Symphyse. D E

31 **Conjugata externa.** Abstand zwischen Processus spinosus des letzten Lendenwirbels und Oberrand der Symphyse. Messung mit dem Beckenzirkel.

32 **Distantia interspinosa.** Distanz zwischen beiden Spinae iliacae anteriores superiores. C

33 **Distantia intercristalis.** Die größte Entfernung beider Cristae iliacae voneinander. C

34 **Distantia intertrochanterica.** Abstand zwischen beiden Trochanteres majores der Femura.

35 **Inclinatio pelvis.** Beckenneigung. Winkel zwischen Beckeneingangsebene und Horizontalebene, ca. 65°. F

untere Gliedmaße 65

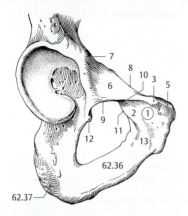

A Untere Hälfte des rechten Os coxae von außen

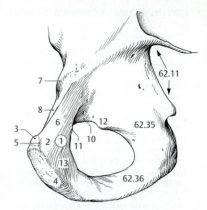

B Untere Hälfte des rechten Os coxae von innen

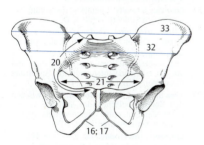

C Weibliches Becken von vorne

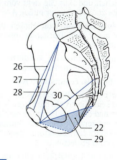

D Becken von medial

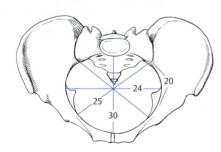

E Becken von oben

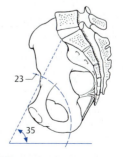

F Becken von medial

Knochen

1 **PARS LIBERA MEMBRI INFERIORIS.** Die freie untere Gliedmaße

2 **Femur; Os femoris.** Oberschenkelknochen. A B

3 **Caput femoris.** Femurkopf. A B

4 *Fovea capitis femoris.* Grube im Femurkopf zur Anheftung des Lig. capitis femoris. A B

5 **Collum femoris.** Oberschenkelhals zwischen Caput femoris und Trochanter major. A B

6 **Tochanter major.** Großer Rollhügel oben seitlich am Femur für die Mm. glutaeus medius, minimus, piriformis. A B

7 *Fossa trochanterica.* Grube medial an der Wurzel des Trochanter major. Ansatz der Mm. obturatorii und gemelli. A B

8 **Trochanter minor.** Kleiner Rollhügel, springt hinten von der Collum-Corpus-Grenze nach innen vor. Ansatz des M. iliopsoas. A B

9 **[Trochanter tertius].** Gelegentlicher Vorsprung an der Basis des Trochanter major am Ende der Linea aspera. Ansatz eines Teils des M. glutaeus maximus. B

10 **Linea intertrochanterica.** Raue Linie vorn zwischen Schaft und Hals. Sie zieht vom Trochanter major zum Trochanter minor. A

11 **Crista intertrochanterica.** Hinten vom Trochanter major zum Trochanter minor verlaufende Knochenleiste. B

12 *Tuberculum quadratum.* Rundliche Erhebung auf der Crista intertrochanterica. B

13 **Corpus femoris.** Femurschaft. A B

14 **Linea aspera.** Rauhe Doppelleiste an der Femurrückseite. Sie erhöht die Biegefestigkeit des Schaftes und dient als Ursprung den Mm. vasti medialis et lateralis, dem kurzen Bicepskopf sowie als Ansatz den Adduktoren, den Mm. glutaeus maximus et pectineus. B

15 *Labium laterale.* Laterale Kante der Linea aspera. B

16 *Labium mediale.* Mediale Kante der Linea aspera. B

17 *Linea pectinea.* Knochenkante vom Trochanter minor abwärts bis dicht an die Linea aspera. Ansatz des M. pectineus. B

18 **Tuberositas glutaea.** Raues, längliches Feld in Fortsetzung des Labium laterale nach oben. Insertion des M. glutaeus maximus. B

19 *Facies poplitea.* Dreieckiges Feld an der Femurrückseite zwischen den auseinander gewichenen Labien der Linea aspera und der Linea intercondylaris. B

20 *Linea supracondylaris medialis.* Fortsetzung des Labium mediale in Richtung auf den Condylus medialis. B

21 *Linea supracondylaris lateralis.* Fortsetzung des Labium laterale in Richtung auf den Condylus lateralis. Zwischen beiden Lineae supracondylares liegt die Facies poplitea. B

22 **Condylus medialis.** Mediale Kniegelenkswalze des Oberschenkels. A B

23 *Epicondylus medialis.* Knochenerhebung innen am Condylus med. A B

24 *Tuberculum adductorium.* Kleiner Höcker oberhalb des Epicondylus medialis. Ansatz des M. adductor magnus. A B

25 **Condylus lateralis.** Laterale Kniegelenkswalze des Oberschenkels. A B

26 *Epicondylus lateralis.* Knochenerhebung außen am Condylus lateralis. A B

27 *Sulcus popliteus.* Rinne zwischen Condylus lateralis und Epicondylus lateralis. B

28 **Facies patellaris.** Gelenkfläche für die Kniescheibe. A

29 **Fossa intercondylaris.** Hinten gelegener Einschnitt zw. den Femurkondylen. B

30 **Linea intercondylaris.** Hinten zwischen den Wurzeln der Kondylen gelegene Leiste. B

31 **Tibia.** Schienbein. C D

32 **Facies articularis superior.** Kniegelenksflächen des Schienbeins. C D

33 **Condylus medialis.** Mediale Verbreiterung am proximalen Schienbeinende. C D

34 **Condylus lateralis.** Laterale Verbreiterung am proximalen Schienbeinende. C D

35 *Facies articularis fibularis.* Hinten seitlich gelegene Gelenkfläche für den Fibulakopf. C D

36 **Area intercondylaris anterior.** Feld zwischen den Kniegelenkflächen des Schienbeins und vor der Eminentia intercondylaris. Anheftung des vorderen Kreuzbandes. C D

37 **Area intercondylaris posterior.** Feld zwischen den Kniegelenkflächen des Schienbeins und hinter der Eminentia intercondylaris. Anheftung des hinteren Kreuzbandes. D

38 **Eminentia intercondylaris.** Knochenerhebung zwischen den Gelenkflächen. Auch zur Anheftung der Kreuzbänder und Menisci. C D

39 *Tuberculum intercondylare mediale.* Erhebung der medialen Gelenkfläche an dem der Eminentia intercondylaris zugekehrten Rand. D

40 *Tuberculum intercondylare laterale.* Erhebung der lateralen Gelenkfläche an dem der Eminentia intercondylaris zugekehrten Rand. C D

untere Gliedmaße

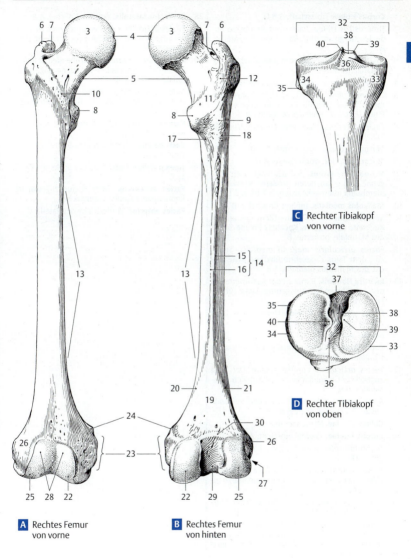

A Rechtes Femur von vorne

B Rechtes Femur von hinten

C Rechter Tibiakopf von vorne

D Rechter Tibiakopf von oben

1 **Corpus tibiae.** Tibiaschaft. A B D
2 *Tuberositas tibiae.* Rauhigkeit am oberen Ende des Margo anterior. Ansatz des Lig. patellae. A
3 *Facies medialis.* Nach vorn medial schauende Tibiafläche. A D
4 *Facies posterior.* Hintere Tibiafläche. B D
5 *Linea musculi solei.* Schräg von lateral oben nach medial unten über die Facies posterior verlaufende Ursprungslinie des M. soleus. B
6 *Facies lateralis.* Nach vorn lateral schauende Tibiafläche. A D
7 *Margo medialis.* Innenkante. A B D
8 *Margo anterior.* Vorderkante. A D
9 *Margo interosseus.* Auf das Wadenbein zeigende Kante, an deren größerer Strecke die Membrana interossea angeheftet ist. A B D
10 **Malleolus medialis.** Innerer Knöchel. A B
11 *Sulcus malleolaris.* Kleine Gleitrinne an der Rückseite des inneren Knöchels für die Sehne des M. tibialis posterior. B
12 *Facies articularis malleoli medialis.* Seitliche, dem Talus zugekehrte überknorpelte Fläche des Malleolus medialis. A B
13 **Incisura fibularis.** Rinne an der Außenseite des distalen Tibiaendes. Anlagerungsfläche für die Fibula. B
14 **Facies articularis inferior.** Untere, dem Talus zugekehrte Gelenkfläche. A B
15 **Fibula.** Wadenbein. A B D
16 **Caput fibulae.** Der proximal gelegene Wadenbeinkopf. A B
17 *Facies articularis capitis fibulae.* Der Tibia zugekehrte Gelenkfläche des proximalen Fibulaendes. A B
18 *Apex capitis fibulae.* Nach oben zeigende Spitze des Fibulakopfes. A B
19 **Collum fibulae.** Wadenbeinhals. A
20 **Corpus fibulae.** Wadenbeinschaft. A
21 *Facies lateralis.* Seitliche, etwas nach vorn zeigende Fläche. A D
22 *Facies medialis.* Mediale, der Tibia zugekehrte Fläche zwischen Margo anterior und Margo interosseus. A B D
23 *Facies posterior.* Hinterfläche zwischen Margo posterior und Margo interosseus. B D
24 *Crista medialis.* Knochenleiste in der Facies posterior, zugleich Grenze zwischen Ursprung des M. tibialis posterior und des M. flexor hallucis longus. B D
25 *Margo anterior.* Vorderkante. A D
26 *Margo interosseus.* Zwischen Margo anterior und Crista medialis gelegene Knochenleiste für die Anheftung eines Teiles der Membrana interossea. A B D
27 *Margo posterior.* Nach hinten seitlich weisende Kante. B D
28 **Malleolus lateralis.** Äußerer Knöchel. A B
29 *Facies articularis malleoli lateralis.* Dem Talus zugekehrte Gelenkfläche des äußeren Knöchels. A B
30 *Fossa malleoli lateralis.* Grube medial hinten am äußeren Knöchel. Ursprung des Lig. talofibulare posterius. B
31 *Sulcus malleolaris.* Rinne lateral der Fossa malleoli lateralis. Hier verlaufen die Sehnen der Mm. peronaei.
32 **Patella.** Die in die Quadricepssehne eingefügte Kniescheibe. C
33 **Basis patellae.** Oben gelegene breite Kante der Patella. C
34 **Apex patellae.** Unten liegende Spitze der Patella. C
35 **Facies articularis.** Dem Femur zugewandte, knorpelüberzogene Gelenkfläche.
36 **Facies anterior.** Vorderfläche der Patella. C

untere Gliedmaße 69

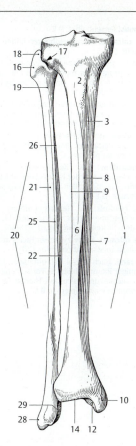

A Rechte Tibia und Fibula von vorn

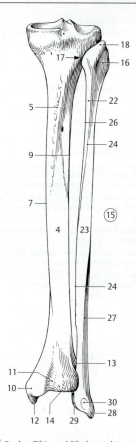

B Rechte Tibia und Fibula von hinten

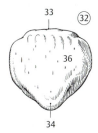

C Patella von vorn

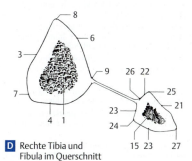

D Rechte Tibia und Fibula im Querschnitt

1. OSSA PEDIS. Fußknochen.
2. **Ossa tarsi; Ossa tarsalia.** Fußwurzelknochen. Talus, Calcaneus, Naviculare, Os cuboideum und drei Ossa cuneiformia. E
3. **Talus.** Sprungbein. Es liegt zwischen Tibia, Calcaneus, Os naviculare und Fibula. A B E
4. **Caput tali.** Taluskopf. Er artikuliert mit dem Os naviculare. A B
5. *Facies articularis navicularis.* Gelenkfläche für das Kahnbein vorn am Kopf. A B
6. *Facies articularis ligamenti calcaneonavicularis plantaris.* Größere variabel ausgebildete Gelenkfläche vorne unten medial. B E
7. *Facies articularis partis calcaneonavicularis ligamenti bifurcati.* Kleinere variabel ausgebildete Gelenkfläche vorne unten lateral. B
8. *Facies articularis calcanea anterior.* Vordere Gelenkfläche für den Clacaneus unter dem Taluskopf. B
9. **Collum tali.** Talushals. Verjüngung proximal vom Taluskopf. A B
10. *Facies articularis calcanea media.* Mittlere Gelenkfläche für den Calcaneus. B
11. **Sulcus tali.** Rinne zwischen der mittleren und hinteren Gelenkfläche für den Calcaneus. B
12. **Corpus tali.** Taluskörper. B
13. *Trochlea tali.* Talusrolle. Walzenartige Gelenkrolle für den Unterschenkel. A
14. *Facies superior.* Obere Gelenkfläche für die Facies articularis inferior tibiae. A
15. *Facies malleolaris lateralis.* Gelenkfläche an der äußeren Seite der Talusrolle für den äußeren Knöchel. A
16. *Processus lateralis tali.* Knochenvorsprung unter der Facies malleolaris lateralis. A
17. *Facies malleolaris medialis.* Fast sagittal stehende Gelenkfläche für den inneren Knöchel. A
18. *Processus posterior tali.* Breiter Fortsatz unter dem hinteren Rand der Talusrolle; er trägt das Tuberculum mediale, das Tuberculum laterale und dazwischen den Sulcus tendinis m. flexoris hallucis longi. A B
19. *Sulcus tendinis m. flexoris hallucis longi.* Rinne für den langen Großzehenbeuger hinten medial am Processus posterior tali. A B
20. *Tuberculum mediale.* Knochenvorsprung medial vom Sulcus tendinis m. flexoris hallucis longi. A B
21. *Tuberculum laterale.* Knochenvorsprung lateral vom Sulcus tendinis m. flexoris hallucis longi. A
22. *Facies articularis calcanea posterior.* Hinten unten gelegene Gelenkfläche für den Calcaneus. B
23. *[Os trigonum].* Gelegentlich auf Grund eines eigenen Verknöcherungskernes selbständig gewordenes Tuberculum laterale des Processus posterior tali. E
24. **Calcaneus.** Fersenbein. C D E
25. **Tuber calcanei.** Fersenbeinhöcker hinten am Calcaneus. C D
26. *Processus medialis tuberis calcanei.* Schwacher Vorsprung vorn unten medial am Tuber calcanei. Ursprung der Mm. abductor hallucis und flexor digitorum brevis. D
27. *Processus lateralis tuberis calcanei.* Schwacher Vorsprung unten lateral am Tuber calcanei. Ursprung des M. abductor digiti minimi. C
28. **Tuberculum calcanei.** Höcker vorne an der Unterseite des Calcaneus. Ursprung des Lig. calcaneocuboideum plantare. C
29. **Sustentaculum tali.** Konsolenartiger Vorsprung medial unter der Facies articularis talaris media. Unterfängt den Talus und trägt seine Hauptmasse. D E
30. *Sucus tendinis m. flexoris hallucis longi.* Knochenrinne für den genannten Muskel unter dem Sustentaculum tali. D
31. **Sulcus calcanei.** Rinne zwischen Facies articularis talaris media und posterior. C D
32. **Sinus tarsi.** Nach lateral sich öffnender, trichterförmiger Raum, gebildet in Fortsetzung von Sulcus calcanei und Sulcus tali. Hier ist das untere Sprunggelenk palpierbar. B C

untere Gliedmaße 71

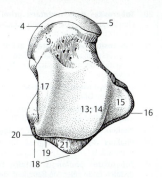

A Rechter Talus von oben

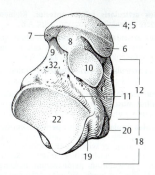

B Rechter Talus von unten

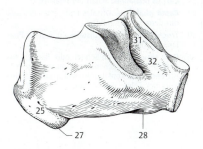

C Rechter Calcaneus von lateral

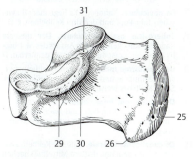

D Rechter Calcaneus von medial

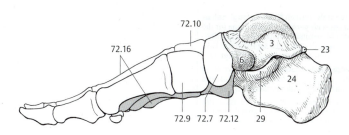

E Rechter Fuß von medial, gehalten

1 **Facies articularis talaris anterior.** Kleinere, vordere Gelenkfläche für den Talus. A B
2 **Facies articularis talaris media.** Mittlere von der hinteren durch den Sulcus calcanei getrennte Gelenkfläche für den Talus. A B
3 **Facies articularis talaris posterior.** Hinten gelegene, größte Gelenkfläche für den Talus. A B
4 **Sulcus tendinis musculi fibularis longi; Sulcus tendinis musculi peronaei longi.** Rinne an der Außenseite unter der Trochlea peronaealis. B
5 **Trochlea fibularis; Trochlea peronaealis.** Knochenvorsprung oberhalb des Sulcus tendinis m. fibularis longi; er wirkt als Hypomochlion für diesen Muskel. Auch ist hier ein Teil des Retinaculum musculorum peronaeorum befestigt. Der M. fibularis brevis verläuft cranial von der Trochlea. B
6 **Facies articularis cuboidea.** Vorn am Calcaneus gelegene Gelenkfläche für das Cuboid. A B
7 *Os naviculare.* Kahnbein. Es liegt medial zwischen Taluskopf und den drei Keilbeinen. C D
8 **Tuberositas ossis navicularis.** Der mediale Rand des Knochens für den Ansatz des M. tibialis posterior. Er ist durch die Haut palpierbar. D
9 *Os cuneiforme mediale.* Inneres Keilbein zwischen Kahnbein und erstem Mittelfußknochen. Seine Keilbasis weist nach unten. C D
10 *Os cuneiforme intermedium.* Mittleres Keilbein zwischen Kahnbein und zweitem Mittelfußknochen mit nach oben weisender Keilbasis. C D
11 *Os cuneiforme laterale.* Äußeres Keilbein zwischen Kahnbein und drittem Mittelfußknochen mit nach oben weisender Keilbasis. C D
12 *Os cuboideum.* Würfelbein zwischen Fersenbein und viertem und fünftem Mittelfußknochen. C D
13 **Sulcus tendinis musculi fibularis longi; Sulcus tendinis musculi peronaei longi.** Rinne für die Sehne des M. peronaeus longus an der Außen- und Unterseite des Cuboids. Sie ist an der Führung der langen Peronaeussehne beteiligt. D
14 **Tuberositas ossis cuboidei.** Knochenwulst an der Unterseite des Würfelbeins proximal vom Sulcus tendinis musculi peronaei longi. D
15 **Processus calcaneus.** Plantarer Fortsatz der Knochenkante nach proximal medial. Die Gelenkfläche auf der Knochenspitze stützt den Calcaneus. D
16 *Ossa metatarsi; Ossa metatarsalia (I–V).* Die fünf Mittelfußknochen. D
17 **Basis ossis metatarsi.** Proximales dickeres Ende. D
18 **Corpus ossis metatarsi.** Schaft der Mittelfußknochen. D
19 **Caput ossis metatarsi.** Kopf der Mittelfußknochen. C D
20 **Tuberositas ossis metatarsi primi [I].** Knochenvorsprung proximal unten lateral am ersten Mittelfußknochen. D
21 **Tuberositas ossis metatarsi quinti [V].** Knochenvorsprung proximal außen am fünften Mittelfußknochen. Ansatz des M. peronaeus brevis. C D
22 *Ossa digitorum; Phalanges.* Zehenknochen; knöcherne Glieder einer Zehe. C D
23 **Phalanx proximalis.** Erstes proximal gelegenes Knochenglied oder Grundglied. D
24 **Phalanx media.** Zweites oder Mittelglied. D
25 **Phalanx distalis.** Nagelglied der Zehe oder Endglied. D
26 *Tuberositas phalangis distalis.* Unter dem distalen Ende gelegene Rauigkeit zur Verankerung des Tastballens. D
27 **Basis phalangis.** Proximales Ende mit einer pfannenartigen Gelenkfläche. D
28 **Corpus phalangis.** Schaft der Phalanx. D
29 **Caput phalangis.** Distales Ende einer Phalanx mit dem Gelenkkopf. D
30 *Trochlea phalangis.* Distales Ende einer Phalanx proximalis.
31 *Ossa sesamoidea.* In Sehnen oder Bänder eingefügte Schaltknochen. Sie kommen regelmäßig unter dem Kopf des Os metatarsale I beiderseits der Sehne des M. flexor hallucis longus vor. D

untere Gliedmaße 73

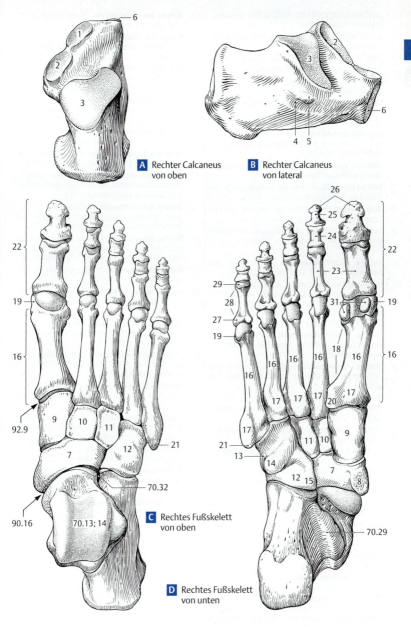

A Rechter Calcaneus von oben

B Rechter Calcaneus von lateral

C Rechtes Fußskelett von oben

D Rechtes Fußskelett von unten

Knochenverbindungen, Gelenke und Bänder

1 **SYSTEMA ARTICULARE; JUNCTURAE.** Gelenke, Knochenverbindungen.
2 **JUNCTURAE CRANII.** Verbindungen der Schädelknochen.
3 JUNCTURAE FIBROSAE CRANII. Bindegewebige Verbindungen zwischen Schädelknochen.
4 **Syndesmoses cranii.** Bandhaften zwischen Schädelknochen.
5 **Lig. pterygospinale.** Breiter Bindegewebszug vom oberen Teil der Lamina lateralis processus pterygoidei zur Spina des Keilbeins. S. 77. C
6 **Lig. stylohyoideum.** Band zw. Processus styloideus u. kleinem Zungenbeinhorn. Rest des II. Kiemenbogens. S. 77. C
7 **Suturae cranii.** Schädelnähte. Verbindungen durch kollagene Faserzüge.
8 **Sutura coronalis.** Kranznaht. Sie liegt zw. Stirnbein und beiden Scheitelbeinen. A C D
9 **Sutura sagittalis.** Median zw. rechtem und linkem Scheitelbein gelegene Pfeilnaht. C
10 **Sutura lambdoidea.** Lambdanaht. Zwischen Hinterhauptsbein und beiden Scheitelbeinen. A D
11 **Sutura occipitomastoidea.** Fortsetzung der Lambdanaht bis auf die Schädelbasis. A D
12 **Sutura sphenofrontalis.** Flach nach hinten ansteigende Naht zwischen großem Keilbeinflügel und Stirnbein seitlich am Schädel. Im Schädel: Die Naht zwischen Stirnbein und kleinem Keilbeinflügel. A B D
13 **Sutura sphenoethmoidalis.** Kurze Naht vor dem Jugum sphenoidale innen zw. Keilbeinkörper u. Siebbein. D
14 **Sutura sphenosquamosa.** Naht zwischen Schläfenbeinschuppe und großem Keilbeinflügel. A C D
15 **Sutura sphenoparietalis.** An der Kranznaht beginnende Fortsetzung der Sutura sphenofrontalis. A C D
16 **Sutura squamosa.** Schuppennaht zwischen Schläfen- und Scheitelbein. A C D
17 **[Sutura frontalis persistens; Sutura metopica].** In der Regel im 2. oder 3. Lebensjahr verwachsene Stirnnaht zwischen rechter und linker Stirnbeinhälfte. Persistiert bei 7–8 % der Mitteleuropäer. C
18 **Sutura parietomastoidea.** Naht hinten zwischen Scheitelbein und Warzenfortsatz. A
19 **[Sutura squamosomastoidea].** Frühzeitig verschmelzende Naht zwischen Warzenfortsatz und Schläfenbeinschuppe. A
20 **Sutura frontonasalis.** Naht vorn zwischen Stirn- und Nasenbein. C
21 **Sutura frontoethmoidalis.** Naht innen zwischen Siebbein und Stirnbein. C
22 **Sutura frontomaxillaris.** Naht seitlich vom Nasenbein zwischen Processus frontalis des Oberkiefers und der Pars nasalis des Stirnbeins. A B C
23 **Sutura frontolacrimalis.** Naht zwischen Tränen- und Stirnbein. A B C
24 **Sutura frontozygomatica.** Naht am seitlichen Augenhöhlenrand zwischen Stirn- und Jochbein. A B C
25 **Sutura zygomaticomaxillaris.** Naht unter der Augenhöhle in der unteren Augenhöhlenwand zwischen Oberkiefer und Jochbein. A B C
26 **Sutura ethmoidomaxillaris.** In der Augenhöhle gelegene Naht zw. der Lamina orbitalis des Siebbeins und dem Oberkiefer. B C
27 **Sutura ethmoidolacrimalis.** Naht in der Orbita zw. Os ethmoidale u. lacrimale. B
28 **Sutura sphenovomeralis.** Naht in der Nasenscheidewand zw. Os sphenoidale u. Vomer.
29 **Sutura sphenozygomatica.** In der seitlichen Augenhöhlenwand zw. großem Keilbeinflügel und Jochbein gelegene Naht. B C
30 **Sutura sphenomaxillaris.** Gelegentliche Naht zwischen Proc. pterygoideus und Oberkieferknochen seitlich vom Gaumenbein. A
31 **Sutura temporozygomatica.** Naht seitlich auf dem Jochbeinbogen zwischen Jochbein und Processus zygomaticus des Schläfenbeins. A
32 **Sutura internasalis.** Naht zwischen rechtem und linkem Os nasale. C
33 **Sutura nasomaxillaris.** Naht zwischen Nasenbein und Processus frontalis des Oberkiefers. A C
34 **Sutura lacrimomaxillaris.** Vorne am Os lacrimale gelegene Naht zwischen Tränenbein und Oberkiefer. A B C
35 **Sutura lacrimoconchalis.** Von der Nasenhöhle aus sichtbare Naht zwischen Tränenbein und unterer Nasenmuschel.
36 **Sutura intermaxillaris.** Mediane Naht vorne zwischen rechtem und linkem Oberkieferknochen. C
37 **Sutura palatomaxillaris.** Hinten in der Orbita und der seitlichen Nasenhöhlenwand zwischen Gaumenbein u. Oberkiefer gelegene Naht. B
38 **Sutura palatoethmoidalis.** Naht hinten in der Augenhöhle zwischen Gaumen- u. Siebbein. B
39 **Sutura palatina mediana.** Von der Mundhöhle aus sichtbare Naht zwischen beiden Gaumenhälften. E
40 **Sutura palatina transversa.** Naht zwischen Gaumenfortsatz des Oberkiefers und Gaumenbein. E

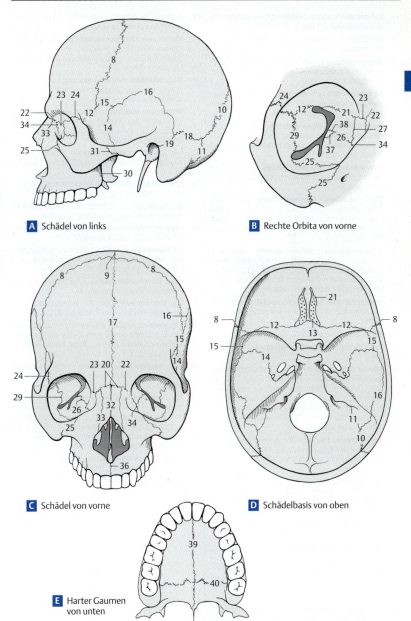

A Schädel von links
B Rechte Orbita von vorne
C Schädel von vorne
D Schädelbasis von oben
E Harter Gaumen von unten

Knochenverbindungen, Gelenke und Bänder

1 **Syndesmosis dentoalveolaris; Gomphosis.** Die Einfügung des Zahnes in den Kiefer.
2 **JUNCTURAE CARTILAGINEAE CRANII.** Verbindungen der Schädelknochen durch Knorpel.
3 **Synchondroses cranii.** Verbindungen der Schädelknochen durch hyalinen Knorpel. Sie verknöchern größtenteils.
4 **Synchondrosis sphenooccipitalis.** Entw. Knorpelfuge unterhalb des Türkensattels, zwischen Keil- und Hinterhauptsbein. A
5 **Synchondrosis sphenopetrosa.** Knorpelfuge in der seitlichen Fortsetzung des Foramen lacerum, zwischen Keil- und Felsenbein. Durchtritt des N. petrosus minor. A
6 **Synchondrosis petrooccipitalis.** Knorpelfuge als Fortsetzung des Foramen jugulare nach medial vorn. A
7 **[Synchondrosis intraoccipitalis posterior].** Entw. Knorpelfuge zwischen dem hinteren und den beiden mittleren Verknöcherungskernen des Os occipitale. Verschwindet meist im 1.–2. Lebensjahr. A
8 **[Synchondrosis intraoccipitalis anterior].** Entw. Am vorderen Umfang des Foramen magnum beginnende Knorpelfuge zwischen vorderem und beiden mittleren Verknöcherungskernen. Verschwindet im 6. Lebensjahr. A
9 **Synchondrosis sphenoethmoidalis.** Knorpelige Vorstufe der Sutura sphenoethmoidalis. S. 74.12
10 **ARTICULATIONES CRANII.** Kopfgelenke.
11 **Articulatio temporomandibularis.** Kiefergelenk. C E F
12 **Discus articularis.** Bikonkave aus straffem Bindegewebe u. Faserknorpel geschichtete Scheibe zw. Unterkieferköpfchen und Gelenkpfanne. Sie unterteilt das Gelenk in zwei Kammern, da sie mit der Gelenkkapsel ringsum verwachsen ist. Beide bilden eine Funktionseinheit, das diskokapsuläre System. E
13 **Lig. laterale.** Inkonstante, in oder an der Außenseite der Kapsel gelegene, von hinten unten nach vorn oben ziehende, stärkere Bindegewebszüge. F
14 **Lig. mediale.** Variable Bindegewebsverstärkung der medialen Kapselwand. C
15 **Membrana synovialis superior.** Synoviale Auskleidung der oberen Gelenkhöhle. E
16 **Membrana synovialis inferior.** Synoviale Auskleidung der unteren Gelenkhöhle. E
17 **Lig. sphenomandibulare.** Platter Bandzug an der Innenseite des Ramus mandibulae von der Spina ossis sphenoidalis zur Lingula des Foramen mandibulae. Steht medial mit dem diskokapsulären System des Kiefergelenks in Verbindung. C
18 **Lig. stylomandibulare.** Von der Vorderfläche des Processus styloideus zum Unterkieferwinkel ziehendes Band. C F
19 **Articulatio atlantooccipitalis.** Gelenk zwischen Atlas und Hinterhauptsbein. S. 79 B C
20 **Membrana atlantooccipitalis anterior.** Membranöse Verbindung zwischen vorderem Atlasbogen und Hinterhauptsbein. Sie liegt vor dem Lig. apicis dentis. D
21 **[Lig. atlantooccipitale anterius].** Vom Tuberculum anterius ausgehende Verstärkung der membrana atlantooccipitalis.
22 **Membrana atlantooccipitalis posterior.** In der Rückwand des Wirbelsäulenkanals gelegene Verbindung zwischen hinteren Atlasbogen und Hinterhauptsbein. D
23 **Lig. atlantooccipitale laterale.** Schräge Faserzüge vom Querfortsatz zum Processus jugularis.
24 **JUNCTURAE COLUMNAE VERTEBRALIS.** Verbindungen zwischen den Wirbeln.
25 **SYNDESMOSES COLUMNAE VERTEBRALIS.** Bandverbindungen zwischen Wirbeln.
26 **Ligg. interspinalia.** Breite Bänder zwischen benachbarten Dornfortsätzen. D
27 **Ligamenta flava.** Gelbe Bänder. Zu fast parallelen Fasern verzogene elastische Netze zwischen den Wirbelbögen. D
28 **Ligg. intertransversaria.** Schmale Bänder zwischen den Querfortsätzen. B
29 **Lig. supraspinale.** Über die Dornfortsätze verlaufende Bänder. Vom 7. HW bis 4. LW. B
30 **Lig. nuchae.** Sagittal ausladende Verbreiterung des Lig. supraspinale vom 7. HW zur Protuberantia occipitalis externa. Beim Menschen wenig elastisch. D
31 **Lig. longitudinale anterius.** Vorderes Längsband. Es verbindet hauptsächlich die Wirbelkörper an deren Vorderseite. D
32 **Lig. longitudinale posterius.** Hinteres Längsband. Es verbindet hauptsächlich die Bandscheiben, liegt an der Rückseite der Wirbelkörper und somit in der Vorderwand des Wirbelkanals. Ist vom 3. Halswirbel an aufwärts mit der Membrana tectoria verwachsen. D
33 **Ligg. transversa.** Querverbindungen zwischen LW und Os sacrum. Hier verbinden sich die letzten Ligg. intertransversaria mit dem Lig. iliolumbale.

Schädel und Wirbel

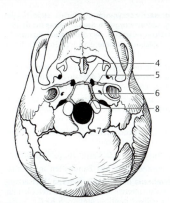

A Neugeborenenschädel von unten

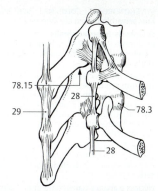

B Wirbelsäulen- und Rippenbänder von lateral

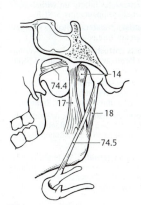

C Kiefergelenk von medial

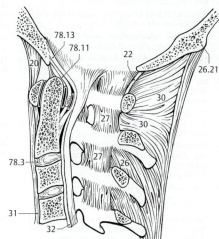

D Bänder der Halswirbelsäule von medial

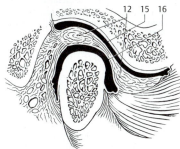

E Kiefergelenk Längsschnitt

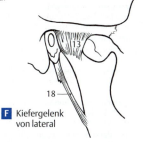

F Kiefergelenk von lateral

Knochenverbindungen, Gelenke und Bänder

1 SYNCHONDROSES COLUMNAE VERTEBRALIS. Knorpelverbindungen der Wirbelsäule.
2 **Symphysis intervertebralis.** Faserknorpelverbindungen zwischen den hyalinknorpelig erhaltenen Epiphysenscheiben benachbarter Wirbelkörper.
3 *Discus intervertebralis.* Bandscheibe. Aus ringförmigen Bindegewebslamellen und Faserknorpel sowie zentralem Gallertkern bestehende druckelastische Scheibe, verbunden mit zwei benachbarten Wirbelkörpern über deren hyaline Knorpelplatten und dem Lig. longitudinale posterius. A
4 *Anulus fibrosus.* Faserring. Er besteht aus konzentrischen Schichten schräg verlaufender Bindegewebsfasern wechselnder Richtung und Faserknorpel. A
5 *Nucleus pulposus.* Gallertkern. In der Mitte der Anuli fibrosi gelegene, halbflüssige Masse, die Reste der Chorda dorsalis enthält. A
6 ARTICULATIONES COLUMNAE VERTEBRALIS. Die Gelenke zwischen den Wirbeln.
7 **Articulatio atlantoaxialis mediana.** Gelenk zwischen Dens axis und Atlas. D
8 **Ligg. alaria.** Paarige Bänder vom Dens axis zum seitlichen Rand des Foramen magnum. B C
9 **Lig. apicis dentis.** Unpaares Band von der Spitze des Dens zum Vorderrand des Foramen magnum. B D
10 **Lig. cruciforme atlantis.** Das aus den beiden folgenden Bändern bestehende Kreuzband zwischen Dens axis und Membrana tectoria. C
11 *Fasciculi longitudinales.* Bindegewebszüge vom Axiskörper zum Vorderrand des Foramen magnum, hinter dem Dens u. dem Lig. apicis dentis gelegen. C D
12 *Lig. transversum atlantis.* Von einer Atlasseite zur anderen, hinter dem Dens ziehendes Querband. Es klammert den Dens ein. C D E
13 **Membrana tectoria.** Doppelblättrige Fortsetzung des Lig. longitudinale posterius. Sie zieht vom Axis zum Vorderrand des Foramen magnum und geht hier in das Dura-Periostblatt der Schädelbasis über. D
14 **Articulatio atlantoaxialis lateralis.** Gelenk zwischen Facies articularis inf. des Atlas und der Facies articularis superior des Axis. B C
15 **Articulationes zygapophysiales.** Gelenkverbindungen zwischen den Procc. articulares der Wirbel. Klinik: „kleine Wirbelgelenke". S. 77 B
16 **Articulatio lumbosacralis.** Gelenkende Verbindung zwischen Os sacrum und 5. (4.) Lendenwirbel. S. 87 A
17 **Ligamentum iliolumbale.** Starkes Band, das hauptsächlich vom 4. und 5. Lendenwirbelquerfortsatz zum Os ilium zieht. S. 87 A B
18 **Articulatio sacrococcygea.** Verbindung zwischen Kreuz- und Steißbein; oft ein echtes Gelenk, oft aber auch in Form einer Knorpelhaft. F
19 **Lig. sacrococcygeum posterius superficiale; Lig. sacrococcygeum dorsale superficiale (Superficial posterior sacrococcygeal ligament).** Oberflächliches hinteres Kreuz-Steißbeinband. F
20 **Lig. sacrococcygeum posterius profundum; Lig. sacrococcygeum dorsale profundum.** Tiefes hinteres Kreuz-Steißbeinband. F
21 **Lig. sacrococcygeum anterius; Lig. sacrococcygeum ventrale.** Vorderes Kreuz-Steißbeinband.
22 **Lig. sacrococcygeum laterale.** Seitliches Kreuz-Steißbeinband. F
23 *Juncturae thoracis.* Verbindungen am Thorax.
24 Syndesmosis thoracis. Bandhaften am Thorax.
25 **Membrana intercostalis externa.** Fortsetzung der Mm. intercostales externi im sternalen Ende des Zwischenrippenraums. S. 81 C
26 **Membrana intercostalis interna.** Fortsetzung der Mm. intercostales interni im wirbelnahen Ende des Zwischenrippenraums. S. 81 B
27 SYNCHONDROSES THORACIS. Hyaline Knorpelverbindungen am Thorax.
28 **Synchondrosis costosternalis.** Knorpelverbindung (in der Regel) zwischen 1., 6. und 7. Rippe mit dem Brustbein.
29 **Synchondrosis costae primae.** Eine kontinuierliche knorpelige Verbindung von Rippe und Brustbein kommt immer bei der 1. Rippe vor.
30 **Synchondroses sternales.** Entw. hyaline Knorpelreste zwischen den sich bildenden Knochenkernen im Brustbein. Sie können verknöchern.
31 *Symphysis xiphosternalis.* Verbindung zwischen Xiphoid und Sternum. Die hyalinen Knorpelenden beider Elemente sind durch eine sie verbindende Faserknorpelplatte getrennt. S. 53 D
32 *Symphysis manubriosternalis.* Verbindung zwischen Manubrium und Corpus sterni. Aufgebaut wie Symphysis xiphosternalis. S. 53 D
33 *[Synchondrosis manubriosternalis].* Die Verbindung besteht nur aus einer hyalinen Knorpelplatte.

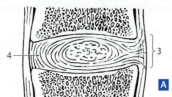

A Discus intervertebralis, Sagittalschnitt

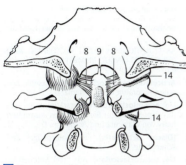

B Dens axis von hinten mit Bändern

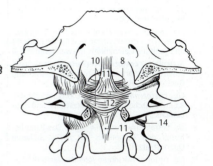

C Atlantooccipitalgelenk von hinten

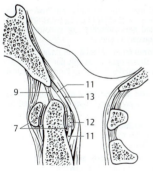

D Bänder zwischen Atlas, Axis und Os occipitale

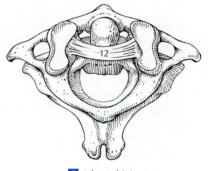

E Atlas und Axis von oben hinten

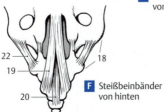

F Steißbeinbänder von hinten

Knochenverbindungen, Gelenke und Bänder

1 ARTICULATIONES THORACIS. Gelenkige Verbindungen am Skelett des Brustkorbes.

2 **Articulationes costovertebrales.** Gelenke zwischen Rippen und Wirbeln. A

3 **Articulatio capitis costae.** Gelenkverbindung des Rippenköpfchens mit dem Wirbelkörper und der Bandscheibe. A

4 *Lig. capitis costae radiatum.* An der Vorderseite des Gelenks zur Kapselverstärkung gelegenes strahlenförmiges Band, das sich von der Rippe über das Köpfchen an die benachbarten Wirbelkörper und an die Zwischenwirbelscheibe ausbreitet. A B

5 *Lig. capitis costae intraarticulare.* Band zwischen Crista capitis costae und Bandscheibe. Es unterteilt die Gelenkhöhle in zwei Kammern. B

6 **Articulatio costotransversaria.** Gelenk zwischen Facies articularis tuberculi costae und Querfortsatz. A

7 *Lig. costotransversarium.* Das Band füllt den Raum zwischen Querfortsatzschaft und Rippenhals. A

8 *Lig. costotransversarium superius.* Das Band befestigt den Rippenhals am nächst höheren Querfortsatz. B

9 *Lig. costotransversarium laterale.* Verstärkungsband des Gelenkkapsel vom Querfortsatzende zum gleichhohen Tuberculum costae. A

10 *Lig. lumbocostale.* Tiefes Blatt der Fascia thoracolumbalis. Es bildet sehnige Verbindungen zwischen Procc. costales der Lendenwirbel, der zwölften Rippe und dem Beckenrand und dient als Aponeurose des M. transversus abdominis.

11 *Foramen costotransversarium.* Öffnung für den Interkostalnerven zwischen Lig. costotransversarium superius und Rippenhals. B

12 **Articulationes sternocostales.** Gelenke zwischen Rippenknorpel und Brustbein. C

13 *Lig. sternocostale intraarticulare.* Band in der Gelenkhöhle zwischen Rippenknorpel und Brustbein, besonders ausgeprägt an der zweiten Rippe. C

14 **Ligg. sternocostalia radiata.** Strahlenförmig von den Rippen zu den Kapseln der Sternokostalgelenke ziehende Verstärkungsbänder. C

15 **Membrana sterni.** Membranartige Bedeckung der Brustbeinvorderfläche aus dem Geflecht der Ligg. sternocostalia radiata. C

16 **Ligg. costoxiphoidea.** Vom siebten Rippenknorpel abwärts zum Processus xiphoideus ziehender Faserzug.

17 **Articulationes costochondrales.** Verbindungen zwischen knöchernem und knorpeligem Rippenteil ohne Gelenkhöhle.

18 **Articulationes interchondrales.** Gelenkige Querverbindung meist zwischen dem 6.–9. Rippenknorpel. S. 53 D

19 *JUNCTURAE MEMBRI SUPERIORIS.* Verbindungen der oberen Gliedmaße.

20 **JUNCTURAE CINGULI PECTORALIS.** Verbindungen des Schultergürtels.

21 SYNDESMOSES CINGULI PECTORALIS; SYNDESMOSES CINGULI MEMBRI SUPERIORIS. Bandhaften des Schultergürtels.

22 **Lig. coracoacromiale.** Vom Processus coracoideus zum Acromion ziehendes kräftiges Band. Es überdacht das Schultergelenk. D

23 **Lig. tansversum scapulae superius.** Medial vom Processus coracoideus gelegenes, die Incisura scapulae überspringendes Band. D

24 [**Lig. transversum scapulae inferius**]. Von der Wurzel der Spina scapulae zum Gelenkpfannenhinterrand ziehender schwacher Faserzug. E

25 ARTICULATIONES CINGULI PECTORALIS; ARTICULATIONES CINGULI MEMBRI SUPERIORIS. Gelenke des Schultergürtels.

26 **Articulatio acromioclavicularis.** Gelenk zwischen Acromion und Clavicula. D

27 *Lig. acromioclaviculare.* Verstärkung der oberen Kapselwand zur Sicherung des Zusammenhalts von Clavicula und Acromion. D

28 (**Discus articularis**). Faserknorpelige Zwischenplatte. D

29 *Lig. coracoclaviculare.* Aus zwei Anteilen bestehende Verbindung zwischen Processus coracoideus und Clavicula. Es überträgt das Armgewicht auf die Clavicula. D

30 *Lig. trapezoideum.* Es zieht vom Processus coracoideus nach oben lateral an das Schlüsselbein und liegt zwischen Lig. conoideum und Lig. coracoacromiale. D

31 *Lig. conoideum.* Medial vom Lig. trapezoideum. Dreieckiges Band mit der Basis an der Clavicula und der Spitze am Processus coracoideus. D

32 **Articulatio sternoclavicularis.** Zweikammeriges Gelenk zwischen Brust- und Schlüsselbein. C

33 **Discus articularis.** Unten an der 1. Rippe und oben an der Clavicula verankerte Gelenkzwischenscheibe. C

34 **Lig. sternoclaviculare anterius.** Verstärkung der vorderen Gelenkkapselwand. C

35 **Lig. sternoclaviculare posterius.** Hinter dem Gelenk gelegene Kapselverstärkung.

36 **Lig. costoclaviculare.** Seitlich vom Sternoklavikulargelenk gelegene Bandverbindung zwischen 1. Rippe und Schlüsselbein. C

37 **Lig. interclaviculare.** Durch die Incisura jugularis ziehende Verbindung beider Schlüsselbeine. C

Brustkorb und obere Gliedmaße 81

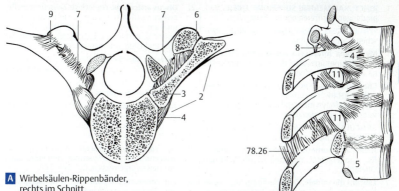

A Wirbelsäulen-Rippenbänder, rechts im Schnitt

B Wirbelsäulen-Rippenbänder

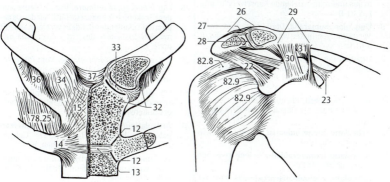

C Sternocostalgelenke

D Seitliche Schultergürtelbänder von vorne

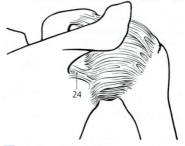

E Schultergelenk von hinten

Knochenverbindungen, Gelenke und Bänder

1 **JUNCTURAE MEMBRI SUPERIORIS LIBERI.** Verbindungen der freien oberen Extremität.

2 SYNDESMOSIS RADIOULNARIS. Bandhaft zwischen Radius und Ulna.

3 **Membrana interossea antebrachii.** Zwischen den Margines interossei des Radius und der Ulna ausgespannte Membran. A

4 **Chorda obliqua.** Von der Tuberositas ulnae schräg distalwärts zum Radius ziehender Bandzug. Er läuft den meisten Fasern der Membrana interossea entgegengesetzt. A

5 ARTICULATIONES MEMBRI SUPERIORIS LIBERI. Gelenke der oberen freien Extremität.

6 Articulatio humeri; Articulatio glenohumeralis. Schultergelenk zwischen Schulterblatt und Oberarm.

7 **Labrum glenoidale.** Die faserknorpelige Randlippe zur Vergrößerung der knöchernen Gelenkpfanne. E

8 **Lig. coracohumerale.** Von der Wurzel des Proc. coracoideus zum oberen Rand des Tuberculum majus und minus ziehende Kapselverstärkung. E, S. 81 D

9 **Ligg. glenohumeralia.** Drei – sup., med., inf. – Verstärkungen in der vorderen Kapselwand. E, S. 81 D

10 **Ligamentum transversum humeri.** Queres Band über dem Sulcus intertubercularis. Durch den entstandenen Kanal zieht die Bicepssehne. S. 56.8

11 Articulatio cubiti. Ellenbogengelenk. Gelenkige Verbindung des Oberarms mit dem Unterarm.

12 **Articulatio humeroulnaris.** Gelenk zwischen Humerus und Ulna.

13 **Articulatio humeroradialis.** Gelenk zwischen Humerus und Radius.

14 **Articulatio radioulnaris proximalis.** Von der Circumferentia articularis capitis radii und der Incisura radialis gebildetes Gelenk.

15 **Lig. collaterale ulnare.** Dreieckige Bandplatte mit der Spitze nach oben an der Innenseite des Armes zwischen Humerus und Ulna. A

16 **Lig. collaterale radiale.** Äußeres Seitenband. Es strahlt vom Epicondylus lat. in das Lig. anulare radii und damit an die Ulna aus. A

17 **Lig. anulare radii.** Einen Teil der Circumferentia articularis capitis radii umfassendes, ringförmiges, in die Kapsel eingewebtes Band. Es ist an der vorderen u. hinteren Kante d. Incisura radialis angeheftet. A

18 **Lig. quadratum.** Dünner Faserzug vom distalen Rand der Incisura radialis zum Collum radii.

19 **Recessus sacciformis.** Dünnwandige Kapselausdehnung unterhalb des Ligamentum anulare um den Radius. A

20 Articulatio radioulnaris distalis. Unteres Ellen-Speichengelenk. B

21 **Discus articularis.** Dreieckige Zwischenscheibe zwischen Ulna und Carpus. Sie ist am Radius und am Processus styloideus ulnae befestigt und verankert als intraarticuläres Ligament Radius und Ulna miteinander. B

22 **Recessus sacciformis.** Proximale Ausstülpung der schlaffen Kapsel über die Gelenkknorpelgrenze hinaus. B

23 Articulationes manus. Handgelenke.

24 **Articulatio radiocarpalis.** Das proximale Handgelenk zwischen proximaler Handwurzelknochenreihe und Radius einschl. Discus articularis. B

25 *Lig. radiocarpale dorsale.* Vom Radius vorwiegend zum Os triquetrum ziehendes Band am Handwurzelrücken. C

26 *Lig. radiocarpale palmare.* An der Beugeseite vom Radius vorwiegend auf das Os lunatum und Os capitatum zustrahlendes Band. D

27 *Lig. ulnocarpale dorsale.* Sein Verlauf entspricht dem Lig. ulnocarpale palmare.

28 *Lig. ulnocarpale palmare.* Von der Beugeseite des Ulnaköpfchens hauptsächlich auf das Os capitatum ziehendes Band. Es vereinigt sich oft mit den Ausläufern des Lig. radiocarpale palmare. D

29 *Lig. collaterale carpi ulnare.* Vom Processus styloideus ulnae zum Os triquetrum und Os pisiforme ziehendes Seitenband. C D

30 *Lig. collaterale carpi radiale.* Vom Processus styloideus radii zum Os scaphoideum ziehendes äußeres Seitenband. C D

31 Articulationes carpi; Articulationes intercarpales. Die Handwurzelgelenke. Die Gelenke zwischen den Handwurzelknochen. B

32 **Articulatio mediocarpalis.** Das distale Handgelenk zwischen proximaler u. distaler Handwurzelknochenreihe. B

33 *Lig. carpi radiatum.* Strahlenförmige Bandverbindung zwischen Os capitatum und seinen Nachbarknochen. D

34 *Ligg. intercarpalia dorsalia.* Am Rücken der Handwurzel gelegene Bänder zwischen der proximalen und distalen Handwurzelknochenreihe. Sie sind auf das Os triquetrum ausgerichtet. C

35 *Ligg. intercarpalia palmaria.* An der Hohlhand unter dem Lig. carpi radiatum liegende Bändergruppe. Sie verbindet die Carpalia außer dem Capitatum miteinander. D

36 *Ligg. intercarpalia interossea.* Direkt die Gelenkspalten durchziehende Bänder zwischen den Handwurzelknochen einer Reihe. B

obere Gliedmaße 83

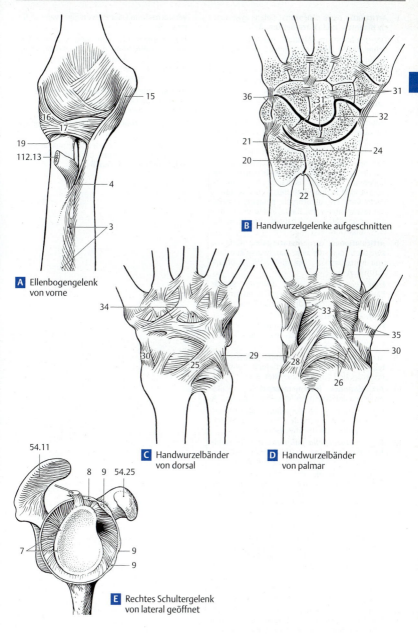

A Ellenbogengelenk von vorne

B Handwurzelgelenke aufgeschnitten

C Handwurzelbänder von dorsal

D Handwurzelbänder von palmar

E Rechtes Schultergelenk von lateral geöffnet

1 *Articulatio ossis pisiformis.* Gelenk zwischen Os pisiforme und Os triquetrum. A

2 *Lig. pisohamatum.* Mediale Fortsetzung der Sehne des M. flexor carpi ulnaris auf den Hamulus ossis hamati. B

3 *Lig. pisometacarpale.* Seitlich gelegene Fortsetzung der Sehne des M. flexor carpi ulnaris an die Basis des Os metacarpale V. B

4 **Canalis carpi.** Hohlhandkanal. Er liegt zwischen Tuberculum ossis scaphoidei und Tuberculum ossis trapezii einerseits und Os pisiforme sowie Hamulus ossis hamati andererseits und wird vom Retinaculum musculorum flexorum [[Lig. carpi transversum]] überspannt. B

5 **Canalis ulnaris (Guyon Loge).** Kanal zwischen Os pisiforme und Hamulus ossis hamati. Sein Boden aus den Ligg. pisohamatum, pisometacarpale und Retinaculum flexorum wird überdacht vom Lig. ulnocarpale palmare, Anteile der Fascia antebrachii, Bindegewebe des M. flexor carpi ulnaris und M. palmaris brevis. Inhalt: A. N. ulnaris. B

6 **Articulationes carpometacarpales.** Gelenke zwischen den distalen Handwurzelknochen und Mittelhandknochen. II–V sind Amphiarthrosen. A

7 *Ligg. carpometacarpalia dorsalia.* Straffe Bänder auf dem Handrücken zwischen den distalen Handwurzel- und Mittelhandknochen. C

8 *Ligg. carpometacarpalia palmaria.* Auf der Hohlhandseite gelegene straffe Bänder zwischen den distalen Handwurzel- und Mittelhandknochen. B

9 *Articulatio carpometacarpalis pollicis.* Sattelgelenk. Selbstständiges Gelenk zwischen Metacarpale I und Os trapezium. A B

10 **Articulationes intermetacarpales.** Gelenke zwischen den Basen der Mittelhandknochen. A

11 *Ligg. metacarpalia dorsalia.* Straffe Bänder zwischen den proximalen Enden der Mittelhandknochen auf der Streckseite. C

12 *Ligg. metacarpalia palmaria.* Auf der Hohlhandseite gelegene straffe Bänder zwischen den Basen der Mittelhandknochen. B

13 *Ligg. metacarpalia interossea.* Kurze, straffe Bänder an den Basen der Mittelhandknochen. Sie liegen intrakapsulär zwischen den Ligg. metacarpalia dorsalia u. palmaria. A

14 *Spatia interossea metacarpi.* Räume zwischen den Mittelhandknochen. A C

15 **Articulationes metacarpophalangeae.** Fingergrundgelenke zwischen den Köpfchen d. Mittelhandknochen u. den proximalen Enden d. basalen Fingerknochen. B

16 *Ligg. collateralia.* Seitenbänder der Fingergrundgelenke. Bei gestrecktem Finger sind sie locker bei Faustschluss dagegen gespannt. B

17 *Ligg. palmaria.* Von der Wurzel der Kollateralbänder ausgehende, zur Palmarseite ziehende Fasern im Boden der Sehnenscheiden. Nicht zu verwechseln mit der Pars anularis vaginae fibrosae. B

18 *Lig. metacarpale transversum profundum.* An der Palmarseite der Mittelhandknochenköpfchen quer verlaufender Bandzug in Höhe des Gelenkspaltes. Verhindert eine Spreizung der Mittelhandknochen. B

19 **Articulationes interphalangeae manus.** Die zwischen den Fingergliedern gelegenen Mittel- und Endgelenke. B

20 *Ligg. collateralia.* Seitenbänder der Fingergelenke. B

21 *Ligg. palmaria.* Über den Interphalangealgelenken gelegene Fasern, die in den Boden der Sehnenscheiden ziehen. B

obere Gliedmaße 85

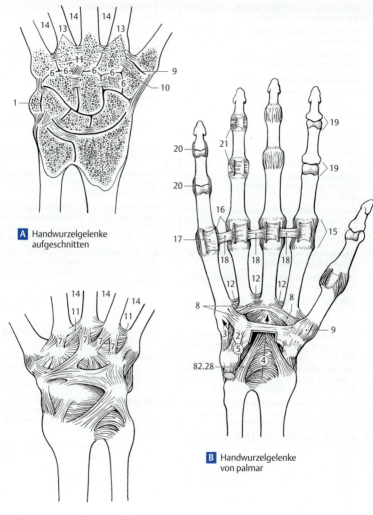

A Handwurzelgelenke aufgeschnitten

C Rechte Handwurzelgelenke von dorsal

B Handwurzelgelenke von palmar

Knochenverbindungen, Gelenke und Bänder

1 **JUNCTURAE MEMBRI INFERIORIS.** Verbindungen der unteren Gliedmaßen.

2 **JUNCTURAE CINGULI PELVICI.** Verbindungen des Beckengürtels.

3 **SYNDESMOSES CINGULI PELVICI.** Bandverbindungen des Beckengürtels.

4 **Membrana obturatoria.** Verschlussmembrane des Foramen obturatum mit mediocranialer Aussparung als Anteil des Canalis obturatorius. Ursprung der Mm. obturatorius externus und internus. A B C D

5 **Canalis obturatorius.** Gebildet vom Sulcus obturatorius des Os pubis und der Membrana obturatoria. Durchtritt der Vasa obturatoria und des N. obturatorius. A C D

6 **Symphysis pubica.** Schambeinfuge. Eine Junctura cartilaginea zwischen den Schambeinästen. A

7 **Discus interpubicus; Fibrocartilago interpubica.** Faserknorpelplatte, beim Erwachsenen oft mit Medianspalt. Sie ist seitlich über hyalinen Knorpel mit den Ossa coxae verbunden. A

8 **Lig. pubicum superius.** Faserverbindung der oberen Schambeinränder. A

9 **Lig. pubicum inferius.** Bandauskleidung des Schambeinwinkels. A

10 **Articulatio sacroiliaca.** Amphiarthrose zwischen Kreuz- und Darmbein. Kann synostosieren. A

11 **Lig. sacroiliacum anterius.** Bandverbindungen von der Vorderseite des 1. und 2. Kreuzbeinwirbels zum Os ilium. A D

12 **Lig. sacroiliacum interosseum.** Bandverbindungen hinter dem Gelenk zwischen Tuberositas ossis sacri und Tuberositas iliaca. B

13 **Lig. sacroiliacum posterius.** Bandmassen hinter dem Ligamentum sacroiliacum interosseum zwischen Kreuz- und Darmbein. B

14 **Lig. sacrotuberale.** Starkes Band, das vom Os sacrum und Os ilium zum Tuber ischiadicum zieht. B D

15 *Processus falciformis.* Schmale Fortsetzung des Lig. sacrotuberale auf die Innenseite des Os ischii. B D

16 **Lig. sacrospinale.** Es zieht vom Os sacrum und Os coccygis zur Spina ischiadica und trennt das Foramen ischiadicum majus vom Foramen ischiadicum minus. B D

17 **Foramen ischiadicum majus.** Es wird aus der Incisura ischiadica majus dem Ligamentum sacrospinale und dem Ligamentum sacrotuberale gebildet. Durch das Foramen tritt der M. piriformis aus dem Becken und lässt die beiden folgenden Spalten entstehen. A B D

18 *[[Foramen suprapiriforme]].* Durchtritt von A. V. glutaea superior und N. glutaeus superior.

19 *[[Foramen infrapiriforme]].* Durchtritt von A. V. glutaea inferior, N. glutaeus inferior, A. V. pudenda interna, N. pudendus, N. ischiadicus und N. cutaneus femoris posterior.

20 **Foramen ischiadicum minus.** Es wird aus der Incisura ischiadica minor, dem Ligamentum sacrospinale und dem Ligamentum sacrotuberale gebildet. Durch das Foramen zieht der M. obturatorius internus aus dem Becken, A. V. pudenda interna und der N. pudendus nach innen zur Fossa ischioanalis. B D

21 **JUNCTURAE MEMBRI INFERIORIS LIBERI.** Die Verbindungen der unteren freien Gliedmaßen.

22 **ARTICULATIONES MEMBRI INFERIORIS LIBERI.** Die Gelenke der freien unteren Extremität.

23 **Articulatio coxae; Articulatio coxofemoralis.** Das vom Acetabulum und Caput femoris gebildete Hüftgelenk. A B C

24 **Zona orbicularis.** Ringförmiges Band um den Femurhals auf der Gelenkinnenhaut.Es ist mit den äußeren Verstärkungsbändern verbunden und hilft den Kopf in der Pfanne sichern. B

25 **Lig. iliofemorale.** Starkes vorderes Band von der Spina iliaca anterior inferior zur Linea intertrochanterica. Es verläuft in zwei Vorzugsrichtungen. A

26 *Pars transversa.* Quer verlaufender, lateraler Anteil, der Außenrotation und Abduktion hemmt. A B

27 *Pars descendens.* Absteigender medialer Anteil, hemmt die Innenrotation. A

28 **Lig. ischiofemorale.** Es verläuft schraubenförmig vom Os ischii über den Schenkelhals zur Fossa trochanterica und strahlt auch in die Zona orbicularis ein. Es hemmt die Innenrotation. B

29 **Lig. pubofemorale.** Es zieht vom Os pubis medial in der Gelenkkapsel zur Zona orbicularis u. zum Femur proximal vom Trochanter minor. Es hemmt die Abduktion. A

30 **Labrum acetabuli.** Pfannenlippe. Faserknorpeliger Ring zur Ergänzung des knöchernen Acetabulum. C

31 **Lig. transversum acetabuli.** Es überzieht die Incisura acetabuli und ergänzt die Gelenkpfanne. C

32 **Lig. capitis femoris.** Intrakapsuläres Band, zieht von der Incisura acetabuli zur Fovea capitis femoris; ohne direkte mechanische Wirkung: Gefäßträger. C

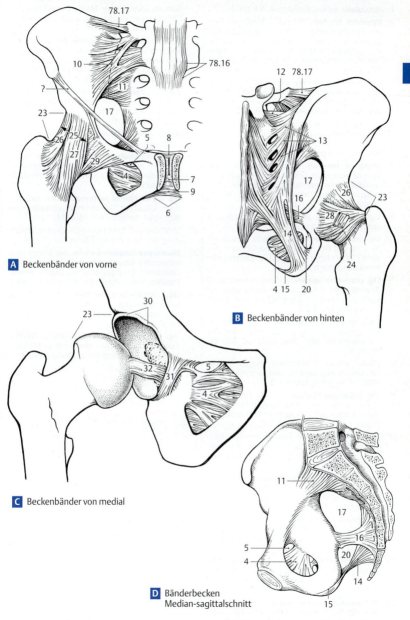

A Beckenbänder von vorne

B Beckenbänder von hinten

C Beckenbänder von medial

D Bänderbecken Median-sagittalschnitt

1 **Articulatio genus.** Kniegelenk. A B D C E
2 **Meniscus lateralis.** Seitlicher Meniscus. Fast geschlossener Ring mit dicht beieinander stehenden Fußpunkten unter dem seitlichen Femurcondylus. Er ist nicht mit dem Lig. collaterale lat. verwachsen und deshalb relativ beweglich. B D E
3 **Lig. meniscofemorale anterius.** Gelegentliche Verbindung des dorsalen Endes des Meniscus lat. mit dem medialen Femurcondylus. Es liegt vor dem hinteren Kreuzband. D E
4 **Lig. meniscofemorale posterius.** Es zieht hinten vom Meniscus lat. an die fibulare Fläche des medialen Femurcondylus und liegt hinter dem Lig. cruciatum posterius. D E
5 **Meniscus medialis.** Innerer Meniscus. Von halbmondförmiger Gestalt liegt er unter dem inneren Femurcondylus und ist mit dem Lig. collaterale med. verwachsen. Hohe Verletzungsgefährdung. B D E
6 **Lig. transversum genus.** Querband vorn zwischen beiden Menisci. B D
7 **Lig. cruciatum anterius.** Vorderes Kreuzband. Es zieht von der Area intercondylaris anterior nach hinten oben zur Innenfläche des lateralen Femurcondylus. B D E
8 **Lig. cruciatum posterius.** Hinteres Kreuzband. Es zieht von der Area intercondylaris posterior nach vorn oben zur Innenfläche des medialen Femurcondylus. B D E
9 **Plica synovialis infrapatellaris.** Oft fetthaltige Bindegewebsfalte vom Fettkörper zu den Kreuzbändern. Rest einer embryol. Scheidewand. B
10 *Plicae alares.* Verformbare, paarige Wülste des Corpus adiposum im vord. Gelenkspalt. Sie füllen seine freien Buchten. B
11 **Lig. collaterale fibulare.** Äußeres, vom Epicondylus lateralis femoris zum Caput fibulae ziehendes Seitenband, ohne feste Verbindung zu Kapsel und Meniscus. A B C D E
12 **Lig. collaterale tibiale.** Inneres, vom Epicondylus medialis zur Tibia ziehendes Seitenband. Mit Gelenkkapsel und Meniscus medialis verwachsen. A B C D E
13 **Lig. popliteum obliquum.** Faserausstrahlung vom Ansatz des M. semimembranosus nach oben außen. Verstärkung der hinteren Kapselwand. C
14 **Lig. popliteum arcuatum.** Bogenförmiger Faserzug vom Fibulakopf über den Ursprung des M. popliteus in die Kapselhinterwand. Verstärkungsband. C
15 **Lig. patellae.** 2–3 cm breite, ca. 0,5 cm dicke, bandförmige Fortsetzung der Quadricepssehne von der Spitze der Patella zur Tuberositas tibiae. A
16 **Retinaculum patellae mediale.** Aponeurose eines Teils des M. vastus medialis, medial von der Patella. Sie setzt medial von der Tuberositas tibiae an, sichert über Muskelkontraktion den Gleitweg der Patella und wirkt als Reservestreckapparat. A
17 **Retinaculum patellae laterale.** Aponeurose aus Teilen des M. vastus lat., des M. rectus femoris und Fasern des Tractus iliotibialis seitlich von der Patella mit Ansatz lateral von der Tuberositas tibiae. Funktion wie 16. A
18 **Corpus adiposum infrapatellare.** Keilförmiger Körper aus Baufett vor dem Kniegelenkspalt. Zu ihm gehören die Plicae alares u. die Plica synovialis infrapatellaris. A
19 **Articulatio tibiofibularis.** Gelenk zwischen Fibulakopf und Condylus lateralis tibiae. E
20 **Lig. capitis fibulae anterius.** Vorn vom Wadenbeinkopf zur Tibia ziehende Fasergruppe. Sie heftet die Knochen aneinander und verstärkt die Kapsel. A
21 **Lig. capitis fibulae posterius.** Hinten vom Wadenbeinkopf zur Tibia ziehende schwächere Fasergruppe. Funktion wie 20. C D E
22 **SYNDESMOSIS TIBIOFIBULARIS.** Distale Verbindung der Tibia mit der Fibula.
23 **Membrana interossea cruris.** Am Margo interosseus des Schien- u. Wadenbeins angeheftete Faserplatte. Ursprungsfeld von Unterschenkelmuskeln. Sicherung der Malleolengabel. A C F G
24 **Lig. tibiofibulare anterius.** Vorn gelegene Bandverbindung zwischen Fibulaende und Malleolus lat., zur Sicherung der Malleolengabel. F
25 **Lig. tibiofibulare posterius.** Hintere Verbindungsbänder zwischen Fibulaende und Malleolus lat. zur Sicherung der Malleolengabel. G

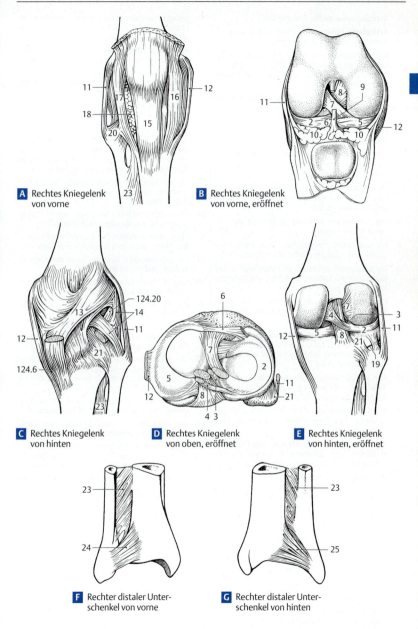

Knochenverbindungen, Gelenke und Bänder

1 **Articulationes pedis.** Fußgelenke.
2 **Articulatio talocruralis.** Oberes Sprunggelenk zwischen Talus, Tibia und Fibula. D
3 *Lig. collaterale mediale; Lig. deltoideum.* Das aus den folgenden vier Abschnitten bestehende, fast dreieckige, ca. 0,5 cm dicke innere Knöchelband. D
4 *Pars tibionavicularis.* Fasergruppe vom inneren Knöchel an die dorsale und mediale Fläche des Os naviculare. D
5 *Pars tibiocalcanea.* Faserzüge vom Knöchel an das Sustentaculum tali. B D
6 *Pars tibiotalaris anterior.* Vom Innenknöchel an die mediale Talusfläche bis zum Talushals ziehender Teil des Bandes. D
7 *Pars tibiotalaris posterior.* Hintere, vom medialen Knöchel bis fast an den Processus posterior tali ziehende Fasern. B D
8 *Lig. collaterale laterale.* Es besteht aus folgenden drei Anteilen.
9 *Lig. talofibulare anterius.* Band vom Außenknöchel an die seitliche Fläche des Collum tali. A
10 *Lig talofibulare posterius.* Es entspringt in der Fossa malleoli lateralis und setzt am Tuberculum laterale tali an. A B
11 *Lig. calcaneofibulare.* Es zieht von der Spitze des äußeren Knöchels schräg nach hinten zum Calcaneus. A B
12 **Articulatio subtalaris; Articulatio talocalcanea.** Gelenk zw. Talus und Calcaneus. Hinterer Teil des unteren Sprunggelenkes mit eigener Gelenkkapsel. A B C D
13 *Lig. talocalcaneum laterale.* Es zieht von der Talusrolle, teils vom Lig. calcaneofibulare bedeckt, an die Seitenfläche des Calcaneus. A
14 *Lig. talocalcaneum mediale.* An der medialen Fußseite vom Tuberculum mediale tali zum Sustentaculum tali. B D
15 *Lig. talocalcaneum posterior.* Vom Proc. posterior tali zum Calcaneus. Es überbrückt den Sulcus tendinis m. flexoris hallucis longi.
16 **Articulatio tarsi transversa** (Chopart Gelenklinie). Vor dem Talus und Calcaneus, aber proxim. vom Os cuboideum und Os naviculare gelegene Gelenklinie. Unter der Bezeichnung werden auch die beiden folgenden Gelenke zusammengefasst. C
17 *Articulatio talocalcaneonavicularis.* Der vordere Anteil des unteren Sprunggelenkes mit eigener Gelenkkapsel. In ihm artikuliert der Talus mit dem Calcaneus und dem Os naviculare. A C
18 *Lig. calcaneonaviculare plantare.* Das Pfannenband. Es zieht vom Sustentaculum tali zum plantaren und medialen Teil des Os naviculare und erweitert die Pfanne für den Taluskopf. S. 92.4
19 *Articulatio calcaneocuboidea.* Zwischen Calcaneus und Os cuboideum gelegenes Gelenk mit eigener Kapsel. A C
20 **Articulatio cuneonavicularis.** Das Gelenk zwischen Os naviculare und den Ossa cuneiformia. C D
21 **Articulationes intercuneiformes.** Gelenke zwischen den Ossa cuneiformia.
22 **Ligamenta tarsi.** Bänder der Fußwurzel. Sie verstärken meist die Gelenkkapseln.
23 *Ligg. tarsi interossea.* Die folgenden drei Bänder zwischen den Fußwurzelknochen.
24 *Lig. talocalcaneum interosseum.* Kräftige Bandmasse im Sinus tarsi. Sie trennt die beiden Kammern des unteren Sprunggelenkes. A C
25 *Lig. cuneocuboideum interosseum.* Straffe Verbindung zwischen seitlichem Keilbein und Würfelbein. A C
26 *Lig. intercuneiformia interossea.* Straffe Verbindung zwischen den drei Keilbeinen. C
27 *Ligg. tarsi dorsalia.* Die folgenden acht dorsalen Bänder zwischen den Fußwurzelknochen.
28 *Lig. talonaviculare.* Dorsales Band zwischen Taluskopf und Os naviculare. A D
29 *Lig. intercuneiformia dorsalia.* Dorsale Bänder zwischen den Keilbeinen. A
30 *Lig. cuneocuboideum dorsale.* Dorsales Band zwischen Os cuneiforme lat. und Os cuboideum. A
31 *Lig. cuboideonaviculare dorsale.* Verbindet das Os cuboideum mit dem Os naviculare. A
32 *Lig. bifurcatum.* Am Fußrücken vor dem Sinus tarsi gelegenes, V-förmiges Doppelband vom Calcaneus nach vorne. Es besteht aus den folgenden zwei Teilen. A
33 *Lig. calcaneonaviculare.* Es zieht als medialer Anteil vom Calcaneus zum Os naviculare. A
34 *Lig. calcaneocuboideum.* Es zieht vom Calcaneus fast bis zur Mitte des Os cuboideum. A
35 *Ligg. cuneonavicularia dorsalia.* Breite Bändergruppe auf dem Fußrücken zur Verbindung des Os naviculare mit den drei Keilbeinen. A
36 *Lig. calcaneocuboideum dorsale.* Mäßige Verstärkung der Gelenkkapsel seitlich vom Lig. bifurcatum. A

untere Gliedmaße 91

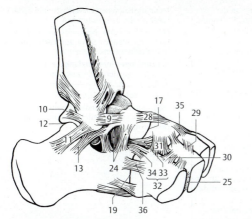

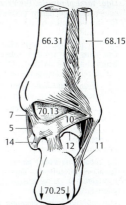

A Rechte Fußwurzelbänder von lateral

B Rechte Sprunggelenkbänder von hinten

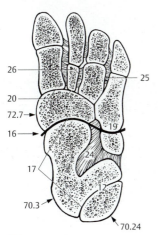

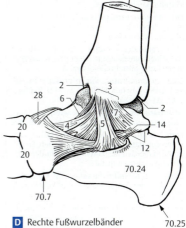

C Rechte Fußwurzel- und Mittelfußknochen, aufgeschnitten

D Rechte Fußwurzelbänder von medial

1 **Ligg. tarsi plantaria.** Die Bänder an der Fußsohlenseite. Sie haben besondere Bedeutung für die Verspannung der beiden knöchernen Fußgewölbe.
2 **Lig. plantare longum.** Derbes Band. Es zieht vom Calcaneus dicht vor dem Tuber zum Os cuboideum und an die Basen der Metatarsalia II–V u. verspannt das Längsgewölbe. A
3 **Lig. calcaneocuboideum plantare.** Die kürzeren Teile des Lig. plantare longum. A
4 **Lig. Calcaneonaviculare plantare.** Das Pfannenband. A; S. 90.18
5 **Ligg. cuneonavicularia plantaria.** Bändergruppe, die das Os naviculare mit den davor gelagerten Keilbeinen verbindet. A
6 **Lig. cuboideonaviculare plantare.** Etwa quer zur Fußachse verlaufendes Band plantar vom Os cuboideum u. Os naviculare. Es verspannt das quere Fußgewölbe. A
7 **Ligg. intercuneiformia plantaria.** An der Fußsohlenseite liegende Bänder zwischen den Keilbeinen. Sie verspannen das quere Fußgewölbe. A
8 **Lig. cuneocuboideum plantare.** An der Fußsohlenseite gelegene Verspannung zwischen lateralem Keil- und Würfelbein. A
9 **Articulationes tarsometatarsales** (Lisfrank Gelenklinie). Gelenke zwischen Fußwurzel und Mittelfußknochen. A B C
10 **Ligg. tarsometatarsalia dorsalia.** Am Fußrücken gelegene Bänder zwischen Fußwurzel und Mittelfußknochen. B
11 **Ligg. tarsometatarsalia plantaria.** An der Fußsohlenseite gelegene Bänder zwischen Fußwurzel und Mittelfußknochen. A
12 **Ligg. cuneometatarsalia interossea.** Im Gelenkspalt zwischen Keilbein u. Mittelfußknochen gelegene Bänder. C
13 **Articulationes intermetatarsales.** Gelenke zwischen den Basen der Mittelfußknochen. B C
14 **Ligg. metatarsalia interossea.** Bänder zwischen den Basen der Mittelfußknochen. Sie begrenzen die Gelenkspalten zwischen den Ossa metatarsalia nach distal. C
15 **Ligg. metatarsalia dorsalia.** Am Fußrücken zwischen den Basen der Mittelfußknochen gelegene Bänder. B
16 **Ligg. metatarsalia plantaria.** An der Fußsohlenseite zwischen den Basen der Mittelfußknochen gelegene Bänder. A
17 **Spatia interossea metatarsi.** Die Räume zwischen den Schäften der Mittelfußknochen. Sie werden von den gleichnamigen Muskeln ausgefüllt. A
18 **Articulationes metatarsophalangeae.** Zehengrundgelenke. A
19 **Ligg. collateralia.** Seitenbänder. A
20 **Ligg. plantaria.** Bindegewebige Verstärkung der Kapsel des Metatarsophalangealgelenkes. Sie ist fester mit der Grundphalanx als mit dem Metatarsalköpfchen verwachsen und bildet ein Lager für die Beugesehnen. A
21 **Lig. metatarsale transversum profundum.** Quer verlaufendes Band zur Verbindung der Mittelfußknochenköpfchen. A
22 **Articulationes interphalangeae.** Die zwischen den Zehengliedern gelegenen Mittel- u. Endgelenke. A
23 **Ligg. collateralia.** Seitenbänder. A
24 **Ligg. plantaria.** Bindegewebige Verstärkung an der plantaren Seite der interphalangealen Gelenkkapseln.

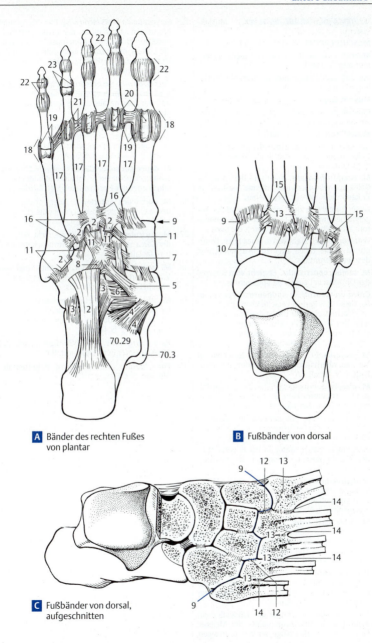

A Bänder des rechten Fußes von plantar

B Fußbänder von dorsal

C Fußbänder von dorsal, aufgeschnitten

1 ***SYSTEMA MUSCULARE; MUSCULI.*** Muskelsystem.
2 ***MUSCULI CAPITIS.*** Muskeln des Kopfes.
3 **Musculi externi bulbi oculi.** Äußere Augenmuskeln. S. 444.9
4 **Musculi ossiculorum auditus.** Muskeln der Gehörknöchelchen. S. 458.1
5 **Musculi linguae.** Zungenmuskeln. S. 140.26
6 **Musculi palati mollis et faucium.** Muskeln des weichen Gaumens und des Schlundes. S. 142.16
7 **Musculi faciei.** Gesichtsmuskeln.
8 **M. epicranius.** Sammelbegriff für die an der Galea aponeurotica ansetzende Muskulatur. I: N. facialis. A
9 *M. occipitofrontalis.* Vorn und hinten in die Galea aponeurotica einstrahlende Muskulatur. Er kann die Kopfhaut verschieben.
10 *Venter frontalis.* Er zieht aus der Gegend der Augenbrauen und der Glabella zur Galea aponeurotica. Er hebt die Brauen, runzelt die Stirn. A
11 *Venter occipitalis.* Zieht von d. Linea nuchalis suprema in die Galea aponeurotica. Antagonist des Venter frontalis. A
12 *M. temporopartietalis.* Er zieht vom Knorpel der Ohrmuschel zur Galea aponeurotica. A
13 *Galea aponeurotica; Aponeurosis epicranialis.* Gegen das Periost verschiebbare, haubenartige Flächensehne für die beiden Epicraniusanteile. Ihre Unterfläche reicht von der Linea nuchalis suprema bis zum Supraorbitalrand und seitlich fast zum Jochbogen. A
14 **M. procerus.** Er verläuft von der Nasenwurzel zur Haut oberhalb der Nase. Senkung der Stirnhaut. I: N. facialis. A
15 **M. nasalis.** Sammelbegriff für die beiden folgenden Nasenmuskeln. Er entspringt im Bereich der Fossa canina. I: N. facialis. B
16 *Pars transversa.* [[M. compressor naris]]. Er strahlt ein in die Flächensehne auf dem Nasenrücken und verengt die Nasenlöcher. B
17 *Pars alaris.* [[M. dilatator naris]]. Er verläuft zu den Nasenflügeln und erweitert die Nasenlöcher. B
18 **M. depressor septi nasi.** Er zieht von der Alveolarwand über dem mittleren Schneidezahn zum knorpeligen Nasenseptum und senkt die Nasenspitze. I: N. facialis.
19 **M. orbicularis oculi.** Aus verschiedenen Abschnitten bestehender ringförmiger Augenschließmuskel. Er bewirkt den Lidschluss und unterstützt den Tränenfluss in den Tränensack und in die Nase. I: N. facialis. A
20 *Pars palpebralis.* Der Lidteil des Muskels. Er entspringt vom Lig. palpebrale mediale und den benachbarten Knochen und besteht aus folgenden zwei Anteilen. A
21 *Fasciculus ciliaris.* Faserzüge, die sich an der Lidkante um die Ausführungsgänge der Meibom Drüsen und die Haarbälge der Wimpern legen.
22 *Pars profunda* [[*Pars lacrimalis*]]. Das Faserbündel hat seinen Ursprung an der Crista lacrimalis posterior hinter dem Tränensack. Es umgreift die Canaliculi lacrimales und zieht zur Papilla lacrimalis. Es soll durch Zug den Saccus lacrimalis erweitern. B
23 *Pars orbitalis.* Sie entspringt am Lig. palpebrale mediale, dem Processus frontalis der Maxilla und der Pars nasalis des Os frontale und umkreist das Auge. A
24 **M. corrugator supercilii.** Er verläuft von der Pars nasalis des Stirnbeins lateral in die Haut der Augenbraue. Er bewirkt senkrechte Stirnfalten. I: N. facialis. B, S. 97 A
25 **M. depressor supercilii.** Er zieht vom Nasenrücken nach oben zur Stirnhaut und bildet Querfalten über der Nasenwurzel. I: N. facialis. B
26 **M. auricularis anterior.** Er liegt vor dem Ohr und zieht von der Fascia temporalis zur Spina helicis. I: N. facialis. A
27 **M. auricularis superior.** Er erstreckt sich von der Galea aponeurotica zur Ohrmuschelwurzel. I: N. facialis. A
28 **M. auricularis posterior.** Er entspringt am Warzenfortsatz und befestigt sich an der Ohrmuschelwurzel. I: N. facialis. A
29 **M. orbicularis oris.** Seine Faserbündel umgreifen von beiden Seiten die Mundöffnung, bilden die Grundlage der Lippen und bestehen aus zwei Teilen. I: N. facialis.
30 *Pars marginalis.* Hakenförmiger Anteil des Muskels unter dem Lippenrot. B C
31 *Pars labialis.* Der periphere Hauptteil des Muskels. A B C

Kopf 95

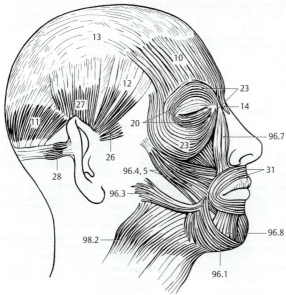

A Oberflächliche Kopfmuskulatur

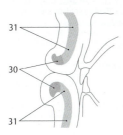

C Sagittalschnitt durch die Lippen

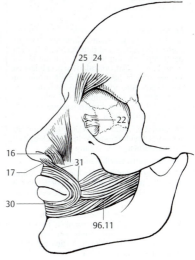

B Tiefe mimische Muskulatur

Muskeln

1. **M. depressor anguli oris.** Er verläuft vom vorderen und seitlichen Unterkieferrand zum Mundwinkel. I: N. facialis. A, S. 95 A
2. **M. transversus menti.** Faserverbindung des rechten und linken M. depressor anguli oris unter dem Kinn. I: N. facialis. A
3. **M. risorius.** Variables Muskelbündel von der Fascia parotidea und der Wangenhaut zum Mundwinkel. I: N. facialis. A, S. 95 A
4. **M. zygomaticus major.** Er zieht vom Jochbein zum Mundwinkel und zur Oberlippe. I: N. facialis. A, S. 95 A
5. **M. zygomaticus minor.** Er verläuft vom Jochbein zur Oberlippe. I: N. facialis. A, S. 95 A
6. **M. levator labii superioris.** Er entspringt oberhalb des Foramen infraorbitale und verbindet sich mit dem M. orbicularis oris. I: N. facialis. A
7. **M. levator labii superioris alaeque nasi.** Der Muskel kommt vom Stirnfortsatz der Maxilla und inseriert an Oberlippe und Nasenflügel. I: N. facialis. A, S. 95 A
8. **M. depressor labii inferioris.** Er liegt unter dem M. depressor anguli oris und zieht vom Platysma nach oben medial zur Unterlippe. I: N. facialis. A, S. 95 A
9. **M. levator anguli oris.** Er verläuft aus der Fossa canina zum Mundwinkel. I: N. facialis. A
10. **Modiolus anguli oris.** Kreuzungspunkt der in den M. orbicularis oris einstrahlenden Nachbarmuskeln lateral vom Mundwinkel. A
11. **M. buccinator.** Wangenmuskel. Er entspringt an der Raphe pterygomandibularis, dem angrenzenden Ober- und Unterkiefer bis in Höhe der 1. Molaren und verbindet sich am Mundwinkel mit dem M. orbicularis oris. Er bildet die Wange, schiebt beim Kauen die Nahrung aus dem Vestibulum oris zwischen die Zahnreihen, verhindert die Einklemmung der Schleimhaut und wirkt mit beim Lachen und Weinen. I: N. facialis. A B D, S. 95 B
12. **M. mentalis.** Er strahlt vom Unterkiefer aus Höhe der Schneidezahnwurzeln in die Kinnhaut. (Kinngrübchen). I: N. facialis. A
13. **Musculi masticatorii.** Kaumuskeln.
14. **M. masseter.** Auffälligster Kaumuskel. Mundschließer. Bestimmt mit M. temporalis und M. pterygoideus medialis die Kaukraft. Besteht aus folgenden zwei Teilen. A F
15. *Pars superficialis.* U: Vordere zwei Drittel des Jochbogens. A: Unterkieferwinkel; Tuberositas masseterica. Verläuft schräg von vorn oben nach hinten unten. Zieht zusätzlich den Unterkiefer etwas nach vorn. A F
16. *Pars profunda.* Unterschiedlich ausgebildet. U: Am Jochbogen, am diskokapsulären System und manchmal auf der Fascia temporalis. A: Ramus mandibulae. Sichert bei Laterotrusionsbewegungen gemeinsam mit von vorn oben einstrahlenden Fasern des M. temporalis lateral die Bahnbewegung des Discus articularis. Verhindert dadurch die Einklemmung des diskokapsulären Systems auf der Balanceseite. Kann von Fascia parotideomasseterica ersetzt werden. F
17. **M. temporalis.** Schläfenmuskel. U: Linea temporalis inferior, Crista infratemporalis, Fascia temporalis [Fossa temporalis]. A: Konvergiert zum Proc. coronoideus und von dort abwärts bis zur Kauebene, sowie Bereich der Raphe pterygomandibularis. Hebung und Rückführung des Unterkiefers, Fixierung des Pharynx beim Schluckakt. I: N. mandibularis. B D
18. **M. pterygoideus lateralis.** U: Seitliche Fläche der Lamina lateralis proc. pterygoidei und Unterfläche des großen Keilbeinflügels. A: Zweiköpfig (var. dreiköpfig) am diskokapsulären System des Kiefergelenks und in der Fovea pterygoidea. I: N. mandibularis.
19. *Caput superius.* U: Unterfläche der Ala major ossis sphenoidalis. A: Frontalseite des diskokapsulären Systems. Var. am Knochen medial der Fovea pterygoidea. Bestimmt die Rückstellgeschwindigkeit des Diskus. B C
20. *Caput inferius.* U: Lamina lateralis Processus pterygoidei. A: Fovea pterygoidea. Var. auch am diskokapsulären System. Mundöffner. B C
21. **M. pterygoideus medialis.** U: Fossa pterygoidea u. Tuber maxillae: A: Tuberositas pterygoidea an der Innenseite des Unterkieferwinkels, verläuft schräg nach unten hinten und ist Synergist des M. temporalis u. M. masseter. I: N. mandibularis. B
22. **Fascia buccopharyngea.** Sie bedeckt den M. buccinator und zieht über die Raphe pterygomandibularis auf die Mm. constrictores pharynges in ein lockeres Bindegewebe, das den Schlund mit der tiefen Halsfascie verbindet.
23. **Fascia masseterica.** Sie kommt vom Jochbogen, bedeckt den M. masseter, zieht über den Rand der Mandibula und teilt sich. Ein Blatt geht in die oberflächliche Halsfascie über, ein zweites zieht auf den M. pterygoideus medialis. E
24. **Fascia parotidea.** Fascienhülle der Parotis aus oberflächlicher Halsfascie. In der Tiefe ist mit der Fascia masseterica verbunden: [[Fascia parotideomasseterica]]. E
25. **Fascia temporalis.** Bindegewebige äußere Bedeckung des M. temporalis zwischen Linea temporalis superior und Jochbeinbogen mit folgenden zwei Blättern. E
26. *Lamina superficialis.* Am Außenrand des Jochbogens fixiertes Blatt der Fascia temporalis. E
27. *Lamina profunda.* Am Innenrand des Jochbogens befestigtes Blatt der Fascia temporalis. E

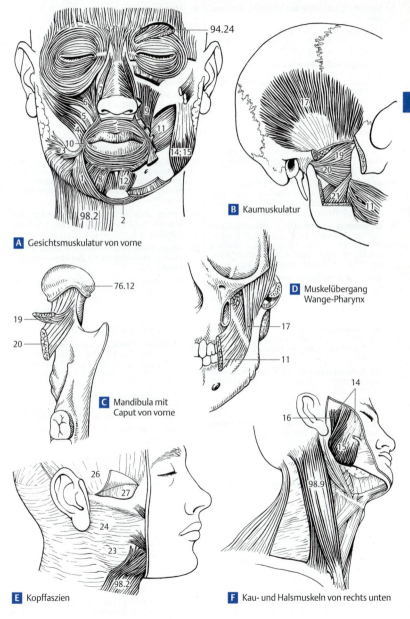

A Gesichtsmuskulatur von vorne

B Kaumuskulatur

C Mandibula mit Caput von vorne

D Muskelübergang Wange-Pharynx

E Kopffaszien

F Kau- und Halsmuskeln von rechts unten

Muskeln

1 **MUSCULI COLLI; MUSCULI CERVICIS.** Halsmuskeln.

2 **Platysma.** Hautmuskel. Er erstreckt sich variabel von oberhalb der Mandibula bis auf den Thorax. I: N. facialis. S. 95 A; 97 A

3 **M. longus colli; Musculus longus cervicis.** Er besteht aus drei Teilen, die mit dem Lig. longitudinale anterius verbunden sind. Oberer lateraler Teil: U: Tubercula anteriora d. 5.–2. HW. I: Tuberculum anterius atlantis, Axis. Medialer Teil: U: Ventrale Körperfläche des 3. BW- bis 5. HW. A: Ventrale Körperfläche des 3.–1. HW. Unterer lateraler Teil: U: Körper der BW 1–3. A: Tubercula anteriora der 6.–5. HW. Seitbeugung und Drehung der HWS bzw. Vorbeugung der HW bei beidseitiger Innervation. I: Plexus cervicalis u. brachialis (C2–C8) C

4 **M. longus capitis.** U: Tuberculum anterius des 3.–6. Halswirbels. A: Pars basilaris ossis occipitalis. Vor- u. Seitneigung von Kopf und Halswirbelsäule. I: Plexus cervicalis (C1–C3). C

5 **M. scalenus anterior.** U: 3.–6. Halswirbelquerfortsatz. A: Tuberc. m. scaleni ant. d. 1. Rippe. Hebung der 1. Rippe, Seitneigung u. Drehung des Halses; trennt vordere von hinterer Scalenuslücke. I: Plexus brachialis (C5–C7). C

6 **M. scalenus medius.** U: Querfortsätze des 2.–7. Halswirbels. A: Erste Rippe hint. dem Sulcus a. subclaviae. Hebung der 1. Rippe u. Seitneigung d. Halses. I: Plexus cervicalis u. Plexus brachialis (C4–C8). C

7 **M. scalenus posterior.** U: Querfortsätze des 4.–6. Halswirbels. A: Oberrand der 2. Rippe. Hebt die Rippe. Seitneigung des Halses. I: Plexus brachialis (C7–C8). C

8 **[M. scalenus minimus].** Gelegentlicher zusätzlicher Muskel zw. M. scalenus anterior u. medius. U: 7. oder 6. Halswirbelquerfortsatz. A: 1. Rippe u. Pleurakuppel. C

9 **M. sternocleidomastoideus.** U: Zweiköpfig vom Brust- und Schlüsselbein. A: Warzenfortsatz; Linea nuchae sup. Dreht das Gesicht zur Gegenseite und neigt den Kopf zur gleichen Seite. Bei beidseitiger Kontraktion hebt er das Gesicht. N. accessorius, Plexus cervicalis (C1–C2). A, S. 97 F

10 **Mm. suboccipitales.** Die folgenden sechs Muskeln. M. rectus capitis anterior und lateralis sind keine autochthonen Rückenmuskeln.

11 **M. rectus capitis anterior.** U: Massa lateralis atlantis. A: Pars basilaris ossis occipitalis. Vorneigung des Kopfes. I: Plexus cervicalis (C1). C

12 **M. rectus capitis lateralis.** U: Querfortsatz des Atlas. A: Processus jugularis ossis occipitalis. Seitneigung des Kopfes. I: Ramus anterior n. spinalis (C1). C

13 **M. rectus capitis posterior major.** U: Dornfortsatz des Axis. A: Mitte der Lin. nuchae inf. Dreht das Gesicht nach auswärts. Rückneigung. I: N. suboccipitalis. B

14 **M. rectus capitis posterior minor.** U: Tuberculum posterior atlantis. A: Inneres Drittel der Lin. nuchae inferior. Hauptsächlich Rückneigung des Kopfes. I: N. suboccicipitalis. B

15 **M. obliquus capitis superior.** U: Atlasquerfortsatz. A: Feld über dem Ansatz des M. rectus capitis posterior major. Rück- und Seitneigung des Kopfes. I: N. suboccipitalis. B

16 **M. obliquus capitis inferior.** U: Dornfortsatz d. Axis. A: Querfortsatz des Atlas. Seitdrehung von Atlas und Gesicht nach der gleichen Seite. I: N. suboccipitalis. B

17 **Mm. suprahyoidei.** Die folgenden Muskeln oberhalb des Zungenbeins. A

18 **M. digastricus.** U: Incisura mastoidea. A: Fossa digastrica. Er hat eine Zwischensehne, die über eine Bindegewebsschlinge auf das kleine Zungenbeinhorn wirkt. Hebung des Zungenbeins bzw. Öffnen des Mundes. A

19 *Venter anterior.* Vord. Bauch. Er reicht vom Unterkiefer bis zur Zwischensehne. I: N. mylohyoideus. A D

20 *Venter posterior.* Hint. Bauch. Er reicht von der Incisura mastoidea bis zur Zwischensehne. I: N. facialis. A D

21 **M. stylohyoideus.** U: Griffelfortsatz. A: Zungenbeinkörper beim kleinen Zungenbeinhorn. Er begleitet den hinteren Digastricusbauch und lässt ihn durch einen Spalt hindurchtreten und zieht beim Schluckakt das Zungenbein nach hinten oben. I: N. facialis. A D

22 **M. mylohyoideus.** U: Linea mylohyoidea. A: Raphe mylohyoidea und Zungenbeinkörper. Bildet das Diaphragma oris; Widerlager für die Zunge. Hebt Mundboden und Zungenbein. Senkt Unterkiefer. I: N. mylohyoideus. A E

23 **M. geniohyoideus.** U: Spina mentalis. A: Zungenbeinkörper. Unterstützt den M. mylohyoideus. I: Rr. anteriores n. spinales (C1–C2). E

24 **Mm. infrahyoidei.** Die Muskeln unterhalb des Zungenbeins. Sie stellen das Zungenbein fest oder ziehen es abwärts: Hilfsmuskeln für Schluckakt; Atmung. Beugen indirekt in Kopf- u. Halsgelenken. I: Ansa cervicalis (C1–C3). A

25 **M. sternohyoideus.** U: Rückfläche d. Manubrium sterni und Sternoclaviculargelenks. A: Zungenbeinkörper. A

26 **M. omohyoideus.** U: Oberrand des Schulterblattes. A: Zungenbeinkörper. Eine über der V. jugularis gelegene Zwischensehne teilt ihn in zwei Bäuche. Er spannt deshalb auch der mittlere Halsfaszie. A

27 *Venter superior.* Oberer Abschnitt des M. omohyoideus zwischen Zungenbein und Zwischensehne. A

28 *Venter inferior.* Untere Hälfte des M. omohyoideus von der Zwischensehne bis zur Incisura scapulae. A

Hals 99

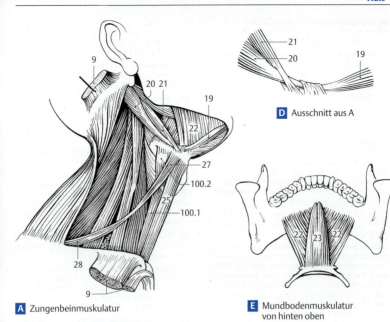

A Zungenbeinmuskulatur

D Ausschnitt aus A

E Mundbodenmuskulatur von hinten oben

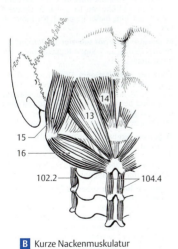

B Kurze Nackenmuskulatur

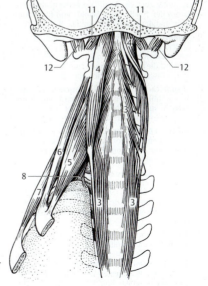

C Tiefe Halsmuskulatur von vorne

Muskeln

1 **M. sternothyroideus.** U: Hinterfläche d. Manubrium u. der 1. Rippe. A: Linea obliqua des Schildknorpels. S. 99 A

2 **M. thyrohyoideus.** U: Linea obliqua des Schildknorpels. A: Cornu majus und laterales Drittel der Innenfläche des Zungenbeins. S. 99 A

3 **[M. levator glandulae thyroideae].** Anteil des M. thyrohyoideus an die Schilddrüse.

4 **Fascia cervicalis; Fascia colli.** Sammelname für die drei nachstehenden Bindegewebsblätter des Halses.

5 **Lamina superficialis.** Oberflächliches Blatt der Halsfaszie. Es umgreift die Halsoberfläche und setzt sich in die Fascia nuchae fort. Das Blatt umscheidet die Mm. sternocleidomastoideus und trapezius. Es ist befestigt auf dem Manubrium sterni, der Clavicula, am Zungenbein und dem Unterrand der Mandibula. A

6 *Spatium suprasternale.* Raum zwischen Lamina superficialis und Lamina praetrachealis oberhalb des Sternum.

7 **Lamina praetrachealis.** Mittleres Blatt. Es liegt ausgebreitet zwischen beiden Mm. omohyoidei und umhüllt die infrahyalen Muskeln. Das Blatt ist befestigt am Hinterrand des Manubrium sterni und jeder Clavicula, verschmilzt lateral mit der Lamina praevertebralis und oberhalb des Zungenbeins mit der Lamina superficialis. Eine Abspaltung des mittleren Blattes umhüllt als äußere Scheide die Thyroidea. A B

8 *Lig. suspensorium glandulae thyroidea.* Verstärkungszüge der Lamina praetrachealis zwischen der Trachea, den Schild- und Ringknorpeln und der Glandula thyroidea. B

9 **Lamina praevertebralis.** Tiefes Blatt. Es erstreckt sich von der Schädelbasis über die praevertebrale Muskulatur und die Mm. scaleni. Es bedeckt die Leitungsbahnen zum Arm und geht in die Fascia endothoracica über. A B

10 **Vagina carotica.** Gefäß-Nervenscheide. Bindegewebshülle für den Gefäßnervenstrang (A. carotis, V. jugularis, N. vagus). Durch Faserzüge mit der Lamina praetrachealis verbunden. A

11 *MUSCULI DORSI.* Am Rücken liegende Muskeln. Sie werden nicht von Rami posteriores der Spinalnerven innerviert. Sie sind ventraler und cranialer Abkunft.

12 **M. trapezius.** Kapuzenmuskel. Er besteht aus drei Anteilen, die zusammen die Scapula mit der Clavicula positionieren, beide zur Wirbelsäule ziehen und den Schultergürtel fixieren. I: N. accessorius; Plexus cervicalis C2–C4. D, S. 103 C

13 *Pars descendens.* U: Linea nuchalis superior, Protuberantia occipitalis externa, Ligamentum nuchae. A: Meist laterales Drittel der Clavicula. Der Muskelteil wirkt einem nach abwärts gerichtetem Zug entgegen und dreht und adduziert die Scapula. Kopfdrehung bei fixierter Scapula. D

14 *Pars transversa.* U: Dornfortsätze und Ligamenta supraspinalia. C VII–Th III. A: Acromion mit Clavicula und Spina scapulae. Zieht die Scapula zur Wirbelsäule. D

15 *Pars ascendens.* U: Dornfort.; Lig. supraspinalia Th II–Th XII. A: Spina scapulae. Dreht die Scapula und zieht sie zur Wirbelsäule. D

16 [**M. transversus nuchae**]. Variabel zwischen den Ansätzen des M. trapezius und sternocleidomastoideus (25%). D

17 **M. latissimus dorsi.** U: Dornfortsätze Th VII–XII, Fascia thoracolumbalis, Crista iliaca, Rippen X–XII. A: Crista tuberculi minoris. Rückführung, Einwärtsdrehung, Adduktion des Armes. I: N. thoracodorsalis. D

18 **M. rhomboideus major.** U: Dornfortsätze der Brustwirbel I–IV. A: Margo medialis scapulae. Zieht die Scapula median- und cranialwärts und presst sie gegen die Rippen. I: N. dorsalis scapulae. D

19 **M. rhomboideus minor.** U: Dornfortsätze von C VI–VII. A: Margo medialis scapulae. Funktion und Innervation wie 18. D

20 **M. levator scapulae.** U: Tubercula posteriora vertebrae cervicalis I–IV. A: Angulus superior scapulae. Hebung der Scapula, Drehung des Angulus inferior nach medial. I: N. dorsalis scapulae. D, S. 103 C

21 **M. serratus posterior inferior.** U: Fascia thoracolumbalis in Höhe von Th XI–L II. A: Untere 4 Rippen. Senkung dieser Rippen. I: Nn. intercostales. D

22 **M. serratus posterior superior.** U: Dornfortsätze C VI–Th II. A: 2.–5. Rippe. Rippenheber. I: Nn. intercostales.

23 **Trigonum auscultationis.** Dreieck medial der Scapula zw. lat. Rand des M. trapezius, Oberrand des M. latissimus dorsi und med. Scapularand. Hier kann bei vorgebeugtem Rumpf mit über der Brust gekreuzten Armen die Spitze des unteren Lungenlappens auskultiert werden. D

24 **Trigonum lumbale inferius (Petiti).** Dreieck oberhalb des Darmbeinkammes zw. Rändern des M. latissimus dorsi und des M. obliquus externus abdom. Den Boden bildet der M. obliquus internus abdom. D

25 **Trigonum lumbale superius [[Spatium tendineum lumbale]].** Inkonstante Lücke unter den Mm. latissimus dorsi und obliquus externus abdominis und der Fascia thoracolumbalis als Boden. Sie ist begrenzt oben durch die 12. Rippe, den M. serratus posterior inferior, medial durch den M. erector spinae und lateral durch den M. obliquus internus abdominis. C

Hals und Rücken 101

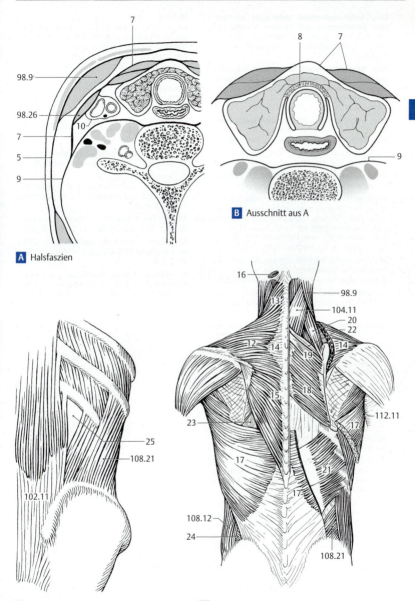

A Halsfaszien

B Ausschnitt aus A

C Trigonum lumbale superius

D Oberflächliche Rückenmuskulatur

Muskeln

1 **Mm. intertransversarii anteriores cervicis; Mm. intertransversarii anteriores colli.** Sie verbinden die Tubercula anteriora vertebrae cervicalis untereinander. I: Rami anteriores nn. spinales.

2 **Mm. intertransversarii posteriores laterales cervicis; Mm. intertransversarii posteriores lateralis colli.** Sie verbinden die Tuberculum posteriora der Querfortsätze von C II–C VII. I: Rami anteriores nn. spinales. S. 99 B

3 **Mm. intertransversarii laterales lumborum.** Sie bestehen aus zwei Anteilen und werden vom Rami anteriores nn. spinales innerviert.

4 *Partes dorsales.* Sie verbinden die Processus mamillares und Processus accessorii.

5 *Partes ventrales.* Sie verbinden die Processi costales untereinander. S. 105 A

6 **Fascia nuchae.** Fortsetzung des oberflächlichen Blattes der Fascia thoracolumbalis nach cranial. Sie bedeckt die Mm. splenius und semispinalis capitis. Lateral geht sie in die oberflächliche nach vorne in die tiefe Halsfascie über. Medial ist sie mit dem Lig. nuchae verbunden. C

7 MUSCULI DORSI PROPRII. Die eigentlichen (autochthonen] Rückenmuskeln. Sie werden von Rami posteriores der Spinalnerven innerviert.

8 Musculus erector spinae. Sammelbegriff für die Mm. iliocostalis; longissimus und spinalis. A

9 **Aponeurosis m. erectoris spinae.** Ursprung des Muskels. Eine Sehnenplatte, die mit der Fascia thoracolumbalis verschmolzen ist und an den Dornfortsätzen der Lumbalwirbel, der Dorsalfläche des Os sacrum und am dorsomedialen Teil der Crista iliaca entspringt. A

10 *Septum intermusculare.* Abzweigungen der Aponeurose zwischen die funktionell unterschiedlichen Muskelanteile.

11 **M. iliocostalis.** Er besteht aus nachfolgenden Abschnitten und ist für die Aufrichtung des Körpers und Seitwärtsneigung verantwortlich. I: Rr. posteriores C4–L3. B

12 *M. iliocostalis lumborum.* U: Os sacrum, Crista iliaca, Aponeurosis m. erectoris spinae. A: Angulus costae aller Rippen. Dabei können zwei Teile unterschieden werden.

13 *Pars lumbalis; Divisio lateralis m. erectoris spinae lumborum.* Der untere Teil des Muskels. Er setzt an den 6 caudalen Rippen an. A B

14 *Pars thoracica.* U: Angulus costae der unteren 6 Rippen. A: Angulus costae der oberen 6 Rippen. A B

15 *M. iliocostalis cervicis; M. iliocostalis colli.* U: Rippenwinkel der VI–III Rippe. A: Tuberculum posterius der Halswirbelquerfortsätze VI–IV. A B

16 **M. longissimus.** Er besteht aus 3 Teilen und ist für die Aufrichtung des Körpers verantwortlich. I: Rami posteriores C2–L5. B

17 *M. longissimus thoracis.* U: Os sacrum, Dornfortsätze der Lendenwirbel, Querfortsätze der unteren Brustwirbel. A: Medial an den Seitfortsätzen der Lenden- und Brustwirbel. Lateral an den Processus costales der Lendenwirbel, den Rippen und am tiefen Blatt der Fascia thoracolumbalis. A B

18 *Pars lumbalis; Divisio medialis m. erectoris spinae lumborum.* Unterer Anteil des M. longissimus thoracis. A

19 *M. longissimus cervicis; M. longissimus colli.* U: Brustwirbelquerfortsätze VI–I. A: Halswirbelquerfortsätze VII–II. A B

20 *M. longissimus capitis.* U: Querfortsätze von Th III–I und C VII–III. A: Processus mastoideus. A B

21 **M. spinalis.** Geradsystem über den Wirbeldornen. C V und Th IX bleiben frei. I: Rr. posteriores C II–Th X. A B

22 *M. spinalis thoracis.* U: Processus spinosi L III–Th X. A: Processus spinosi Th VIII–Th II. B

23 *M. spinalis cervicis; M. spinalis colli.* U: Processus spinosi Th II–C VI. A: Processus spinosi C IV–C II. B

24 *M. spinalis capitis.* Inkonstanter Anteil mit Muskelfasern von den Hals- und oberen Brustwirbeln. Setzen an der Protuberantia occipitalis externa an.

Rücken 103

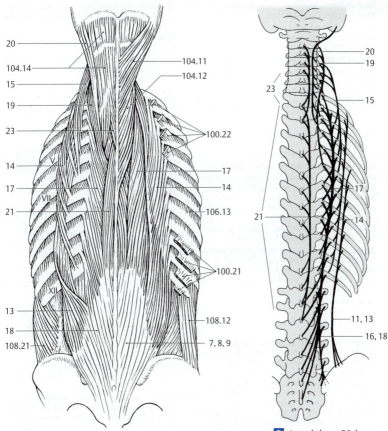

A Tiefere Rückenmuskulatur

B Autochthone Rückenmuskulatur im Schema

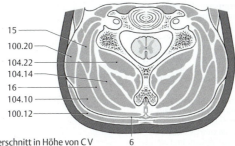

C Nackenquerschnitt in Höhe von C V

1 **Musculi interspinales.** Sie sind zwischen zwei benachbarten Dornfortsätzen ausgespannt. I: Rr. posteriores C 1–Th 3 und Th 11–L 5. A

2 **Mm. interspinales lumborum.** Sie sind besonders kräftig. A

3 **Mm. interspinales thoracis.** Fehlen häufig. A

4 **Mm. interspinales cervicis; Mm. interspinales colli.** Wegen der gegabelten Dornfortsätze sind sie doppelt angelegt. A, S. 99 B

5 **Musculi intertransversarii.** Sie verbinden benachbarte Querfortsätze. I: Rr. dorsales C 1–C 6; L 1–L 4.

6 **Mm. intertransversarii mediales lumborum.** Sie verbinden die Processus mamillares und die Processus accessorii benachbarter Wirbel. A

7 **Mm. intertransversarii thoracis.** Fehlen meist.

8 **Mm. intertransversarii posteriores mediales cervicis; Mm. intertransversarii posteriores mediales colli.** Sie verbinden die Tubercula posteriora der Querfortsätze benachbarter Wirbel. A

9 **Musculi spinotransversales.** Dieses Schrägsystem besteht nur aus dem M. splenius.

10 **M. splenius.** Er bedeckt und fixiert den oberen Teil des M. erector spinae. Er wirkt einseitig innerviert als Dreher zur gleichen Seite, doppelseitig innerviert als Strecker. I: Rr. posteriores C 1–C 7. A, S. 103 C

11 **M. splenius capitis.** Kopfteil des M. splenius. U: Dornfortsätze Th III–C IV. A: Laterale Linea nuchalis superior und Processus mastoideus. A S. 103 A

12 **M. splenius cervicis; M. splenius colli.** Halsteil des M. splenius. U: Dornfortsätze Th V–III. A: Tuberculum posterior proc. transversi C II–I. S. 103. A

13 **Musculi transversospinales.** Sammelbegriff der übereinander geschichteten Muskeln 18–29. Sie verlaufen von den Quer- zu den Dornfortsätzen höher gelegener Wirbel. Dabei überspringen sie Wirbel. Sie wirken beidseitig innerviert als Strecker, einseitig innerviert als Dreher. A B C

14 **M. semispinalis.** Oberflächliche Schicht des Systems. Fasern überspringen 5 Wirbel und mehr. Fehlt in der Lumbalregion. A C, S. 103 A

15 *M. semispinalis thoracis.* U: Querfortsätze von Th XII–VI. A: Dornfortsätze von Th III–C VI. I: Rr. posteriores Th 4–Th 6. A B

16 *M. semispinalis cervicis; M. semispinalis colli.* U: Querfortsätze von Th VI–II. A: Dornfortsätze von C VI–II. I: Rr. posteriores C 3–C 6. A B

17 *M. semispinalis capitis.* U: Querfortsätze von Th VI–CIII. A: Unterhalb der Linea nuchalis superior. I: Rr. posteriores C 1–C 5. A B

18 **Mm. multifidi.** Sie reichen vom Os sacrum bis C II mit transversospinalem Verlauf. Im Lumbalbereich kräftig ausgebildet. I: Rr. posteriores S 4–C 3. C

19 *M. multifidus lumborum.* U: Kreuzbein, Processus mamillares der Lendenwirbel. A: Processus spinosi L V–L I. A

20 *M. multifidus thoracis.* U: Processus transversi. A: Processus spinosi Th XII–Th I. A

21 *M. multifidus cervicis; M. multifidus colli.* U: Kaudale Gelenkfortsätze. A: Processus spinosi C VII–C II. A

22 **Mm. rotatores.** Tiefste Schicht des transversospinalen Systems. Kurzfaserige Verbindungen zwischen nächsthöherem oder übernächsten Wirbel, deshalb stärker drehend. Meist im Brustbereich. I: Rr. dorsales Th 11–Th 1 C, S. 103 C

23 *[Mm. rotatores lumborum].* U: Processus mammillares der Lendenwirbel. A: Dornfortsatzwurzeln der Lendenwirbel. Die kurzen Mm. rotatores fehlen. A

24 *Mm. rotatores thoracis.* U: Brustwirbelquerfortsätze. A: Dornfortsatzwurzeln. A B

25 *Mm. rotatores cervicis; Mm. rotatores colli.* U: Processus articulares inferiores der Halswirbel. A: Arcus oder Dornfortsatzwurzeln. B

26 **Fascia thoracolumbalis.** Hüllfascie des M. erector spinae. Sie bildet mit der Wirbelsäule ihren Dornfortsätzen und den Rippenflächen einen osteofibrösen Kanal für diesen Muskel. Sie besteht aus drei Blättern in die folgende Muskeln einstrahlen: M. transversus abdominis, Mm. serrati posteriores, M. latissimus dorsi, z. T. M. obliquus internus abdominis. D

27 **Lamina posterior; Lamina superficialis.** Das oberflächliche Blatt ist sacralwärts fest mit dem M. erector spinae verbunden. Nach oben geht es in die Fascia nuchae über. D

28 **Laminar media.** Das mittlere (bisher: tiefe) Blatt ist an den Spitzen der Processus costales befestigt. D

29 **Lamina anterior; Lamina profunda; Fascia musculi quadrati lumborum.** Das vordere Blatt überdeckt den M. quadratus lumborum und heftet sich lateral hinter dem M. psoas major an der Vorderfläche der Processus costales an. D

Rücken 105

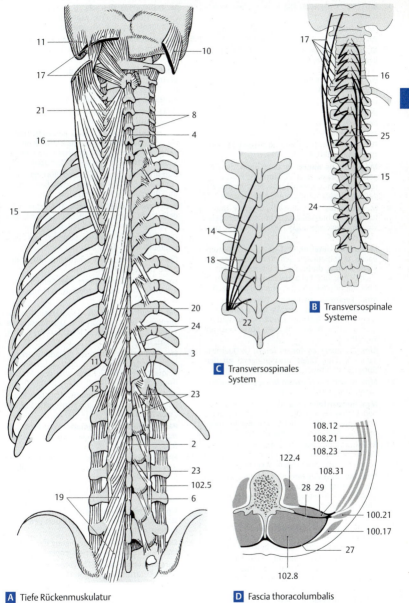

A Tiefe Rückenmuskulatur

C Transversospinales System

B Transversospinale Systeme

D Fascia thoracolumbalis

1 **MUSCULI THORACIS.** Die Muskeln der Brustwand.

2 **[M. sternalis].** Var. (4%). Er überkreuzt den M. pectoralis major parallel zum Sternum. A

3 **M. pectoralis major.** U: Schlüsselbein. Brustbein. 2.–7. Rippenknorpel u. Rectusscheide. A: Crista tuberculi majoris. Adduktion u. Einwärtsrollung des Armes. I: N. pectoralis medialis et lateralis. A

4 *Pars clavicularis.* Von der Clavicula entspringender Teil. A

5 *Pars sternocostalis.* Von Sternum u. Rippen entspringender Teil. A

6 *Pars abdominalis.* Von d. Rectusscheide entspringender Teil. A

7 **M. pectoralis minor.** Er liegt unter dem M. pectoralis major. U: 3.–5. Rippe. A: Proc. coracoideus. Dreht und senkt bzw. hebt die Rippen, das Schulterblatt. Hilfsatemmuskel. I: siehe 3. A

8 **M. subclavius.** U: 1. Rippenknorpel. A: Unterfläche des Schlüsselbeins. Schützt d. Sternoklavicularelenk gegen Zug nach außen. I: N. subclavius. A

9 **M. serratus anterior.** U: 1.–9. Rippe. A: Unterfläche des medialen Schulterblattrandes. Fixiert, senkt u. dreht das Schulterblatt, zieht es nach vorn u. hilft bei d. Hochhebung des Armes über die Horizontale. I: N. thoracicus long. A

10 **Mm. levatores costarum.** Unterstützen die Drehung der Wirbelsäule. Sie liegen hinten unter den langen Rückenmuskeln. U: Brustwirbelquerfortsätze. A: Rippen. I: Rr. posteriores nn. spinales. B

11 *Mm. levatores costarum longi.* U: Querfortsätze. A: Eine Rippe überspringend an den übernächsten tieferen Rippen. B

12 *Mm. levatores costarum breves.* U: Querfortsätze. A: Nächsttiefere Rippe. B

13 **Mm. intercostales externi.** Zwischen den Rippen laufen sie schräg von hinten oben nach vorn unten. Aktiv bei der Einatmung. Verspannung der Rippen. I: Nn. intercostales. A E F

14 **Membrana intercostalis externa.** Membranöse Fortsetzung der Mm. intercostales externi vorn zwischen den Rippenknorpeln. A

15 **Mm. intercostales interni.** Sie ziehen im Zwischenrippenraum vom Sternum bis Angulus costae von vorne oben nach hinten unten. Ausatmungsmuskeln; Verspannung der Rippen. I: Nn. Intercostales. E F

16 **Membrana intercostalis interna.** Membranöse Fortsetzung der Mm. intercostales interni. Zwischen Rippenwinkel und Wirbelkörper. E

17 **Mm. intercostales intimi.** Innen gelegene durch die Intercostalgefäße bedingte Abspaltung der Mm. intercostales interni. I: Nn. intercostales. F

18 **Mm. subcostales.** 1–2 Rippen überspringende Mm. intercostales interni. I: Nn. intercostales. E

19 **M. transversus thoracis.** U: Innenfläche des Corpus sterni und Proc. xiphoideus. A: Am 2.–6. Rippenknorpel. I: Nn. intercostales. C

20 **Facia pectoralis.** Sie bedeckt den M. pectoralis. Sie zieht zum M. deltoideus und zur Fascia axillaris.

21 **Fascia clavipectoralis.** Sie umhüllt die Mm. pectoralis minor und subclavius und strahlt in die Fascia axillaris ein. Sie trennt die Mm. pectoralis major und minor. A

22 **Facia thoracica.** Epimysium der Thoraxinnenmuskulatur.

23 **Fascia endothoracica; Fascia parietalis thoracis.** Verschiebeschicht aus lockerem Bindegewebe zwischen Pleura parietalis und Brustwand. Fortsetzung der tiefen Halsfascie.

24 *Diaphragma.* Zwerchfell. Kuppelförmige muskulös-sehnige Trennwand zwischen Brust- und Bauchhöhle. I: N. phrenicus. D

25 **Pars lumbalis diaphragmatis.** Von Lendenwirbelkörpern, Bandscheiben und Sehnenbögen entspringender Zwerchfellteil. D

26 *Crus dextrum.* Rechter Schenkel der Pars lumbalis. U: L I–III(IV). D

27 *Crus sinistrum.* Linker Schenkel der Pars lumbalis. U: L I–II(III). D

28 *Lig. arcuatum medianum.* Der Sehnenbogen umrandet den Hiatus aorticus. Aortenarkade. D

29 *Lig. arcuatum mediale.* Psoasarkade. Sehniger Bogen zwischen Körper u. Querfortsatz des 1. oder 2. Lendenwirbels. Durchlass für den M. psoas. D

30 *Lig. arcuatum laterale.* Quadratusarkade. Sehnenbogen zwischen 1. oder 2. Lendenwirbelquerfortsatz u. 12. Rippe über dem M. quadratus lumborum. D

31 **Pars costalis diaphragmatis.** Von den Knorpeln der 7.–12. Rippe entspringender Teil des Zwerchfells. C D

32 **Pars sternalis diaphragmatis.** Vom Processus xiphoideus entspringender Teil des Zwerchfells. C D

33 **Hiatus aorticus.** Durchlass für die Aorta und den Ductus thoracicus zw. rechtem u. linkem Schenkel der Pars lumbalis. D

34 **Hiatus oesophageus.** Durchlass für die Speiseröhre u. die Nn. vagi. D

35 **Lig. phrenicooesophagealis.** Perioesophageales lockeres Bindegewebe. Es fixiert den Oesophagus nicht am Zwerchfell.

36 **Centrum tendineum.** Vereinigung der Muskulatur in einer zentralen Sehnenplatte. D

37 **Foramen venae cavae.** Durchlass der Vena cava im Centrum tendineum. D

Brustwand 107

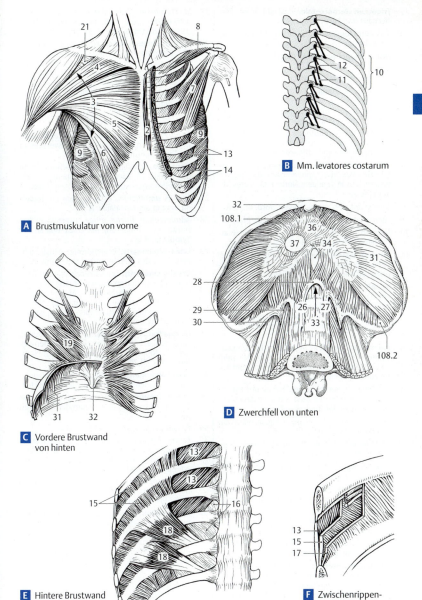

A Brustmuskulatur von vorne

B Mm. levatores costarum

C Vordere Brustwand von hinten

D Zwerchfell von unten

E Hintere Brustwand von vorne

F Zwischenrippenmuskulatur

1 **Trigonum sternocostale.** Muskellücke zw. Pars sternalis und Pars costalis. S. 107 D
2 **Trigonum lumbocostale.** Muskellücke zw. Pars lumbalis und Pars costalis. S. 107 D
3 **Fascia diaphragmatica.** Bauchseitige Bedeckung des Diaphragma.
4 *MUSCULI ABDOMINIS.* Bauchmuskeln.
5 **M. rectus abdominis.** U: 5.–7. Rippenknorpel, Proc. xiphoideus. A: Crista pubica u. Symphyse. Vorneigen des Rumpfes, Thoraxsenkung, Beckenhebung. I: Nn. thoracici VII–XII. A D
6 *Intersectiones tendineae.* 3–4 Zwischensehnen des Muskels. Sie sind mit der vorderen Rectusscheidewand verwachsen. A
7 *Vagina musculi recti abdominis.* Rectusscheide. Von den Aponeurosen der platten Bauchmuskeln gebildete Hülle d. M. rectus abdominis. A
8 *Lamina anterior.* Rectusscheide. Vord. Blatt. A
9 *Lamina posterior.* Rectusscheide. Hint. Blatt. A
10 *Linea arcuata.* Kaudales Ende des hinteren Blattes der Rectusscheide. A
11 **M. pyramidalis.** Er liegt zwischen gedoppelter vord. Rectusscheide. U: Crista pubica u. Symphyse. A: Linea alba. I: N. subcostalis. A
12 **M obliquus externus abdominis.** U: Außenfläche der 5.–12. Rippe. A: Crista iliaca, Lig. inguinale, Rectusscheide, Linea alba. Rumpfbeugung, Beckenhebung, Bauchpresse, Seitneigung, Rumpfdrehung der Gegenseite. I: Nn. intercostales V–XII. A C, S. 103 A
13 *Lig. inguinale; Arcus inguinalis.* Leistenband. Unteres Ende der Externusaponeurose. Es zieht von der Spina iliaca anterior superior zum Tuberculum pubicum. D C
14 *Lig. lacunare.* Am medialen Ansatz des Lig. inguinale bogenförmig nach unten auf das Os pubis zustrahlender Bindegewebszug. C
15 *Lig. pectineum.* Fortsetzung d. Lig. lacunare auf das Pecten ossis pubis. C
16 *Lig. reflexum.* Medialer Bodenanteil des Leistenkanals. Abspaltung des Lig. inguinale. C
17 **Anulus inguinalis superficialis.** Äußere Öffnung des Leistenkanals. A C
18 *Crus mediale.* Faserbündel der Externusaponeurose medial vom Anulus inguinalis superficialis. C
19 *Crus laterale.* Faserbündel der Externusaponeurose lat. vom Anulus inguin. superfic. C
20 *Fibrae intercrurales.* Bogenfasern zwischen Crus mediale u. Crus laterale. C
21 **M. obliquus internus abdominis.** U: Fascia thoracolumbalis, Crista iliaca, Spina iliaca anterior superior, Lig. inguinale. A: 10.–12. Rippe u. Rectusscheide. Rumpfbeugung, Beckenhebung, Bauchpresse, Seitbeugung, Rumpfdrehung der gleichen Seite. I: Nn. intercostales VIII–XII, N. iliohypogastricus u. N. ilioinguinalis. A, S. 103 A
22 *M. cremaster.* Meist Abspaltung des M. obliquus internus abdominis. Er umhüllt den Funiculus spermaticus u. hebt den Hoden. A
23 **M. transversus abdominis.** U: Innenfl. der 7.–12. Rippenknorpel, Fascia thoracolumbalis, Crista iliaca, Spina iliaca anterior superior, Lig. inguinale. A: Rectusscheide, Linea semilunaris. Nn. intercostales VII–XII, N. iliohypogastricus, N. ilioinguinalis, N. genitofemoralis. A
24 *Falx inguinalis; Tendo conjunctivus.* Von der Transversusaponeurose in das Lig. pectineum bogenförmig einstrahlende Fasern. A D
25 *Anulus inguinalis profundus.* Innerer Leistenring, am Übergang der Fascia transversalis in die Fascia spermatica interna. A D
26 **Linea alba.** Streifenförmige Verflechtungszone der li. und re. Bauchmuskelaponeurose zwischen Processus xiphoideus und Symphyse. A
27 *Anulus umbilicalis.* Faserring um die Nabelöffnung in der Linea alba. A
28 *Adminiculum lineae albae.* Dreieckige Verstärkung der Anheftung der Linea alba an der Symphyse. A D
29 **Linea semilunaris.** Bogenförmige Muskelsehnengrenze des M. transversus abdominis. A
30 **Canalis inguinalis.** Leistenkanal. Wände: Leistenband, Externusaponeurose, Fascia transversalis mit ihren Verstärkungen, M. obliquus internus u. transversus abdominis. Er enthält beim Mann den Funiculus spermaticus, bei der Frau das Lig. teres uteri. D
31 **M. quadratus lumborum.** U: Darmbeinkamm. A: 12. Rippe, Processus costales der Lendenwirbel I–IV. Rippensenkung, Seitneigung. I: N. intercostalis XII, Plexus lumbalis. B
32 **Fascia abdominis.** Bauchfascie. Sammelbegriff für alle Fascien und deren Anteile des Bauches.
33 **Fascia abdominis visceralis.** Eingeweidefascie. Sie liegt unter dem Peritoneum der Eingeweide.
34 *Fascia propria organi.* Organfascie.
35 **Fascia extraperitonealis.** Extraperitonealfascie. Bindegewebe ohne Beziehung zum Peritoneum; ausgebildet als eigenständige Struktur oder eine differenzierte Struktur umgebend.
36 *Lig. extraperitoneale.* Als Band geformter Teil der Fascia extraperitonealis, z. B. Lig. teres hepatis; Plica umbilicalis mediana.
37 **Fascia abdominis parietalis; Fascia endoabdominalis.** Der Begriff wird zweifach gebraucht: Als Bauchwandfascie, die den ganzen Bauchraum auskleidet; als Gattungsbegriff, der auch die Extraperitoneal- und Visceralfascien des Bauchraums und Beckens einschließt.

Bauchwand 109

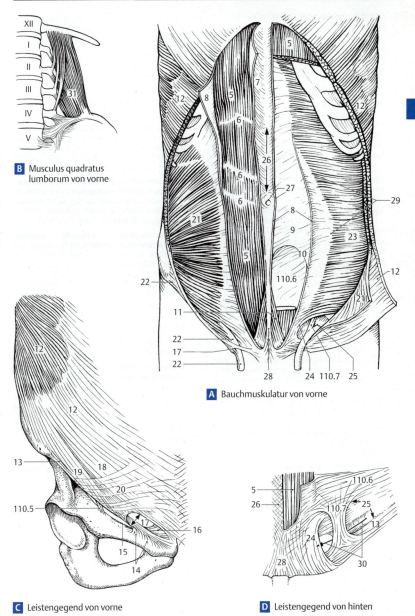

B Musculus quadratus lumborum von vorne

A Bauchmuskulatur von vorne

C Leistengegend von vorne

D Leistengegend von hinten

1. *Fascia propria organi.* Organfascie
2. *Fascia iliopsoas; Fascia iliaca.* Teil der Bauchwandfascie. Gemeinsame Muskelbinde der Mm. psoas major und iliacus. Ihre Schichtdicke nimmt nach caudal zu. D
3. *Pars psoatica.* Fascie für den Muskel ab Lig. arcuatum mediale. D
4. *Pars iliaca.* Fascienabschnitt ab dem Lig. inguinale
5. Arcus iliopectineus. Vom Leistenband zur Eminentia iliopubica abzweigender Teil der Fascia iliaca. Er trennt die Lacuna vasorum von der Lacuna musculorum. S. 109 C
6. *Fascia transversalis.* Innere Fascienbedeckung der platten Bauchmuskeln. D, S. 109 A D
7. *Lig. interfoveolare.* Cranio-caudaler Verstärkungsstreifen in der Fascie hinter dem Leistenkanal. S. 109 A D
8. *Tractus iliopubicus.* Verschmelzung von Fascia transversalis mit dem Leistenband. Teil der Hinterwand des Canalis inguinalis.
9. *Fascia umbilicalis.* Verdichtung der Fascia transversalis im Bereich des Nabels. D
10. *Fascia investiens abdominis.* Oberbegriff für das im Bauchraum und in der Bauchwand ausgebreitete Bindegewebe.
11. *Fascia investiens profunda.* Zusammenhängende bindegewebige Überkleidung der Muskulatur um die Peritonealhöhle. D
12. *Fasciae investientes intermediae.* Bindegewebsbekleidung der einzelnen Bauchmuskeln und ihrer Aponeurosen. D
13. *Fascia investiens superficialis [[Fascia abdominis superficialis]].* Äußere Bindegewebsbedeckung der Bauchmuskulatur und ihrer Aponeurosen. A D
14. Ligamentum suspensorium clitoridis. Fascien- und Aponeurosenanteil zur Fixierung des Corpus clitoridis an der Symphyse.
15. Ligamentum suspensorium penis. Fascien- und Aponeurosenanteil zur Fixierung des Penisschaftes an der Symphyse. A
16. **Textus connectivus laxus.** Lockeres Bindegewebe. Kann ohne größere Fetteinlagerung die Subcutis bilden; z. B. Augenlid, Penis, Scrotum, Labien.
17. **Tela subcutanea abdominis.** Subcutis der Bauchwand. A
18. *Stratum membranosum.* Bindegewebsanteil der Subcutis. Er verdichtet sich fascienwärts und ist caudal des Nabels in Züge geordnet, die über den M. rectus abdominis vorwiegend längsgerichtet sind und seitlich von lateral oben nach medial unten ziehen (Scarpa Fascie). Sie überbrücken die Leiste und setzen sich in die Fascia lata fort. A
19. *Lig. fundiforme clitoridis.* Band des Stratum membranosum. Es zieht mit reichlich elastischen Fasern zur Clitoris.
20. *Lig. fundiforme penis.* Das Band des Stratum membranosum enthält reichlich elastische Fasern und umschlingt die Peniswurzel. A
21. *Panniculus adiposus.* Der Fettanteil in der Subcutis der Bauchwand.
22. **MUSCULI MEMBRI SUPERIORIS.** Muskeln der oberen Gliedmaße.
23. **Compartimenta.** Geweberäume. Hier: Muskellogen, Muskelfächer, Muskelkammern
24. **Compartimentum brachii anterius; Compartimentum brachii flexorum.** Flexorenloge des Oberarms. Begrenzung: Septum intermusculare brachii mediale, Humerus, Septum intermusculare laterale, Fascia brachii. B
25. **Compartimentum brachii posterius; Compartimentum brachii extensorum.** Extensorenloge des Oberarms. Begrenzung: Septum intermusculare brachii mediale, Humerus, Septum intermusculare laterale, Fascia brachii. B
26. **Compartimentum antebrachii anterius; Compartimentum antebrachii flexorum.** Flexorenloge des Unterarms. Begrenzung: Ulna, Fascia antebrachii mit Gruppenfascie zum Radius, Membrana interossea. Sie wird durch ein Bindegewebsseptum mit dem N. medianus in zwei Teillogen getrennt. C
27. *Pars superficialis.* Sie enthält die oberflächlichen Flexoren, die vom Epicondylus medialis humeri entspringen.
28. *Pars profunda.* Ihre tiefen Flexoren entspringen an Radius, Membrana interossea und Ulna.
29. **Compartimentum antebrachii posterius; Compartimentum antebrachii extensorum.** Extensorenloge des Unterarms. Begrenzung: Ulna, Fascia antebrachii, mit Gruppenfascie zum Radius, Membrana interossea. Zu ihr kann eine laterale Teilloge gerechnet werden. C
30. *Pars lateralis; Pars radialis.* Ihre Muskeln entspringen oberhalb des Epicondylus lateralis humeri und haben ihren Ansatz nach palmar verschoben. Sie werden über Gruppenfascien am Radius fixiert und von der Fascia antebrachii bedeckt. Sie beugen im Ellenbogengelenk. C

Bauchwand und obere Gliedmaße 111

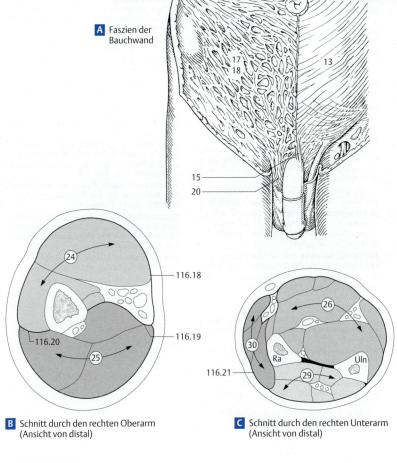

A Faszien der Bauchwand

B Schnitt durch den rechten Oberarm (Ansicht von distal)

C Schnitt durch den rechten Unterarm (Ansicht von distal)

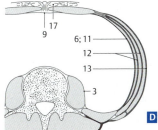

D Horizontalschnitt durch Abdomen in Höhe von L2

Muskeln

1 **Musculi.** Muskeln
2 **M. deltoideus.** Er besteht aus 3 Anteilen, die alle an der Tuberositas deltoidea ansetzen und gemeinsam den Arm bis ca. 90° abduzieren. I: N. axillaris. A B E F G
3 *Pars clavicularis.* U: Laterales 1/3 der Clavicula. Adduktion, Anteversion, Innenrotation aus unterschiedlicher Armstellung. A
4 *Pars acromialis.* U: Acromion. Anteversion, Retroversion. A B
5 *Pars spinalis.* U: Unterrand der Spina scapulae. Adduktion, Retroversion, Außenrotation aus unterschiedlicher Armstellung. A B
6 **M. supraspinatus.** U: Fossa supraspinata, Fascia supraspinata A: Tuberculum majus, Kapsel des Schultergelenks. Abduktion, Kapselspanner, geringe rotatorische Komponente. I: N. suprascapularis. A B E F G
7 *Fascia supraspinata.* Bedeckt den gleichnamigen Muskel und ist ihm Ursprungsfläche. A G
8 **M. infraspinatus.** U: Fossa infraspinata, Spina scapulae, Fascia infraspinata. A: Tuberculum majus. Außenrotation, Kapselverstärkung I: N. suprascapularis. A B F G
9 *Fascia infraspinata.* Bedeckt den gleichnamigen Muskel und ist ihm Ursprungsfläche. A G
10 **M. teres minor.** U: Margo lateralis scapulae. A: Tuberculum majus. Außenrotation. I: N. axillaris. A B F G
11 **M. teres major.** U: Nahe Angulus inferior scapulae A: Crista tuberculum minoris. Retroversion des Armes mit Adduktion und Innenrotation. I: N. thoracodorsalis. A B D E G
12 **M. subscapularis.** U: Fossa subscapularis A: Tuberculum minus, Innenrotation. I: N. subscapularis. C D
13 **M. biceps brachii.** Der zweiköpfige Muskel setzt an der Tuberositas radii an und strahlt mit seiner Aponeurosis bicipitalis ulnawärts in die Fascia antebrachii ein. Er beugt im Ellenbogengelenk und supiniert den Unterarm I: N. musculocutaneus. D
14 *Caput longum.* Langer Kopf. U: Tuberculum supraglenoidale. Abd. im Schultergelenk. A C D
15 *Caput breve.* Kurzer Kopf. U: Processus coracoideus. Adduktion im Schultergelenk. C D
16 *Aponeurosis musculi bicipitis brachii; Aponeurosis bicipitalis; Lacertus fibrosus.* Abspaltung der Bicepssehne, die in die Fascia antebrachii ulnawärts einstrahlt. Überträgt die Zugkraft auf die Ulna. D
17 **M. coracobrachialis.** U: Processus coracoideus. A: Vordere Humerusmitte, Haltemuskel. Er sichert den Gelenkflächenschluss im Schultergelenk. Anteversion. I: N. musculocutaneus. C D E
18 **M. brachialis.** U: Humerusvorderfläche unterhalb der Tuberositas deltoidea. A: Tuberositas ulnae. Beuger im Ellenbogengelenk. I: N. musculocutaneus. A D E F, S. 115 B
19 **M. triceps brachii.** Dreiköpfiger Oberarmmuskel mit gemeinsamem Ansatz am Olecranon und der Kapselhinterwand. Er streckt das Ellenbogengelenk. I: N. radialis. G
20 *Caput longum.* U: Tuberculum infraglenoidale. U: Tuberculum infraglenoidale. Im Schultergelenk Retroversion und Adduktion. Trennt die mediale von der lateralen Achsellücke. A B C D G
21 *Caput laterale.* U: Facies posterior humeri, lateral und proximal vom Sulcus nervi radialis. A F G
22 *Caput mediale; Caput profundum.* U: Facies posterior humeri, medial und distal vom Sulcus nervi radialis F G
23 **M. anconeus.** U: Dorsalfläche des Epicondylus lateralis humeri. A: Dorsalfläche der Ulna, proximales Viertel. Streckt das Ellenbogengelenk. I: N. radialis. G, S. 115 C D F
24 **M. articularis cubiti.** Fasern der Mm. triceps und brachialis, die zur Gelenkkapsel ziehen. Kapselspanner I: N. radialis
25 **M. pronator teres.** Der Muskel setzt an der Tuberositas pronatoria des Radius an. Er beugt im Ellenbogengelenk und wirkt dann als Pronator. I: N. medianus. D, S. 115. A D
26 *Caput humerale.* U: Epicondylus medialis humeri, Septum intermusculare mediale
27 *Caput ulnare.* U: Processus coronoideus D E

obere Gliedmaße 113

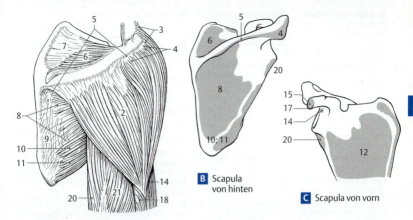

B Scapula von hinten

C Scapula von vorn

A Schultermuskulatur

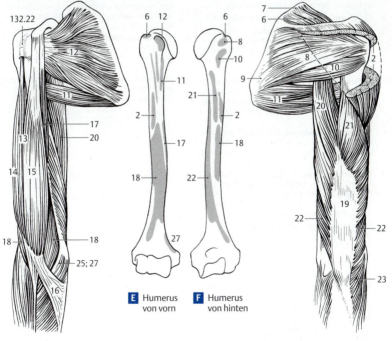

E Humerus von vorn

F Humerus von hinten

D Oberarm von vorn

G Oberarm von hinten

1. **M. flexor carpi radialis.** U: Epicondylus medialis humeri, Fascia antebrachii A: Basis des Os metacarpale II. Er beugt und proniert im Ellenbogengelenk. Flexion und Radialabduktion im Handgelenk. I: N. medianus. A
2. **M. palmaris longus.** U: Epicondylus medialis humeri. A: Palmaraponeurose. Er spannt die Aponeurose und beugt die Hand. I: N. medianus. A
3. **M. flexor carpi ulnaris.** Der Muskel setzt an am Os pisiforme, über das Lig. pisohamatum am Os hamatum und über das Lig. pisometacarpale am Os metacarpale V. Beugt und abduziert die Hand ulnawärts. A
4. *Caput humerale.* U: Epicondylus medialis humeri.
5. *Caput ulnare.* U: Olecranon, Margo posterior ulnae. F
6. **M. flexor digitorum superficialis.** Der Muskel setzt an Mittelglied des 2.–5. Fingers an. Beuger im Handgelenk und in den proximalen Fingergelenken. I: N. medianus. A
7. *Caput humeroulnare.* U: Epicondylus medialis humeri, Processus coronoideus ulnae. A E
8. *Caput radiale.* U: Facies anterior radii. A E
9. **M. flexor digitorum profundus.** U: Obere 2/3 der Ulnavorderfläche. A: Basen der Endphalangen der Finger 2–5. Er beugt in den Hand- und Fingergelenken. I: N. medianus und ulnaris. B E F
10. **M. flexor pollicis longus.** U: Vorderfläche des Radius, distal der Tuberositas radii. A: Basis der Daumenendphalanx. Er beugt Hand und Daumenglieder. Radialabduktion. I: N. medianus. B E
11. **M. pronator quadratus.** U: Distales Viertel der Facies anterior ulnae. A: Distales Viertel der Facies anterior radii. Er proniert den Unterarm I: N. medianus. A B E
12. **M. brachioradialis.** U: Crista supracondylaris lateralis humeri, Septum intermusculare laterale. A: Processus styloideus radii. Er beugt den Unterarm aus der Mittelstellung zwischen Pro- und Supination. I: N. radialis. A C E
13. **M. extensor carpi radialis longus.** U: Crista supracondylaris lateralis humeri, Septum intermusculare laterale. A: Basis des Os metacarpale II. Beuger im Ellenbogengelenk. Dorsalflexion und Radialabduktion im Handgelenk. I: N. radialis. A C
14. **M. extensor carpi radialis brevis.** U: Epicondylus lat. humeri, Lig. anulare radii. A: Basis des Os metacarpale III. Dorsalflexion der Hand. C
15. **M. extensor digitorum.** U: Epicondylus lateralis humeri, Ligg. collaterale radiale, Lig. anulare radii, Fascia antebrachii. A: Dorsalaponeurosen des 2.–5. Fingers. Dorsalflexion im Handgelenk, Fingerstreckung. I: N. radialis. C
16. *Connexus intertendinei.* Sehnige Verbindungen zwischen den Fingerstrecksehnen. C
17. **M. extensor digiti minimi.** U: Wie der M. extensor digitorum. A: Dorsalaponeurose des 5. Fingers. Er streckt den 5. Finger. C
18. **M. extensor carpi ulnaris.** Ansatz an der Basis des Os metacarpale V. Abduktor I: N. radialis. C D F
19. *Caput humerale.* U: Epicondylus lateralis humeri, Lig. collaterale radiale.
20. *Caput ulnare.* U: Facies posterior ulnae.
21. **M. supinator.** U: Epicondylus lateralis humeri, Ligg. collaterale und anulare radii, Crista musculi supinatoris. A: Facies anterior radii. Supinator I: N. radialis. B D E F
22. **M. abductor pollicis longus.** U: Rückseite von Radius, Ulna und Membrana interossea. A: Basis des Os metacarpale I. Radialabduktion und Dorsalflexion im Daumengrundgelenk. I: N. radialis. C D F
23. **M. extensor pollicis brevis.** U: Facies posterior radii, Membrana interossea. A: Basis der Daumengrundphalanx. Abduktion und Streckung im Daumengrundgelenk. I: N. radialis. C D F
24. **M. extensor pollicis longus.** U: Ulnarückfläche und Membrana interossea. A: Endphalanx des Daumens. Adduziert und streckt den Daumen. I: N. radialis. C D F
25. **M. extensor indicis.** U: Ulnarückfläche. A: Dorsalaponeurose des Zeigefingers. Streckt den Zeigefinger, Dorsalflexion der Hand. I: N. radialis. D F
26. **M. palmaris brevis.** U: Ulnaseite der Palmaraponeurose. A: Haut des Kleinfingerballens. I: N. ulnaris. A

obere Gliedmaße 115

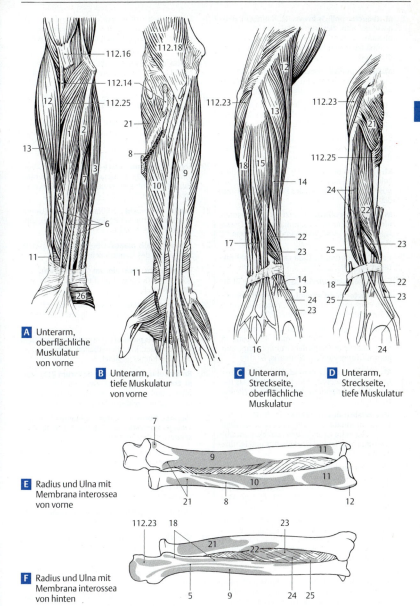

A Unterarm, oberflächliche Muskulatur von vorne

B Unterarm, tiefe Muskulatur von vorne

C Unterarm, Streckseite, oberflächliche Muskulatur

D Unterarm, Streckseite, tiefe Muskulatur

E Radius und Ulna mit Membrana interossea von vorne

F Radius und Ulna mit Membrana interossea von hinten

1 **M. abductor pollicis brevis.** U: Kahnbein, Retinaculum mm. flexorum. A: Daumen, Grundphalanx, radiales Sesambein, Dorsalaponeurose. Abduziert und beugt den Daumen. I: N. medianus. B

2 **M. flexor pollicis brevis.** Ansatz wie M. abductor pollicis brevis. Im Daumengrundgelenk wird gebeugt, add- und abduziert, opponiert. B

3 *Caput superficiale.* U: Retinaculum mm. flexorum. Er liegt über der Sehne des M. flexor pollicis longus. I: N. medianus. B

4 *Caput profundum.* U: Ossa trapezium, trapezoideum, capitatum. Er liegt unter der Sehne des M. flexor pollicis longus. I: N. ulnaris. B

5 **M. opponens pollicis.** U: Os trapezium, Retinaculum mm. flexorum. A: Os metacarpale I. Opposition und Adduktion des Daumens. I: N. medianus. B

6 **M. adductor pollicis.** Er setzt an am Daumen, ulnares Sesambein, Grundphalanx und Dorsalaponeurose. Adduktion und Opposition. I: N. ulnaris. B

7 *Caput obliquum.* U: Ossa capitatum und metacarpale II. B

8 *Caput transversum.* U: Os metacarpale III. B

9 **M. abductor digiti minimi.** U: Os pisiforme, Retinaculum mm. flexorum. A: Grundphalanx des 5. Fingers. Abduktor. I: N. ulnaris. B

10 **M. flexor digiti minimi brevis.** U: Hamulus ossis hamati, Retinaculum mm. flexorum. A: Palmarfläche der Basis der Grundphalanx. Beuger im Grundgelenk. I: N. ulnaris. B

11 **M. opponeus digiti minimi.** U: Hamulus ossis hamati, Retinaculum mm. flexorum. A: Os metacarpale V. Opponiert den 5. Finger. I: N. ulnaris. B

12 **Mm. lumbricales.** U: Sehnen des M. flexor digitorum profundus. A: Dorsalaponeurose digiti II–V. Beugen im Grundgelenk, strecken im Mittel- und Endgelenk. I: N. medianus und N. ulnaris. B C

13 **Mm. interossei dorsales.** U: Doppelköpfig von den Ossa metacarpalia. A: Dorsalaponeurose der proximalen Phalangen. Beugen im Grundgelenk, strecken im Mittel- und Endgelenk. I: N. ulnaris. C D E

14 **Mm. interossei palmares.** U: Mittelhandknochen II, IV, V. A: Basen und Dorsalaponeurosen derselben Grundphalangen. Adduktion in Richtung Mittelfinger. Beugen im Grundgelenk, strecken im Mittel- und Endgelenk. I: N. ulnaris. B D

15 **Fascia axillaris.** Im mittleren Areal perforierte Bindegewebsplatte über dem axillaren Fettkörper. Sie begrenzt die Achselhöhle nach lateral und caudal und setzt sich in die Arm-, Brust- und Rückenfascie fort. Sie ist in der Tiefe mit der Fascia clavipectoralis verbunden. F

16 *Lig. suspensorium axillae.* Verbindung zwischen Fascia axillaris und Fascia clavipectoralis unter dem lateralen Rand des M. pectoralis major. F

17 **Fascia deltoidea.** Umgibt den gleichnamigen Muskel und bildet Septen zwischen Muskelbündeln.

18 **Fascia brachii.** Hüllfascie am Oberarm für Beuger und Strecker. S. 111 B

19 **Septum intermusculare brachii mediale.** Verbindung zwischen Fascia brachii und medialer Humeruskante; gleichzeitig sehnige Muskelursprungsplatte. S. 111 B

20 **Septum intermusculare brachii laterale.** Verbindung zwischen Fascia brachii und lateraler Humeruskante; gleichzeitig sehnige Muskelursprungsplatte. S. 111 B

21 **Fascia antebrachii.** Hüllfascie für die Unterarmmuskulatur. Sie ist dorsal fest mit der Ulna verbunden. A, S. 111 C

22 **Fascia dorsalis manus.** Oberflächliche Fascienbedeckung des Handrückens. E

23 **Retinaculum musculorum extensorum.** Abschnitt der dorsalen Handfascie über den Sehnenfächern. E

24 **Lig. metacarpale transversum superficiale.** Querzüge der palmaren Handfascie in Höhe der Mittelhandköpfchen. A

25 **Aponeurosis palmaris.** Flächensehne zwischen Daumen- und Kleinfingerballen, z. Teil vom M. palmaris longus gebildet. A

26 **Retinaculum musculorum flexorum [[Lig. carpi transversum]].** Band zwischen Os scaphoideum und Os trapezium; Os triquetrum und Os hamatum. Bildung des Canalis carpi. B

27 *Vaginae fibrosae digitorum manus.* Bindegewebige synoviale Sehnentunnel f. d. Beugersehnen an den Fingern. B

28 *Pars anularis vaginae fibrosae.* Sehr derbe Ringfasern der Vaginae fibrosae zwischen den Gelenken. B

29 *Pars cruciformis vaginae fibrosae.* Gekreuzte Verstärkungsfasern auf den Gelenken. B

30 *Vaginae synoviales digitorum manus.* Sehnenscheiden der Fingerbeuger.

31 *Vincula tendinum.* Gefäßführende Faserzüge zwischen innerem und äußerem Blatt des Stratum synoviale. C

32 *Vinculum longum.* Längerer Faserzug in Höhe der Grundphalanx. C

33 *Vinculum breve.* Kürzerer Faserzug nahe den Ansätzen der Sehnen. C

34 **Chiasma tendinum.** Sehnenkreuzung der Mm. flexor digitorum superficialis und profundus. C

obere Gliedmaße 117

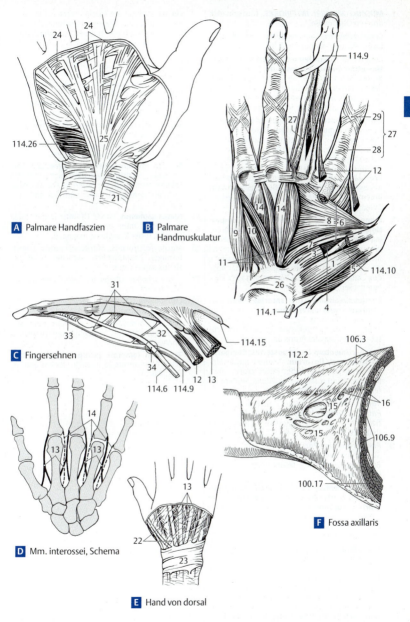

A Palmare Handfaszien
B Palmare Handmuskulatur
C Fingersehnen
D Mm. interossei, Schema
E Hand von dorsal
F Fossa axillaris

1 *MUSCULI MEMBRI INFERIORES.* Muskeln der unteren Gliedmaße.

2 **Compartimenta.** Geweberäume. Hier: Muskellogen, -fächer, -kammern. A B

3 **Compartimentum femoris anterior; Compartimentum femoris extensorum.** Extensorenloge des Oberschenkels. Sie liegt vor und seitlich des Os femoris. Begrenzung: Fascia lata, Septum intermusculare femoris laterale, Femur, Septum intermusculare femoris mediale. A

4 **Compartimentum femoris posterior; Compartimentum femoris flexorum.** Flexorenloge des Oberschenkels. Sie liegt dorsalwärts hinter dem Septum intermusculare femoris laterale; außen begrenzt von der Fascia lata, dorsomedial von der Adduktorenloge. Sie hat nach oben über das Foramen ischiadicum majus zum Bindegewebsraum des kleinen Beckens und nach unten zum Kniekehlenbindegewebe Verbindung. A

5 **Compartimentum femoris mediale; Compartimentum femoris adductorum.** Adduktorenloge des Oberschenkels. Sie liegt dorsomedial hinter dem Septum intermusculare femoris mediale; außen begrenzt von der Fascia lata, dorsolateral von der Flexorenloge. Sie hat über den Canalis obturatorius Verbindung zum kleinen Becken. A

6 **Compartimentum cruris anterius; Compartimentum cruris extensorum.** Extensorenloge des Unterschenkels. Begrenzung: Fascia cruris, Tibia, Membrana interossea cruris, Fibula, Septum intermusculare cruris anterius. B

7 **Compartimentum cruris posterius; Compartimentum cruris flexorum.** Flexorenloge des Unterschenkels. Begrenzung: Fascia cruris, Tibia, Membrana interossea cruris, Fibula, Septum intermusculare cruris posterius. B

8 *Pars superficialis; Pars gastrocnemialis; Pars tricipitalis.* Wadenmuskeln. Die oberflächlich gelegenen Flexoren Mm. gastrocnemii und M. soleus.

9 *Pars profunda; Pars solealis.* Tiefe Flexoren. Sie werden von den oberflächlichen durch eine Bindegewebsschicht getrennt [[Tiefes Blatt der Fascia cruris]].

10 **Compartimentum cruris laterale; Compartimentum cruris fibularium; Compartimentum cruris peronaeorum.** Peronaeusloge. Begrenzung: Fascia cruris, Septum intermusculare cruris anterius, Fibula, Septum intermusculare cruris posterius. B

11 **Fascia lata.** Oberschenkelfascie. Sie umhüllt die Oberschenkelmuskulatur. Vorne ist sie am Darmbeinkamm und am Leistenband befestigt. Medial des M. sartorius unterhalb des Lig. inguinale [[Fossa iliopectinea]] teilt sich die Fascie. Sie bildet c-förmig den lateralen Rand des Hiatus saphenus und überdeckt siebartig durchlöchert die Vasa femoralia. In der Tiefe liegt sie hinter den Gefäßen. Beide Blätter vereinigen sich mit der Fascia pectinea. Lateral ist die Fascie sehnig-bindegewebig verstärkt. Nach hinten oben geht sie in die Fascia glutaea über. Distal setzt sie sich in die Fascia cruris fort. A B C

12 *Tractus iliotibialis (Maissiati).* Vertikaler lateraler Verstärkungszug der Fascia lata vom vorderen Abschnitt der Crista iliaca zum Condylus lateralis tibiae, in den der M. tensor fasciae latae und der M. glutaeus maximus einstrahlen. A C

13 **Septum intermusculare femoris laterale.** Derbes Bindegewebsblatt der Fascia lata an das Labium laterale lineae asperae zwischen M. biceps femoris und M. vastus lateralis. A

14 **Septum intermusculare femoris mediale.** Derbes Bindegewebsblatt von der Fascia lata an das Labium mediale lineae asperae zw. M. vastus medialis, dem M. sartorius und den Adduktoren. A

15 **Hiatus saphenus.** Große Öffnung in der Fascia lata dicht unter dem Leistenband für den Durchtritt der V. saphena magna. E

16 *Margo falciformis; Margo arcuatus.* Bogenförmiger, hauptsächlich seitlicher Rand des Hiatus saphenus. E

17 *Cornu superius.* Oberer bogenförmiger Teil des Margo falciformis. E

18 *Cornu inferius.* Unterer, bogenförmiger Teil des Margo falciformis. E

19 *Fascia cribrosa.* Lockere, durchbrochene Bindegewebsplatte als Verschluss des Hiatus saphenus. E

20 **Trigonum femorale (Scarpae).** Dreieck zwischen M. sartorius, M. adductor longus und Lig. inguinale. D

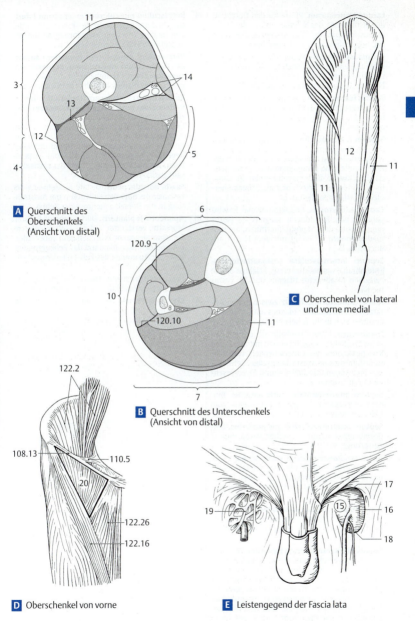

A Querschnitt des Oberschenkels (Ansicht von distal)

B Querschnitt des Unterschenkels (Ansicht von distal)

C Oberschenkel von lateral und vorne medial

D Oberschenkel von vorne

E Leistengegend der Fascia lata

1 **Lacuna musculorum.** Pforte für den Durchtritt des M. iliopsoas, des N. femoralis und des N. cutaneus femoris lateralis zwischen Beckenrand, Lig. inguinale und Arcus iliopectineus. E

2 **Lacuna vasorum.** Lücke zwischen Os pubis, Lig. inguinale und Arcus iliopectineus für den Durchtritt der Vasa femoralia, des Ramus femoralis des N. genitofemoralis und Lymphgefäße. E F

3 **Anulus femoralis.** Eingang in den Canalis femoralis, begrenzt von der Vena femoralis, dem Lig. inguinale, dem Lig. lacunare und dem Lig. pectineum. F

4 **Septum femorale.** Bindegewebiger Verschluss des Anulus femoralis aus Fasern der Fascia transversalis und der Fascia iliaca. Hier liegt der Rosenmüllersche Lymphknoten. Schwachstelle der Bauchwand. Bildung von Hernien im Canalis femoralis. Sie erscheinen als Schenkelhernien im Hiatus saphenus. E

5 **Canalis adductorius.** Adduktorenkanal. Er wird gebildet von M. adductor magnus, M. vastus medialis und dem Septum intermusculare vastoadductorium. Er endet mit dem Hiatus adductorius. D

6 **Septum intermusculare vastoadductorium.** [[Membrana vastoadductoria]]. Flächige Sehne zwischen M. adductor magnus und M. vastus medialis. D

7 **Hiatus adductorius.** Schlitz zwischen den Ansätzen des M. adductor magnus am Os femoris. Er öffnet sich in die Kniekehle. D, S. 123 B

8 **Fascia cruris.** Unterschenkelfaszie, die teilweise als Muskelursprung dient und mit den freien Knochenkanten des Unterschenkels verwachsen ist. In sie sind Verstärkungszüge, Retinacula, eingewoben, die Beuger- und Streckersehnen lokal fixieren. A

9 **Septum intermusculare cruris anterius.** Bindegewebsseptum zwischen Peronaeus- und Extensorenloge. S. 119 B

10 **Septum intermusculare cruris posterius.** Bindegewebiges Septum zwischen Peronaeus- u. Beugerloge. S. 119 B

11 **Arcus tendineus musculi solei.** Sehnenbogen zwischen Tibia und Fibula über der Membrana interossea. Teilursprung des M. soleus. Durchlaß des N. tibialis und der A. und V. tibialis posterior. S. 125 B

12 **Retinaculum musculorum extensorum superius.** Etwa zweifingerbreite, quere Verstärkung der Fascia cruris als Halterung für die Streckersehnen. A B

13 **Retinaculum musculorum flexorum.** Über den langen Beugersehnen gelegenes vom Malleolus medialis an den Calcaneus ziehendes geschichtetes Band. Sein oberflächlicher Fascienteil hüllt N. tibialis und A. und V. tibialis posterior ein. Sein tiefer Anteil bildet einen osteofibrösen Kanal mit Fächern für die Mm. flexor tibialis posterior, flexor digitorum longus und flexor hallucis longus. B

14 **Retinaculum musculorum extensorum inferius.** Verstärkungszüge in der Fascia cruris, die von beiden Knöcheln kreuzförmig an die gegenseitigen Fußränder ziehen. A B

15 **Retinaculum musculorum fibularium superius; Retinaculum musculorum peronaeorum superius.** Oberes Halteband für die Mm. peronaei vom Malleolus lateralis zum Calcaneus. A

16 **Retinaculum musculorum fibularium inferius; Retinaculum musculorum peronaeorum inferius.** Unteres Halteband für die Mm. peronaei. Es zieht vom Retinaculum extensorum an die Calcaneusaußenfläche. Ein Faserzug geht an die Trochlea peronaealis und trennt den oben liegenden M. peronaeus brevis vom M. peronaeus longus. Verstärkungsband der Fascia dorsalis pedis. A

17 **Fascia dorsalis pedis.** Distale Ausdehnung der Fascia cruris über den Fußrücken mit Ausstrahlung in die Dorsalaponeurose der Zehen. A B

18 **Aponeurosis plantaris.** Derbe, sehnige Fußsohlenplatte, verstärkter Teil der Fußsohlenfascie. Sie ist ausgespannt zwischen dem Tuber calcanei und den Ligg. plantaria der Zehengrundgelenke. Verspannung des Fußsohlenlängsgewölbes. C

19 *Fasciculi transversi.* Quere Verbindungszüge der distalen Zipfel der Plantaraponeurose. C

20 **Lig. metatarsale transversum superficiale.** Sammelbegriff querer Verbindungszüge peripher der Fasciculi transversi. C

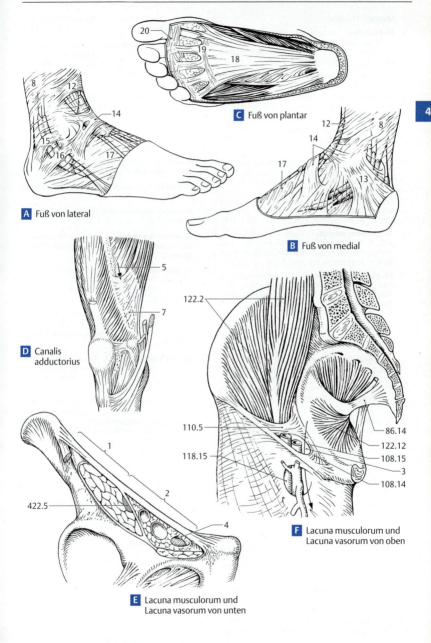

C Fuß von plantar

A Fuß von lateral

B Fuß von medial

D Canalis adductorius

E Lacuna musculorum und Lacuna vasorum von unten

F Lacuna musculorum und Lacuna vasorum von oben

122 Muskeln

1 **Musculi.** Muskeln

2 **M. iliopsoas.** Zusammengesetzt aus dem M. psoas major und dem M. iliacus. A: Trochanter minor. Wichtigster Vorheber des Beines, Rumpfbeuger, Außenrotator. B C D

3 *M. iliacus.* U: Fossa iliaca, Hüftgelenkkapsel. I: N. femoralis, Plexus lumbalis. C

4 *M. psoas major.* U: Seitenflächen der Wirbelkörper Th XII, LI-IV, Processus costales LI-V I: Plexus lumbalis. C

5 [M. psoas minor.] U: Körper des 12. Brust- und 1. Lendenw. A: Fascia iliaca. I: Plexus lumbalis. C

6 **M. glutaeus maximus.** U: Os ilium hinter Linea glutaea posterior, Os sacrum, Os coccygis, Fascia thoracolumbalis, Lig. sacrotuberale. A: Fascia lata, Tractus iliotibialis, Tuberositas glutaea, Septum intermusculare femoris laterale, Linea aspera. Strecker und Außenrotator, Ab- und Adductor im Hüftgelenk. I: N. glutaeus inf. A D E

7 **M. glutaeus medius.** U: Außenfläche des Os ilium. A: Trochanter major. Abduktor, Ein- und Auswärtsroller, Beuger und Strecker im Hüftgelenk. I: N. glutaeus superior. A D E

8 **M. glutaeus minimus.** U: Os ilium zwischen Linea glutaea ant. und inf. A: Trochanter major. Abduktor, Innen- u. Außenroller, Beuger u. Strecker im Hüftgelenk. I: N. glutaeus superior. A D E

9 **Aponeurosis glutaea.** Tiefe, flächige Ursprungssehne des M. glutaeus maximus auf dem M. glutaeus medius. A

10 **M. tensor fasciae latae.** U: Neben der Spina iliaca anterior superior. A: Über den Tractus iliotibialis zum Condylus lateralis tibiae. Spannt die Fascia lata, Beuger, Abduktor, Innenrotator, Streckung im Kniegelenk. I: N. glutaeus superior. C E

11 **M. piriformis.** U: Kreuzbeinvorderfläche A: Trochanter major, Innenseite der Spitze, Abduktor, Strecker u. Außenroller i. Hüftgelenk Plexus sacralis. A D

12 **M. obturatorius internus.** U: Innenfläche der Membrana obturatoria u. Umgebung. A: Fossa trochanterica. Außenroller, Ab- u. Adduktor. I: Plexus sacralis. A D

13 **M. gemellus superior.** U: Spina ischiadica. A: Sehne des M. obturatorius int. und Fossa trochanterica. Außenroller, Ad- u. Abduktor. I: Plexus sacralis. A D E

14 **M. gemellus inferior.** U: Tuber ischiadicum. A: Sehne des M. obturatorius internus, Fossa trochanterica. Außenroller, Ad- u. Abduktor. Plexus sacralis. A D E

15 **M. quadratus femoris.** U: Tuber ischiadicum. A: Crista intertrochanterica. Außenroller u. Adduktor. I: Plexus sacralis. A D E

16 **M. sartorius.** U: Spina iliaca anterior superior. A: Medial der Tuberositas tibiae. Beuger, Abduktor, Außenroller im Hüftgelenk, Beuger und Innenroller im Kniegelenk. I: N. femoralis. B C E

17 **M. quadriceps femoris.** Die aus den nachfolgenden vier Muskeln zusammengesetzte Muskelgruppe. Die Sehne zieht zur Patella und dann als Lig. patellae zur Tuberositas tibiae. Strecker im Kniegelenk. I: N. femoralis.

18 *M. rectus femoris.* Zweiköpfiger Muskel. Beugt auch im Hüftgelenk. Beteiligt am Retinaculum patellae laterale und mediale. B C E

19 *Caput rectum.* U: Spina iliaca anterior inferior.

20 *Caput reflexum.* U: Sulcus supraacetabularis.

21 *M. vastus lateralis.* U: Trochanter major, Labium laterale lineae asperae. A B C D

22 *M. vastus intermedius.* U: Vorderfläche des Femur. B D

23 *M. vastus medialis.* U: Labium mediale lineae asperae. C D

24 **M. articularis genus.** U: Distal des M. vastus intermedius. A: Kapsel des Kniegelenks. Kapselspanner. I: N. femoralis. D

25 **M. pectineus.** U: Pecten ossis pubis. A: Linea pectinea, Linea aspera. Beugt, adduziert u. rollt im Hüftgelenk einwärts. I: N. femoralis und N. obturatorius. B C D E

26 **M. adductor longus.** U: Neben d. Symphyse. A: Labium mediale lineae asperae. Adduktor, Außenrotator und Beuger im Hüftgelenk. I: N. obturatorius. B C D E

27 **M. adductor brevis.** U: Ramus inferior ossis pubis. A: Labium mediale lineae asperae. Adduktor, Beuger, Strecker und Außenroller im Hüftgel. I: N. obturatorius B D E

28 **M. adductor magnus.** U: Ramus inferior ossis pubis, Ramus ossis ischii. A: Labium mediale lineae asperae und mit langer Sehne am Epicondylus medialis. Adduziert, rotiert nach außen und streckt im Hüftgelenk. I: N. obturatorius, N. tibialis. A B C D E

29 **M. adductor minimus.** Oberer Teil des M. adductor magnus. Sein Ursprung liegt weiter vorn am Becken. A

30 **M. gracilis.** U: Ramus inferior ossis pubis. A: Mediale Tibiafläche. Adduktor, Beuger und Strecker im Hüftgelenk. Beuger und Innenroller im Kniegelenk. I: N. obturatorius. A B C E

31 [[Pes anserinus]] Dachziegelförmige Übereinanderschichtung der verbreiterten Endsehnen von M. sartorius, M. semitendinosus und M. gracilis. B

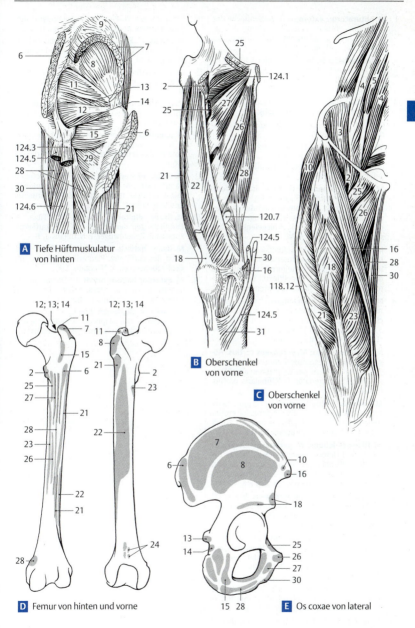

untere Gliedmaße 123

A Tiefe Hüftmuskulatur von hinten

B Oberschenkel von vorne

C Oberschenkel von vorne

D Femur von hinten und vorne

E Os coxae von lateral

Muskeln

1. **M. obturatorius externus.** U: Außenfläche der Membrana obturatoria und Umgebung. A: Fossa trochanterica. Außenroller und Adduktor im Hüftgelenk. I: N. obturatorius. A
2. **M. biceps femoris.** Mit zwei Köpfen von Becken und Femur entspringender Muskel. A: Am Caput fibulae. Beuger im Kniegelenk, Außenrotator. A B E F
3. *Caput longum.* U: Tuber ischiadicum. Streckung, im Hüftgelenk. I: N. tibialis. A B
4. *Caput breve.* U: Labium laterale lineae asperae. I: N. fibularis. A B
5. **M. semitendinosus.** U: Tuber ischiadicum. A: Mediale Tibiafläche [[Pes anserinus]]. Strecker im Hüftgelenk. Beuger u. Innenroller im Kniegel. I: N. tibialis. A D E
6. **M. semimembranosus.** U: Tuber ischiadicum. A: Condylus medialis tibiae und Lig. popliteum obliquum. Er ist z. T. vom Semitendinosus bedeckt. Strecker im Hüftgelenk. Beuger und Innenroller im Kniegelenk. Kniegelenkskapselspanner. I: N. tibialis. A B F
7. **M. tibialis anterior.** U: Seitenfläche der Tibia, Membrana interossea, Unterschenkelfaszie. A: Innenseiten des Os cuneiforme mediale und des Os metatarsale I. Dorsalflektor und Supinator des Fußes. I: N. fibularis profundus. D E
8. **M. extensor digitorum longus.** U: Condylus lateralis tibiae, Membrana interossea, Fibula, Fascia cruris. A: Dorsalaponeurose der Zehen 2.–5. Dorsalflektor und Pronator d. Fußes. Zehenstrecker. I: N. fibularis profundus. D E
9. **M. fibularis tertius; M. peronaeus tertius.** Abspaltung des M. extensor digitorum longus mit Ansatz an der Basis des Os metatarsale V. Dorsalflektor und Pronator. I: N. fibularis profundus. D
10. **M. extensor hallucis longus.** U: Membrana interossea und Fibula. A: Endphalanx der großen Zehe. Dorsalflektor des Fußes und der Großzehe. I: N. fibularis profundus. DE
11. **M. fibularis longus; M. peronaeus longus.** U: Fibula und Unterschenkelfaszie. A: Schräg unter der Fußsohle am Os cuneiforme mediale und Os metatarsale I. Pronator und Plantarflektor. I: N. fibularis superficialis. C D E F
12. **M. fibularis brevis; M. peronaeus brevis.** U: Distale 2/3 der Fibula. A: Tuberositas ossis metatarsale V. Pronator u. Plantarflektor. I: N. fibularis superficialis. C D E F
13. **M. triceps surae.** Die aus dem M. gastrocnemius und dem M. soleus bestehende Muskelgruppe, welche die Achillessehne bildet. Sie inseriert am Tuber calcanei. I: N. tibialis.
14. **M. gastrocnemius.** Der aus den beiden folgenden Köpfen gebildete oberflächliche Wadenmuskel. Beuger im Kniegelenk, Plantarflektor und Supinator im Fußgelenk. A B C D
15. *Caput laterale.* U: Proximal vom Condylus lateralis femoris. A: Achillessehne. A B C
16. *Caput mediale.* U: Proximal vom Condylus medialis femoris. A: Achillessehne. A B C D
17. *M. soleus.* U: Fibulakopf, hinteres oberes Drittel Facies posterior tibiae. A: Achillessehne. Plantarflektor und Supinator. B F
18. *Tendo calcaneus (Achillis).* Die am Tuber calcanei ansetzende Sehne des M. triceps surae. BC
19. **M. plantaris.** U: Über dem Condylus lateralis femoris. A: Achillessehne od. Tuber calcanei. I: N. tibialis. B C
20. **M. popliteus.** U: Epicondylus lateralis femoris. A: Facies posterior tibiae. Dreht bei gebeugtem Knie den Unterschenkel einwärts. I: N. tibialis. B C F
21. **M. tibialis posterior.** U: Tibia, Fibula, Membrana interossea. A: Os naviculare, Ossa cuneiformia I–III, Ossa metatarsi II–IV. Plantarflektor und Supinator. I: N. tibialis. C F
22. **M. flexor digitorum longus.** U: Tibia. A: Endphalangen der Zehen II–V: Plantarflektor, Supinator, Zehenbeuger. I: N. tibialis. C F
23. **M. flexor hallucis longus.** U: Fibula. A: Endglied der Großzehe. Plantarflektor, Supinator, Großzehenbeuger. I: N. tibialis. C F
24. **M. extensor hallucis brevis.** U: Dorsal am Calcaneus A: Großzehengrundglied. Streckt die Großzehe. I: N. fibularis profundus. D
25. **M. extensor digitorum brevis.** U: Dorsal am Calcaneus. A: Dorsalaponeurosen der Zehen II–IV. Zehenstrecker. I: N. fibularis profundus. D

untere Gliedmaße 125

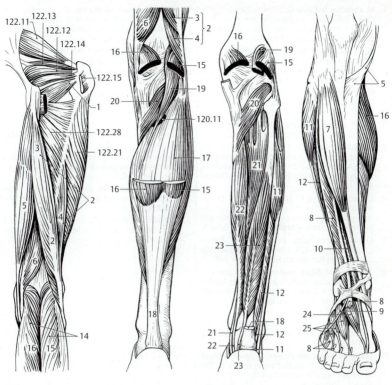

A Oberschenkel von hinten **B** Unterschenkel von hinten **C** Unterschenkel von hinten, tiefere Schicht **D** Unterschenkel von vorne

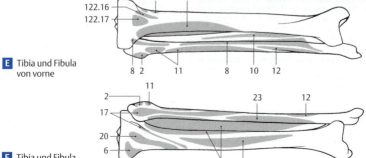

E Tibia und Fibula von vorne

F Tibia und Fibula von hinten

1. **M. abductor hallucis.** U: Tuber calcanei. A: Mediales Sesambein u. Grundphalanx d. Großzehe. Abduktion nach medial, Stütze d. Längsgewölbes. I: N. plantaris medialis. A B
2. **M. flexor hallucis brevis.** U: Cuneiforme I, Lig. plantare longum, Sehne des M. tibialis posterior, Aponeurosis plantaris. Bildet Führungsrinne für M. flexor hallucis longus. Plantarflexion der Großzehe. I: N. plantaris medialis. A B
3. *Caput mediale.* A: Sehne des Abductor hallucis, mediales Sesambein, Grundphalanx.
4. *Caput laterale.* A: Sehne des Adductor hallucis, laterales Sesambein, Grundphalanx.
5. **M. adductor hallucis.** Aus den folgenden zwei Köpfen bestehender Muskel. Verspannung der Fußgewölbe. Plantarflexion der Grundphalanx, Adduktion der Großzehe. I: N. plantaris lateralis
6. *Caput obliquum.* U: Metatarsale II–IV, Os cuneiforme laterale, Os cuboideum. A: Zusammen mit dem Caput transversum am lateralen Sesambein u. an d. Grundphalanx d. 1. Zehe. B
7. *Caput transversum.* U: Kapseln d. Zehengrundgelenke III–V. A: Laterales Sesambein. Vor allem Stütze des queren Fußgewölbes. A B
8. **M. abductor digiti minimi.** U: Calcaneus u. Plantaraponeurose. A: Seitlich an der Grundphalanx der 5. Zehe. Plantarflektion u. Abduktion der 5. Zehe. Bildet den lateralen Fußrand. I: N. plantaris lateralis. A B
9. *[M. abductor metatarsi quinti].* Variabler Anteil des Digiti minimi mit U: Tuberositas des Os metatarsale V.
10. *[M. opponens digiti minimi].* Variable Abspaltung des M. flexor digiti minimi brevis. U: Distale Hälfte des Os metatarsale V.
11. **M. flexor digiti minimi brevis.** U: Basis des Metatarsale V, Lig. plantare longum. A: Grundphalanx der Kleinzehe. Beuger u. Abduktor der Kleinzehe I: N. plantaris lateralis. A B
12. **M. flexor digitorum brevis.** U: Tuber calcanei u. Plantaraponeurose. A: Über gespaltene Sehnen an den Mittelphalangen der Zehen II–V. Beugung Grund- und Mittelgelenke, Stütze d. longitudinalen Fußgewölbes. I: N. plantaris medialis. A B
13. **M. quadratus plantae; M. flexor accessorius.** U: Calcaneus. A: Seitlicher Rand d. Sehne d. M. flexor digitorum longus, Zehenbeugung u. Stütze d. Fußsohlenlängsgewölbes. I: N. plantaris lateralis. B
14. **Mm. lumbricales.** U: Sehnen d. M. flexor digitorum longus A: Basis d. Grundphalangen II–V. Beugung im Grundgelenk, Nähern d. Zehen zur Großzehe. I: N. plantaris medialis et lateralis. A B
15. **Mm. interossei dorsales.** U: Zweiköpfig von den Ossa metatarsalia. A: Grundphalangen der 2.–4. Zehe, Lig. plantare. Abduktion. Beugen im Grundgelenk. I: N. plantaris lateralis. C
16. **Mm. interossei plantares.** U: Einköpfig von den Ossa metatarsalia III–V. A: Basis der Grundphalangen. Adduktion und Beugung im Grundgelenk. I: N. plantaris lateralis. C
17. *VAGINAE TENDINUM ET BURSAE.* Sehnenscheiden und Schleimbeutel.
18. **Vagina tendinum digitorum pedis.** Sehnenscheiden der Zehen.
19. *Vaginae fibrosae digitorum pedis.* Derbere, bindegewebige Verstärkung der Sehnenscheiden vor allem an der Zehenbeugeseite. D
20. *Pars anularis vaginae fibrosae.* Ringförmige Züge in den Vaginae fibrosae zwischen den Gelenken. D
21. *Pars cruciformis vaginae fibrosae.* Kreuzförmige Bindegewebszüge in den Vaginae fibrosae über den Gelenken. D
22. *Vaginae synoviales digitorum pedis.* Synovialer Anteil der Sehnenscheiden für die Zehenbeuger. D
23. *Vincula tendinum.* Gefäßführende, schräg durch die Sehnenscheiden ziehende Bindegewebszüge. D

untere Gliedmaße

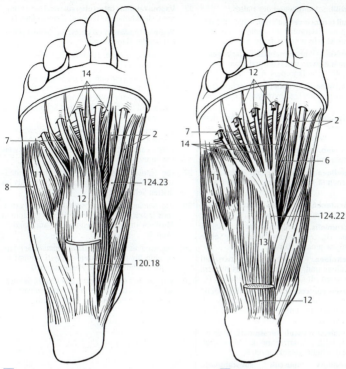

A Plantare Fußmuskulatur, oberflächliche Schicht

B Plantare Fußmuskulatur, tiefere Schicht

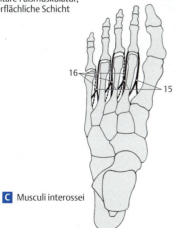

C Musculi interossei

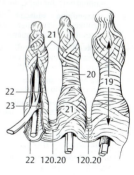

D Zehen von plantar

1 **Bursae colli.** Schleimbeutel des Halses
2 **B. musculi tensoris veli palatini.** Schleimbeutel zwischen dem Hamulus pterygoideus und der Sehne des M. tensor veli palatini. S. 143 C
3 **B. subcutanea prominentiae laryngeae.** Schleimbeutel zwischen Haut und Prominentia laryngea des Schildknorpels. A
4 **B. retrohyoidea.** Schleimbeutel zwischen Zungenbeinkörper und Lig. thyrohyoideum medianum. A
5 **B. infrahyoidea.** Schleimbeutel zwischen dem oberen Ende des M. sternohyoideus und der Membrana thyrohyoidea. A B
6 **Bursae membri superioris.** Schleimbeutel der oberen Extremität.
7 **B. subtendinea musculi trapezii.** Schleimbeutel zwischen M. trapezius und der Spina scapulae. C
8 **[B. subcutanea acromialis].** Schleimbeutel zwischen Acromion und Haut. D
9 **B. subacromialis.** Schleimbeutel zwischen Acromion, Lig. coracoacromiale und der Sehne des M. supraspinatus. D E
10 **B. subdeltoidea.** Schleimbeutel zwischen M. deltoideus und Tuberculum majus humeri, kommuniziert oft mit der B. subacromialis. D
11 **[B. musculi coracobrachialis].** Schleimbeutel zwischen der Sehne des M. subscapularis und M. coracobrachialis unter der Spitze des Proc. coracoideus. D
12 **B. subtendinea musculi infraspinati.** Schleimbeutel zwischen Ansatzsehne des M. infraspinatus und Schultergelenkkapsel. E
13 **B. subtendinea musculi subscapularis.** Schleimbeutel zwischen Ansatzsehne des M. subscapularis und Schultergelenkkapsel, kommuniziert mit der Gelenkhöhle. D
14 **B. subtendinea musculi teretis majoris.** Schleimbeutel zwischen Ansatzsehne des M. teres major und Humerus. D
15 **B. subtendinea musculi latissimi dorsi.** Schleimbeutel zwischen den Ansatzsehnen des M. teres major und M. latissimus dorsi. D
16 **B. subcutanea olecrani.** Schleimbeutel zwischen Haut. F
17 **[B. intratendinea olecrani].** Schleimbeutel innerhalb der Tricepssehne nahe dem Olecranon. F
18 **B. subtendinea m. tricipitis brachii.** Schleimbeutel zwischen Tricepssehne und Olecranon. F
19 **B. bicipitoradialis.** Schleimbeutel zwischen Bicepsansatzsehne und dem Vorderteil der Tuberositas radii. F
20 **[B. cubitalis interossea].** Schleimbeutel zwischen Bicepssehne und Ulna oder Chorda obliqua. F
21 **Vaginae tendinum membri superioris.** Sehnenscheiden der oberen Gliedmaßen.
22 **Vagina tendinis intertubercularis.** Fortsetzung der Gelenkhöhle entlang der Bicepssehne. D
23 **Vaginae tendinum carpales.** Die Sehnenscheiden an der Handwurzel
24 *Vaginae tendinum carpales dorsales.* Dorsale Sehnenscheiden
25 *Vag. tendinum mm. abductoris longi et extensoris pollicis brevis.* Gemeinsame Sehnenscheide für den M. abductor pollicis longus und den M. extensor pollicis brevis im ersten Sehnenfach am Handrücken. G
26 *Vag. tendinum mm. extensorum carpi radialium.* Gemeinsame Sehnenscheide für die Mm. extensor carpi radialis longus und brevis im zweiten Sehnenfach am Handrücken. G
27 *Vag. tendinis m. extensoris pollicis longi.* Sehnenscheide für den M. extensor pollicis longus im dritten Sehnenfach. G
28 *Vag. tendinum mm. extensorum digitorum et extensoris indicis.* Sehnenscheide für die genannten Muskeln im vierten Sehnenfach am Handrücken. G
29 *Vag. tendinis m. extensoris digiti minimi.* Sehnenscheide für den M. extensor digiti minimi im fünften Sehnenfach am Handrücken. G
30 *Vag. tendinis m. extensoris carpi ulnaris.* Sehnenscheide für den M. extensor carpi ulnaris im sechsten Sehnenfach am Handrücken. G

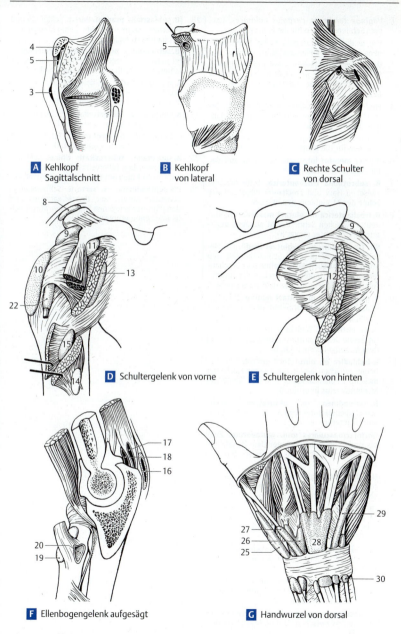

A Kehlkopf Sagittalschnitt

B Kehlkopf von lateral

C Rechte Schulter von dorsal

D Schultergelenk von vorne

E Schultergelenk von hinten

F Ellenbogengelenk aufgesägt

G Handwurzel von dorsal

1 *Vaginae tendinum carpales palmares.* Carpale Sehnenscheiden für die Beuger.
2 *Vag. tendinis m. flexoris pollicis longi.* Eigene Sehnenscheide für den langen Daumenbeuger. A
3 *Vag. tendinis m. flexoris carpi radialis.* Eigene Sehnenscheide für den M. flexor carpi radialis am Ansatz der Sehne und Basis des Os metacarpale II. A
4 *Vag. communis tendinum mm. flexorum.* Gemeinsame Sehnenscheide für die beiden langen Fingerbeuger. A
5 *[[Vagg. tendinum digitorum manus]].* Sehnenscheiden für die Beuger entlang der Finger. A
6 **Bursae membri inferioris.** Schleimbeutel der unteren Extremität.
7 **B. subcutanea trochanterica.** Schleimbeutel zwischen Haut und Trochanter major auf der Sehne des M. glutaeus maximus. B
8 **B. trochanterica m. glutaei maximi.** Schleimbeutel zwischen Sehne des M. glutaeus maximus u. Trochanter major. B
9 **Bb. trochantericae m. glutaei medii.** Die Bezeichnung umfaßt zwei Schleimbeutel: den vorderen zwischen Ansatzsehne und Trochanter major, den hinteren zwischen der Ansatzsehne des Glutaeus medius u. M. piriformis. B C
10 **B. trochanterica m. glutaei minimi.** Schleimbeutel zwischen Ansatzsehne und Trochanter major. B C
11 **B. m. piriformis.** Schleimbeutel zwischen Ansatzsehne des M. piriformis, dem Knochen und dem M. gemellus superior. B
12 **B. ischiadica m. obturatorii interni.** Schleimbeutel zwischen der überknorpelten Fläche der Incisura ischiadica minor und der Sehne des M. obturatorius internus. B
13 **B. subtendinea m. obturatorii interni.** Schleimbeutel unter dem Ansatz des M. obturatorius internus. B
14 **Bb. intermusculares mm. glutaeorum.** Zwei bis drei Schleimbeutel unter dem Ansatz des M. glutaeus maximus an der Tuberositas glutaea. B
15 **B. ischiadica m. glutaei maximi.** Schleimbeutel zwischen Tuber ischiadicum und Unterfläche des M. glutaeus maximus. B
16 **[B. iliopectinea].** Schleimbeutel zwischen M. iliopsoas, Beckenknochen und Lig. iliofemorale. Er liegt über dem Hüftgelenk, mit dem er oft kommuniziert. C
17 **B. subtendinea iliaca.** Schleimbeutel zwischen Trochanter minor und Ansatzsehne des M. iliopsoas. C
18 **B. m. bicipitis femoris superior.** Schleimbeutel zwischen den Ursprüngen der Mm. biceps femoris u. semimembranosus. B
19 **B. subcutanea praepatellaris.** Schleimbeutel unmittelbar zwischen Haut und Faszie vor dem Knie. D
20 **[B. subfascialis praepatellaris].** Schleimbeutel zwischen Faszie und den Sehnenfasern des M. quadriceps femoris. D
21 **[B. subtendinea praepatellaris].** Schleimbeutel unter den Sehnenfasern des M. quadriceps femoris unmittelbar auf der Kniescheibe. D
22 **B. suprapatellaris.** Schleimbeutel zwischen Quadricepssehne und Knochen, kommuniziert fast immer mit der Gelenkhöhle. D
23 **B. subcutanea infrapatellaris.** Schleimbeutel zwischen Lig. patellae und Haut. D
24 **B. infrapatellaris profunda.** Schleimbeutel zwischen Lig. patellae und Tibia. D
25 **B. subcutanea tuberositatis tibiae.** Schleimbeutel zwischen Tuberositas tibiae und Haut. Er wird beim Knien am meisten beansprucht. D
26 **Bb. subtendineae m. sartorii.** Schleimbeutel zwischen Ansatzsehne des M. sartorius und den darunter gelegenen Sehnen der Mm. gracilis und semitendinosus. E

obere und untere Gliedmaße 131

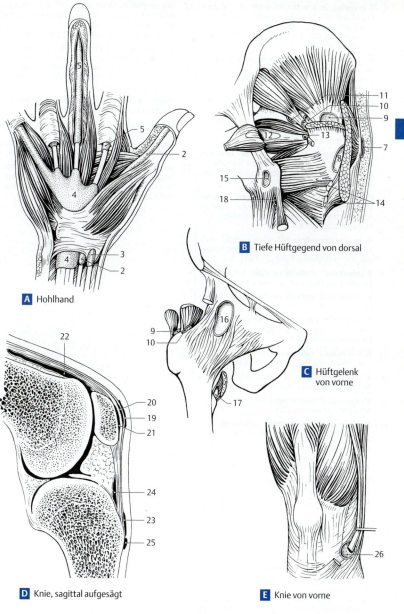

A Hohlhand

B Tiefe Hüftgegend von dorsal

C Hüftgelenk von vorne

D Knie, sagittal aufgesägt

E Knie von vorne

1 **B. anserina.** Schleimbeutel unter den Sehnen des M. semitendinosus, M. gracilis und M. sartorius auf dem Lig. collaterale tibiale. Er kommuniziert gelegentlich mit der Bursa subtendinea m. sartorii. A

2 **B. subtendinea m. bicipitis femoris inferior.** Unter dem Bicepssehnenansatz, teilweise auf dem Lig. collaterale fibulare gelegener Schleimbeutel. B

3 **Recessus subpopliteus. [[Bursa m. poplitei]]** Schleimbeutel auf dem Condylus lateralis femoris unter der Ursprungssehne des M. popliteus, kommuniziert stets mit der Kniegelenkhöhle, seltener mit dem Tibiofibulargelenk. B

4 **B. subtendinea m. gastrocnemii lateralis.** Schleimbeutel zwischen Condylus lateralis femoris und lateraler Ursprungssehne des M. gastrocnemius. B

5 **B. subtendinea m. gastrocnemii medialis.** Schleimbeutel zwischen Condylus medialis femoris und medialer Ursprungssehne des M. gastrocnemius. A B

6 **B. m. semimembranosi.** Schleimbeutel zwischen der Ansatzsehne des M. semimembranosus und dem oberen Rand der Tibia. A

7 **B. subcutanea malleoli lateralis.** Schleimbeutel zwischen Haut und lateralem Knöchel. C

8 **B. subcutanea malleoli medialis.** Schleimbeutel zwischen Haut und medialem Knöchel. D

9 **B. subtendinea m. tibialis anterioris.** Schleimbeutel am Ansatz zwischen Sehne und Os cuneiforme mediale. D

10 **B. subcutanea calcanea.** Schleimbeutel zwischen Haut und Hinterfläche des Calcaneus. D

11 **B. tendinis calcanei (Achillis).** Schleimbeutel zwischen Calcaneus und Achillessehne. D

12 **Vaginae tendinum membri inferioris.** Sehnenscheiden der unteren Gliedmaße.

13 **Vaginae tendinum tarsales anteriores.** Sehnenscheiden der vorderen Fußwurzel

14 *Vag. tendinis m. tibialis anterioris.* Bereits unter dem Retinaculum mm. extensorum beginnende Sehnenscheide des M. tibialis ant. D

15 *Vag. tendinis m. extensoris hallucis longi.* Sehnenscheide des langen Großzehenstreckers unter dem Retinaculum mm. extensorum und weiter distal. CD

16 *Vag. tendinum m. extensoris digitorum longi.* Sehnenscheide für den langen Zehenstrecker unter dem Retinaculum mm. extensorum und weiter distal. C

17 **Vaginae tendinum tarsales tibiales.** Sehnenscheiden der tibialen Fußwurzel

18 *Vag. tendinum m. flexoris digitorum longi.* Sehnenscheide hinter und unter dem med. Knöchel, bedeckt vom Retinaculum mm. flexorum, für die langen Zehenbeuger. D

19 *Vag. tendinis m. tibialis posterioris.* Sehnenscheide des M. tibialis post. unter dem Retinaculum mm. flexorum. Sie beginnt an der Überkreuzung durch den M. flexor digitorum longus. D

20 *Vag. tendinis m. flexoris hallucis longi.* Sehnenscheide des langen Großzehenbeugers, bis zum proximalen Ende der Planta pedis reichend, wo sie die Sehne des M. flexor digitorum longus unterkreuzt. D

21 **Vaginae tendinum tarsales fibulares.** Sehnenscheiden der fibularen Fußwurzel.

22 *Vagina communis tendinum mm. fibularium; Vagina communis tendinum mm. peronaeorum.* Sehnenscheide unter dem Retinacula mm. peronaeorum bis zum Os cuboideum. C

23 *Vagina plantaris tendinis m. fibularis longi; Vagina plantaris tendinis m. peronaei longi.* Sehnenscheide an der Planta pedis für die lange Peronaeussehne. D

untere Gliedmaße 133

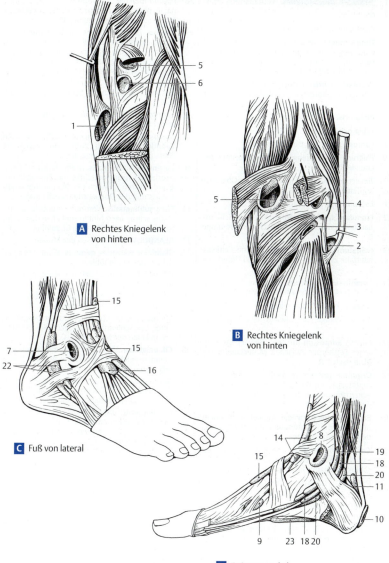

A Rechtes Kniegelenk von hinten

B Rechtes Kniegelenk von hinten

C Fuß von lateral

D Fuß von medial

1 **SYSTEMA DIGESTORIUM.** Verdauungssystem
2 **OS.** Mund
3 **Cavitas oris.** Mundhöhle
4 **Tunica mucosa oris.** Mundschleimhaut. Sie ist durchwegs bedeckt mit mehrschichtigem, unverhorntem Plattenepithel und besitzt keine Lamina muscularis mucosae.
5 *Vestibulum oris.* Vorhof des Mundes. Raum zwischen Zahnreihen und Lippen bzw. Wangen. D C
6 **Rima oris.** Mundspalte. A
7 *Labia oris.* Lippen
8 *Labium superius.* Oberlippe. A D C
9 *Philtrum.* Vom Nasenseptum zur Oberlippe reichende Rinne. A
10 **Tuberculum.** Kleiner Höcker auf der Oberlippe am Ende des Philtrum. A
11 *Labium inferius.* Unterlippe. A D C
12 **Frenulum labii superioris.** Mediane Schleimhautfalte zwischen Zahnfleisch und Oberlippe. C
13 **Frenulum labii inferioris.** Mediane Schleimhautfalte zwischen Zahnfleisch und Unterlippe. C
14 **Commissura labiorum.** Übergang der Oberlippe in die Unterlippe am Mundwinkel. A C
15 **Angulus oris.** Mundwinkel. A
16 **Bucca.** Wange, Seitenwand des Vestibulum oris. A
17 *Corpus adiposum buccae.* (Bichat). Abgekapselter Fettkörper zwischen M. buccinator und M. masseter. A
18 *Organum juxtaorale.* Wahrscheinlich ein Receptororgan im Bindegewebe nahe dem Wangenfettpfropf auf der Fascia buccopharyngea des M. buccinator.
19 *Papilla ductus parotidei.* Kleiner Schleimhauthöcker an der Einmündung des Ductus parotideus, seitlich vom oberen 2. Molaren. C
20 **Cavitas oris propria.** Eigentliche Mundhöhle. Der vorn und seitlich von den Zähnen umschlossene Raum bis zum Isthmus faucium. D
21 **Palatum.** Gaumen. Trennwand zwischen Mund- und Nasenhöhle.
22 **Palatum durum.** Harter, knöcherner Teil des Gaumens. D E
23 *Palatum molle; Velum palatinum.* Weicher Gaumen, auch Gaumensegel. Sein Hinterrand endet in der Uvula. D E
24 *Raphe palati.* Mediane Schleimhautleiste an der Vereinigung des rechten und linken knöchernen Gaumenfortsatzes. E
25 *Plicae palatinae transversae; Rugae palatinae.* Im Vorderteil des harten Gaumens quer verlaufende Schleimhautkämme. E
26 *Papilla incisiva.* Am vorderen Ende der Raphe palati über dem Foramen incisivum gelegene kleine Schleimhauterhebung. E
27 **Gingiva.** Zahnfleisch. Spezialisierter Anteil der Mundschleimhaut um den Zahnhals. Ein von mehrschichtigem Plattenepithel bedecktes faserreiches Bindegewebe ist im Zement und am benachbarten Alveolarfortsatz fixiert. B C E
28 *Margo gingivalis.* Zahnfleischrand. Hier geht das äußere in das innere Saumepithel über. B C E
29 *Papilla gingivalis; Papilla interdentalis.* Interdental papille. C E
30 *Sulcus gingivalis.* Seichte Furche zwischen Zahnfleischrand und Zahn. Ihre Vertiefung führt zur Taschenbildung. B
31 *Caruncula sublingualis.* Je ein kleiner Schleimhauthöcker rechts und links vom Frenulum linguae. Auf ihm münden der Ductus submandibularis und der Ductus sublingualis major. C
32 *Plica sublingualis.* Von der Caruncula sublingualis schräg nach hinten seitlich verlaufender Schleimhautwulst über der Gl. sublingualis. C
33 **GLANDULAE ORIS.** Drüsen des Mundes.
34 **Glandulae salivariae minores.** Kleine Speicheldrüsen der Mundhöhle.
35 **Gll. labiales.** Kleine Speicheldrüsen an der Innenseite der Lippen. C
36 **Gll. buccales.** Kleine, muköse Speicheldrüsen an der Innenseite der Wangen. C
37 **Gll. molares.** Den Gll. buccales entsprechende, unter der Schleimhaut gelegene Speicheldrüsen in Höhe der Mahlzähne. C
38 **Gll. palatinae.** Unter der Schleimhaut gelegene Gaumenspeicheldrüsen. (Zwei größere Pakete rechts und links der Mittellinie). E
39 **Gll. linguales.** Vielzahl von mukösen, serösen und gemischten Drüsen; hauptsächlich an der Seiten- und Hinterfläche der Zunge. C
40 *Gl. lingualis anterior; Gl. apicis linguae, (Nuhn-Drüse).* Gemischte Drüse in der Zungenspitze mit mehreren Ausführungsgängen an der Zungenunterseite. C

Mund 135

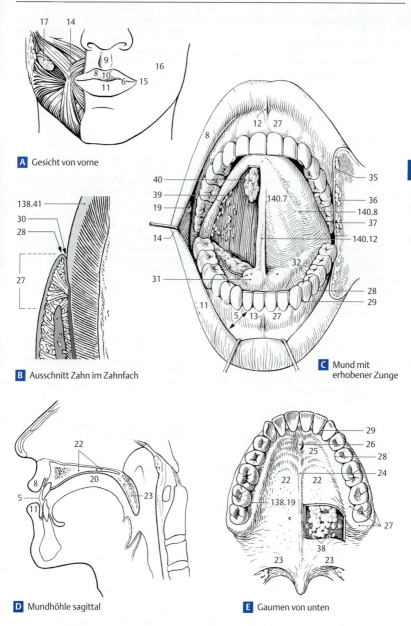

A Gesicht von vorne

B Ausschnitt Zahn im Zahnfach

C Mund mit erhobener Zunge

D Mundhöhle sagittal

E Gaumen von unten

1 **Glandulae salivariae majores.** Große Speicheldrüsen.

2 **Glandula sublingualis.** Auf dem [[Diaphragma oris]] gelegene, vorwiegend muköse Drüse mit mehreren Ausführungsgängen. D

3 *Ductus sublingualis major.* Hauptausführungsgang der Gl. sublingualis. Er mündet neben dem Ductus submandibularis auf der Caruncula sublingualis. D

4 *Ductus sublinguales minores.* Etwa vierzig kleine Ausführungsgänge der Gl. sublingualis mit Mündung auf der Plica sublingualis und der Caruncula sublingualis. D

5 **Glandula submandibularis.** Die vorwiegend seröse, fast ganz unter dem M. mylohyoideus gelegene Unterkieferdrüse. D G

6 *Ductus submandibularis.* Ausführungsgang der Gl. submandibularis. Er schlingt sich, begleitet von Drüsensubstanz, um den Hinterrand des M. mylohyoideus und mündet auf der Caruncula sublingualis. D

7 **Glandula parotidea.** Ohrspeicheldrüse. Sie füllt die Fossa retromandibularis aus, reicht bis zum Kiefergelenk und auf den Unterkieferast. G

8 *Pars superficialis.* Oberflächlicher, auf den Facialisästen gelegener Lappen. G

9 *Pars profunda.* Tieferer, unter den Facialisästen gelegener Lappen. G

10 **Glandula parotidea accessoria.** Zusätzlicher Drüsenlappen neben dem Parotisausführungsgang auf dem M. masseter. G

11 *Ductus parotideus.* Ausführungsgang der Gl. parotis. Er zieht um den Vorderrand des M. masseter meist über das Corpus adiposum buccae und mündet gegenüber dem zweiten oberen Molaren. G

12 DENTES. Zähne.

13 **Dentes decidui.** Milchzähne

14 **Dentes permanentes.** Die auf die Milchzähne folgenden bleibenden Zähne.

15 **Arcus dentalis maxillaris; Arcus dentalis superior.** Bogenförmig angeordnete Zahnreihe im Oberkiefer, angenähert einer Parabel 3. Grades. S. 135 E

16 **Arcus dentalis mandibularis; Arcus dentalis inferior.** Bogenförmig angeordnete Zahnreihe im Unterkiefer, angenähert einer Parabel 2. Grades. S. 139 D

17 **Curvea occlusalis (Spee Kurve).** Die Verbindung der Kaukanten und Höcker der Zähne im Oberkiefer ergibt bis zum mesialen Teil des 1. Molaren einen nach unten konvexen Bogen, der anschließend zum 3. Molaren leicht ansteigt. Die Bogenbildung im Unterkiefer verhält sich spiegelbildlich. H

18 [Diastema]. Angeborener, vergrößerter Zahnzwischenraum.

19 **Dens incisivus.** Schneidezahn. Sie (4) stehen beidseits der Mittellinie an erster und zweiter Stelle der Zahnbögen. D, H, S. 135 C E.

20 **Dens caninus.** Eckzahn. Sie (4) stehen an der dritten Stelle der Zahnbögen; D H, S. 135 C E.

21 **Dens praemolaris.** Backenzahn. Sie (8) stehen an vierter und fünfter Stelle der Zahnbögen; D H, S. 135 C E.

22 **Dens molaris.** Mahlzahn. Sie (12) stehen an sechster, siebter und achter Stelle der Zahnbögen; D H, S. 135 C E.

23 *Dens molaris tertius; Dens serotinus.* Dritter Molar oder Weisheitszahn; D H, S. 135 C E.

24 **Corona clinica.** Das Zahnfleisch überragender Teil des Zahnes. C

25 **Cervix dentis.** Zahnhals. Durch die Schmelzzementgrenze bestimmter Zahnabschnitt. E

26 **Radix dentis.** Zahnwurzel. Der von Zement überzogene Teil des Zahnes. E

27 **Apex radicis dentis.** Wurzelspitze. E

28 **Radix clinica.** Klinische Wurzel. Unterhalb des Zahnfleischrandes gelegener Teil des Zahnes. C

29 **Corona dentis.** Zahnkrone. Der von Schmelz überzogene Teil des Zahns. E

30 **Cuspis dentis.** Zahnhöcker. Sie unterteilen die Kauflächen. Sie fehlen den Incisivi. E

31 *Apex cuspidis.* Höckerspitze. E

32 *Cuspis accessoria.* Überzählige Höcker, vor allem bei Molaren.

33 **Crista transversalis.** Inkonstante quere Verbindungsleiste benachbarter Zahnhöcker. B

34 **Crista triangularis.** Dreieckige Verbindungsleiste zwischen den Höckern der Molaren. B

35 **Crista obliqua.** Inkonstante schräge Verbindungsleiste zwischen den Höckern der Oberkiefermolaren.

36 **Fissura occlusalis.** Auf der Kaufläche von Backen- und Mahlzähnen unterschiedlich gestaltete Längsfurche mit queren Aufzweigungen. B

37 **Fossa occlusalis.** Vertiefung der Okklusalfläche bei Praemolaren und Molaren. E

38 **Fovea mesialis.** Vertiefung im vorderen Teil der Kaufläche, besonders der Praemolaren. F

39 **Fovea distalis.** Vertiefung im hinteren Teil der Kaufläche, besonders der Praemolaren. F

40 **Crista marginalis.** Randleiste der Zahnkrone. A

41 **Cingulum.** Zahnhalsnaher Verbindungswulst der beiden Cristae marginales an der lingualen Fläche der Schneide- und Eckzähne. A

42 *Tuberculum dentis.* Unterschiedlich ausgeprägtes Höckerchen an der Facies lingualis von Schneide- und Eckzähnen. A

43 **Margo incisalis.** Okklusale Kante der Schneide- und Eckzähne. A

44 **Mammillae.** Bei Zahndurchbruch vorhandene Höckerchen auf den Schneidezahnkanten, die schnell abgenutzt werden.

Mund 137

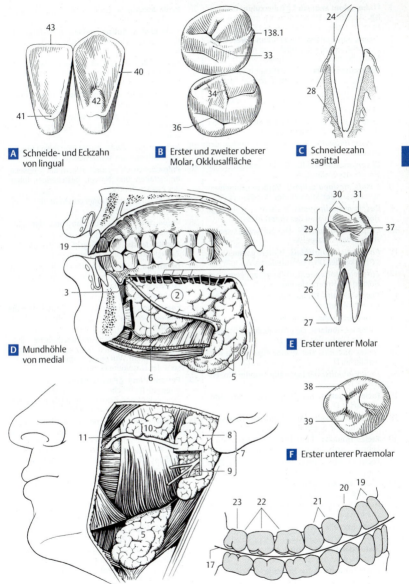

A Schneide- und Eckzahn von lingual

B Erster und zweiter oberer Molar, Okklusalfläche

C Schneidezahn sagittal

D Mundhöhle von medial

E Erster unterer Molar

F Erster unterer Praemolar

G Speicheldrüsen von lateral

H Curvea occlusalis

1 **[Tuberculum anomale] [[Tuberculum Carabelli]].** Palatinales Höckerchen am mesialen Kauhügel des oberen 1. Molaren. S. 137 B
2 **Cuspis paramolaris; Tuberculum paramolare.** Zusätzlicher buccaler Höcker an den 2. und 3. Molaren, in ca. 1–2 % der Fälle.
3 **Tuberculum molare.** Zusätzlicher mesiobuccaler Höcker vorwiegend am 1. oberen Molaren der Milchzähne.
4 *Cuspis buccalis.* Wangenseitiger Höcker der Prämolaren. A
5 *Cuspis palatinalis.* Gaumenseitiger Höcker der Oberkieferprämolaren. A
6 *Cuspis lingualis.* Zungenseitiger Höcker der Unterkieferprämolaren.
7 *Cuspis mesiobuccalis.* Vordere wangenseitige Höcker der Molaren. A
8 *Cuspis mesiopalatinalis.* Vordere gaumenseitige Höcker der Molaren des Oberkiefers. A
9 *Cuspis mesiolingualis.* Vordere zungenseitige Höcker der Molaren des Unterkiefers. A
10 *Cuspis distobuccalis.* Hintere wangenseitige Höcker der Molaren. A
11 *Cuspis distopalatinalis.* Hintere gaumenseitige Höcker der Oberkiefermolaren. A
12 *Cuspis distolingualis.* Hintere zungenseitige Höcker der Unterkiefermolaren. A
13 *Cuspis distalis.* Hinterer Höcker des ersten unteren Molaren. A
14 **Facies occlusalis.** Kaufläche. A
15 **Facies vestibularis.** Dem Vestibulum oris zugewandte Fläche der Krone. D
16 *Facies buccalis.* Der Wange zugewandte Kronenfläche. D
17 *Facies labialis.* Der Lippe zugewandte Kronenfläche. D
18 *Facies lingualis.* Der Zunge zugewandte Kronenfläche. D
19 *Facies palatinalis.* Dem Gaumen zugewandte Kronenfläche. S. 135 E
20 **Facies mesialis.** Dem letzten Molaren abgekehrte, vertikale Kontaktfläche der Zähne. D
21 **Facies distalis.** Dem ersten Schneidezahn abgekehrte, vertikale Kontaktfläche der Zähne. D
22 **Facies approximalis.** Dem Nachbarzahn zugewandte Kronenfläche. D
23 *Area contingens.* Die direkte Berührungsfläche benachbarter Zahnkronen.
24 **Radix buccalis.** Der Wange zugewandte Wurzel. A
25 **Radix palatinalis.** Dem Gaumen zugewandte Wurzel. A
26 **Radix mesialis.** Vorne liegende Wurzel.
27 **Radix distalis.** Hinten liegende Wurzel. A
28 **Radix mesiobuccalis.** Vorne und wangenwärts liegende Wurzel. A
29 **Radix mesiolingualis.** Vorne und zungenwärts liegende Wurzel. A
30 **Radix accessoria.** Zusätzliche Wurzel; vorwiegend bei Molaren.
31 **Stria canina; Sulcus caninus.** Längsfurche in der approximalen Wurzelfläche des Eckzahns. B
32 **Cavitas dentis; Cavitas pulparis.** Zahnhöhle; Pulpahöhle im Zahnbein. Sie geht wurzelwärts in den Wurzelkanal über. E
33 *Cavitas coronae.* Kronenabschnitt der Zahnhöhle oder Pulpahöhle. E
34 *Canalis radicis dentis.* Zwischen Cavitas dentis und Foramen apicis dentis gelegener Wurzelkanal. E
35 *Foramen apicis dentis.* An der Wurzelspitze gelegene Öffnung des Wurzelkanals. E
36 **Pulpa dentis.** Aus gallertartigem Bindegewebe, Blutgefäßen und Nerven bestehender Inhalt der Cavitas dentis.
37 *Pulpa coronalis.* Kronenabschnitt der Zahnpulpa.
38 *Pulpa radicularis.* Wurzelabschnitt der Zahnpulpa.
39 **Papilla dentis.** Entw. Begriff für das von der Zahnglocke umfaßte Mesenchym. C
40 **Dentinum.** [[Substantia eburnea]]. Zahnbein. Aus anorganischer und organischer Substanz (vorwiegend kollagenen Fasern) bestehende Hauptmasse des Zahnes. E
41 **Enamelum.** [[Substantia adamantina]]. Der die Zahnkrone mantelartig umgebende Zahnschmelz. E
42 **Cementum.** Geflechtknochenähnliche Substanz. Sie umgibt den Zahn von der Schmelzgrenze bis zur Wurzelspitze und nimmt die Fasern des Desmodonts auf. E
43 **Periodontium [[Parodontium]].** Die entwicklungsgeschichtliche Einheit von Alveolarwand, Desmodont und Zement mit Gefäßen und Nerven in lockerem Bindegewebe.
44 **Periodontium protectionis.** Zahnnaher Anteil der Gingiva. Sein inneres Saumepithel ist teilweise am Schmelz angeheftet und wahrt damit die Kontinuität des Mundhöhlenepithels. Es schließt die Zahnwurzel zur Mundhöhle ab. Kollagene Faserzüge strahlen vom Alveolarfortsatz oder supraalveolarem Wurzelzement in das subepitheliale Bindegewebe ein oder umringen den Zahn. Sie sichern den Abschluss. Die Fasern stabilisieren die Position der Zähne und vereinigen sie zur geschlossenen Zahnreihe. E
45 **Periodontium insertionis.** Der Anteil des Periodontiums im Zahnfach. E
46 **Desmodontium.** Wurzelhaut. Summe der gerichteten kollagenen Faserzüge [[Sharpey-Fasern]] zwischen Zement und Alveolarwand im Zahnfach. E
47 **Alveolus dentalis.** Zahnfach im Processus alveolaris. E

Mund 139

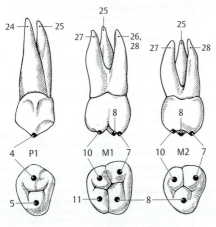

A Zahnansichten von buccal und occlusal

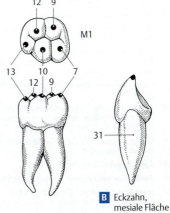

B Eckzahn, mesiale Fläche

C Zahnentwicklung

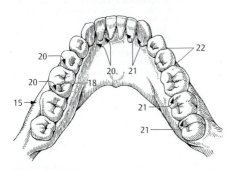

D Unterkieferzähne

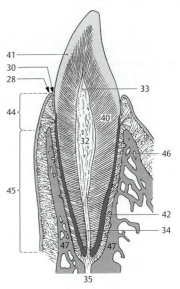

E Zahn im Längsschnitt

1 **LINGUA.** Zunge. A B C D E

2 **Corpus linguae.** Zwischen Zungenspitze und Zungenwurzel gelegener Zungenkörper. E

3 **Radix linguae.** Zungenwurzel. Der Verankerungsbereich der Zunge am Unterkiefer und am Zungenbein. Nach anderer Darstellung der hintere, vertikale Zungenabschnitt. E

4 **Dorsum linguae.** Zungenrücken. E

5 *Pars anterior; Pars praesulcalis.* Zungenrückenabschnitt vor dem Sulcus terminalis. B

6 *Pars posterior; Pars postsulcalis.* Der vertikale Zungenrückenteil zwischen Sulcus terminalis und Epiglottis. B

7 **Facies inferior linguae.** Zungenunterfläche. S. 135 C

8 *Plica fimbriata.* Sägezahnförmige Falte seitlich vom Frenulum linguae. Eine rudimentäre Unterzunge. C, S. 135 C

9 *Margo linguae.* Die Zähne berührender, seitlicher Zungenrand. B

10 **Apex linguae.** Zungenspitze. B E

11 **Tunica mucosa linguae.** Zungenschleimhaut. C

12 **Frenulum linguae.** Zungenbändchen. Vom Mundboden an die Unterseite der Zunge ziehende Schleimhautfalte. D, S. 135 C

13 **Papillae linguales.** Sammelbezeichnung für die im folgenden angeführten 4 verschiedenen Arten von Schleimhautformationen. A B

14 *Papillae filiformes.* Fadenpapillen. Häufigste Form. An der Spitze oft gespaltene, Epithelfortsätze rund um einen Bindegewebszapfen. A

15 *Papillae fungiformes.* Pilzpapillen. Stecknadelkopfgroß. Sie stehen einzeln, gehäuft an der Spitze und den Rändern der Zunge. A B

16 *Papillae vallatae.* Wallpapillen. Vor dem Sulcus terminalis gelegene 7–12 größere Papillen mit rundlichem Querschnitt. In der sie umgebenden Grabenwand sitzen Geschmacksknospen. A B

17 *Papillae foliatae.* Blätterpapillen. Mehrere parallelstehende, mit Geschmacksknospen besetzte Schleimhautfalten am hinteren seitlichen Zungenrand. B D

18 **Sulcus medianus linguae.** Seichte, mediane Längsfurche über dem Septum linguae. B C

19 **Sulcus terminalis linguae.** Vom Foramen caecum beiderseits schräg nach vorn ziehende Furche hinter der parallel zu ihr verlaufenden Reihe der Papillae vallatae. B

20 **Foramen caecum linguae.** An der Spitze des Sulcus terminalis gelegene Grube. Entw. Überbleibsel des Ductus thyroglossalis. B

21 [*Ductus thyroglossalis*]. Entw. Vorstufe der Schilddrüse, die an der Stelle des späteren Foramen caecum vom Zungengrund aus als Epithelzapfen nach unten wächst.

22 **Tonsilla lingualis.** Gesamtheit der unregelmäßig über den Zungenrand verteilten lymphatischen Gewebshaufen. B D

23 *Noduli lymphoidei.* Zungenbälge. Kuppenartige Vorwölbungen der Schleimhaut von 1–5 mm Durchmesser, bedingt durch die darunter gelegenen lymphatischen Gewebsformationen. Sie haben in der Mitte je eine Krypte. A

24 **Septum linguae.** Median in sagittaler Richtung gestellte Bindegewebsplatte. Sie teilt die Zunge unvollständig und dient Muskelfasern als Ursprung. C

25 **Aponeurosis linguae.** Derbe Bindegewebsplatte unter der dorsalen Schleimhaut. Insertion von Zungenmuskeln. C

26 **Musculi linguae.** Die folgenden vom N. hypoglossus (XII) innervierten Zungenmuskeln.

27 **M. genioglossus.** U: Spina mentalis des Unterkiefers. A: Fächerförmig an der Aponeurosis linguae von der Spitze bis zum Zungengrund. Er zieht die Zunge nach vorn bzw. kinnwärts. I: N. hypoglossus. C D

28 **M. hyoglossus.** U: Zungenbeinkörper und großes Zungenbeinhorn. A: Strahlt, von unten in die seitlichen Partien der Zunge ein und dringt bis zur Aponeurosis linguae vor. Er zieht den Zungengrund nach hinten abwärts. I: N. hypoglossus. D

29 *M. chondroglossus.* Inkonstant. U: Kleines Zungenbeinhorn. A: Wie der M. hyoglossus. I: N. hypoglossus. D

30 *M. ceratoglossus.* Inkonstant. U: Innenseite des großen Zungenbeinhorns. A: Wie der M. hyoglossus. I: N. hypoglossus. D

31 **M. styloglossus.** U: Proc. styloideus. A: Strahlt, von hinten oben in die seitliche Partie der Zunge ein und durchflicht sich mit dem M. hyoglossus. Er zieht die Zunge nach hinten oben. I: N. hypoglossus. D

32 **M. longitudinalis superior.** Dicht unter der Schleimhaut gelegene Muskellängsbündel. Sie ziehen von der Zungenspitze bis in die Gegend des Zungenbeins. U: und A: Aponeurosis linguae. I: N. hypoglossus. C

33 **M. longitudinalis inferior.** Dicht an der Zungenunterfläche gelegenes Längsfasersystem. Es zieht von der Basis bis zur Zungenspitze. I: N. hypoglossus. C

34 **M. transversus linguae.** Zwischen dem Längsfasersystem gelegene, querverlaufende Muskelfasern. Sie kommen vom Septum linguae und ziehen in die Schleimhaut der Zungenseitenränder. Zusammen mit dem M. verticalis linguae verlängern sie die Zunge. I: N. hypoglossus. C

35 **M. verticalis linguae.** Vom Zungenrücken zur Unterfläche verlaufende vertikale Muskelfasern. I: N. hypoglossus. C

Mund 141

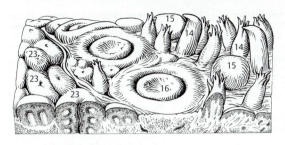

A Zungenoberfläche, vergrößert

B Zungenrücken, Übersicht

C Zungenquerschnitt

D Zungenmuskulatur

E Zunge, Sagittalschnitt

1 **FAUCES.** Raum zwischen Gaumensegel, Gaumenbögen und Zungenrücken. E
2 **Isthmus faucium.** Schlundenge. Raum zwischen den rechten und linken Gaumenbögen.
3 **Palatum molle; Velum palatinum.** Weicher Gaumen. Gaumensegel. Sein dorsaler Abschnitt hängt vor der hinteren Rachenwand herab und hilft beim Schlucken, den Nasenrachenraum ventilartig gegen die Mundhöhle abzuriegeln. A D E
4 *Uvula palatina.* Das vom Hinterrand des weichen Gaumens herunterhängende Zäpfchen. A D E
5 *Arcus palatoglossus; Plica anterior faucium.* Vor der Gaumenmandelnische vom Gaumen zur Zunge ziehende Schleimhautfalte, über dem gleichnamigen Muskel. A
6 *[Plica triangularis].* Zungennaher freier hinterer Rand des Arcus. Kann die Tonsille überdecken. A
7 *Arcus palatopharyngeus; Plica posterior faucium.* Hinter der Gaumenmandelnische gelegene Schleimhautfalte zwischen Gaumen und Schlundwand, über dem gleichnamigen Muskel. A
8 *[Plica semilunaris.].* Obere Begrenzung der Tonsillarbucht. Schleimhautfalte zwischen den Gaumenbögen. A
9 **Fossa tonsillaris; Sinus tonsillaris.** Vom Arcus palatoglossus und Arcus palatopharyngeus sowie von den Plicae triangularis und semilunaris begrenzte Gaumenmandelnische. D
10 *Fossa supratonsillaris.* Rest der embryonalen Tonsillarbucht. A
11 **Tonsilla palatina.** Die zwischen Arcus palatoglossus und Arcus palatopharyngeus gelegene Gaumenmandel. A
12 **Capsula tonsillae.** Die bindegewebige Organkapsel. A
13 *[Fissura tonsillaris; Fissura intratonsillaris].* Parenchymeinsenkung im oberen Teil der Tonsille.
14 **Fossulae tonsillae.** An der Oberfläche sichtbare Öffnungen der Gaumenmandelkrypten. B
15 **Cryptae tonsillae.** Von den Fossulae her in die Gaumenmandel eingesenkte Epitheltaschen. B
16 Musculi palati mollis et faucium. Muskeln des Gaumens und des Schlundbogens.
17 **Aponeurosis palatina.** Gaumenaponeurose. Sie wird in erster Linie von der Sehne des M. tensor veli palatini und von Periost des harten Gaumens gebildet. D
18 **M. levator veli palatini.** U: Vor der unteren Öffnung des Canalis carot. am Felsenbein. Unterrand des Cartilago tubae auditivae. A: Gaumenaponeurose. Er bewegt den weichen Gaumen nach hinten oben und nimmt dabei unter Öffnung des Ostium pharyngeum tubae auditivae den dorsomedialen Tubenknorpelteil mit. I: N. vagus (X). C
19 **M. tensor veli palatini.** U: Spina ossis sphenoidalis, Fossa scaphoidea und vordere (seitl.) Tubenknorpellippe. A: Nach Richtungsänderung am Hamulus pterygoideus strahlt er in die Gaumenaponeurose ein, versteift die vordere (seitl.) Wand der häutigen Tube und spannt den weichen Gaumen. I: N. mandibularis. C
20 **M. uvulae.** U: Gaumenaponeurose. A: Bindegewebe der Uvula. I: N. vagus. C
21 **M. palatoglossus.** A: Gaumenaponeurose. U: M. transversus linguae. Hebt den Zungengrund und senkt den Gaumen. Bildung eines Schnürrings, der beim Schlucken den Bissen portioniert. I: N. glossopharyngeus. D
22 **M. palatopharyngeus.** [[M. pharyngo-palatinus]] U: Von der Gaumenaponeurose in zwei Portionen, zwischen denen der M. levator veli palatini inseriert und vom Hamulus pterygoideus. I: N. glossopharyngeus. D
23 **Fasciculus anterior.** A: Die vordere Portion zieht vorwiegend zum Schildknorpelhinterrand und unterlagert den Arcus palatopharyngeus. C
24 **Fasciculus posterior; M. sphincter palatopharyngeus.** Die hintere Portion läuft zirkulär auf dem M. constrictor pharyngis superior bzw. mit schräg absteigenden Fasern in die Hinterwand des Pharynx und vereinigt sich mit Fasern der Gegenseite. Sie ist beteiligt an der Bildung des [Passavant Wulstes]. C
25 PHARYNX. Rachen, Schlund. Luft- und Speiseweg. 14–16 cm lang. Reicht vom Fornix bis zum Speiseröhrenanfang vor dem 6. Halswirbel. E
26 CAVITAS PHARYNGIS. Rachenraum, Rachenhöhle. Er kann in drei Etagen gegliedert werden.
27 Pars nasalis pharyngis. Hinter den Choanen gelegener Abschnitt der Cavitas pharyngis. E
28 Fornix pharyngis. Rachengewölbe. Dach der Cavitas pharyngis unter dem Keilbein. E
29 *Hypophysis pharyngealis.* Reservegewebe der Adenohypophyse in der Fornixschleimhaut. Wird in mittlerem Alter, wenn die Tätigkeit der Adenohypophyse abnimmt, aktiv.
30 *Tonsilla pharyngealis.* Rachenmandel. Sie liegt am Fornix pharyngis. E
31 **Noduli lymphoidei pharyngeales.** Lymphknötchen im Bereich des Nasopharynx.

Mund und Rachen 143

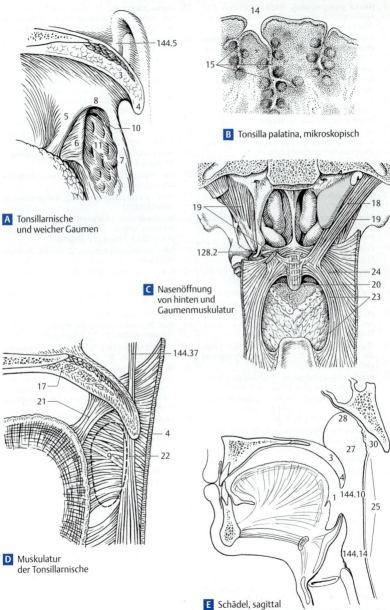

A Tonsillarnische und weicher Gaumen

B Tonsilla palatina, mikroskopisch

C Nasenöffnung von hinten und Gaumenmuskulatur

D Muskulatur der Tonsillarnische

E Schädel, sagittal

1 **[Bursa pharyngealis]**. Inkonstante tiefe Einsenkung der Rachentonsille. Vorderes Ende der Chorda dorsalis in der Entwicklung.
2 **Ostium pharyngeum tubae auditivae; Ostium pharyngeum tubae auditoriae.** Öffnung der Tuba auditiva in den Nasenrachenraum. A
3 **Torus tubarius.** Vom dorsomedialen Tubenknorpel erzeugter Wulst hinter der Tubenöffnung. A
4 **Plica salpingopharyngea.** Von der dorsomedialen Tubenknorpellippe schräg abwärts ziehende Falte auf dem M. salpingopharyngeus. A
5 **Plica salpingopalatina.** Vor dem Torus tubarius von der vorderen Tubenlippe auf den weichen Gaumen ziehende Falte. A
6 **Torus levatorius.** Unter der Tubenöffnung, vor der dorsomedialen Tubenknorpellippe gelegener Wulst des M. levator veli palatini. A
7 **Tonsilla tubaria.** Submuköses lymphatisches Gewebe um die Tubenöffnung.
8 **Recessus pharyngeus.** (Rosenmülleri). Nische des Nasenrachenraums seitlich, hinter der Tuba auditiva. A
9 **Crista palatopharyngea.** Hinterrand des harten Gaumens.
10 **Pars oralis pharyngis.** Abschnitt der Cavitas pharyngis hinter der Mundhöhle. S. 143 E
11 **Vallecula epiglottica.** Grube zwischen den Plicae glossoepiglotticae mediana und laterales. B
12 **Plica glossoepiglottica mediana.** Unpaare, in der Mitte gelegene Schleimhautfalte zwischen Zungengrund und Kehldeckel. B
13 **Plica glossoepiglottica lateralis.** Je eine seitliche Schleimhautfalte zwischen Zungengrund und Kehldeckel. B
14 **Pars laryngea pharyngis.** Abschnitt der Cavitas pharyngis hinter dem Kehlkopf. S. 143 E
15 **Recessus piriformis.** Rinne zwischen der Plica aryepiglottica und der Membrana thyrohyoidea bzw. dem Schildknorpel. B
16 *Plica nervi laryngei superioris.* Vom Ramus internus n. laryngei superioris und der Arteria laryngea superior aufgeworfene Falte im Recessus piriformis. B
17 **Constrictio pharyngooesophagealis.** Obere Oesophagusenge hinter dem Ringknorpel.
18 **Fascia pharyngobasilaris.** Oberster, muskelfreier, membranöser Abschnitt des Pharynx. Er heftet die Rachenwand an die Schädelbasis. Entspricht der Tela submucosa. C D E
19 **Tela submucosa.** Bindegewebsschicht zwischen Schleimhaut und Muskelschicht. A
20 **Tunica mucosa.** Mit geschichtetem Plattenepithel und Flimmerepithel (Pars nasalis) versehene Rachenschleimhaut.
21 *Gll. pharyngeales.* Kleine, subepitheliale, gemischte Drüsen und Schleimdrüsen.
22 **Musculi pharyngis; Tunica muscularis pharyngis.** Die Muskelschicht der Pharynxwand. A
23 **Raphe pharyngis.** Mediane, hintere zum Tuberculum pharyngeum ziehende Sehnennaht der rechten und linken Pharynxmuskulatur. C
24 **Raphe pterygomandibularis.** Sehnenstreifen zwischen Hamulus pterygoideus und Fossa retromolaris des Unterkiefers. Sie trennt den M. buccinator vom Schlundschnürer. D
25 **M. constrictor pharyngis superior.** Oberer Schlundschnürer mit den folgenden vier Anteilen, die an der Raphe pharyngis ansetzen. I: Plexus pharyngeus. C D
26 *Pars pterygopharyngea.* (Passavant Wulst). U: Lamina medialis processi pterygoidei und Hamulus pterygoideus. D
27 *Pars buccopharyngea.* U: Raphe pterygomandibularis. D
28 *Pars mylopharyngea.* U: Hinteres Ende der Linea mylohyoidea. D
29 *Pars glossopharyngea.* U: Zungenbinnenmuskulatur. D
30 **M. constrictor pharyngis medius.** Mittlerer Schlundschnürer. U: Zungenbein. A: Raphe pharyngis. I: Plexus pharyngeus. C
31 *Pars chondropharyngea.* U: Kleines Zungenbeinhorn. D
32 *Pars ceratopharyngea.* U: Großes Zungenbeinhorn. D
33 **M. constrictor pharyngis inferior.** Der vom Kehlkopf entspringende untere Schlundschnürer. I: Plexus pharyngeus. C D
34 *Pars thyropharyngea; M. thyropharyngeus.* U: Linea obliqua des Schildknorpels. D
35 *Pars cricopharyngea; M. cricopharyngeus.* U: Ringknorpel. D
36 **M. stylopharyngeus.** U: Proc. styloideus. A: Er zieht zwischen oberem und mittlerem Schlundschnürer nach innen und erreicht Schlundwand, Schildknorpel und Epiglottis. I: N. glossopharyngeus. C
37 **M. salpingopharyngeus.** U: Dorsomediale Tubenknorpellippe, Teil der Schlundwandlängsmuskulatur. A: Seitliche Pharynxwand. Verhindert Abrutschen des M. levator veli palatini nach hinten. I: Plexus pharyngeus. A
38 **Fascia buccopharyngealis.** S. 96.22
39 **Spatium peripharyngeum.** Der an den Pharynx anschließende Bindegewebsraum.
40 *Spatium retropharyngeum.* Der Bindegewebsraum zwischen Pharynx und Lamina praevertebralis fasciae cervicalis.
41 *Spatium lateropharyngeum; Spatium pharyngeum laterale; Spatium parapharyngeum.* Der Bindegewebsraum seitlich vom Pharynx.

Rachen 145

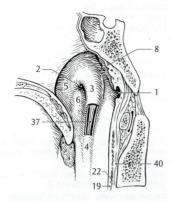

A Tubenöffnung

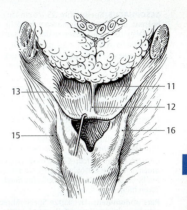

B Zungengrund und Kehlkopfeingang

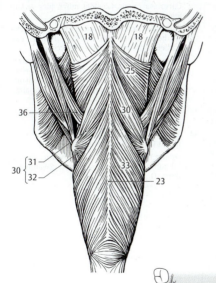

C Schlundmuskulatur von hinten

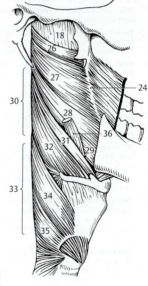

D Schlundmuskulatur von rechts

E Anheftung der Fascia pharyngobasilaris

1 **OESOPHAGUS.** Speiseröhre, 23–26 cm lang. Sie beginnt unter dem Ringknorpel in Höhe des VI. Halswirbels und endet an der Pars cardiaca des Magens. A B
2 **Pars cervicalis; Pars colli.** Vor der Halswirbelsäule gelegener Abschnitt der Speiseröhre (von C VI–Th I). A
3 **Pars thoracica.** Brustabschnitt der Speiseröhre. Er reicht vom 1. Brustwirbel bis zum Durchtritt durch das Zwerchfell (etwa Th XI). A
4 *Constrictio partis thoracicae; Constrictio bronchoaortica.* Mittlere Oesophagusenge. Sie entsteht durch die enge Beziehung zu linkem Hauptbronchus und Aortenbogen. A
5 *Constrictio phrenica; Constrictio diaphragmatica.* Untere Oesophagusenge. Hervorgerufen beim Durchtritt des Oesophagus durch das Zwerchfell. A
6 **Pars abdominalis.** Der kurze Speiseröhrenabschnitt zwischen Zwerchfell und Magen. A
7 **Tunica serosa.** Mesothelüberzug des Peritoneums, das die Pars abdominalis umhüllt.
8 **Tela subserosa.** Bindegewebsschicht unter dem Peritonealmesothel.
9 **Tunica adventitia.** Lockere Bindegewebshülle, welche die Speiseröhre im Mediastinum mit der Umgebung verschieblich verbindet. C
10 **Tunica muscularis.** Muskulöse Doppelschicht der Speiseröhrenwand. Sie besteht im oberen Drittel aus quergestreifter, im unteren Drittel aus glatter innerer Ring- und äußerer Längsmuskulatur. C
11 *Tendo cricooesophageus.* Sehnige Anheftung der Speiseröhrenlängsmuskulatur an der hinteren Ringknorpelwand. B
12 *M. bronchooesophageus.* Glatte Muskulatur vom linken Hauptbronchus zur Speiseröhre. B
13 *M. pleurooesophageus.* Glatte Muskelzüge zwischen Speiseröhre und linker Pleura mediastinalis. B
14 **Tela submucosa.** Vorwiegend aus kollagenem Bindegewebe bestehende, Gefäße, Nerven sowie Drüsen enthaltende Verschiebeschicht zwischen Tunica muscularis und Tunica mucosa. C
15 **Tunica mucosa.** Schleimhaut. Sie besteht aus einem unverhornten, mehrschichtigen Plattenepithel, der Lamina propria mucosae und der Lamina muscularis mucosae. C
16 *Lamina muscularis mucosae.* Eine deutlich ausgeprägte Schicht glatter Muskulatur zwischen Tela submucosa und Lamina propria mucosae. C
17 **Gll. oesophageae.** Einzelne, in die Tela submucosa eingestreute muköse Drüsen. C
18 **GASTER [[VENTRICULUS]].** Magen. Er reicht vom Ende des Oesophagus bis zum Pylorus. A D
19 **Paries anterior.** Vorderwand des Magens. D
20 **Paries posterior.** Hinterwand des Magens.
21 **Curvatura major.** Die große Krümmung der Magenkontur. C
22 **Curvatura minor.** Die kleine Magenkrümmung. D
23 *Incisura angularis.* Im Röntgenbild sichtbarer Knick am tiefsten Punkt der Curvatura minor. D
24 **Cardia; Pars cardiaca.** Gegend der Speiseröhreneinmündung. D
25 *Ostium cardiacum.* Oesophagusmund an der Cardia. D
26 **Fundus gastricus.** Unter dem Zwerchfell gelegene Magenkuppel. D
27 **Fornix gastricus.** Entspricht der oberen Begrenzung des Fundus gastricus unterm Zwerchfell. D
28 *Incisura cardialis.* Spitzer Winkel zwischen Oesophagus und Magenwand. D
29 **Corpus gastricum.** Eigentlicher Magenkörper, oben von Cardia und Fundus, unten von der Pars pylorica begrenzt. D
30 *Canalis gastricus.* Magenstraße entlang der Curvatura minor. Gebildet durch hier verlaufende Schleimhautlängsfalten. D
31 **Pars pylorica.** Distaler, mit der Incisura angularis beginnender und bis zum Pylorus einschließlich reichender Magenabschnitt. D
32 *Antrum pyloricum.* An der Incisura angularis beginnender Anfangsabschnitt, der bei einer peristaltischen Welle vorübergehend vollkommen gegen das übrige Magenlumen abgeschlossen sein kann. D
33 *Canalis pyloricus.* Unterer, etwa 2–3 cm langer Endabschnitt. D
34 *Pylorus.* Magenpförtner. Mit verstärkter Ringmuskulatur versehenes Magenende. D
35 *Ostium pyloricum.* Lumen des Pylorus als Verbindung zwischen Magen und Zwölffingerdarm. D

Speiseröhre und Magen 147

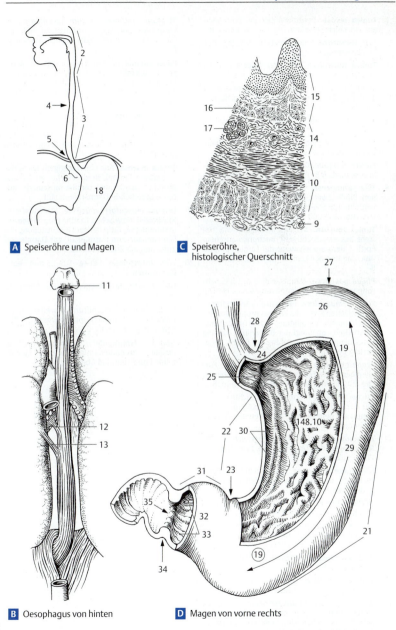

A Speiseröhre und Magen

C Speiseröhre, histologischer Querschnitt

B Oesophagus von hinten

D Magen von vorne rechts

1 **Tunica serosa.** Peritonealüberzug, bestehend aus einschichtigem serösem Plattenepithel. B
2 **Tela subserosa.** Bindegewebige Unterlage der Tunica serosa. B
3 **Tunica muscularis.** Die drei Faserrichtungen aufweisende Magenmuskelschicht. A B
4 *Stratum longitudinale.* Außen, hauptsächlich an der großen und kleinen Kurvatur gelegene Längsmuskelschicht. A B
5 *Stratum circulare.* Mittlere Ringmuskelschicht. A B
6 *M. sphincter pyloricus.* Die am Pylorus verdickte Ringmuskelschicht. A
7 *Fibrae obliquae.* Ganz innen gelegene Schrägfaserschicht. A B
8. **Tela submucosa.** Hauptsächlich aus kollagenem Bindegewebe bestehende, gefäß- und nervenführende Schicht zwischen Lamina muscularis mucosae und Tunica muscularis. B
9 **Tunica mucosa.** Magenschleimhaut. Sie besteht aus einschichtigem, hochprismatischem Epithel, dem Bindegewebe der Lamina propria mucosae und der Lamina muscularis mucosae. B
10 *Plicae gastricae.* Hauptsächlich in Längsrichtung verlaufende Schleimhautfalten. S. 147 D
11 *Lamina muscularis mucosae.* Schicht glatter Muskelzellen zwischen Lamina propria und Tela submucosa. Verbindungen zur Tunica muscularis und zur Wand der Blutgefäße. Raffung der Schleimhaut, Aussteifung der Falten, Regulierung der Durchblutung. B
12 *Areae gastricae.* Höckerige, durch flache Furchen begrenzte Felder der Schleimhautoberfläche mit einem Durchmesser von 1–6 mm. B
13 *Plicae villosae.* Mikroskopisch sichtbare Falten der epithelbesetzten Lamina propria mit lymphatischem Gewebe zwischen den Drüsenmündungen. B C D
14 *Foveolae gastricae.* Magengrübchen. Die Mündungen der Magendrüsen zwischen den Plicae villosae. B C D
15 *Glandulae gastricae.* Die schlauchförmigen, im Fundus und Corpus aus vier Zellarten aufgebauten Magendrüsen. B C D
16 **INTESTINUM TENUE.** Aus Duodenum, Jejunum und Ileum bestehender Dünndarm.
17 **Tunica serosa.** Aus einschichtigem serösem Plattenepithel bestehender Peritonealüberzug. F
18 **Tela subserosa.** Bindegewebige Unterlage der Tunica serosa. F
19 **Tunica muscularis.** Die beiden Hauptmuskelschichten der Darmwand. F
20 *Stratum longitudinale; Stratum helicoidale longi gradus.* Außen gelegene Längsmuskelschicht. Die Zellen sind helicoidal in langen Windungen angeordnet. F
21 *Stratum circulare; Stratum helicoidale brevis gradus.* Innen gelegene Ringmuskelschicht. Die Zellen liegen helicoidal in enger Wicklung. F
22 **Plicae circulares.** (Kerckring-Falten). Beständige, bis zu 8 mm hohe, quer zur Darmachse stehende und etwa 2/3 des Darmlumens umgreifende Falten, in welche die Tela submucosa mit einbezogen ist. E F
23 **Tela submucosa.** Hauptsächlich aus kollagenem Bindegewebe bestehende, gefäß- und nervenführende Verschiebeschicht zwischen Lamina muscularis mucosae und Tunica muscularis. F
24 **Tunica mucosa.** Aus einschichtigem hochprismatischem Epithel, Bindegewebe der Lamina propria mucosae und Lamina muscularis mucosae bestehende Darmschleimhaut.
25 *Lamina muscularis mucosae.* Schicht glatter Muskelzellen zwischen Lamina propria und Tela submucosa. Tätig bei der Feineinstellung der Schleimhaut zum Darminhalt, zur Darmbewegung und der Zottenmotorik. F
26 *Villi intestinales.* Etwa 0,5–1,5 mm hohe Darmzotten. F
27 *Gll. intestinales.* Kryptenförmige Darmdrüsen. F
28 *Noduli lymphoidei solitarii.* Einzelne Lymphfollikel in der Lamina propria mucosae des Magen- und Darmkanals. C D F
29 *Noduli lymphoidei aggregati.* (Peyer Plaques). Zusammenschluss mehrerer Lymphfollikel im Ileum und Colon.

Magen und Dünndarm 149

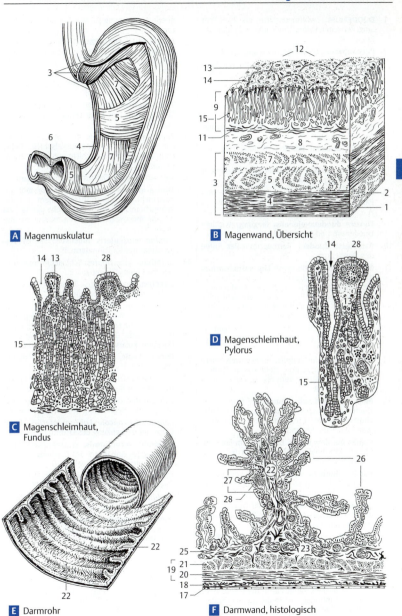

A Magenmuskulatur

B Magenwand, Übersicht

C Magenschleimhaut, Fundus

D Magenschleimhaut, Pylorus

E Darmrohr

F Darmwand, histologisch

1 **DUODENUM.** Zwölffingerdarm; ca. 25–30 cm lang. Zwischen Pylorus und Flexura duodenojejunalis. A
2 **Pars superior.** Horizontaler Anfangsteil. A
3 *Ampulla; Bulbus.* Funktionelle, im Röntgenbild kurze Zeit sichtbare Erweiterung am Anfang des Duodenums. A
4 **Flexura duodeni superior.** Medial von der Gallenblase gelegene Biegung zwischen Pars superior und Pars descendens. A
5 **Pars descendens.** Lateraler, senkrecht absteigender Abschnitt. A
6 **Flexura duodeni inferior.** Biegung zwischen Pars descendens und Pars horizontalis. A
7 **Pars horizontalis; Pars inferior.** Horizontaler Teil unter dem Pankreaskopf. A
8 **Pars ascendens.** Ansteigender Teil links vom Pankreaskopf bis zur Flexura duodenojejunalis. A
9 **Flexura duodenojejunalis.** Biegung zwischen Duodenum und Jejunum. A
10 **Pars tecta duodeni.** Retroperitonealer Anteil des Duodenums.
11 **M. suspensorius duodeni; Lig. suspensorium duodeni.** (Treitz-Muskel). Strang aus Muskulatur und Bindegewebe der die Flexura duodenojejunalis und die Partes ascendens und horizontalis am Zwerchfell und am Truncus coeliacus fixiert. Er soll aus zwei Anteilen bestehen. A
12 *Pars phrenicocoeliaca.* Zwerchfellanteile strahlen in das Bindegewebe um den Truncus coeliacus ein. A
13 *Pars coeliacoduodenalis.* Bindegewebsfasern mit glatter Muskulatur ziehen vom Truncus coeliacus zum Duodenum bis zur Flexura duodenojejunalis. A
14 **Plica longitudinalis duodeni.** Durch den Ductus pancreaticus und den Ductus choledochus verursachte Längsfalte links in der Rückwand der Pars descendens. A
15 **Papilla duodeni major.** Erhebung am Ende der Plica longitudinalis mit Mündungen des Ductus choledochus und Ductus pancreaticus. A
16 **Papilla duodeni minor.** Meist vorhandene Mündung des Ductus pancreaticus accessorius oberhalb der Papilla duodeni major. A
17 **Glandulae duodenales.** (Brunner-Drüsen). Mukoide Drüsen besonders in der Tela submucosa des Duodenums.
18 **JEJUNUM.** Mittlerer Dünndarmabschnitt. Ab Flexura duodenojejunalis ca. 2,5 m. A, S. 153 A
19 **ILEUM.** Endabschnitt des Dünndarms, etwa 3,5 m lang. S. 153 A
20 **Pars terminalis.** Der Endabschnitt liegt vorwiegend im Becken, steigt auf in die rechte Fossa iliaca und mündet dort in die mediale Seitenwand des Dickdarms.
21 **[Diverticulum ilei].** (Meckel Divertikel). Embryonaler Dottergang. Ca. 5 cm lange, blind endende Ausstülpung 0,5–1 m vor der Valva ileocaecalis.
22 **INTESTINUM CRASSUM.** Der durch Taenien, Haustren und Appendices epiploicae charakterisierte Dickdarm. Länge 1,5–1,8 m vom Caecum bis zum Anus. B
23 **Tunica serosa.** Peritonealüberzug aus einschichtigem Mesothel. B
24 **Tela subserosa.** Bindegewebige Unterlage der Serosa. Kann hier lokal Fettgewebe vermehrt enthalten. B
25 **Tunica muscularis.** Sie besteht aus äußerer Längs- und innerer Ringmuskelschicht. Dabei kann die Längsmuskelschicht in Bänder zusammengefasst sein. B
26 **Tela submucosa.** Gebaut wie im Dünndarm. B
27 **Tunica mucosa.** Schleimhaut. Sie besteht aus einschichtigem, hochprismatischem becherzellreichem Epithel; Bindegewebe der Lamina propria mucosae und Lamina muscularis mucosae. B
28 *Lamina muscularis mucosae.* Sie ist vergleichbar der im Dünndarm. B
29 *Glandulae intestinales.* Schlauchförmige Drüsen der Colonschleimhaut. B
30 **CAECUM.** Anfangsteil (ca. 7 cm) des Dickdarms unterhalb der Ileumeinmündung. C D
31 **Papilla ilealis.** [[Valva ileocaecalis]]. Die Umgebung der Einmündung des Ileums in den Dickdarm ist beim Lebenden rundwallförmig aufgewölbt; beim Toten infolge der atonischen Darmmuskulatur schlitzförmig verzogen. C D
32 **Ostium ileale.** Mündung des Ileums in den Dickdarm. C D
33 *Frenulum ostii ilealis.* Vereinigung der oberen und unteren Begrenzung des Ostium ileale. D
34 **Labrum ileocolicum; Labrum superius.** Obere Lippe der Begrenzung des Ostium ileale. D
35 **Labrum ileocaecale; Labrum inferius.** Untere Lippe der Begrenzung des Ostium ileale. D
36 **Appendix vermiformis.** Wurmfortsatz. Meist 9 cm langes Anhängsel des Caecums mit sehr viel lymphatischem Gewebe. C D
37 *Ostium appendicis vermiformis.* Mündung des Wurmfortsatzes in das Caecum. D
38 *Noduli lymphoidei aggregati.* Lymphatisches Gewebe in der Wand des Appendix.
39 **[Fascia praecaecocolica].** Inkonstante membranöse Verbindung zwischen Colon, Caecum und vorderer seitlicher Bauchwand.

Dünndarm und Dickdarm 151

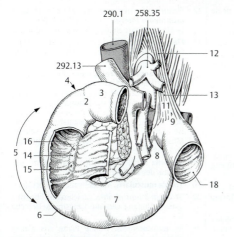

A Vena portae, Vena cava inferior, Aorta und Duodenum

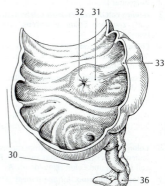

C Caecum beim Lebenden

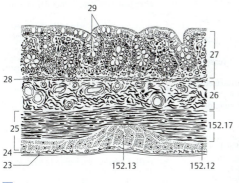

B Colonwand, histologischer Querschnitt

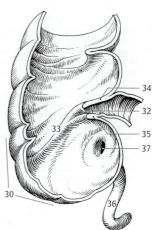

D Caecum beim Toten

1 **COLON.** Dickdarmabschnitt vom Ostium ileale bis zum Rectum.
2 **Colon ascendens.** Rechts retroperitoneal aufsteigender Dickdarmteil. A
3 **Flexura coli dextra; Flexura coli hepatica.** Biegung zwischen Colon ascendens und Colon transversum. A
4 **Colon transversum.** Intraperitoneal gelegener querer Dickdarmteil zwischen Flexura coli dextra und sinistra. A
5 **Flexura coli sinistra; Flexura coli splenica.** Unter der linken Zwerchfellkuppel gelegene Biegung zwischen Colon transversum und Colon descendens. In ihrer Nähe liegt der Cannon-Böhmsche Punkt, die Grenze zwischen cranialem (N. vagus) und sacralem Parasympathicus. A
6 **Colon descendens.** Links retroperitoneal verlaufender Dickdarmabschnitt zwischen Flexura coli sinistra und Colon sigmoideum. A
7 **Colon sigmoideum.** Intraperitoneal gelegener Colonabschnitt zwischen Colon descendens und Rectum. A
8 **Plicae semilunares coli.** Von allen Schichten der Darmwand gebildete, halbmondförmige Kontraktionsfalten zwischen zwei Haustren. A
9 **Haustra coli.** Aussackung zwischen zwei Plicae semilunares. A
10 **Appendices omentales; Appendices adiposae coli; Appendices epiploicae.** Anhängsel aus Fettgewebe in der Tela subserosa, entlang der Taenia libera und omentalis. A
11 **Tunica muscularis.** Zweischichtige Muskelwand des Colons. S. 151 B
12 *Stratum longitudinale.* Äußere, unterschiedlich dicke Längsmuskelschicht. S. 151 B
13 *Taeniae coli.* Etwa 1 cm breite Verdickung der Längsmuskulatur. S. 151 B
14 Taenia mesocolica. An der Anheftung des Mesocolon gelegene Tänie. Am Colon ascendens und descendens liegt sie hinten medial. B
15 Taenia omentalis. An der Anheftung des Omentum majus gelegene Tänie des Colon transversum. Am Colon ascendens und descendens liegt sie hinten lateral. B
16 Taenia libera. Zwischen Taenia mesocolica und Taenia omentalis gelegene freie Tänie. B
17 *Stratum circulare.* Innen gelegene Ringmuskelschicht des Colons. S. 151 B
18 **RECTUM.** Mastdarm. Länge ca. 15 cm. Zwischen Colon sigmoideum und Anus gelegener, tänienfreier Abschnitt. C
19 **Flexura sacralis.** Nach vorn konkave, dem Os sacrum angepaßte Krümmung im Rectum. C
20 **Flexurae laterales.** Das Rectum bildet drei seitliche Flexuren. E
21 *Flexura superodextra lateralis; Flexura superior lateralis.* Die obere rechtskonvexe Flexur. E
22 *Flexura intermediosinistra lateralis; Flexura intermedia lateralis.* Die mittlere linkskonvexe Flexur. Sie ist am deutlichsten ausgeprägt. E
23 *Flexura inferodextra lateralis; Flexura inferior lateralis.* Die untere rechtskonvexe Flexur. E
24 **Plicae transversae recti.** Meist drei 1–2 cm dicke seitliche Querfalten aus Mucosa, Submucosa und dem Stratum circulare der Tunica muscularis. Die mittlere (Kohlrausch-Falte) ist die größte und konstanteste, tastbar rechts 6–8 cm über dem Anus. Die Ringmuskulatur ihrer Basis ist verdickt: [[Sphincter anitertius; Nélaton Muskel]]. Die beiden anderen Falten springen von links vor. E C
25 **Ampulla recti.** Erweiterung des Rectums unterhalb der Kohlrausch Falte. E
26 **Tunica muscularis.** Muskelwand des Rectum. C
27 *Stratum longitudinale.* Gleichmäßig über den ganzen Umfang verteilte Längsmuskelschicht. C
28 *M. rectococcygeus.* Dünne Platte aus glatter Muskulatur vom 2.–3. Coccygealwirbel an das Rectum. C D
29 *Mm. anorectoperineales; Mm. rectourethrales.* Aus der Längsmuskelschicht von Rectum und Analkanal ziehen Zellbündel zur männlichen Harnröhre und zum Damm über das Centrum perinei.
30 *M. rectoperinealis; M. rectourethralis superior.* Glatte Muskulatur des Rectums vorwiegend zur Pars membranacea. C D
31 *M. anoperinealis; M. rectourethralis inferior.* Glatte Muskulatur des Analkanals vorwiegend zum Damm. D
32 *M. rectovesicalis.* Glatte Muskulatur des Stratum longitudinale des Rectum, die zum seitlichen Blasengrund im Lig. laterale vesicae verläuft. D vgl. S. 188.8
33 *Stratum circulare.* Innen gelegene Ringmuskelschicht. Sie bildet hier im Rectum keine Plicae semilunares. C
34 **Lig. recti laterale.** Bindegewebsverdichtung zwischen posterolateraler Beckenwand und Rectum in Höhe von S III.

Dickdarm 153

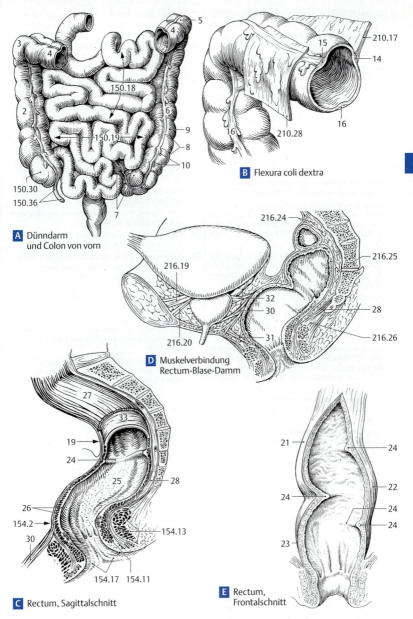

A Dünndarm und Colon von vorn

B Flexura coli dextra

C Rectum, Sagittalschnitt

D Muskelverbindung Rectum-Blase-Damm

E Rectum, Frontalschnitt

1 **CANALIS ANALIS.** Letzter Abschnitt des Darmrohrs. Er beginnt an der Junctio anorectalis. A
2 **Flexura anorectalis; Flexura perinealis.** Nach vorn konvexe Krümmung im Rectum kurz oberhalb des Anus. S. 153 C
3 **Junctio anorectalis.** Beginn der Flexura anorectalis ungefähr unter der Spitze des Os coccygis, oberhalb der Columnae anales. Hier bildet der tastbare M. puborectalis eine Levatorschlinge. A
4 **Columnae anales.** (Morgagni Falten). 6–10 Längsfalten mit Arterie, Venengeflecht und glatter Längsmuskulatur. Überwiegend hochprismatisches Epithel. A
5 **Sinus anales.** Nischen zwischen den Columnae anales. A
6 **Valvulae anales.** Kleine, die Sinus anales nach unten begrenzende Querfalten. A
7 **Zona transitionalis analis.** Histologischer Begriff. Grenzzone des Epithels zwischen Columnae anales und Linea anocutanea. Wird aber auch nur auf das Epithel des Pecten analis bezogen.
8 **Linea pectinata.** Untere Begrenzungslinie der Valvulae anales. Übergang von hochprismatischem Epithel in mehrschichtig unverhorntes Plattenepithel.
9 **Pecten analis.** Helles Band zwischen der Linea pectinata und Linea anocutanea. Hier ist die haarlose Analhaut fest mit der Unterlage verbunden. Sie besitzt mehrschichtig unverhorntes Plattenepithel. A
10 **Linea anocutanea.** [[Hilton Linie]]. Unterkante des M. sphincter ani internus. Unterrand des Pecten analis. Von hier aus beginnt die äußere Haut mit mehrschichtig verhorntem Plattenepithel. A
11 **M. sphincter ani internus.** Verstärkter, 1–2 cm hoher Muskelring des Stratum circulare am Anus. A, S. 153 C
12 **Sulcus intersphinctericus.** Tastbare Grube unterhalb der Linea anocutanea. Hier enden auch Bindegewebsfasern aus der Tunica muscularis des Rectums vermischt mit solchen des M. levator ani. A
13 **M. sphincter ani externus.** Dem M. sphincter ani internus aufliegender quergestreifter Ringmuskel. Er besteht aus folgenden drei Anteilen. I: N. pudendus. A, S. 153 C
14 *Pars profunda.* 3–4 cm hochreichender rein ringförmiger Abschnitt. A
15 *Pars superficialis.* Zwischen Centrum perineale, Lig. anococcygeum und Os coccygis ausgespannte Fasern. A
16 *Pars subcutanea.* Oberflächlicher, in die Lederhaut vor und hinter dem Anus einstrahlender Teil. Er liegt caudal des M. sphincter ani internus; durchsetzt von Bindegewebsfasern aus der Tunica muscularis des Rectums und des M. levator ani. A
17 **Anus.** Untere, von der Pars subcutanea und superficialis des M. sphincter ani externus umgriffene Öffnung des Canalis analis. A, S. 153 C
18 **HEPAR.** Leber. Sie liegt rechts im Oberbauch in der Regio hypochondriaca. Ihr Unterrand verläuft von links oben nach rechts unten durch die Regio epigastrica. Beim Gesunden reicht ihr Rand nicht unter den Rippenbogen. Sie ist atemverschieblich und deshalb palpierbar. B
19 **Facies diaphragmatica.** Dem Zwerchfell zugekehrte Leberfläche. B
20 *Pars superior.* Nach kranial schauender Teil der Facies diaphragmatica. B
21 *Impressio cardiaca.* Flache Mulde unter der Verwachsungsfläche des Perikards mit dem Diaphragma. Sie reicht in die Area nuda und grenzt an die V. cava inferior. B
22 *Pars anterior.* Nach vorn gerichteter Abschnitt der Facies diaphragmatica. B
23 *Pars dextra.* Nach rechts gerichteter Abschnitt der Facies diaphragmatica. B
24 *Pars posterior.* Nach hinten gerichtete Fläche der Facies diaphragmatica. B
25 *Area nuda.* [[Pars affixa]]. Nicht mit Peritoneum überzogener Teil der Facies diaphragmatica. Verwachsungsfläche von Leber und Diaphragma. B
26 *Sulcus venae cavae.* Tiefe Rinne zur Aufnahme der V. cava. B
27 *Fissura ligamenti venosi.* Rinne zur Aufnahme des Lig. venosum von der Leberpforte zur V. cava inferior zwischen Lobus caudatus und Lobus sinister. B
28 *Lig. venosum (Arantii).* Bindegewebiger Rest des Ductus venosus; Embryol. Anastomose zwischen V. umbilicalis und V. cava inferior. B

Dickdarm und Leber 155

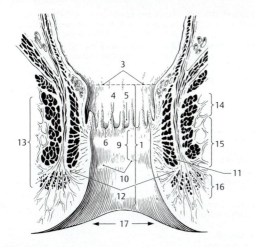

A Canalis analis, Frontalschnitt

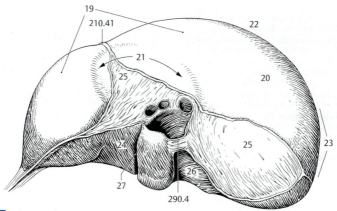

B Leber von oben

1 **Facies visceralis.** Die zum Teil konkave, den Eingeweiden zugekehrte dorso-inferiore Leberfläche.
2 *Fossa vesicae biliaris; Fossa vesicae felleae.* Grube für die Gallenblase in der Facies visceralis. A
3 *Fissura ligamenti teretis.* Furche in der Facies visceralis für das Lig. teres hepatis. A
4 *Lig. teres hepatis.* Bindegewebiger Rest der V. umbilicalis. B
5 *Porta hepatis.* Leberpforte. Zwischen Lobus caudatus und quadratus gelegene Grube, in der die A. hepatica propria, V. portae und die Ductus hepatici verlaufen. Sie vereinigen sich hier zum Ductus hepaticus communis. A B
6 *Tuber omentale.* Wulst auf der viszeralen Fläche des linken Leberlappens, links vom Lig. venosum. A B
7 *Impressio oesophageale.* Durch den Oesophagus geprägte Rinne im linken Leberlappen. A
8 *Impressio gastrica.* Abdruck des Magens an der viszeralen Fläche des linken Leberlappens. A
9 *Impressio duodenalis.* Abdruck des Duodenums, rechts neben der Gallenblase im rechten Leberlappen. A B
10 *Impressio colica.* Abdruck des Colons im rechten Leberlappen, rechts des Fundus der Gallenblase. A
11 *Impressio renalis.* Abdruck der rechten Niere in der viszeralen Fläche des rechten Lappens. Er greift auf die Area nuda über. A
12 *Impressio suprarenalis.* Abdruck der rechten Nebenniere in der Area nuda rechts der V. cava inferior. A
13 **Margo inferior.** Kante zwischen Facies diaphragmatica und Facies visceralis hepatis. A
14 *Incisura ligamenti teretis.* Einschnitt für das Lig. teres hepatis am unteren Leberrand. A B
15 **Lobus hepatis dexter.** Rechter Leberlappen. Herkömmlich rechts von der Anheftung des Lig. falciforme am Zwerchfell liegender Leberanteil. A B
16 **Lobus hepatis sinister.** Linker Leberlappen. Herkömmlich links von der Anheftung des Lig. falciforme am Zwerchfell liegender Leberanteil. A B
17 *Appendix fibrosa hepatis.* Gelegentlicher Bindegewebszipfel am oberen Ende des linken Leberlappens. A
18 **Lobus quadratus.** Zwischen Gallenblase, Lig. teres hepatis und Porta hepatis gelegener Leberlappen. A B
19 **Lobus caudatus.** Zwischen V. cava inferior, Porta hepatis und Lig. venosum gelegener Leberlappen. A B
20 *Processus papillaris.* Nach kaudal vorspringender Teil des Lobus caudatus. A B
21 *Processus caudatus.* Kranial der Leberpforte gelegene Parenchymverbindung zwischen Lobus caudatus und Lobus dexter. A B
22 *[[Lig. venae cavae]]* Bindegewebige Überbrückung der Vena cava inferior. A B

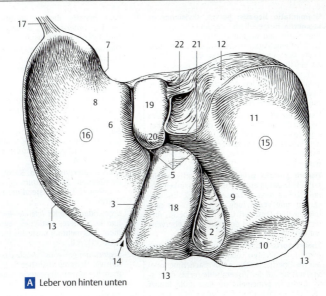

A Leber von hinten unten

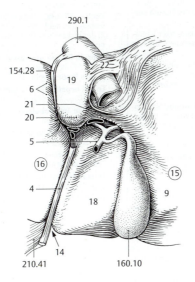

B Leberpforte

1 **Segmentatio hepatis: partes, divisiones et segmenta.** Binnengliederung der Leber in Teile, Abschnitte und Segmente. Der Begriff Lobus wird für eine Pars beibehalten. Die Gliederung folgt der Binnenaufteilung von V. portae, Aa. hepaticae und Ductus hepatici. Als kleinste makroskopische Einheiten werden Portalsegmente unterschieden. Äste der Venae hepaticae begrenzen die Segmente peripher. Die Gliederung ist von chirurgischer Bedeutung.

2 **Fissura umbilicalis.** Sie liegt links parallel dem Lig. falciforme, folgt hinten den Fissuren der Ligg. teres et venosum. Ihr Verlauf entspricht der Projektion der linken Lebervene und ihren Ästen auf die Oberfläche. Sie begrenzt Divisiones. A B C

3 **Fissura portalis principalis.** Hauptfissur. Sie teilt die Leber in einen rechten und linken Anteil [[Lobus dexter; Lobus sinister]]. Ihr entspricht eine Verbindung zwischen Vena cava inferior und Mitte des Gallenblasenbettes und damit der Projektion der mittleren Lebervene auf die Oberfläche. A B C

4 **Fissura portalis dextra.** Sie entspricht der Projektion der rechten Lebervene und ihrer Äste auf die Oberfläche. Ohne Oberflächenmerkmal verläuft sie auf der Visceralseite rechts der Fissura portalis principalis zur Area nuda, kreuzt frontal koronal nach rechts und steigt in einiger Entfernung entlang des rechten Leberrandes vorn ab. Sie begrenzt Divisiones. A B C

5 **Pars hepatis sinistra.** Linker Leberanteil. [[Linker Leberlappen]]. Er liegt links der Fissura portalis principalis. A

6 *Divisio lateralis sinistra.* Linksseitiger lateraler Abschnitt. [[Segmentum laterale]]. Er liegt seitlich der Fissura umbilicalis.

7 *Segmentum posterius laterale sinistrum; Segmentum II.* Hinteres seitliches Segment; II. Segment [[Segmentum laterale superius; Subsegment II]]. A B

8 *Segmentum anterius laterale sinistrum; Segmentum III.* Vorderes seitliches Segment; III. Segment [[Segmentum laterale inferius; Subsegment III]]. A B

9 *Divisio medialis sinistra.* Linksseitiger mittlerer Abschnitt [[Segmentum mediale]]. Er liegt zwischen Fissura umbilicalis und Fissura portalis principalis. A

10 *Segmentum mediale sinistrum; Segmentum IV.* Linkes mittleres Segment; IV. Segment. [[Segmentum mediale superius et inferius; Lobusquadratus; Subsegment IV]]. A B

11 *Pars posterior hepatis; Lobus caudatus.* Hinterer Leberanteil; Lobus caudatus. Er wird als selbständiger Anteil betrachtet, da er direkt in die Vena cava entblutet und von rechts und links versorgt wird.

12 *Segmentum posterius; Lobus caudatus; Segmentum I.* Das hintere Segment ist identisch mit dem hinteren Leberanteil, dem I. Segment oder dem Lobus caudatus [[Subsegment I]]. B

13 **Pars hepatis dextra.** Rechter Leberanteil [[Rechter Leberlappen]]. Er liegt rechts der Fissura portalis principalis. A

14 *Divisio medialis dextra.* Rechtsseitiger mittlerer Abschnitt [[Segmentum anterius]]. Er liegt zwischen Fissura portalis principalis und Fissura portalis dextra.

15 *Segmentum anterius mediale dextrum; Segmentum V.* Vorderes mittleres Segment; V. Segment [[Segmentum anterius inferius; Subsegment V]]. A B

16 *Segmentum posterius mediale dextrum; Segmentum VIII.* Hinteres mittleres Segment; VIII. Segment [[Segmentum anterius superius; Subsegment VIII]]. A

17 *Divisio lateralis dextra.* Rechtsseitiger lateraler Abschnitt [[Segmentum posterius superius et inferius]]. Er liegt lateral der Fissura portalis dextra.

18 *Segmentum anterius laterale dextrum; Segmentum VI.* Vorderes seitliches Segment; VI. Segment [[Segmentum posterius inferius; Subsegment VI]]. A B

19 *Segmentum posterius laterale dextrum; Segmentum VII.* Hinteres seitliches Segment; VII. Segment [[Segmentum posterius superius; Subsegment VII]]. A B

20 **Tunica serosa.** Aus einschichtigem Plattenepithel bestehender Peritonealüberzug.

21 **Tela subserosa.** Bindegewebsschicht unter der Tunica serosa.

22 **Tunica fibrosa.** Unverschiebliche Bindegewebskapsel der Leber, gut ausgeprägt vor allem in der nicht von Peritoneum überzogenen Area nuda.

23 **Capsula fibrosa perivascularis.** Die Lebergefäße und Gallengänge bis in ihre Endäste begleitendes Bindegewebe. D

24 **Lobuli hepatis.** Die 1–2 mm großen Leberläppchen. D

25 **Arteriae interlobulares.** Äste der A. hepatica propria zwischen den Leberläppchen. D

26 **Venae interlobulares.** Pfortaderäste zwischen den Leberläppchen. D

27 **Venae centrales.** Die abführenden Venen im Leberläppchenzentrum. D

28 **Ductus biliferi interlobulares.** Zwischen den Leberläppchen gelegene Gallenausführungsgänge. D

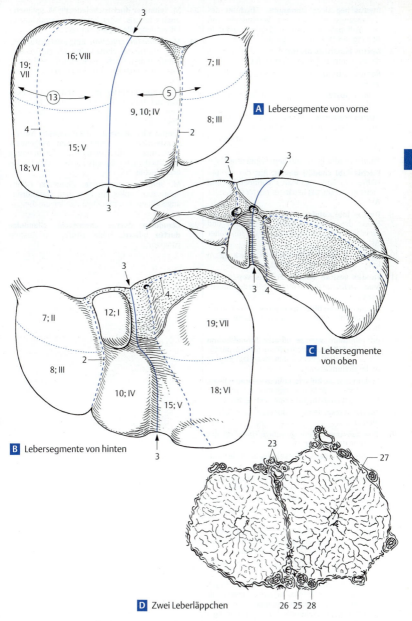

A Lebersegmente von vorne

B Lebersegmente von hinten

C Lebersegmente von oben

D Zwei Leberläppchen

1 **Ductus hepaticus communis.** Abschnitt des Gallengangs zwischen der Vereinigung von Ductus hepaticus sinister und dexter und dem Abgang des Ductus cysticus. A C
2 **Ductus hepaticus dexter.** Aus der Pars hepatis dextra kommender Gallengang. A C
3 *Ramus anterior.* Ast aus den Segmenta V und VI. A
4 *Ramus posterior.* Ast aus den Segmenta VII und VIII. A
5 **Ductus hepaticus sinister.** Aus der Pars hepatis sinistra kommender Gallengang. A C
6 *Ramus lateralis.* Ast aus den Segmenta II und III. A
7 *Ramus medialis.* Ast aus dem Segmentum IV. A
8 **Ductus lobi caudati dexter.** Aus der rechten Hälfte des Lobus caudatus kommender und meist in den Ductus hepaticus dexter führender Ast. A
9 **Ductus lobi caudati sinister.** Aus der linken Hälfte des Lobus caudatus kommender und meist in den Ductus hepaticus sinister führender Ast. A
10 *VESICA BILIARIS; VESICA FELLEA.* Die 8–12 cm lange, birnenförmige Gallenblase. C
11 **Fundus vesicae biliaris; Fundus vesicae felleae.** Nach caudal gerichteter Boden der Gallenblase. C
12 **Corpus vesicae biliaris; Corpus vesicae felleae.** Der Gallenblasenkörper ist an der Leber angeheftet. C
13 **Infundibulum vesicae biliaris; Infundibulum vesicae felleae.** Trichterförmiger Corpusabschnitt, der der Leber nicht mehr anliegt. Er geht in das Collum über. C
14 **Collum vesicae biliaris; Collum vesicae felleae.** Hals der Gallenblase. Getrennt von Infundibulum durch eine Abwinkelung nach rechts. C
15 **Tunica serosa.** Peritonealüberzug der Gallenblase. D
16 **Tela subserosa.** Bindegewebige Unterlage des Peritonealüberzuges. D
17 **Tunica muscularis.** Muskelschicht in der Gallenblasenwand. D
18 **Tunica mucosa.** Gallenblasenschleimhaut mit hochprismatisch einschichtigem Epithel. D
19 *Plicae mucosae; Rugae.* Ins Lumen vorspringende Schleimhautfalten, die ein gekammertes Relief erzeugen. C D
20 **Ductus cysticus.** Ausführungsgang der Gallenblase. Er vereinigt sich mit dem Ductus hepaticus communis zum Ductus choledochus. C
21 **Plica spiralis.** Schraubige Falte im Gallenblasenhals und im Ductus cysticus. C
22 **Ductus choledochus; Ductus biliaris.** Durch Vereinigung des Ductus hepaticus communis und Ductus cysticus entstehender, zur Papilla duodeni major ziehender Gallenausführungsgang. C
23 **M. sphincter ductus choledochi; M. sphincter ductus biliaris.** Eigenständige Ringmuskulatur bis zur Ampulla hepatopancreatica.
24 **M. sphincter superior.** Ringmuskulatur entlang des Ductus choledochus bis zur Vereinigung mit dem Ductus pancreaticus. Seine Kontraktion ermöglicht die Füllung der Gallenblase. B C
25 **M. sphincter inferior.** Ringmuskulatur oberhalb der Ampulla hepatopancreatica. Meist zusammenhängend mit der Muskulatur des Ductus pancreaticus. B C
26 **Ampulla hepatopancreatica; Ampulla biliaropancreatica.** In der Duodenalwand gelegene Erweiterung unmittelbar nach der Einmündung des Ductus pancreaticus major in den Ductus choledochus. B C
27 **M. sphincter ampullae.** (Sphincter Oddii). Sphinkterkomplex aus ring- und spiralförmig angeordneten glatten Muskelzellen um die Ampulle. B
28 **Glandulae ductus choledochi; Glandulae ductus biliaris.** Schleimdrüsen im Ausführungsgang. C

Leber und Gallenblase 161

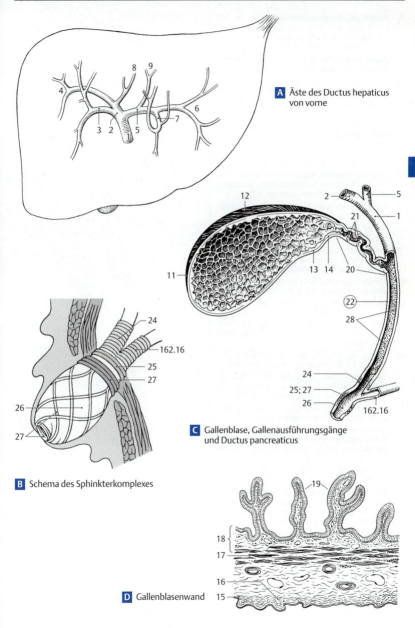

A Äste des Ductus hepaticus von vorne

C Gallenblase, Gallenausführungsgänge und Ductus pancreaticus

B Schema des Sphinkterkomplexes

D Gallenblasenwand

1 **PANCREAS.** Bauchspeicheldrüse. Sie ist 13–15 cm lang und liegt teils in der Duodenalschlinge, teils hinter der Bursa omentalis in Höhe des 1. und 2. Lendenwirbels. A B

2 **Caput pancreatis.** Der sich in die Duodenalschlinge einschmiegende Pankreaskopf. A

3 *Processus uncinatus.* Hakenförmiger, hinter die Mesenterialgefäße ziehender Fortsatz. A B

4 *Incisura pancreatis.* Rinne zwischen Processus uncinatus und dem übrigen Teil des Pankreaskopfes. A B

5 **Collum pancreatis.** Parenchymstreifen vor den Vasa mesenterica superiora. Sie hinterlassen auf der Rückseite eine Furchenbildung. Orientierungshilfe in der Chirurgie. A B

6 **Corpus pancreatis.** Hauptsächlich vor der Wirbelsäule gelegener Pankreaskörper. Er stammt aus der dorsalen Pankreasanlage. A B

7 *Facies anterosuperior.* Nach vorn oben gerichtete Vorderfläche. A

8 *Facies posterior.* Nach hinten gerichtete Fläche. B

9 *Facies anteroinferior.* Nach vorn unten weisende Fläche. Sie ist nach oben durch die Wurzel des Mesocolon transversum begrenzt. A

10 *Margo superior.* Obere Kante zwischen Facies anterior und posterior. A B

11 *Margo anterior.* Vorderkante. Sie entspricht der Anheftungslinie des Mesocolon transversum und ist damit zugleich die untere Grenzlinie der Bursa omentalis an der hinteren Abdominalwand. A

12 *Margo inferior.* Zwischen der unteren Vorder- und der Rückfläche gelegene Unterkante. A

13 *Tuber omentale.* Durch die Wirbelsäule bedingte Vorwölbung in die Bursa omentalis im kopfnahen Teil des Pankreaskörpers. A B

14 **Cauda pancreatis.** Die Milz berührender, links oben liegender Pankreasschwanz. A B

15 **Ductus pancreaticus.** Auf der Papilla duodeni major zusammen mit dem Ductus choledochus mündender Hauptausführungsgang des Pankreas. B

16 *M. sphincter ductus pancreatici.* Ringmuskel vor der Ductusmündung. S. 161 B C

17 **Ductus pancreaticus accessorius.** Meist vorhandener zusätzlicher Ausführungsgang; er mündet auf der Papilla duodeni minor oberhalb der Papilla duodeni major. B

18 **[Pancreas accessorium].** Verstreutes Pankreasgewebe in der Wand des Magens oder Dünndarms.

19 **Insulae pancreaticae.** Pankreasinseln. Langerhans-Inseln, ca. 1 Million. Sie produzieren unter anderem Glucagon und Insulin.

Bauchspeicheldrüse

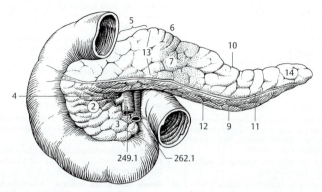

A Duodenum und Pankreas von vorne, leicht gedreht

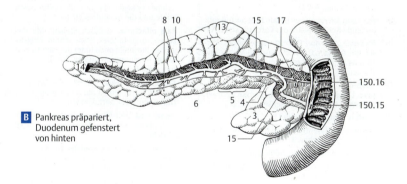

B Pankreas präpariert, Duodenum gefenstert von hinten

1 **SYSTEMA RESPIRATORIUM.** Atmungssystem.
2 **NASUS.** Nase.
3 **Radix nasi.** Oben zwischen beiden Augenhöhlen gelegene Nasenwurzel. C D
4 **Dorsum nasi.** Nasenrücken. C
5 **Apex nasi.** Nasenspitze. C
6 **Ala nasi.** Nasenflügel. C
7 **Cartilagines nasi.** Knorpelstücke zur Bildung des nichtknöchernen Stützskelettes der Nase. A B D
8 *Cartilago alaris major.* Hakenförmiger, die Nasenöffnung umfassender Knorpel. A
9 *Crus mediale.* Medialer Schenkel. A B D
10 Pars mobilis septi nasi. Der bewegliche vordere untere Teil des Nasenseptums. Er wird gebildet aus Haut mit faserreicher Subcutis, Pars membranacea und dem Crus mediale.
11 *Crus laterale.* Lateraler, das Nasenloch seitlich umgreifender Schenkel. A B
12 *Cartilagines alares minores.* Einzelne kleinere Knorpelplatten zur Ergänzung der Cartilago alaris major. A
13 *Cartilagines nasi accessoriae.* Gelegentliche kleine Knorpelstückchen zwischen Processus lateralis und Cartilago alaris major zur Ergänzung des knorpeligen Nasengerüstes. A
14 *Cartilago septi nasi.* Selbständiges größeres Knorpelstück in der Nasenscheidewand zwischen Lamina perpendicularis ossis ethmoidalis und Vomer. A B D
15 *Processus lateralis.* Die laterale Nasenwand mitbildende Knorpelplatte des Cartilago septi. A D
16 *Processus posterior; Processus sphenoidalis.* Verschieden langer Fortsatz zwischen Vomer und Lamina perpendicularis; kann bis zum Keilbein reichen. D
17 *Cartilago vomeronasalis.* [[Jacobson-Knorpel]]. Inkonstante und variabel große Knorpelplättchen seitlich des Nasenseptums. D
18 **Cavitas nasi.** Nasenhöhle. D
19 **Nares.** Vom Nasenflügel und Nasenseptum umrahmte Nasenlöcher. B E
20 **Choanae.** Hintere Nasenhöhlenöffnungen. D
21 **Septum nasi.** Knöcherne, knorpelige und bindegewebige Nasenscheidewand. D
22 *Pars membranacea.* Bindegewebiger Teil des Nasenseptums an der Nasenspitze. D
23 *Pars cartilaginea.* Zwischen Pars membranacea und Pars ossea. D
24 *Pars ossea.* Knöcherner Abschnitt des Nasenseptums aus Lamina perpendicularis ossis ethmoidalis und Vomer. D
25 *Organum vomeronasale.* (Jacobson-Organ). Gelegentlicher Blindsack oberhalb des Canalis incisivus als Rest eines phylogenetisch früheren, zusätzlichen Riechorgans. D E
26 **Vestibulum nasi.** Vorderer, bis zum Limen nasi reichender Abschnitt der Nasenhöhle. Er ist mit einem am Limen nasi in Flimmerepithel übergehenden Plattenepithel ausgekleidet. E
27 **Limen nasi.** Vom Rand des Flügelknorpels verursachte Schleimhautleiste am Ende des Vestibulum nasi. E
28 **Sulcus olfactorius.** Zwischen Wurzel der mittleren Nasenmuschel und dem Nasenrücken auf das Riechfeld hin ziehende Rinne. E
29 **Concha nasi suprema.** Inkonstante oberste Muschel am Siebbein.
30 **Concha nasalis superior.** Kleine, vor der Keilbeinhöhle gelegene obere Muschel. E
31 **Concha nasalis media.** Mittlere Nasenmuschel. Unter ihr liegen die meisten Nebenhöhlenmündungen. E
32 **Concha nasalis inferior.** Untere, zugleich längste Nasenmuschel. Sie verdeckt die Mündung des Tränen-Nasen-Ganges. E
33 **Plexus cavernosus conchae.** Venengeflechte, im Gebiet der mittleren und unteren Muschel und der hinteren Nasenhöhle. Ihre Füllung lässt die Schleimhaut bis 5 mm anschwellen.
34 **Tunica mucosa.** Schleimhaut. Sie ist nicht einheitlich gebaut. Zwei Anteile werden unterschieden.
35 **Pars respiratoria.** Mit mehrreihigem Flimmerepithel versehener Teil der Nasenschleimhaut. Er beginnt im Vestibulum und kleidet, mit Ausnahme der Regio olfactoria, die gesamte Nasenhöhle und die Nebenhöhlen aus.
36 **Pars olfactoria.** Riechschleimhaut. Mit Riechzellen ausgestattetes, etwa zehnpfennigstückgroßes Riechfeld oben unter der Lamina cribrosa am Nasenseptum und an der seitlichen Nasenwand. E
37 **Glandulae nasales.** Seromuköse Drüsen. Ihr dünnes Sekret reinigt das Riechepithel und soll Duftstoffe anreichern können.
38 **Agger nasi.** Wulstförmiger Rest einer früheren, zusätzlichen Muschel direkt vor der mittleren Muschel. E
39 **Recessus sphenoethmoidalis.** Nische über der oberen Nasenmuschel zwischen vorderer Keilbeinhöhlenwand und Nasenhöhlendach. E
40 **Meatus nasi superior.** Oberer Nasengang über der mittleren Nasenmuschel. Mündung der hinteren Siebbeinzellen. E
41 **Meatus nasi medius.** Mittlerer Nasengang zwischen mittlerer und unterer Nasenmuschel. Mündung der mittleren Siebbeinzellen. E
42 *Atrium meatus medii.* Feld am Beginn des Meatus medius vor der mittleren und über der unteren Muschel. E

Nase 165

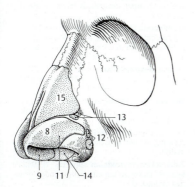

A Nasenknorpel

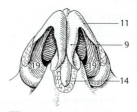

B Nasenknorpel von unten

C Äußere Nase

D Knorpel der Nasenscheidewand

E Seitliche Nasenwand mit Keilbeinhöhle

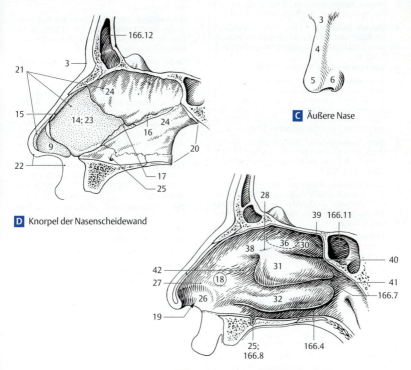

Atmungssystem

1 *Bulla ethmoidalis.* Rudimentäre Nasenmuschel in Form einer sich blasenartig vorwölbenden Siebbeinzelle unter der mittleren Nasenmuschel. C

2 *Infundibulum ethmoidale.* Nische vor der Bulla ethmoidalis unter der mittleren Nasenmuschel. Hier münden der Sinus maxillaris, der Sinus frontalis und die vorderen Siebbeinzellen. C

3 *Hiatus semilunaris.* Sichelförmiger Spalt zwischen Bulla ethmoidalis und Processus uncinatus. C

4 **Meatus nasi inferior.** Unterer Nasengang zwischen unterer Nasenmuschel und Nasenboden. C, S. 165. E

5 *Apertura ductus nasolacrimalis.* Die mit einer klappenartigen Schleimhautfalte versehene Öffnung des Tränen-Nasenganges.

6 **Meatus nasi communis.** Raumteil der Nasenhöhle zwischen den Conchae und dem Septum.

7 **Meatus nasopharyngeus.** Vereinigung der drei Nasengänge hinter den Muscheln. C, S. 165 E

8 **[Ductus incisivus].** Gelegentlicher Blindsack am Boden der Nasenhöhle neben dem Septum, etwa 2 cm hinter der äußeren Nasenöffnung. C, S. 165 E

9 **Sinus paranasales.** Nasennebenhöhlen.

10 **Sinus maxillaris.** Kieferhöhle. Größte Nebenhöhle mit variabler Ausdehnung. Sie reicht in der Maxilla bis unter die Orbita und in das Tuber maxillae. Ihre tiefste Stelle liegt über den Wurzeln des zweiten Prä- und ersten Molaren. Sie mündet unter der mittleren Muschel. A

11 **Sinus sphenoidalis.** Keilbeinhöhle. Paarige Höhle im Keilbeinkörper mit variabler Ausdehnung. Sie mündet im Recessus sphenoethmoidalis. B C, S. 165 E

12 **Sinus frontalis.** Stirnhöhle. Sie kann sich über die Squama frontalis hinaus in die Pars orbitalis des Stirnbeins ausdehnen. Sie mündet unter der mittleren Muschel über der Kieferhöhle. A B C, S. 165 D

13 **Cellulae ethmoidales.** Siebbeinzellen. Hohlraumsystem aus unterschiedlich großen Zellen zwischen Nasen- und Augenhöhle.

14 *Cellulae ethmoidales anteriores.* Vordere Gruppe der Siebbeinzellen. Mündung unter der mittleren Nasenmuschel. A B

15 *Cellulae ethmoidales mediae.* Mittlere Gruppe der Siebbeinzellen. Mündung unter der mittleren Nasenmuschel. A B

16 *Cellulae ethmoidales posteriores.* Hintere Gruppe der Siebbeinzellen. Mündung unter der oberen Nasenmuschel. A B

17 **LARYNX.** Der zwischen Schlund und Luftröhre gelegene Kehlkopf. D

18 **CARTILAGINES ET ARTICULATIONES LARYNGIS** Kehlkopfknorpel und Gelenke.

19 **Cartilago thyroidea.** Schildknorpel. Größter Kehlkopfknorpel, umschließt teilweise die übrigen. D E

20 **Prominentia laryngea.** Durch den Schildknorpel bewirkter Vorsprung in der Mittellinie des Halses. Beim Mann stärker ausgeprägt (Adamsapfel). D E

21 **Lamina dextra/sinistra.** Seitliche Schildknorpelplatten. Sie stoßen in der Mittellinie schiffbugähnlich zusammen. D E

22 **Incisura thyroidea superior.** Tiefer oberer Einschnitt median zwischen rechter und linker Schildknorpelplatte. D E

23 **Incisura thyroidea inferior.** Flache untere Einsenkung median zwischen den Schildknorpelplatten. E

24 **Tuberculum thyroideum superius.** Seitlicher kleiner Höcker außen am oberen Ende der Linea obliqua. D E

25 **Tuberculum thyroideum inferius.** Seitlicher kleiner Höcker außen am unteren Ende der Linea obliqua. D E

26 **Linea obliqua.** Schräge Leiste an der Außenseite des Schildknorpels für die Anheftung der Mm. sternothyroideus, thyrohyoideus und constrictor pharyngis inferior. D E

27 **Cornu superius.** Oberer Fortsatz des Schildknorpelhinterrandes, dient zur Anheftung des Lig. thyrohyoideum. D E

28 **Cornu inferius.** Unterer Fortsatz des Schildknorpelhinterrandes zur gelenkigen Verbindung mit dem Ringknorpel. D E

29 **[Foramen thyroideum].** Gelegentliches Loch seitlich unter dem Tuberculum superius, zuweilen Durchlaß der A. und V. laryngea superior. D

30 **Membrana thyrohyoidea.** An elastischen Fasern reiche Membran zwischen dem inneren Oberrand des Zungenbeins und dem Schildknorpel. D

31 *Lig. thyrohyoideum medianum.* Mediane Verstärkung der Membrana thyrohyoidea mit elastischen Faserzügen. D

32 *Bursa retrohyoidea.* S. 129 A

33 *Bursa infrahyoidea.* S. 129 A

34 *Ligamentum thyrohyoideum laterale.* Vom Cornu superius an das hintere Ende des großen Zungenbeinhorns ziehendes Band. Seitliche Verstärkung der Membrana thyrohyoidea. D

35 *Cartilago triticea.* Weizenkorngroßer, elastischer Knorpel im Lig. thyrohyoideum. D

Nase und Kehlkopf 167

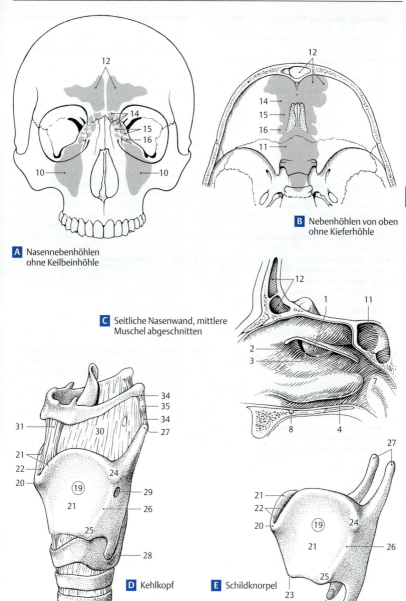

A Nasennebenhöhlen ohne Keilbeinhöhle

B Nebenhöhlen von oben ohne Kieferhöhle

C Seitliche Nasenwand, mittlere Muschel abgeschnitten

D Kehlkopf

E Schildknorpel

1 **Cartilago cricoidea.** Ringknorpel. Er liegt am oberen Ende der Trachea und ist mit dem Schildknorpel gelenkig verbunden. Er hat die Form eines Siegelringes. A B D

2 **Arcus cartilaginis cricoideae.** Ringknorpelbogen. Vorderer und seitlicher Teil des Ringknorpels. A B

3 **Lamina cartilaginis cricoideae.** Nach hinten gerichtete Ringknorpelplatte. A B

4 *Facies articularis arytaenoidea.* Schräg gestellte, ovale Gelenkfläche seitlich an der Oberkante der Ringknorpelplatte für den Stellknorpel. A

5 *Facies articularis thyroidea.* Seitlich an der Lamina etwas vorstehende Gelenkfläche für den Schildknorpel. A

6 **Articulatio cricothyroidea.** Gelenk zwischen Schild- und Ringknorpel. Es gestattet Kipp-, aber auch horizontale und vertikale Gleitbewegungen des Ringknorpels gegen den Schildknorpel. B

7 **Capsula articularis cricothyroidea.** Dünne Gelenkkapsel des Cricothyroidgelenks. B

8 **Lig. ceratocricoideum.** Kapselverstärkungen zur Begrenzung von Schubbewegungen. B D

9 **Lig. cricothyroideum medianum.** Kräftiges vertikales Band median zwischen Schild- und Ringknorpel. Hier ist durch Einschnitt, Koniotomie, eine Eröffnung des Luftwegs möglich. B D

10 **Lig. cricotracheale.** Elastische Membran zwischen Ringknorpel und erstem Trachealknorpel. B

11 **Cartilago arytaenoidea.** Dem Ringknorpel aufsitzender, pyramidenähnlicher Stellknorpel. C D

12 **Facies articularis.** Zylindrisch-konkave basale Gelenkfläche unter dem Proc. muscularis. Mit ihr reitet der Stellknorpel auf dem Ringknorpel. C

13 **Basis cartilaginis arytaenoideae.** Unterfläche des Stellknorpels. C

14 **Facies anterolateralis.** Nach vorn seitlich weisende Fläche, die als Muskelansatz und -ursprung dient. C

15 *Processus vocalis.* Nach vorn zeigender Fortsatz zur Stimmbandbefestigung. C

16 *Crista arcuata.* Knorpelleiste, die zwischen der Fovea oblonga und triangularis beginnt, bogenförmig die Fovea triangularis umfasst und am Colliculus endet. C

17 *Colliculus.* Kleiner Vorsprung am Ende der Crista arcuata. C D

18 *Fovea oblonga.* Grube an der Seitenfläche vorn für den Ansatz des M. thyroarytaenoideus. C

19 *Fovea triangularis.* Mit Drüsen gefüllte Grube über der Fovea oblonga. C

20 **Facies medialis.** Mediale Fläche des Stellknorpels. C

21 **Facies posterior.** Rückfläche des Stellknorpels. C

22 **Apex cartilaginis arytaenoideae.** Nach hinten gebogene Spitze. Sie trägt die Spitzenknorpel. C D

23 **Processus muscularis.** Kurzer Fortsatz seitlich hinten, Ansatz der Mm. cricoarytaenoidei posterior und lateralis. C

24 **Articulatio cricoarytaenoidea.** Walzenförmiges Gelenk zwischen Stell- und Ringknorpel mit weiter Kapsel und ohne Seitenbänder. Deshalb gestattet es Schwenkbewegungen um die schräggestellte Zylinderachse, achsenparallele Gleitbewegungen und Drehung um die Höhenachse des Stellknorpels. D

25 **Capsula articularis cricoarytaenoidea.** Dünnwandige, schlaffe Kapsel des Gelenks zwischen Stell- und Ringknorpel. Sie ist vor allem medial durch das Lig. cricoarytaenoideum verstärkt. D

26 **Lig. cricoarytaenoideum.** Für den Stimmritzenschluss wichtiges, elastisches Band, das von der Ringknorpelplatte hinten an den medialen Teil des Stellknorpels zieht. D

27 **Lig. cricopharyngeum.** An der Cartilago corniculata beginnender Faserzug. Nach Anheftung an die Rückseite des Ringknorpels zieht er unter der auf dem Ringknorpelrückfläche liegende Schlundschleimhaut. D

28 **[Cartilago sesamoidea].** Gelegentlich vorhandene elastische Knorpelstückchen im Vorderende der Stimmbänder und neben dem Stellknorpel. D

29 **Cartilago corniculata.** (Santorini). Spitzenknorpel. Kleiner elastischer Knorpel auf der Stellknorpelspitze. Er verursacht das Tuberculum corniculatum. C D

30 **Tuberculum corniculatum.** Schleimhautüberzogenes Höckerchen über dem gleichnamigen Knorpel dicht über der Spitze des Stellknorpels. S. 171 B D

Kehlkopf 169

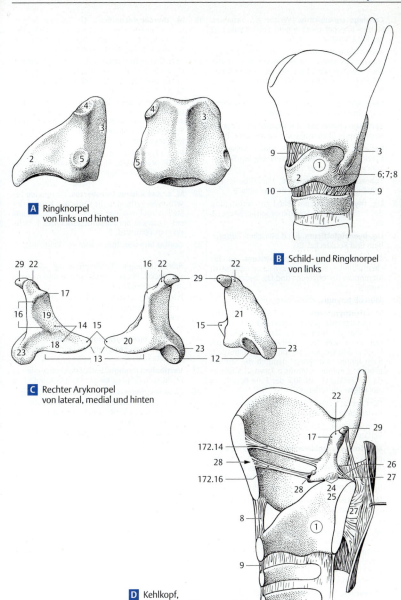

A Ringknorpel von links und hinten

B Schild- und Ringknorpel von links

C Rechter Aryknorpel von lateral, medial und hinten

D Kehlkopf, Sagittalschnitt von medial

//170 Atmungssystem

1 **Cartilago cuneiformis.** (Wrisbergi). Variabler, kleiner Knorpel unter einem Fettzellpaket in der Plica aryepiglottica. D
2 **Tuberculum cuneiforme.** Durch die Cartilago cuneiformis verursachtes Höckerchen in der Plica aryepiglottica, kann bei fehlendem Knorpel auch nur durch Fettzellen verursacht sein. B D
3 **Epiglottis.** Aus elastischem Knorpel bestehender, schuhlöffelähnlicher Kehldeckel. B C E
4 **Cartilago epiglottica.** Aus elastischem Knorpel bestehendes Skelett des Kehldeckels. A C D
5 **Petiolus epiglottidis.** Nach unten weisender Epiglottisstiel. Er ist bindegewebig am Schildknorpelbug befestigt. A D
6 **Tuberculum epiglotticum.** Vorwölbung der Kehldeckelwand oberhalb des Petiolus. B
7 **Lig. thyroepiglotticum.** Band zur Befestigung des Petiolus an der Schildknorpelrückfläche. A D
8 **Lig. hyoepiglotticum.** Band zwischen Zungenbein und Kehldeckel. C
9 **Corpus adiposum praeepiglotticum.** Ein lückenfüllender Fettkörper zwischen Epiglottis, Membrana thyrohyoidea und Lig. hyoepiglotticum. C
10 **Musculi laryngis.** Kehlkopfmuskeln.
11 **M. cricothyroideus.** U: Vorn und seitlich der Ringknorpelspange. A: Unterrand der Schildknorpelplatte innen und außen und am unteren Horn. Bei festgestelltem Schildknorpel kippt er den Ringknorpel mit den Stellknorpeln nach hinten und spannt dadurch die Stimmbänder. I: Ramus externus n. laryngei superioris (als einziger!). In 50% der Fälle besteht er aus folgenden Teilen. C E
12 *Pars recta.* Gerader Teil. Vordere, etwas steiler verlaufende Fasern. C
13 *Pars obliqua.* Schräger Teil. Hintere, flacher verlaufende Fasern. C
14 **M. cricoarytaenoideus posterior.** U: Ringknorpelrückfläche. A: Processus muscularis des Aryknorpels. Durch Schwenkung des Processus vocalis nach oben außen öffnet er als einziger die Stimmritze. I: N. laryngeus recurrens. B D
15 **[M. ceratocricoideus].** Var. U: Unteres Schildknorpelhorn. A: Unterer Ringknorpelrand. I: N. laryngeus recurrens. B
16 **M. cricoarytaenoideus lateralis.** U: Oberer Rand und seitliche Außenfläche der Ringknorpelspange. A: Seitenkante des Processus muscularis des Aryknorpels und anschließendem Feld. Synergist beim Stimmritzenschluss. I: N. laryngeus recurrens. D
17 **M. vocalis.** U: Innenfläche des Schildknorpels neben der Mittellinie. A: Processus vocalis und Fovea oblonga des Aryknorpels. Er ändert durch seine Spannung die Eigenschwingung des Stimmbandes. I: N. laryngeus recurrens. E

18 **M. thyroarytaenoideus.** U: Vordere Schildknorpelinnenfläche. A: Vorderseitenfläche des Stellknorpels. Synergist beim Stimmritzenschluss. I: N. laryngeus recurrens. D E
19 *Pars thyroepiglottica.* [[M. thyroepiglotticus]]. U: Vordere Schildknorpelinnenfläche. A: Epiglottis und Membrana quadrangularis. I: N. laryngeus recurrens. D
20 **M. arytaenoideus obliquus.** U: Hinterfläche des Processus muscularis. A: Spitze des gegenseitigen Stellknorpels. Nähert die Stellknorpel. Synergist beim Stimmritzenschluss. I: N. laryngeus recurrens. B
21 *Pars aryepiglottica.* [[M. aryepiglotticus]]. U: Stellknorpelspitze. A: Epiglottisrand. Grundlage der Plica aryepiglottica. Senkt den Kehldeckel. B D
22 **M. arytaenoideus transversus.** Die queren Faserbündel verbinden die seitlichen Ränder der Stellknorpel miteinander. Nähert die Stellknorpel. Synergist bei Stimmritzenschluss. I: N. laryngeus recurrens. B
23 **Cavitas laryngis.** Innenraum des Kehlkopfes. B E
24 **Aditus laryngis.** Kehlkopfeingang zwischen Kehldeckel, Plicae aryepiglotticae und Incisura interarytaenoidea. E
25 *Plica aryepiglottica.* Schleimhautfalte über dem gleichnamigen Muskel von der Stellknorpelspitze bis zum seitlichen Kehldeckelrand. B D
26 *Incisura interarytaenoidea.* Schleimhautbekleideter Spalt zwischen den beiden Stellknorpelspitzen. B
27 **Vestibulum laryngis.** Vorhof des Kehlkopfes. Er reicht vom Eingang bis zur Plica vestibularis. E
28 *Plica vestibularis.* [[Plica ventricularis]]. Durch das Lig. vestibulare bedingte Taschenfalte. Sie liegt zwischen Ventriculus laryngis und Vestibulum laryngis. E
29 *Rima vestibuli.* Spalt zwischen den beiden Taschenfalten. E

Kehlkopf 171

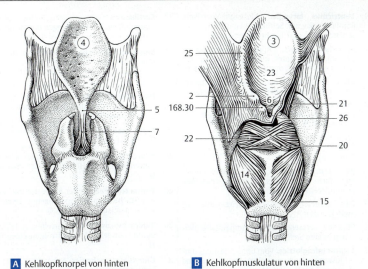

A Kehlkopfknorpel von hinten

B Kehlkopfmuskulatur von hinten

C Kehlkopf von vorne lateral

D Kehlkopf ohne linke Schildknorpelplatte

E Kehlkopf, Frontalschnitt von hinten

1 **Ventriculus laryngis.** (Morgagni-Ventrikel). [[Sinus Morgagni]]. Seitliche Ausbuchtung zwischen Stimm- und Taschenfalten. B C D

2 *Sacculus laryngis.* [[Appendix ventriculi laryngis]]. Inkonstanter, kleiner, nach oben gerichteter Blindsack des Ventriculus laryngis. B

3 **Glottis.** Aus den beiden Plicae vocales bestehender, stimmbildender Teil des Kehlkopfes. A

4 **Plica vocalis.** Vom Lig. vocale unterlagerte und durch den M. vocalis seitlich abgestützte Stimmlippe. A

5 *Rima glottidis; Rima vocalis.* Stimmritze. Spalte zwischen den beiden Aryknorpeln und den Stimmlippen. A

6 Pars intermembranacea. Vom Schildknorpel bis zur Spitze des Processus vocalis reichende Stimmritzenstrecke. A

7 Pars intercartilaginea. Stimmritzenabschnitt zwischen den Aryknorpeln. A

8 Plica interarytaenoidea. Schleimhautfalte zwischen beiden Stellknorpeln. A

9 **Cavitas infraglottica.** Vom Conus elasticus umschlossener Raum zwischen Stimmritze und Unterrand des Ringknorpels. C

10 **Tunica mucosa.** Die lediglich am oberen Teil der Epiglottisrückfläche und an den Stimmfalten mit unverhorntem mehrschichtigem Plattenepithel, im Übrigen mit mehrreihigem Flimmerepithel versehene Kehlkopfschleimhaut. B

11 *Glandulae laryngeales.* Submuköse, gemischte Drüsen der Kehlkopfschleimhaut. B

12 **Membrana fibroelastica laryngis.** [[Membrana elastica laryngis]]. Reichlich mit elastischen Fasern ausgestattete Tela submucosa der Kehlkopfschleimhaut. Sie beginnt in der Membrana quadrangularis und endet am Unterrand des Conus elasticus. B

13 *Membrana quadrangularis.* Zwischen der Epiglottis, der Plica aryepiglottica und der Taschenfalte ausgespannte Membran. C D

14 *Lig. vestibulare.* Als Verstärkung des unteren Randes der Membrana quadrangularis dienendes Taschenband. C

15 *Conus elasticus.* [[Membrana cricovocalis]]. Verstärkte Membrana fibroelastica zwischen Lig. vocale und Ringknorpel. D

16 *Lig. vocale.* Das zwischen Processus vocalis des Stellknorpels und Schildknorpel ausgespannte Stimmband. Es bildet den oberen Abschluss des Conus elasticus. C

17 TRACHEA. Luftröhre. Elastisches Rohr zwischen Kehlkopf und Bronchien.

18 **Pars cervicalis.** Der vom VI. bis zum VII. Halswirbel reichende Halsabschnitt der Luftröhre.

19 **Pars thoracica.** Der vom I. bis zum IV. Brustwirbel einschließlich reichende Brustabschnitt der Luftröhre.

20 **Cartilagines tracheales.** Hufeisenförmige, nach hinten offene Knorpelspangen der Luftröhre. E F H

21 **Musculus trachealis.** Glatte Muskulatur zwischen den freien Enden der hufeisenförmigen Trachealknorpel in der Paries membranacea. H

22 **Ligg. anularia; Ligg. trachealia.** Bindegewebsbrücken zwischen und über den Knorpelspangen der Trachea. E F

23 **Paries membranaceus.** Membranösmuskuläre Rückwand der Trachea. F

24 **Bifurcatio tracheae.** Die asymmetrische Luftröhrengabelung in Höhe des IV. Brustwirbels. E G

25 **Carina tracheae.** An der Bifurcatio tracheae in das Tracheallumen vorspringende Leiste mit aerodynamischer Wirkung. G

26 **Tunica mucosa.** Mit mehrreihigem Flimmerepithel ausgekleidete Luftröhrenschleimhaut. H

27 *Glandulae tracheales.* Submuköse gemischte Luftröhrendrüsen. H

Kehlkopf und Luftröhre

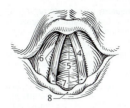

A Kehlkopfeingang von oben

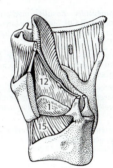

D Kehlkopf von hinten lateral, linke Schildknorpelplatte entfernt

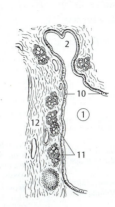

B Ventriculus laryngis

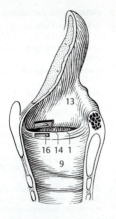

C Kehlkopf, Sagittalschnitt

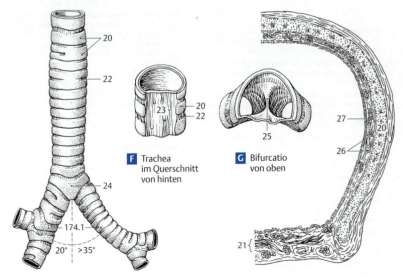

E Trachea mit Bronchien von vorne

F Trachea im Querschnitt von hinten

G Bifurcatio von oben

H Trachea im Querschnitt, histologisch

1 **BRONCHI.** Die Luftröhrenäste.
2 **Arbor bronchialis.** Bronchialbaum. Das gesamte Zweigsystem der Luftröhre.
3 **Bronchus principalis dexter.** Rechter Hauptbronchus. A
4 **Bronchus principalis sinister.** Linker Hauptbronchus. A
5 **Bronchi lobares et segmentales.** Die Bronchien für die fünf Lungenlappen und deren zwanzig Segmente. A B
6 **Bronchus lobaris superior dexter.** Bald nach der Trachealteilung abgehender Bronchus für den rechten Lobus superior. A B
7 *Bronchus segmentalis apicalis (B I).* Für das apikale, bis hinunter auf die dritte Rippe reichende Segment. A B
8 *Bronchus segmentalis posterior, (BII).* Für das nach vorn etwa bis in die Medioaxillarlinie reichende, hintere Segment. A B
9 *Bronchus segmentalis anterior (B III).* Für das vordere, nach hinten etwa bis an die Medioaxillarlinie reichende Segment. A B
10 **Bronchus lobaris medius.** Lappenbronchus für den in der rechten Lungenhälfte gelegenen Lobus medialis. A
11 *Bronchus segmentalis lateralis (B IV).* Für das laterale, dorsal im Mittellappen gelegene Segment. A B
12 *Bronchus segmentalis medialis (B V).* Für das vorn medial im Mittellappen gelegene Segment. A B
13 **Bronchus lobaris inferior dexter.** Lappenbronchus für den hinten bis zur IV. Rippe hinaufreichenden rechten Lobus inferior. A B
14 *Bronchus segmentalis superior (B VI).* Für das nur an den Oberlappen angrenzende Spitzensegment. B
15 *Bronchus segmentalis basalis medialis; Bronchus cardiacus (B VII).* Für das die Außenfläche des Unterlappens nicht erreichende mediale Segment. A B
16 *Bronchus segmentalis basalis anterior (B VIII).* Für das keilförmige Vorderende des Unterlappens. A B
17 *Bronchus segmentalis basalis lateralis (B IX).* Für das kleine seitliche Segment, zwischen vorderem und hinterem Segment gelegen. A B
18 *Bronchus segmentalis basalis posterior (B X).* Für das hinten bis an die Wirbelsäule reichende Segment. A B
19 **Bronchus lobaris superior sinister.** Lappenbronchus für den linken Oberlappen. A B
20 *Bronchus segmentalis apicoposterior (B I + II).* Für das links hinten oben gelegene Spitzensegment. A B
21 *Bronchus segmentalis anterior (B III).* Für das vor dem Spitzensegment gelegene Vordersegment des linken Oberlappens. A B
22 *Bronchus lingularis superior (B IV).* Für das hinten bis an die Grenze zum Unterlappen reichende zweitunterste Segment des linken Oberlappens. A B
23 *Bronchus lingularis inferior (B V).* Für das hauptsächlich vorn gelegene unterste Segment des Oberlappens. A B
24 **Bronchus lobaris inferior sinister.** Lappenbronchus für den dorsal bis zum IV. Brustwirbel hinaufreichenden Lobus inferior sinister. A B
25 *Bronchus segmentalis superior (B VI).* Für das hinten oben im Unterlappen gelegene Spitzensegment. B
26 *Bronchus segmentalis basalis medialis; Bronchus cardiacus (B VII).* Für das die laterale Lungenoberfläche nicht erreichende mediale basale Segment. A
27 *Bronchus segmentalis basalis anterior (B VIII).* Für das an die untere Vordergrenze anschließende vordere Basalsegment. A B
28 *Bronchus segmentalis basalis lateralis (B IX).* Für das zwischen vorderem und hinterem Basalsegment gelegene basale Mittelsegment. A B
29 *Bronchus segmentalis basalis posterior (B X).* Für das unter dem Segmentum apicale gelegene hintere Basalsegment des Unterlappens. A B
30 **Bronchi intrasegmentales.** Äste der einzelnen Segmentbronchien in ihren Segmenten.
31 **Tunica fibromusculocartilaginea.** Die Außenwand der intrapulmonalen Bronchien. Sie besteht aus einem Knorpelfasermantel aus Bindegewebe mit viel elastischen Fasern und eingelagertem Knorpel [[Tunica fibrocartilaginea]]. Ihm ist eine Muskelhaut aus netz- und ringförmig angeordneter glatter Muskulatur – erweiterter M. trachealis – innen vorgelagert, auf der die Schleimhaut sitzt. C
32 **Tela submucosa.** Bindegewebsschicht unter der Bronchialschleimhaut. Nur in mittleren und kleinen Bronchien ist sie unter der Muskelhaut ausgebildet. C
33 **Tunica mucosa.** Schleimhaut der Bronchien mit einem reihigen Flimmerepithel. C
34 **Gll. bronchiales.** Unter der Schleimhaut gelegene gemischte Bronchialdrüsen. C

Luftröhre 175

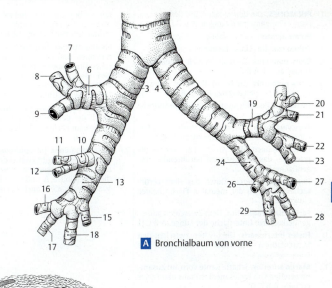

A Bronchialbaum von vorne

C Bronchus quer

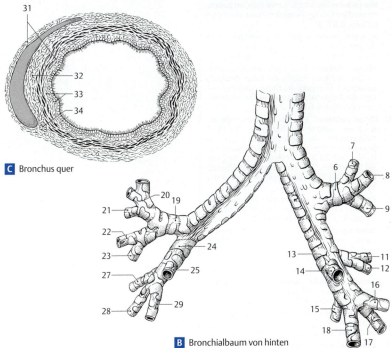

B Bronchialbaum von hinten

Atmungssystem

1. **PULMONES.** Die den größten Teil des Thoraxraums einnehmenden Lungen. A B C D
2. **Pulmo dexter.** Rechte, größere Lunge.
3. **Pulmo sinister.** Linke, kleinere (10 %) Lunge.
4. **Basis pulmonis.** Dem Zwerchfell zugekehrter Lungenanteil. A B C D
5. **Apex pulmonis.** Die bis in die obere Thoraxapertur reichende Lungenspitze. A B C D
6. **Facies costalis.** Den Rippen anliegende Lungenfläche. A C
7. **Pars vertebralis.** Dorsaler, die Wirbelsäule berührender Streifen der Facies costalis. B D
8. **Facies mediastinalis.** Vor der Pars vertebralis gelegene, das Mediastinum berührende Lungenfläche. B D
9. **Impressio cardiaca.** Durch das Herz verursachte Mulde an der medialen Fläche beider Lungen. B D
10. **Facies diaphragmatica.** Dem Zwerchfell aufliegende konkave Unterfläche der Lunge. A B C D
11. **Facies interlobaris.** Die Spalten zwischen den Lungenlappen begrenzende Oberflächen des Lungengewebes.
12. **Margo anterior.** Scharfe Kante vorn am Zusammentreffen von Facies mediastinalis und Facies costalis. A B C D
13. **Incisura cardiaca pulmonis sinistri.** Durch die Impressio cardiaca verursachte Bucht am Margo anterior des linken Oberlappens. C D
14. **Margo inferior.** Scharfe Kante am Zusammentreffen von Facies costalis und Facies diaphragmatica. Am Übergang der Facies diaphragmatica in die Facies mediastinalis ist die Kante weniger scharf. A B C D
15. **Hilum pulmonis.** Ein- und Austrittsstelle der Bronchien, Gefäße und Nerven an der Facies mediastinalis. Im Wesentlichen liegen die Bronchien hinten, die A. pulmonalis davor und cranial und die Vv. pulmonales vorn und caudal. Im rechten Hilum überlagert der Oberlappenbronchus die A. pulmonalis als „eparterieller" Bronchus. B D
16. **Radix pulmonis.** Lungenwurzel. Sie besteht aus dem Bronchus principalis, den Blut-, Lymphgefäßen, -knoten und autonomen Plexus. B
17. **Lobus superior.** Der hinten bis zur IV. Rippe reichende Oberlappen. Rechts läuft seine Untergrenze etwa entlang der IV. Rippe nach vorn. Links zieht sie bis zur Knorpel-Knochen-Grenze der VI. Rippe. A B C D
18. **Lingula pulmonis sinistri.** Lungenzipfel zwischen Incisura cardiaca und Untergrenze des linken Oberlappens. C D
19. **Lobus medius pulmonis dextri.** Nur rechts vorhandener Mittellappen; er liegt vor der Linea axillaris media zwischen IV. und VI. Rippe. A B
20. **Lobus inferior.** Unterlappen. Er hat seine Hauptausdehnung dorsal. Seine Obergrenze verläuft schräg von hinten oben nach vorn unten. Sie beginnt paravertebral auf der IV. Rippe und endet am Schnittpunkt der Medioklavikularlinie mit der VI. Rippe. A B C D
21. **Fissura obliqua.** Schräge Spalte zwischen Unterlappen und Oberlappen links, rechts zwischen Unterlappen und Ober- sowie Mittellappen. Sie zieht dementsprechend von der IV. Rippe paravertebral bis zur VI. Rippe in der Medioklavikularlinie. A B C D
22. **Fissura horizontalis pulmonis dextri.** Spalte, durch die der Mittellappen vom Oberlappen abgetrennt ist. Sie verläuft etwa entlang der IV. Rippe. A B
23. **Vasa sanguinea intrapulmonalia.** Blutgefäße in der Lunge. Es gibt zwei Versorgungssysteme, die in der Lungenperipherie anastomosieren; die Vasa publica, A. und Vv. pulmonales und die Vasa privata, die Bronchialgefäße.

Lunge 177

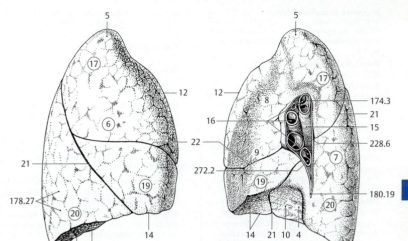

A Rechte Lunge von lateral

B Rechte Lunge von medial

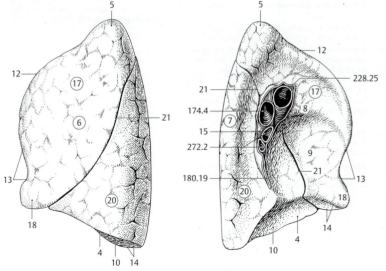

C Linke Lunge von lateral

D Linke Lunge von medial

1 **Segmenta bronchopulmonalia.** Durch Venen und Bindegewebsstraßen peripher gegeneinander abgegrenzte, von eigenen Bronchien und Arterien zentral versorgte Lungensegmente. A B
2 **Pulmo dexter, lobus superior.** Oberlappen der rechten Lunge. A
3 *Segmentum apicale (S I).* Spitzensegment des rechten Oberlappens. Es ist unten keilförmig zwischen vorderem und hinterem Segment eingesetzt. A
4 *Segmentum posterius (S II).* Dorsalsegment des rechten Oberlappens. Es liegt zwischen dem Spitzensegment und dem rechten Unterlappen. A
5 *Segmentum anterius (S III).* Vordersegment des rechten Oberlappens. Es liegt zwischen dem Spitzensegment und dem Mittellappen. A
6 **Pulmo dexter, lobus medius.** Mittellappen der rechten Lunge. A
7 *Segmentum laterale (S IV).* Seitensegment des Mittellappens. Es nimmt den dorsalen Abschnitt des Mittellappens ein und erreicht den Hilus nicht. A
8 *Segmentum mediale (S V).* Mediales Segment des Mittellappens. Es bildet die Facies mediastinalis und diaphragmatica des Mittellappens. A
9 **Pulmo dexter, lobus inferior.** Unterlappen der rechten Lunge. A
10 *Segmentum superius (S VI).* Hinten oben gelegenes Spitzensegment des Unterlappens. A
11 *Segmentum basale mediale; Segmentum cardiacum (S VII).* Mediales, basales Segment. Es erreicht die seitliche Oberfläche der Lunge nicht und ist nur von der medialen und unteren Fläche her zu sehen. A
12 *Segmentum basale anterius (S VIII).* Vorderes Basalsegment, liegt zwischen Mittellappen und Zwerchfell. A
13 *Segmentum basale laterale (S IX).* Seitliches Basalsegment, liegt zwischen dem hinteren und vorderen Basalsegment. A
14 *Segmentum basale posterius (S X).* Hinteres Basalsegment, liegt zwischen Wirbelsäule und seitlichem Basalsegment. A
15 **Pulmo sinister, lobus superior.** Linker Oberlappen. B
16 *Segmentum apicoposterius (S I + II).* Spitzen- und Hintersegment. Es ist aus zwei Segmenten zusammengesetzt und liegt keilförmig zwischen der Fissura obliqua und dem Vordersegment des Oberlappens. B
17 *Segmentum anterius (S III).* Vordersegment des Oberlappens, liegt zwischen Segmentum lingulare superius und apicoposterius. B
18 *Segmentum lingulare superius (S IV).* Oberes Lingularsegment, liegt zum größten Teil auf dem unteren Lingularsegment. B
19 *Segmentum lingulare inferius (S V).* Unteres Lingularsegment, liegt zwischen oberem Lingularsegment und Fissura obliqua. B
20 **Pulmo sinister, lobus inferior.** Linker Unterlappen. B
21 *Segmentum superius (S VI).* Hinten oben, neben der Wirbelsäule gelegenes Spitzensegment des Unterlappens. B
22 *Segmentum basale mediale; Segmentum cardiacum (S VII).* Mediales Basalsegment; es ist ein oft vom vorderen Basalsegment nicht abtrennbarer Teil. B
23 *Segmentum basale anterius (S VIII).* Vorderes Basalsegment, liegt zwischen Fissura obliqua und seitlichem Basalsegment. B
24 *Segmentum basale laterale (S IX).* Seitliches Basalsegment, liegt zwischen vorderem und hinterem Basalsegment. B
25 *Segmentum basale posterius (S X).* Hinteres Basalsegment, liegt neben der Wirbelsäule unter dem Spitzensegment des Unterlappens. B
26 **Bronchioli.** Auf die kleinen Bronchien folgende knorpelfreie Abschnitte des Luftröhrensystems, bis zu den Ductuli alveolares. Ihr einreihiges Flimmerepithel geht in kubisches Epithel über.
27 **Lobulus.** Lungenläppchen. Das Ausbreitungsgebiet eines Bronchiolus. Auf der Lungenoberfläche als polygonales Feld sichtbar. S. 177 A

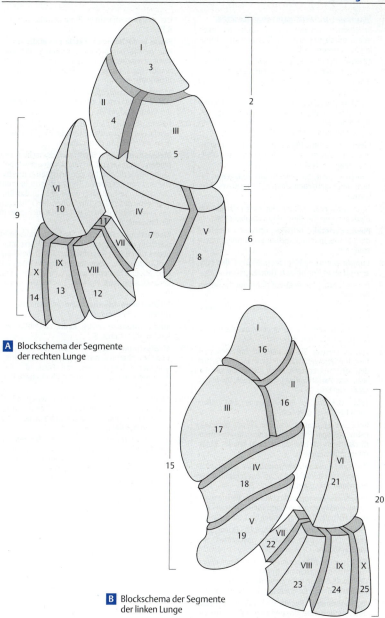

A Blockschema der Segmente der rechten Lunge

B Blockschema der Segmente der linken Lunge

Atmungssystem

1 **CAVITAS THORACIS; CAVITAS THORACICA.** Brusthöhle. Von den Rippen umfasster, nach unten durch das Zwerchfell begrenzter Brustkorbinnenraum. A B

2 CAVITAS PLEURALIS. Brustfellhöhle. Kapillärer, spaltförmiger, wenig seröse Flüssigkeit enthaltender Raum zwischen Pleura parietalis und Pleura pulmonalis. A B

3 PLEURA. Aus einschichtigem serösem Epithel (Mesothel) und bindegewebiger Unterlage bestehende seröse Haut mit zwei Blättern, die am Lungenhilum ineinander übergehen. A

4 **Pleura visceralis; Pleura pulmonalis.** Lungenfell. Die Lunge bis in die Interlobarspalten überziehender Pleuraanteil. A B

5 *Tunica serosa.* Sie besteht aus kollagenen Fasern und elastischen Netzen, bedeckt von Mesothel.

6 *Tela subserosa.* Unter der Serosa liegendes Bindegewebe mit Blut- und Lymphgefäßen.

7 **Pleura parietalis.** Brustfell. Seröse Auskleidung der Räume, in denen die Lungen untergebracht sind. A

8 *Cupula pleurae.* Pleurakuppel über der Lungenspitze an der oberen Thoraxapertur. A

9 *Pars costalis.* Sie liegt auf der Innenfläche der Brustwand. A B

10 *Pars diaphragmatica.* Sie überzieht die Oberfläche des Zwerchfells. A

11 *Pars mediastinalis.* Sie überkleidet die medialen Lungenflächen. A B

12 *Tunica serosa.* Sie ist bedeckt mit Mesothel. Ihre Bindegewebsschicht ist örtlich verschieden, die Pars costalis reich an kollagenen Fasern, die Pars diaphragmatica reich an elastischen Netzen.

13 *Tela subserosa.* Bindegewebe mit Blut-, Lymphgefäßen und Fett.

14 **Recessus pleurales.** Von der Pleura parietalis gebildete spaltförmige Taschen, Komplementärräume, in welche die Lungen bei der Einatmung hineingleiten.

15 *Recessus costodiaphragmaticus.* Pleuraspalte zwischen den abfallenden Zwerchfellflanken und der Thoraxseitenwand. A

16 *Recessus costomediastinalis.* Pleuraspalte vorne und hinten zwischen Pleura costalis und mediastinalis, links ausgedehnter als rechts. B

17 *Recessus phrenicomediastinalis.* Dorsal gelegener Pleuraspalt zwischen Zwerchfell und Mediastinum.

18 *Recessus vertebromediastinalis.* Vom Recessus costomediastinalis [[posterior]] ausgehender Spalt hinter dem Oesophagus. Wird auch als postmortale Erscheinung betrachtet. B

19 **Lig. pulmonale.** Rechts und links vom Hilum abwärts ziehende, doppelte Umschlagsfalte der Pleura pulmonalis auf die Pleura mediastinalis. Zwischen beiden Falten stößt die Lunge pleurafrei an das mediastinale Bindegewebe. A, S. 177 B D

20 **Fascia endothoracica; Fascia parietalis thoracis.** Verschiebeschicht aus lockerem Bindegewebe zwischen Pleura parietalis und Brustwand. Fortsetzung der tiefen Halsfascie im Brustkorb. A

21 *Membrana suprapleuralis.* [[Gibson]]. Verstärkung der Fascia endothoracica im Bereich der Pleurakuppel. A

22 *Fascia phrenicopleuralis.* Verstärkter Teil der Fascia endothoracica unter der Pars diaphragmatica der Pleura parietalis. A

23 **Mediastinum.** Der Brustraum zwischen den beiden Pleurasäcken. Er reicht von der Wirbelsäulenvorderfläche bis zur Brustbeinhinterfläche und von der oberen Thoraxapertur bis zum Zwerchfell. Sein Bindegewebe geht in das Bindegewebe des Halses über. Über die Öffnungen des Zwerchfells steht es mit dem Bauchraum in Verbindung. A

24 **Mediastinum superius.** Mediastinalabschnitt oberhalb des Herzens; über einer Horizontalebene durch den Angulus sterni. Durchziehende Gebilde, u. a. Aortenbogen samt seinen Ästen, Vv. brachiocephalicae, V. cava sup., Trachea, Oesophagus, Nn. vagi, Ductus thoracicus. A

25 **Mediastinum inferius.** Sammelname für die folgenden 3 Abschnitte.

26 *Mediastinum anterius.* Raum zwischen Perikard und Sternum. B

27 *Mediastinum medium.* Von Herz, Perikard und Nn. phrenici mit Begleitgefäßen eingenommener Raum. Herz und Perikard haben asymmetrisch die Lungen mit Pleura nach links verdrängt. B

28 *Mediastinum posterius.* Raum zwischen Perikard und Wirbelsäule mit Oesophagus, Nn. vagi, Aorta decendens, Ductus thoracicus, V. azygos und hemiazygos. B

29 [[*Trigonum thymicum*]]. Die Pleurabegrenzung des Mediastinum superius gegen die vordere Brustwand hat die Form eines auf die Spitze gestellten Dreiecks, in dem der Thymus liegt. C

30 [[*Trigonum pericardiacum*]]. Das Mediastinum anterius hinter der vorderen Brustwand wird vom Perikard mit dem Herz eingenommen. Dieser pleurafreie Bezirk hat die Form eines aufrecht stehenden Dreiecks. C

Brusthöhle 181

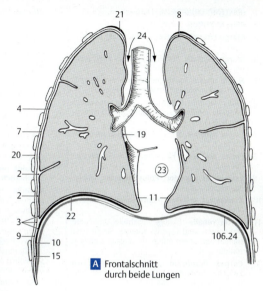

A Frontalschnitt durch beide Lungen

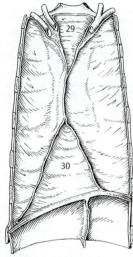

C Vordere Brustwand von innen

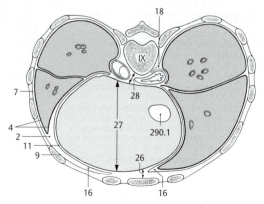

B Horizontalschnitt in Höhe des 9. Brustwirbels, Ansicht von unten

Urogenitalsystem

1 **SYSTEMA URINARIUM.** Harnsystem.
2 **REN; NEPHROS.** Niere.
3 **Margo lateralis.** Konvexer Seitenrand der Niere. A
4 **Margo medialis.** Am Hilum konkav eingezogener medialer Nierenrand. A
5 **Hilum renale.** Nierenpforte. Ein- und Austritt der Gefäße, Nerven. Ort des Nierenbeckens. A
6 *Sinus renalis.* Längsovale Parenchymeinsenkung am medialen Nierenrand für den Nierenhilum. B D E
7 **Facies anterior.** Stark gewölbte Nierenvorderfläche. A D
8 **Facies posterior.** Fast ebene Nierenhinterfläche. B D
9 **Extremitas superior; Polus superior.** Oberer Nierenpol. A B
10 **Extremitas inferior; Polus inferior.** Unterer Nierenpol. A B
11 **Fascia renalis.** Bindegewebshülle um Niere, Nebenniere und Capsula adiposa. Sie ist nach medial und unten offen, mit Zugang zum Nierenhilum. D
12 *Corpus adiposum pararenale.* Fettkörper zwischen hinterem Blatt der Fascia renalis und der Fascia transversalis. D
13 **Capsula adiposa.** Fettkapsel der Niere. Sie schließt Niere und Nebenniere ein. Ihre Ausdehnung ist abhängig vom Ernährungszustand. D
14 **Capsula fibrosa.** Mit der Nierenoberfläche verwachsene, abziehbare, derbe Organkapsel. D E
15 **Lobi renales.** Nierenlappen. Auf der Oberfläche, vor allem beim Neugeborenen, durch Furchen angedeutet. Sie entsprechen den Nierenpyramiden mit Rindenkappen.
16 **Cortex renalis.** Nierenrinde. Ein ca. 6–10 mm breites Band von Nierengewebe unter der Capsula fibrosa. Sie besteht aus dem Labyrinthus corticis und den Radii medullares. C E
17 *Labyrinthus corticis.* Es besteht vorwiegend aus Corpuscula renalia (Malpighi Körperchen) und den gewundenen Tubuli renales. E
18 *Cortex corticis.* Labyrinthanteil zwischen Markstrahlspitzen und Kapsel. E
19 *Radii medullares.* Markstrahlen. Markanteile, die streifenförmig in die Rinde einstrahlen, die Kapsel aber nicht erreichen. Sie enthalten vorwiegend gerade Teile der Tubuli renales und corticale Sammelrohre. E
20 **Columnae renales.** (Bertini Säulen). Labyrinthanteil, der die Markpyramiden bis zum Sinus renalis umhüllt. E
21 **Tubulus renalis.** Nierentubulus. Das zu einer Nierenbaueinheit, dem Nephron, gehörende Kanälchensystem, das aus gewundenen und geraden Abschnitten besteht. Es beginnt am Harnpol und mündet über das Verbindungsstück in ein Sammelrohr.

22 *Tubulus contortus proximalis.* Gewundener Teil des proximalen Tubulus. Er beginnt am Harnpol. C
23 *Tubulus rectus proximalis.* Gerader absteigender Schenkel des proximalen Tubulus. C
24 *Tubulus attenuatus.* Englumiger Abschnitt zwischen proximalem und distalem Tubulus rectus. Dünner Teil der Henle Schleife. Sie wird ergänzt durch die geraden Teile des proximalen und distalen Tubulus. C
25 *Tubulus rectus distalis.* Gerader aufsteigender Schenkel des distalen Tubulus. C
26 *Tubulus contortus distalis.* Gewundener Teil des distalen Tubulus, der über das Verbindungsstück in ein Sammelrohr führt. C
27 **Tubulus renalis colligeus.** Sammelrohr. Embryologisch nicht Abschnitte der Nephrone. C
28 **Medulla renalis.** Nierenmark. Es enthält den größten Teil der geraden Abschnitte der Tubuli renales, Sammelrohre und die Markgefäße. Es kann in Zonen untergliedert werden. C E
29 *Zona externa.* Außenzone der Medulla renalis. Sie wird gebildet aus geraden Abschnitten der Tubuli renales dreier Nephrontypen mit unterschiedlich langen Schleifen. Sie kann in zwei Streifen unterteilt werden. C
30 *Stria externa.* Er wird gebildet aus geraden Anteilen proximaler und distaler Tubuli, Sammelrohren und Gefäßabschnitten. C, S. 185 E
31 *Stria interna.* Er besteht aus dünnen absteigenden und dicken aufsteigenden Schleifenschenkeln, Sammelrohren und Gefäßabschnitten. C, S. 185 E
32 *Fasciculi vasculares.* Gefäßbündel des Marks. Sie werden aus Arteriolae und Venulae rectae gebildet. S. 185 E
33 *Regio interfascicularis.* Raum zwischen den Fasciculi. Hier liegt ein Kapillarplexus. Er wird aus den absteigenden Arteriolae rectae gespeist. Aus ihm entstehen die aufsteigenden Venulae rectae. S. 185 E
34 *Zona interna.* Sie enthält dünne Schleifen juxtamedullärer Nierenkörperchen, großlumige Sammelrohre und schmale Gefäßbündel. C, S. 185 E
35 *Papilla renalis.* In einen Nierenkelch hineinragende abgerundete Spitze einer Nierenpyramide. E
36 *Crista renalis.* Verwachsen in der Entwicklung benachbarte Markanlagen, entstehen zusammengesetzte Papillen, die mit einem Bündel von Spitzen in den Kelch münden.
37 **Pyramides renales.** Die 6–20 durch Columnae renales getrennten Nierenpyramiden. Sie bilden die Marksubstanz. E
38 *Area cribrosa.* Durch die Mündung der Harnkanälchen siebartig durchlöcherte Oberfläche der Nierenpapillen. E
39 *Foramina papillaria.* Öffnungen der Harnkanälchen auf der Area cribrosa. C

Niere 183

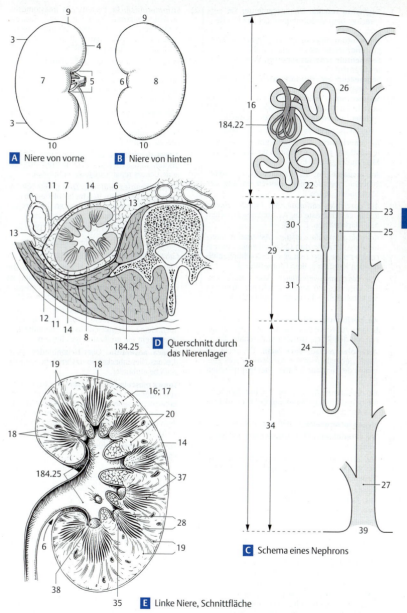

A Niere von vorne
B Niere von hinten
D Querschnitt durch das Nierenlager
C Schema eines Nephrons
E Linke Niere, Schnittfläche

1 **Segmenta renalia.** Nierensegmente. Sie entsprechen dem Versorgungsgebiet der Arterienäste.
2 **Segmentum superius.** Oberes, bis an die Facies posterior reichendes Segment. A B
3 **Segmentum anterius superius.** Vorderes, oberes Segment. A
4 **Segmentum anterius inferius.** Vorderes, unteres Segment. A
5 **Segmentum inferius.** Unteres, bis an die Facies posterior und anterior reichendes Segment. A B
6 **Segmentum posterius.** Hinteres Segment. B
7 **Arteriae intrarenales.** Arterien in der Niere.
8 **Aa. interlobares.** Sie steigen entlang den Seitenrändern jeder Columna renalis auf zur Markrindengrenze. E
9 **Aa. arcuatae.** Aus den Aa. interlobares hervorgehende bogenförmige Arterien entlang der Markrindengrenze. E
10 *Aa. corticales radiatae; Aa. interlobulares.* Radiär gestellte Äste der Aa. arcuatae zwischen den Markstrahlen. E
11 *Arteriola glomerularis afferens.* Ast einer A. interlobularis. Er tritt zum Gefäßpol eines Corpusculum renale, dort teilt er sich zu schlingenbildenden Kapillaren, dem Glomerulus. E
12 *Arteriola glomerularis efferens.* Vom Gefäßpol eines Corpusculum renale abgehende Arteriole. Sie entwickelt sich aus den Kapillaren des Glomerulus. E
13 **Aa. perforantes radiatae.** Äste der Aa. interlobulares zur Nierenoberfläche. Sie anastomosieren mit den Rr. capsulares der A. renalis. E
14 *Arteriolae rectae; Vasa recta.* Gestreckt ins Mark ziehende Äste der Aa. glomerulares efferentes der juxtamedullären Nierenkörperchen. E
15 **Rr. capsulares.** Auslaufende Aa. interlobulares. Sie bilden ein Kapillarnetz in der Nierenkapsel mit Ästen der A. renalis. E
16 **Venae intrarenales.** Venen in der Niere.
17 **Vv. interlobares.** Den Arterien entsprechende Venen. E
18 **Vv. arcuatae.** Den Arterien entsprechend an der Markrindengrenze liegende bogenförmige Venen. E
19 *Venae corticales radiatae; Vv. interlobulares.* Den Arterien entsprechende Läppchenvenen. E
20 **Venulae rectae; Vasa recta.** Den Aa. rectae entsprechende Venen. Sie drainieren den Kapillarplexus des Marks in die Vv. interlobulares oder arcuatae. E
21 **Vv. stellatae.** Sternförmiger Anfang der Vv. corticales radiatae unter der Nierenkapsel. Drainage des oberflächlichen Cortex. E
22 [[**Corpusculum renale**]]. (Malpighi-Körperchen). Nierenkörperchen. Mit ca. 0,25 mm ist es mit bloßem Auge noch sichtbar. Es besteht aus zwei Baueinheiten. S. 183 C

23 [[*Glomerulus*]]. Er besteht aus anastomosierenden Kapillarschlingen, die ihr Blut über die A. glomerularis afferens vom Gefäßpol aus erhalten und zum Gefäßpol in die A. glomerularis efferens weiterleiten. E, S. 183 C
24 [[*Capsula glomerularis*]] [[*Bowman*]]. Bowman Kapsel. Epitheliale Schale, die den Glomerulus bis zum Gefäßpol umfasst, das Ultrafiltrat sammelt und an ihrem Boden durch den Harnpol in das Tubulussystem weiterleitet. S. 183 C
25 **Pelvis renalis.** [[*Pyelon*]]. Nierenbecken. Im Sinus renalis gelegener trichterförmiger Beginn der harnableitenden Wege. Es geht am Hilus in den Harnleiter über. C D
26 **Typus dendriticus.** Schlauchförmiges Nierenbecken, in das drei zu langen Röhren ausgezogene Calices renales majores münden. C
27 **Calices renales majores.** Drei große Nierenkelche. Sie gehen aus den bis zu 14 kleinen Nierenkelchen hervor und drainieren die entsprechenden Nierenregionen.
28 *Calyx superior.* Oberer Nierenkelch. C D
29 *Calyx medius.* Mittlerer Nierenkelch. C D
30 *Calyx inferior.* Unterer Nierenkelch. C D
31 *Calices renales minores.* Sie umfassen die Spitzen der Nierenpapillen. Der Kelchrand ist mit den Papillen verwachsen. Sie vereinigen sich zu den drei großen Nierenkelchen. C D
32 [*Typus ampullaris*]. Inkonstante Form des Nierenbeckens. Ampullärer Typ. Hier münden auch kleine Nierenkelche in das Nierenbecken. Es entsteht ein großvolumiges Becken. D
33 **Tunica adventitia.** Oberflächenbindegewebe, das das Nierenbecken in das umgebende Fettgewebe einbindet.
34 **Tunica muscularis.** Die Muskelhaut besteht aus einer inneren Längsschicht und einer mehr spiralförmig angeordneten äußeren Schicht glatter Muskelzellen. Sie bilden an den Kelchrändern und am Abgang des Harnleiters sphinkterartige Verstärkungen.
35 **Tunica mucosa.** Schleimhaut mit Übergangsepithel.

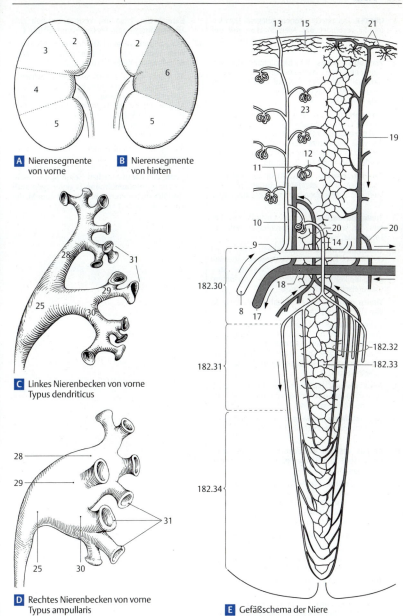

A Nierensegmente von vorne
B Nierensegmente von hinten
C Linkes Nierenbecken von vorne Typus dendriticus
D Rechtes Nierenbecken von vorne Typus ampullaris
E Gefäßschema der Niere

1 **URETER.** Der retroperitoneal gelegene Harnleiter. Er verbindet das Nierenbecken mit der Harnblase. Er ist etwa 25–30 cm lang und 3 mm dick. A B

2 **Pars abdominalis.** Bauchhöhlenabschnitt des Harnleiters, vom Nierenbecken bis zur Linea terminalis. In seinem Verlauf liegt er auf der Fascie des M. psoas und hinter den Vasa testicularia bzw. ovarica. A

3 **Pars pelvica.** Beckenabschnitt des Harnleiters, von der Linea terminalis bis zur Harnblase. Am Beckeneingang liegt er vor der Teilungsstelle der Vasa iliaca communia und im kleinen Becken beim Mann unter dem Ductus deferens, bei der Frau unter der A. uterina. A

4 **Pars intramuralis.** Abschnitt in der Wand der Harnblase. Er ist ungefähr 2 cm lang und verläuft von lateral oben nach vorn medial unten. A

5 **Tunica adventitia.** Bindegewebshülle des Ureters. Sie verbindet ihn verschieblich mit der Umgebung. B

6 **Tunica muscularis.** Muskelschicht in der Wand des Ureters. Die glatte Muskulatur ist spiralförmig angeordnet. Infolge wechselnder Steigungswinkel erscheint sie zwei- (Abdomen) und dreischichtig (Pelvis). B

7 **Tunica mucosa.** Die Schleimhaut ist bedeckt von Übergangsepithel. B

8 **VESICA URINARIA.** Harnblase. Sie liegt subperitoneal hinter der Symphyse im kleinen Becken. Ihre Größe wechselt mit dem Füllungszustand. Harndrang beginnt bei ca. 350 ml Inhalt. Auch bei größter Ausdehnung bleibt sie unter Nabelniveau. C D

9 **Apex vesicae.** Blasenscheitel. Er weist nach vorn oben und ist durch das Lig. umbilicale medianum an der vorderen Bauchwand fixiert. D

10 **Lig. umbilicale medianum.** Rest des obliterierten Allantoisganges in der Plica umbilicalis mediana. D

11 **Corpus vesicae.** Blasenkörper. Er liegt zwischen Apex und Fundus gegen die Peritonealhöhle gerichtet. D

12 **Fundus vesicae.** Blasengrund. Er ist gegen den Beckenboden gerichtet und in seinem subperitonealen Bindegewebe befestigt. Er verjüngt sich zum Blasenhals. In seiner Hinterwand münden die Harnleiter. D

13 **Cervix vesicae; Collum vesicae.** Blasenhals. Aus ihm geht die Harnröhre hervor. D

14 **Tunica serosa.** Peritonealüberzug der Harnblase im Wesentlichen auf dem Corpus.

15 **Tela subserosa.** Bindegewebsschicht unter dem Peritonealüberzug.

16 **Tunica muscularis.** Der Muskelmantel der Blase besteht überwiegend aus miteinander verflochtenen Bündeln glatter Muskulatur, die sich dem jeweiligen Füllungszustand anpasst. Im Bereich des Trigonum vesicae ergeben sich Überlappungen mit der Uretermuskulatur. C D

17 *Mm. trigoni vesicae.* Die Muskeln des Trigonum vesicae. Sie schließen aktiv die Uretermündung vor einer Miktion. C D

18 *M. trigoni vesicae superficialis.* Der oberflächliche Muskel ist eine Fortsetzung der inneren Ureterlängsmuskulatur. Linker und rechter Muskel bilden im Trigonum eine dreieckige Platte, deren Spitze sich in die Hinterwand der Urethra fortsetzt, beim Mann bis zum Colliculus seminalis. C

19 *M. trigoni vesicae profundus.* Der tiefe Muskel, eine Fortsetzung der äußeren Ureterlängsmuskulatur, unterlagert fast kongruent die Muskelplatte des oberflächlichen. Seine Spitze reicht bis zur Harnröhrenöffnung. Er unterlagert auch die Plica interureterica und ist mit dem M. detrusor vesicae fest verwachsen. C

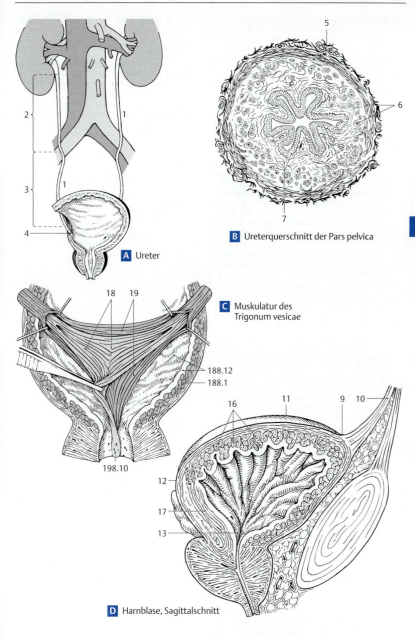

A Ureter

B Ureterquerschnitt der Pars pelvica

C Muskulatur des Trigonum vesicae

D Harnblase, Sagittalschnitt

1. **M. detrusor vesicae.** Die Blasenwandmuskulatur ohne Trigonum vesicae. Sie wird aus zwei verschieden strukturierten Anteilen gebildet, die sich aus dem spiraligen Verlauf der Muskulatur mit unterschiedlichem Steigungswinkel entwickeln.
2. *Pars nonstratificata.* Anteil des Muskels oberhalb des Blasenhalses. Die Muskelbündel bilden ein Maschenwerk, das am deutlichsten am Blasenscheitel ausgebildet ist. B
3. *Pars cervicis vesicae; Pars colli vesicae.* [[Lissosphincter]]. Muskelanteile des Blasenhalses. Sie können eher schematisch in drei Schichten gegliedert werden:
4. Stratum externum longitudinale. Äußere Längsbündel der Blasenhinterwand umfassen schleifenförmig Blasenhals und Harnröhre [[Detrusorschlinge]] von vorne und bilden dadurch beim Mann eine ca. 1 cm breite praeprostatische Ringmuskellage, ehe sie sich in die Prostata und ihre Kapsel fortsetzen. Bei der Frau ziehen diese Muskelbündel längs und schräg in die Urethra. A
5. Stratum circulare. Die Ringmuskelschicht endet oberhalb des Blasenhalses. Sie erreicht nicht den Blasenausgang. A
6. Stratum internum longitudinale. Die inneren Längsbündel verlaufen im ventralen Abschnitt des Blasenhalses konvergierend zur Harnröhrenöffnung. Sie umfassen dabei schleifenartig die Urethra von hinten. A
7. **M. pubovesicalis.** Züge glatter Muskulatur zwischen Hinterwand des Blasenhalses und der Symphyse. Sie können als Abgänge des Stratum internum longitudinale aufgefasst werden. C
8. **M. rectovesicalis.** Züge glatter Muskulatur zwischen Vorderwand des Blasenhalses und der Längsmuskelschicht der Rectumwand. Sie können als Abgänge des Stratum externum longitudinale aufgefasst werden. C, S. 153 D
9. **M. vesicoprostaticus.** Glatte Muskelzüge zwischen Blase und Prostata.
10. **M. vesicovaginalis.** Glatte Muskelzüge zwischen Blase und Vagina.
11. **Tela submucosa.** Gut verschiebliche Bindegewebsschicht unter der Mucosa; fehlt im Trigonum vesicae.
12. **Tunica mucosa.** Schleimhaut. Sie ist bedeckt mit Übergangsepithel.
13. **Trigonum vesicae.** Dreieckiger Bezirk zwischen den Einmündungen der Harnleiter und dem Abgang der Harnröhre, unterlagert von Uretermuskulatur. Mit ihr ist die Schleimhaut fest verbunden und weist infolgedessen keine Falten auf. A B
14. *Plica interureterica.* Schleimhautquerfalte als hintere Kante des Trigonum vesicae. B
15. [[*Fossa retroureterica*]]. Quergestellte Grube hinter der Plica interureterica. Besonders bei älteren Menschen ausgeprägt. Beim aufrechten Stand tiefster Punkt der Blase. Hier kann sich Restharn ansammeln. B
16. *Ostium ureteris.* Schlitzförmige Einmündung eines Ureters. B
17. *Uvula vesicae.* Längsgestellter Wulst an der Spitze des Blasendreiecks. Hier wölbt ein Venenplexus unter der Schleimhaut die Hinterwand der Harnöffnung vor. B
18. *Ostium urethrae internum.* Öffnung der Harnröhre aus der Harnblase. Infolge der Einstülpung der Uvula vesicae erscheint der Querschnitt ventral konvex. A

Harnblase

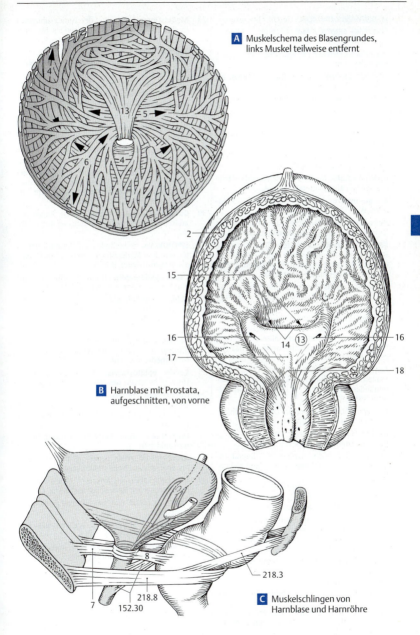

A Muskelschema des Blasengrundes, links Muskel teilweise entfernt

B Harnblase mit Prostata, aufgeschnitten, von vorne

C Muskelschlingen von Harnblase und Harnröhre

1 **SYSTEMATA GENITALIA.** Geschlechtssysteme.
2 **SYSTEMA GENITALE MASCULINUM.** Männliches Genitalsystem.
3 **SYSTEMA GENITALE FEMININUM.** Weibliches Genitalsystem.
4 **ORGANA GENITALIA MASCULINA INTERNA.** Innere männliche Genitalorgane.
5 **TESTIS; ORCHIS.** Der ca. 5 cm lange Hoden.
6 **Extremitas superior; Polus superior.** Oberes Hodenende. B
7 **Extremitas inferior; Polus inferior.** Unteres Hodenende. B
8 **Facies lateralis.** Nach lateral schauende Fläche des seitlich abgeplatteten Hodens. B
9 **Facies medialis.** Nach medial schauende Fläche des seitlich abgeplatteten Hodens.
10 **Margo anterior.** Vorderer freier Rand des Hodens. B
11 **Margo posterior.** Hinterer, an einer serösen Umschlagfalte befestigter Rand des Hodens. B
12 **[[Processus vaginalis peritonei]].** Embryonale Bauchfellausstülpung durch den Leistenkanal in den Genitalwulst. Auf ihrer Rückseite steigt der Hoden aus dem Bauchraum ab.
13 **Tunica vaginalis testis.** Seröse Hodenhülle. Reste des Processus vaginalis peritonei. Sie besteht aus folgenden Blättern. A
14 *Lamina parietalis.* [[Periorchium]]. Das parietale Blatt kleidet die innere Oberfläche des Hodensacks aus und schlägt am hinteren Rand des Nebenhodens, Mediastinum testis, auf das viscerale Blatt um. A
15 *Lamina visceralis.* [[Epiorchium]]. Das viscerale Blatt sitzt der Tunica albuginea und dem Nebenhoden auf. Es bedeckt nicht das Mediastinum testis. A
16 *Lig. epididymidis superior.* Obere Umschlagfalte der Tunica vaginalis. A
17 *Lig. epididymidis inferior.* Untere Umschlagfalte der Tunica vaginalis. A
18 *Sinus epididymidis.* Seröser, von lateral zugänglicher Spalt zwischen Hoden und Nebenhoden. A
19 *Tunica serosa.* Das viscerale Blatt der Tunica vaginalis testis. Es hat keine eigene Tela subserosa und kann nicht abpräpariert werden.
20 *Tela subserosa.* Bindegewebsschicht, stellenweise mit glatter Muskulatur, unter dem Plattenepithel der Lamina parietalis. Diese kann abpräpariert werden.
21 **Tunica albuginea.** Derbe Bindeggewebskapsel um das Hodenparenchym. B
22 **Tunica vasculosa.** Gefäßmantel des Hodens unter dem Epiorchium. Von hier ziehen Zweige durch die Tunica albuginea in die Septen. Sie geben rückläufig Äste in das Parenchym. Venen führen das Blut aus dem Mediastinum zum Plexus pampiniformis. E
23 **Mediastinum testis.** Von der Tunica albuginea in das Hodeninnere hineinragendes Bindegewebe. B
24 **Septula testis.** Zwischen Mediastinum testis und Tunica albuginea ausgespannte Bindegewebswände. B C
25 **Lobuli testis.** Durch die Septula testis abgegrenzte Hodenläppchen. B C
26 **Parenchyma testis.** Das spezifische aus den Tubuli seminiferi aufgebaute Hodengewebe. B
27 **Tubuli seminiferi contorti.** Die die Lobuli testis bildenden gewundenen Hodenkanälchen. C
28 **Tubuli seminiferi recti.** Kurzer Übergang der Tubuli seminiferi contorti in das Rete testis. C
29 **Rete testis.** Im Mediastinum testis, zwischen Tubuli seminiferi recti und Ductuli efferentes testis gelegenes Kanälchennetz mit einem einschichtigen kubischen Epithel. C
30 **Ductuli efferentes testis.** 10–20 Kanälchen zwischen Rete testis und Ductus epididymidis. B C
31 **EPIDIDYMIS.** Nebenhoden. Er sitzt nach hinten medial dem Mediastinum testis auf und dient als Samenspeicher. B D
32 **Caput epididymidis.** Nebenhodenkopf. Er wird von Ductuli efferentes testis gebildet. D
33 *Lobuli epididymidis; Coni epididymidis.* Durch Bindegewebssepten abgeteilte Läppchen, die jeweils aus einem kegelförmig gewundenen Ductulus efferens bestehen. D
34 **Corpus epididymidis.** Mittlerer, aus den Windungen des Ductus epididymidis bestehender Nebenhodenabschnitt. D
35 **Cauda epididymidis.** Nebenhodenschwanz. Unterer Abschnitt des Nebenhodengangs. D
36 **Ductus epididymidis.** Nebenhodengang. Er beginnt am Ende des Nebenhodenkopfes und geht in den Ductus deferens über. Gestreckt ist er 5–6 m lang. D
37 **Ductuli aberrantes.** Reste der kaudalen Urnierenkanälchen.
38 *[Ductulus aberrans superior].* Oberer Ductulus aberrans am Nebenhodenkopf.
39 *[Ductulus aberrans inferior].* Unterer Ductulus aberrans am Nebenhodenschwanz. D
40 *Appendix testis.* Bläschenförmiger Anhang am Hoden. D
41 *[Appendix epididymidis].* Gestieltes Bläschen am Nebenhodenkopf. D
42 **[PARADIDYMIS].** Reste von Urnierenkanälchen oberhalb des Nebenhodenkopfes vor dem Samenstrang. D

Männliche Genitalorgane 191

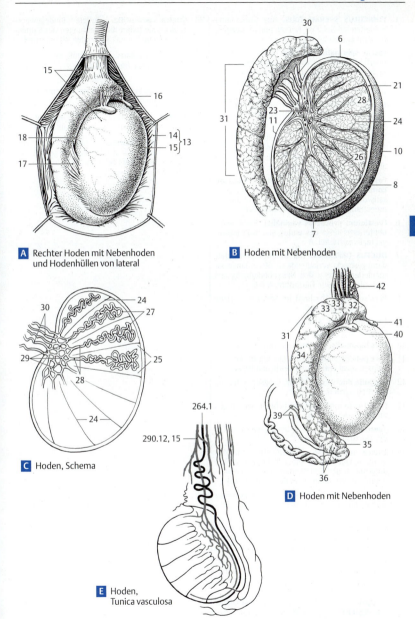

A Rechter Hoden mit Nebenhoden und Hodenhüllen von lateral

B Hoden mit Nebenhoden

C Hoden, Schema

D Hoden mit Nebenhoden

E Hoden, Tunica vasculosa

1 **FUNICULUS SPERMATICUS.** Aus Samenleiter, begleitenden Gefäßen, Nerven und Bindegewebe samt Hüllen bestehender Samenstrang. A

2 **Fascia spermatica externa.** Fortsetzung der oberflächlichen Bauchwandfascie und der Aponeurose des M. obliquus externus abdominis als äußere Hüllfascie für Hoden, Nebenhoden und Samenleiter. A

3 **M. cremaster.** Hauptsächlich aus dem M. obliquus internus abdominis hervorgehender Hodenheber. A

4 **Fascia cremasterica.** Sie begleitet außen den M. cremaster und besteht aus Anteilen der Fascien des M. obliquus internus und transversus abdominis. A

5 **Fascia spermatica interna [[Tunica vaginalis communis]].** Ausstülpung der Fascia transversalis durch den Leistenkanal. Sie umhüllt Samenstrang, Nebenhoden und Hoden. A

6 **[Vestigium processus vaginalis].** Nicht völlig obliterierte Reste des embryonalen Processus vaginalis peritonei. A

7 **DUCTUS DEFERENS.** Der anfangs gewunden, dann gestreckt verlaufende ca. 50 cm lange Samenleiter. Er setzt den Nebenhodengang fort und mündet in die Harnröhre. A B C

8 **Pars scrotalis.** Abschnitt im Scrotum, entlang dem Nebenhoden. A C

9 **Pars funicularis.** Abschnitt im Funiculus spermaticus. A C

10 **Pars inguinalis.** Abschnitt im Leistenkanal. C

11 **Pars pelvica.** Abschnitt im kleinen Becken, retroperitoneal entlang der seitlichen Wand. C

12 **Ampulla ductus deferentis.** Längserweiterung am Blasengrund. B C

13 *Diverticula ampullae.* Seitliche Ausweitungen innerhalb der Ampulla. B

14 **Tunica adventitia.** Äußere Bindegewebsschicht des Ductus deferens. E

15 **Tunica muscularis.** Dreischichtige Muskelwand im Querschnitt. Die Schichtigkeit ist bedingt durch den Spiralverlauf der Muskelbündel mit unterschiedlichem Steigungswinkel. E

16 **Tuncia mucosa.** Die Schleimhaut bildet längsverlaufende Reservefalten. Ihr Epithel trägt Stereocilien. E

17 **[[Descensus testis]].** Entw. In den letzten Schwangerschaftswochen gleitet der Hoden in der Regel aus dem Bauchraum durch den Leistenkanal in den Hodensack.

18 **[[Gubernaculum testis]].** Entw. Aus der caudalen Gonadenfalte hervorgegangenes bindegewebiges Leitband des Hodens.

19 **GLANDULA VESICULOSA; GLANDULA SEMINALIS; VESICULA SEMINALIS.** Bläschendrüse. Samenbläschen. Aufgeknäulter dünnwandiger Schlauch von ca. 5 cm Länge. B

20 **Tunica adventitia.** Äußere Bindegewebsschicht. Sie fixiert die Windungen der Samenbläschen und bindet sie an den Blasengrund. D

21 **Tunica muscularis.** Spiralförmig angeordnete, sich netzartig überkreuzende glatte Muskelbündel. D

22 **Tunica mucosa.** Gekammerte Schleimhaut, mit sezernierendem Epithel. D

23 **Ductus excretorius.** Ausführungsgang der Glandula. Er mündet in den Ductus deferens. B

24 **Ductus ejaculatorius.** Letzter, düsenartig verengter, innerhalb der Prostata liegender Abschnitt des Ductus deferens. B

Männliche Genitalorgane 193

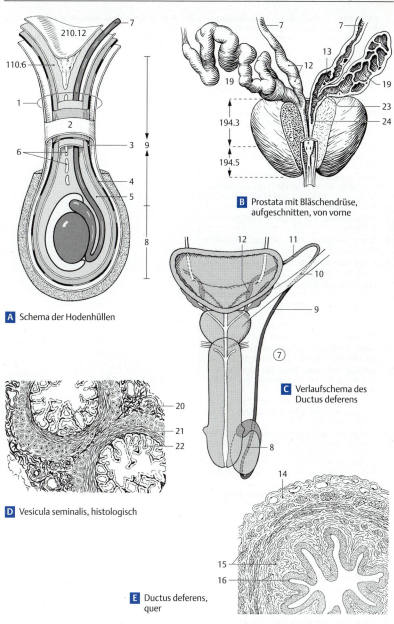

A Schema der Hodenhüllen

B Prostata mit Bläschendrüse, aufgeschnitten, von vorne

C Verlaufschema des Ductus deferens

D Vesicula seminalis, histologisch

E Ductus deferens, quer

1 **PROSTATA.** Vorsteherdrüse. Esskastaniengroße, oberflächenglatte, tubulo-alveolär Drüse unter der Harnblase. Sie umringt die Harnröhre. A

2 **Basis prostatae.** Mit dem Harnblasenfundus verwachsener Teil der Drüse. A

3 **Pars proximalis.** Hinten oben tastbarer Anteil, oberhalb der Mündung der Ductus ejaculatorii. S. 193 B

4 **Zona glandularum periurethralium.** Eine die Urethra in der Pars proximalis direkt umringende Drüsenzone. A

5 **Pars distalis.** Hinten unten tastbarer Anteil der Prostata, unterhalb der Mündungsstellen der Ductus ejaculatorii. A, S. 193 B

6 **Apex prostatae.** Die Harnröhre umfassende nach unten vorne zeigende Spitze der Prostata, in enger Nachbarschaft zum M. transversus perinei profundus. A

7 **Facies anterior.** Der Symphyse zugekehrte Vorderfläche. A

8 **Facies posterior.** Dem Rectum zugekehrte Rückfläche. A

9 **Facies inferolateralis.** Nach unten seitlich weisende Fläche.

10 **Lobi prostatae dexter et sinister.** Rechter und linker Lappen der Prostata. Von hinten durch eine Längsfurche getrennt tastbar. Sie werden jeweils in vier Läppchen unterteilt.

11 *Lobulus inferoposterior.* Unten hinten liegendes Läppchen. Teil der [[Außenzone]]. A B

12 *Lobulus inferolateralis.* Unten seitlich liegendes Läppchen. Teil der [[Außenzone]]. B

13 *Lobulus superomedialis.* Das Läppchen umgibt einen Ductus ejaculatorius. Teil der [[Innenzone]]. A B

14 *Lobulus anteromedialis.* Das Läppchen begrenzt seitlich die proximale Urethra. Teil der [[Innenzone]]. B

15 *[Lobus medius].* Lobulus superomedialis und Lobulus anteromedialis entstehen entwicklungsgeschichtlich als Mittellappen. Er neigt zu hormonbedinger Altershypertrophie und kann dann den Blasenausgang ventilartig verschließen.

16 **Isthmus prostatae; Commissura prostatae.** Vordere Verbindung beider Lobuli anteromediales. Sie besteht aus Bindegewebe und Muskulatur. Drüsenanteile kommen nur vereinzelt vor. A B

17 **Capsula prostatica.** Die fest mit der Prostata verwachsene Organkapsel. Sie enthält glatte Muskelzellen. B

18 **Parenchyma.** Drüsenanteil der Prostata.

19 **Ductuli prostatici.** 15–30 in die Pars prostatica urethrae einmündende Drüsenausführungsgänge. C

20 **Substantia muscularis.** Zwischen den Drüsenschläuchen gelegene glatte Muskulatur. C

21 **Area trapezoidea.** Ultraschallfeld zwischen Unterrand der Prostata und Flexura anorectalis. Hier stehen Drüse und Colon in Kontakt. S. 217 B

Männliche Genitalorgane 195

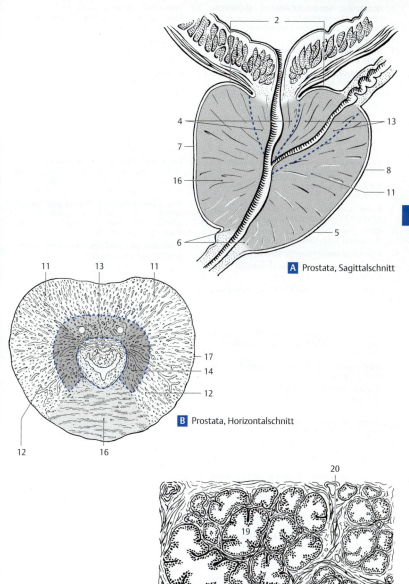

A Prostata, Sagittalschnitt

B Prostata, Horizontalschnitt

C Prostata, histologisch

1 **GLANDULA BULBOURETHRALIS (COWPER).** Erbsengroße muköse Drüse am hinteren Ende des Bulbus penis in der Ebene des M. transversus perinei profundus. D

2 **Ductus glandulae bulbourethralis.** Der 3–4 cm lange Drüsenausführungsgang. D

3 *ORGANA GENITALIA MASCULINA EXTERNA.* Die äußeren männlichen Geschlechtsorgane.

4 **PENIS.** Das aus Schwellkörpern und Harnröhre bestehende männliche Glied. D

5 **Radix penis.** Am Os pubis angeheftete Wurzel des Penis. D

6 **Corpus penis.** Zwischen Glans penis und Radix penis gelegener Penisschaft. D

7 **Crus penis.** Schwellkörperschenkel, angeheftet am unteren Schambeinast. D

8 **Dorsum penis.** Penisrücken. Abgeflachte obere Seite des Penis.

9 **Facies urethralis.** Penisunterseite. An ihr verläuft die Urethra im Corpus spongiosum. D

10 **Glans penis.** Das zur Eichel vergrößerte Ende des Harnröhrenschwellkörpers. D

11 *Corona glandis.* Hinterer Rand der Eichel. A D

12 *Septum glandis.* Mediane Trennwand in der Eichel. C

13 *Collum glandis.* Rinne hinter der Corona glandis. A

14 **Praeputium penis.** Vorhaut. Hautduplikatur über der Eichel. A

15 *Frenulum praeputii.* Von der Vorhaut an die Unterseite der Glans penis ziehende Umschlagfalte. A

16 **Raphe penis.** Entw. bedingte Hautnaht an der Penisunterseite. B

17 **Corpus cavernosum penis.** Der durch das Septum penis in zwei Hälften geteilte Schwellkörper. A B D

18 **Corpus spongiosum penis.** Der die Harnröhre umgebende Schwellkörper. A B D

19 *Bulbus penis.* Das hintere verdickte Ende des Harnröhrenschwellkörpers (Corpus spongiosum). D

20 **Tunica albuginea corporum cavernosorum.** Derbe Bindegewebshülle der Corpora cavernosa aus kollagenen Fasern mit elastischen Netzen. B

21 **Tunica albuginea corporis spongiosi.** Die weniger derbe Bindegewebshülle des Corpus spongiosum. Eine innere zirkuläre Faserschicht überwiegt. B

22 **Septum penis [[Septum pectiniforme]].** Die durch Lücken kammartige Trennwand zwischen rechtem und linkem Corpus cavernosum penis. Sie geht von der Tunica albuginea aus. B

23 **Trabeculae corporum cavernosorum.** Mit glatter Muskulatur durchsetzte Bindegewebszüge in den Corpora cavernosa. A B

24 **Trabeculae corporis spongiosi.** Mit glatter Muskulatur durchsetzte Bindegewebszüge im Corpus spongiosum. B

25 **Cavernae corporum cavernosorum.** Grobmaschige, blutgefüllte, mit Endothel ausgekleidete Räume des Penisschwellkörpers. B

26 **Cavernae corporis spongiosi.** Blutgefülltes, feinmaschiges Schwammwerk im Corpus spongiosum. A B

27 **Arteriae helicinae.** Rankenarterien. Schraubenförmig gewundene Äst der A. profunda penis.

28 **Venae cavernosae.** Die erweiterten Venen in den Schwellkörpern.

29 **Fascia penis [[Fascia penis profunda]].** Die derbe Penisfascie umhüllt die drei Schwellkörper und trennt die oberflächlichen Venen von der tiefen Vena dorsalis. B

30 **Tela subcutanea penis [[Fascia penis superficialis]].** Lockeres Bindegewebe mit einzelnen glatten Muskelzellen. Sie entspricht der Tunica dartos des Scrotums. D

31 **Glandulae praeputiales.** Talgdrüsen, vorwiegend an der Corona glandis.

Männliche Genitalorgane

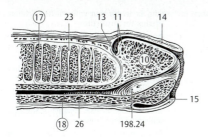

A Penisende im Medianschnitt

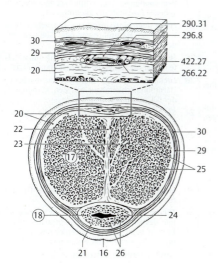

B Penis im Querschnitt

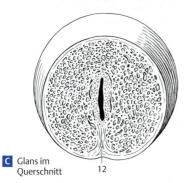

C Glans im Querschnitt

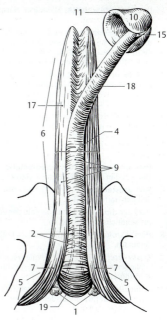

D Penis von unten

Urogenitalsystem

1 **URETHRA MASCULINA.** Männliche Harnröhre. B

2 **Ostium urethrae internum.** Innere Harnröhrenöffnung an der vorderen Spitze des Trigonum vesicae. Die Öffnung ist formabhängig vom Füllungszustand der Blase. A, S. 189 B

3 *Ostium urethrae internum accipiens.* „Füllungsostium". Das geschlossene Ostium bildet bei sich füllender Blase mit seiner Umgebung eine flache Platte. Die Urethra ist lang.

4 *Ostium urethrae internum evacuans.* „Entleerungsostium". Mit Erschlaffung des Beckenbodens senkt sich die Blase. Ihr Hals senkt sich trichterförmig in die Urethra. Diese scheint verkürzt.

5 **Pars intramuralis; Pars praeprostatica.** Urethraanteil in der Muskelwand d. Harnblase. A B

6 **Pars prostatica.** Durch die Prostata führender Teil der Harnröhre. B

7 *Pars proximalis.* Urethra oberhalb des Colliculus seminalis.

8 *Pars distalis.* Urethra unterhalb des Colliculus seminalis.

9 *Crista urethralis.* An die Uvula vesicae anschließende Schleimhautfalte in der hinteren Harnröhrenwand. A

10 *Colliculus seminalis.* Samenhügel. Hügel auf der Crista urethralis mit den Mündungen der Ductuli ejaculatorii. A

11 *Utriculus prostaticus.* Bis zu 1 cm langer Blindsack im Colliculus seminalis als Rudiment des Müllerschen Ganges, des Ductus paramesonephricus. A

12 *Sinus prostaticus.* Rinne zu beiden Seiten des Colliculus seminalis mit den Mündungen der Ductuli prostatici. A

13 *Tunica muscularis.* Die Muskelschicht ist im Wesentlichen eine Fortsetzung der Blasenwandmuskulatur. Sie zieht über die praeprostatische Urethra und auf die Pars proximalis.

14 *Stratum circulare.* Zirkuläre Muskelzellbündel zwischen elastischem Bindegewebe.

15 *M. sphincter urethrae internus; M. sphincter supracollicularis.* Anreicherung von Stratum circulare der Detrusorschlinge um die Pars praeprostatica. Der Muskel verhindert bei Kontraktion die retrograde Ejakulation in die Blase.

16 *Stratum longitudinale.* Längsverlaufende Muskelzellbündel in der Urethra. Anteile des Stratum internum long. der Blase. Wahrscheinlich helfen sie beim Verschluss der Ductuli prostatici beim Urinieren.

17 *Tunica mucosa.* Die Schleimhaut trägt bis zur Hälfte der Pars prostatica Übergangsepithel; danach ein mehrreihiges prismatisches Epithel.

18 *M. sphincter urethrae externus.* Der äußere, quergestreifte Schließmuskel der Urethra. Seine Fasern aus dem M. transversus perinei profundus umringen im Wesentlichen die Pars distalis. Er ist für den willentlichen Schluss der Urethra verantwortlich.

19 **Pars intermedia; Pars membranacea.** Der Abschnitt zwischen Pars prostatica und Pars spongiosa urethrae. B

20 *Tunica muscularis.* Der Muskelmantel besteht aus der Fortsetzung der Blasenmuskulatur und oberflächlichen Faserbündeln des M. sphincter urethrae externus.

21 *Stratum longitudinale.* Letztlich glatte Muskelzellbündel der Blasenwand.

22 *Tunica mucosa.* Die Schleimhaut trägt mehrreihiges prismatisches Epithel.

23 **Pars spongiosa.** Vom Corpus spongiosum umgebener Abschnitt der Harnröhre. B

24 *Fossa navicularis urethrae.* Längliche Erweiterung der Harnröhre vor ihrer äußeren Öffnung. B

25 *[Valvula fossae navicularis].* Schleimhautfalte an der oberen Wand der Fossa navicularis.

26 *Lacunae urethrales.* Zahlreiche Buchten in der Harnröhrenschleimhaut mit den Mündungen der Gll. urethrales. B

27 *Glandulae urethrales.* Kleine in die Lacunae urethrales mündende Schleimdrüsen.

28 *Ductus paraurethrales.* Ausführungsgänge seitlich gelegener Urethraldrüsen mit Mündungen in Nähe des Ostium urethrae externum.

29 *Tunica muscularis.* Vergleichbar der Tunica muscularis der Pars intermedia.

30 *Stratum longitudinale.* Vergleichbar der Pars intermedia.

31 *Tunica mucosa.* Die Schleimhaut enthält Venen des Schwellkörpers. Ab Fossa navicularis beginnt mehrschichtig unverhorntes, ab Ostium urethrae externum verhorntes Epithel.

32 **Ostium urethrae externum.** Äußere Harnröhrenöffnung. B

33 **SCROTUM.** Der die beiden Hoden und Nebenhoden enthaltende Hodensack. C

34 **Raphe scroti.** Entw. mediane Hautnaht am Hodensack. C

35 **Tunica dartos.** Fleischhaut. Mit glatter Muskulatur durchsetztes Corium des Scrotums. Muskelzellen und Corium sind über elastische Sehnen verbunden. C

36 *Septum scroti.* Medianes Bindegewebsseptum im Hodensack. C

37 *M. dartos.* Die glatte Muskulatur des Scrotum. Dessen Oberfläche wird durch Kontraktion verringert, die Wärmeabgabe sinkt. C

Männliche Harnröhre und Hodensack 199

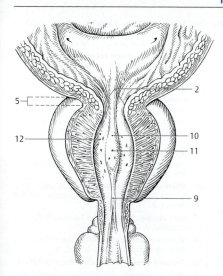

A Urethra masculina, Ausschnitt

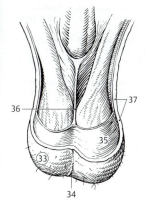

C Scrotum von vorne

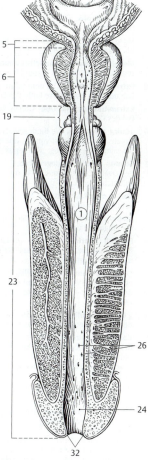

B Penis mit Prostata und Blasengrund von dorsal, bis zur Urethra aufgeschnitten

1 ***ORGANA GENITALIA FEMININA INTERNA.*** Die inneren weiblichen Geschlechtsorgane.

2 **OVARIUM.** Der intraperitoneal an der Wand des kleinen Beckens in der Fossa ovarica gelegene Eierstock. Er ist ca. 2,5–4,5 cm lang und 0,5–1 cm dick. Die Längsachse ist im Stehen senkrecht gestellt. A

3 **Hilum ovarii.** Ein- und Austrittsstelle der Gefäße, zugleich Anheftungsstelle des Mesovars. B

4 **Facies medialis.** Dem Beckeninnern zugewandte Oberfläche. A

5 **Facies lateralis.** Der Beckenwand anliegende Oberfläche. A

6 **Margo liber.** Freier, dem Hilum ovarii gegenüberliegender Rand. A B

7 **Margo mesovaricus.** Anheftungsrand des Mesovars gegenüber dem Margo liber. A

8 **Extremitas tubaria.** Das dem Infundibulum tubae uterinae zugekehrte Ende des Ovars. A

9 **Extremitas uterina.** Dem Uterus zugekehrter Pol des Ovars. A

10 **Tunica albuginea.** Die Bindegewebskapsel des Organs. Sie ist bedeckt von modifiziertem Peritonealepithel, dem sog. „Keimepithel". B

11 **Stroma ovarii.** Bindegewebiges Grundgerüst des Ovars. Es ist besonders in der Rindenzone zellreich. B

12 **Cortex ovarii.** Rindenzone. Sie enthält die Follikel in jedem Reifestadium. B

13 **Medulla ovarii.** Markzone. Sie enthält Blut-, Lymphgefäße und Nerven. B

14 **Folliculi ovarici vesiculosi (Graaf Follikel).** Bläschenfollikel, Tertiärfollikel. Reifer Follikel mit Liquorraum. B

15 **Corpus rubrum.** Rest des Follikels aus Follikelepithel und Theca folliculi mit Einblutung nach der Ovulation. Aus ihm entsteht das Corpus luteum.

16 **[[Theca folliculi]].** Eine Schicht elongierter Bindegewebszellen rings um das Follikelepithel.

17 **Corpus luteum.** Gelbkörper. Er entsteht aus dem Corpus rubrum. Durch Einlagerung von Lipidtröpfchen erscheinen die Zellen gelb. Als endokrine Drüse bildet er Progesteron und Östrogen. B

18 **Corpus albicans.** Rest des rückgebildeten Corpus luteum. B

19 **Lig. ovarii proprium; Lig. uteroovaricum [[Chorda utero-ovarica]].** Verbindung der Extremitas uterina des Ovars mit dem Uterus hinter dem Tubenwinkel. Das Band enthält glatte Muskulatur und ermöglicht eine gewisse Beweglichkeit des Ovars. Sie wird gebraucht beim Follikelsprung. A

20 **Lig. suspensorium ovarii.** Aus der oberen Gonadenfalte entstandenes Band zwischen der Extremitas tubaria ovarii und seitlicher Beckenwand. A

21 ***TUBA UTERINA; SALPINX.*** Eileiter. Verbindungsschlauch zwischen der Umgebung des Ovars und dem Uterus. Er ist ca. 10 cm lang. A

22 **Ostium abdominale tubae uterinae.** Öffnung der Tube in die Peritonealhöhle. A

23 **Infundibulum tubae uterinae.** Trichterförmiger Beginn der Tube. A

24 **Fimbriae tubae uterinae.** Fransenförmige Anhängsel am Infundibulum. A

25 *Fimbria ovarica.* Eine lange Franse zwischen Infundibulum und Ovar. Sie sichert den Kontakt des Tubenendes mit dem Ovar. A

26 **Ampulla tubae uterinae.** Die laterale Auftreibung der Tube. Ihr Lumen verjüngt sich zum Isthmus. A

27 **Isthmus tubae uterinae.** Mediales, enges Drittel der Tube. Er trifft am Tubenwinkel auf den Uterus. A

28 **Pars uterina.** Abschnitt des Isthmus in der Uteruswand. A

29 **Ostium uterinum tubae uterinae.** Öffnung der Pars uterina in das Uteruslumen. A

30 **Tunica serosa.** Peritonealüberzug der Tube. C

31 **Tela subserosa.** Bindegewebsschicht unter dem Peritonealüberzug. C

32 **Tunica muscularis.** Sie besteht aus drei Anteilen: innere, longitudinale und zirkuläre Lage. Sie ermöglicht eine Peristaltik zum Uterus hin. Mittlere Lage der Muskelzüge. Sie stehen in Verbindung mit den Gefäßwänden und Kammern des Tubenlumens. Äußere subperitoneale Muskelzüge, eher längsgerichtet. Sie bewegen Tube und Fimbrien. C

33 **Tunica mucosa.** Die Schleimhaut besitzt verzweigte Längsfalten. Ihr Epithel ist einschichtig und besteht aus Flimmer- und Drüsenzellen. C

34 *Plicae tubariae.* Verzweigte Schleimhautfalten. Sie füllen streckenweise das ganze Tubenlumen aus. C

35 *[[Folliculi ovarici primarii]].* Aus Eizellen und umgebender einschichtiger Lage von Follikelepithelzellen bestehende Einheiten ohne Lumen. B

36 *[[Cumulus oophorus]].* In den Liquorraum des Follikels vorspringender Hügel aus Follikelepithelzellen. Er umfaßt die Eizelle. B

Weibliche Genitalorgane

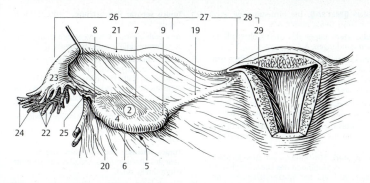

A Eileiter, Ovar und Uterus von hinten

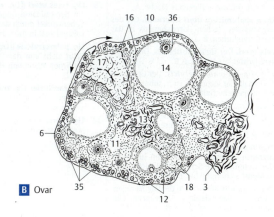

B Ovar

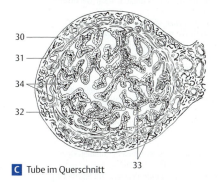

C Tube im Querschnitt

1 **UTERUS [[METRA]].** Die birnenförmige, etwa 7,5 cm lange Gebärmutter. A B
2 **Fundus uteri.** Kuppe des Uterus oberhalb der Tubenmündungen. A B
3 **Corpus uteri.** Der Uteruskörper zwischen Isthmus und Fundus. A B
4 **Cornu uteri.** Zipfelige Ausziehung des Uterus zum Tubeneingang. B
5 **Margo uteri.** Stumpfe Seitenränder des Uterus, an denen das Lig. latum angeheftet ist. B C
6 **Facies intestinalis; Facies posterior.** Nach hinten oben weisende, vom Darm berührte Fläche. A
7 **Cavitas uteri.** Mit Schleimhaut ausgekleideter spaltförmiger Hohlraum des Uterus. Er hat die Gestalt eines auf die Spitze stehenden Dreiecks. A B
8 **Facies vesicalis; Facies anterior.** Nach vorn unten, der Harnblase aufliegende Fläche. A
9 **Ostium anatomicum uteri internum.** Ort des Übergangs des flachen Corpuslumens in das runde Cervixlumen. B
10 **Cervix uteri.** Der Gebärmutterhals. Das runde untere Drittel des Uterus. A B
11 *Portio supravaginalis cervicis.* Der Cervixanteil oberhalb der Vagina. Er ist in subperitonealem Bindegewebe fixiert. A
12 *Isthmus uteri.* Übergang zwischen Corpus und Cervix uteri. Er weitet sich in der Schwangerschaft zum klinischen „unteren Uterinsegment". A B
13 *Ostium histologicum uteri internum.* Untere Lumengrenze des Isthmus uteri. Von hier nach außen unterliegt die Schleimhaut nicht mehr dem Menstruationszyklus. B
14 *Portio vaginalis cervicis.* In die Vagina ragender und von Vaginalepithel überzogener Cervixanteil. Klinisch: „Portio". A B
15 **Ostium uteri.** Öffnung des Cervixlumens in die Vagina. „Äußerer Muttermund". Er ist grübchenförmig bei der Nullipara, nach Geburten schlitzförmig. A B
16 **Labium anterius.** Vordere Begrenzung des Ostium uteri. „Vordere Muttermundslippe". A
17 **Labium posterius.** Hintere Begrenzung des Ostium uteri. „Hintere Muttermundslippe". A
18 **Canalis cervicis uteri.** Röhrenförmiges Lumen der Cervix. A B
19 *Plicae palmatae.* Palmblattförmig angeordnete Schleimhautfalten. Sie konvergieren nach unten lumenwärts. A B
20 *Glandulae cervicales.* Verzweigte tubulöse Drüsen im einschichtigen Epithel der Schleimhaut.
21 **Parametrium.** Subperitoneales Bindegewebe zu beiden Seiten des Uterus. C
22 *Paracervix.* Das subperitoneale Bindegewebe beidseits der Cervix.
23 **Tunica serosa; Perimetrium.** Peritonealüberzug des Uterus. C
24 **Tela subserosa.** Bindegewebsschicht unter dem Peritonealüberzug des Uterus. C
25 **Tunica muscularis; Myometrium.** Die sehr dicke dreischichtige Muskelwand des Uterus. Ihre mittleren glatten Muskelzüge sind als dreidimensionales Netz im Fundus und Corpus angeordnet. Innere und äußere Schicht bilden zirkuläre und longitudinale Bänder. In der Cervix bildet das Myometrium eher zirkuläre Bänder. B C
26 *M. rectouterinus.* Muskelzellen im Lig. rectouterinum.
27 **Tunica mucosa; Endometrium.** Die Schleimhaut des Uteruslumens. Sie sitzt dem Myometrium direkt auf. C
28 *Glandulae uterinae.* Verzweigte tubulöse Drüsen im Epithel der Schleimhaut. C
29 **Lig. teres uteri [[Lig. rotundum]].** Entw. Derivat der caudalen Gonadenfalte. Es zieht vom Tubenwinkel durch das Parametrium und den Leistenkanal in die Labia majora. A B
30 **Lig. pubocervicale [[Lig. vesicouterinum]].** Das Band zieht von der Symphysenrückseite zur seitlichen Wand von Harnblasenhals und Cervix. D
31 **Lig. cardinale; Lig. transversum cervicis.** Die Summe aller kollagenfasrigen Bindegewebsverstärkungen in der Paracervix. D
32 **Lig. rectouterinum.** Bandförmige Bindegewebsverstärkung zwischen Cervix und Rectum. A D

Weibliche Genitalorgane 203

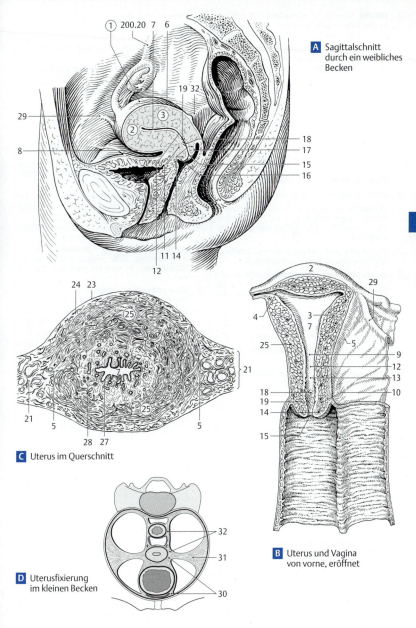

A Sagittalschnitt durch ein weibliches Becken

C Uterus im Querschnitt

B Uterus und Vagina von vorne, eröffnet

D Uterusfixierung im kleinen Becken

1 **VAGINA.** Scheide. Sie ist ein frontal abgeplatteter, im Querschnitt H-förmiger, fibromuskulärer Schlauch von ca. 10 cm Länge. A
2 **Fornix vaginae.** Scheidengewölbe. Blind endende Kuppel der Vagina um die in sie hineinragende Portio vaginalis cervicis.
3 *Pars anterior.* Vorderes, flaches Scheidengewölbe. A
4 *Pars posterior.* Hinteres, tieferes Scheidengewölbe. Es reicht hinter der Portio bis an die Excavatio rectouterina. Klinischer Punktionszugang zur Peritonealhöhle. A
5 *Pars lateralis.* Die seitliche Verbindung zwischen vorderem und hinterem Scheidengewölbe.
6 **Paries anterior.** Vordere Scheidenwand. A
7 **Paries posterior.** Hintere Scheidenwand. A
8 **Hymen.** Hautfalte, die meist von der hinteren Scheidenwand ausgeht und als Jungfernhäutchen teilweise den Scheideneingang verschließt. C
9 **Carunculae hymenales.** Reste des Hymens an der Vaginalwand nach einer Geburt. D
10 **Tunica muscularis.** Die dünne Muskelhaut. Ihre glatten Muskelzüge überkreuzen sich und bilden ein Netz mit kollagenen und elastischen Fasern. A
11 **Tunica mucosa.** Schleimhaut. Sie ist drüsenfrei und bedeckt von glykogenreichem mehrschichtigem unverhorntem Plattenepithel. A
12 *Rugae vaginales.* Querfalten in der Vaginalschleimhaut. A
13 *Columnae rugarum.* Zwei mit Venengeflechten unterpolsterte Längswülste in der Vaginalwand.
14 Columna rugarum anterior. Längswulst in der vorderen Vaginalwand. A
15 Columna rugarum posterior. Längswulst in der hinteren Vaginalwand. A
16 *Carina urethralis vaginae.* Abformung der Harnröhre in der vorderen Vaginalwand in Verlängerung der Columna rugarum nach außen. A C D
17 **Tunica spongiosa.** Gefäßgeflechte im Bindegewebe außerhalb der Tunica muscularis. A
18 **Epoophoron.** Entw. Derivat der Urniere in der Mesosalpinx. B
19 *Ductus longitudinalis.* In der Mesosalpinx gelegener Rest des Urnierenkanals. B
20 *Ductuli transversi.* Quer verlaufende in den Ductus longitudinalis einmündende 10–20 Urnierenkanälchen. B
21 **Appendices vesiculosae.** Abgesprengte, in einem Bläschen endigende Urnierenkanälchen, meist in der Nähe des Infundibulum tubae uterinae. B
22 **Paroophoron.** Aus dem caudalen Urnierenteil entstandene Kanälchen zwischen den untersten Ästen der A. ovarica. B
23 **[Ductus deferens vestigialis].** Entw. Rest der Wolffschen Gänge.
24 *ORGANA GENITALIA FEMININA EXTERNA.* Die äußeren weiblichen Geschlechtsorgane.
25 **PUDENDUM FEMININUM; VULVA.** Das äußere weibliche Genitale.
26 **Mons pubis.** Schamberg. Mit Fett unterlagertes, behaartes Hautareal vor und oberhalb der Symphyse. C
27 **Labium majus pudendi.** Große Schamlippe. Längsgestellter, mit Fett unterpolsterter, außen behaarter Hautwulst. Er reicht vom Mons pubis bis zum Damm und begrenzt die Schamspalte. C
28 *Commissura labiorum anterior.* Vordere Gewebsverbindung zwischen beiden Schamlippen. C
29 *Commissura labiorum posterior.* Hintere Verbindung beider Schamlippen. C D
30 *Frenulum labiorum pudendi.* Hintere, schmalkantige Falte zwischen den kleinen Schamlippen. Sie kann bei einer Geburt einreißen. C
31 **Rima pudendi.** Schamspalte. Sie wird begrenzt von den beiden großen Schamlippen. C
32 **Labium minus pudendi.** Kleine Schamlippe. Fettfreie, unbehaarte mit Talgdrüsen besetzte Hautfalte. Sie begrenzt den Scheidenvorhof. C
33 *Praeputium clitoridis.* Vorhaut der Clitoris. Vereinigung der beiden kleinen Schamlippen oberhalb der Glans clitoridis. C
34 *Frenulum clitoridis.* Ansatzbändchen der beiden kleinen Schamlippen unterhalb der Glans clitoridis. D

Weibliche Genitalorgane

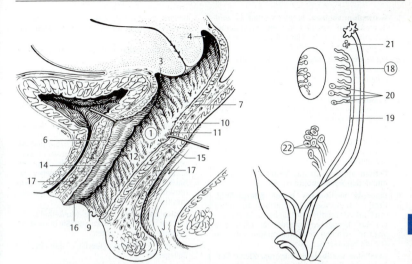

A Harnblase, Urethra, Vagina, Uterus und Rectum im Sagittalschnitt

B Entwicklung des weiblichen Urogenitalsystems

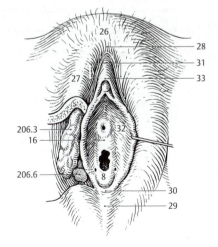

C Äußeres jungfräuliches Genitale

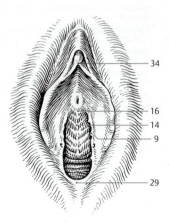

D Äußeres weibliches Genitale

1 **Vestibulum vaginae.** Scheidenvorhof. Er wird hauptsächlich von den kleinen Schamlippen umfasst. Hier münden Harnröhre, Scheide, große und kleine Vorhofdrüsen. A

2 *Fossa vestibuli vaginae.* Kleine Grube zwischen der hinteren Vereinigung der großen Schamlippen und dem Frenulum labiorum pudendi. A

3 **Bulbus vestibuli.** Dem Corpus spongiosum penis entsprechendes Schwellgewebe. Es liegt vor allem an den Wurzeln der Labia majora. S. 205 C

4 *Commissura bulborum.* Venenbrücken zwischen linkem und rechtem Bulbus vestibuli vor der Clitoris.

5 **Ostium vaginae.** In das Vestibulum vaginae mündende Scheidenöffnung. A

6 **Glandula vestibularis major [[Bartholini]].** Große Vorhofdrüse. Schleimdrüsen am hinteren Ende des Bulbus vestibuli beidseits. Ihr langer Ausführungsgang mündet im Vestibulum vaginae zwischen den Labia minora und dem Ostium vaginae. A, S. 205 C

7 **Glandulae vestibulares minores.** Kleine Vorhofdrüsen. Einzelne Schleimdrüsen nahe der Harnröhrenmündung.

8 **Clitoris.** Erektiler Teil der Vulva am Vorderende der Labia minora. Sie entsteht aus der Vereinigung zweier Schwellkörper und ist homolog den Corpora cavernosa penis. A

9 **Crus clitoridis.** Ein Schenkel der Clitoris. A

10 **Corpus clitoridis.** Klitorisschaft. Zusammenschluss beider Klitorisschenkel unter der Symphyse. A

11 *Glans clitoridis.* Anschwellendes Ende des Klitorisschaftes. A

12 **Corpus cavernosum clitoridis.** Schwellkörper im Klitorisschaft. A

13 **Septum corporum cavernosorum.** Unvollständige bindegewebige Trennwand zwischen rechtem und linkem Corpus cavernosum.

14 **Fascia clitoridis.** Die Clitoris umhüllendes Bindegewebsblatt.

15 **Lig. suspensorium clitoridis.** Aufhängung der Glans clitoridis am unteren Symphysenrand. A

16 **Lig. fundiforme clitoridis.** Bindegewebige Verbindung zwischen Clitoris und Bauchfascie.

17 **Urethra feminina.** Die 2,5–4 cm lange weibliche Harnröhre.

18 **Ostium urethrae internum.** Innere Harnröhrenöffnung an der vorderen Spitze des Trigonum vesicae. Die Öffnung ist formabhängig vom Füllungszustand der Blase. C

19 *Ostium urethrae internum accipiens.* „Füllungsostium". Das geschlossene Ostium bildet bei sich füllender Blase mit seiner Umgebung eine flache Platte. Die Urethra erscheint lang.

20 *Ostium urethrae internum evacuans.* „Entleerungsostium". Mit Erschlaffung des Beckenbodens senkt sich die Blase. Ihr Hals senkt sich trichterförmig in die Urethra. Sie scheint verkürzt.

21 **Pars intramuralis.** Urethraanteil in der Muskelwand der Harnblase. C

22 **Crista urethralis.** Schleimhautfalte in Verlängerung der Uvula vesicae in der hinteren Harnröhrenwand. B

23 **Ostium urethrae externum.** Äußere Harnröhrenöffnung. A C

24 **M. sphincter urethrae externus.** Äußerer Schließmuskel der Harnröhre. Er umfasst vorwiegend circulär ihr mittleres Drittel und besteht aus Muskelfasern des M. transversus perinei profundus und Muskelzellen des Sphincter urethrae internus, eingebettet in Bindegewebe. Nach oben steht er in Beziehung zur Blasenmuskulatur nach unten zum M. compressor urethrae. C

25 **Tunica muscularis.** Innere Muskelhülle der Urethra aus glatter Muskulatur. Sie besteht aus folgenden zwei Schichten.

26 *Stratum circulare.* Oberflächliche circuläre Zellagen. B

27 *Sphincter urethrae internus.* Innerer Schließmuskel. Seine Zellen unterlagern circulär den M. sphincter urethrae externus und verbinden sich mit ihm.

28 *Stratum longitudinale.* Schicht längsverlaufender Zellzüge, die bis in das subcutane Fettgewebe um die äußere Urethramündung reichen. B

29 **Tunica spongiosa.** Submucöses Venengeflecht. B

30 **Tunica mucosa.** Zunächst mit Übergangsepithel und mehrreihigem Zylinderepithel, danach mit unverhorntem mehrschichtigem Plattenepithel ausgestaltete Schleimhaut. B

31 *Glandulae urethrales.* In die Harnröhre mündende kleine Schleimdrüsen. B

32 *Lacunae urethrales.* Mündungsbuchten der Glandulae urethrales in der Schleimhaut. B

33 [*Ductus paraurethrales*]. (Skene Gänge). 1–2 cm lange Drüsenschläuche mit Mündung neben der Harnröhrenöffnung. Sie sind homolog der Prostata. B

Weibliche Genitalorgane und Harnröhre 207

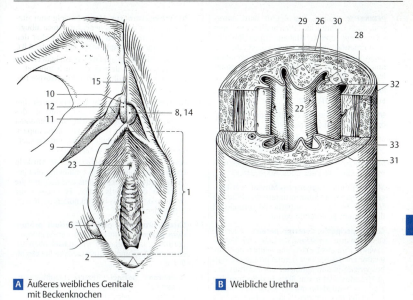

A Äußeres weibliches Genitale mit Beckenknochen

B Weibliche Urethra

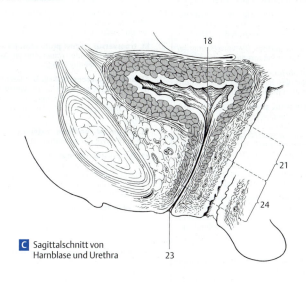

C Sagittalschnitt von Harnblase und Urethra

1 **PERINEUM.** Damm. Der Begriff wird unterschiedlich gebraucht: Weichteilbrücke zwischen Anus und Genitalien. Topographische Zusammenfassung von Regio urogenitalis und Regio analis. Raum unter der Regio urogenitalis und Regio analis zwischen Haut und Fascia inferior diaphragmatis pelvis.

2 **Raphe perinei.** Fortsetzung der Raphe scroti. Entw. bedingte Hautnaht.

3 **Mm. perinei.** Muskeln des Damms. Einteilung in folgende zwei Gruppen.

4 *M. regionis analis.* Muskel der Analregion. Nur der nachstehende Muskel kommt vor.

5 *M. sphincter ani externus.* Äußerer quergestreifter Schließmuskel des Anus. A B, S. 218.13

6 *Mm. regionis urogenitalis.* Muskeln der Urogenitalregion. Sie können unterteilt werden in Muskeln des Spatium superficiale perinei und des Spatium profundum perinei.

7 **Corpus perineale; Centrum perinei.** Federnde Gewebeplatte zwischen Rectum und Vagina bzw. Urethra als Fascien und Sehnen der Mm. levator ani, transversus perinei profundus, bulbospongiosus und sphincter ani externus mit glatter Muskulatur von Blase und Rectum. Die Platte ist beim Mann mit der Kapsel der Prostata, bei der Frau mit der Vagina verbunden. A B

8 **Corpus anococcygeum; Lig. anococcygeum.** Bindegewebszug zwischen Anus und Os coccygis mit Muskulatur unterlegt. A B, S. 218.17

9 **Tela subcutanea perinei.** Die Fortsetzung der Tela subcutanea abdominis auf den Damm.

10 *Stratum membranosum.* Forts. der Bindegewebsmembran der Tela subcutanea abdominis (Scarpa-Fascie) in die Regio urogenitalis. A B C

11 **Saccus subcutaneus perinei. [[Colles-Raum]].** Potentieller, abgeschlossener Raum in der Regio urogenitalis zwischen dem Stratum membranosum [[Lamina externa fasciae perinei superficialis]] und der Fascia perinei [[Lamina interna fasciae perinei superficialis; Colles-Fascie]]. Nach Urethraverletzungen kann von hier Urin nur nach vorne in Bauchdecke, Clitoris, Labien oder Penis und Scrotum fließen. C

12 **Compartimentum superficiale perinei; Spatium superficiale perinei.** Abgeschlossener Raum zwischen der Fascia perinei [[Lamina interna fasciae perinei superficialis]] und der Membrana perinei [[Fascia diaphragmatis urogenitalis inferior]]. C

13 **Fascia perinei; Fascia investiens perinei superficialis.** (Colles Fascie). Untere Begrenzung des Spatium superficiale perinei. Sie bedeckt die nachstehende drei Muskeln. A B C

14 **M. transversus perinei superficialis.** Inkonstante Abspaltung des M. transversus perinei profundus. Er zieht vom Tuber ischiadicum zum Corpus perineale. I: N. pudendus. A B

15 **M. ischiocavernosus.** Mann: Er zieht vom Sitzbeinast, über das Crus penis zur Tunica albuginea. Kleinere Faserbündel verlaufen über den Penis unter der Symphyse zur Gegenseite. A B C

Frau: Er entspringt am Sitzbeinast, bedeckt das Crus clitoridis, an dem er sich auch anheftet. Er trägt zur Blutfüllung der Schwellkörper bei. I: N. pudendus.

16 **M. bulbospongiosus.** Mann: Er entspringt vom Centrum tendineum und von der Unterseite des Corpus spongiosum und zieht zur Membrana perinei und auf den Penisrücken. Er ist unpaar. Er komprimiert den Bulbus penis und transportiert Harnröhreninhalt weiter. A B C

Frau: Der Muskel bleibt paarig. Die Muskeln entspringen vom Centrum tendineum und bedecken jederseits den Bulbus vestibuli und die Glandula vestibularis major. Er entleert die Drüse und presst das Blut im Bulbus nach vorn. I: N. pudendus.

17 **Saccus profundus perinei; Spatium profundum perinei.** Raum oberhalb der Membrana perinei. Er ist infolge der schräg nach oben reichenden M. sphincter urethrae zum Becken offen. C

18 **Membrana perinei.** [[Fascia diaphragmatis urogenitalis inferior]]. Fascie unter dem M. transversus perinei profundus. A B C

19 **Lig. transversum perinei.** Bindegewebig verbreiteter Vorderrand des M. transversus perinei profundus. C D

20 **M. transversus perinei profundus.** Im Schambogen ausgespannte trapezförmige Muskelplatte. I: N. pudendus. C D E

21 **[[Diaphragma urogenitalis]].** Der Begriff wurde abgelöst. Die gedachte Einheit wurde in Einzelbegriffe gegliedert: Membrana perinei, Lig. transversum perinei, M. transversus perinei profundus.

22 **M. sphincter urethrae externus.** Äußerer Schließmuskel der Harnröhre. D E, S. 206.24

23 **M. compressor urethrae.** Bei der Frau distal an den M. sphincter urethrae anschließende Muskelfasern, die zum Ramus ossis ischii ziehen. Sie komprimieren und elongieren aufgrund ihres Verlaufs die Urethra. E

24 **M. sphincter urethrovaginalis.** Bei der Frau distal an den M. compressor urethrae anschließende Muskelfasern, die zum Bulbus vestibuli führen. E

25 **[[Fascia diaphragmatis urogenitalis superior]].** Der Begriff wurde aufgegeben. Es besteht nach heutiger Meinung keine vollständige Abgrenzung zum Spatium profundum perinei.

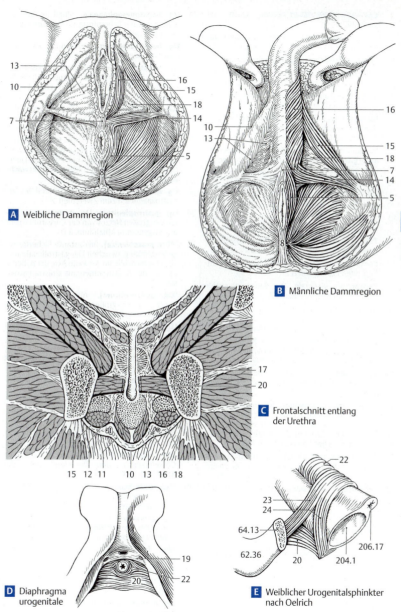

A Weibliche Dammregion

B Männliche Dammregion

C Frontalschnitt entlang der Urethra

D Diaphragma urogenitale

E Weiblicher Urogenitalsphinkter nach Oelrich

Bauch- und Beckenhöhle

1 **CAVITAS ABDOMINIS ET PELVIS.** Bauch- und Beckenhöhle.

2 **Cavitas abdominis; Cavitas abdominalis.** Bauchhöhle.

3 **Cavitas pelvis; Cavitas pelvina.** Beckenhöhle.

4 **SPATIUM EXTRAPERITONEALE.** Raum im Bindegewebe ohne Beziehung zum Peritoneum.

5 **Spatium retroperitoneale.** Bindegewebsraum hinter der Peritonealhöhle.

6 **Spatium retropubicum; (Cavum Retzii) [[Spatium praevesicale]].** Raum hinter der Schambeinfuge und vor der Harnblase. C

7 **Spatium retroinguinale [[Spatium subperitoneale]].** Bindegewebsraum im kleinen Becken unterhalb des Bauchfells.

8 **CAVITAS PERITONEALIS.** Peritonealhöhle. Von Peritoneum ausgekleideter Spaltraum.

9 **PERITONEUM.** Bauchfell.

10 **Tunica serosa.** Sie besteht aus dem Serosaepithel (Mesothel) und seiner Basalmembran.

11 **Tela subserosa.** Bindegewebige Verschiebeschicht mit Gefäßen unter der Tunica serosa.

12 **Peritoneum parietale.** Das der Bauchwand anliegende Peritoneum. A

13 **Peritoneum viscerale.** Die Baucheingeweide überziehendes Peritoneum. A

14 **Mesenterium.** Gekröse. Dorsale, gefäß- und nervenführende Bauchfellfalte. Schutz der Versorgung des Dünndarms gegen Gefäßtorsion. D

15 **Radix mesenterii.** Wurzel des Mesenteriums an der hinteren Leibeshöhlenwand. Zieht vom 2. Lendenwirbel zur rechten Fossa iliaca. A

16 **Mesocolon.** Gefäß- und nervenführende Bauchfellfalte zur Anheftung und Versorgung des Colon.

17 **Mesocolon transversum.** Bauchfellfalte zum Colon transversum. Es entspringt vor dem Pankreaskopf und entlang dem Unterrand des Pankreaskörpers. Es ist mit der hinteren Platte des Omentum majus verwachsen. A B D

18 **[Mesocolon ascendens].** Bauchfellfalte zum Colon ascends. Verwächst meist im vierten Embryonalmonat mit der hinteren Bauchwand.

19 **[Mesocolon descendens].** Bauchfellfalte zum Colon descendens. Verwächst in der Regel im vierten Embryonalmonat mit der hinteren Bauchwand.

20 **Mesocolon sigmoideum.** Bauchfellfalte zum Colon sigmoideum. D

21 **Mesoappendix [[Mesenteriolum]].** Bauchfellfalte zum Wurmfortsatz. D

22 **Omentum minus.** Kleines Netz. Hauptsächlich zwischen Magen und Leber ausgespannte Peritonealplatte. In ihr können nachfolgende fünf Einzelteile unterschieden werden.

23 **Lig. hepatophrenicum.** Verbindung des rechten Leberlappens mit dem Zwerchfell. A

24 **Lig. hepatooesophageale.** Mögliche Verbindung zwischen Leberpforte und magennahem Oesophagusabschnitt. D

25 **Lig. hepatogastricum.** Verbindung zwischen Leber und kleiner Magencurvatur. D

26 **Lig. hepatoduodenale.** Verbindung zwischen Leber und Duodenum. Das Band enthält die A. hepatica propria, den Ductus choledochus und die Vena portae. D

27 **[Lig. hepatocolicum].** Variable Fortsetzung des Lig. hepatoduodenale nach rechts auf die Flexura coli dextra resp. auf das Colon transversum. D

28 **Omentum majus.** Großes Netz. Es bedeckt von der großen Curvatur des Magens aus schürzenförmig die Darmschlingen. Es ist mit dem Quercolon und dem Mesolon transversum verwachsen. D

29 **Lig. gastrophrenicum.** Oberster Anteil des Lig. gastrosplenicum zum Zwerchfell. A D

30 **Lig. gastrosplenicum; Lig. gastrolienale.** Anteil des großen Netzes von der Curvatura major des Magens zum Milzhilum. B D

31 **[Plica praesplenica].** Inkonstante fächerförmige Verbindung zwischen Lig. gastrolienale und Lig. phrenicocolicum. Sie kann über Äste der A. lienalis oder der A. gastroomentalis sinistra enthalten.

32 **[Lig. gastrocolicum].** Abschnitt des großen Netzes zwischen großer Magencurvatur und der Taenia omentalis des Quercolons. D

33 **Lig. phrenicosplenicum.** Verbindung zwischen Zwerchfell und Milz. D

34 **Lig. splenorenale; Lig. lienorenale.** Verbindung zwischen Niere und Milz. Hier verlaufen die Gefäße zum Milzhilum. B

35 **Lig. pancreaticosplenium.** Verbindung zwischen Pankreas und Milz. B

36 **Lig. pancreaticocolicum.** Verbindung zwischen Pankreas und Colon nahe der linken Colonflexur. B

37 **Lig. splenocolicum.** Verbindung zwischen Milz und Flexura coli sinistra. B

38 **Lig. phrenicocolicum.** Verbindung der linken Colonflexur mit dem Zwerchfell. Boden der Milznische. B D

39 **Ligamenta hepatis.** Bänder der Leber. Sie sind nicht vergleichbar mit den Bändern des Bewegungsapparates.

40 **Lig. coronarium.** Umschlag des Peritoneum parietale des Zwerchfells auf das Peritoneum viscerale der Leber am Rand der Area nuda. A

41 **Lig. falciforme.** Peritonealfalte zwischen Bauchwandmittellinie und Leber. D

42 **Lig. triangulare dextrum.** Gemeinsamer Rand des Lig. hepatophrenicum und Lig. hepatorenale. A

43 **Lig. triangulare sinistrum.** Freier Rand des Lig. coronarium links. A

44 **Lig. hepatorenale.** Verbindung des rechten Leberlappens mit der Niere. A

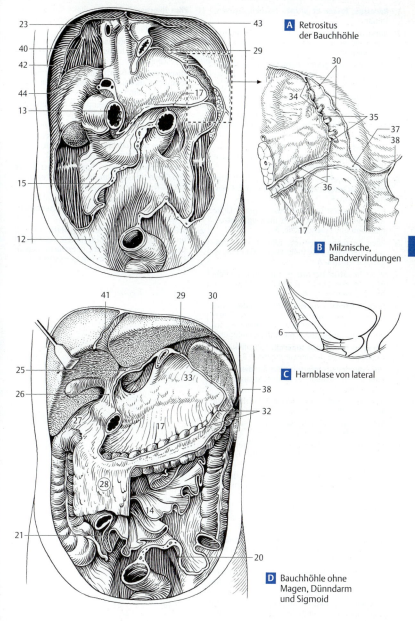

Bauch- und Beckenhöhle

A Retrositus der Bauchhöhle

B Milznische, Bandverbindungen

C Harnblase von lateral

D Bauchhöhle ohne Magen, Dünndarm und Sigmoid

1 **Recessus, fossae et plicae.** Taschen, Gruben, Falten.

2 **Bursa omentalis.** Hinter Magen und Omentum minus gelegener, größter Recessus des Peritonealraums. A

3 *Foramen omentale; Foramen epiploicum.* Zugang in das Vestibulum hinter dem Lig. hepatoduodenale. A

4 *Vestibulum bursae omentalis.* Vorhof unter dem Lobus caudatus und vor der V. cava inferior. Sein Übergang in die Bursa omentalis wird durch die Plica gastropancreatica von hinten eingeengt. A

5 *Recessus superior bursae omentalis.* Ausbuchtung des Vestibulum nach oben zwischen Vena cava inferior und Oesophagus. A

6 *Recessus inferior bursae omentalis.* Peritonealaussackung zwischen Magen und Colon transversum. A

7 *Recessus splenicus; Recessus lienalis.* Linke Aussackung begrenzt durch die Ligg. gastrosplenicum und splenorenale. A

8 *Plica gastropancreatica.* Falte in der Rückwand der Bursa omentalis. Hier verläuft die A. gastrica sinistra. A

9 *Plica hepatopancreatica.* Falte in der Rückwand der Bursa omentalis. In ihr verläuft die A. hepatica communis. A

10 **Plica duodenalis superior; Plica duodenojejunalis.** Peritonealfalte links von der Flexura duodenojejunalis vor dem Recessus duodenalis superior. Sie enthält die V. mesenterica inferior. B

11 **Recessus duodenalis superior.** Bauchfelltasche hinter der Plica duodenalis superior. B

12 **Plica duodenalis inferior; Plica duodenomesocolica.** Peritonealfalte unter der Flexura duodenojejunalis. B

13 **Recessus duodenalis inferior.** Bauchfelltasche hinter der Plica duodenalis inferior. B

14 **[Plica paraduodenalis].** Links vom Duodenum gelegene Peritonealfalte. B

15 **[Recessus paraduodenalis].** Bauchfelltasche hinter der Plica paraduodenalis mit Öffnung nach rechts. B

16 **[Recessus retroduodenalis].** Peritonealtasche zwischen Duodenum und Aorta mit Öffnung nach links. B

17 **Recessus intersigmoideus.** Bauchfelltasche links im Winkel der Wurzel des Mesocolon sigmoideum. Hier ist der Ureter tastbar. C

18 **Recessus ileocaecalis superior.** Bauchfelltasche oberhalb der Einmündung des Ileum in das Caecum. C

19 **Plica caecalis vascularis.** Peritonealfalte mit einem Ast der A. ileocolica als Inhalt vor dem Recessus ileocaecalis superior. C

20 **Recessus ileocaecalis inferior.** Bauchfelltasche unterhalb der Einmündung des Ileum in das Caecum. C

21 **Plica ileocaecalis.** Bauchfellfalte vor dem Recessus ileocaecalis inferior; sie reicht bis zur Appendix hinunter. C

22 **Recessus retrocaecalis.** Oft vorhandene Bauchfelltasche rechts hinter dem Caecum oder Colon ascendens. C

23 **Plicae caecales.** Bauchfellfalten an der Außenseite des Caecum. Sie entsprechen den Plicae semilunares am Colon. C

24 **Sulci paracolici.** Gelegentliche Nischen links entlang des Colon descendens. C

25 **Recessus subphrenicus.** Peritonealer Spaltraum zwischen Zwerchfell und Leber unterteilt vom Lig. falciforme, nach oben hinten durch das Lig. coronarium begrenzt. D

26 **Recessus subhepaticus.** Spalt zwischen Leber und Colon transversum, Magen und Omentum minus. D

27 **Recessus hepatorenalis.** Von Niere und Nebenniere begrenzter Teil des Recessus subhepaticus. D

28 **Trigonum cystohepaticum (Calot).** Dreieck unter dem visceralen Leberunterrand. Es wird begrenzt von der A. cystica, dem Ductus hepaticus communis und dem Ductus cysticus. E

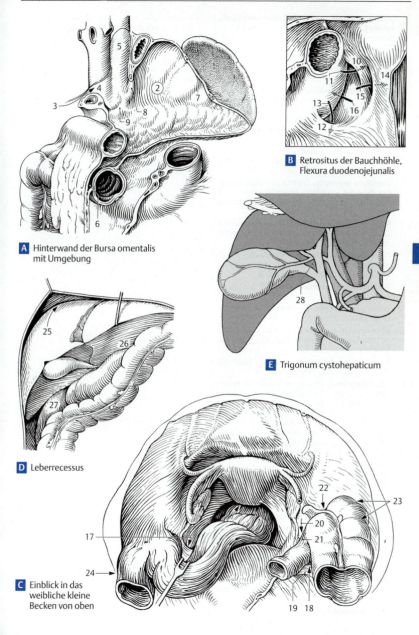

1. **Plica umbilicalis mediana [[Plica umbilicalis media]].** Von der Blasenspitze zum Nabel ziehende Falte. Sie enthält den Rest des Urachus. A B
2. **Fossa supravesicalis.** Flache Grube vor der Blase zwischen Plica umbilicalis mediana und Plica umbilicalis medialis. B
3. **Plica umbilicalis medialis [[Plica umbilicalis lateralis]].** Der obliterierten A. umbilicalis entsprechende Falte in der vorderen Bauchwand zwischen Plica umbilicalis mediana (obliterierter Urachus) und der Plica umbilicalis lateralis (A. epigastrica inferior). A B
4. **Fossa inguinalis medialis.** Dem äußeren Leistenring gegenüberliegende Grube zwischen Plica umbilicalis medialis und lateralis. B
5. **Trigonum inguinale.** Dreieck zwischen lateralem Rand des M. rectus abdominis, Leistenband und Plica umbilicalis lateralis (A. epigastrica inf.). B
6. **Plica umbilicalis lateralis; Plica epigastrica.** Durch die A. epigastrica inferior verursachte seitliche Peritonealfalte. A B
7. **Fossa inguinalis lateralis.** Dem Anulus inguinalis profundus entsprechende Grube seitlich von der Plica umbilicalis lateralis. B
8. **Peritoneum urogenitale.** Bauchfell des Urogenitaltraktes.
9. **Fossa paravesicalis.** Einsenkung seitlich der Blase. Lateral begrenzt vom Ductus deferens. B
10. **Plica vesicalis transversa.** Quer über die mäßig gefüllte Blase ziehende Peritonealfalte. Bei voller Blase verstrichen. B
11. **Excavatio vesicouterina.** Zwischen Blase und Uterus eingesenkte Peritonealtasche. A
12. **Lig. latum uteri.** Frontal stehende mit Peritoneum bedeckte Bindegewebsplatte zwischen der Seitenfläche des Uterus und der lateralen Beckenwand. Sie teilt das weibliche Becken in zwei Taschen, eine Excavatio vesicouterina und eine Excavatio rectouterina. A
13. *Mesometrium.* Basaler Anteil des Lig. latum. Seine Grundlage bildet das Bindegewebe des Parametrium. A
14. *Mesosalpinx.* Kranialer Anteil des Lig. latum, mit wenig ausgebildetem Bindegewebe; Peritonealduplikatur. A
15. *Mesovarium.* Das Gekröse des Ovars. Nach hinten gerichtete Falte des Lig. latum. A
16. **Trigonum parietale laterale pelvis.** Wandregion am kleinen Becken zwischen Lig. teres uteri, A. iliaca externa und Lig. suspensorium ovarii. Zugang zum extraperitonealen Bindegewebslager des Beckens. A
17. **Fossa ovarica.** Nische an der Beckenwand zwischen Ursprung der A. iliaca interna und externa für das Ovar.
18. **Plica rectouterina.** Falte links und rechts des Eingangs in die Excavatio rectouterina. Sie besteht aus Bindegewebsfasern und glatter Muskulatur, die die Längsmuskelschicht des Rectums mit dem Uterus verbindet. A
19. **Excavatio rectouterina.** Bei der Frau tiefste Stelle des Peritonealraums zwischen Uterus und Rectum. Die Peritonealtasche ist durch das hintere Scheidengewölbe einer Punktion von außen leicht zugänglich. A
20. **Excavatio rectovesicalis.** Tiefste Stelle des Peritonealraums beim Mann zwischen Blase und Rectum.
21. **Fossa pararectalis.** Flache Eintiefungen seitlich des Rectums. A

Bauch- und Beckenhöhle

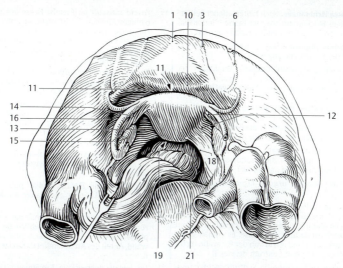

A Einblick in das weibliche kleine Becken von oben

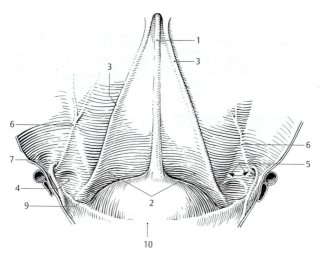

B Vordere Bauchwand von hinten

1 **Fossa ischoanalis.** Nach hinten offener keilförmiger Fascienraum zw. der Fascia inferior diaphragmatis pelvis und der Fascia obturatoria. A

2 **Corpus adiposum fossae ischioanalis.** Baufett in der Fossa ischioanalis. A

3 **Canalis pudendalis. (Alcock).** Duplikatur der Fascia obturatoria in der Seitenwand der Fossa ischioanalis mit den Pudendalgefäßen und -nerven. A

4 **Fascia pelvis; Fascia pelvica.** Fortsetzung der Fascia transversalis in das Becken. Sie teilt sich in ein viscerales Blatt für die Beckeneingeweide und ein parietales Blatt für die Beckenwand.

5 **Fascia pelvis visceralis.** Bindegewebshülle der Beckeneingeweide, die besonders an Harnblase und Ampulla recti ausgebildet ist. A

6 *Fascia propria organi.* Eigenfascie eines Organs.

7 *Fascia rectoprostatica; Septum rectovesicale.* Verdichtung des visceralen Fascienblattes beim Mann zu einem Septum zwischen Rectum und Prostata bzw. Harnblase. Es enthält glatte Muskulatur und reicht von der Excavatio rectovesicalis bis zum Centrum perinei. B

8 *Fascia rectovaginalis; Septum rectovaginale.* Verdichtung des visceralen Fascienblattes bei der Frau zu einem Septum zwischen Rectum und Vagina. Es enthält glatte Muskulatur und ist ausgespannt zwischen Excavatio recto uterina und Centrum perinei.

9 **Fascia extraperitonealis.** [[Corpus intrapelvinum]]. Bindegewebe ohne Beziehung zum Peritoneum. Es kann eigenständige Strukturen ausbilden oder andere umgeben, aber auch über das Epimysium in Verbindung zum Muskel stehen, Gefäße und Nerven führen. Im Becken ist es mit glatter Muskulatur durchsetzt.

10 *Lig. extraperitoneale.* Bandförmig gestaltetes extraperitoneales Bindegewebe, z. B. Lig. teres uteri.

11 **Fascia pelvis parietalis; Fascia endopelvina.** Wandständiges Blatt der Fascia pelvis. Es bedeckt die Mm. levator ani, coccygeus, piriformis und vorn den M. transversus perinei profundus. A

12 *Fascia propria organi.* Hier Hüllfascien der Beckenmuskeln.

13 **Fascia obturatoria.** Hervorgehobener Teil der Fascia pelvis parietalis auf dem M. obturatorius internus. A C

14 *Arcus tendineus fasciae pelvis.* Sehnige Verstärkung der Fascia pelvis, von der Symphyse bogenförmig auf dem M. levator ani nach hinten zur Spina ischiadica verlaufend. Sie entspricht einem Streifen an dem die Eingeweidegefäße und -nerven die seitliche Beckenwand verlassen und an dem das Beckenbindegewebe besonders fest mit der Beckenwand verbunden ist. Ausbildung der Ligg. puboprostatica und pubovesicalia. C

15 *Fascia musculi piriformis.* Fascie des gleichnamigen Muskels. Sie ist am Os sacrum um die Foramina sacralia anteriora fixiert und verbindet sich mit den Hüllen der Sacralnerven. Auf diese Weise tritt extraperitoneales Bindegewebe in die Glutaealregion über. C

16 *Fascia superior diaphragmatis pelvis.* Beckenwärts gelegene Fascienbedeckung des M. levator ani und des M. coccygis. A C

17 *Lig. pubovesicale; Lig. mediale puboprostaticum.* Fascienverstärkung zwischen Vorderwand der Prostata, der Blase und der Symphyse. Sie ist meist mit glatter Muskulatur, M. puboprostaticus, durchmischt.

18 *Lig. mediale pubovesicale.* Fascienverstärkung bei der Frau vorne medial zwischen Blase und Symphyse.

19 *M. pubovesicalis.* Das Lig. mediale pubovesicale kann fast vollständig aus glatter Muskulatur bestehen. B

20 *Lig. puboprostaticum; Lig. laterale puboprostaticum.* Fascienverstärkungen seitlich der Symphyse zwischen Prostata, Blase und Beckenwand. Anteil des Arcus tendineus fasciae pelvis. B

21 *Lig. laterale pubovesicale.* Fascienverstärkungen bei der Frau seitlich der Symphyse zwischen der Blasen- und Beckenwand. Anteil des Arcus tendineus fasciae pelvis.

22 *Lig. laterale vesicae.* Seitliche Fascienverstärkungen zwischen basalem Blasenteil und der Beckenwand.

23 *M. rectovesicalis.* Glatte Muskelzüge aus der Längsmuskulatur des Rectum zum seitlichen Blasengrund, meist im Lig. laterale vesicae.

24 *Fascia praesacralis.* Bindegewebsareal mit Plexus sacralis vor dem Os sacrum zwischen Fascia pelvis visceralis der Rectumhinterwand und der Fascia superior diaphragmatica pelvis. B

25 *Fascia rectosacralis.* Bindegewebige Verschmelzungszone zwischen Ampulla recti und Os sacrum. B

26 *Fascia inferior diaphragmatis pelvis.* Caudale Fascienbedeckung des M. levator ani und des M. coccygeus. A

Bauch- und Beckenhöhle 217

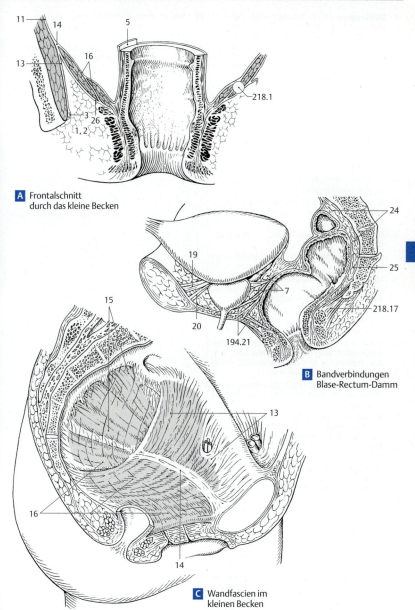

A Frontalschnitt durch das kleine Becken

B Bandverbindungen Blase-Rectum-Damm

C Wandfascien im kleinen Becken

1 **Diaphragma pelvis.** Trichterförmige Muskelplatte aus M. levator ani und M. coccygeus mit oberer und unterer Fascienbedeckung, der Fascia superior et inferior diaphragmatis pelvis. Die Platte bildet bis auf eine vordere dreieckige Lücke [[Levatortor]] den muskulösen Beckenboden. A B

2 **M. levator ani.** Der eigentliche Beckenbodenmuskel. Er ist Abkömmling der Leibeswandmuskulatur und mit glatter Muskulatur durchsetzt. I: Plexus sacralis, S II–V. Er setzt sich aus nachfolgenden Anteilen zusammen. A B

3 *M. pubococcygeus.* U: Os pubis nahe der Symphyse, Arcus tendineus m. levatoris ani. A: Centrum perinei, Anus, Lig. anococcygeum, Os coccygis. A B

4 *M. puboperinealis.* Faserbündel zwischen Os pubis und Centrum perinei.

5 *M. puboprostaticus; M. levator prostatae.* Muskelbündel zur Prostata im gleichnamigen Band. A

6 *M. pubovaginalis.* Muskelbündel zur Wand der Vagina. A

7 *M. puboanalis.* Muskelbündel zum M. sphincter ani.

8 *M. puborectalis.* Muskelbündel, die hinter die Flexura perinealis ziehen und sich dort mit Fasern der Gegenseite verflechten. A B

9 *M. iliococcygeus.* Muskelbündel vom Arcus tendineus m. levatoris ani zum Lig. anococcygeum und zum Seitenrand des Os coccygis. A

10 *Arcus tendineus musculi levatoris ani.* Unterschiedlich ausgebildete bogenförmige, sehnige Verstärkung der Fascia obturatoria am Ursprung des M. levator ani. A B

11 **Hiatus urogenitalis.** Durchtrittsöffnung im Beckenboden für Harnröhre bzw. Harnröhre und Vagina. A

12 **M. ischiococcygeus; M. coccygeus.** Von der Spina ischiadica fächerförmig an die Seitenflächen des Os sacrum und Os coccygis gehende Fasern. Sie sind mit dem Lig. sacrospinale verwachsen. A

13 **M. sphincter ani externus.** Äußerer quergestreifter Schließmuskel des Anus. Er besteht aus folgenden drei Anteilen. I: N. pudendus. B

14 *Pars subcutanea.* Oberflächlicher, in die Lederhaut vor und hinter dem Anus einstrahlender Teil. B

15 *Pars superficialis.* Zwischen Centrum perinei und Lig. anococcygeum ausgespannte Fasern. B

16 *Pars profunda.* 3–4 cm hochreichender ringförmiger Abschnitt um den Canalis analis. B

17 **Corpus anococcygeum; Lig. anococcygeum.** Derber Bindegewebszug mit Muskeleinlagerung zwischen Anus und Os coccygis. Er setzt sich aus nachstehenden Anteilen zusammen. A

18 *Tendo musculi pubococcygei.* Sehnenanteil des M. pubococcygeus. A

19 *Raphe musculi iliococcygei.* Seitliche Verwachsungslinie des Muskels mit dem M. pubococcygeus.

20 *Insertio partis superficialis musculi sphincteris ani externi.* Verbindung mit der Pars superficialis des M. sphincter ani externus.

Bauch- und Beckenhöhle 219

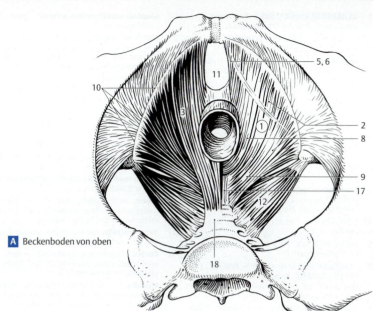

A Beckenboden von oben

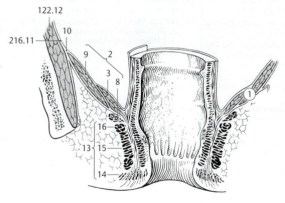

B Frontalschnitt durch das kleine Becken

Endokrine Drüsen

1 **GLANDULAE ENDOCRINAE.** Endokrine Drüsen. Drüsen ohne Ausführungsgang.

2 **HYPOPHYSIS; GLANDULA PITUITARIA.** Im Türkensattel gelegene Hirnanhangdrüse. D

3 **Adenohypophysis; Lobus anterior.** Hypophysenvorderlappen. Entw. aus dem Rachendach. Sie besteht aus funktionell unterschiedlichen Zellen zur Steuerung vorwiegend anderer Drüsen. D

4 *Pars tuberalis [[Pars infundibularis]].* Sie bedeckt den Hypophysenstiel. D

5 *Pars intermedia.* Sie grenzt als Zwischenzone an die Neurohypophyse und enthält die Kolloidcysten. D

6 *Pars distalis.* Vorderer, größter Abschnitt der Drüse. D

7 **Neurohypophysis; Lobus posterior.** Hypophysenhinterlappen. Er ist aus dem Hypothalamus hervorgegangen. Hormonspeicherort. D

8 *Infundibulum.* Der trichterförmige Hypophysenstiel. D

9 *Lobus nervosus; Pars nervosa.* Der eigentliche Hinterlappen. D

10 **GLANDULA PINEALIS; CORPUS PINEALE [[EPIPHYSIS CEREBRI]].** Zirbeldrüse. Sie entsteht aus dem Dach des Zwischenhirns und liegt über der Vierhügelplatte. D

11 **GLANDULA THYROIDEA.** Schilddrüse. Produziert die stoffwechselsteigernden Hormone Thyroxin und Trijodthyronin. Kann pathologisch zum Kropf vergrößert sein. A B C

12 **Lobus.** Rechter und linker, neben der Trachea gelegener Schilddrüsenlappen. A

13 **Isthmus gl. thyroideae.** Den rechten und linken Schilddrüsenlappen verbindender Abschnitt. A

14 **[Lobus pyramidalis].** Entwicklungsgesch. Rest in Form eines medialen Schilddrüsenstranges. A

15 **Glandulae thyroideae accessoriae.** Versprengte Inseln von Schilddrüsengewebe, z. B. im Zungengrund.

16 **Capsula fibrosa.** Bindegewebige Doppelkapsel der Schilddrüse. Das innere Blatt ist Organkapsel, das äußere Blatt Teil der Lamina praetrachealis.

17 **Stroma.** Bindegewebe der Schilddrüse. C

18 **Parenchyma.** Die spezifischen Schilddrüsenzellen. C

19 **Lobuli.** Durch Bindegewebszüge der Organkapsel abgeteilte Schilddrüsenläppchen. B

20 **GLANDULA PARATHYROIDEA.** Epithelkörperchen. Sie liegen hinten zwischen den beiden Blättern der Capsula fibrosa. Ihr Parathormon reguliert den Ca- und P-Stoffwechsel durch Osteoklastenstimulation.

21 **Glandula parathyroidea superior.** Oberes Epithelkörperchen. B

22 **Glandula parathyroidea inferior.** Unteres Epithelkörperchen. B

23 **Glandulae parathyroideae accessoriae.** Zahl und Lage der Epithelkörperchen variiert. Sie können auch ober- und unterhalb der Schilddrüse im Bindegewebe liegen.

24 **GLANDULA SUPRARENALIS.** Dem oberen Nierenpol medial kappenartig aufsitzende, aus zwei Anteilen entstandene Nebenniere. E

25 **Facies anterior.** Vorderfläche der Nebenniere. E

26 **Facies posterior.** Rückfläche der Nebenniere.

27 **Facies renalis.** Nach unten und lateral weisende, der Niere zugekehrte konkave Fläche. E

28 **Margo superior.** Oberer Rand zwischen Vorder- u. Rückfläche. E

29 **Margo medialis.** Medialer Rand zwischen Vorder- u. Rückfläche. E

30 **Hilum.** Austrittsstelle von V. centralis und Lymphgefäßen. Arterien und Nerven treten an mehreren Stellen in die Drüse ein.

31 **Vena centralis.** Am Hilum austretende Hauptvene der Nebenniere. E

32 **Cortex.** Entwicklungsgeschichtlich dem Zölomepithel entstammende, in drei Zonen gegliederte Nebennierenrinde. F

33 **Medulla.** Das der Neuralleiste entstammende Nebennierenmark; es besteht aus chromaffinen Zellen, sympath. Ganglienzellen und venösen Sinus. F

34 **Glandulae suprarenales accessoriae.** Versprengtes Nebennierengewebe.

35 **INSULAE PANCREATICAE.** Inselorgan im Pankreas. Die Glukagon und Insulin produzierenden ca. 1 Million Langerhans-Inseln.

Endokrine Drüsen 221

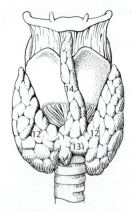

A Schildrüse von vorne

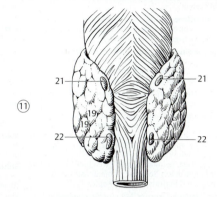

B Schildrüse von hinten

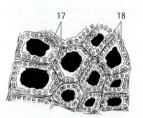

C Schilddrüse histologisch

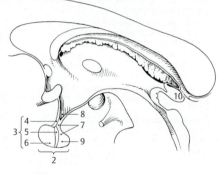

D Hypophyse

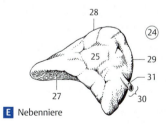

E Nebenniere

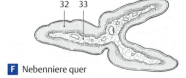

F Nebenniere quer

Herz

1 **SYSTEMA CARDIOVASCULARE.** Herz- und Gefäßsystem.
2 **Pericardium.** Hüll- und Gleitsystem des Herzens. Es besteht aus einem fibrösen und einem zweiblättrigen serösen Anteil. A
3 **Pericardium fibrosum.** Äußerer, straffer Bindegewebsanteil. Seine kollagenen Fasern sind scherengitterförmig angeordnet. Er ist zum Teil mit dem Zwerchfell verwachsen. A
4 *Ligg. sternopericardiaca.* Verbindungsbänder zwischen Pericard und Sternum.
5 **Membrana bronchopericardiaca.** Frontale Bindegewebsplatte hinter und verbunden mit dem Pericard. Mit ihren sich kreuzenden Kollagenfaserverstärkungen dehnt sie sich aus zwischen Bifurkation der Trachea, Hauptbronchien, Ligg. pulmonalia und Zwerchfell. Sie koordiniert deren Bewegungsabläufe bei der Atmung und Rückneigung des Kopfes. C
6 **Pericardium serosum.** Mit einschichtigem Mesothel versehener Überzug der Innenfläche des Pericardium fibrosum und der Herzoberfläche.
7 *Lamina parietalis.* Seröser Überzug des Herzbeutels. Er geht im Bereich der großen Gefäße auf das Epicard über. A
8 *Lamina visceralis; Epicardium.* Seröser Überzug des Herzens. Er geht im Bereich der großen Gefäße in die Lamina parietalis über. A
9 *Tunica serosa.* Auf einer zarten Bindegewebsschicht liegt ein einschichtiges Plattenepithel mesodermaler Herkunft, das Mesothel.
10 *Tela subserosa.* Bindegewebige Verschiebeschicht unter der Tunica serosa. Sie ist gefäßreich.
11 **Plica venae cavae sinistrae.** Auffaltung des Pericards an der Hinterwand. Obliterierte embryonale V. cava superior sinistra.
12 **Cavitas pericardiaca.** Spaltraum mit serösem Flüssigkeitsfilm zwischen den Blättern des Pericardium serosum.
13 **Sinus transversus pericardii.** Gang der Pericardhöhle hinter der Pars aorta ascendens sowie dem Truncus pulmonalis und vor den Venen. A
14 **Sinus obliquus pericardii.** Nische im Pericardraum zwischen rechten Lungenvenen und Vena cava inferior einerseits und linken Lungenvenen. A
15 **COR.** Herz.
16 **Basis cordis.** Herzbasis. Der Herzspitze gegenüberliegende, breite, nach dorsal rechts oben weisende Fläche des annähernd kegelförmigen Herzens. Sie wird zur Hauptsache von der Hinterwand des linken Vorhofs gebildet. Hier entspringen und münden die Vasa publica und Vasa privata.
17 **Facies sternocostalis; Facies anterior.** Nach vorn gerichtete konvexe Fläche des Herzens. B D
18 **Facies diaphragmatica; Facies inferior.** Untere flache, das Zwerchfell berührende Herzfläche. D
19 **Facies pulmonalis.** Seitlich von den Lungen berührte Herzoberfläche. D
20 **Margo dexter.** Rechter, am Leichenherzen oft scharfkantiger Rand. B
21 **Apex cordis.** Nach vorn links unten weisende Herzspitze. Sie wird vom linken Ventrikel gebildet. B
22 *Incisura apicis cordis.* Einschnitt rechts neben der Herzspitze. Übergang der beiden Sulci interventriculares ineinander. B
23 **Sulcus interventricularis anterior.** Vorn über dem Kammerseptum gelegene Längsfurche mit dem Ramus interventricularis anterior. B D
24 **Sulcus interventricularis posterior.** Dem Kammerseptum entsprechende Längsfurche in der Facies diaphragmatica mit dem Ramus interventricularis posterior. D
25 **Sulcus coronarius.** Kranzfurche. Sie verläuft der Vorhofkammergrenze entsprechend um das Herz. B E
26 **Ventriculus cordis dexter/sinister.** Herzkammer. Der funktionellen Beanspruchung gemäß ist die linke dickwandiger als die rechte. E
27 **Septum interventriculare.** Trennwand zwischen rechter und linker Herzkammer, von außen erkennbar durch die Sulci interventricularis anterior und posterior.
28 *Pars muscularis.* Muskulöser Teil des Kammerseptums. E
29 *Pars membranacea.* Oben an der Aortenausflußbahn gelegener kurzer, dünner, fibröser Anteil des Kammerseptums. Er ist aus Endokard entstanden. E
30 **Septum atrioventriculare.** Über der Wurzel der septalen Klappe gelegener Teil der Pars membranacea zwischen rechtem Vorhof und linker Kammer. E
31 **Atrium cordis dextrum/sinistrum.** Der dünnwandige Herzkammervorhof. E
32 *Auricula atrialis.* Herzohren. Handschuhfingerähnliche Ausstülpung der Vorhöfe. B E
33 **Septum interatriale.** Trennwand zwischen rechtem und linkem Vorhof.
34 **Ostium atrioventriculare dextrum/sinistrum.** Öffnungen zwischen Vorhöfen und Kammern. D
35 **Ostium trunci pulmonalis.** In den Truncus pulmonalis führende Öffnung des rechten Ventrikels. D
36 **Ostium aortae.** In die Aorta führende Öffnung des linken Ventrikels. D

Herz 223

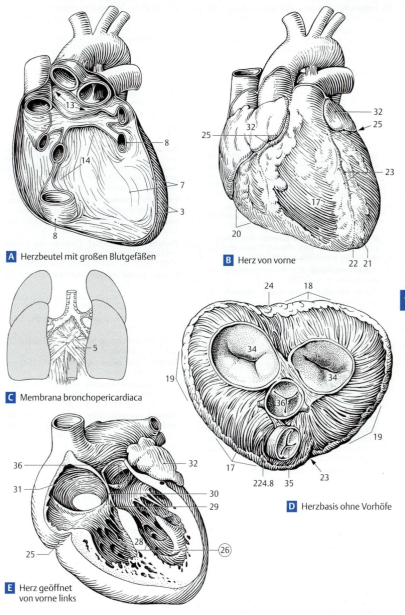

A Herzbeutel mit großen Blutgefäßen

B Herz von vorne

C Membrana bronchopericardiaca

D Herzbasis ohne Vorhöfe

E Herz geöffnet von vorne links

1 **Trabeculae carneae.** Lumenwärts vorspringende Muskelbalken der Herzinnenfläche. A

2 **Vortex cordis.** Die wirbelartige Anordnung von Herzmuskelzellen an der Herzspitze. Umkehrort der absteigenden äußeren Längszüge in aufsteigende innere Längszüge. B

3 **Musculi papillares.** Zapfenartig ins Kammerlumen vorspringende Muskeln. Sie sind über die Chordae tendineae mit den Segelklappen verbunden und verhindern in der Systole das Umschlagen der Segel in den Vorhof. A D

4 **Chordae tendineae.** Sehnenfäden zwischen Papillarmuskeln und Segelklappen. A D

5 **Chordae tendineae falsae; Chordae tendineae spuriae.** Reste der phylogen. Herzwandentwicklung. Variable Verbindungen zw. Papillarmuskeln und Kammerwand und mit Wandabschnitten. Sie können dem Erregungsleitungssystem angehören.

6 **Trigonum fibrosum dextrum/sinistrum.** Bindegewebszwickel vorne und hinten zwischen Aorta und den Ostia atrioventricularia. C

7 **Anulus fibrosus dexter/sinister.** Bindegewebsringe zwischen Vorhöfen und Kammern von denen die Segelklappen entspringen. C

8 **Tendo infundibuli.** Rest des embryonalen Septum spirale. C, S. 223 D

9 **Tendo valvulae venae cavae inferioris.** Bei Durchlöcherung kann die Klappe der Vena cava inf. einer freiziehenden Sehne gleichen.

10 **Trigonum nodi sinuatrialis.** Areal an der Basis der Vena cava sup. mit dem Sinusknoten. D

11 **Myocardium.** Herzmuskelwand. Sie besteht aus quergestreiften Muskelzellen, lokalen Anhäufungen glatter Muskulatur und Erregungsleitungssystem. A D

12 **Complexus stimulans cordis; Systema conducente cordis.** Erregungsleitungssystem des Herzens. Es liegt subendocardial im Myocard.

13 *Nodus sinuatrialis; (Keith-Flack-Knoten) [[Sinusknoten]].* Bandartig vor dem Eintritt der oberen Hohlvene gelegenes spezifisches Muskelgewebe, das als primäres Reizbildungszentrum arbeitet. D

14 *Nodus atrioventricularis. (Aschoff-Tawara-Knoten).* Spezifisches Muskelgewebe im Vorhofseptum unter der Fossa ovalis und vor der Mündung des Sinus coronarius. Es gibt nach einer Latenzzeit die vom Sinusknoten myogen übermittelte Erregung über das Hissche Bündel und dessen Schenkel weiter in die Kammern. Bei Ausfall des Sinusknotens kann es als sekundäres Reizbildungszentrum arbeiten. D

15 *Fasciculus atrioventricularis.* Bündel von Erregungsleitungsfasern zwischen Atrioventricularknoten und Papillarmuskeln. D

16 *Truncus; (His-Bündel).* Erster Abschnitt des Fasciculus atrioventricularis bis zur Teilung in einen rechten und linken Schenkel an der Pars membranacea septi. D

17 *Crus dextrum.* Es verläuft bogenförmig in die Trabecula septomarginalis und weiter zum vorderen Papillarmuskel. D

18 *Crus sinistrum.* Es breitet sich über das Septum aus und zieht zur Basis der Papillarmuskeln. D

19 *Rr. subendocardiales. (Purkinje Fasern)* Verzweigung des Erregungsleitungssystems in das Myocard. D

20 **Endocardium.** Mit einschichtigem Plattenepithel bedeckte seröse Herzauskleidung.

21 ATRIUM DEXTRUM. Rechter Vorhof. A D

22 **Auricula dextra.** Rechtes Herzohr. Ausstülpung des rechten Vorhofs. A

23 **Crista terminalis.** Muskelleiste von der Mündung der oberen Hohlvene vorn über die Seitenwand des Vorhofs zur lateralen Mündungsseite der unteren Hohlvene. Innere Grenze zwischen Vorhof und entw. Sinus venosus. D

24 **Foramina venarum minimarum.** Einmündungen kleiner Venen in den rechten Vorhof. A

25 **Fossa ovalis.** Grube im Vorhofseptum. Verschlossenes fetales Foramen ovale. D

26 **[Foramen ovale cordis].** Entw. Bis zur Geburt wirksame Öffnung im Vorhofseptum. Direkter Blutstrom vom rechten in den linken Vorhof.

27 **Limbus fossae ovalis.** Erhabene Umrandung der Fossa ovalis.

28 **Mm. pectinati.** Von der Crista terminalis ausgehende Muskelbälkchen im rechten Vorhof. A

29 **Ostium sinus coronarii.** Mündung des Sinus coronarii.

30 **Ostium venae cavae inferioris.** Mündung der unteren Hohlvene. A

31 **Ostium venae cavae superioris.** Mündung der oberen Hohlvene. A

32 **Sinus venarum cavarum.** Von der Crista terminalis begrenzter glattwandiger Raum für das Blut der beiden Hohlvenen. A

33 **Sulcus terminalis cordis.** Außen sichtbare Rinne an der Grenze zwischen entw. Sinus venosus und Vorhof. Sie umfasst das Mündungsgebiet beider Hohlvenen. D

34 **Tuberculum intervenosum.** Wölbung der Vorhofshinterwand zwischen den Hohlvenenmündungen. A

35 **Valvula venae cavae inferioris.** (Valvula Eustachii). Sichelförmige Leiste an der Mündung der unteren Hohlvene. Sie leitet in der Fetalzeit das Blut in Richtung des Foramen ovale. A

36 **Valvula sinus coronarii.** (Valvula Thebesii). Sichelförmige Leiste an der Mündung des Sinus coronarius. A

Herz 225

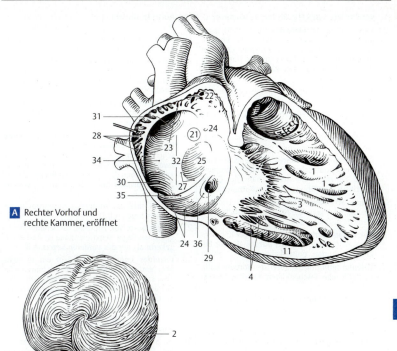

A Rechter Vorhof und rechte Kammer, eröffnet

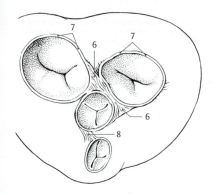

B Herzspitze von unten

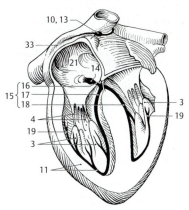

C Herzklappen von oben

D Herz, Erregungsleitungssystem

1 VENTRICULUS DEXTER. Rechte Herzkammer. C
2 **Valva atrioventriculare dextra; Valva tricuspidalis.** Klappenapparat zwischen rechtem Vorhof und rechter Kammer. Er entspringt mit drei Anteilen vom Anulus fibrosus, die über Chordae tendineae mit den Papillarmuskeln verbunden sind. A
3 *Cuspis anterior.* Vorderer Klappenzipfel; vorderes Segel. A C
4 *Cuspis posterior.* Hinterer Klappenzipfel; hinteres Segel. A
5 *Cuspis septalis.* Vom Kammerseptum entspringender Klappenzipfel oder Segel. A
6 **Crista supraventricularis.** Muskelleiste vom Kammerseptum schräg zur vorderen Kammerwand. Sie trennt die Ausflussbahn des Conus arteriosus vom übrigen Teil der Kammer. C
7 **Conus arteriosus [[Infundibulum]].** Trichterförmige, glattwandige Ausströmungsbahn zum Truncus pulmonalis. C
8 **Valva trunci pulmonalis.** Dreiteiliger Klappenapparat im Ostium trunci pulmonalis am Beginn des Truncus pulmonalis. A
9 *Valvula semilunaris anterior.* Vordere halbmondförmige Taschenklappe des Pulmonalisventils. A
10 *Valvula semilunaris dextra.* Rechte halbmondförmige Taschenklappe des Pulmonalisventils. A
11 *Valvula semilunaris sinistra.* Linke halbmondförmige Taschenklappe des Pulmonalisventils. A
12 *Noduli valvularum semilunarium.* Kleine Knötchen in der Mitte jedes freien Klappenrandes zur Abdichtung des Zwickels zwischen den drei Klappen bei ihrem Schluss. C
13 *Lunulae valvularum semilunarium.* Halbmondförmige Streifen beiderseits der Noduli valvul. semilunarium am Klappenrand. C
14 *Commissurae valvularum semilunarium.* Aufsteigende Schenkel benachbarter Klappen mit Anheftung am Truncus pulmonalis. C
15 **Musculus papillaris anterior.** Vorn gelegener, größter Papillarmuskel. Er sitzt häufig der Trabecula septomarginalis auf. Er ist verbunden mit vorderem und hinterem Segel. C
16 **Musculus papillaris posterior.** Hinterer Papillarmuskel. Er ist mit dem hinteren und septalen Segel verbunden. C
17 **Musculus papillaris septalis.** Kleine am Kammerseptum entspringende Papillarmuskeln. Ihre Chordae tendineae ziehen meist zum septalen Segel. C
18 **Trabecula septomarginalis.** Muskelleiste, die vom Kammerseptum an die Wurzel des vorderen Papillarmuskels zieht. Sie enthält den rechten Schenkel des His-Bündels. C
19 ATRIUM SINISTRUM. Linker Vorhof. B
20 **Auricula sinistra.** Linkes Herzohr. Vorhofausstülpung links vom Truncus pulmonalis. B
21 **Musculi pectinati.** Kammzinkenähnliche Muskelbalken im linken Vorhof. B
22 **Valvula foraminis ovalis.** Der dem Septum primum entstammende Boden der Fossa ovalis. Er wird beim Feten durch den Blutstrom in den linken Vorhof abgedrängt. B
23 **Ostia venarum pulmonalium.** Mündungen der Lungenvenen in den linken Vorhof. B
24 VENTRICULUS SINISTER. Linker Ventrikel. B
25 **Valva atrioventricularis sinistra; Valva mitralis [[Valva bicuspidalis]].** Klappenapparat zwischen linkem Vorhof und linker Kammer, mit zwei Segeln, die vom Anulus fibrosus entspringen und über die Chordae tendineae mit den Papillarmuskeln der linken Kammer verbunden sind. A
26 *Cuspis anterior.* Vorderes zum Septum hin gelegenes Segel. A B D
27 *Cuspis posterior.* Hinteres, zur Seitenwand hin gelegenes Segel. Sein freier Rand ist stärker eingekerbt als der des vorderen Segels. A B
28 *Cuspides commissurales.* An ein mittleres eher glatt vorgewölbtes Drittel des hinteren Segels, schließen sich stark unterteilte Seitenränder an; sie können den Eindruck zusätzlicher Segel machen.
29 **M. papillaris anterior.** Größerer, vorne liegender von der seitlichen Kammerwand entspringender Papillarmuskel. D
30 **M. papillaris posterior.** Hinterer Papillarmuskel. Er entspringt zwischen Kammerseptum und Seitenwand. D
31 **Vestibulum aortae.** Aortenteil unterhalb der Aortenklappe, der in der Systole funktionell eine Vergrößerung des linken Ventrikels bildet. D
32 **Valva aortae.** Aortenklappe. Klappenapparat am Beginn der Aortenströmungsbahn. D
33 *Valvula semilunaris dextra; Valvula coronaria dextra.* Rechte halbmondförmige Taschenklappe des Aortenventils. D
34 *Valvula semilunaris sinistra; Valvula coronaria sinistra.* Linke halbmondförmige Taschenklappe des Aortenventils. D
35 *Valvula semilunaris posterior; Valvula non coronaria.* Hintere halbmondförmige Taschenklappe des Aortenventils. D
36 *Noduli valvularum semilunarium.* Knötchen inmitten jedes freien Klappenrandes. Sie dichten beim Schluss den Zwickel zwischen den drei Klappen. D
37 *Lunulae valvularum semilunarium.* Halbmondförmige Häutchen jederseits der Noduli valvurarum semilunarium. D
38 *Commissurae valvularum semilunarium.* Die aufsteigenden Schenkel benachbarter Klappen mit ihrer Anheftung an der Aortenwand. D

Herz 227

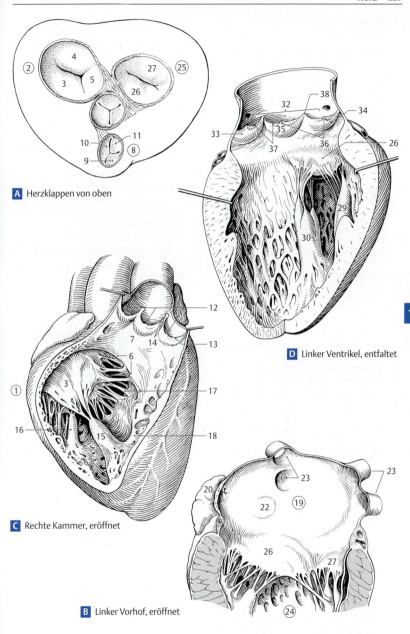

A Herzklappen von oben

D Linker Ventrikel, entfaltet

C Rechte Kammer, eröffnet

B Linker Vorhof, eröffnet

1 **ARTERIAE.** Arterien. Schlagadern. Blutgefäße, die das Blut vom Herzen in die Peripherie leiten.
2 **TRUNCUS PULMONALIS.** Aufsteigender Arterienstamm im Herzbeutel. Er teilt sich in Höhe des Pericardumschlags in eine rechte und linke A. pulmonalis. A B
3 **Sinus trunci pulmonalis.** Drei Wandausbuchtungen des Truncus pulmonalis über den Wurzeln der Taschenklappen. B
4 **Crista supravalvularis.** Ringförmige Wandvorwölbung im Truncus pulmonalis, an der die Commissurae valvularum semilunarium befestigt sind. S. 231 B
5 **Bifurcatio trunci pulmonalis.** Teilung des Truncus in seine beiden Arterienäste. Pericardumschlagstelle. A B
6 ARTERIA PULMONALIS DEXTRA. Rechte Lungenschlagader. Sie liegt hinter der Aorta ascendens. Ihre Äste teilen sich parallel zum Bronchialbaum. Beide bilden bronchoarterielle Segmente. B
7 **Aa. lobares superiores.** Arterien des Oberlappens.
8 *A. segmentalis apicalis.* Arterie zum Segmentum apicale. B
9 *A. segmentalis anterior.* Arterie zum Segmentum anterius.
10 *R. ascendens.* Aufsteigender Ast. B
11 *R. descendens.* Absteigender Ast. B
12 *A. segmentalis posterior.* Arterie zum Segmentum posterius.
13 *R. ascendens.* Aufsteigender Ast. B
14 *R. descendens.* Absteigender Ast. B
15 **A. lobaris media.** Arterie des Mittellappens. B
16 *A. segmentalis medialis.* Arterie zum Segmentum mediale.
17 *A. segmentalis lateralis.* Arterie zum Segmentum laterale. B
18 **Aa. lobares inferiores.** Arterien des Unterlappens.
19 *A. segmentalis superior.* Arterie zum Segmentum superius. B
20 *Pars basalis.* Basaler Abschnitt des Unterlappens. B
21 *A. segmentalis basalis anterior.* Arterie zum Segmentum basale anterius. B
22 *A. segmentalis basalis lateralis.* Arterie zum Segmentum basale laterale. B
23 *A. segmentalis basalis medialis.* Arterie zum Segmentum basale mediale. B
24 *A. segmentalis basalis posterior.* Arterie zum Segmentum basale posterius. B
25 ARTERIA PULMONALIS SINISTRA. Linke Lungenschlagader. Sie liegt vor der Aorta descendens. Im Röntgenbild bildet sie den „Pulmonalbogen" unterhalb des „Aortenbogens". A B
26 **Lig. arteriosum [Ductus arteriosus].** (Ductus Botalli). Entw. Bis zur Geburt offene Verbindung zwischen Teilung des Truncus pulmonalis und Aortenbogen. Die Lungen werden vor der Geburt nur gering durchblutet. Die offene Verbindung kann auch nach der Geburt bestehen bleiben. Sie wird in der Regel bindegewebig umgewandelt. A B
27 **Aa. lobares superiores.** Arterien des Oberlappens.
28 *A. segmentalis apicalis.* Arterie zum Segmentum apicoposterius, oberer Teil. B
29 *A. segmentalis anterior.* Arterie zum Segmentum anterius. B
30 *R. ascendens.* Aufsteigender Ast. B
31 *R. descendens.* Absteigender Ast. B
32 *A. segmentalis posterior.* Arterie zum Segmentum apicoposterius, unterer Teil. B
33 *R. ascendens.* Aufsteigender Ast.
34 *R. descendens.* Absteigender Ast.
35 *A. lingularis.* Ast für die Segmenta lingularia. B
36 *A. lingularis inferior.* Ast zum Segmentum lingulare inferius. B
37 *A. lingularis superior.* Ast zum Segmentum lingulare superius. B
38 **Aa. lobares inferiores.** Arterien des Unterlappens.
39 *A. segmentalis superior.* Ast zum Segmentum superius. B
40 *Pars basalis.* Basaler Abschnitt des Unterlappens. B
41 *A. segmentalis basalis anterior.* Ast zum Segmentum basale anterius. B
42 *A. segmentalis basalis lateralis.* Ast zum Segmentum basale laterale. B
43 *A. segmentalis basalis medialis.* Ast zum Segmentum basale mediale. B
44 *A. segmentalis basalis posterior.* Ast zum Segmentum basale posterius. B

Lunge

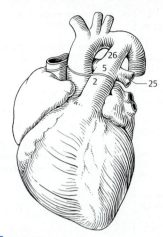

A Fetales Herz

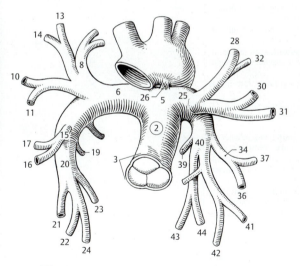

B Lungenarterien

1 **AORTA.** Körperhauptschlagader. A
2 **PARS ASCENDENS AORTAE; AORTA ASCENDENS.** Ansteigender Teil der Aorta bis zum Verlassen des Herzbeutels. A
3 **Sinus aortae.** Kalottenartige Erweiterungen des Aortenlumens in Höhe der drei Aortenklappen. B
4 **Crista supravalvularis.** Ringförmige Wandvorwölbung an der die Commissurae valvularum semilunarium befestigt sind. B
5 **Bulbus aortae.** Außen sichtbare zwiebelförmige Ausbuchtung der Aorta infolge der Sinus aortae. B
6 **Arteria coronaria dextra.** Im rechten Sulcus coronarius verlaufende rechte Kranzarterie; sie entspringt noch im Bereich des rechten Sinus aortae. B C
7 **Rr. atrioventriculares.** Sie entspringen im Sulcus atrioventricularis und versorgen auch den AV-Knoten. C
8 **R. coni arteriosi.** Unterer Ast zum Conus arteriosus. B
9 **R. nodi sinuatrialis.** Häufigster Ast (55%) zu einem Gefäßgeflecht am Eintritt der V. cava superior und dadurch an den Sinusknoten. B
10 **Rr. atriales.** Äste zum rechten Vorhof. B
11 **R. marginalis dexter.** Unterer Ast am Außenrand des rechten Ventrikels. B C
12 **R. atrialis intermedius.** Oberer Ast auf der Rückseite des rechten Vorhofs. C
13 **R. interventricularis posterior.** Im Sulcus interventricularis posterior liegender Endast der A. coronaria dextra. C
14 **Rr. interventriculares septales.** Äste in das Kammerseptum. C
15 **R. nodi atrioventricularis.** Ast am Beginn des R. posterolateralis dexter zum Nodus atrioventricularis. C
16 **[R. posterolateralis dexter].** Gelegentlicher Ast an die Hinterwand des linken Ventrikels. C
17 **Arteria coronaria sinistra.** Linke Kranzarterie; sie entspringt im Bereich des linken Sinus aortae. B
18 **R. interventricularis anterior.** Im Sulcus interventricularis anterior verlaufender Ast. B
19 *R. coni arteriosi.* Linker Ast zum Conus arteriosus. Selten. B
20 *R. lateralis.* Linker Ast an die Vorderwand des linken Ventrikels. B
21 **Rr. interventriculares septales.** Perforierende Äste für die vorderen 2/3 des Kammerseptums. B
22 **R. circumflexus.** Als Fortsetzung der A. coronaria sinistra im Sulcus coronarius sinister verlaufender Ast. B C
23 *R. atrialis anastomoticus.* Ast des R. circumflexus zum Vorhofseptum. Anastomosiert mit Ästen der A. coronaria dextra.
24 *Rr. atrioventriculares.* Distaler Anteil des Ramus circumflexus im Sulcus atrioventricularis. C
25 *R. marginalis sinister.* Ast am Außenrand des linken Ventrikels. B
26 *R. atrialis intermedius.* Rückseitiger Vorhofast. C
27 *R. posterior ventriculi sinistri.* Gelegentlicher Ast an der Rückseite des linken Ventrikels. C
28 *R. nodi sinuatrialis.* Häufigster Ast (45%) aus dem Beginn der linken Koronararterie an den Sinusknoten. B
29 *[R. nodi atrioventricularis].* Gelegentlicher Ast für den Atrioventrikularknoten.
30 *Rr. atriales.* Äste zum linken Vorhof. B

Herz 231

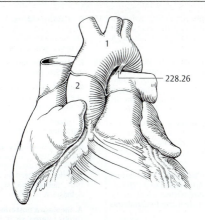

A Aorta und Truncus pulmonalis von vorne

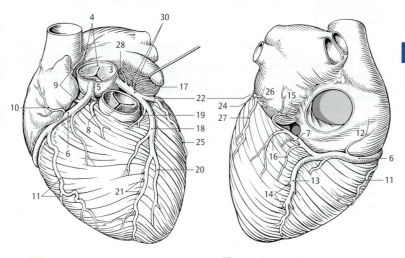

B Herzgefäße von vorne

C Herzgefäße von hinten

1 **ARCUS AORTAE.** Aortenbogen. Er liegt zwischen Aorta ascendens und descendens. Sein Scheitel reicht bis zur 1. Rippe am linken Sternalrand. A B

2 **[Isthmus aortae].** Unterschiedlich ausgedehnte Einengung hinter dem Lig. arteriosum. Beim Feten eingeengter Teil des Aortenbogens zwischen dem Abgang der A. subclavia sinistra und dem Ductus arteriosus. Die Einengung kann als Aortenisthmusstenose bestehen bleiben. A

3 **Corpora paraaortica; Glomera aortica.** Unregelmäßig neben der Aorta, vorwiegend am Aortenbogen liegende Inseln chromaffiner Zellen. Wahrscheinlich Druckrezeptoren und Chemorezeptoren.

4 **TRUNCUS BRACHIOCEPHALICUS.** Er entspringt am Beginn des Aortenbogens und teilt sich hinter dem rechten Sternoclaviculargelenk in die A. subclavia dextra und die A. carotis communis dextra. A B

5 **[Arteria thyroidea ima].** Inkonstante (10 %), unpaare Arterie für die Schilddrüse, meist aus dem Truncus brachiocephalicus. A

6 **ARTERIA CAROTIS COMMUNIS.** Die beiderseits der Luftröhre und des Kehlkopfs unter dem M. sternocleidomastoideus verlaufende, astfreie Halsschlagader. Sie entspringt rechts aus dem Truncus brachiocephalicus, links aus dem Aortenbogen. A B

7 **Glomus caroticum.** Chromaffine Receptorzellen im Bindegewebe der Carotisgabel. Wahrscheinlich über den N. glossopharyngeus mit dem Atem- und Kreislaufzentrum verbunden. A

8 **Sinus caroticus.** Erweiterung der Carotisgabel oder der entspringenden A. carotis interna. Die Wand enthält Pressorezeptoren. A

9 **Bifurcatio carotidis.** Teilungsstelle der A. carotis communis. Sie liegt im Trigonum caroticum in der Regel in Höhe des 4. Halswirbels bzw. der Prominentia laryngea. A B

10 **ARTERIA CAROTIS EXTERNA.** Sie reicht von der Carotisgabel bis zu ihrer Endaufteilung in die A. temporalis superficialis und die A. maxillaris hinter dem Collum mandibulae. A

11 **Arteria thyroidea superior.** In der Regel erster Ast der A. carotis externa. Sie teilt sich in die sieben nachfolgenden Äste. A D E

12 **R. infrahyoideus.** Läuft auf dem Zungenbein und anastomosiert mit der Gegenseite. A

13 **R. sternocleidomastoideus.** Ast an den gleichnamigen Muskel. A

14 **A. laryngea superior.** Obere Kehlkopfarterie. Durchbohrt die Membrana thyrohyoidea und liegt unter der Schleimhaut des Recessus piriformis. Sie versorgt den oberen Teil der Schleimhaut und die inneren Kehlkopfmuskeln. Hauptarterie des Kehlkopfs. Sie hat Verbindung zur A. laryngea inferior. A C

15 **R. cricothyroideus.** Ast für den gleichnamigen Muskel und die Schleimhaut der vorderen Cavitas infraglottica. Anastomosiert mit der Gegenseite vor dem Lig. cricothyroideum. A

16 **R. glandularis anterior.** Hauptsächlich den vorderen Schilddrüsenanteil versorgender Ast. A

17 **R. glandularis posterior.** Hauptsächlich für den oberen, zum kleinen Teil auch den hinteren Schilddrüsenanteil. A

18 **R. glandularis lateralis.** Hauptsächlich zum seitlichen Schilddrüsenanteil führender Ast. A

19 **Arteria pharyngea ascendens.** Aufsteigende Rachenarterie. Sie entspringt meist hinten aus der A. carotis externa oberhalb der A. thyroidea superior. Sie steigt an der Seitenwand des Pharynx, medial des M. stylohyoideus auf zur Schädelbasis. A

20 **A. meningea posterior.** Sie liegt seitlich der A. carotis interna, zieht dann meist durch das Foramen jugulare zur Dura und Diploe der hinteren Schädelgrube. A

21 **Rr. pharyngeales.** Äste für die Schlundwand. Inkonstant zur Tuba auditiva und Tonsilla palatina. A

22 **A. tympanica inferior.** Gelangt durch den Canaliculus tympanicus in die Paukenhöhle zur medialen Wandschleimhaut. Sie wird begleitet vom N. tympanicus.

23 **Truncus linguofacialis.** Gelegentlicher gemeinsamer Stamm der Aa. lingualis und facialis. E

24 **[[Truncus thyrolingualis]].** Gelegentlicher gemeinsamer Stamm der Aa. lingualis und thyroidea superior. D

Hals 233

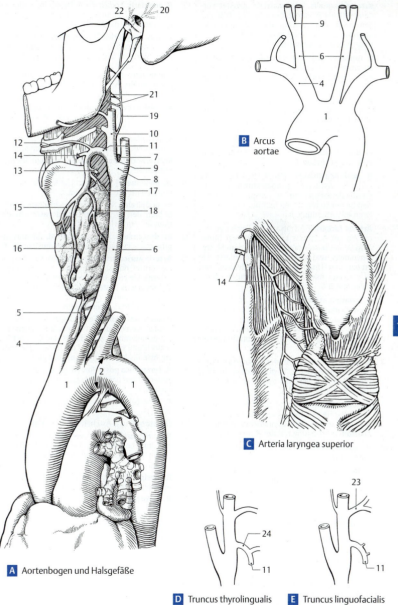

A Aortenbogen und Halsgefäße

B Arcus aortae

C Arteria laryngea superior

D Truncus thyrolingualis

E Truncus linguofacialis

1 **Arteria lingualis.** Zungenarterie. Zweiter vorderer Ast der A. carotis externa. Er tritt hinter dem Cornu majus ossis hyoidei bedeckt vom M. hyoglossus in die Zunge und verläuft nahe ihrer Unterfläche zur Spitze. B C

2 **R. suprahyoideus.** Ast auf dem Zungenbein. Er anastomosiert mit dem Ast der Gegenseite und dem R. infrahyoideus der A. thyroidea superior. B

3 **A. sublingualis.** Sie entspringt am vorderen Rand des M. hyoglossus und zieht zwischen M. mylohyoideus und Gl. sublingualis nach vorn. Sie versorgt Drüse, Muskeln und Zahnfleisch. B

4 **Rr. dorsales linguae.** Äste für den Zungengrund und Zungenrücken. B

5 **A. profunda linguae.** Haupt- und Endast. Er verläuft zwischen M. genioglossus und M. longitudinalis inferior zur Zungenspitze. Die Arterien beider Seiten stehen hier nur durch Kapillaren in Verbindung. B

6 **Arteria facialis.** Gesichtsarterie. Dritter vorderer Ast der A. carotis externa. Sie liegt hinter dem Venter posterior m. digastrici, dem M. stylohyoideus und der Gl. submandibularis. Sie kreuzt den Unterkiefer am Vorderrand des M. masseter und versorgt die mimische Muskulatur. A B C

7 **A. palatina ascendens.** Sie steigt an der seitlichen Pharynxwand unter dem M. styloglossus zu den Gaumenbögen, dem Gaumensegel und zur Gaumentonsille auf. Sie und die A. pharyngea ascendens können sich gegenseitig ersetzen. C

8 **R. tonsillaris.** Häufig aus der A. palatina ascendens kommender Ast. Er durchdringt die Pharynxwand und versorgt die Tonsilla palatina und den Zungengrund. C

9 **A. submentalis.** Sie liegt caudal vom M. mylohyoideus. Sie versorgt diesen und benachbarte Muskeln sowie die Gl. submandibularis. Sie anastomosiert häufig mit der A. sublingualis. C

10 **Rr. glandulares.** Direkte Äste für die Gl. submandibularis. C

11 **A. labialis inferior.** Sie versorgt die Unterlippe; verläuft zwischen M. orbicularis oris und Schleimhaut. Sie bildet Anastomosen mit der Arterie der Gegenseite, der A. submentalis, der A. mentalis. C

12 **A. labialis superior.** Sie versorgt die Oberlippe; verläuft zwischen M. orbicularis oris und Schleimhaut. Sie bildet Anastomosen mit der Arterie der Gegenseite, der A. transversa faciei, der A. infraorbitalis. C

13 **R. septi nasi.** Ast zur Nasenscheidewand. Sie hat Verbindung zum Septumschwellkörper [[Kiesselbach-Wulst]]. C

14 **R. lateralis nasi.** Ast zur Basis des Nasenflügels. C

15 **A. angularis.** Endast der A. facialis im medialen Augenwinkel. Er anastomosiert mit der A. ophthalmica über die A. dorsalis nasi. A C

16 **Arteria occipitalis.** Zweiter dorsal abgehender Ast der A. carotis externa. Sie verläuft unter dem hinteren Digastricusbauch medial vom Warzenfortsatz zum Hinterhaupt. Sie hat Verbindungen zur A. temporalis superficialis, A. vertebralis, A. cervicalis profunda und A. auricularis posterior. A C D

17 **R. mastoideus.** Tritt durch das Foramen mastoideum zur Diploë und Dura; versorgt auch noch die Cellulae mastoideae. C

18 **R. auricularis.** Er zieht unter dem M. sternocleidomastoideus schräg hinter die Ohrmuschel. C

19 **Rr. sternocleidomastoidei.** Kleine Äste für diesen Muskel. C

20 **[R. meningeus].** Gelegentliche A. durch das Foramen parietale an die Dura. C

21 **Rr. occipitales.** Meist stark geschlängelt, durchbohren den M. trapezius und versorgen die Haut des Hinterhauptes. C

22 **Rr. descendens.** Ast unter dem M. splenius capitis zur Versorgung der Nackenmuskulatur. C

23 **Arteria auricularis posterior.** Hintere Ohrarterie; dritter dorsal abgehender Ast der Carotis externa. Sie zieht unter der Parotis über den M. stylohyoideus hinter die Ohrmuschel. Sie versorgt auch die an dem Proc. mastoideus und Proc. styloideus fixierten Muskeln. C D

24 **A. stylomastoidea.** Feine Begleitarterie des N. facialis. Sie verläuft mit ihm vom Foramen stylomastoideum bis zum Hiatus canalis n. petrosi majoris und versorgt dort die Dura. Vorher gibt sie Äste ins Mittel- und Innenohr ab. D

25 **A. tympanica posterior.** Sie zieht vom Facialiskanal aus mit der Chorda tympani an das Trommelfell. D

26 *Rr. mastoidei.* Äste für die Cellulae mastoideae. D

27 **[R. stapedius].** Ästchen für den M. stapedius. D

28 **R. auricularis.** Der Ast versorgt die Rückseite, mit durchbohrenden Ästen auch die Vorderseite der Ohrmuschel und die kleinen Ohrmuskeln. D

29 **R. occipitalis.** Ast über dem Warzenfortsatz, anastomosiert mit der A. occipitalis. D

30 **R. parotideus.** Ast zur Parotis. D

Kopf 235

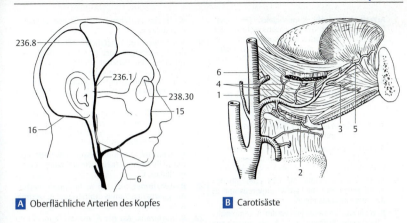

A Oberflächliche Arterien des Kopfes

B Carotisäste

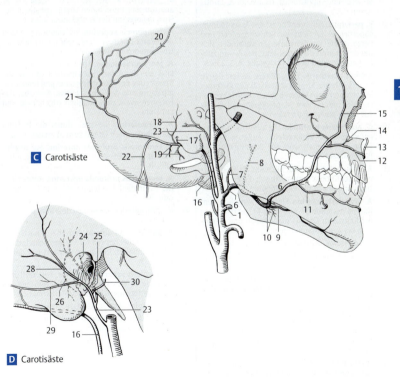

C Carotisäste

D Carotisäste

1 **Arteria temporalis superficialis.** Der oberflächliche Endast der A. carotis externa. Sie steigt zwischen äußerem Gehörgang und Kiefergelenk, den N. auriculotemporalis begleitend vor der Ohrmuschel zur Schläfenregion und verzweigt sich. A B, S. 235 A

2 **R. parotideus.** Ast zur Ohrspeicheldrüse. A

3 **A. transversa faciei.** Sie zieht, von der Gl. parotis bedeckt, caudal vom Jochbogen zur Wange. A

4 **Rr. auriculares anteriores.** Kleinere Äste für die Ohrmuschel und den äußeren Gehörgang. A

5 **A. zygomaticoorbitalis.** Sie gelangt oberhalb des Jochbogens oberflächlich an den seitlichen Orbitalrand. A

6 **A. temporalis media.** Sie tritt oberhalb des Jochbogens durch die Fascia temporalis und in den M. temporalis ein. A

7 **R. frontalis.** Vorderer Endast der A. temporalis superficialis. Er versorgt die Kopfschwarte zur Stirn hin und anastomosiert mit dem gleichnamigen Gefäß der Gegenseite und den Aa. supraorbitalis und supratrochlearis aus der A. carotis interna. A

8 **R. parietalis.** Hinterer Endast der A. temporalis superficialis. Er zieht zur Schläfengegend und versorgt die Kopfschwarte. Er verbindet sich mit dem Ramus der Gegenseite, der A. auricularis posterior und der A. occipitalis. A, S. 235 A

9 **Arteria maxillaris.** Der stärkere Endast der A. carotis externa. Er liegt unterhalb des Kiefergelenks hinter dem Unterkieferast und zieht lateral oder medial vom M. pterygoideus lateralis zur Fossa pterygopalatina. A B

10 **A. auricularis profunda.** Sie zieht nach hinten aufwärts zum Kiefergelenk, äußeren Gehörgang, Trommelfell und zur Schleimhaut der Paukenhöhle. B

11 **A. tympanica anterior.** Sie zieht als Begleitarterie der Chorda tympani durch die Fissura petrotympanica in die Paukenhöhle. B

12 **A. alveolaris inferior.** Sie zieht zwischen dem Ramus mandibulae und dem M. pterygoideus medialis zum Canalis mandibulae und in diesem bis zum Foramen mentale. B

13 *Rr. dentales.* Äste für die Zahnwurzeln. B

14 *Rr. peridentales.* Äste für den Zahnhalteapparat.

15 *R. mentalis.* Endast der A. alveolaris inferior. Er versorgt die Weichteile um Kinn und Unterlippe. B

16 *R. mylohyoideus.* Sein Abgang liegt vor dem Canalis mandibulae. Er begleitet den N. mylohyoideus in der gleichnamigen Rinne zum M. mylohyoideus. Er anastomosiert mit der A. submentalis. B

17 **A. meningea media.** Sie liegt medial vom M. pterygoideus lateralis und tritt durch das Foramen spinosum in die mittlere Schädelgrube, wo sie sich zwischen Dura und Knochen in ihre Äste aufzweigt. B C

18 *R. accessorius.* Zusätzlicher Ast. Er kann aus der A. meningea oder der A. maxillaris entspringen und versorgt umliegende Muskeln und die Tube. Er kann auch durch das Foramen ovale in die mittlere Schädelgrube ziehen und Dura bis zum Ganglion trigeminale versorgen. B

19 *R. frontalis.* Vorderer, starker Endast der A. meningea media. Er versorgt Dura und Knochen der vorderen Schädelgrube. Sein Sulcus kann zum Kanal geschlossen sein. C

20 *R. orbitalis.* Durch die Fissura orbitalis superior in Richtung Tränendrüse ziehender Augenhöhlenast. C

21 *R. anastomoticus cum A. lacrimali.* Verbindung zwischen Ramus orbitalis und A. lacrimalis. C

22 *R. parietalis.* Ast der A. meningea media für Knochen und Dura des Os parietale und Os occipitale. C

23 *R. petrosus.* Kleiner Ast zum Felsenbein. Er anastomosiert durch den Hiatus canalis n. petrosi majoris mit der A. stylomastoidea. C

24 *A. tympanica superior.* Sie entspringt neben dem Ramus petrosus und zieht mit dem N. petrosus minor in die Paukenhöhle. C

25 **A. pterygomeningea.** Abgang aus der A. maxillaris oder der A. meningea media. Extracraniale Versorgung der Mm. pterygoidei und tensor veli palatini und der Tuba auditiva. Äste über das Foramen ovale zum Ganglion trigeminale und zur Dura.

26 **A. masseterica.** Sie zieht durch die Incisura mandibulae nach lateral zum M. masseter. B

27 **A. temporalis profunda anterior.** Aufsteigender Ast in die Fossa temporalis zum M. temporalis. B

28 **A. temporalis profunda posterior.** Aufsteigender Ast in die Fossa temporalis zum M. temporalis. B

29 *Rr. pterygoidei.* Zweige zu den Mm. pterygoidei. B

30 **A. buccalis.** Auf dem M. buccinator nach vorn abwärts ziehender Ast für Wangenschleimhaut und Zahnfleisch. Sie anastomosiert mit der A. facialis. B

31 **A. alveolaris superior posterior.** Tritt am Tuber maxillae in den Oberkiefer. Hier Blutung bei Tuberverletzung während Molarextraktion. B

32 *Rr. dentales.* Äste für die Oberkiefermolaren. B

33 *Rr. peridentales.* Äste für den Zahnhalteapparat und die Schleimhaut der Kieferhöhle. B

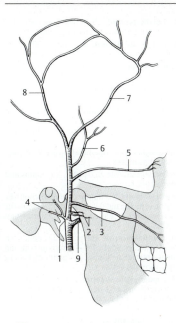

A Arteria temporalis superficialis

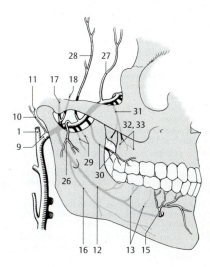

B Arteria maxillaris

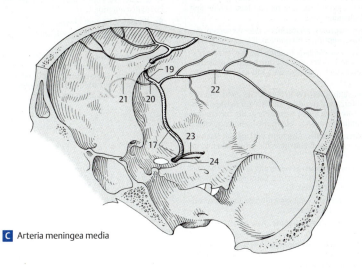

C Arteria meningea media

1 **A. infraorbitalis.** Eintritt durch die Fissura orbitalis inferior in die Orbita. Verlauf im Sulcus und Canalis infraorbitalis zum Foramen infraorbitale. A

2 *Aa. alveolares superiores anteriores.* Sie ziehen aus dem Canalis infraorbitalis durch den Knochen zu den Frontzähnen. A

3 *Rr. dentales.* Endäste zu den Zähnen. A

4 *Rr. peridentales.* Endäste für den Zahnhalteapparat. A

5 **A. canalis pterygoidei.** Sie zieht durch den Canalis pterygoideus zur Tuba auditiva und Umgebung. A B

6 *R. pharyngeus.* Ast zur Schleimhaut des Epipharynx.

7 **A. palatina descendens.** Sie zieht gaumenwärts durch den Canalis palatinus major. A B

8 *A. palatina major.* Austritt aus dem gleichnamigen Foramen. Sie verläuft nach vorn bis zu den Frontzähnen und versorgt die Schleimhaut. Sie liegt bis zu den Prämolaren geschützt in den Sulci palatini. B

9 *Aa. palatinae minores.* Sie treten aus gleichnamigen Foramina und versorgen den weichen Gaumen. B

10 *R. pharyngeus.* Ast zur Pharynxschleimhaut bis Tonsillenhöhe durch den Canalis palatovaginalis.

11 **A. sphenopalatina.** Sie zieht durch das Foramen sphenopalatinum in die Nasenhöhle. B

12 *Aa. nasales posteriores laterales.* Sie versorgen die seitliche und hintere Nasenhöhle und Nebenhöhlen. B

13 *Rr. septales posteriores.* Sie versorgen das Nasenseptum hinten unten. B

14 [[*A. nasopalatina*]]. Unterer Ast der Rami septales posteriores. Er zieht durch den Canalis incisivus und anastomosiert mit der A. palatina major.

15 ARTERIA CAROTIS INTERNA. Sie zieht von der Bifurcatio carotidis astlos bis zur Schädelbasis, weiter durch den Carotiskanal bis zur Endaufteilung in die Aa. cerebri media und anterior. B

16 **Pars cervicalis.** Abschnitt entlang der Rachenwand bis zum Eintritt in die Schläfenbeinpyramide. B C

17 **Sinus caroticus.** Erweiterung am Gefäßbeginn. Sie betrifft häufiger die Carotisgabel. Ort der Pressorezeptoren. B

18 **Pars petrosa.** Gefäßabschnitt im Canalis caroticus des Felsenbeins. C

19 *Aa. caroticotympanicae.* Äste zur Paukenhöhle. C

20 **A. canalis pterygoidei.** Begleitarterie des gleichnamigen Nerven an der Basis des Processus pterygoideus. C

21 **Pars cavernosa.** Gefäßabschnitt im Sinus cavernosus. Bildung des Carotissiphons. C

22 *R. basalis tentorii.* Über den Felsenbeinfirst ziehender Ast zum Tentorium cerebelli. C

23 *R. marginalis tentorii.* Ast zum Kleinhirnzelt nahe der Incisura tentorii. C

24 *R. meningeus.* Ast zur Dura der mittleren Schädelgrube. C

25 *R. sinus cavernosi.* Ast zur Wand des Sinus cavernosus. C

26 **A. hypophysialis inferior.** Die Äste der unteren Hypophysenarterie bilden einen Ring um die Neurohypophyse. Anastomose zur A. hypophysialis superior. C

27 *Rr. ganglionares trigeminalis.* Äste zum Ganglion trigeminale. C

28 *Rr. nervorum.* Äste zu den Nn. trigeminus und trochlearis. C

29 **Pars cerebralis.** Intraduraler Gefäßabschnitt. Er reicht vom Abgang der A. ophthalmica bis zur Aufzweigung in die Aa. cerebri anterior und media. C

30 **A. ophthalmica.** Sie entspringt aus dem nach vorn konvexen Bogen der A. carotis interna und zieht unter dem N. opticus durch den Canalis opticus in die Orbita. C

31 **A. hypophysialis superior.** Die obere Hypophysenarterie versorgt den Hypophysenstiel, das Infundibulum und zum Teil den ventralen Hypothalamus. C

32 **A. communicans posterior.** C

33 **A. choroidea anterior.** S. 242.2

34 **A. uncalis.** Ast zum Uncus. Häufig aus der A. choroidea anterior.

35 *Rr. clivales.* Äste zum Clivusgebiet.

36 *R. meningeus.* Ast zur Dura der mittleren Schädelgrube.

37 **Siphon caroticum.** In der Sagittalebene unterschiedlich gewundene Form der A. carotis interna im Sinus cavernosus. Meist U- oder S-förmige Gestalt mit nach vorn konvexem Bogen. Die Form ist auch altersabhängig. C

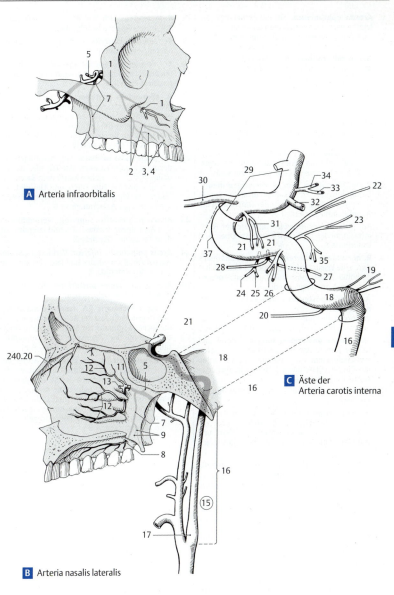

A Arteria infraorbitalis

B Arteria nasalis lateralis

C Äste der Arteria carotis interna

1 **Arteria ophthalmica.** Sie entspringt aus der letzten nach vorn gerichteten Konvexität der A. carotis interna und verläuft unter dem N. opticus durch den Canalis opticus zur Orbita. A

2 **A. centralis retinae.** Sie verlässt als erster Ast die A. ophthalmica, tritt ca. 1 cm hinter dem Augapfel von unten in den Sehnerv und zieht mit ihm zur Retina. A

3 *Pars extraocularis.* Verlauf der Arterie im Nerv. C

4 *Pars intraocularis.* Arterienabschnitt im Augapfel nach Eintritt durch die Lamina cribrosa sclerae. C

5 **A. lacrimalis.** Verlässt die A. ophthalmica seitlich und zieht mit dem N. lacrimalis am Oberrand des M. rectus lateralis zur Tränendrüse. A

6 *R. anastomoticus cum; A. meningea media.* Verbindungsast zum Ramus orbitalis der A. meningea media. Er kann unter Umständen die A. ophthalmica ersetzen. A

7 *Aa. palpebrales laterales.* Endäste der A. lacrimalis zu den seitlichen Teilen von Ober- und Unterlid. A B

8 **R. meningeus recurrens.** Ast der A. lacrimalis durch die Fissura orbitalis superior in die Schädelhöhle. Anastomose mit Ramus anastomoticus cum A. meningea media. A

9 *Aa. ciliares posteriores breves.* Die 10–15 Aa. durchbohren die Sclera rund um den N. opticus, versorgen die Choroidea, das Corpus ciliare und gehen zum Circulus arteriosus iridis major. A C

10 **Aa. ciliares posteriores longae.** Lateral und medial je eine Arterie. Sie treten von hinten zwischen Sclera und Choroidea. Sie versorgen das Corpus ciliare und enden im Circulus arteriosus iridis major. A C

11 *Aa. musculares.* Äste zu den äußeren Augenmuskeln.

12 *Aa. ciliares anteriores.* Sie kommen aus den vorderen Muskelästen und ziehen durch die Sclera zur Choroidea, zum Corpus ciliare und münden in den Circulus arteriosus iridis major. A C

13 *Aa. conjunctivales anteriores.* Versorgung der Bindehaut des Augapfels. C

14 *Aa. episclerales.* Sie versorgen die oberflächliche Sclera. C

15 **A. supraorbitalis [[A. frontalis lateralis]].** Sie verläuft unter dem Augenhöhlendach auf dem M. levator palpebrae superioris, tritt durch die Incisura supraorbitalis zu Muskeln und Haut der Stirn. A B

16 *R. diploicus.* Ast zum Knochen.

17 **A. ethmoidalis anterior.** Sie verläuft mit dem gleichnamigen Nerv durch das Foramen ethmoidale anterius; steigt aufwärts über die Dura der vorderen Schädelgrube, abwärts durch die Siebbeinplatte in die Stirn- und Nasenhöhle sowie die vorderen und mittleren Siebbeinzellen. A D

18 **R. meningeus anterior.** Ast für einen Duraanteil der vorderen Schädelgrube. A D

19 *Rr. septales anteriores.* Äste zum vorderen oberen Septumanteil. D

20 *Rr. nasales anteriores laterales.* Äste zur oberen Nasenhöhlenseitenwand und zu vorderen Siebbeinzellen.

21 **A. ethmoidalis posterior.** Sie zieht mit dem gleichnamigen Nerv unter dem M. obliquus superior durch das Foramen ethmoidale posterius. Sie versorgt die Dura über der Lamina cribrosa, tritt in die Nasenhöhle zur Schleimhaut des hinteren oberen Anteils. A

22 **Aa. palpebrales mediales.** Sie entspringen aus der A. ophthalmica unter der Trochlea des M. obliquus superior, ziehen hinter dem Saccus lacrimalis abwärts zum Ober- und Unterlid. Sie bilden Gefäßbögen mit den Aa. palpebrales laterales aus der A. lacrimalis. A B

23 *Arcus palpebralis superior.* Verbindungen von Aa. palpebrales mediales und laterales auf dem Tarsus des Oberlids. B

24 *Arcus palpebralis inferior.* Verbindungen von Aa. palpebrales mediales und laterales auf dem Tarsus des Unterlids. B

25 *Aa. conjunctivales posteriores.* Äste zur Tunica conjunctiva palpebrarum. A

26 **A. supratrochlearis [[A. frontalis medialis]].** Aufsteigender Endast der A. ophthalmica durch die Incisura frontalis zur Stirn. Sie bildet Anastomosen mit der Gegenseite, der A. supraorbitalis; der A. temporalis superficialis. A B

27 **A. dorsalis nasi [[A. nasi externa]].** Absteigender Endast der A. ophthalmica. Sie tritt aus der Orbita zwischen Trochlea des M. obliquus superior und dem Lig. palpebrale mediale. Gibt einen Ast zum Saccus lacrimalis, durchbohrt den N. orbicularis oculi; anastomosiert mit der A. angularis aus der A. facialis und geht dann zum Nasenrücken. A B

Kopf 241

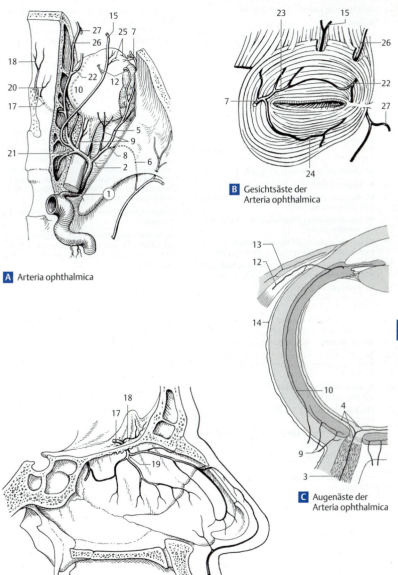

A Arteria ophthalmica

B Gesichtsäste der Arteria ophthalmica

C Augenäste der Arteria ophthalmica

D Nasenseptum

1 ARTERIAE ENCEPHALI. Gehirnarterien.

2 **Arteria choroidea anterior.** Meist aus der Carotis interna, folgt sie dem Tractus opticus nach hinten, tritt in den Plexus choroideus des Unterhorns und verläuft darin bis zum Foramen interventriculare. Ihre feinen Äste sind angiographisch meist nicht zu erkennen. A B, S. 245 C

3 **Rr. choroidei ventriculi lateralis.** Äste an den Plexus des Seitenventrikels. A B

4 **[Rr. choroidei ventriculi tertii].** Inkonstante Äste an den Plexus des dritten Ventrikels. A

5 **Rr. substantiae perforatae anterioris.** Äste, die durch die Substantia perforata bis zur Capsula interna ziehen. B

6 **Rr. chiasmatici.** Äste zum Chiasma opticum. B

7 **Rr. tractus optici.** Äste zum Tractus opticus. B

8 **Rr. corporis geniculati lateralis.** Äste an den seitlichen Kniehöcker. B

9 **Rr. genus capsulae internae.** Äste an das Knie der inneren Kapsel.

10 **Rr. cruris posterioris capsulae internae.** Äste zum hinteren Schenkel der inneren Kapsel.

11 **Rr. partis retrolentiformis capsulae internae.** Äste zum letzten Abschnitt der Capsula interna.

12 **Rr. globi pallidi.** Äste durch die Substantia perforata anterior an den medialen Teil des Globus pallidi. B, S. 245 C

13 **Rr. caudae nuclei caudati.** Äste von unten an den Schwanzteil des Nucleus caudatus.

14 **Rr. hippocampi.** Äste zum Hippocampus.

15 **[Rr. uncales].** Inkonstante Äste zum Uncus. Sie können auch direkt aus der Carotis interna hervorgehen.

16 **Rr. corporis amygdaloidei.** Äste für den medialen Mandelkern. A

17 **[Rr. tuberis cinerei].** Inkonstante Äste zum Tuber cinereum. B

18 **[Rr. nucleorum hypothalami].** Inkonstante Äste von unten an die Kerne des Hypothalamus.

19 **Rr. nucleorum thalami.** Äste zum ventrolateralen Thalamus. S. 245 C

20 **Rr. substantiae nigrae.** Durch das crus cerebri ziehende Äste für die Substantia nigra. B

21 **Rr. nuclei rubri.** Durch das crus cerebri ziehende Äste für den roten Kern. B

22 **Rr. cruris cerebri.** Äste zur Basis der Hirnschenkel.

23 **Arteria cerebri anterior.** Schwächerer Endast der A. carotis interna. Er geht aus der Teilungsstelle seitlich über dem Processus clinoideus anterior hervor, zieht nach vorn, verbindet sich mit der Gegenseite, verläuft zwischen den Hemisphären über das Knie des Balkens und auf seiner Rückseite in Richtung des Spleniums nach hinten. Er besitzt Rindenarterien und Arterien für subcorticale und basale Kerngebiete.

24 **Pars praecommunicalis; Segmentum A1.** Der Arterienabschnitt vor der A. communicans anterior. Bei seinem Ausfall steht die Lähmung der oberen Extremität im Vordergrund. C

25 *Aa. centrales anteromediales.* Nachstehende vier in das Gehirn ziehende Gefäßgruppen.

26 *Aa. striatae mediales proximales.* Sie versorgen von unten in das Gehirn aufsteigend, Teile des vorderen Hypothalamus, des Septum pellucidum, der vorderen Kommissur, des Fornix und es Striatum. C

27 *[[A. centralis longa; A. recurrens; A. Heubner]].* Parallel zur A. cerebri anterior rücklaufende Arterie. Sie wird meist den Aa. striatae mediales proximales zugerechnet. Sie teilt sich in Äste, die durch die Substantia perforata anteriora aufsteigen und Teile des Caput nuclei caudati, Putamen und den benachbarten Teil der Capsula interna versorgen. B C

28 *A. supraoptica.* Eigener Ast für das gleichnamige Kerngebiet.

29 *Aa. perforantes anteriores [[Aa. centrales breves]].* Sie ziehen durch die Substantia perforata anteriora und versorgen Teile des vorderen Diencephalons. C

30 *Aa. praeopticae.* Eigene Äste für das gleichnamige Kerngebiet.

Gehirn 243

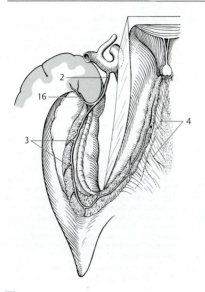

A Arteria choroidea anterior von oben

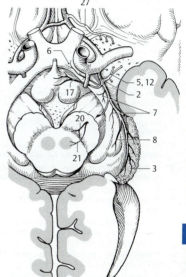

B Arteria choroidea anterior von unten

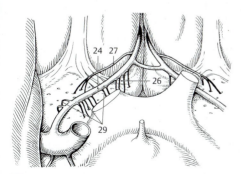

C Äste der Arteria cerebri anterior

1 **A. communicans anterior.** Variationsreiche vordere Verbindung der beiden Aa. cerebri anteriores. Häufig Sitz von Aneurysmen. A

2 *Aa. centrales anteromediales.* Die drei nachstehenden, von der A. communicans anterior zum Gehirn ziehenden Gefäßgruppen.

3 *A. suprachiasmatica.* Eigener Ast zum Nucleus suprachiasmaticus. A

4 *A. commissuralis mediana.* Meist mehrere Äste zum Infundibulum, der praeoptischen Region des Hypothalamus und den Hemisphaerenverbindungen. A

5 *A. callosa mediana [[A. cerebri anterior media]].* Sie zieht formvariabel von der Mitte der A. communicans anterior zum Rostrum und Truncus corporis callosi. Sie kann die Rolle der A. pericallosa übernehmen. A

6 **Pars postcommunicalis; Segmentum A2.** Der an die A. communicans anterior anschließende Abschnitt der A. cerebri anterior unter dem Balkenknie bis zum Scheitelpunkt des dorsalkonvexen Bogens. A B

7 *A. striata medialis distalis.* Sie versorgt die Area paraolfactoria und die Lamina terminalis.

8 *A. frontobasalis medialis; A. orbitofrontalis medialis.* Ast zur Unterfläche des Stirnlappens. B

9 *A. polaris frontalis.* Ast zum vorderen Hirnpol. B

10 *A. callosomarginalis.* Im Sulcus cinguli verlaufender Gefäßabschnitt mit Ästen zur medialen Seite des Frontallappens. B

11 *R. frontalis anteromedialis.* Ast zur unteren Hälfte der medialen Stirnlappenseite. B

12 *R. frontalis intermediomedialis.* Mittlerer Stirnlappenast. B

13 *R. frontalis posteromedialis.* Hinterer Stirnlappenast. B

14 *R. cingularis.* Im hinteren Sulcus cinguli sich aufteilende Gefäßstrecke. B

15 *Rr. paracentrales.* Äste für die Region hinter dem Sulcus centralis. B

16 *A. pericallosa.* Verlauf und Aufteilung des Gefäßes mit seinen Ästen variiert. Die Bezeichnung wird unterschiedlich gebraucht. B
Hier: Abschnitt der A. cerebri anterior vom Abgang der A. callosomarginalis entlang des Sulcus corporis callosi bis zum Splenium.
Angiographisch: Abschnitt der A. cerebri anterior distal vom Abgang der A. communicans anterior entlang der Balkenabschnitte [[infrakallös, praekallös, suprakallös]] bis zum Splenium.

17 *[Rr. paracentrales].* Variationen zu gleichnamigen Abgängen der A. callosomarginalis.

18 *Rr. praecuneales.* Äste in das Areal vor dem Cuneus. B

19 *Rr. parietooccipitales.* Äste im Sulcus parietooccipitalis. B

20 **Arteria cerebri media.** Zweiter Endast der A. carotis interna. Er zieht seitwärts zwischen Stirn- und Schläfenlappen zur Fossa lateralis cerebri und teilt sich hier auf. Sie besitzt Rindenarterien und Arterien für subcorticale und basale Kerngebiete. A

21 **Pars sphenoidalis; Pars horizontalis; Segmentum M1.** Erster, etwa der Ala minor ossis sphenoidalis parallel verlaufender, horizontaler Abschnitt. Die Arterie biegt am Limen insulae rechtwinklig nach oben und setzt sich in die Pars insularis fort. A

22 *Aa. centrales anterolaterales [[Aa. lenticulostriatae]].* Zentrale Äste zu den Basalganglien. Sie dringen lateral durch die Substantia perforata anterior ein, steigen bogenförmig auf und breiten sich intracerebral anteroposterior fächerförmig im Bereich der inneren Kapsel aus. Sie versorgen das Putamen, den Globus pallidus, das Caput nuclei caudati lateral und dorsal, das Claustrum und die Capsula interna ohne ihren hinteren Schenkel. Bei „klassischen" Schlaganfällen sind diese Gebiete beteiligt. Die Schäden betreffen häufig die ganze gegenseitige Körperhälfte. A

23 *Rr. proximales laterales striati.* Die Äste ziehen durch den Nucleus lentiformis zum Nucleus caudatus. C

24 *Rr. distales laterales striati.* Die Äste ziehen lateral um den Nucleus lentiformis zum Nucleus caudatus. C

25 *[A. uncalis].* Inkonstanter Ast zum Uncus.

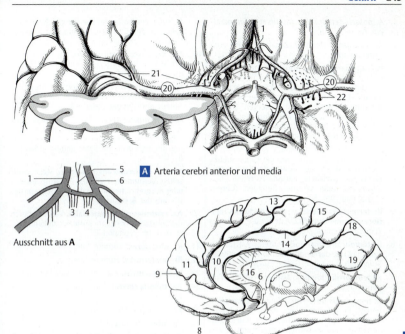

A Arteria cerebri anterior und media

Ausschnitt aus **A**

B Arteria cerebri anterior

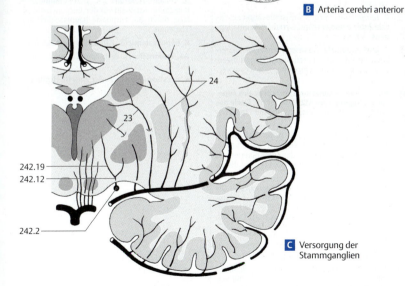

C Versorgung der Stammganglien

1. *A. polaris temporalis.* Arterie zum Temporalpol. A
2. *A. temporalis anterior.* Zusätzlicher Ast zum Temporalpol.
3. **Pars insularis; Segmentum M2.** Der Gefäßabschnitt auf der Insel. Am Limen insulae teilt sich die A. cerebri media meist in zwei Stämme auf, die sich dann in Rami terminales weiterteilen und die Rindenfelder versorgen. Die geschlängelten Stämme mit den Anfangsabschnitten der Rami terminales liegen auf der Insel und werden klinisch als „Sylvische Gefäßgruppe" bezeichnet. A
4. *Aa. insulares.* Sie gehen aus der Pars insularis, meist den Anfangsabschnitten der Rami terminales, zur Inselrinde, Capsula extrema, Claustrum, Capsula externa, Putamen, Corpus amygdaloideum. A
5. **Rr. terminales inferiores; Rami corticales inferiores; Segmentum M2.** Äste für die Rinde des Temporallappens.
6. *R. temporalis anterior.* Vorderer Ast für das frontale Ende der beiden oberen Temporalwindungen. A B
7. *R. temporalis medius.* Mittlerer Schläfenlappenast. A B
8. *R. temporalis posterior.* Hinterer Schläfenlappenast. Er versorgt in der Regel den unteren Temporallappen und die Gyri temporales transversi einschließlich des sensorischen Sprachzentrums von Wernicke. A B
9. *R. temporooccipitalis.* Sie ist die längste corticale Arterie und versorgt Gyri des Okzipitallappens. A B
10. *R. gyri angularis.* Sie versorgt den gleichnamigen Gyrus und die oberen Okzipitalwindungen. Kann auch die Gyri temporales transversii versorgen. A B
11. **Rr. terminales superiores; Rr. corticales superiores; Segmentum M2.** Äste für die Rinde des Frontal-, des Parietallappens und der Zentralregion.
12. *A. frontobasalis lateralis; A. orbitofrontalis lateralis.* Das Gefäß zieht nach vorne an die untere und laterale Seite des Frontallappens zu den Gyri orbitales und dem Gyrus frontalis inferior. A B
13. *A. praefrontalis [[Kandelaberarterie]].* Die Arterie zieht über die Insel und steigt, sich aufteilend und schlingenbildend über den Gyrus frontalis inferior auf die Konvexität. Die Äste versorgen Kopf, Pars triangularis und Fuß der 2. und 3. Frontalwindung. Angiographisch stellt sich die Aufteilung der Arterie in ihre Äste vergleichbar einem Kandelaber dar. A B
14. *A. sulci praecentralis.* Sie verlässt den Sulcus lateralis in Höhe der Pars opercularis und verläuft mit dem Sulcus praecentralis zum Frontallappen. A B
15. *A. sulci centralis.* Arterie im gleichnamigen Sulcus zu den Gyri praecentralis und postcentralis. A B
16. *A. sulci postcentralis.* Arterie im gleichnamigen Sulcus zum Gyrus postcentralis und Lobus parietalis. A B
17. *A. parietalis anterior.* Sie versorgt die obere Hälfte des Gyrus posterior und die vorderen Anteile der Gyri parietales. A B
18. *A. parietalis posterior.* Sie versorgt den Gyrus supramarginalis und die weiße Substanz zwischen Cornu temporale des Seitenventrikels und der Insel in der die Sehstrahlung verläuft. A B
19. **Arteria communicans posterior.** Meist beidseitige Verbindung zwischen A. carotis interna oder A. cerebri media und der A. cerebri posterior aus der A. basilaris. C
20. **Aa. centrales posteromediales.** Variable durch die Substantia perforata posterior ziehende Äste zum Diencephalon. C
21. *Rr. anteriores.* Vordere Äste.
22. *Rr. posteriores.* Hintere Äste.
23. **R. chiasmaticus.** Ast zum Chiasma opticum. C
24. **Aa. tuberis cinerei.** Äste zum Tuber cinereum. C
25. *Rr. mediales.* Mediale Äste.
26. *Rr. laterales.* Laterale Äste.
27. **A. thalamotuberalis [[A. praemammillaris]].** Konstanter Ast, zieht vor den Corpora mammillaria durch die Hirnbasis hauptsächlich zum Thalamus. C
28. **R. hypothalamicus.** Ast zum Hypothalamus. C
29. **Aa. mammillares.** Äste zum Corpus mammillare. C
30. **R. nervi oculomotorii.** Ast zum III. Hirnnerv. C

Gehirn

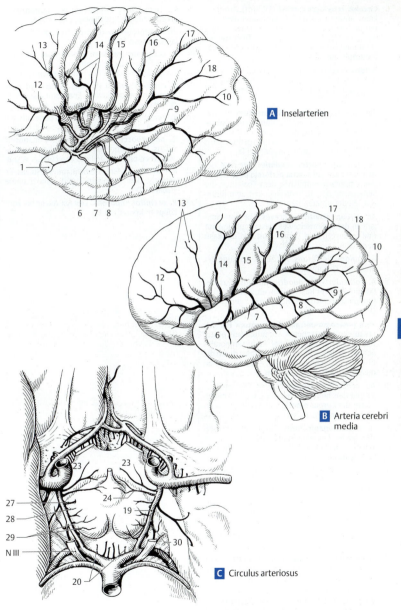

A Inselarterien

B Arteria cerebri media

C Circulus arteriosus

1 **Circulus arteriosus cerebri.** (Willisii). Arterienkranz an der Hirnbasis. Er verbindet die Carotis- und Vertebralissysteme und sichert häufig die seitengleiche Blutversorgung. Über die Aa. communicantes versorgt er hauptsächlich das Diencephalon. B D, S. 247 C

2 **Arteria cerebri posterior.** Paariger Endast der A. basilaris. Diese geht aus der Vereinigung der rechten und linken A. vertebralis hervor. A B C D, S. 251 C

3 **Pars praecommunicalis; Segmentum P1.** Gefäßabschnitt zwischen Gabelung der A. basilaris und Einmündung der A. communicans posterior. Er liegt in der Cisterna interpeduncularis und überkreuzt den III. Hirnnerv. B D

4 *Aa. centrales posteromediales.* Die Äste ziehen durch die Substantia perforata posterior zu den Corpora mammillaria, dem Thalamus, der Seitenwand des III. Ventrikels und dem hinteren Teil der inneren Kapsel. D

5 *Aa. circumferentiales breves.* Die Äste steigen an der Außenseite des Mesencephalon auf und versorgen sein Tegmentum und die Basis pedunculi. D

6 *A. thalami perforans.* Ast zur Versorgung der medialen Thalamuskerne. A

7 *A. collicularis; A. quadrigeminalis.* Das Gefäß gibt Äste zur Basis pedunculi, zum Tegmentum mesencephali und den Corpora geniculata. D

8 **Pars postcommunicalis; Segmentum P2.** Gefäßabschnitt zwischen A. communicans posterior und dem Ursprung der Rami temporales anteriores. Er zieht um das Mittelhirn durch die Cisterna ambiens und die Incisura tentorii an die Unterfläche des Großhirns. B

9 *Aa. centrales posterolaterales.* Die Äste versorgen den hinteren Thalamus, die Vierhügelplatte, das Corpus pineale und das Corpus geniculatum mediale. C

10 *A. thalamogeniculata.* Das Gefäß versorgt den posterolateralen Thalamusteil, den hinteren Abschnitt der Capsula interna und die Corpora geniculata. C D

11 *Rr. choroidei posteriores mediales.* Die Äste ziehen über das Dach des III. Ventrikels zum Plexus choroideus. C D, S. 251. C

12 *Rr. choroidei posteriores laterales.* Die Äste ziehen von hinten in den Seitenventrikel. C, S. 251. C

13 *Rr. peduncularis.* Äste zum Hirnschenkel, Nucleus ruber, Nucleus niger. S. 251. C

14 **A. occipitalis lateralis; Segmentum P3.** Lateraler Endast der A. cerebri posterior. Er zieht zur Basalfläche des Hinterlappens und zum hinteren Temporallappen. A B

15 *Rr. temporales anteriores.* Sie sind absteigende corticale Äste zur Basalfläche des Temporallappens. A B

16 *Rr. temporales intermedii; Rr. temporales medii.* Mittlere Schläfenlappenäste. A B

17 *Rr. temporales posteriores.* Hintere Schläfenlappenäste. A B

18 **A. occipitalis medialis; Segmentum P4.** Medialer Endast der A. cerebri posterior. Er zieht zur medialen Fläche des Hinterlappens. A B

19 *R. corporis callosi dorsalis.* Kurzer Ast zum Splenium corporis callosi. Er anastomosiert auf dem Balken mit der A. pericallosa. A

20 *R. parietalis.* Ast an den Lobulus parietalis superior. A

21 *R. parietooccipitalis.* Ast im gleichnamigen Sulcus. Er versorgt den oberen Teil des Cuneus und einen hinteren Teil des Praecuneus. A D B

22 *R. calcarinus.* Ast im gleichnamigen Sulcus. Er versorgt den Occipitalpol und seine laterale Fläche. A D B

23 *R. occipitotemporalis.* Der Ast reicht bis zum Lobus temporalis. A B

Gehirn

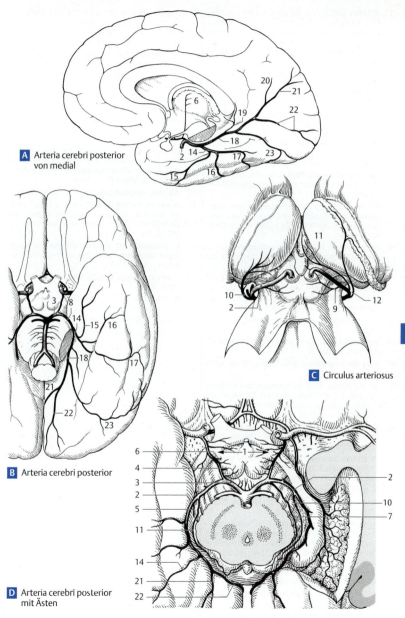

A Arteria cerebri posterior von medial

B Arteria cerebri posterior

C Circulus arteriosus

D Arteria cerebri posterior mit Ästen

Arterien

1. **ARTERIA SUBCLAVIA.** Sie zieht mit Wurzeln des Plexus brachialis zwischen den Mm. scalenus anterior und medius durch die Scalenuslücke, über die 1. Rippe im Sulcus arteriae subclaviae. Am Seitenrand der 1. Rippe setzt sie sich in die Arteria axillaris fort. A
2. **Arteria vertebralis.** Sie entspringt hinter dem M. scalenus anterior und zieht meist vom 6. Halswirbel an durch die Foramina transversaria, dann über den Atlasbogen hinter seiner Massa lateralis nach vorn durch die Membrana atlantooccipitalis posterior und das Foramen magnum in die Schädelhöhle. A
3. **Pars praevertebralis.** Der kurze Gefäßabschnitt vor dem Eintritt in das Foramen transversum des VI. Halswirbels. A
4. **Pars transversaria; Pars cervicalis.** Der durch die Foramina transversaria VI–I ziehende Gefäßabschnitt. A
5. *Rr. spinales.* Durch die Foramina intervertebralia querverlaufende segmentale Äste zum Rückenmark, seinen Hüllen und den Wirbelkörpern. A
6. *Rr. radiculares.* Sie erreichen entlang der vorderen und hinteren Wurzeln das Rückenmark und bilden seine Hauptversorgung. A
7. *A. medullaris segmentalis.* Sie folgen den Rami spinales, versorgen die Hüllen des Rückenmarks, die Wirbelkörper und sind am Bau des Arteriengeflechts im Wirbelkanal beteiligt. A
8. *Rr. musculares.* Äste zu den tiefen Halsmuskeln. A
9. **Pars atlantica.** Der kurvenreiche Gefäßabschnitt am Atlas. A
10. **Pars intracranialis.** Die Gefäßstrecke im Schädel. A
11. *Rr. meningei.* Äste am vorderen und hinteren Umfang des Foramen magnum. Sie versorgen Knochen und Dura der hinteren Schädelgrube und die Falx cerebelli. A
12. *A. inferior posterior cerebelli.* Sie zieht nach dorsal, um die Olive zur Unterfläche des hinteren Kleinhirnanteils. A B C
13. *A. spinalis posterior.* Sie steigt jeweils vor und hinter den Radices posteriores ab und verbindet sich mit der A. spinalis anterior. B C
14. *R. tonsillae cerebelli.* Ast zur Kleinhirntonsille.
15. *R. choroideus ventriculi quarti.* Ast zum Plexus choroideus des 4. Ventrikels.
16. *A. spinalis anterior.* Vordere Rückenmarksarterie. Rechte und linke Arterie vereinigen sich am Unterrand der Oliven zu einem unpaaren in der Fissura mediana anterior absteigenden Gefäß. Sie hat Verbindung zur A. spinalis posterior. Sie gibt Äste zur Medulla oblongata, zum Rückenmark und zur Cauda equina. A B
17. *Rr. medullares mediales.* Äste zur Medulla oblongata.
18. *Rr. medullares laterales.* Äste zu den Pedunculus cerebellaris inferior.
19. **Arteria basilaris.** Unpaares Gefäß im Sulcus basilaris der Brücke von der Vereinigung der rechten und linken A. vertebralis bis zur Aufteilung in die Aa. cerebri posteriores. A B C
20. **A. inferior anterior cerebelli.** Sie zieht zur Kleinhirnunter- und -seitenfläche. B C
21. *A. labyrinthi.* Sie zieht mit dem N. vestibulocochlearis zum Innenohr. B C
22. **Aa. pontis.** Brückenäste. B C
23. *RR. mediales.* Sie kommen aus der Dorsalseite der A. basilaris. Sie dringen in die Brücke senkrecht ein, erreichen aber nicht den Ventrikelboden.
24. *RR. laterales.* Sie entspringen der lateralen Seite der A. basilaris. Ihre Versorgung erstreckt sich auch auf die Kerngebiete der Hirnnerven V, VI, VII und VIII. B C
25. **Aa. mesencephalicae.** Äste zum Mittelhirn. B
26. **A. superior cerebelli.** Sie zieht durch die Cisterna ambiens um das Mittelhirn herum zur Kleinhirnoberfläche unter dem Tentorium cerebelli. B C
27. *R. medialis.* Ast zur Dorsalfläche des Kleinhirns und Äste zum Pedunculus cerebellaris superior.
28. **A. vermis superior.** Endabschnitt des Ramus medialis.
29. *R. lateralis.* Er biegt an der vorderen Kleinhirnkante nach der Seite ab und versorgt den oberen seitlichen Teil des Kleinhirns.

Gehirn 251

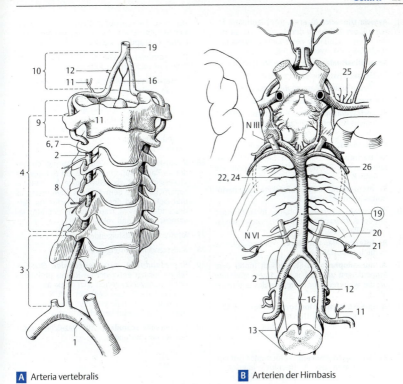

A Arteria vertebralis

B Arterien der Hirnbasis

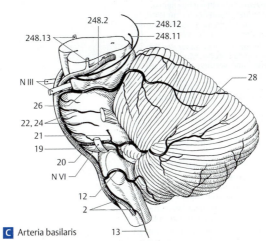

C Arteria basilaris

Arterien

1. **Arteria thoracica interna.** [[A. mammaria interna]]. Sie zieht von der A. subclavia an der vorderen Innenfläche des Thorax abwärts und reicht bis zum Zwerchfell. A B
2. **Rr. mediastinales.** Äste für das Mediastinum. B
3. **Rr. thymici.** Äste zur Versorgung des Thymus. B
4. **[Rr. bronchiales].** Äste an die Bronchien. B
5. **[Rr. tracheales].** Äste an die Trachea. B
6. **A. pericardiacophrenica.** Begleitarterie des N. phrenicus für den Herzbeutel und das Zwerchfell. B
7. **Rr. sternales.** Äste für das Sternum. B
8. **Rr. perforantes.** Durch den 1.–6. Interkostalraum an die Thoraxoberfläche vordringende Gefäße. B
9. **Rr. mammarii mediales.** Stärkere Rami perforantes an die Mamma. B
10. **[R. costalis lateralis].** Variante in Form einer aus der A. thoracica interna entspringenden lateralen Parallelarterie. B
11. **Rr. intercostales anteriores.** Vordere Zuflüsse in die Interkostalräume. B
12. **A. musculophrenica.** Sie verläuft hinter dem Rippenbogen und gibt vom 7. Interkostalraum an die weiteren Rami intercostales anteriores ab. B
13. **A. epigastrica superior.** Fortsetzung der A. thoracica interna nach Durchtritt in den Bauchraum zwischen Pars sternalis und costalis des Zwerchfells (Larreysche Spalte = Trig. sternocostale). B
14. **Truncus thyrocervicalis.** Variierender gemeinsamer Stamm der A. thyroidea inferior, A. transversa cervicis, A. suprascapularis. A B
15. **A. thyroidea inferior.** Sie zieht entlang der Vorderkante des M. scalenus anterior bis zur Höhe des 6. Halswirbels und dann hinter der A. carotis communis an die Schilddrüse. A B
16. **A. laryngea inferior.** Sie zieht hinter der Trachea nach oben, durchbohrt den M. constrictor pharyngis inferior und versorgt den unteren Kehlkopfteil. A B
17. *Rr. glandulares.* Sie versorgen die Unter- und Rückfläche der Schilddrüse und die Epithelkörperchen. A
18. *Rr. pharyngeales.* Äste an die Pharynxwand. A B
19. *Rr. oesophageales.* Äste für den Oesophagus. A B
20. *Rr. tracheales.* Äste für die Trachea. A B
21. **A. cervicalis ascendens.** Liegt medial vom N. phrenicus auf dem M. scalenus anterior. Sie kann bis an die Schädelbasis reichen. A B
22. *Rr. spinales.* Durch die Foramina intervertebralia an das Rückenmark ziehende Äste. A B
23. **A. suprascapularis.** Sie kommt meist aus dem Truncus thyrocervicalis, überkreuzt den M. scalenus anterior und läuft über das Lig. transversum scapulae superior in die Fossa supraspinata und infraspinata. Anastomose mit der A. circumflexa scapulae. S. 255 A
24. *R. acromialis.* Durchbohrt den Ansatz des M. trapezius und zieht ans Acromion. S. 255 A
25. **A. transversa cervicis; A. transversa colli.** Die Gefäße variieren stark. Hier wurde die zweithäufigste Variante (ca. 25 %) dargestellt. Sie entspringt meist (ca. 75 %) aus der A. subclavia, durchbohrt häufig den Pl. brachialis, versorgt mit ihren Ästen die obere Partie des M. trapezius und verzweigt sich mit dem N. dorsalis scapulae. A B
26. *R. superficialis.* Dieses Gefäß entspringt entweder als Ramus superficialis der A. transversa cervicis oder als selbständige A. cervicalis superficialis aus dem Truncus thyrocervicalis und zieht neben dem N. accessorius zur Pars descendens des M. trapezius und den Mm. levator scapulae und splenii. A B
27. *R. ascendens.* Aufsteigender Ast.
28. *R. descendens.* Absteigender Ast.
29. *R. profundus; A. dorsalis scapulae.* Dies Gefäß entspringt entweder als Ramus profundus der A. transversa cervicis oder direkt aus der A. subclavia (67 %) und begleitet den N. dorsalis scapulae. Die Gefäße versorgen die Margo medialis scapulae und benachbarte Muskeln. A B
30. **[A. dorsalis scapulae].** Alte Bezeichnung für den Ramus profundus.

Hals und Brustwand

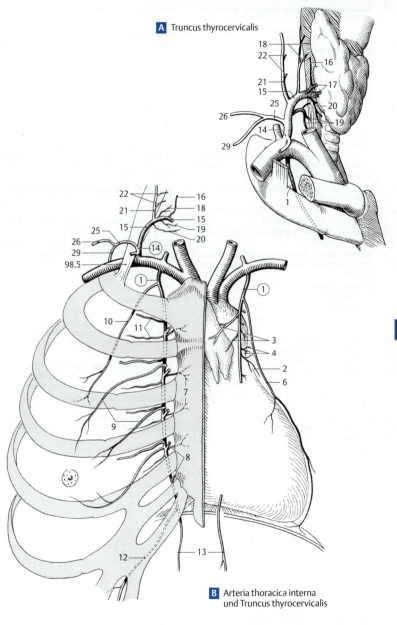

A Truncus thyrocervicalis

B Arteria thoracica interna und Truncus thyrocervicalis

1 **Truncus costocervicalis.** Ursprung: Rückwand der A. subclavia, hinter dem M. scalenus anterior. Stamm der A. cervicalis profunda und der A. intercostalis suprema. B
2 **A. cervicalis profunda.** Sie läuft zwischen den Querfortsätzen von C VII und Th I nach hinten, dann ventral auf dem M. semispinalis aufwärts und versorgt die Nackenmuskulatur. B
3 **A. intercostalis suprema.** Gemeinsamer Stamm für die beiden ersten Interkostalarterien. B
4 *A. intercostalis posterior prima.* Die in den ersten Zwischenrippenraum ziehende hintere Interkostalarterie. B
5 *A. intercostalis posterior secunda.* Die in den zweiten Zwischenrippenraum ziehende hintere Interkostalarterie. B
6 *Rr. dorsales.* Äste für die Rückenmuskulatur und Rückenhaut. B
7 *Rr. spinales.* Äste durch das Foramen intervertebrale Th I–II zum Rückenmark. B
8 ARTERIAE MEMBRI SUPERIORIS. Arterien der oberen Gliedmaße.
9 Arteria axillaris. Die Fortsetzung der A. subclavia bis zum unteren Rand des M. pectoralis major. A B
10 *Rr. subscapulares.* Einzelne Äste an den M. subscapularis. A
11 **A. thoracica superior.** Variabler Ast an die Mm. subclavius, intercostales I–II und serratus anterior. A
12 **A. thoracoacromialis.** Sie entspringt am Oberrand des M. pectoralis minor und schickt Äste nach allen Richtungen. A
13 *R. acromialis.* Der Ast zieht nach oben seitlich durch den M. deltoideus zum Acromion. A
14 *Rete acromiale.* Arteriennetz auf dem Acromion. A
15 *R. clavicularis.* Kleiner Ast zur Clavicular und zum M. subclavius. A
16 *R. deltoideus.* Nach hinten seitlich ziehender Ast für die Mm. deltoideus und pectoralis major. A
17 *Rr. pectorales.* Nach unten ziehende Äste für den M. serratus anterior und die Mm. pectorales. A
18 **A. thoracica lateralis.** Am Seitenrand des M. pectoralis minor nach abwärts ziehend, für die Mm. pectorales und serratus anterior. A
19 *Rr. mammarii laterales.* Äste an die Brustdrüse. A
20 **A. subscapularis.** Ursprung am Seitenrand des M. subscapularis. Versorgt ihn und die Mm. latissimus dorsi und teres major. A
21 *A. thoracodorsalis.* Ast zu den Mm. latissimus dorsi und teres major. A
22 *A. circumflexa scapulae.* Sie zieht nach hinten durch die mediale Achsellücke zur Fossa infraspinata und anastomosiert mit der A. suprascapularis. A
23 **A. circumflexa humeri anterior.** Ursprung unter dem M. latissimus dorsi, gleich hoch oder tiefer als die folgende. Sie zieht vor dem Collum chirurgicum humeri an die Mm. coracobrachialis und biceps und anastomosiert mit der A. circumflexa humeri posterior. A
24 **A. circumflexa humeri posterior.** Sie zieht mit dem N. axillaris durch die laterale Achsellücke an das Schultergelenk und den M. deltoideus. Anastomosen: A. circumflexa humeri anterior, A. suprascapularis, A. thoracoacromialis. A
25 Arteria brachialis. Zieht als Fortsetzung der A. axillaris vom Unterrand des M. pectoralis major an im Sulcus bicipitis medialis bis zu ihrer Teilung in die Aa. radialis und ulnaris. A
26 [**A. brachialis superficialis**]. Variante, bei der die A. brachialis auf statt unter dem N. medianus liegt. A
27 **A. profunda brachii.** Begleitarterie des N. radialis im Sulcus nervi radialis. A
28 *Aa. nutriciae humeri; Aa. nutrientes humeri.* Äste zum Knochenmark des Humerus. A
29 *R. deltoideus.* Hinter dem Humerus nach seitlich oben außen an den M. deltoideus laufender Ast. A
30 *A. collateralis media.* Hinten medial am Oberarm zum Rete articulare cubiti. A
31 *A. collateralis radialis.* Mit dem N. radialis zum Rete articulare cubiti ziehender Ast. Ein vorderer Zweig geht in die A. recurrens radialis über. A
32 **A. collateralis ulnaris superior.** Ursprung oft nahe der A. profunda brachii. Sie zieht mit dem N. ulnaris bis zum Rete articulare cubiti. A
33 **A. collateralis ulnaris inferior.** Ursprung über dem Epicondylus medialis humeri. Zieht auf den M. brachialis durch das Septum intermusculare mediale bis zum Rete articulare cubiti. A

Brustwand und obere Gliedmaße 255

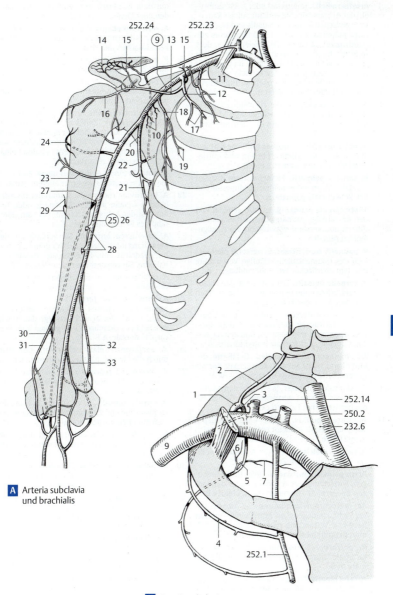

A Arteria subclavia und brachialis

B Arteria subclavia

1 **Arteria radialis.** Teilungsast oder 1. Ast (embryol.) der A. brachialis. Sie verläuft auf der Radialseite zwischen M. brachioradialis und M. flexor carpi radialis über den M. pronator teres zur Handwurzel (Stelle des Pulsfühlens). Von dort steigt sie hinter dem Os trapezium zum seitlichen Handrücken [[Tabatière]], und wendet sich dann nach palmar. Sie erreicht zwischen den beiden Köpfen des ersten M. interosseus dorsalis hindurch den tiefen Hohlhandbogen. B

2 **A. recurrens radialis.** Die rückläufige Arterie zieht aus der Fossa cubiti medial vom N. radialis zur A. collateralis radialis und dem Rete articulare cubiti. B

3 **A. nutricia radii; A. nutriens radii.** Sie tritt auf der Vorderseite zwischen oberem und mittlerem Drittel in den Knochen ein. B

4 *R. carpalis palmaris.* Kleiner Ast am distalen Rand des M. pronator quadratus. Mitgestaltung des Rete carpale palmare. B

5 **[[Rete carpale palmare]].** Es wird gebildet von den Rr. carpales palmares der Aa. radialis und ulnaris und versorgt vorwiegend die Handgelenkkapseln. B

6 *R. palmaris superficialis.* Er versorgt die Muskeln des Daumenballens. Häufige Verbindung mit dem oberflächlichen Hohlhandbogen. B

7 *R. carpalis dorsalis.* Der Ast quert den Handwurzelrücken unter den langen Streckersehnen und mündet in das Rete carpale dorsale. A

8 *Rete carpale dorsale.* Arteriennetz auf dem Handwurzelrücken. Zuflüsse aus den Aa. interosseae anterior und posterior und den Aa. carpales dorsales der A. radialis und ulnaris. A

9 *Aa. metacarpales dorsales.* Gefäßäste der Mittelhand, meist aus dem Rete carpale dorsale in den Spatia interossea metacarpi II–IV. A

10 *Aa. digitales dorsales.* Je zwei aus den Aa. metacarpales dorsales hervorgehende Gefäße für die benachbarten Fingerrücken. A

11 **A. princeps pollicis.** Sie liegt unter dem Caput obliquum des M. adductor pollicis und teilt sich in zwei Äste zu den Daumenrändern. B

12 **A. radialis indicis.** Var. Ast der A. princeps pollicis, radial palmar am Zeigefinger. B

13 **Arcus palmaris profundus.** Tiefer Hohlhandbogen. Fortsetzung der A. radialis unter den langen Beugern. Anastomosen zur A. ulnaris. B

14 *Aa. metacarpales palmares.* 3–4 Äste des tiefen Hohlhandbogens zur Mittelhand. Von dort haben sie Verbindung zu den Aa. digitales palmares communes oder propriae. B

15 *Rr. perforantes.* Anastomosen zu den Aa. metacarpales dorsales und zum Rete carpale palmare. A B

16 **Arteria ulnaris.** Teilungsast der A. brachialis. Er läuft unter dem M. pronator teres nach ulnar, dann in Begleitung des M. flexor carpi ulnaris auf dem M. flexor digitorum profundus zur Handwurzel; von dort radial vom Os pisiforme mit dem N. ulnaris zur Hohlhand und bildet den oberflächlichen Hohlhandbogen. B

17 **A. recurrens ulnaris.** Rückläufiger Ast der A. ulnaris aus der Fossa cubiti. Er versorgt hier Muskeln, Knochen und Gelenkkapsel. B

18 *R. anterior.* Er zieht vor dem Epicondylus medialis zur A. collateralis ulnaris inferior. B

19 *R. posterior.* Der Ast zieht im Sulcus n. ulnaris zur A. collateralis ulnaris superior und zum Rete articulare cubiti. B

20 **Rete articulare cubiti.** Arteriengeflecht um das Ellenbogengelenk. Zuflüsse aus Oberarmarterien: A. collateralis radialis et media, A. collateralis ulnaris superior et inferior. Zuflüsse aus Unterarmarterien: A. recurrens radialis et ulnaris, A. interossea recurrens. B

21 **A. nutricia ulnae; A. nutriens ulnae.** Eintritt in die Knochenvorderseite unter oberem Drittel. B

22 **A. interossea communis.** Stamm der nachstehenden Gefäße aus der A. ulnaris oder Teilungsast der A. brachialis (embryol.) am Oberrand des M. pronator teres. B

23 *A. interossea anterior.* Sie verläuft auf der Membrana interossea und unter dem M. pronator quadratus zum Rete carpale dorsale und palmare. Sie versorgt die tiefen Flexoren. B

24 *A. comitans nervi mediani.* Begleitarterie des N. medianus. Sie versorgt Unterarmmuskeln. B

25 *A. interossea posterior.* Sie zieht zwischen Membrana interossea antebrachii und Chorda obliqua nach dorsal und versorgt die Streckmuskeln des Unterarms und gelangt zum Rete carpale dorsale. A B

26 *R. perforans.* Gefäßabschnitt am Durchtritt durch die Membrana interossea antebrachii. B

27 *A. interossea recurrens.* Sie zieht rückläufig unter dem M. anconaeus zum Rete articulare cubiti. B

28 **R. carpalis dorsalis.** Er entspringt in Höhe des Os pisiforme und zieht um die Handwurzel herum zum Rete carpale dorsale. A B

29 **R. carpalis palmaris.** Er entspringt distal vom M. pronator quadratus und mündet in das Rete carpale palmare. B

30 **R. palmaris profundus.** Schwächerer ulnarer Schenkel des Arcus palmaris profundus. Er verlässt die A. ulnaris in Höhe des Os pisiforme. B

31 **Arcus palmaris superficialis.** Oberflächlicher Hohlhandbogen. Er liegt unter den langen Beugersehnen mit dem Hauptzufluss aus der A. ulnaris. Anastomose zur A. radialis. B

32 **Aa. digitales palmares communes.** Sie verlassen als 3–4 Arterien den konvexen Hohlhandbogen fingerwärts. B

33 *Aa. digitales palmares propriae.* Sie beginnen in Höhe der Basen der Grundphalangen, liegen an den lateralen Beugeseiten der Finger und verzweigen sich nach dorsal. B

obere Gliedmaße 257

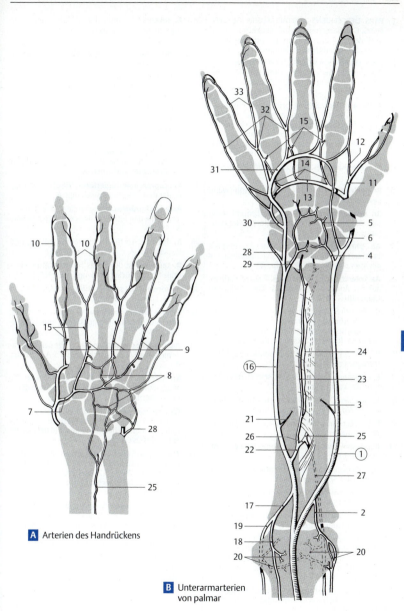

A Arterien des Handrückens

B Unterarmarterien von palmar

1 **PARS DESCENDENS AORTAE; AORTA DESCENDENS.** Gefäßabschnitt zwischen Isthmus aortae in Höhe des 4. Brustwirbels und Aortengabel in Höhe des 4. Lendenwirbelkörpers.

2 **PARS THORACICA AORTAE; AORTA THORACICA.** Pars descendens aortae bis zum Hiatus aorticus des Zwerchfells in Höhe des 12. Brustwirbels. A B

3 **Rr. bronchiales.** Sie entspringen sehr variabel oft in Höhe der Bifurcatio tracheae. Sie verzweigen sich entlang den Bronchien bis zu den Bronchioli. Sie versorgen deren Wand und die bindegewebigen Lungensepten. Sie bilden Anastomosen zu Ästen der A. pulmonalis. A

4 **Rr. oesophageales.** Äste zur Wand der Speiseröhre. A

5 **Rr. pericardiaci.** Kleine Äste an die Hinterwand des Herzbeutels. A

6 **Rr. mediastinales.** Äste an die Lymphknoten und das Bindegewebe des hinteren Mediastinums. A

7 **Aa. phrenicae superiores.** Äste der unteren Brustaorta an die thoracalen Zwerchfellflächen der Pars costalis und lumbalis. A

8 **Aa. intercostales posteriores.** Paarige Zuflüsse aus der Aortenhinterwand für die Interkostalräume III–XI. A B

9 *R. dorsalis.* Nach hinten ziehender Ast zwischen Wirbelkörper und Lig. costotransversarium superius. Er versorgt Rückenmuskulatur, Rückenhaut, Rückenmarkshäute, Rückenmark. B C

10 *R. cutaneus medialis.* Er zieht seitlich des Dornfortsatzes zur Haut. B C

11 *R. cutaneous lateralis.* Er zieht seitlich des Querfortsatzes zur Haut. B C

12 *Rr. spinales.* Durch das Foramen intervertebrale in den Wirbelkanal ziehender Ast. B C

13 *R. postcentralis.* Gefäßzweig an der Rückfläche des Corpus vertebrae. C

14 *R. praelaminaris.* Ast an der Vorderfläche des Arcus vertebrae. C

15 *A. radicularis posterior.* Ast entlang der Hinterwurzel des Spinalnervs. C

16 *A. radicularis anterior.* Ast entlang der Vorderwurzel des Spinalnervs. C

17 *A. medullaris segmentalis.* Anastomose mit der A. spinalis anterior. C

18 *R. collateralis.* In der Nähe des Rippenwinkels abgehender Parallelast zur A. intercostalis. Er verläuft an der Oberkante der nächsttieferen Rippe nach vorn und anastomosiert mit der A. thoracica interna. A B

19 *R. cutaneus lateralis.* Seitlicher Hautast. Er verzweigt sich nach vorne und hinten in der Brusthaut. B

20 *Rr. mammarii laterales.* Äste der Rr. cutanei laterales II–IV. Sie gehen zur Brustdrüse. B

21 **A. subcostalis.** Unter der 12. Rippe liegender segmentaler Arterienast. Er ist homolog einer Interkostalarterie.

22 *R. dorsalis.* Er versorgt die Rückenmuskulatur und die Rückenhaut. B

23 *R. spinalis.* Er zieht durch das Foramen intervertebrale zur Versorgung des Rückenmarks und seiner Häute. B

24 **PARS ABDOMINALIS AORTAE; AORTA ABDOMINALIS.** Bauchaorta. Abschnitt der Aorta vom Zwerchfelldurchtritt bis zu ihrer Teilung auf dem 4. Lendenwirbelkörper. A

25 **Arteria phrenica inferior.** Paarige Arterien aus der Vorderfläche der Bauchaorta. Sie versorgen das Zwerchfell von unten. A

26 **Aa. suprarenales superiores.** Die oberste Gruppe der drei Nebennierenarterien. A

27 **Arteriae lumbales.** Vier paarige segmentale Arterien, die den Interkostalarterien entsprechen. A

28 *R. dorsalis.* Ast für die Rückenmuskulatur und Rückenhaut. A

29 *R. spinalis.* Ast durch das Foramen intervertebrale für das Rückenmark und seine Häute.

30 *A. medullaris segmentalis.* Anastomose mit der A. spinalis anterior.

31 **Arteria sacralis mediana.** Mediane Fortsetzung der Aorta über das Promontorium zum Glomus coccygeum. A

32 **Aa. lumbales imae.** Paarige Zweige der A. sacralis mediana. Sie entsprechen einer 5. A. lumbalis. A

33 **Rr. sacrales laterales.** Kleine Rectumäste. Sie anastomosieren mit gleichnamigen Ästen der A. iliaca interna.

34 **Glomus coccygeum.** Knötchen am Ende der A. sacralis mediana. Es enthält arteriovenöse Anastomosen und epitheloide Zellen und liegt an der Spitze des Os coccygis. A

35 **Truncus coeliacus.** Häufig gemeinsamer Stamm der Aa. gastrica sinistra, hepatica communis und splenica in Höhe des 12. Brustwirbels. Die A. gastrica sinistra kann auch vorher aus der Aorta abzweigen. A

36 **A. gastrica sinistra.** Sie steigt in der linken Plica gastropancreatica zur Cardia auf, versorgt diese Region, zieht an der Curvatura minor zum Pylorus, gibt Äste zur Magenvorder- und Hinterwand, anastomosiert mit der A. gastrica dextra. A

37 *Rr. oesophageales.* Äste in die Wand der Speiseröhre oberhalb der Cardia durch den Hiatus oesophageus. A

Brust und Bauch

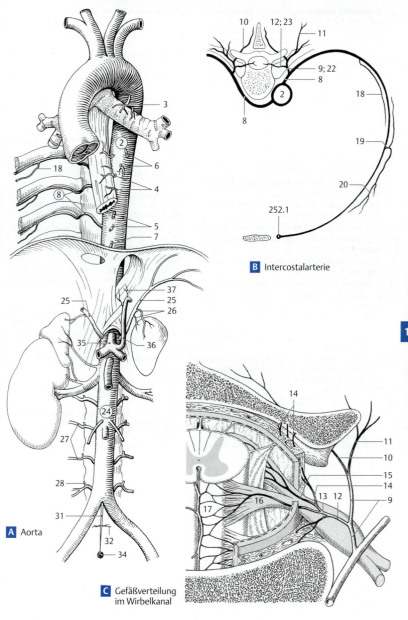

A Aorta

B Intercostalarterie

C Gefäßverteilung im Wirbelkanal

1. **A. hepatica communis.** Meist Ast des Truncus coeliacus. Sie zieht in der unteren Plica gastropancreatica nach rechts und teilt sich oberhalb des Pylorus in die A. hepatica propria und die A. gastroduodenalis auf. A C
2. **A. hepatica propria.** Sie verläuft im Lig. hepatoduodenale aufwärts und teilt sich an der Leberpforte in zwei Äste. A B C
3. *R. dexter.* Rechter Ast der A. hepatica propria für den rechten Leberlappen. Er entspringt häufig auch aus der A. mesenterica sup. A B
4. *A. cystica.* Sie spaltet sich auf und zieht zur Vorder- und Rückfläche der Gallenblase. A B
5. *A. lobi caudati.* Zum Lobus caudatus. B
6. *A. segmenti anterioris.* Ast zum vorderen Segment des rechten Lappens. B
7. *A. segmenti posterioris.* Ast zum hinteren Segment des rechten Lappens. B
8. *R. sinister.* Linker Ast der A. hepatica propria für den linken Leberlappen. A B
9. *A. lobi caudati.* Ast zum Lobus caudatus. B
10. *A. segmenti medialis.* Ast zum medialen Lebersegment. B
11. *A. segmenti lateralis.* Ast zum lateralen Lebersegment. B
12. *R. intermedius.* Ast zum Lobus quadratus. B
13. **A. gastroduodenalis.** Ast der A. hepatica communis. Sie liegt meist hinter dem Pylorus und teilt sich an dessen Unterrand. A C
14. *[A. supraduodenalis].* Inkonstanter, erster Ast. Er versorgt die vorderen 2/3 und das hintere 1/3 des Duodenums.
15. *A. pancreaticoduodenalis superior posterior.* Hinter dem Pancreas etwa dem Duodenum folgender Ast mit Anastomose zur A. pancreaticoduodenalis inferior. C
16. Rr. pancreatici. Äste zum Pancreaskopf.
17. Rr. duodenales. Äste ans Duodenum.
18. *Aa. retroduodenales.* Äste des A. gastroduodenalis an die Rückfläche von Duodenum und Pancreaskopf. In ihrem Verlauf überkreuzen sie den Ductus choledochus und versorgen ihn mit einem Zweig.
19. *A. gastroomentalis dextra.* Entspringt in Höhe des Pylorusunterrandes und zieht als linker Fortsatz der A. gastroduodenalis im großen Netz bei unterschiedlichem Abstand zur großen Magenkurvatur zur A. gastroomentalis sinistra, mit der sie anastomosiert. A C
20. Rr. gastrici. Kurze Äste nach oben an den Magen. A
21. Rr. omentales. Lange Äste zur Versorgung des großen Netzes. A
22. *A. pancreaticoduodenalis superior anterior.* Auf dem Pancreas nach unten ziehender Endast mit Anastomose zu einer A. pancreaticoduodenalis inferior. A C
23. Rr. pancreatici. Pancreasäste. A C
24. Rr. duodenales. Duodenaläste. A C
25. *A. gastrica dextra.* Sie zieht entlang der kleinen Kurvatur des Magens zur A. gastrica sinistra.
26. **A. splenica; A. lienalis.** 3. Ast des Truncus coeliacus. Er läuft entlang dem oberen Pancreasrand, dann durch das Lig. splenorenale zur Milz. C
27. *Rr. pancreatici.* Zahlreiche kleinere und einige größere Äste ans Pancreas. A C
28. *A. pancreatica dorsalis.* Sie entspringt gleich am Beginn der A. splenica, zieht hinter dem Pancreashals abwärts, teilweise schon ins Pancreasgewebe eingebettet. C
29. *A. pancreatica inferior.* Ast der A. pancreatica dorsalis. Sie liegt links an der unteren Hinterfläche des Pancreaskörpers. C
30. *A. praepancreatica.* Anastomose zwischen dem Hauptast der A. pancreatica dorsalis und der A. pancreaticoduodenalis superior anterior. C
31. *A. pancreatica magna.* Sie zieht etwa von der Mitte der A. splenica nach unten auf die Pancreasrückfläche, teilt sich auf und anastomosiert mit der A. pancreatica inferior. C
32. *A. caudae pancreatis.* Sie entspringt vom distalen Ende der A. splenica oder von einem ihrer Endzweige und anastomosiert im Pancreasschwanz mit der A. pancreatica inferior. C
33. *A. gastroomentalis.* Sie liegt zunächst im Lig. gastrolienale und zieht dann im Omentum majus der A. gastroomentalis dextra zu. A C
34. *Rr. gastrici.* Lange Magenäste.
35. *Rr. omentales.* Lange Äste in das Omentum majus. A
36. *Aa. gastrici breves.* Hauptsächlich an den Magenfundus ziehende Zweige aus der A. splenica oder ihren Ästen. A
37. *Rr. splenici; Rami lienales.* Die durch Teilung vor Eintritt in die Milz entstandenen 5 bis 6 Äste der A. splenica. A
38. *A. gastrica posterior.* Ast zur Magenhinterwand. A

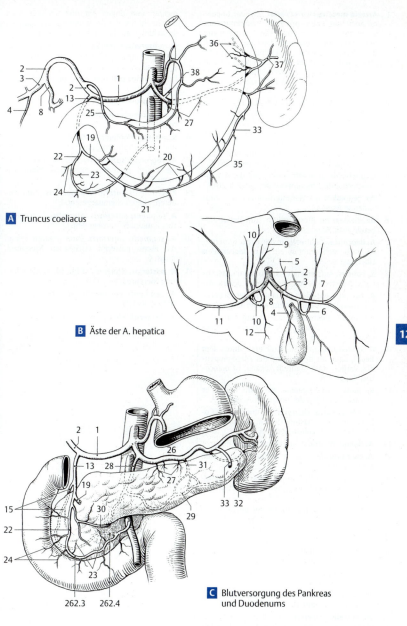

A Truncus coeliacus

B Äste der A. hepatica

C Blutversorgung des Pankreas und Duodenums

1 **Arteria mesenterica superior.** Zweiter unpaarer Aortenast. Er entspringt ca. 1 cm unter dem Truncus coeliacus in Höhe des 1. Lendenwirbels. Liegt zuerst hinter dem Pancreas, dann auf dem Proc. uncinatus und zieht mit seinen Zweigen ins Mesenterium und Mesocolon. Die Arterie versorgt den Pankreaskopf, den Dünndarm bis auf die Pars superior duodeni und das Colon bis zur linken Flexur. A B

2 **A. pancreaticoduodenalis inferior.** Die Arterie entspringt hinter dem Pancreas und zieht zwischen Duodenum und Pancreas zu den Aa. pancreaticoduodenales superiores. Sie versorgt Pankreaskopf und Duodenum. A

3 *R. anterior.* Er anastomosiert mit der A. pancreaticoduodenalis superior anterior. S. 261 C

4 *R. posterior.* Er anastomosiert mit der A. pancreaticoduodenalis superior posterior. S. 261 C

5 **Aa. jejunales.** Im Mesenterium zum Jejunum laufende Äste. A

6 **Aa. ileales.** Im Mesenterium zum Ileum ziehende Äste. A

7 **A. ileocolica.** Zieht etwa in der Radix mesenterii nach rechts unten auf den ileocaecalen Übergang zu. A

8 *R. colicus.* Aufsteigender Ast zum Colon ascendens; Anastomose mit der A. colica dextra. A

9 *A. caecalis anterior.* Sie läuft in der Plica caecalis vascularis zur Caecumvorderfläche. A

10 *A. caecalis posterior.* Sie läuft hinter der Einmündung des Ileum in das Caecum zur Caecumrückfläche. A

11 *A. appendicularis.* Sie läuft erst hinter dem Ileum, dann im freien Rand der Meso-Appendix. Variiert stark in ihrem Abgang; ist manchmal doppelt. A

12 *R. ilealis.* Absteigender Ast zum Ileum. Er anastomosiert mit der untersten A. ilealis. A

13 **A. colica dextra.** Zieht retroperitoneal zum Colon ascendens. Anastomosen: A. ascendens der A. ileocolica, A. colica media. A

14 **A. flexura dextra.** A. zur rechten Colonflexur. A

15 **A. colica media.** Zieht im Mesocolon ans Colon transversum. A

16 **A. marginalis coli; A. juxtacolica; Arcus marginalis coli.** Anastomose zwischen A. colica sinistra und Aa. sigmoideae. B

17 **Arteria mesenterica inferior.** Sie entspringt in Höhe des 3. und 4. Lendenwirbels und zieht nach links zum Colon descendens, Colon sigmoideum und Rectum. B

18 **A. ascendens.** Anastomose zwischen A. colica sinistra und A. colica media. A B

19 **A. colica sinistra.** Zieht retroperitoneal ans Colon descendens. B

20 **Aa. sigmoideae.** Sie ziehen schräg abwärts ans Colon sigmoideum. B

21 **A. rectalis superior.** Sie zieht hinter dem Rectum ins kleine Becken, teilt sich in einen rechten und linken Ast und versorgt nach Durchbohrung der Muskulatur hauptsächlich die Schleimhaut bis zu den Valvulae anales. B

22 **A. suprarenalis media.** Direkt aus der Aorta entspringende Arterie für die Nebenniere. C

23 **A. renalis.** Sie entspringt meist vor dem ersten Lendenwirbel und zieht, sich vorher aufteilend, an die Niere. C D

24 **Rami capsulares.** Kapselarterien. C

25 **A. suprarenalis inferior.** Äste an die Nebenniere. C

26 **R. anterior.** Vorderer Ast für das obere, vordere und untere Nierensegment. C D

27 *A. segmenti superioris.* Zum oberen, bis an die Facies posterior reichenden Nierensegment. C

28 *A. segmenti anterioris superioris.* Zum vorderen, oberen Nierensegment. C

29 *A. segmenti anterioris inferioris.* Zum vorderen, unteren Nierensegment. C

30 *A. segmenti inferioris.* Zum unteren, bis an die Facies posterior reichenden Nierensegment. C

31 **R. posterior.** Hinterer Ast für das größere hintere Nierensegment. C D

32 *A. segmenti posterioris.* Zum hinteren Nierensegment. D

33 **Rr. ureterici.** Kleine Äste für den Ureter. C

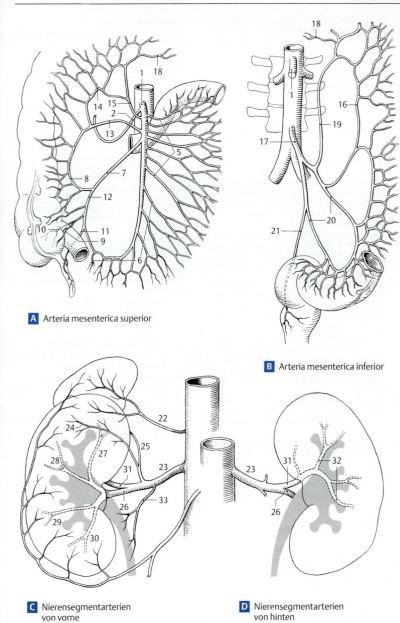

A Arteria mesenterica superior

B Arteria mesenterica inferior

C Nierensegmentarterien von vorne

D Nierensegmentarterien von hinten

1 **Arteria testicularis.** Sie entspringt in Höhe des 2. Lendenwirbels, überkreuzt den Ureter und zieht auf dem Ductus deferens durch den Leistenkanal in den Hoden. C

2 **Rr. ureterici.** Kleine Äste an den Ureter. C

3 **Rr. epididymales.** Äste an den Nebenhoden.

4 **A. ovarica.** Sie entspringt in Höhe des 2. Lendenwirbels und zieht im Lig. suspensorium ovarii an das Ovar. Anastomose mit der A. uterina. C

5 **Rr. ureterici.** Kleine Äste an den Ureter. C

6 **Rr. tubarii.** Äste zum Infundibulum tubae uterinae. Anastomose mit der A. uterina.

7 BIFURCATIO AORTAE. Aortengabel vor dem 4. Lendenwirbel, also direkt unter dem Nabel. C

8 ARTERIA ILIACA COMMUNIS. Sie reicht von der Teilung der Aorta auf dem 4. Lendenwirbel bis zu ihrer Aufteilung in die A. iliaca interna und externa vor der Articulatio sacroiliaca. Sie hat nur unbedeutende Äste. C

9 ARTERIA ILIACA INTERNA. Sie beginnt an der Teilung der A. iliaca communis, zieht von hier in das kleine Becken und reicht bis zum Oberrand des Foramen ischiadicum majus. Ihre Äste variieren stark. C

10 **Arteria iliolumbalis.** Sie zieht unter dem M. psoas und der A. iliaca interna in die Fossa iliaca. C

11 **R. lumbalis.** In den M. psoas und M. quadratus lumborum führender Ast. C

12 **R. spinalis.** Zwischen Os sacrum und 5. Lendenwirbel in den Wirbelkanal eintretender Ast. C

13 **R. iliacus.** In die Fossa iliaca am M. iliacus ziehender, parallel zum Becken liegender Ast. Anastomose mit der A. circumflexa ilium profunda. C

14 **Arteria sacrales laterales.** Seitlich von der A. sacralis mediana abwärts ziehende Aa. Sie können auch aus der A. glutaea superior kommen. C

15 **Rr. spinales.** Durch die Foramina sacralia pelvina in den Kreuzbeinkanal führende Arterien. C

16 **Arteria obturatoria.** Sie verläuft in der seitlichen Beckenwand und zieht durch das Foramen obturatum an die Adduktoren. B C

17 **R. pubicus.** Er verbindet sich mit dem Ramus obturatorius der A. epigastrica inferior [[Corona mortis]]. C

18 **R. acetabularis.** Er zieht durch die Incisura acetabuli in das Lig. capitis femoris. B

19 **R. anterior.** Vorderer, auf dem M. adductor brevis gelegener Ast. Anastomose mit der A. circumflexa femoris medialis. B

20 **R. posterior.** Hinterer, unter dem M. adductor brevis gelegener Ast. B

21 **Arteria glutaea superior.** Sie zieht durch das Foramen ischiadicum majus über den M. piriformis [[For. suprapiriforme]]in die Glutäalgegend. A C

22 *R. superficialis.* Liegt zwischen den Mm. glutaeus maximus und medius. Anastomose mit der A. glutaea inferior. A

23 *R. profundus.* Liegt zwischen den Mm. glutaeus medius und minimus. A

24 *R. superior.* Zieht am Oberrand des M. glutaeus minimus bis zum M. tensor fasciae latae. A

25 *R. inferior.* Verläuft im M. glutaeus medius bis an den Trochanter major. A

26 **Arteria glutaea inferior.** Sie gelangt durch das Foramen ischiadicum majus unter dem M. piriformis [[For. infrapiriforme]]. Verteilt ihre Äste unter dem M. glutaeus maximus. Anastomose mit der A. glutaea superior, der A. obturatoria und den Aa. circumflexae femoris. A C

27 **A. comitans n. ischiadici.** Phylogenetisch die Hauptarterie des Beines. Begleitet und versorgt den N. ischiadicus. Anastomose mit A. circumflexa femoris medialis und Rami perforantes. A C

28 **Arteria umbilicalis.** Erster unterer Ast der A. iliaca interna. Sie obliteriert postnatal vom Abgang der Aa. vesicales superiores an. C

29 **Pars patens.** Entw. Teil der A. umbilicalis, der postnatal nicht obliteriert. Gibt die nachfolgenden Arterien ab.

30 *A. ductus deferentis.* Sie steigt im Becken nach abwärts bis an den Blasengrund und begleitet von hier ab den Ductus deferens bis zur A. testicularis. C

31 *Rr. ureterici.* Drei Äste an den Ureter. C

32 *Aa. vesicales superiores.* Äste an den oberen und mittleren Harnblasenabschnitt. C

33 **Pars occlusa.** Entw. Begriff. Teil der A. umbilicalis, der postnatal zur Chorda a. umbilicalis obliteriert.

34 **Chorda a. umbilicalis.** Aus der obliterierten A. umbilicalis entstandener Bindegewebsstrang in der Plica umbilicalis medialis. C

Becken 265

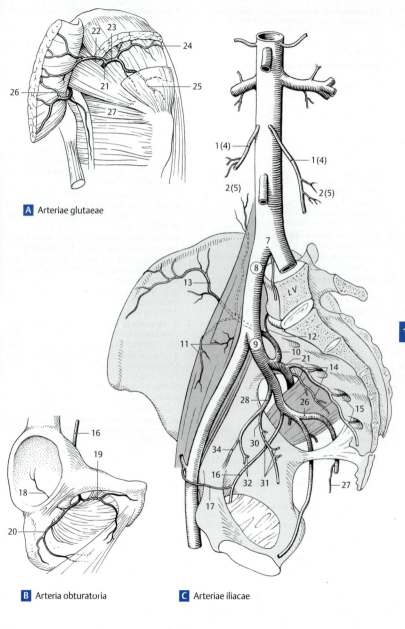

A Arteriae glutaeae

B Arteria obturatoria

C Arteriae iliacae

1 **Arteria vesicalis inferior.** Versorgt den unteren Teil der Harnblase und beim Mann die Prostata und die Vesicula seminalis. A

2 **Rr. prostatici.** Äste zur Prostata und Vesicula seminalis.

3 **Arteria uterina.** Entspricht der A. ductus deferentis, zieht im Grunde des Lig. latum an die Cervix uteri und steigt stark geschlängelt seitlich am Uterus aufwärts. A C

4 **Rr. helicini.** Korkenzieherartig gewundene Endaufzweigungen der A. uterina in der Uterusmuskulatur. C

5 **Rr. vaginales.** Äste zur Scheide. Sie haben Verbindungen zu den Aa. vaginales und den Aa. rectales media und inferior. A C

6 *[A. azygos vaginae].* Inkonstante unpaare Längsanastomosen an der vaginalen Vorder- und Hinterwand.

7 *R. ovaricus.* Er läuft entlang dem Lig. ovarii proprium und durch das Mesovar ans Ovar. Anast. mit A. ovarica und Ramus tubarius. C

8 *R. tubarius.* Er zieht in der Mesosalpinx der Tube bis zur Anastomose mit der A. ovarica. C

9 **Arteria vaginalis.** Direkt aus der A. iliaca interna kommender Vaginalast. A

10 **Arteria rectalis media.** Läuft über dem Beckenboden bis ans Rectum und versorgt dessen Muskulatur. A E

11 **Rr. vaginales.** Untere Vaginaläste. A

12 **Rr. prostatici.** Äste zur Prostata.

13 **Arteria pudenda interna.** Sie zieht durch das For. ischiadicum majus [[infrapiriforme]] aus dem Becken hinaus und durch das For. ischiadicum minus an die Seitenwand der Fossa ischiorectalis. A D E

14 **A. rectalis inferior.** Sie zieht quer durch die Fossa ischiorectalis und versorgt beide Sphincteren sowie die Haut unterhalb der Valvulae anales. D E

15 **A. perinealis.** Ursprung am Hinterrand des Diaphragma urogenitale. Sie versorgt die Mm. bulbospongiosus und ischiocavernosus. D E

16 **Rr. scrotales posteriores.** An das Scrotum ziehende Äste. E

17 **Rr. labiales posteriores.** An die Labia majora ziehende Äste. D

18 **A. urethralis.** Sie dringt an der Vereinigung der Crura penis in das Corpus spongiosus ein und zieht bis zur Glans. Anast. mit den Aa. dorsalis penis und profunda penis. E

19 **A. bulbi penis.** Zum Bulbus penis; versorgt dazu den M. transversus perineus profundus und die Gl. bulbourethralis. E

20 **A. bulbi vestibuli.** A. zum Bulbus vestibuli. D

21 **A. profunda penis.** Sie zieht im Corpus cavernosum nach vorn. E

22 **A. dorsalis penis.** Sie zieht dorsal unter der Fascia penis bis zur Eichel. E

23 **A. profunda clitoridis.** Sie zieht zum Corpus cavernosum clitoridis. D

24 **A. dorsalis clitoridis.** Sie versorgt bei gleichem Verlauf wie die A. dorsalis penis, Corpus, Glans und Praeputium clitoridis. D

25 **Aa. perforantes penis.** Äste der A. dorsalis durch die Tunica albuginea zum Corpus cavernosum.

26 **ARTERIAE MEMBRI INFERIORIS.** Beinarterien.

27 **ARTERIA ILIACA EXTERNA.** Der zweite, in die A. femoralis übergehende Ast der A. iliaca communis. A

28 **A. epigastrica inferior.** Sie entspringt dorsal vom Leistenband und zieht nach oben zur Innenfläche des M. rectus abdominis. Verursacht die Plica umbilicalis lateralis. Anastomose mit der A. epigastrica superior. A B

29 *R. pubicus.* Zum Os pubis ziehender Ast. A

30 *R. obturatorius.* Mit dem Ramus pubicus der A. obturatoria anastomosierender Ast [[Corona mortis]]. A

31 *[A. obturatoria accessoria].* Selten aus der A. epigastrica inferior abgehende A. obturatoria.

32 *A. cremasterica.* Ast für den M. cremaster auf dem Samenstrang. Er entspricht der A. ligamenti teretis uteri.

33 *A. ligamenti teretis uteri.* Ast zur Versorgung des Bindegewebes und der glatten Muskulatur des Lig. teretis uteri. A C

34 **A. circumflexa ilium profunda.** Bogenförmig nach hinten seitlich unter der Fascia transversalis laufender Ast entlang der Crista iliaca. A

35 *R. ascendens.* Aufsteigender Ast zwischen den Mm. transversum und obliquus internus abdominis zum Mc. Burneyschen Punkt. Anastomose mit der A. iliolumbalis. A

36 **Arteria femoralis.** Die vom Lig. inguinale bis zur A. poplitea reichende Schenkelschlagader. B

37 **A. epigastrica superficialis.** Sie entspringt distal vom Lig. inguinale und zieht auf der Bauchmuskulatur nabelwärts. B

38 **A. circumflexa ilium superficialis.** Parallel zum Lig. inguinale in Richtung auf die Spina iliaca anterior superior. B

39 **A. pudenda externa superficialis.** Sie tritt nach medial durch die Fascia cribrosa. B

40 **A. pudenda externa profunda.** Sie tritt nach medial am Rand des M. adductor longus durch die Fascia lata. B

41 *Rr. scrotales anteriores.* Äste für das Scrotum aus der A. pudenda ext. profunda. B

42 *Rr. labiales anteriores.* Äste für die Labien aus der A. pudendalis ext. profunda. B

43 *Rr. inguinales.* Äste in die Leistengegend aus beiden Aa. pudendae externae. B

Becken 267

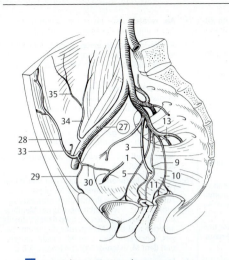

A Arteria iliaca interna und externa

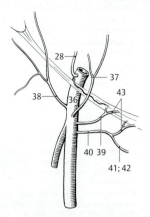

B Arteria femoralis

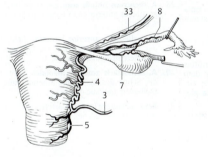

C Arteria uterina

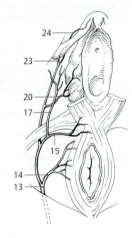

D Arteria pudenda interna

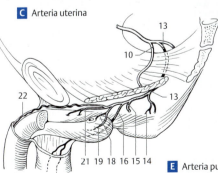

E Arteria pudenda interna von unten

1 **A. descendens genus.** Sie entspringt im Adduktorenkanal, zieht im M. vastus zum Kniegelenk in das Rete articulare genus. A B

2 *R. saphenus.* Läuft in Begleitung des N. saphenus an den Unterschenkel. A B

3 *Rr. articulares.* Äste zum Rete articulare genus durch den M. vastus medialis. A

4 **Arteria profunda femoris.** Dicker, tiefer, zunächst seitlicher Ast der A. femoralis. Er unterkreuzt sie und gibt folgende Zweige ab. A

5 **A. circumflexa femoris medialis.** Zieht zwischen M. iliopsoas und M. pectineus nach medial und hinten. A

6 *R. superficialis.* Verläuft zwischen M. pectineus und M. adductor longus. A

7 *R. profundus.* Unter dem Trochanter minor an die Mm. quadratus femoris, adductor magnus und ischiocrurales. Anastomose mit den Aa. glutaeales. A

8 *R. ascendens.* Zieht in die Mm. adductor brevis, magnus und obturatorius externus. Anastomose mit der A. obturatoria. A

9 *R. descendens.* Zieht zwischen M. quadratus femoris und M. adductor magnus zur ischiocruralen Muskulatur. A

10 *R. acetabularis.* Er kommt durch die Incisura acetabuli in das Lig. capitis femoris. Anastomose mit der A. obturatoria. A

11 **A. circumflexa femoris lateralis.** Zieht unter dem M. rectus femoris lateralwärts. A

12 *R. ascendens.* Zieht unter dem Mm. sartorius und rectus femoris aufwärts. Endet unter dem M. tensor fasciae latae. Anastomose zur A. circumflexa femoris medialis und zu den Aa. glutaeales. A

13 *R. descendens.* Reicht unter dem M. rectus femoris bis zum Kniegelenk. A

14 *R. transversus.* Dringt in den M. vastus lateralis ein und hat zahlreiche Anastomosen. A

15 *Aa. perforantes.* Treten als Endäste der A. profunda femoris dicht am Femur durch Schlitze in den Mm. adductores nach hinten an die langen Kniebeuger. A

16 *Aa. nutrientes femoris; Aa. nutriciae femoris.* Sie entspringen aus den Aa. perforantes I und III. A

17 **Arteria poplitea.** Sie reicht vom Ende des Adduktorenkanals bis zu ihrer Teilung am Unterrand des M. popliteus. B

18 **A. superior lateralis genus.** Zieht über dem lateralen Femurcondylus und unter der Bicepssehne nach vorn in das Rete articulare genus. A B

19 **A. superior medialis genus.** Zieht unter der Sehne des M. adductor magnus nach vorn in das Rete articulare genus. B

20 **A. media genus.** Zieht unten, hinten an die Kreuzbänder und Synovialfalten. B

21 **Aa. surales.** Äste für die Wadenmuskulatur, Fascie und Haut des Unterschenkels. B

22 **A. inferior lateralis genus.** Zieht unter dem lateralen Gastrocnemiuskopf und unter dem Lig. collaterale laterale in das Rete articulare genus. A B

23 **A. inferior medialis genus.** Zieht unter dem medialen Gastrocnemiuskopf und dem Lig. collaterale mediale in das Rete articulare genus. A B

24 **Rete articulare genus.** Arteriengeflecht hauptsächlich an der Vorderseite des Kniegelenks. A

25 **Rete patellare.** Besonderes Arteriengeflecht auf der Patella. A

26 **Arteria tibialis anterior.** Sie reicht von ihrem Ursprung am Unterrand des M. popliteus bis zum Unterrand des Retinaculum mm. extensorum inferius. Nach Durchbohrung der Membrana interossea liegt sie zwischen dem M. tibialis anterior und dem M. extensor digitorum longus, dann zwischen dem M. tibialis anterior und dem M. extensor hallucis longus. A B C

27 **[A. recurrens tibialis posterior].** Inkonstant. Zieht unter dem M. popliteus zum Kniegelenk.

28 **A. recurrens tibialis anterior.** Zieht durch den M. tibialis anterior zum Rete articulare genus. A B

29 **A. malleolaris anterior lateralis.** Zieht unter der Sehne des M. extensor digitorum longus zum Rete malleolare laterale. C

30 **A. malleolaris anterior medialis.** Zieht unter der Sehne des M. tibialis anterior zum Rete malleolare mediale. C

31 **Rete malleolare laterale.** Arteriengeflecht über dem äußeren Knöchel. C

untere Gliedmaße

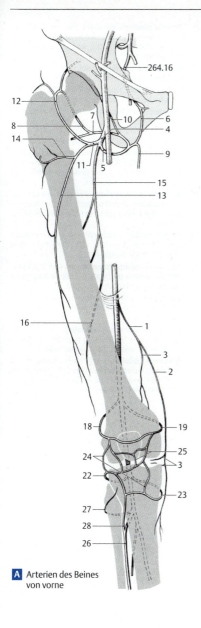

A Arterien des Beines von vorne

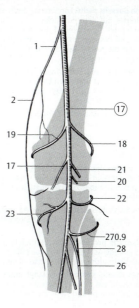

B Arteria poplitea

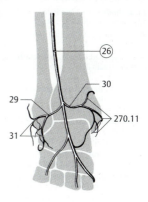

C Fußgelenk mit Arterien von vorne

1 **Arteria dorsalis pedis.** Fortsetzung der A. tibialis anterior auf dem Fußrücken. Nach Unterkreuzung der Sehne des M. extensor hallucis longus und Passage des Retinaculum extensorum liegt die Arterie lateral von dieser Sehne und ist hier palpabel. B

2 **A. tarsalis lateralis.** Entspringt in Höhe des Caput tali und zieht unter den kurzen Zehenstreckern in Richtung auf das Os cuboideum. Anastomose zur A. arcuata. B

3 **Aa. tarsales mediales.** Mehrere freie Äste an den Innenrand des Fußes. B

4 **[A. arcuata].** Sie läuft über die Basis der Metatarsalia bogenförmig unter dem M. extensor digitorum brevis nach lateral. B

5 **Aa. metatarsales dorsales.** Vier Äste, die über die metatarsalen Zwischenräume nach distal ziehen und sich in je zwei Aa. digitales dorsales aufteilen. B

6 **Aa. digitales dorsales.** Die aus den Aa. metatarsales hervorgehenden Zwischenzehenarterien. B

7 **A. plantaris profunda.** Der besonders starke, perforierende Ast einer A. metatarsalis dorsalis für die Verbindung mit dem Arcus plantaris. B

8 **Arteria tibialis posterior.** Gelangt unter dem Arcus tendineus m. solei unter die oberflächliche Beugergruppe und zieht von hinten an den medialen Knöchel. A

9 **R. circumflexus fibularis; Ramus circumflexus peronealis.** Zieht gleich am Beginn der A. tibialis posterior um die Fibula herum nach vorn an das Rete articulare genus. A

10 **Rr. malleolares mediales.** Ziehen hinter dem Innenknöchel in das Rete malleolare mediale. A

11 **Rete malleolare mediale.** Arteriengeflecht über dem Innenknöchel. A

12 **Rr. calcanei.** An die mediale Calcaneusfläche ziehende Äste. A

13 **A. nutriens tibialis; A. nutricia tibiae.** Die A. tritt unterhalb der Linea m. solei in das For. nutricium. A

14 **Arteria fibularis; Arteria peronea.** Zieht, größtenteils bedeckt vom M. flexor hallucis longus, bis an den Calcaneus. A

15 **R. perforans.** Durchbohrt die Membrana interossea kurz über dem Knöchel und zieht zum Rete malleolare laterale und zum Fußrücken. A

16 **R. communicans.** Quer verlaufender Verbindungsast zur A. tibialis posterior. A

17 **Rr. malleolares laterales.** Äste, häufig aus dem Ramus communicans, zum äußeren Knöchel. A

18 *Rr. calcanei.* Hauptsächlich an die äußere Seite des Calcaneus ziehende Äste. A

19 **Rete calcaneum.** Arteriennetz hinten am Calcaneus. A

20 **A. nutriens fibulae; A. nutricia fibulae.** Ast zum Wadenbein. A

21 **Arteria plantaris medialis.** Der meist schwächere mediale Endast der A. tibialis posterior zum M. abductor hallucis und M. flexor digitorum brevis. C

22 **R. profundus.** Tiefer Ast, der meist Verbindung mit dem Arcus plantaris aufnimmt. C

23 **R. superficialis.** Oberflächlich am M. abductor hallucis bis zur Großzehe verlaufender Ast. C

24 **Arteria plantaris lateralis.** Der stärkere, seitliche Endast der A. tibialis posterior: zieht zwischen M. flexor digitorum brevis und M. quadratus plantae im Bogen nach vorn lateral. C

25 **Arcus plantaris profundus.** Die distale konvexe Fortsetzung der A. plantaris lateralis zwischen den Mm. interossei und dem Caput obliquum des M. adductor hallucis. C

26 *Aa. metatarsales plantares.* Vier aus dem Arcus plantaris hervorgehende Arterienstämme unter den Zwischenräumen der Mittelfußknochen. C

27 *Rr. perforantes.* Gewöhnlich je zwei zwischen den Mittelfußknochen auf den Fußrücken durchtretende Blutgefäße. C

28 *Aa. digitales plantares communes.* Das Stück vom distalen Ramus perforans bis zur Teilung in die Aa. digitales plantares propriae. C

29 Aa. digitales plantares propriae. An der plantaren Innen- und Außenseite der Zehen verlaufende Arterien. C

30 **[Arcus plantaris superficialis].** Gelegentliche oberflächliche Verbindung zwischen A. plantaris medialis und A. plantaris lateralis.

31 **[[Truncus tibiofibularis]].** Nach Abgang der A. tibialis anterior gemeinsamer Gefäßstamm von A. tibialis posterior und A. fibularis. Häufig Sitz von Gefäßverschlüssen. A

untere Gliedmaße 271

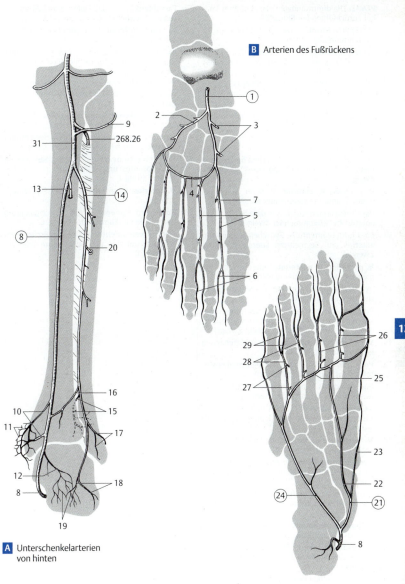

B Arterien des Fußrückens

A Unterschenkelarterien von hinten

C Arterien an der Fußsohle

1 **VENAE.** Die dünnwandigen, das Blut zum Vorhof zurückführenden Blutgefäße.

2 VENAE PULMONALES. Die von den Lungen zum Herzen führenden Adern

3 [[VENAE PULMONALES DEXTRAE]]. Die beiden rechten Lungenvenen. Gelegentlich vereinigen sie sich zu einem Stamm. A B

4 VENA PULMONALIS DEXTRA SUPERIOR. Rechte obere, vom Ober- und Mittellappen kommende Lungenvene. A B

5 **V. apicalis; R. apicalis.** Vom Spitzensegment kommender Ast. A

6 *Pars intrasegmentalis.* Aus dem Spitzensegment herauskommender Zweig. A

7 *Pars intersegmentalis.* Zwischen Spitzensegment und Segmentum posterius gelegener Zweig. A

8 **V. anterior; R. anterior.** Vorderer, vom Segmentum anterius kommender Ast. A

9 *Pars intrasegmentalis.* Aus dem Segmentum anterius herauskommender Zweig. A

10 *Pars intersegmentalis.* Zwischen Segmentum anterius und Segmentum laterale liegender Zweig. A

11 **V. posterior; R. posterior.** Hinterer, vom Segmentum posterius kommender Ast. A

12 *Pars infralobaris.* Aus dem Segmentum posterius herauskommender Zweig. A

13 *Pars intralobaris [intersegmentalis].* Zwischen Segmentum posterius und Segmentum apicale des Unterlappens liegender Zweig. A

14 **V. lobi medii; R. lobi medii.** Vom Mittellappen kommender Ast. A

15 *Pars lateralis.* Vom lateralen Segment des Mittellappens kommender Zweig. A

16 *Pars medialis.* Vom medialen Segment des Mittellappens kommender Zweig. A

17 VENA PULMONALIS DEXTRA INFERIOR. Rechte untere, vom rechten Unterlappen kommende Lungenvene. A B

18 **V. superior; R. superior.** Ast vom Spitzensegment des Unterlappens. A

19 *Pars intrasegmentalis.* Aus dem Spitzensegment des Unterlappens herauskommender Zweig. A

20 *Pars intersegmentalis.* Zwischen Spitzensegment und Segmentum basale posterius liegender Zweig. A

21 **V. basalis communis.** Gemeinsame Vene von den basalen Lungensegmenten. A

22 *V. basalis superior.* Vene für den Abfluß des Blutes aus dem lateralen und vorderen basalen Segment. A

23 *V. basalis anterior; Ramus basalis anterior.* Venenast vom vorderen und teilweise vom lateralen basalen Segment. A

24 Pars intrasegmentalis. Aus dem vorderen Basalsegment herausführender Zweig. A

25 Pars intersegmentalis. Zweig zwischen vorderem und seitlichem Basalsegment. A

26 *V. basalis inferior.* Vene vom hinteren Basalsegment. A

27 [[VENAE PULMONALES SINISTRAE]]. Die beiden linken Lungenvenen. Gelegentlich vereinigen sie sich zu einem Stamm. B

28 VENA PULMONALIS SINISTRA SUPERIOR. Linke obere, vom linken Oberlappen kommende Lungenvene. B C

29 **V. apicoposterior; R. apicoposterior.** Vom Segmentum apicoposterius kommender Ast. C

30 *Pars intrasegmentalis.* Aus dem Segmentum apicoposterius herauskommender Zweig. C

31 *Pars intersegmentalis.* Zwischen Segmentum apicoposterius und Segmentum anterius liegender Zweig. C

32 **V. anterior; R. anterior.** Ast vom Segmentum anterius. C

33 *Pars intrasegmentalis.* Aus dem Segmentum anterius herauskommender Zweig. C

34 *Pars intersegmentalis.* Zweig zwischen Segmentum anterius und Segmentum lingulare superius. C

Lunge 273

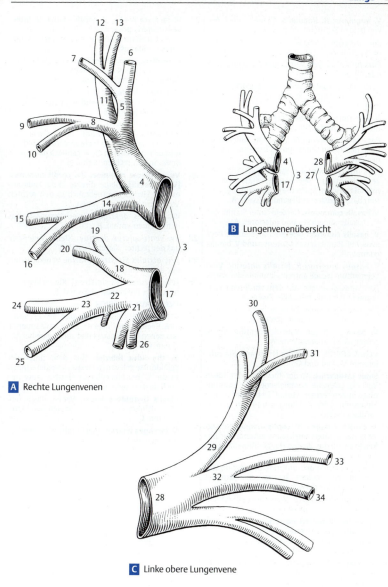

A Rechte Lungenvenen

B Lungenvenenübersicht

C Linke obere Lungenvene

1 **V. lingularis; R. lingularis.** Gemeinsamer Ast von beiden Segmenta lingularia. A

2 *Pars superior.* Zweig vom Segmentum linguare superius. A

3 *Pars inferior.* Zweig vom Segmentum lingulare inferius. A

4 VENA PULMONALIS SINISTRA INFERIOR. Vom linken Unterlappen kommende linke untere Lungenvene. A

5 **V. superior; R. superior.** Ast vom Spitzensegment des Unterlappens. A

6 *Pars intrasegmentalis.* Aus dem Spitzensegment des linken Unterlappens herauskommender Zweig. A

7 *Pars intersegmentalis.* Lateral zwischen Spitzensegment und Segmentum basale anterius medial zwischen Spitzensegment und Segmentum basale posterius liegender Zweig. A

8 **V. basalis communis.** Gemeinsamer Stamm der Vv. basales superiores und inferiores. A

9 **V. basalis superior.** Obere Basalvene. Sie liegt zwischen Ramus basalis anterior und V. basalis communis. A

10 *V. basalis anterior; R. basalis anterior.* Vom Segmentum basale anterius kommender Ast. A

11 *Pars intrasegmentalis.* Aus dem vorderen Basalsegment herauskommender Zweig. A

12 *Pars intersegmentalis.* Zweig zwischen Segmentum basale mediale und laterale. A

13 **V. basalis inferior.** Vom Segmentum basale posterius kommende Vene. A

14 VENAE CORDIS. Venen der Herzwand. Sie variieren in Verlauf und Größe. B

15 **Sinus coronarius.** An der Rückwand des linken Vorhofs gelegene Sammelvene mit Einmündung in den rechten Vorhof. Er beginnt an der Einmündung der V. obliqua atrii sinistri in die V. cardiaca magna. B

16 **V. cardiaca magna; V. cordis magna.** Fortsetzung der V. interventricularis anterior zur linken Kranzfurche. Venöse Hauptabflussbahn des Herzens. B

17 *V. interventricularis anterior.* Sie liegt im Sulcus interventricularis anterior. Sie sammelt Blut aus der Vorderwand beider Ventrikel. B

18 *V. marginalis sinistra.* Vene näher am Außenrand des linken Ventrikels. B

19 *V. ventriculi sinistri posterior.* Sie zieht jenseits des linken Herzrandes nach oben zur V. cordis magna oder zum Sinus coronarius. Anzahl der Gefäße variabel. B

20 *V. obliqua atrii sinistri.* Rudimentäre Vene an der Rückwand des linken Vorhofs. Rest des embryol. linken [[Ductus Cuvieri]]. B

21 *Lig. venae cavae sinistrae.* Pericardfalte. Sie wird aufgeworfen von dem Bindegewebsstrang der obliterierten, embryonalen V. cava superior sinistra. Sie liegt vor den linken Lungengefäßen, die sie miteinander verbinden kann. B

22 **V. cardiaca media; V. cordis media; V. interventricularis posterior.** Sie liegt im Sulcus interventricularis posterior und mündet in den Sinus coronarius. B

23 **V. cardiaca parva; V. cordis parva.** Sie liegt am rechten Herzrand und im rechten Sulcus coronarius und mündet im Sinus coronarius. B

24 *V. marginalis dextra.* Sie läuft am Außenrand des rechten Ventrikels und setzt sich in die V. cardiaca parva fort. B

25 *V. ventriculi dextri anterior; Vv. cardiacae anteriores; Vv. cordis anteriores.* Ein bis drei kleinere Venen an der rechten Vorderwand. Sie münden entweder in die V. cardiaca parva oder direkt in den rechten Vorhof. B

26 **Vv. cardiacae minimae; Vv. cordis minimae; [Vv. Thebesii].** Kleine, direkte in die Hohlräume des Herzens, vornehmlich in den rechten Vorhof einmündende Venen.

27 *Vv. atriales dextrae.* Kleine Venenäste aus dem rechten Vorhof. B

28 *Vv. ventriculares dextrae.* Kleine Venenäste aus der rechten Kammerwand. B

29 *[Vv. atriales sinistrae].* Kleine Venenäste aus der linken Vorhofwand. B

30 *[Vv. ventriculares sinistrae].* Kleine Venenäste aus der linken Kammerwand. B

31 VENA CAVA SUPERIOR. Obere Hohlvene. C

32 VENA BRACHIOCEPHALICA DEXTRA ET SINISTRA. Rechter und linker Ast zur V. cava superior, aus denen Vv. jugulares und subclaviae hervorgehen. C

33 **V. thyroidea inferior.** Aus dem unter der Schilddrüse gelegenen Plexus thyroideus impar in die V. brachiocephalica sinistra (zuweilen auch dextra) ziehende Vene. C

34 **Plexus thyroideus impar.** Venengeflecht vor der Luftröhre unter dem kaudalen Schilddrüsenrand. C

35 **V. laryngea inferior.** Vom Kehlkopf in den Plexus thyroideus impar ziehende Vene. C

Lunge und Herz

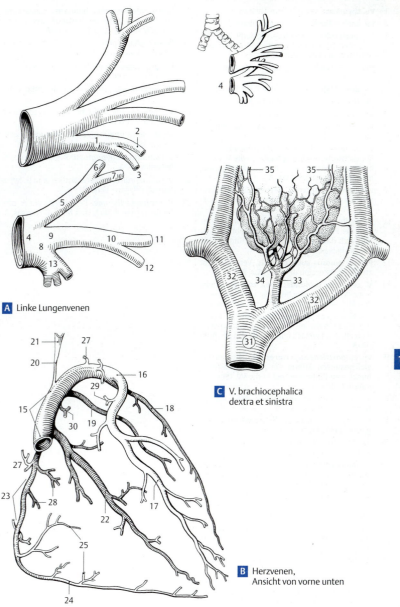

A Linke Lungenvenen

B Herzvenen, Ansicht von vorne unten

C V. brachiocephalica dextra et sinistra

1 **Vv. thymicae.** Äste aus dem Thymus. A
2 **Vv. pericardiacae.** Äste vom Perikard. A
3 **Vv. pericardiacophrenicae.** Begleitvenen der A. pericardiacophrenica von der Zwerchfelloberfläche und dem Perikard. A
4 **Vv. mediastinales.** Äste aus dem Mediastinum. A
5 **Vv. bronchiales.** Äste von den Bronchien. A
6 **Vv. tracheales.** Äste von der Trachea. A
7 **Vv. oesophageales.** Äste vom Oesophagus. A
8 **V. vertebralis.** Begleitvene der A. vertebralis. Meist als Geflecht. A
9 **V. occipitalis.** Ursprung im Venennetz der Kopfschwarte. Mündung häufig in die V. vertebralis aber auch in die V. jugularis interna oder in die V. jugularis externa. A
10 **V. vertebralis anterior.** Begleitvene der A. cervicalis ascendens. Mündet unten in die V. vertebralis. A
11 **[V. vertebralis accessoria].** Vene in Fortsetzung des Plexus venosus der A. vertebralis. Tritt oft durch das Foramen transversarium des VII. Halswirbels aus. A
12 **Plexus venosus suboccipitalis.** Venengeflecht zwischen Os occipitale und Atlas. A
13 **V. cervicalis profunda; Vena colli profunda.** Begleitvene der gleichnamigen Arterie unter den Mm. semispinalis capitis und cervicis. A
14 **Vv. thoracicae internae.** Begleitvenen der A. thoracica interna, bis zum 3. Rippenknorpel oft doppelt, dann einfach und medial von der Arterie. A
15 *Vv. epigastricae superiores.* Begleitvenen der gleichnamigen Arterie. Sie gehen parasternal hinter dem Rippenknorpel in die Vv. thoraciae internae über. A
16 *Vv. subcutaneae abdominis.* Äste aus der Haut in die Vv. epigastricae superiores. A
17 *Vv. musculophrenicae.* Begleitvenen der gleichnamigen Arterie. A
18 *Vv. intercostales anteriores.* Äste in den Interkostalräumen. A
19 **V. intercostalis suprema.** Führt das Blut aus dem 1. Interkostalraum zur V. brachiocephalica oder V. vertebralis. A
20 **V. intercostalis superior sinistra.** Abfluß des 2.–3. (4.) Interkostalraums links. Mündet von hinten in die linke V. brachiocephalica. A
21 VENA JUGULARIS INTERNA. Die vom Foramen jugulare bis zum Venenwinkel reichende Hauptvene des Halses. A
22 **Bulbus superior venae jugularis.** Erweiterung am Venenbeginn im Foramen jugulare. A
23 *Glomus jugulare.* Dem Glomus caroticum vergleichbare Zellansammlung in der Adventitia des Bulbus superior venae jugularis.
24 **V. aquaeductus cochleae.** Winzige Begleitvene des Ductus perilymphaticus. A
25 **Bulbus inferior venae jugularis.** Kranialwärts durch eine Klappe geschlossene Erweiterung am Ende der V. jugularis interna. A
26 **Plexus pharyngeus.** Venengeflecht auf der Pharynxmuskulatur. A
27 **Vv. pharyngeae.** Aus dem Plexus pharyngeus kommende Venen. A
28 **Vv. meningeae.** Kleine Venenäste von der Dura.
29 **V. lingualis.** Die meist bei der Zungenarterie gelegene Zungenvene. A
30 *Vv. dorsales linguae.* Zahlreiche vom Zungenrücken kommende Venen. A
31 *V. comitans n. hypoglossi.* Begleitvene des N. hypoglossus. A
32 *V. sublingualis.* Stärkere, seitlich vom N. hypoglossus gelegene Vene. A
33 *V. profunda linguae.* Begleitvene der A. profunda linguae seitlich vom M. genioglossus. A

Hals und Brust 277

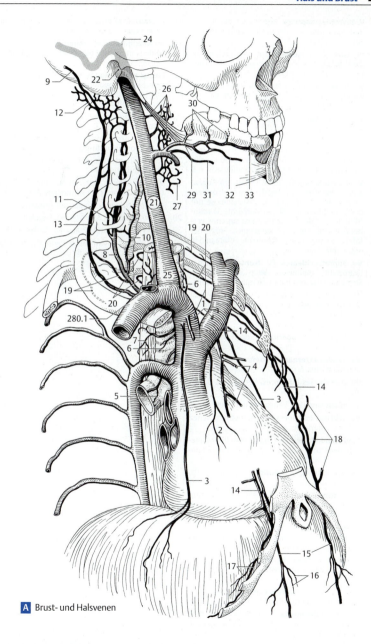

A Brust- und Halsvenen

1 **V. thyroidea superior.** Begleitvene der A. thyroidea superior. Mündet in die V. facialis oder V. jugularis interna. A B

2 **Vv. thyroideae mediae.** Eine oder mehrere in die V. jugularis interna führende Schilddrüsenvenen ohne zugehörige Arterien. A

3 **V. sternocleidomastoidea.** Führt vom gleichnamigen Muskel in die V. jugularis interna oder in die V. thyroidea superior. A

4 **V. laryngea superior.** Begleitvene der A. laryngea superior. Mündet in die V. thyroidea superior. A

5 **Vena facialis.** Gesichtsvene. Sie beginnt im medialen Augenwinkel, liegt hinter der A. facialis, dann unter der Glandula submandibularis. A

6 **V. angularis.** Beginn der V. facialis im Augenwinkel durch Vereinigung der V. supratrochlearis und der V. supraorbitalis. Anastomose mit der V. ophthalmica. Sie ist durch die V. nasofrontalis mit der V. ophthalmica superior verbunden und wie diese klappenlos. Möglicher Infektionsweg vom Gesicht in die Orbita und in den Gehirnraum. A B

7 **Vv. supratrochleares [[V. frontalis]].** An der Kranznaht beginnende Vene der medialen Stirnhälfte. Sie vereinigt sich mit der V. angularis. A B

8 **V. supraorbitalis.** Kommt von der seitlichen Stirnpartie und vereinigt sich mit den Vv. supratrochleares. A

9 **Vv. palpebrales superiores.** Venen vom Oberlid. A

10 **Vv. nasales externae.** Sie kommen von der Nasenaußenseite. A

11 **Vv. palpebrales inferiores.** Venen vom Unterlid. A

12 **V. labialis superior.** Venen von der Oberlippe. A

13 **Vv. labiales inferiores.** Meist mehrere Venen aus der Unterlippe. A

14 **V. profunda faciei.** Sie kommt vom Plexus pterygoideus und zieht auf dem Oberkieferknochen nach vorn. A B

15 **Vv. parotideae; Rr. parotidei.** Äste aus der Parotis. A

16 **V. palatina externa.** Führt Blut aus der seitlichen Tonsillargegend des Gaumens und der Schlundwand in die V. facialis. A B

17 **V. submentalis.** Begleitvene der A. submentalis. Anastomose mit der V. sublingualis und der V. jugularis anterior. A

18 **V. retromandibularis.** Sie reicht vom Zusammenfluss zahlreicher Äste vor dem Ohr bis zur V. facialis. A B

19 **Vv. temporales superficiales.** Begleiten die A. temporalis superficialis. A

20 **V. temporalis media.** Sie kommt aus dem M. temporalis und mündet in die Vv. temporales superficiales. A

21 **V. transversa faciei.** Begleitvene der A. transversa faciei kaudal vom Jochbogen. A

22 **Vv. maxillares.** Sie verbinden den Plexus pterygoideus mit dem Anfang der V. retromandibularis. B

23 **Plexus pterygoideus.** Venengeflecht zwischen den Mm. temporalis, pterygoideus medialis und lateralis, vorwiegend um den M. pterygoideus lat., mit folgenden Zuflüssen. B

24 *Vv. meningeae mediae.* Begleitvenen der A. meningea media. B

25 *Vv. temporales profundae.* Begleitvenen der A. temporalis profunda. B

26 *V. canalis pterygoidei.* Begleitvene der A. canalis pterygoidei. B

27 *Vv. auriculares anteriores.* Vom Gehörgang und der Ohrmuschel kommende Äste. A B

28 *Vv. parotideae.* Äste aus der Parotis. B

29 *Vv. articulares.* Äste vom Kiefergelenk. B

30 *Vv. tympanicae.* Äste aus der Paukenhöhle.

31 *V. stylomastoidea.* Begleitvene des N. facialis aus der Paukenhöhle. B

Kopf 279

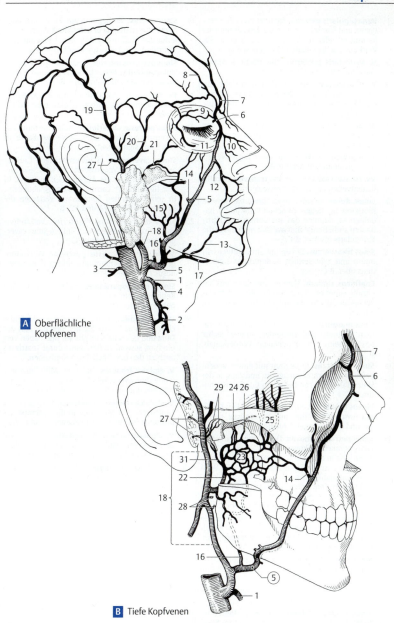

A Oberflächliche Kopfvenen

B Tiefe Kopfvenen

1 **Vena jugularis externa.** Sie liegt zwischen Platysma und Lamina superficialis fasciae cervicalis und mündet meist in die V. subclavia. Sie wird aus nachstehenden Venen gespeist. A

2 **V. auricularis posterior.** Oberflächlich hinter dem Ohr gelegene Vene. A

3 **V. jugularis anterior.** Sie beginnt in Höhe des Zungenbeins und mündet nach Unterkreuzung des M. sternocleidomastoideus oft in die V. jugularis externa. A

4 *Arcus venosus jugularis.* Verbindung der rechten und linken V. jugularis anterior im Spatium suprasternale. A

5 **V. suprascapularis.** Meist zwei Begleitvenen der gleichnamigen Arterie. A

6 **Vv. transversae cervicis; Vv. transversae colli.** Begleitvenen der A. transversa cervicis. A

7 **Sinus durae matris.** Inkompressible venöse Blutleiter. Sie liegen zwischen Dura und Schädelperiost, nehmen das aus Gehirn und Hirnhäuten abfließende Blut auf und münden in die V. jugularis interna. B C

8 **Sinus transversus.** Er beginnt am Confluens sinuum und geht seitlich in den Sinus sigmoideus über. B C

9 **Confluens sinuum.** Vereinigung der Sinus sagittalis superior, rectus, occipitalis und transversus an der Protuberantia occipitalis interna. B C

10 **Sinus marginalis.** Er liegt am Eingang des Foramen magnum und verbindet Venengeflechte des Schädelinnern mit denen des Wirbelkanals. B

11 **Sinus occipitalis.** Er beginnt mit einem Venengeflecht am Foramen magnum und zieht in der Wurzel der Falx cerebelli zum Confluens sinuum. B C

12 **Plexus basilaris.** Venengeflecht auf dem Clivus mit Anschluss an die Sinus cavernosus, petrosus und die Venengeflechte des Wirbelkanals. B

13 **Sinus petrosquamosus.** Der Name wird zweifach gebraucht. Inkonstant.
1. Er liegt in der gleichnamigen Fissur. Verbindung zwischen Sinus transversus und Vena retromandibularis.
2. Er quert den Boden der Fossa cranii media zwischen Vv. meningeae bzw. Sinus sphenoparietalis und Sinus petrosus superior.

14 **Sinus sigmoideus.** Er verlässt im Anschluss an den Sinus transversus die seitliche Schädelwand und zieht, S-förmig geschwungen, zum Foramen jugulare. B C

15 **Sinus sagittalis superior.** Er liegt in der Wurzel der Falx cerebri und reicht von der Crista galli bis zum Confluens sinuum. B C

16 *Lacunae laterales.* Kleine Seitennischen des Sinus sagittalis superior. C

17 **Sinus sagittalis inferior.** Kleiner Blutleiter am freien Rand der Falx cerebri. Er endet im Sinus rectus. C

18 **Sinus rectus.** Er beginnt am Zusammenfluss der V. cerebri magna und des Sinus sagittalis inferior und läuft in der Wurzel der Falx auf dem Tentorium cerebelli zum Confluens sinuum. C

19 **Sinus petrosus inferior.** Er läuft an der hinteren Unterkante des Felsenbeins vom Sinus cavernosus zum Foramen jugulare. B

20 *Vv. labyrinthi.* Aus dem Meatus acusticus internus kommende Äste zum Sinus petrosus inferior. C

21 **Sinus petrosus superior.** Er zieht vom Sinus cavernosus auf der oberen Felsenbeinkante in den Sinus sigmoideus. B

22 **Sinus cavernosus.** Schwammartiges Gebilde aus erweiterten Venen beiderseits der Sella turcica, in den u. a. die Augenvenen münden. In ihm liegen die A. carotis und der N. abducens. In seiner lateralen Seitenwand verlaufen die Hirnnerven III, IV, V1 und V2. B

23 *Sinus intercavernosus anterior.* Verbindungen zwischen rechtem und linkem Sinus cavernosus vor der Hypophyse. C

24 *Sinus intercavernosus posterior.* Verbindungen zwischen rechtem und linkem Sinus cavernosus hinter der Hypophyse. C

25 **Sinus sphenoparietalis.** Unter den kleinen Keilbeinflügeln in den Sinus cavernosus ziehender Blutleiter. B

26 **Venae diploicae.** In der Diploë des Schädeldaches gelegene Venen. Sie nehmen das Blut der Dura und des Schädeldachs auf und haben Verbindung sowohl zu den Sinus durae matris als auch zu den oberflächlichen Kopfvenen.

27 **V. diploica frontalis.** Nahe der Mittellinie laufende Diploëvene mit Mündung in die V. supraorbitalis und den Sinus sagittalis superior.

28 **V. diploica temporalis anterior.** Vorn gelegene Diploëvene mit Mündung in die V. temporalis profunda und den Sinus sphenoparietalis. A

29 **V. diploica temporalis posterior.** Hintere Diploëvene mit Mündung in die V. auricularis posterior und den Sinus transversus. A

30 **V. diploica occipitalis.** Hinterste Diploëvene. Sie mündet in die V. occipitalis und in den Sinus transversus. A

31 [[**V. occipitalis**]]. Begleitvene der A. occipitalis. A

Kopf 281

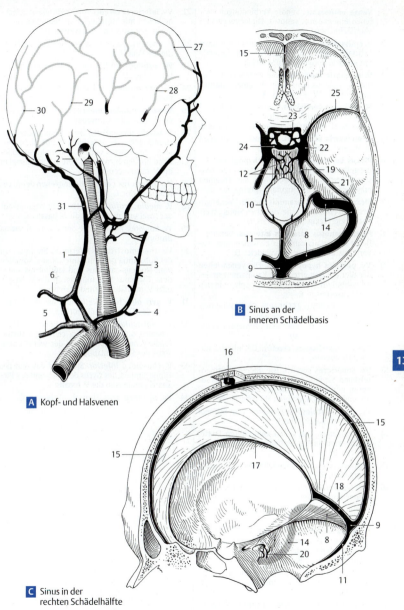

A Kopf- und Halsvenen

B Sinus an der inneren Schädelbasis

C Sinus in der rechten Schädelhälfte

1 **Venae emissariae.** Venöse Verbindungen zwischen einem Sinus venosus, Diploëvenen und oberflächlichen Schädelvenen.
2 **V. emissaria parietalis.** Sie verbindet den Sinus sagittalis superior durch das Foramen parietale mit einer V. temporalis superficialis. A
3 **V. emissaria mastoidea.** Sie verbindet den Sinus sigmoideus durch das Foramen mastoideum mit der V. occipitalis. A
4 **V. emissaria condylaris.** Sie verbindet den Sinus sigmoideus mit dem Plexus venosus vertebralis externus durch den Canalis condylaris. A
5 **V. emissaria occipitalis.** Verbindung zwischen Confluens sinuum und V. occipitalis. A
6 **Plexus venosus canalis nervi hypoglossi.** Venengeflecht im Canalis nervi hypoglossi zwischen dem Venengeflecht um das Foramen magnum und der V. jugularis interna. A
7 **Plexus venosus foraminis ovalis.** Venengeflecht im Foramen ovale zwischen Sinus cavernosus und Plexus pterygoideus. D
8 **Plexus venosus caroticus internus.** Venengeflecht im Canalis caroticus zwischen Sinus cavernosus und Plexus pterygoideus. D
9 *Vv. portales hypophysiales.* Die Venen leiten das Blut aus den arteriellen Kapillarnetzen des Infundibulum und der Adenohypophyse in den Sinus cavernosus. C
10 VENAE ENCEPHALI [[CEREBRI]]. Die größtenteils im Subarachnoidalraum gelegenen, klappenlosen Hirnvenen. Ihr Blut fließt vorwiegend in die Sinus durae matris ab.
11 Venae superficiales cerebri. Die oberflächlichen Hirnvenen.
12 **Vv. superiores cerebri.** Die oberen Hirnmantelvenen. Sie münden in den Sinus sagittalis superior und kommen von der lateralen, medialen und vorderen, unteren Hirnoberfläche.
13 *Vv. praefrontales.* Sie kommen vom Stirnpol und dessen Basalfläche. B
14 *Vv. frontales.* Die Venen vom oberen Drittel des bis zum Sulcus centralis reichenden Stirnlappens. B
15 *Vv. parietales.* Vom Parietallappen kommende Sinusvenen. B
16 *Vv. temporales.* Vom Temporallappen kommende Sinusvenen.
17 *Vv. occipitales.* Vom Okzipitallappen kommende Sinusvenen. B
18 **V. media superficialis cerebri.** Sie kommt von den unteren zwei Dritteln der Hemisphäre und zieht durch den Sulcus cerebri lateralis in den Sinus cavernosus. B
19 *V. anastomotica superior (Trolard).* Gelegentlich stärkere Anastomose zum Sinus sagittalis superior. B
20 *V. anastomotica inferior (Labbé).* Gelegentlich stärkere Anastomose zum Sinus transversus. B
21 **Vv. inferiores cerebri.** An der Hirnbasis gelegene Venen mit Mündungen in den Sinus cavernosus, petrosus und transversus. B
22 *V. uncialis.* Vom Uncus gyri hippocampi kommende Vene. C
23 *Vv. orbitae.* Sie kommen aus der Orbita mit Umgebung. D
24 *Vv. temporales.* Sie kommen vom Lobus temporalis. B
25 Venae profundae cerebri. Die größtenteils verdeckt liegenden Hirnvenen.
26 **V. basalis (Rosenthal).** Sie beginnt an der Substantia perforata anterior, verläuft dann entlang dem Tractus opticus und zieht anschließend um den Hirnstamm herum nach dorsal in die V. magna cerebri. C
27 *Vv. anteriores cerebri.* Begleitvenen der A. cerebri anterior. C
28 *V. media profunda cerebri.* Sie beginnt auf der Insel und mündet in die V. basalis. C
29 *Vv. insulares.* Anfangsäste der V. cerebri media profunda.
30 *Vv. thalamostriatae inferiores.* Sie treten an der Substantia perforata anterior aus, kommen vom Nucleus caudatus und lentiformis sowie dem Thalamus und münden in die V. basalis oder V. medialis profunda cerebri. C
31 *V. gyri olfactorii.* Sie kommt aus der Umgebung des Trigonum olfactorium. C
32 *V. ventricularis inferior.* In Höhe der Hirnschenkel durch die Fissura choroidea austretende Vene. Sie kommt aus der weißen Substanz des Schläfenlappens. C
33 *V. choroidea inferior.* Sie bringt das Blut des Hippocampus, des Gyrus dentatus und des Plexus choroideus in die V. basalis. C
34 *Vv. pedunculares.* Hirnschenkelvenen. C

Kopf und Gehirn 283

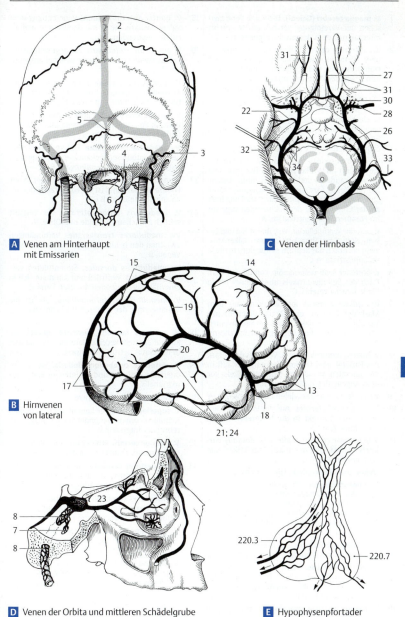

A Venen am Hinterhaupt mit Emissarien

C Venen der Hirnbasis

B Hirnvenen von lateral

D Venen der Orbita und mittleren Schädelgrube

E Hypophysenpfortader

1 **V. magna cerebri (Galeni).** Die kurze Vene zwischen der Vereinigung der beiden Vv. cerebri internae und dem Beginn des Sinus rectus. A C

2 *Vv. internae cerebri.* Die rechte und linke innere Hirnvene. Sie verlaufen in der Fissura transversa, also zwischen Fornix und Thalamus bzw. Dach des dritten Ventrikels, beginnen am Foramen interventriculare und enden an der Vereinigung mit dem gegenseitigen Partner zur V. magna cerebri. A C

3 *V. choroidea superior.* Sie liegt in der ganzen Länge des Plexus choroideus bis zum Foramen interventriculare und erhält Äste vom Hippocampus, dem Fornix und Balken. A

4 *V. thalamostriata superior; V. terminalis.* Sie verläuft im Winkel zwischen Thalamus und Nucleus caudatus und hat daher ihren Namen. Sie hat keine Äste aus dem Thalamus, sonst aber aus ihrer ganzen Umgebung. Ihr Ende liegt an der Einmündung der V. choroidea superior im Foramen interventriculare. A

5 *V. anterior septi pellucidi.* Von ihrem Einzugsgebiet, dem Frontalmark und dem Balkenknie, zieht sie durch das Septum pellucidum in die V. thalamostriata. A C

6 *V. posterior septi pellucidi.* Sie kommt aus dem Dach des Seitenventrikels und mündet oft in die V. interna cerebri. C

7 *V. medialis ventriculi lateralis.* Vene aus dem Mark der Parietal- und Okzipitallappens mit Verlauf in der medialen Wand des Seitenventrikels, mündet vor dem Abgang des Hinterhorns. A

8 *V. lateralis ventriculi lateralis.* Vene aus dem Mark des Parietal- und Okzipitallappens. Verläuft in der lateralen Wand des Seitenventrikels vor dem Abgang des Hinterhorns. A

9 *Vv. nuclei caudati.* Die vielen Caudatusvenen. A

10 *Vv. directae laterales.* Aus der Wand des Seitenventrikels direkt in die V. cerebri interna mündende Äste. A

11 *V. posterior corporis callosi; V. dorsalis corporis callosi.* Von unten aus dem Balkenende kommender Ast. A C

12 **Venae trunci encephali.** Hirnstammvenen.

13 **V. pontomesencephalica.** Sie ist die Fortsetzung der Vv. medullae oblongatae und reicht bis in die Fossa interpeduncularis. Gleichzeitig ist sie eine anteromediane Anastomose der beiden Vv. interpedunculares und führt ihr Blut zur Vena basalis bzw. V. petrosa jeder Seite. B C

14 **Vv. interpedunculares.** Sie liegen in der Fossa interpeduncularis entlang den Crura cerebri. B

15 **V. intercollicularis.** Vene unter der Epiphyse median zwischen den Colliculi superiores und inferiores. Sie ist an der Bildung der V. praecentralis cerebelli beteiligt.

16 **V. mesencephalica lateralis.** Sie verbindet die Vena basalis mit der Vena petrosa.

17 **Vv. pontis.** Brückenvenen.

18 *V. pontis anteromediana.* Vene entlang dem Sulcus basilaris. Sie ist mit den Vv. interpedunculares verbunden. B C

19 *V. pontis anterolateralis.* Sie liegt seitlich des Sulcus basilaris. Sie ist sehr variabel ausgebildet. B

20 *Vv. pontis transversae.* Sie liegen in Höhe des Trigeminusursprungs und drainieren das Längssystem in die V. petrosa. B

21 *V. pontis lateralis.* Sie liegt an der seitlichen Ecke der Pons und ist die Fortsetzung der V. medullaris posteromediana. B

22 **Vv. medullae oblongatae.** Untere Fortsetzung der V. pontomesencephalica mit zuleitenden Ästen aus der Medulla oblongata. B

23 *V. medullaris anteromediana.* Sie liegt in der Fissura mediana und ist die Fortsetzung der Vena spinalis anterior. B C

24 *V. medullaris anterolateralis.* Sie verläuft seitlich zwischen Pyramide und Olive. B

25 *Vv. medullares transversae.* Verbindungen zwischen den beiden längslaufenden Medullavenen. B

26 *Vv. medullares dorsales.* Sie entbluten vorwiegend den 4. Ventrikel und sammeln sich in einer längsverlaufenden dorsalen Vene. B

27 *V. medullaris posteromediana.* Sie ist die Verlängerung der hinteren Rückenmarksvene. B

28 **V. recessus lateralis ventriculi quarti.** Sie kommt aus dem Recessus lateralis und mündet in den Sinus petrosus inferior. C

29 **V. cisternae cerebellomedullaris.** Sie durchquert die Zysterne und drainiert in den Sinus marginalis.

30 **Venae cerebelli.** Kleinhirnvenen.

31 **V. superior vermis.** Sie kommt aus dem oberen Kleinhirnwurm und mündet in die V. magna cerebri oder interna. B C

32 **V. inferior vermis.** Aus der unteren Wurmhälfte kommend, mündet sie in den Sinus rectus. C

33 **Vv. superiores cerebelli.** Sie kommen aus der seitlichen Hemisphäre und münden meist in den Sinus transversus. A B

34 **Vv. inferiores cerebelli.** Sie kommen meist aus den unteren, seitlichen Hemisphären und münden in die benachbarten Sinus. C

35 **V. praecentralis cerebelli.** Sie beginnt zwischen Lingula und Lobulus centralis und mündet in die V. magna cerebri.

36 **V. petrosa.** Sie kommt von der Gegend des Flocculus, kann recht stark sein und mündet in den Sinus petrosus superior oder inferior. C

Gehirn

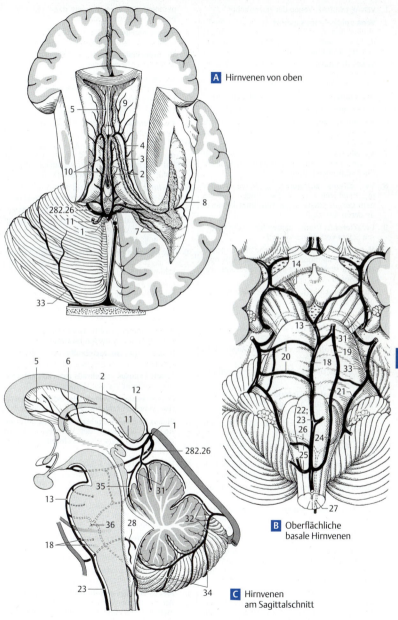

A Hirnvenen von oben

B Oberflächliche basale Hirnvenen

C Hirnvenen am Sagittalschnitt

1 VENAE ORBITAE. Venen der Augenhöhle.
2 **Vena ophthalmica superior.** Sie beginnt medial über dem Augapfel mit der V. nasofrontalis und zieht durch die Fissura orbitalis superior in den Sinus cavernosus. A
3 **V. nasofrontalis.** Verbindung zwischen V. ophthalmica und der Vereinigung der V. supratrochlearis mit der V. angularis. A
4 **Vv. ethmoidales.** Äste der Siebbeinzellen. A
5 **V. lacrimalis.** Ast aus der Tränendrüse. A
6 **Vv. vorticosae.** 4 oder 5 seitlich die Sclera durchbrechende Äste aus der Choroidea des Augapfels. A
7 **Vv. ciliares.** Venen aus dem Corpus ciliare, die entweder in die Augenmuskelvenen oder in die Choroidalvenen führen. B
8 **Vv. ciliares anteriores.** Begleitvenen der gleichnamigen Arterien. Sie bringen Blut aus dem Corpus ciliare in die Augenmuskelvenen an deren Ansatz. B
9 *Vv. sclerales.* Dünne, namentlich in der vorderen Sclera verlaufende Venen.
10 **V. centralis retinae.** Begleitvene der A. centralis retinae. Sie mündet entweder in die V. ophthalmica superior oder direkt in den Sinus cavernosus. B
11 *Pars extraocularis.* Anteil außerhalb des Augapfels. B
12 *Pars intraocularis.* Retinaanteil. B
13 **Vv. episclerales.** Auf der Sclera gelegene Äste zu den Vv. ophthalmicae superiores. B
14 *Vv. palpebrales.* Aus den oberen Augenlidern kommende Äste. B
15 *Vv. conjunctivales.* Venen der Augenbindehaut. A
16 **Vena ophthalmica inferior.** Sie kommt vom unteren Augenlid und der Tränendrüse und vereinigt sich mit der V. ophthalmica superior oder zieht direkt in den Sinus cavernosus und den Plexus pterygoideus. B
17 VENA AZYGOS. Sie liegt auf der Wirbelsäule, beginnt mit der V. lumbalis ascendens und mündet in Höhe des 4.–5. Brustwirbels in die V. cava superior vor deren Eintritt ins Perikard. C
18 **Arcus venae azygos.** Venenbogen vor Einmündung in die V. cava superior.
19 **V. intercostalis superior dextra.** Entsteht durch Vereinigung der 2. und 3. (4.) rechten oberen Interkostalvene und mündet in die V. azygos. C
20 **V. hemiazygos.** Sie beginnt häufig an der linken V. lumbalis ascendens, sammelt die Vv. intercostales XI–IX und mündet, meist in Höhe des 9.–10. Brustwirbels in die V. azygos. C
21 **V. hemiazygos accessoria.** Sie sammelt die Vv. intercostales IV–VIII und mündet mit der V. hemiazygos oder allein in die V. azygos. Sie kann aber auch die ersten drei Interkostalvenen aufnehmen und anastomosiert dann mit der V. brachiocephalica sinistra. C
22 **Vv. oesophageales.** Aus dem Oesophagus kommende Äste zur V. azygos. C
23 **Vv. bronchiales.** Äste von den Bronchien zur V. azygos oder hemiazygos. C
24 **Vv. pericardiacae.** Perikardäste zur V. azygos, V. cava superior oder V. brachiocephalica. C
25 **Vv. mediastinales.** Äste aus dem Mediastinum, teilweise zur V. cava superior. C
26 **Vv. phrenicae superiores.** Kleine Äste von der Zwerchfelloberfläche. C
27 **V. lumbalis ascendens.** Abdominalabschnitt, der V. azygos rechts und der V. hemiazygos links. Sie mündet in die V. cava inferior. Verbindung zur V. iliaca communis. C D
28 *Vv. lumbales.* Die 1. u. 2., in die V. lumbalis ascendens mündende segmentale Lumbalvene. C
29 **V. subcostalis.** Die unter der XII. Rippe gelegene segmentale Vene. Von diesem Zufluss ab werden die Venenlängszüge rechts als V. azygos, links als V. hemiazygos bezeichnet. C D
30 **Vv. intercostales posteriores.** Hinterer, in der V. azygos oder hemiazygos mündender Abschnitt der Interkostalvenen IV–XI. C
31 *Ramus dorsalis; Vena dorsalis.* Aus Rückenmuskulatur und -haut kommender Ast. C D
32 *V. intervertebralis.* Aus dem Foramen intervertebrale kommender Ast. D
33 *Ramus spinalis; Vena spinalis.* Ast aus dem Rückenmark und dessen Häuten. D
34 **Venae columnae vertebralis.** Venen der Wirbelsäule.
35 **Plexus venosus vertebralis externus anterior.** Venengeflecht vor den Wirbelkörpern. D
36 **Plexus venosus vertebralis externus posterior.** Venengeflecht hinter den Wirbelbögen. D
37 **Plexus venosus vertebralis internus anterior.** An der Vorderwand des Wirbelsäulenkanals zwischen Dura und Periost gelegenes Venengeflecht. D
38 *Vv. basivertebrales.* Im Wirbelkörper liegende Venen, die nach hinten zusammen laufen und in den Plexus venosus vertebralis internus anterior münden. D
39 *Vv. medullae spinalis.* Venengeflecht im Subarachnoidalraum für den Blutabfluss aus dem Rückenmark.
40 *Vv. spinales anteriores.* Nach oben verbunden mit dem Netz der Brücke; ziehen sie nach unten als V. thalamostriata superior.
41 *Vv. spinales posteriores.* Sie enden oben an der Rautengrube, unten am Conus medullaris.
42 **Plexus venosus vertebralis internus posterior.** An der Hinterwand des Wirbelsäulenkanals zwischen Dura und den Bändern gelegenes Venengeflecht. D

Augenhöhle und hintere Brustwand 287

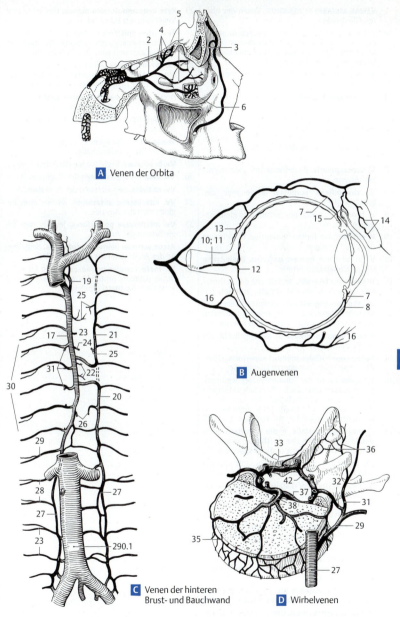

A Venen der Orbita

B Augenvenen

C Venen der hinteren Brust- und Bauchwand

D Wirbelvenen

1 **VENAE MEMBRI SUPERIORIS.** Venen der oberen Gliedmaße.

2 VENA SUBCLAVIA. Sie liegt zwischen M. scalenus anterior und M. sternocleidomastoideus und reicht von der V. jugularis interna bis zum Seitenrand der ersten Rippe. A

3 **Vv. pectorales.** Aus den Mm. pectorales in die V. subclavia ziehende Venen. A

4 **V. scapularis dorsalis.** Begleitvene der A. scapularis dorsalis. Mündet häufig in die V. jugularis externa. A

5 Vena axillaris. Fortsetzung der V. subclavia. Sie reicht vom Seitenrand der ersten Rippe bis zum Unterrand der Sehne des M. pectoralis major. A C

6 **V. subscapularis.** Begleitvene der gleichnamigen Arterie.

7 **V. circumflexa scapulae.** Begleitvene der gleichnamigen Arterie.

8 *V. thoracodorsalis.* Begleitvene der gleichnamigen Arterie.

9 *V. circumflexa humeri posterior.* Begleitvene der gleichnamigen Arterie.

10 *V. circumflexa humeri anterior.* Begleitvene der gleichnamigen Arterie.

11 **V. thoracica lateralis.** Begleitvene der A. thoracica lateralis auf dem M. serratus anterior. A

12 **Vv. thoracoepigastricae.** Subkutane Venen der seitlichen Rumpfwand. Sie stellen Kollateralen dar zwischen V. cava superior und inferior. A

13 **Plexus venosus areolaris.** Venengeflecht um die Brustwarze. A

14 Venae superficiales membri superioris. Oberflächliche Venen der oberen Gliedmaße.

15 **V. cephalica.** An der Daumenwurzel beginnende epifasziale Vene. Sie läuft im Sulcus bicipitis lateralis und zieht zwischen den Mm. deltoideus und pectoralis major, (Trig. deltopectorale; Mohrenheim Grube) zur Vena axillaris. B C

16 *V. thoracoacromialis.* In die V. axillaris mündende Begleitvene der A. thoracoacromialis. Gelegentliche Mündung in die V. subclavia. A C

17 *[V. cephalica accessoria].* Sie läuft von der Streckseite des Unterarms zur V. cephalica. B C

18 **V. basilica.** Über der distalen Ulna beginnende epifasziale Vene. Sie durchbricht die Armfaszie in der Mitte des Sulcus bicipitis medialis und mündet in die V. brachialis. A C

19 **V. mediana cubiti.** Von unten lateral nach oben medial ziehende Verbindung zwischen V. cephalica und V. basilica. C

20 **V. mediana antebrachii.** Gelegentlich zwischen V. cephalica und V. basilica gelegene epifasziale Vene. C

21 **V. cephalica antebrachii.** Unterarmabschnitt der Vene auf der radialen Beugeseite. C

22 **V. basilica antebrachii.** Unterarmabschnitt der Vena basilica auf der ulnaren Beugeseite. C

23 **Rete venosum dorsale manus.** Das subkutane Venennetz am Handrücken. B

24 *Vv. intercapitulares.* Zwischen den Mittelhandknochenköpfchen gelegene Verbindungen der dorsalen und palmaren Handvenen. B C

25 *Vv. metacarpales dorsales.* Drei von den vier ulnaren Fingern kommende, in das Rete venosum dorsale manus mündende Venen. B

26 **Arcus venosus palmaris superficialis.** Begleitvene des Arcus palmaris superficialis.

27 *Vv. digitales palmares.* Venen auf der Beugeseite der Finger. C

28 Venae profundae membri superioris. Tiefe Venen der oberen Gliedmaße.

29 **Vv. brachiales.** Begleitvenen der A. brachialis. A

30 **Vv. ulnares.** Begleitvenen der A. ulnaris. A

31 **Vv. radiales.** Begleitvenen der A. radialis. A

32 **Vv. interosseae anteriores.** Jeweils zwei Begleitvenen der Arterien.

33 **Vv. interosseae posteriores.** Jeweils zwei Begleitvenen der Arterien.

34 **Arcus venosus palmaris profundus.** Begleitvene des Arcus palmaris profundus. A C

35 *Vv. metacarpales palmares.* In den Arcus venosus palmaris profundus mündende Begleitvenen der Aa. metacarpales. A C

obere Gliedmaße

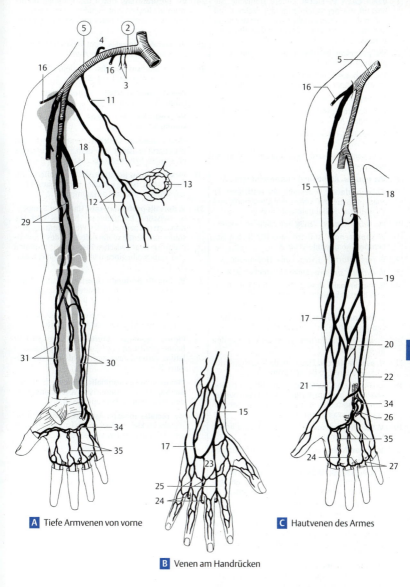

A Tiefe Armvenen von vorne

B Venen am Handrücken

C Hautvenen des Armes

1 **VENA CAVA INFERIOR.** Untere Hohlvene. Sie beginnt mit der Vereinigung der rechten und linken V. iliaca communis, liegt rechts der Aorta und mündet in den rechten Vorhof des Herzens. A

2 **Vv. phrenicae inferiores.** Begleitvenen der A. phrenica inferior. A

3 **Vv. lumbales.** Die 3. und 4., direkt in die V. cava inferior mündende segmentale Lumbalvene. A

4 **Vv. hepaticae.** Die kurzen Leberinnenvenen.

5 **V. hepatica dextra.** Vene aus dem rechten Leberlappen. A

6 **V. hepatica intermedia.** Vene aus dem Lobus caudatus. A

7 **V. hepatica sinistra.** Vene aus dem linken Leberlappen. A

8 **Vv. renales.** Rechte und linke Nierenvene. A

9 *Vv. capsulares.* Venennetz der Fettkapsel. Es anastomosiert mit Venen der Umgebung und Vv. stellatae. Kollateralkreislauf. A

10 *Vv. intrarenales.* Venen innerhalb der Niere.

11 **V. suprarenalis sinistra.** Aus der linken Nebenniere kommende Vene. A

12 **V. testicularis sinistra.** Linke Hodenvene. A

13 **V. ovarica sinistra.** Linke Eierstockvene. A

14 **V. suprarenalis dextra.** Meist direkt in die V. cava inferior mündende rechte Nebennierenvene. A

15 **V. testicularis dextra.** Direkt in die V. cava inferior mündende rechte Hodenvene. A

16 *Plexus pampiniformis.* Venengeflecht um den Samenstrang. A

17 **V. ovarica dextra.** Direkt in die V. cava inferior mündende rechte Eierstockvene. A

18 **VENA ILIACA COMMUNIS.** Von der Articulatio sacroiliaca bis zum 4. Lendenwirbel reichender Venenstamm, der sich mit dem gegenseitigen zur Vena cava inferior verbindet. A

19 **V. sacralis mediana.** Sie zieht unpaar zur linken V. iliaca communis. A

20 **V. iliolumbalis.** Begleitvene der gleichnamigen Arterie. A

21 **V. ILIACA INTERNA [[V. HYPOGASTRICA]].** Kurzer Venenstamm, der die Venen von den Beckeneingeweiden und vom Damm aufnimmt. B

22 **Vv. glutaeae superiores.** Durch die obere Abteilung des Foramen ischiadicum majus [[Foramen suprapiriforme]] ins Becken tretende Begleitvenen der A. glutaea superior. Sie vereinigen sich zu einem Stamm, der in die V. iliaca interna eintritt. B

23 **Vv. glutaeae inferiores.** Durch die untere Abteilung des Foramen ischiadicum majus [[Foramen infrapiriforme]] ins Becken tretende Begleitvenen der A. glutaea inferior. Sie münden, vereinigt zu einem Stamm, in die V. iliaca int. B C

24 **Vv. obturatoriae.** Durch das Foramen obturatum ins Becken eintretende Venen; sie münden meist in die Vv. iliaca interna und communis. B

25 **Vv. sacrales laterales.** Vom Plexus venosus sacralis kommende seitliche Äste. B

26 **Plexus venosus sacralis.** Vor dem Os sacrum gelegenes Venengeflecht. B

27 **Plexus venosus rectalis.** Ein das Rectum umgebendes Venengeflecht. B

28 **Vv. vesicales.** Vom Plexus venosus vesicalis kommende Venen. B

29 **Plexus venosus vesicalis.** Venengeflecht am Blasengrund, hängt mit dem Plexus venosus prostaticus bzw. vaginalis zusammen. B C

30 **Plexus venosus prostaticus.** Venengeflecht um die Prostata, hängt mit dem benachbarten Plexus venosus vesicalis zusammen. C

31 **V. dorsalis profunda penis.** Unter der Symphyse zwischen Lig. pubicum inferius und Lig. transversum perinei in den Plexus venosus prostaticus ziehende subfasziale Vene des Penisrückens. Sie liegt zwischen Fascia penis profunda und Tunica albuginea und ist meist nicht paarig. C

32 **V. dorsalis profunda clitoridis.** In den Plexus venosus vesicalis mündende subfasziale Vene des Klitorisrückens. S. 293 B

33 **Vv. uterinae.** Verbindungsvenen zwischen Plexus venosus uterinus und V. iliaca interna. B

34 **Plexus venosus uterinus.** Venengeflecht hauptsächlich an der Wurzel des Ligamentum latum. Verbindungen zum Plexus venosus vaginalis. B

35 **Plexus venosus vaginalis.** Venengeflecht um die Vagina mit zahlreichen Verbindungen zu den umgebenden Venenplexus. B

36 **Vv. rectales mediae.** Äste des Plexus venosus rectalis im kleinen Becken. Anastomosen zur V. rectalis superior und zu den Vv. rectales inferiores. B C

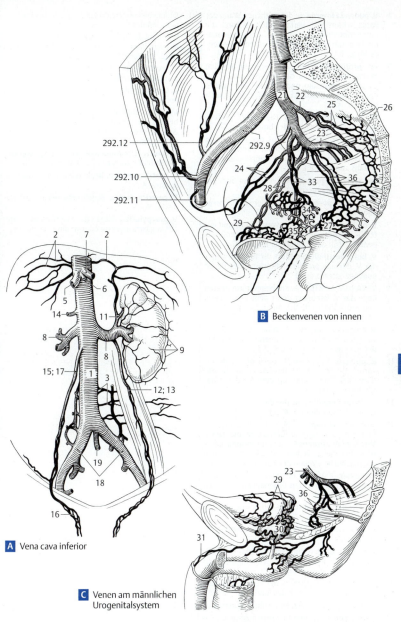

B Beckenvenen von innen

A Vena cava inferior

C Venen am männlichen Urogenitalsystem

1 **V. pudenda interna.** In der seitlichen Wand der Fossa ischiorectalis verlaufende und durch die untere Abteilung des Foramen ischiadicum majus [[For. infrapiriforme]] ins Becken eintretende Vene. B C

2 *Vv. profundae penis.* Sie kommen aus den Wurzeln der Corpora cavernosa und aus dem Corpus spongiosum und münden über die V. dorsalis penis profunda in den Plexus venosus prostaticus. C

3 *Vv. profundae clitoridis.* Die den Vv. profundae penis entsprechenden Clitorisvenen. B

4 *Vv. rectales inferiores.* Aus der Analgegend kommende Äste zur V. pudenda interna. Anastomosen zu den Vv. rectales mediae und zur V. rectalis superior. B C

5 **Vv. scrotales posteriores.** Äste vom Scrotum zur V. pudenda interna. C

6 **Vv. labiales posteriores.** Äste der Labien zur V. pudenda interna. B

7 **V. bulbi penis.** Sie kommt vom Bulbus und leitet ihr Blut entweder in die V. dorsalis profunda penis oder in die V. pudenda interna. C

8 **V. bulbi vestibuli.** Sie führt ihr Blut entweder der V. dorsalis profunda clitoridis oder der V. pudenda interna zu. B

9 VENA ILIACA EXTERNA. Sie beginnt am oberen Ende der V. femoralis unter dem Leistenband und endet, indem sie sich mit der V. iliaca interna zur V. iliaca communis vereinigt. S. 291 B

10 **V. epigastrica inferior.** Von der Rückseite der vorderen Bauchwand kommende Begleitvene der A. epigastrica inferior. S. 291 B

11 *R. pubicus; V. pubica [V. obturatoria accessoria].* Die Vene anastomosiert an der Innenfläche des Schambeins mit dem Ast der V. obturatoria. S. 291 B

12 **V. circumflexa ilium profunda.** Begleitvene der A. circumflexa ilium profunda. S. 291 B

13 Vena portae hepatis. Pfortader. Sie bringt das Blut aus dem Eingeweidetrakt in die Leber. Wichtige Anastomosen zu den Oesophagusvenen, zum Plexus venosus rectalis und zu den oberflächlichen Venen der Bauchhaut. A

14 **R. dexter.** Kräftiger, kürzerer rechter Ast. Er spaltet sich im rechten Leberlappen bis in die Vv. interlobulares auf. A

15 *R. anterior.* Zum vorderen Teil des rechten Leberlappens. A

16 *R. posterior.* Zum hinteren Teil des rechten Leberlappens. A

17 **R. sinister.** Längerer und etwas schlankerer linker Ast. Beliefert den linken Leberlappen und die Lobi caudatus und quadratus. A

18 *Pars transversa.* Quer in der Leberpforte verlaufendes Anfangsstück des Ramus sinister. A

19 *Rr. lobi caudati.* Zweige zum Lobus caudatus. A

20 *Pars umbilicalis.* Sagittale Fortsetzung des Ramus sinister im linken Leberlappen. A

21 *Rr. laterales.* Äste zum Lobus quadratus und einem Teil des Lobus caudatus. A

22 *Vena umbilicalis.* Nabelvene. Sie führt das Blut aus der Placenta durch die Nabelschnur zum Fetus. Obliteriert im Lig. teres hepatis. A

23 *Rr. mediales.* Äste zum vorderen Anteil des linken Leberlappens. A

24 **V. cystica.** Gallenblasenast zum R. dexter der V. portae. A

25 **Vv. paraumbilicales.** Kleine Venen im Lig. teres hepatis, die in den R. sinister eintreten. Es sind Anastomosen zwischen diesem Ramus und subcutanen Bauchvenen. A

26 **V. pancreaticoduodenalis superior posterior.** Sie entblutet direkt in die V. portae. A

27 **V. gastrica sinistra.** Begleitvene der A. gastrica sinistra. A

28 **V. gastrica dextra.** Begleitvene der A. gastrica dextra. A

29 **V. praepylorica.** Ast vor der Pylorusvorderseite zur V. gastrica dextra oder in die V. portae. A

Bauch und Becken 293

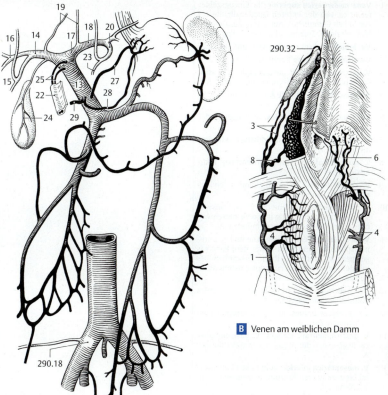

A Vena portae hepatis mit Ästen

B Venen am weiblichen Damm

C Venen am männlichen Urogenitalsystem

1 **Vena mesenterica superior.** Ihr Einzugsgebiet reicht ca. von der unteren Duodenalhälfte bis zur linken Colonflexur. Aus ihrem Zusammenfluß mit der V. splenica entsteht die V. portae.

2 **Vv. jejunales.** Äste vom Jejunum und Ileum. A

3 **Vv. ileales.** Äste vom Ileum. A

4 **V. gastroomentalis; V. gastroepiploica dextra.** Begleitvene der A. gastroomentalis dextra. A

5 **Vv. pancreaticae.** Direkte Äste aus dem Pancreas. A

6 **Vv. pancreaticoduodenales.** Begleitvenen der Aa. pancreaticoduodenales. A

7 **V. ileocolica.** Aus der Ileozäkalgegend kommender Ast. A

8 *V. appendicularis.* Vom Wurmfortsatz kommende Vene. A

9 **V. colica dextra.** Die vom Colon ascendens kommende Vene. A

10 **V. colica media.** Die Vene des Colon transversum. Sie kann gleichzeitig in die Vv. mesentericae superiores und inferiores münden. A

11 **Vena splenica; Vena lienalis.** Die im Lig. phrenicosplenicum und dann hinter dem Pancreas gelegene Milzvene. Aus ihrem Zusammenfluss mit der V. mesenterica superior entsteht die V. portae. A

12 **Vv. pancreaticae.** Direkt in die V. splenica mündende Pancreasvenen. A

13 **Vv. gastricae breves.** Im Lig. gastrosplenicum verlaufende Äste. A

14 **V. gastroomentalis sinistra; V. gastroepiploica.** Begleitvene der A. gastroomentalis sinistra. A

15 **V. mesenterica inferior.** Vom linken Colondrittel bis zum oberen Rectum reichender Ast zur V. splenica. A

16 *V. colica sinistra.* Vom Colon descendens kommende Vene. A

17 *Vv. sigmoideae.* Vom Colon sigmoideum kommende Venen. A

18 *V. rectalis superior.* Vom oberen Rectum kommender Ast. A

Bauch und Becken 295

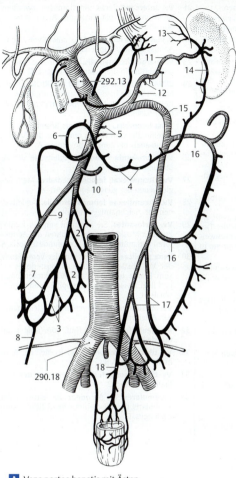

A Vena portae hepatis mit Ästen

1 **VENAE MEMBRI INFERIORIS.** Beinvenen.
2 **VENAE SUPERFICIALES MEMBRI INFERIORIS.** Oberflächliche Venen der unteren Gliedmaße. Sie bilden Netze mit ventromedialem und dorsalem Längsabfluss.
3 Vena saphena magna. An der medialen Fußseite beginnende und weiterhin medial aufwärts ziehende, mit Klappen versehene Vene, die den größten Teil der medialen oberflächlichen Hautvenen sammelt und durch den Hiatus saphenus in die V. femoralis mündet. A B C
4 **Vv. pudendae externae.** Einzelne Äste aus dem äußeren Genitale. A
5 **V. circumflexa ilium superficialis.** Subkutane Begleitvene der A. circumflexa ilium superficialis. A
6 **V. epigastrica superficialis.** Subkutane Begleitvene der A. epigastrica superficialis. A
7 **V. saphena accessoria.** Gelegentlicher Verbindungsast von der V. saphena parva zur V. saphena magna. In ihren Varianten sammelt sie Blut vom Oberschenkel mit Ausnahme der Tiefe und der lateralen Seite. Sie läuft streckenweise parallel zur V. saphena magna bevor sie in diese einmündet. A
8 **Vv. dorsales superficialis penis.** Paarige epifasziale Venen mit Mündung in die V. femoralis oder die Vv. pudendae externae. A
9 **Vv. dorsales superficialis clitoridis.** Paarige epifasziale Venen mit Mündung in die V. femoralis oder die Vv. pudendae externae.
10 **Vv. scrotales anteriores.** Vom Scrotum kommende Venen. Mündung wie 8. A
11 **Vv. labiales anteriores.** Von den Labien kommende Venen. Mündung wie 9.
12 Vena saphena parva. Sie kommt vom lateralen Fußrand und zieht über die Unterschenkelrückseite in die V. poplitea. A B C D
13 **Rete venosum dorsale pedis.** Venengeflecht am Fußrücken mit Abfluss in die Vv. saphena magna und parva und in die Vv. tibiales anteriores. B
14 **Arcus venosus dorsalis pedis.** Venenbogen am Fußrücken, der die Vv. metatarsales dorsales aufnimmt. Auch Hauptabfluss für das Blut der Fußsohle. B C D
15 **Vv. metatarsales dorsales.** Aus den Vv. digitales dorsales pedis hervorgehende Begleitvenen der gleichnamigen Arterien. B D
16 **Vv. digitales dorsales pedis.** Die Venen auf den Zehenrücken. B
17 **Rete venosum plantare.** Subkutanes dichtes Venengeflecht an der Fußsohle. C
18 **Arcus venosus plantaris.** Venenbogen in Begleitung der Arcus plantaris. C
19 **Vv. metatarsales plantares.** Begleitvenen der gleichnamigen Arterien. C
20 **Vv. digitales plantares.** Die Venen an der Beugeseite der Zehen. C
21 **Vv. intercapitulares.** Anastomosen zwischen Arcus venosus plantaris und Arcus venosus dorsalis. D
22 **V. marginalis lateralis.** Anastomose wie 21 und Abfluss in die V. saphena parva. D
23 **V. marginalis medialis.** Anastomose wie 21 und Abfluss in die V. saphena magna. D
24 **VENAE PROFUNDAE MEMBRI INFERIORIS.** Tiefe Beinvenen. Sie begleiten meist paarig die Arterien; besitzen reichlich Venenklappen und bilden Anastomosen.
25 Vena femoralis. Sie reicht als Begleitvene der A. femoralis vom Hiatus tendineus des Adduktorenkanals bis zum Lig. inguinale. A
26 Vena profunda femoris. Begleitvene der A. profunda femoris. A
27 **Vv. circumflexae femoris mediales.** Med. Begleitvenen der gleichnamigen Art. A
28 **Vv. circumflexae femoris laterales.** Begleitvenen der gleichnamigen Arterie. A
29 **Vv. perforantes.** Sie kommen von der ischiokruralen Muskulatur, durchbohren die Adduktoren und münden in die V. profunda femoris. A
30 Vena poplitea. Sie reicht von der Vereinigung der Vv. tibiales anteriores et posteriores bis zum Hiatus tendineus des Adduktorenkanals und liegt zwischen der A. poplitea und dem N. tibialis. C
31 **Venae surales.** Begleitvenen der gleichnamigen Arterien.
32 **Vv. geniculares.** Meist fünf, vom Knie kommende Venen. A
33 **Vv. tibiales anteriores.** Begleitvenen der A. tibialis anterior. A B C
34 **Vv. tibiales posteriores.** Begleitvenen der A. tibialis posterior. C
35 *Vv. fibulares; Vv. peroneae.* Begleitvenen der A. fibularis, teilweise unter dem M. flexor hallucis longus. C

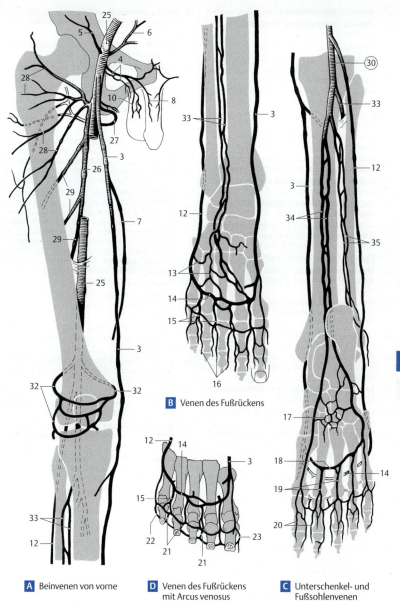

untere Gliedmaße

A Beinvenen von vorne

B Venen des Fußrückens

D Venen des Fußrückens mit Arcus venosus

C Unterschenkel- und Fußsohlenvenen

1 **SYSTEMA LYMPHOIDEUM.** Das Lymphsystem.
2 **ORGANA LYMPHOIDEA PRIMARIA.** Primäre lymphatische Organe.
3 **Medulla ossium.** Knochenmark.
4 **Thymus.** Thymus. Bries. Im Trigonum thymicum gelegenes, mit der Pubertät sich zurückbildendes lymphatisches Organ. A
5 *Lobus.* Lappen. Rechter und linker Thymuslappen. A
6 *Lobuli thymi.* Durch Bindegewebe abgeteilte Läppchen. A
7 *Cortex thymi.* Die lymphocytenreiche Thymusrinde.
8 *Medulla thymi.* Das lymphocytenarme Thymusmark mit den Hassallschen Körperchen.
9 [Lobuli thymici accessorii]. Versprengte Inseln von Thymusgewebe.
10 **ORGANA LYMPHOIDEA SECUNDARIA.** Sekundäre lymphatische Organe.
11 SPLEN; LIEN. Milz. In den Blutkreislauf einbezogenes lymphoretikuläres Organ. Hauptsächlich Filter- und Immunfunktionen. B
12 **Capsula; Tunica fibrosa.** Bindegewebskapsel. C
13 **Trabeculae splenicae.** Von Hilum und Kapsel in die Milz eindringende, gefäßführende Bindegewebsbalken. C
14 **Pulpa splenica; Pulpa lienalis.** Milzparenchym. Am Schnitt einer frischen Milz sind makroskopisch folgende zwei Anteile sichtbar. C
15 *Pulpa rubra.* Rote Pulpa. Die mit Blut gefüllten Gefäßabschnitte.
16 *Pulpa alba.* Weiße Pulpa. Die bindegewebigen Anteile und Lymphocytenansammlungen des Organs. C
17 **Facies diaphragmatica.** Dem Zwerchfell zugekehrte, konvexe Oberfläche. B
18 **Facies visceralis.** Die den Nachbareingeweiden zugekehrte, konkave Fläche. B
19 *Facies renalis.* Unten gelegene Berührungsfläche mit der Niere. B
20 *Facies gastrica.* Oben gelegene Berührungsfläche mit dem Magen. B
21 *Facies colica.* Berührungsfläche mit dem Colon. B
22 [*Facies pancreatica*]. Eine Berührungsfläche mit dem Pankreas ist möglich.
23 **Extremitas anterior.** Vorderes Ende. B
24 **Extremitas posterior.** Hinteres Ende. B
25 **Margo inferior.** Kante zwischen Facies diaphragmatica und Facies renalis. B
26 **Margo superior.** Kante zwischen Facies gastrica und Facies diaphragmatica. B
27 **Hilum splenicum; Hilum lienale.** Ein- und Austrittsstelle der Gefäße zwischen Facies gastrica und Facies renalis. B
28 **Tunica serosa.** Peritonealüberzug. C
29 **Sinus splenicus; Sinus lienalis.** In der Pulpa gelegene, dünnwandige, anastomosierende Blutleiter. C
30 **Penicilli.** „Pinselartige" Aufzweigungen der Knötchenarterien. C
31 **Noduli lymphoidei splenici; Noduli lymphoidei lienalis.** Makroskopisch sichtbare Kugeln oder Walzen lymphoretikulären Gewebes um eine Arterie. C
32 [Splen accessorius]. Inseln von Milzgewebe meist im Omentum majus oder Lig. gastrolienale.
33 ANULUS LYMPHOIDEUS PHARYNGIS. Lymphatischer Rachenring. Er besteht aus den Tonsillae linguales, palatina, pharyngea und tubaria. Er kann auch als Organ aufgefasst werden, mit Cryptae und Fossulae tonsillares. D
34 **NODUS LYMPHOIDEUS; NODUS LYMPHATICUS; LYMPHONODUS.** Lymphknoten. In den Verlauf der Lymphgefäße eingeschaltetes lymphoretikuläres Filterorgan von 1–25 mm Durchmesser. Da die Lymphe meist zwei Lymphknoten passieren muss, bevor sie am Angulus venosus in die Blutbahn gelangt, besteht eine doppelte Sicherung gegen ein Eindringen von Erregern oder Tumorzellen in die Blutbahn. E
35 **Capsula.** Bindegewebskapsel. E
36 **Trabeculae.** Bindegewebssepten. Abkömmlinge der Kapsel, die als Stützgerüst den Knoten durchziehen. E
27 **Hilum.** Die etwas eingezogene Ein- und Austrittsstelle der Blut- und Austrittsstelle der Lymphgefäße. E
38 **Cortex.** Rinde. Im lymphoretikulären Gewebe liegen kapselnah dicht gepackt Lymphozytenansammlungen. E
39 **Medulla.** Mark. Lymphoretikuläres Gewebe zwischen Cortex und Hilum mit geringerer Lymphozytendichte. E
40 **Noduli lymphoidei solitarii.** Solitärknötchen. Kleinste funktionelle Einheit z. B. eines Lymphknotens. E
41 **Noduli lymphoidei aggregati.** Zusammenschluss von Solitärknötchen zu Gruppen, z. B. im Darm (Peyer-Plaques).
42 **Noduli lymphoidei aggregati appendicis vermiformis.** Zusammenschluss von Solitärknötchen im Wurmfortsatz [[Darmtonsille]].

lymphatische Organe 299

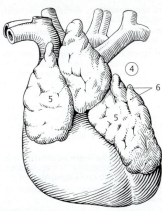

A Thymus

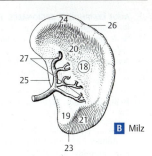

B Milz

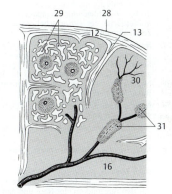

C Milz, histologisches Schema

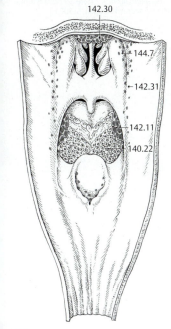

D Lymphatischer Rachenring

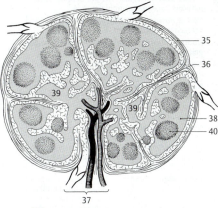

E Lymphknoten im Schnitt

1. **NODI LYMPHOIDEI REGIONALES.** Die regionalen Lymphknoten.
2. **Nodi lymphoidei capitis et colli.** Kopf- und Halslymphknoten.
3. **Nodi occipitales.** Ein bis drei dicht am Trapeziusrand gelegene Lymphknoten. Einzugsgebiet: Kopfschwarte, tiefe Nackenmuskulatur. Abfluss: Tiefe Zervikallymphknoten. A
4. **Nodi mastoidei [[retro-auriculares]].** Meist zwei auf dem Warzenfortsatz. Einzugsfeld: Ohrmuschelhinterfläche, Gehörgangshinterwand und entsprechender Teil der Kopfschwarte. Abfluss: Tiefe Zervikallymphknoten. A
5. **Nodi parotidei superficiales.** Sie liegen vor dem Tragus auf der Fascia parotidea. Einzugsgebiet: Anschließende Temporalregion und Vorderfläche der Ohrmuschel. Abfluss: Tiefe Zervikallymphknoten. A
6. **Nodi parotidei profundi.** Gruppe unter der Fascia parotidea. Einzugsgebiet: Paukenhöhle, äußerer Gehörgang, Schläfen-Stirn-Gegend, Augenlider, Nasenwurzel, evtl. auch der hintere Nasenboden und der Nasenrachenraum. Abfluss: Tiefe Zervikallymphknoten. A
7. *Nodi praeauriculares.* Vor der Ohrmuschel gelegene Gruppe. A
8. *Nodi infraauriculares.* Gruppe unter der Ohrmuschel. A
9. *Nodi intraglandulares.* Direkt in der Parotis gelegene Gruppe. A
10. **Nodi faciales.** Gesichtslymphknoten. Im Einzelnen inkonstant, beziehen sie ihre Lymphe aus den Augenlidern, der Nase und den übrigen Gesicht und der Wangenschleimhaut. Abfluss: Nodi submandibulares. Die Gefäße laufen mit der A. facialis.
11. *Nodus buccinatorius.* Tief auf dem M. buccinatorius liegender Lymphknoten. A
12. *Nodus nasolabialis.* Unter der Nasolabialfalte gelegener Lymphknoten. A
13. *Nodus malaris.* Oberflächlich in der Wange gelegener Lymphknoten.
14. *Nodus mandibularis.* Lymphknoten außen auf dem Unterkiefer. A
15. **Nodi linguales.** Lage außen auf dem M. hyoglossus. Lymphzufluss von der Zungenunterfläche, ihrem Seitenrand und den medialen vorderen 2/3 des Zungenrückens.
16. **Nodi submentales.** Sie liegen zwischen den vorderen Bäuchen der Mm. digastrici. Einzugsfeld: Unterlippenmitte, Mundboden und Zungenspitze. Abfluss: Tiefe Zervikallymphknoten und Nodi submandibulares. B
17. **Nodi submandibulares.** Sie liegen zwischen der Mandibula und der Glandula submandibularis und sind sowohl erste als auch zweite Filterstation. Direktes Einzugsgebiet: innerer Augenwinkel, Wange, Nasenflanke, Oberlippe, seitliche Unterlippe, Zahnfleisch und vorderer Zungenseitenrand. Indirekter Zufluss: Nodi faciales und submentales. Abfluss: In die tiefen Zervikallymphknoten. B
18. **Nodi cervicales anteriores; Nodi colli anteriores.** Vordere Halslymphknoten.
19. *Nodi superficiales; Nodi jugulares anteriores.* Sie liegen an der V. jugularis anterior. Einzugsgebiet: Haut der Halsvorderseite. Abfluss: tiefe Zervikallymphknoten beider Seiten. A
20. *Nodi profundi.* Tiefe, vordere Gruppe.
21. *Nodi infrahyoidei.* Lage median unterhalb des Zungenbeinkörpers. Lymphzufluss aus Vestibulum laryngis, Recessus piriformis und angrenzendem Hypopharynx. Abfluss: tiefe Zervikallymphknoten. B
22. Nodi praelaryngei. Sie liegen auf dem Lig. cricothyroideum. Einzugsgebiet: Untere Kehlkopfhälfte. Abfluss: tiefe Zervikallymphknoten. B
23. *Nodi thyroidei.* Sie liegen an der Schilddrüse. Abfluss wie vorige. B
24. *Nodi praetracheales.* Sie liegen vor der Trachea. Einzugsgebiet: Trachea und Kehlkopf. Abfluss: tiefe Zervikallymphknoten. B
25. *Nodi paratracheales.* Sie liegen neben der Trachea. Details wie vorige. B
26. *Nodi retropharyngeales.* Tiefe Zervikallymphknoten vor dem Atlasbogen. S. 302.13

Kopf und Hals 301

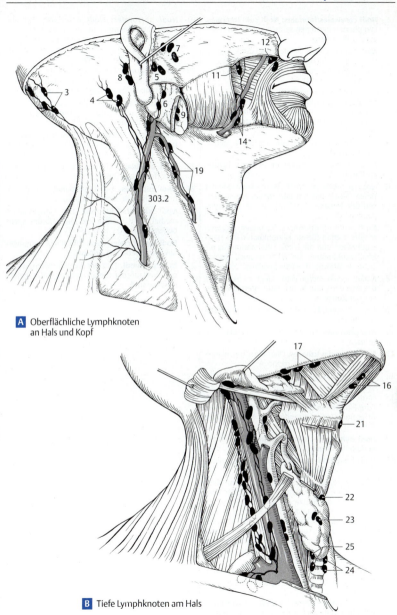

A Oberflächliche Lymphknoten an Hals und Kopf

B Tiefe Lymphknoten am Hals

1 **Nodi cervicales laterales; Nodi colli laterales.** Lymphknotengruppen seitlich am Hals mit folgender Einteilung:
2 *Nodi superficiales.* Sie liegen an der V. jugularis externa. Einzugsfeld: untere Ohrmuschel und unterer Parotisteil. Abfluss: tiefe Zervikallymphknoten. S. 301 A
3 *Nodi profundi superiores.* Sie bilden für fast alle Kopflymphknoten die zweite Filterstation, bekommen aber auch direkte periphere Zuflüsse aus ihrer Umgebung. Abfluss: Truncus jugularis. A
4 *Nodus lateralis.* Er liegt seitlich an der V. jugularis interna. A
5 *Nodus anterior.* Lymphknoten vor der V. jugularis interna. A
6 *Nodus jugulodigastricus.* Es ist der kranialste der tiefen Zervikalknoten und ist bei Entzündungen der Tonsille, der Zunge und des Pharynx palpabel. A
7 *Nodi profundi inferiores.* Sie bilden die zweite Filterstation für die Lymphknoten der Halseingeweide und die letzte Filterstation für die Kopflymphknoten. Sie erhalten auch direkte Zuflüsse. Abfluss: Truncus jugularis.
8 *Nodus juguloomohyoideus.* Liegt zwischen M. omohyoideus und V. jugularis interna. Zufluss aus der Zunge. A
9 *Nodus lateralis.* Er liegt seitlich an der V. jugularis interna. A
10 *Nodi anteriores.* Gruppe vor der V. jugularis interna. A
11 **Nodi supraclaviculares.** Über der Clavicula gelegene Knoten dieser Gruppe. A
12 **Nodi accessorii.** Verstreute, zusätzliche Lymphknoten.
13 *Nodi retropharyngeales.* Tiefe Zervikallymphknoten in Höhe der Massae laterales des Atlas und am Seitenrand des M. longus capitis. A B
14 **Nodi lymphoidei membri superioris.** Lymphknoten der oberen Gliedmaße.
15 **Nodi lymphoidei axillares.** Die Lymphknoten des Achselhöhlenbereichs. C
16 *Nodi apicales.* Sie erstrecken sich vom Oberrand des M. pectoralis minor medial der Vena axillaris in die Spitze der Axilla. Zuflüsse aus dem oberen lateralen Teil der Mamma und allen übrigen Achsellymphknoten. Abflüsse: links als Truncus subclavius in den Ductus thoracicus oder in die Vena subclavia. Rechts in die Vene direkt oder nach Vereinigung mit dem Truncus jugularis. C
17 *Nodi humerales; Nodi laterales.* Lymphknoten entlang der A. axillaris für die Lymphe aus dem Arm. C
18 *Nodi subscapulares; Nodi posteriores.* Lymphknoten entlang der A. subscapularis für Lymphe aus der hinteren Brust- und Schultersowie aus der unteren Nackengegend. C
19 *Nodi pectorales; Nodi anteriores.* Lymphknoten am lateralen Rand des M. pectoralis minor für Lymphe aus vorderer und seitlicher Rumpfwand bis zum Nabel sowie zentralem und lateralem Teil der Mamma. C
20 *Nodi centrales.* Lymphknoten im Fett der Achselhöhle. Filterstation für die Lymphe aus den Nodi humerales subscapulares et pectorales. C
21 **Nodi interpectorales.** Zwischen M. pectoralis major und minor gelegene kleine Gruppe. Einzugsgebiet: Mamma. Abfluss: Nodi apicales. C
22 **Nodi deltopectorales; Nodi infraclaviculares.** Lymphknoten im Trigonum deltopectorale an der V. cephalica für Lymphe aus dem Arm. C
23 **Nodi brachiales.** Einzelne Lymphknoten entlang den Armgefäßen.
24 **Nodi cubitales.** 1–2 Lymphknoten an der A. brachialis in der Fossa cubitalis. C
25 *Nodi supratrochleares.* 1–2 Lymphknoten medial der V. basilica und oberhalb des Ellenbogengelenks. C
26 **Nodi superficiales.** In oberflächliche Lymphgefäße eingeschaltete Knoten.
27 **Nodi profundi.** Einzelne Lymphknoten, die in den Verlauf der tiefen Lymphgefäße eingeschaltet sind.

Hals, Brust und obere Gliedmaße

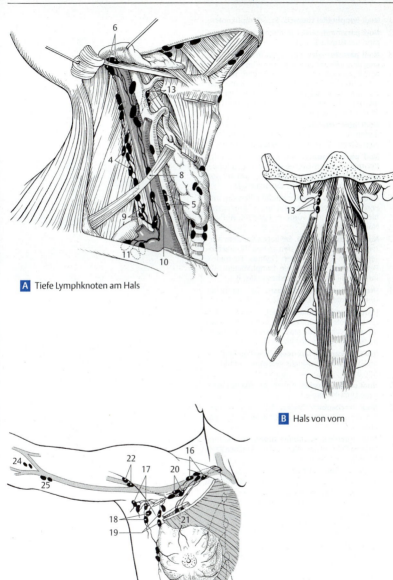

A Tiefe Lymphknoten am Hals

B Hals von vorn

C Lymphknoten an Arm, Achsel und Thorax

1 **Nodi lymphoidei thoracis.** Brustlymphknoten.

2 **Nodi paramammarii.** Lymphknoten am Seitenrand der Brustdrüse. A

3 **Nodi parasternales.** Sie liegen im Thorax entlang den Vasa thoracica interna. Einzugsgebiet: Mamma, Interkostalräume, außerdem Teile der Leber und des Zwerchfells. Abfluss: entweder direkt in die V. subclavia respektive V. jugularis interna oder in den Ducts thoracicus bzw. Truncus subclavius. A

4 **Nodi intercostales.** Sie liegen in den paravertebralen Abschnitten der Interkostalräume. Einzugsgebiet: Pleura und Interkostalräume. D

5 **Nodi phrenici superiores.** Sie liegen hinter der Knorpel-Knochen-Grenze der siebenten Rippe, am Aortendurchtritt und an der V. cava inferior. Einzugsgebiet: Leber und Zwerchfell. D

6 **Nodi praepericardiaci.** Zwischen Sternum und Perikard gelegene Lymphknoten. Einzugsgebiet: Sternum und vorderes Perikard. Abfluss: Nodi parasternales. B

7 **Nodi brachiocephalici.** Sie liegen vor dem Aortenbogen und seinen Ästen an den Vv. brachiocephalicae. Einzugsgebiet: Thymus, Thyroidea, Perikard und parasternale Lymphknoten. Abfluss: Truncus bronchomediastinalis. B

8 **[Nodus ligamenti arteriosi].** Gelegentlicher Lymphknoten am Lig. arteriosum. B

9 **[Nodus arcus venae azygos].** Gelegentlicher Lymphknoten an dem Bogen, den die V. azygos um den rechten Lungenstiel vor ihrem Eintritt in die V. cava superior bildet. B

10 **Nodi pericardiaci laterales.** Zwischen Perikard und Pleura mediastinalis gelegene Lymphknoten. B

11 **Nodi paratracheales.** Neben der Trachea gelegene Lymphknoten. C

12 **Nodi tracheobronchiales.** An den Bronchien bei ihrem Eintritt in die Lunge gelegene Lymphknoten. C

13 *Nodi tracheobronchiales superiores.* Kranial auf den Stammbronchien und der Trachea gelegene Lymphknoten. C

14 *Nodi tracheobronchiales inferiores.* Kaudal von der Tracheagabel gelegene Lymphknoten. C

15 **Nodi bronchopulmonales.** Sie liegen an den Aufteilungen der Lappenbronchien. C

16 **Nodi intrapulmonales.** Sie liegen an den Abgangsstellen der Segmentbronchien und im Lungengewebe.

17 **Nodi juxtaoesophageales.** Neben dem Oesophagus gelegene, aber zur Lunge gehörende Lymphknoten. C

18 **Nodi praevertebrales.** Sie liegen zwischen Oesophagus und Wirbelsäule. Einzugsgebiet: Umgebung, soweit nicht anders versorgt. C D

Brust 305

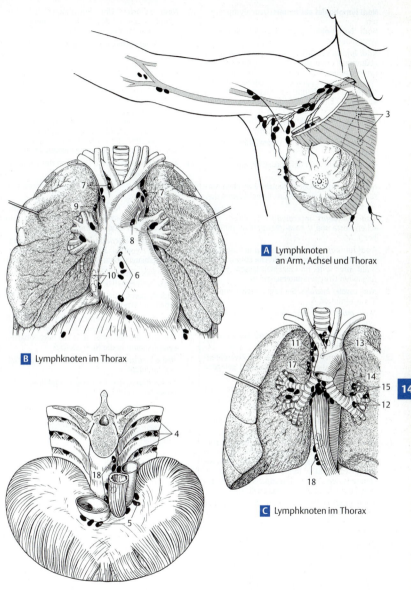

A Lymphknoten an Arm, Achsel und Thorax

B Lymphknoten im Thorax

C Lymphknoten im Thorax

D Lymphknoten im Thorax

306 Lymphsystem

1 **Nodi lymphoidei abdominis.** Bauchlymphknoten.
2 **Nodi lymphoidei parietales.** Wandständige Lymphknoten.
3 *Nodi lumbales sinistri.* Sie liegen an der Aorta abdominalis und sind erstens nachgeschaltete Lymphknoten für weiter unten gelegene Lymphknotengruppen und zweitens erste Filterstation für Nebennieren, Nieren, Ureter, Hoden, Ovar, Eileiter, Fundus uteri und Bauchwand. Abfluss: hauptsächlich in den Truncus lumbalis. Im Einzelnen lassen sich die folgenden drei Gruppen unterscheiden.
4 *Nodi aortici laterales.* Sie liegen links von der Aorta. A
5 *Nodi praeaortici.* Vor der Aorta gelegene Lymphknoten. A
6 *Nodi retroaortici; Nodi postaortici.* Zwischen Aorta und Wirbelsäule gelegene Lymphknoten dieser Gruppe. A
7 *Nodi lumbales intermedii.* Sie liegen zwischen Aorta und V. cava inferior. Funktion wie bei 3. A
8 *Nodi lumbales dextri.* Sie liegen um die V. cava inferior und haben die gleiche Funktion wie 3 auf ihrer Seite. Im Einzelnen lassen sich die folgenden Gruppen unterscheiden:
9 *Nodi cavales laterales.* Sie liegen rechts von der V. cava inferior. A
10 *Nodi praecavales.* Vor der V. cava gelegene Lymphknoten. A
11 *Nodi retrocavales; Nodi postcavales.* Hinter der V. cava gelegene Lymphknoten. A
12 *Nodi phrenici inferiores.* An der Zwerchfellunterseite, nahe am Aortendurchtritt gelegene Lymphknoten. A C
13 *Nodi epigastrici inferiores.* Drei oder vier Lymphknoten an der A. epigastrica inferior für ihr Versorgungsfeld. B
14 **Nodi lymphoidei viscerales.** Eingeweidelymphknoten.
15 *Nodi coeliaci.* Sie liegen um den Truncus coeliacus herum und bilden die zweite Filterstation für Magen, Duodenum, Leber, Gallenblase, Pankreas und Milz. Ihre abführenden Äste bilden teils den Truncus intestinalis mit, teils gehen sie direkt in die Cisterna chyli. A C
16 *Nodi gastrici dextri/sinistri.* An der kleinen Magenkurvatur gelegen, folgen sie dem Verlauf der Aa. gastrica dextra und sinistra. Einzugsgebiet: Magen. Abfluss: Nodi coeliaci. C
17 *[Anulus lymphaticus cardiae].* Gelegentlicher lymphatischer Ring um die Cardia. C
18 *Nodi gastroomentales dextri/sinistri.* Im Verlauf der Aa. gastroomentale dextra und sinistra an der großen Kurvatur des Magens gelegen, führen sie Lymphe aus dem Magen und dem großen Netz rechts in die Leberlymphknoten und links in die Lymphknoten von Milz und Pancreas. C

19 *Nodi pylorici.* Um den Pylorus gelegene Lymphknoten mit Abfluss in die Leberlymphknoten oder in die Nodi coeliaci.
20 *[Nodus suprapyloricus].* Er liegt oberhalb des Pylorus. C
21 *[Nodi subpylorici].* Eine kaudal vom Pylorus gelegene Gruppe. C
22 *[Nodi retropylorici].* Eine dorsal vom Pylorus gelegene Gruppe. C
23 *Nodi pancreatici.* Die Lymphknoten des Pankreas liegen am Ober- und Unterrand des Organs und führen ihre Lymphe teils in die Milzlymphknoten, teils Mesenteriallymphknoten und teils in die Nodi pancreaticoduodenales.
24 *Nodi superiores.* Die am Oberrand des Pankreas gelegene Gruppe. A C
25 *Nodi inferiores.* Gruppe am Pankreasunterrand. A C
26 *Nodi splenici; Nodi lienales.* Die Milzlymphknoten liegen am Milzhilum und führen ihre Lymphe in die Nodi coeliaci ab. A C
27 *Nodi pancreaticoduodenales.* Kleine Lymphknoten zwischen Pankreaskopf und Duodenum. Einzugsgebiet: Duodenum und Pankreas.
28 *Nodi superiores.* Oben gelegene Gruppe. Abfluss: Nodi hepatici. C
29 *Nodi inferiores.* Untere Gruppe. Abfluss: Mesenteriallymphknoten. C
30 *Nodi hepatici.* Sie liegen am Leberhilum, z. T. im Lig. hepatoduodenale, und führen ihre Lymphe teils aus der Leber, teils aus benachbarten Lymphknoten in die Nodi coeliaci.
31 *Nodus cysticus.* Größerer Lymphknoten am Gallenblasenhals. C
32 *Nodus foraminalis.* Größerer Lymphknoten am Foramen omentale. C

Bauch 307

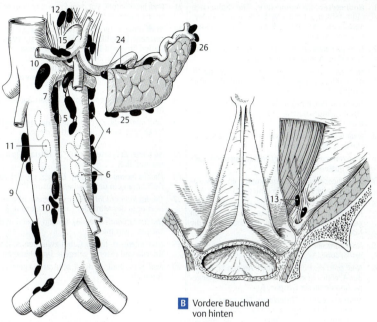

A Tiefe Lymphknoten der Bauchhöhle

B Vordere Bauchwand von hinten

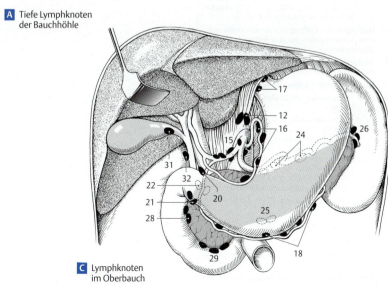

C Lymphknoten im Oberbauch

1. *Nodi mesenterici superiores.* Die zahlreichen (100–150), u. a. für die Verhinderung einer Hyperlipämie wichtigen Mesenteriallymphknoten. Abfluss über die Nodi coeliaci.
2. *Nodi juxtaintestinales.* Die dicht am Dünndarm gelegenen Anteile dieser Gruppe.
3. *Nodi superiores centrales.* Die am Stamm der A. mesenterica superior gelegenen Anteile dieser Gruppe. A
4. *Nodi ileocolici.* Eine entlang der A. ileocolica gelegene Lymphknotengruppe. Abfluss: Nodi coeliaci. A
5. *Nodi praecaecales.* Entlang der A. caecalis anterior gelegene Knoten. A
6. *Nodi retrocaecales.* Sie liegen entlang der A. caecalis posterior. A
7. *Nodi appendiculares.* Lymphknoten an der A. appendicularis. Sie können fehlen (33–50%). A
8. *Nodi mesocolici.* Lymphknoten für den größten Teil des Colon. Vorwiegend im Mesocolon gelegen, führen sie die Lymphe ebenfalls in die Nodi coeliaci.
9. *Nodi paracolici.* Am Colon gelegene Anteile dieser Gruppe. A
10. *Nodi colici dextri/medii/sinistri.* An den Stämmen der A. colica dextra, media und sinistra gelegene Anteile dieser Gruppe. A
11. *Nodi mesenterici inferiores.* Die an der A. mesenterica inferior gelegenen Lymphknoten. Einzugsgebiet: Teil des Colon descendens, Sigmoid und Teile des Rectum. Abfluss: Nodi praeaortici in Höhe des A. mesenterica inferior. A
12. *Nodi sigmoidei.* Entlang der A. sigmoidea gelegene Lymphknoten für das Sigmoid und den anschließenden Colonabschnitt. A
13. *Nodi rectales superiores.* An der A. rectalis superior gelegene Lymphknoten für das Rectum. A
14. **Nodi lymphoidei pelvis.** Beckenlymphknoten.
15. **Nodi lymphoidei parietales.** Wandständige Lymphknoten.
16. *Nodi iliaci communes.* An den Vasa iliaca interna gelegene Gruppe. Sie dient als zweite Station für die Lymphknoten der Beckenorgane, der Geschlechtsorgane, der inneren Beckenwand, der Bauchwand bis zum Nabel, der Hüft- und Gesäßmuskeln. Abfluss: Nodi lumbales und Truncus lumbalis. Im Einzelnen werden folgende Untergruppen unterschieden:
17. *Nodi mediales.* Medial vom Gefäßstrang gelegene Gruppe. B
18. *Nodi intermedii.* Zwischen medialer und lateraler Gruppe, hinter dem Gefäßstrang gelegene Lymphknoten. B
19. *Nodi laterales.* Lateral vom Gefäßstrang gelegene Gruppe. B
20. *Nodi subaortici.* Kaudal von der Aortengabel, vor dem IV. Lendenwirbel gelegene Lymphknoten. A B
21. *Nodi promontorii.* Vor dem Promontorium gelegene Gruppe. A B
22. *Nodi iliaci externi.* An den Vasa iliaca externa gelegene Lymphknoten. Sie sind erste Lymphstation für einen Teil der Harnblase und der Vagina, zweite Station für die vorgeschalteten inguinalen Lymphknoten. Abfluss: in die Nodi iliaci communes. Folgende Anteile werden unterschieden:
23. *Nodi mediales.* Medial vom Gefäßstrang gelegener Anteil. B
24. *Nodi intermedii.* Zwischen lateraler und medialer Gruppe hinter der Arterie gelegener Anteil. B
25. *Nodi laterales.* Lateral vom Gefäßstrang gelegener Anteil. B
26. *[Nodus lacunaris medialis].* Er liegt medial vom Gefäßstrang in der Lacuna vasorum. B
27. *[Nodus lacunaris intermedius].* Wenn vorhanden, liegt er in der Mitte der Lacuna vasorum. B
28. *[Nodus lacunaris lateralis].* Er liegt lateral in der Lacuna vasorum. B
29. *Nodi interiliaci.* In der Gabel zwischen A. iliaca interna und externa gelegene Lymphknoten. B
30. *Nodi obturatorii.* An der A. obturatoria gelegener Anteil. B

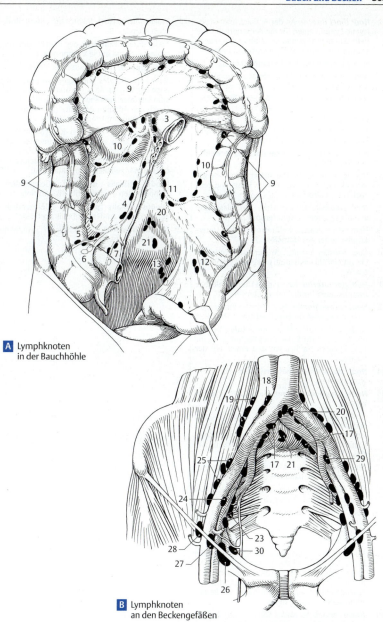

Bauch und Becken 309

A Lymphknoten in der Bauchhöhle

B Lymphknoten an den Beckengefäßen

1 *Nodi iliaci interni.* An der A. iliaca interna gelegene Lymphknoten für die Beckenorgane, die tiefe Dammgegend und die äußere wie innere Beckenwand. Abfluss: Nodi iliaci communes.

2 *Nodi glutaeales.* Glutaeale Lymphknoten.

3 *Nodi superiores.* An der A. glutaea superior gelegene Lymphknoten für die Beckenwand. A

4 Nodi inferiores. An der A. glutaea inferior gelegene Lymphknoten für die Prostata und die proximale Urethra. A

5 *Nodi sacrales.* Am Os sacrum gelegene Lymphknoten für Prostata und Cervix. A

6 **Nodi lymphoidei viscerales.** Eingeweidelymphknoten.

7 *Nodi paravesicales.* Die an der Harnblase gelegenen Lymphknoten für die Blase und teils auch für die Prostata. A

8 *Nodi praevesicales.* Zwischen Harnblase und Symphyse gelegene Untergruppe. A

9 *Nodi postvesicales; Nodi retrovesicales.* Untergruppe hinter der Harnblase. A

10 *Nodi vesicales laterales.* Am unteren Ende des Lig. umbilicale medianum gelegene Lymphknoten. A

11 *Nodi parauterini.* Neben dem Uterus gelegene Lymphknoten für die Cervix uteri. A

12 *Nodi paravaginales.* Neben der Vagina gelegene Lymphknoten für einen Teil dieses Organs. A

13 *Nodi pararectales; Nodi anorectales.* Seitlich direkt auf der Muskulatur des Rectum gelegene Lymphknoten für Rectum und einen Teil der Vagina. A

14 **Nodi lymphoidei membri inferioris.** Beinlymphknoten.

15 **Nodi lymphoidei inguinales.** Leistenlymphknoten.

16 *Nodi inguinales superficiales.* Im subkutanen Fettgewebe, also auf der Fascia lata gelegene Lymphknotengruppe für Anus, Damm, äußeres Genitale, Bauchwand und Beinoberfläche. Abfluss: Nodi iliaci externi.

17 *Nodi superomediales.* Medialer Anteil der entlang dem Leistenband gelegenen Gruppe. B

18 *Nodi superolaterales.* Lateraler Anteil der unter dem Leistenband gelegenen Gruppe. B

19 *Nodi inferiores.* In einer vertikalen Linie am proximalen Ende der V. saphena magna gelegene Gruppe für die oberflächlichen Lymphgefäße des Beines. B

20 *Nodi inguinales profundi.* Sie liegen unter der Fascia lata in Höhe des Hiatus saphenus. Der oberste kann besonders groß sein und im Canalis femoralis gefunden werden (Rosenmüller). Einzugsgebiet: tiefe Lymphgefäße des Beines. Abfluss: Nodi iliaci externi.

21 *[Nodus proximalis; Nodus Rosenmülleri].* Er liegt meist seitlich im Leistenring; nicht immer stark ausgeprägt. B

22 *[Nodus intermedius].* Inkonstant unterhalb des Leistenbandes. B

23 *Nodus distalis.* Unterhalb des Eintritts der Vena saphena magna in die V. femoralis. B

24 **Nodi poplitei.** Lymphknoten der Kniekehle.

25 *Nodi superficiales.* Sie liegen am proximalen Ende der V. saphena parva und führen Lymphe vom lateralen Fußrand und der Wade. Abfluss: Durch den Adduktorenschlitz nach vorn in die tiefen inguinalen Lymphknoten. C

26 *Nodi profundi.* Zwischen Kniegelenkskapsel und A. poplitea gelegen, bekommen sie Lymphe aus der Rückseite des Unterschenkels. Abfluss durch den Adduktorenschlitz nach vorn in die tiefen inguinalen Lymphknoten. C

27 **[Nodus tibialis anterior].** Gelegentlicher Lymphknoten an der A. tibialis anterior.

28 **[Nodus tibialis posterior].** Gelegentlicher Lymphknoten an der A. tibialis posterior.

29 **[Nodus fibularis].** Gelegentlicher Lymphknoten an der A. fibularis.

Becken und untere Gliedmaße

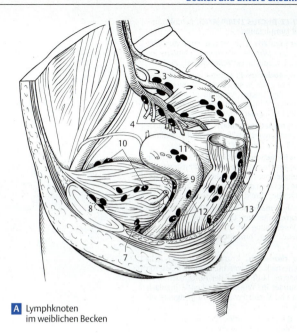

A Lymphknoten im weiblichen Becken

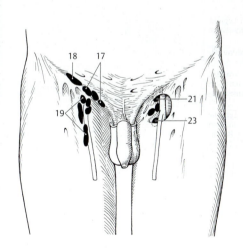

B Lymphknoten der Leistengegend

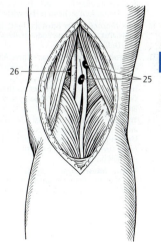

C Lymphknoten der Kniekehle

Lymphsystem

1 **TRUNCI ET DUCTUS LYMPHATICI.** Lymphstämme und Lymphgänge.

2 **Truncus jugularis.** Er zieht mit der V. jugularis interna zum Winkel zwischen V. jugularis interna und V. subclavia (Venenwinkel). A

3 **Truncus subclavius.** Er kommt vom Arm, läuft in Begleitung der V. subclavia und mündet oft rechts in den Ductus lymphaticus dexter und links in den Winkel zwischen V. subclavia sinistra und V. jugularis interna. A

4 **Plexus lymphaticus axillaris.** Die z. T. netzartigen Verbindungen der 20–30 Achsellymphknoten durch ihre Lymphgefäße. B

5 **Truncus bronchomediastinalis.** Er sammelt die Lymphe aus Herz, Lunge und Mediastinum. Die Mündung erfolgt links in den Ductus thoracicus und rechts in den Ductus lymphaticus dexter, öfter aber direkt in die V. subclavia. A

6 **Ductus lymphaticus dexter; [Ductus thoracicus dexter].** Rechter Lymphgang. Er entsteht durch Vereinigung der rechten Trunci jugularis, subclavius und bronchomediastinalis. Kann fehlen. A

7 **Ductus thoracicus.** Brustmilchgang. Er geht kurz unterhalb des Zwerchfells aus der Cisterna chyli hervor, läuft hinter der Aorta nach oben und mündet im Winkel zwischen V. jugularis interna und V. subclavia sinistra [[Angulus venosus]]. A

8 *Arcus ductus thoracici.* Der Bogen vor der Einmündung in den Venenwinkel. A

9 *Pars cervicalis; Pars colli.* Der kurze Halsabschnitt vor dem siebenten Halswirbel. A

10 *Pars thoracica.* Der Brustabschnitt. Er beginnt am Hiatus aorticus und endet an der Oberkante von Th I. A

11 *Pars abdominalis.* Der ganz kurze Abdominalabschnitt vor dem ersten Lendenwirbel. A

12 **Cisterna chyli.** Nicht ganz konstante Erweiterung vor dem Beginn des Ductus thoracicus. In sie münden die Trunci lumbales und intestinales. A

13 **Truncus lumbalis.** Hauptast, der die Lymphe aus den Beinen, den Beckeneingeweiden, dem Urogenitalsystem und von Teilen der Bauchwand sowie der Baucheingeweide in die Cisterna chyli bringt. A

14 **Trunci intestinales.** Hauptäste, welche die Lymphe aus dem Versorgungsgebiet der Aa. mesenterica superior und inferior in die Cisterna chyli bringen. A

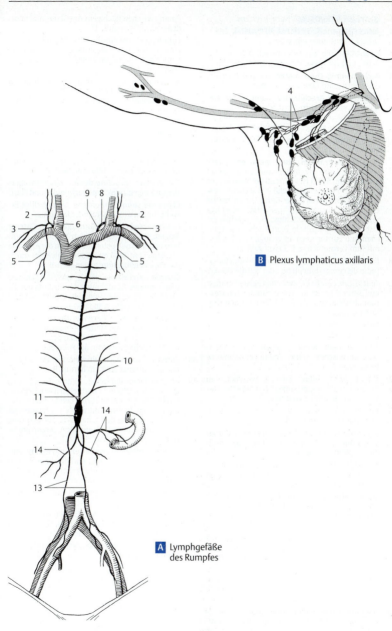

B Plexus lymphaticus axillaris

A Lymphgefäße des Rumpfes

1. ***SYSTEMA NERVOSUM.*** Nervensystem.
2. ***PARS CENTRALIS; SYSTEMA NERVOSUM CENTRALE.*** Zentralnervensystem.
3. **MENINGES.** Die aus Dura mater, Arachnoidea mater und Pia mater bestehenden Hirnhäute.
4. **Pachymeninx; Dura mater.** Die derb-fibröse, harte Hirn- und Rückenmarkshaut.
5. **Leptomeninx; Arachnoidea mater et Pia mater.** Die weiche Hirn- und Rückenmarkshaut. Sie besteht aus zwei Blättern; der Spinngewebshaut und der gefäßführenden Hirnhaut.
6. Dura mater. Harte Hirn- und Rückenmarkshaut.
7. **Dura mater cranialis; Dura mater encephali.** Harte Hirnhaut. Sie bildet eine Schutzkapsel um das Gehirn und ist während des Wachstums mit dem Periost des Schädelknochens verwachsen. Im Bereich der Sinus durae matris bleiben meningeales und periostales Blatt immer getrennt. Mit Abschluss des Wachstums löst sich das periostale Blatt leicht vom Knochen und ist nur noch an wenigen Stellen fest mit ihm verbunden, z. B. Crista galli. D
8. *Falx cerebri.* Sichelförmig in die Fissura longitudinalis cerebri hineinragender Teil der Dura. A
9. *Tentorium cerebelli.* Zwischen Felsenbeinfirst und Sinus transversus ausgespanntes Duraseptum oberhalb des Kleinhirns. Es trägt den Hinterhauptslappen. A
10. *Incisura tentorii.* Öffnung im Tentorium cerebelli für den Durchlass des Hirnstamms. A
11. *Falx cerebelli.* Kleines, sichelförmiges Duraseptum zwischen rechter und linker Kleinhirnhemispäre. A
12. *Diaphragma sellae.* Kleines, zwischen den Proc. clinoidei ausgespanntes horizontales Duraseptum über der Hypophyse. A
13. *Cavum trigeminale.* Ganglionhöhle zwischen Periost und Dura mater. A
14. *[Spatium subdurale.].* Ein kapillarer Spalt zwischen Dura und Arachnoidea. Er wird als artefiziell entstanden angesehen. D
15. *[Spatium epidurale; Spatium extradurale.].* Ein Epiduralraum existiert nicht in der Schädelhöhle; aber im Wirbelkanal.
16. **Dura mater spinalis.** Die harte Rückenmarkshaut. Sie umgibt als Schutzmantel das Rückenmark und ist durch den Epiduralraum von der Wand des Wirbelkanals getrennt. C
17. **Spatium epidurale; Spatium peridurale.** Mit Fett und Venenplexus gefüllter Raum zwischen Dura mater spinalis und Wand des Wirbelsäulenkanals. C
18. Arachnoidea mater. Spinnwebhaut. Durchsichtige kollagenfaserige Haut zwischen Dura und Pia, die von epithelartigen Zellen bedeckt ist.
19. **Spatium subarachnoideum; Spatium leptomeningeum.** Der mit arachnoidealen Bindegewebsfasern und Liquor cerebrospinalis gefüllte Raum zwischen flächigem Anteil der Arachnoidea und der Pia mater. D
20. *Liquor cerebrospinalis.* Vorwiegend von den Plexus chorioidei abgesonderte eiweißarme Flüssigkeit mit einem Zellgehalt von zwei bis sechs pro mm^3. C
21. **Arachnoidea mater cranialis; Arachnoidea mater encephali.** Die der Schädeldura nur durch Flächenadhäsion anhaftende dünne, gefäßlose Haut mit zur Pia mater ziehenden Bindegewebsfasern. D
22. *Granulationes arachnoideae.* Gefäßlose, zottenähnliche Ausstülpungen der Arachnoidea in den Sinus sagittalis und die Diploevenen. Sie bilden sich etwa ab dem 10. Lebensjahr stärker aus und sind am Liquorabfluß beteiligt. D
23. *Trabeculae arachnoideae.* Bindegewebige Verbindungen zwischen Arachnoidea und Pia. D
24. *Cisternae subarachnoideae.* Liquorhaltige Erweiterungen des Subarachnoidalraums.
25. *Cisterna cerebellomedullaris posterior; Cisterna magna.* Dorsaler Liquorraum zwischen Kleinhirn und Medulla oblongata in den die Apertura mediana ventriculi quarti mündet. Er ist durch das Foramen magnum zugänglich. B
26. *Cisterna cerebellomedullaris lateralis.* Schmale ventrolaterale Ausdehnung der Cisterna um die Medulla oblongata. Von der Cisterna magna durch eine dorsale Wand getrennt.
27. *Cisterna fossae lateralis cerebri.* Durch den Sulcus lateralis zugängiger Liquorraum zwischen Insel, Schläfen-, Stirn- und Scheitellappen. Er enthält die Aa. insulares als Äste der A. cerebri media. E
28. *Cisterna chiasmatica.* Erweiterter Liquorraum um das Chiasma opticum herum. B
29. *Cisterna interpeduncularis.* Hinter der Cisterna chiasmatica gelegener und seitlich von dem Lobus temporalis und den Crura cerebri begrenzter Liquorraum. In ihm liegt der N. oculomotorius, die Aufzweigung der A. basilaris, der Ursprung der A. superior cerebelli und die A. cerebri posterior. B
30. *Cisterna ambiens.* Erweiterter Liquorraum seitlich der Hirnschenkel. Er enthält die A. cerebri posterior, die A. superior cerebelli, die Vena basalis (Rosenthal) und den N. trochlearis. B G
31. *Cisterna pericallosa.* Sagittaler Liquorraum längs des Balkens. G
32. *Cisterna pontocerebellaris.* Erweiterter Liquorraum im Kleinhirnbrückenwinkel. Hier mündet die Apertura lateralis ventriculi IV. F
33. *Cisterna laminae terminalis.* Zysterne entlang der Lamina terminalis. G

Hirnhäute 315

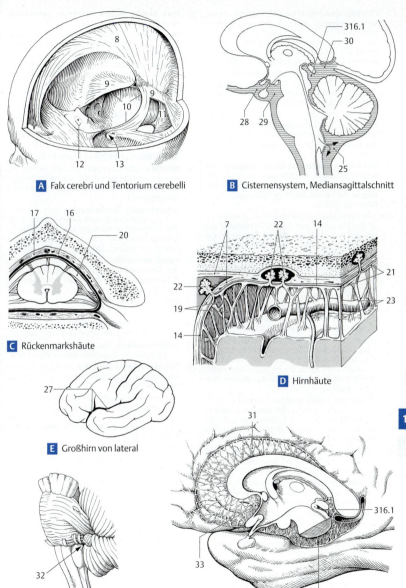

A Falx cerebri und Tentorium cerebelli

B Cisternensystem, Mediansagittalschnitt

C Rückenmarkshäute

D Hirnhäute

E Großhirn von lateral

F Cisterna pontocerebellaris

G Cisternensystem der Sagittalebene

1. *Cisterna quadrigeminalis; Cisterna venae magnae cerebri.* Sie dehnt sich aus zwischen Splenium corporis callosi, Lamina tecti und Velum medullare superius. Sie enthält unter anderem die Vena cerebri magna, die Aa. quadrigeminales, das Corpus pineale. S. 315 B G
2. **Arachnoidea mater spinalis.** Die der Dura mater spinalis durch Flächenadhäsion anhaftende dünne, gefäßlose Haut mit ihren zur Pia mater ziehenden Bindegewebsfasern. E
3. *Cisterna lumbalis.* Unterer, erweiterter Abschnitt des Spatium subarachnoideum mit Filum terminale und Cauda equina. E
4. Pia mater. Weiche Hirn- und Rückenmarkshaut.
5. **Pia mater cranialis; Pia mater encephali.** Die weiche gefäßtragende Hirnhaut. Sie überzieht als lockeres Bindegewebe der Oberfläche aufliegend das Gehirn, bis in die Sulci, und bedeckt dabei die Gefäße.
6. *Tela choroidea ventriculi quarti.* Dünne Platte aus Pia mater und Lamina epithelialis des unteren Ventrikeldachs. Sie ist seitlich an den Tänien befestigt und lässt die Aperturae lateralis und mediana frei. B
7. *Plexus choroideus ventriculi quarti.* Paariger, girlandenähnlicher, ependymüberzogener Gefäßzottenwulst, der bis in die beiden Aperturae laterales hineinreicht. B
8. *Tela choroidea ventriculi tertii.* Dünne, ependymüberzogene Platte aus Pia mater zwischen rechter und linker Taenia thalami. C
9. *Plexus choroideus ventriculi tertii.* Paariger, stark gefäßhaltiger Zottenwulst, der von dünnen Dach in den III. Ventrikel hineinhängt und sich nach vorn durch das Foramen interventrikulare in die Plexus choroidei der Seitenventrikel fortsetzt. C
10. *Plexus choroideus ventriculi lateralis.* Durch die Fissura choroidea in die Seitenventrikel eingestülpte, zottige, stark gefäßhaltige Girlande. Sie reicht vom Foramen interventriculare bis ins Unterhorn. C
11. *Glomus choroideum.* Verdickung des Plexus choroideus im Bereich des Trigonum collaterale an der Wurzel des Hinterhorns. C
12. **Pia mater spinalis.** Fest mit der Oberfläche des Rückenmarks verbundene, bindegewebige gefäßführende Membran. A
13. *Lig. denticulatum.* Frontal gestellte Bindegewebsplatte. Sie verbindet das Rückenmark mit der Dura mater spinalis und hat in Höhe der Spinalnervenwurzeln bogenförmige Aussparungen. A
14. *Septum cervicale intermedium.* Im Zervikalmark anzutreffendes, von der Pia mater in die Tiefe des Hinterstrangs reichendes Bindegewebsseptum zwischen den Fasciculi gracilis und cuneatus. A F
15. Filum terminale. Fadenförmiger, kaudaler Ausläufer des Rückenmarks und seiner Häute. D E
16. **Pars duralis [[Filum terminale externum]].** Vom 2. oder 3. Sacralwirbel bis zur Dorsalseite des 2. Coccygealwirbels reichendes fadenförmiges mit dem Filum terminale des Rückenmarks verwachsenes Ende der Dura. E
17. **Pars pialis[[Filum terminale internum]].** Fortsetzung der Rückenmarkshäute mit dem Ausläufer des Rückenmarks bei erhaltenem Subarachnoidalraum bis zum 2. Sakralwirbel. Liquorpunktion möglich. E
18. *MEDULLA SPINALIS.* Rückenmark. Es reicht vom Ende der Medulla oblongata mit Abgang des 1. Spinalnerven bis zum Beginn des Filum terminale am I. oder II. Lendenwirbel. D
19. **MORPHOLOGIA EXTERNA.** Äußerer Bau.
20. **Intumescentia cervicalis.** Von C III bis Th II reichende Verdickung des Rückenmarks, bedingt durch das durch die Arme vergrößerte Versorgungsgebiet. D
21. **Intumescentia lumbosacralis.** Vom IX. oder X. Thorakalwirbel bis zum I. oder II. Lendenwirbel reichende Verdickung des Rückenmarks, bedingt durch das größere Versorgungsgebiet infolge der unteren Extremitäten. D
22. **Conus medullaris.** Das spitz zulaufende Ende des Rückenmarks, das in Höhe des I. oder II. Lendenwirbels in das Filum terminale ausläuft. D
23. **Pars spinalis fili terminalis.** Der rückenmarkhaltige Anteil des Filum terminale.
24. **Ventriculus terminalis.** Erweiterung des Canalis centralis am Ende des Conus medullaris. D
25. *Fissura mediana anterior.* Tiefer Längsspalt vorne in der Medianebene am Rückenmark. F
26. **Sulcus medianus posterior.** Zwischen rechtem und linkem Hinterstrang in der Medianebene gelegene Furche. F
27. *Septum medianum posterius.* Verdichtung des subarachnoidealen Bindegewebes als Fortsetzung des Sulcus medianus dorsalis in die Tiefe, weniger im Halsbereich, mehr im Thoraxabschnitt. F
28. **Sulcus anterolateralis.** Gelegentliche schwache Rinne in der die vorderen Wurzelfasern austreten. F
29. **Sulcus posterolateralis.** Längsfurche außen an der Grenze zwischen Funiculus lateralis und posterior; Eintritt der dorsalen Spinalnervenwurzeln. F
30. **Sulcus intermedius posterior.** Flache Längsrinne beiderseits des Sulcus medianus. Sie markiert die Grenze zwischen den Fasciculi gracilis und cuneatus. F
31. **Funiculi medullae spinalis.** Die drei durch die Hinter- und Vorderhörner und ihre Wurzelfasern gegliederten Leitungsstränge des Rückenmarks. F

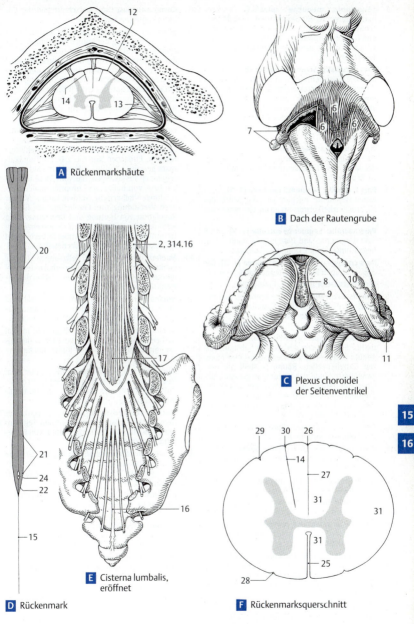

Hirnhäute, Rückenmark

A Rückenmarkshäute

B Dach der Rautengrube

C Plexus choroidei der Seitenventrikel

D Rückenmark

E Cisterna lumbalis, eröffnet

F Rückenmarksquerschnitt

1 **[[Segmenta medullae spinalis]]**. Rückenmarkssegmente. Als Segment gilt hier der Rückenmarksabschnitt, der seine Wurzelfasern durch ein bestimmtes Foramen intervertebrale schickt. Die Grenzen sind optisch nicht bestimmbar.

2 **Pars cervicalis; Segmenta cervicalia [1–8]**. Zu den 7 Halswirbeln gehören 8 Zervikalsegmente, weil die Wurzelfasern der Segmente 1–7 oberhalb des Wirbels gleicher Ordnungszahl austreten, die Wurzelfasern des 8. Zervikalsegments jedoch unterhalb des 7. Halswirbels. Das Halsmark reicht vom Atlas bis zur Mitte des VII. Halswirbels. C

3 **Pars thoracica; Segmenta thoracica [1–12]**. Die 12 Segmente des Brustmarks reichen von der Mitte des VII. Halswirbels bis zur Mitte des XI. Brustwirbels. C

4 **Pars lumbalis; Segmenta lumbalia [1–5]**. Die 5 Lendensegmente reichen von der Mitte des XI. Brustwirbelkörpers bis an die Oberkante des I. Lendenwirbelkörpers. C

5 **Pars sacralis; Segmenta sacralia [1–5]**. Die 5 Sakralsegmente sind bereits sehr niedrig und liegen hinter dem I. Lendenwirbelkörper. C

6 **Pars coccygea; Segmenta coccygea [1–3]**. Die 3 ganz kleinen Kokzygealsegmente. C

7 **MORPHOLOGIA INTERNA**. Innerer Bau.

8 **Canalis centralis**. Rest des embryol. Neuralrohrlumens. Er erstreckt sich, stellenweise obliteriert, vom Ende der Rautengrube bis zum Filum terminale. A D

9 **Substantia grisea**. Graue Substanz des Rückenmarks. Sie wird von der weißen Substanz eingehüllt und besteht vorwiegend aus multipolaren Ganglienzellen. Räumlich stellt sie eine kannelierte Säule dar (Columnae griseae); das Querschnittsbild zeigt die in den einzelnen Rückenmarksabschnitten verschieden ausgeprägten, den Columnae griseae entsprechenden „Hörner" (Cornua). A

10 *Cornu anterius*. Vorderhorn. Querschnittsbild der Columna anterior. A

11 *Cornu laterale*. Seitenhorn. Seitlicher Vorsprung der grauen Substanz im Thorocalmark, C8–L2. A

12 *Cornu posterius*. Hinterhorn. Querschnittsbild der Columna posterior. A

13 **Substantia alba**. Weiße Substanz. Sie besteht vorwiegend aus markhaltigen Nervenfasern. A

14 **Substantia gelatinosa centralis**. Eine schmale Zone grauer Substanz unter dem Ependym des Zentralkanals.

15 **COLUMNAE GRISEAE**. Die säulenförmige dreidimensionale Anordnung der grauen Substanz. Die Säulen haben in verschiedener Rückenmarkshöhe unterschiedliche Form und Ausdehnung. B

16 **Columna anterior**. Vordersäule. Ihre motorischen Wurzelzellen sind vorwiegend in Gruppen oder Kernen zusammengefasst. B

17 **Cornu anterius**. Das Querschnittsbild der Columna anterior. B D

18 **[[Laminae spinales]]**. Eine zytoarchitektonische Unterteilung der grauen Substanz des Rückenmarks bei Säugetieren in 10 Areale. Sie bilden auf dem Querschnitt bis auf die Laminae IX und X von posterior nach anterior hintereinanderliegende Schichten, die über die Länge des Rückenmarks unterschiedlich konfiguriert aber recht gut unterscheidbar sind. Die Unterteilung gilt wahrscheinlich auch für den Menschen. S. 321 C

19 *Laminae spinales VII–IX*. Schichten des Vorderhorns. Sie sind besonders in den Intumeszenzen ausgeprägt und zeigen dort vielfältige Formen. Einfacher sind sie z. B. im Thorakalmark geordnet. Lamina VII und VIII sind wahrscheinlich Reflexzonen, die vom Mesencephalon bzw. von bulbo- und propriospinalen Verbindungen beherrscht werden. Lamina VII hat auch Verbindung zum Cerebellum, die für die Regulation von Haltung und Bewegung nötig ist. Ihre Zellen bilden in den Intumeszenzen ein Hemmungszentrum. Die Lamina IX besteht aus den Motoneuronen des Rückenmarks. S. 321 C

20 *Nucleus anterolateralis*. Zellgruppen gleicher Funktion vorn seitlich im Vorderhorn der Segmente CV–CVIII und LII–SI. Innervation der Extremitätenmuskulatur. D

21 *Nucleus anterior*. Der Kern liegt annähernd medial anschließend an den Nucleus anterolateralis von LII–SI. Seine Funktion ist unklar.

22 *Nucleus anteromedialis*. Er liegt vorn medial und erstreckt sich über die ganze Länge des Rückenmarks. Innervation der Rumpfmuskulatur. D

23 *Nucleus posterolateralis*. Er liegt hinter dem Nucleus anterolateralis in den Segmenten CV–ThI und LII–SII und innerviert Extremitätenmuskulatur. D

24 *Nucleus retroposterolateralis*. Er liegt hinter dem Nucleus posterolateralis in den Segmenten CVIII–ThI und SI–III. Innervation von Extremitätenmuskeln. D

25 *Nucleus posteromedialis*. Er liegt in der Nähe der Commissura alba und erstreckt sich über die Segmente ThI–LIII. Innervation der Rumpfmuskulatur. D

26 *Nucleus centralis*. Eine wenig ausgeprägte Gruppe in einigen Hals- und Lendensegmenten. D

27 *Nucleus nervi accessorii*. Er liegt in den Segmenten CI–CVI im Feld des Nucleus anterolateralis und liefert die Wurzelfasern der Pars spinalis des N. accessorius. D

28 *Nucleus nervi phrenici*. Er liegt in der Mitte des Vorderhorns von CIV–CVII.

Rückenmark

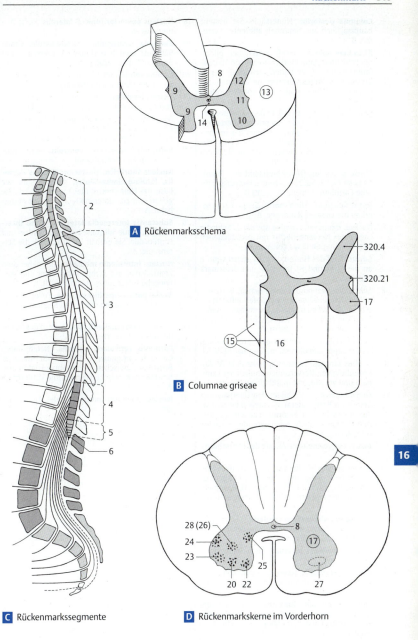

A Rückenmarksschema

B Columnae griseae

C Rückenmarkssegmente

D Rückenmarkskerne im Vorderhorn

Rückenmark

1 **Columna posterior.** Hintersäule. Sie besteht hauptsächlich aus Neuronen afferenter Systeme. B

2 **[[Laminae spinales I–IV]].** Funktionell bilden die Schichten Haupteintrittsareale von Hautafferenzen. Ihre Zellen bilden auch lokale Regelkreise, sind Projektionsneurone auf- und absteigender Bahnen und Träger von Neuropeptidsystemen. C

3 **[[Laminae spinales V–VI]].** In den Schichten enden die meisten proprioceptiven Afferenzen. Sie sind Ziel absteigender Bahnen des motorischen und sensorischen Cortex sowie subcorticaler Zentren und wahrscheinlich in die Regulation von Bewegungen eingebunden. C

4 **Cornu posterius.** Querschnittsbild der Columna posterior. Seine Zellen zeigen laminaspezifische Formunterschiede. A, S. 319 B

5 *Apex.* Spitze des Hinterhorns. Sie grenzt ventral an die Lissauer Randzone. A

6 *Nucleus marginalis; Lamina spinalis I.* Schmale Lage eines Nervengeflechts mit verschiedenen Nervenzelltypen längs der Apex. A

7 *Caput.* Kopf des Hinterhorns. Es grenzt ventral an die Apex und ist im Hals- und Brustmark verdickt. A

8 *Substantia gelatinosa; Lamina spinalis II.* Hauptteil des Nervengewebes des Kopfes unfixiert erscheint die Substanz glasig. Sie enthält vorwiegend kleine Nervenzellen verschiedener Typen und marklose Nervenfasern. A

9 *Cervix.* Hals des Hinterhorns. Er grenzt ventral an das Caput und umfasst die Laminae III–V. A C

10 *Nucleus proprius; Laminae spinales III et IV.* Ansammlung von Nervenzellen ähnlich der Lamina II und vorwiegend markhaltigen Fasern. A C

11 *Lamina spinalis V.* Sie bildet den Übergang der Cervix zur Basis. Lateral und medial besteht sie aus unterschiedlich geformten Zellen. Die laterale Portion ist nicht scharf von der Formatio reticularis getrennt. C

12 *Basis.* Der verbreiterte Ansatz des Hinterhorns. A

13 *Lamina spinalis VI.* Sie ist vergleichbar der Lamina V gebaut und gegen diese schlecht abgrenzbar. Sie kommt nur in den oberen Halssegmenten und denjenigen beider Intumeszenzen vor. C

14 **Substantia visceralis secundaria.** Kleines Feld ventral der Substantia intermedia centralis mit vegetativen Ganglienzellen. A

15 **Nucleus basilaris internus.** Siehe Anmerkungen.

16 **Nucleus cervicalis lateralis.** Beim Menschen rudimentäre Relaisstation für Impulse von der behaarten Haut.

17 **Nucleus cervicalis medialis.** Forsetzung des [[Nucleus cervicalis centralis]] in den Nucleus intermedius Cajal. Beim Menschen nicht abgegrenzt.

18 **Nucleus posterior funiculi lateralis.** Siehe Anmerkungen.

19 **Columna intermedia.** Zwischensäule. Graue Substanz zwischen Hinter-, Vordersäule und um den Zentralkanal. B

20 **Lamina spinalis VII.** Sie umschließt den Hauptanteil der Columna intermedia. C

21 **Cornu laterale.** Seitenhorn. Seitlicher Vorsprung der grauen Substanz. A, S. 319 B

22 *Nucleus intermediolateralis.* Zellgruppe im Cornu laterale. Sie erstreckt sich von ThI–LII und enthält Zellen des Sympathicus. A

23 **Substantia intermedia centralis.** Graue Substanz um den Zentralkanal.

24 **Nucleus thoracicus posterior; Nucleus dorsalis; (Stilling-Clarke-Säule).** Kernsäule an der Basis des Hinterhorns, meist von CVIII–LIII. Sie gehört teils zur hinteren Kleinhirnseitenstrangbahn. A

25 **Substantia intermedia lateralis [[Zona intermedia]].** Graue Substanz zwischen Vorder- und Hintersäule. Sie enthält im Brustmark die Seitensäule. A

26 **Nucleus intermedio medialis.** Kern näher dem Zentralkanal mit Sympathicuszellen und vorwiegend Interneuronen von ThI–LII. A

27 **Nuclei parasympathici sacrales.** Zellen des sacralen Parasympathicus in den Segmenten SII–IV.

28 **Nucleus nervi pudendi (Onuf).** Kern des N. pudendus im Vorderhorn von S2/3.

29 **Formatio reticularis spinalis.** Netzförmiges Gemisch von grauer und weißer Substanz im Brustmark zwischen Seiten- und Hinterhorn; im Halsmark zwischen Hinter- und Vorderhorn. A

30 **Nucleus medialis anterior.** Siehe Anmerkungen.

Rückenmark 321

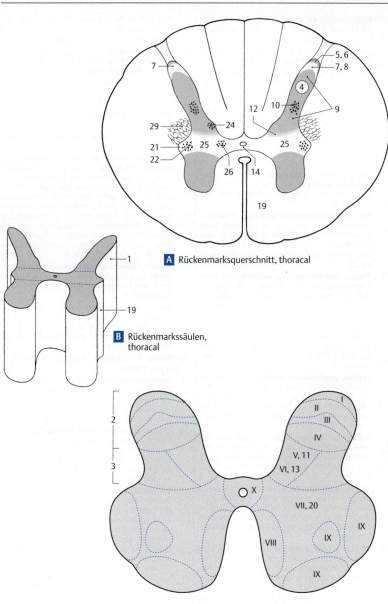

A Rückenmarksquerschnitt, thoracal

B Rückenmarkssäulen, thoracal

C Laminae spinales, schematisch

1 **SUBSTANTIA ALBA.** Weiße Substanz. Sie besteht vorwiegend aus markhaltigen Nervenfasern.
2 **Funiculus anterior.** Vorderstrang. Das Feld weißer Substanz zwischen Vorderwurzelzellen, -fasern und Fissura mediana anterior. A
3 **Fasciculus proprius anterior.** Grundbündel des Vorderstrangs. Bahn des Eigenapparats. Sie besteht aus Fasern der Assoziationszellen und gebündelten Kollateralen der Projektionsbahnen, die der grauen Substanz direkt anliegen und die Tätigkeit der Rückenmarksabschnitte koordinieren. A
4 *Fasciculus sulcomarginalis*. Entlang der Fissura mediana anterior gelegener Grundbündelanteil. A
5 **Tractus corticospinalis anterior 〖Tractus pyramidalis anterior〗.** Ungekreuzter Anteil der Pyramidenbahn seitlich der Fissura mediana anterior. A C
6 **Tractus vestibulospinalis lateralis.** Die efferenten Fasern kommen vom Deiters'schen Kern, ziehen bis zum Sacralmark und enden an Vorderhornzellen der Laminae VII, VIII. Ihre Funktion ist beim Menschen nicht klar nachgewiesen. B
7 **Tractus vestibulospinalis medialis.** Die Bahn kommt vom Nucleus vestibularis medialis, verläuft im Fasciculus longitudinalis medialis bis ins mittlere Thoracalmark und endet vorwiegend in der Lamina VIII. Sie beeinflusst den Tonus der Nacken- und oberen Rückenmuskeln. A
8 **Fibrae reticulospinales.** Absteigende Fasern aus dem Tractus bulboreticulospinalis zu den Laminae V–VII. Beim Menschen nicht nachgewiesen.
9 **Tractus pontoreticulospinalis.** Vom Nucleus reticularis pontis caudalis und caudalem Teil des Nucleus reticularis pontis rostralis kommende Bahn zu den Laminae VII und VIII des ganzen Rückenmarks. Beim Menschen nicht deutlich abgrenzbar. B
10 **Tractus interstitiospinalis.** Er zieht vom Nucleus interstitiales Cajal im Fasciculus longitudinalis medialis zum Rückenmark in die Laminae VII und VIII. Funktion beim Menschen unklar. B
11 **Tractus tectospinalis.** Efferenzen der Colliculi superiores. Sie kreuzen in der dorsalen Haubenkreuzung, verlaufen im Tractus longitudinalis medialis vorwiegend zum Eigenapparat der Halssegmente I–IV. Führung von Augen- und Kopfbewegung. A
12 **Tractus raphespinalis anterior.** Efferenzen im Fasciculus longitudinalis medialis aus den Nuclei raphes pallidus und obscurus wahrscheinlich zu den Vorderhörnern und dem Nucleus intermediolateralis. B
13 **Fibrae olivospinales.** Beim Menschen bisher nicht nachgewiesen.
14 **Tractus spinothalamicus anterior.** Er entsteht aus markreichen Fasern, die aus den Hinterhörnern zum Vorderstrang der Gegenseite über die Commissura alba kreuzen. Übermittlung von groben Druck- und Tastempfindungen. A B
15 **Funiculus lateralis.** Seitenstrang. Das Feld weißer Substanz zwischen Vorder- und Hinterhorn einschließlich ihrer Wurzelfasern. A
16 **Fasciculus proprius lateralis.** Grundbündel des Seitenstrangs. Die Fasern verknüpfen übereinander liegende Rückenmarkssegmente. A B
17 **Tractus fastigiospinalis.** Beim Menschen nicht sicher nachgewiesen.
18 **Tractus interpositospinalis.** Beim Menschen nicht sicher nachgewiesen.
19 **Tractus corticospinalis lateralis 〖Tractus pyramidalis lateralis〗.** Pyramidenseitenstrangbahn. Sie liegt lateral des Hinterhorns. Der Hauptteil der Fasern kreuzt unterhalb der Pyramide zur Gegenseite. Die Fasern sind somatotrop geordnet. Die kürzesten Fasern, im Halsmark endend, liegen medial, die längsten, im unteren Rückenmark endend, liegen am weitesten lateral. Sie übermitteln bewusste Bewegungsimpulse und enden vorwiegend in Laminae VIII–IX, aber auch I–VII. A C
20 **Tractus rubrospinalis (Monakow).** Kreuzende Fasern vom magnocellulären Teil des Nucleus ruber zum Rückenmark. Beim Menschen wenig entwickelt. A
21 **Tractus bulboreticulospinalis.** Die vorwiegend gekreuzte Bahn zieht vom Nucleus gigantocellularis im Seitenstrang in die Laminae VII des Rückenmarks. Beim Menschen nicht sicher abgrenzbar. A
22 **Fibrae olivospinales.** Beim Menschen nicht nachgewiesen.
23 **Tractus spinotectalis.** Aufsteigende Fasern unbekannter Herkunft. Anteile gehen zum Colliculus superior, zum zentralen Höhlengrau und zur Formatio reticularis des Mittelhirns. Die Bahn führt vielleicht Schmerzfasern. A
24 **Tractus spinothalamicus lateralis.** Markarme Fasern, die aus der Substantia gelatinosa zum Seitenstrang der Gegenseite über die Commissura alba kreuzen. Leitung von Schmerz- und Temperaturempfindungen, weniger von extero- und propriozeptiven Impulsen. A
25 **Tractus spinocerebellaris anterior (Gowers).** Vordere Kleinhirnseitenstrangbahn. Sie kreuzt teilweise von den Hinterhörnern zur Gegenseite, steigt auf zum Brückenoberrand, biegt um zum oberen Kleinhirnstiel. Sie vermittelt Informationen aus Afferenzen der unteren Körperhälfte über Muskeltonus und Gliedmaßenstellung zur Bewegungskoordination der unteren Gliedmaße. A B

Rückenmark

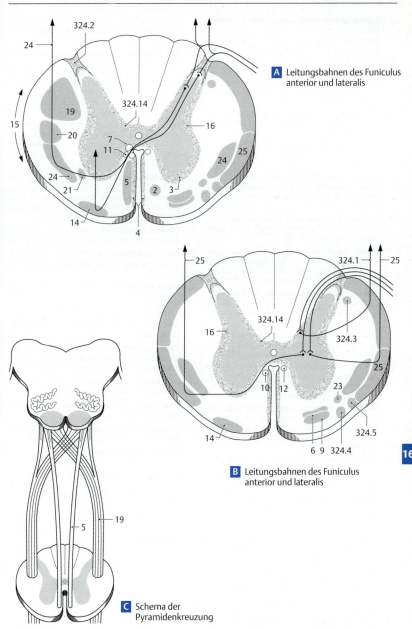

A Leitungsbahnen des Funiculus anterior und lateralis

B Leitungsbahnen des Funiculus anterior und lateralis

C Schema der Pyramidenkreuzung

1 **Tractus spinocerebellaris posterior (Flechsig).** Hintere Kleinhirnseitenstrangbahn. Sie verläuft ungekreuzt zum unteren Kleinhirnstiel und gleicht funktionell der vorderen Kleinhirnseitenstrangbahn. A, S. 323 B

2 **Tractus posterolateralis (Lissauer).** Bündel aus kurzen markhaltigen und -losen Fasern zwischen Hinterhornspitze und Oberfläche. Anteil des Grundbündels. A, S. 323 B

3 **Pars posterior funiculi lateralis.** Axone aus Lamina IV zum Nucleus cervicalis lateralis. Beim Menschen rudimentär. A, S. 323 B

4 **Tractus spinoolivaris (Helweg).** Kreuzende Fasern vom Hinterhorn zur Olive. Sie leiten Haut- und proprioceptive Impulse. A, S. 323 B

5 **Tractus spinoreticularis.** Aufsteigende Fasern, die sich in der Medulla vom Lemniscus spinalis trennen und zur Formatio reticularis ziehen. A, S. 323 B

6 **Tractus caeruleospinalis.** Fasern aus dem Nucleus caeruleus zum Rückenmark. Beim Menschen nicht gesichert.

7 **Fibrae hypothalamospinales.** Verbindungen des Nucleus paraventricularis hypothalami mit den Nuclei intermediolaterales des Rückenmarks. Beim Menschen nicht nachgewiesen.

8 **Tractus raphespinalis lateralis.** Fasern des Nucleus raphes magnus zu den Laminae I und V des Rückenmarks. Beim Menschen nicht gesichert.

9 **Tractus solitariospinalis.** Verbindung des Nucleus solitarius mit den Motoneuronen des Rückenmarks. Beim Menschen nicht gesichert.

10 **Tractus spinocervicalis.** Aufsteigende Fasern vorwiegend aus Lamina IV des oberen Halsmarks zum Nucleus cervicalis lateralis. Beim Menschen nicht gesichert.

11 **Tractus spinovestibularis.** Vorwiegend aus dem caudalen Rückenmark zu den lateralen und medialen Nuclei vestibulares aufsteigende proprioceptive Fasern. Beim Menschen nicht gesichert.

12 **Tractus trigeminospinalis.** Fasern aus dem Nucleus spinalis nervi trigemini zum dorsalen Rückenmarkshorn. Beim Menschen nicht gesichert.

13 **Funiculus posterior.** Hinterstrang. Die weiße Substanz zwischen den Hinterhörnern einschließlich dem Tractus posterolateralis (Lissauer). A

14 **Fasciculus proprius posterior.** Grundbündel des Hinterstrangs. Es ist unterschiedlich dick. Die Fasern verknüpfen übereinanderliegende Segmente. A, S. 323 A B

15 **Fasciculus septomarginalis (Flechsig ovales Bündel).** Fasern des Eigenapparates, gebildet von absteigenden Kollateralen der Neurite aufsteigender Projektionsbahnen. Sie liegen entlang dem Septum medianum posterius, gebündelt im unteren Brust- und Lendenmark (Flechsig), Sakralmark (Philippe-Gombault Triangle) und enden in der grauen Substanz des Conus medullaris. A

16 **Fasciculus interfascicularis; Fasciculus semilunaris (Schultze Komma).** Fasern des Eigenapparates, gebildet von absteigenden Kollateralen der Neurite aufsteigender Projektionsbahnen. Sie liegen gebündelt im Hals- und oberen Brustmark zwischen Fasciculus gracilis und Fasciculus cuneatus. A B

17 **Fasciculus gracilis (Goll).** Medialer Teil der Hinterstrangbahn. Er liegt medial des Sulcus intermedius posterior und enthält Fasern der Tast- und Tiefensensibilität aus der unteren Körperhälfte (Co-ThV). A, S. 333 A

18 **Fasciculus cuneatus (Burdach).** Lateraler Teil der Hinterstrangbahn. Er liegt lateral des Sulcus intermedius posterior, enthält Fasern der Tast- und Tiefensensibilität und beginnt mit der oberen Körperhälfte (ThIV-CI). A B, S. 333 A

19 **Fibrae cuneospinales.** Verstreute Fasern des Eigenapparates entlang dem Fasciculus cuneatus.

20 **Fibrae gracilispinales.** Verstreute Fasern des Eigenapparates entlang dem Fasciculus gracilis. S. 333 A

21 **Fibrae spinocuneatae.** Aufsteigende Fasern aus Hinterhornzellen des Rückenmarks im Tractus cuneatus zum gleichnamigen Kern. Sie werden mit den Fibrae spinogracilis zu sogenannten postsynaptischen Hinterhornfasern zusammengefasst.

22 **Fibrae spinograciles.** Aufsteigende Fasern aus Hinterhornzellen des Rückenmarks im Tractus gracilis zum gleichnamigen Kern. Vgl. 16.

23 STRUCTURAE CENTRALES MEDULLAE SPINALIS. Zentrale Rückenmarkstrukturen.

24 **Area spinalis X; Lamina spinalis X.** Region um den Zentralkanal. A

25 **Commissura grisea anterior.** Schmaler Streifen grauer Substanz vor dem Zentralkanal. A

26 **Commissura grisea posterior.** Schmaler Streifen grauer Substanz hinter dem Zentralkanal. A

27 **Commissura alba anterior.** Sie gehört zu den Fasciculi proprii. Kreuzende Fasern der Kommissurenzellen verbinden beide Rückenmarkseiten. A

28 **Commissura alba posterior.** Sie gehört zu den Fasciculi proprii. A

29 **Canalis centralis.** Zentralkanal. Rest des embryonalen Neuralrohrlumens. Er kann obliteriert sein. A

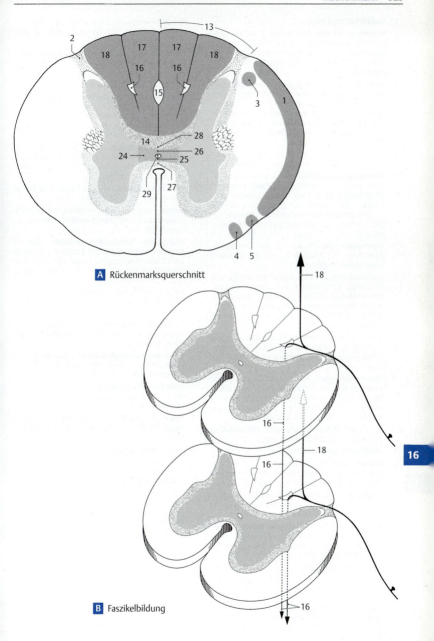

A Rückenmarksquerschnitt

B Faszikelbildung

1 *ENCEPHALON.* Gehirn.
2 **Rhombencephalon.** Rautenhirn. Es ist eine genetische, strukturelle und funktionelle Einheit. Systematisch besteht es aus Medulla oblongata, Pons und Cerebellum. Es umschließt den IV. Ventrikel. A
3 *Myelencephalon; Medulla oblongata; Bulbus.* Verlängertes Mark. Rostrale Fortsetzung des Rückenmarks. Es endet cranial am Hinterrand der Brücke am Sulcus bulbopontinus. Die caudale Grenze ist nach Vereinbarung festgelegt auf eine Ebene oberhalb der Wurzelfasern des 1. Zervikalsegments. A
4 *Metencephalon; Pons et cerebellum.* Nachhirn. Es besteht aus Brücke und Kleinhirn. A
5 **Mesencephalon.** Mittelhirn. Es ist keine genetische Einheit, sondern im Gebiet zwischen Rhombencephalon und Prosencephalon entstanden. Zu diesem topographischen Begriff werden gerechnet Tegmentum mit Nucleus ruber, Lamina tecti, Hirnschenkel und Substantia nigra. A
6 **Prosencephalon.** Vorderhirn. Aus ihm gehen Zwischen- und Endhirn hervor. Beide haben keine Hirnnervenkerne.
7 *Diencephalon.* Zwischenhirn. Es besteht aus Thalamus, Epithalamus mit Corpus pineale, Hypothalamus, Globus pallidus, umschließt den III. Ventrikel und reicht von der Vorderkante des Colliculus superior bis an das Foramen interventriculare. A
8 *Telencephalon.* Endhirn. Es besteht aus zwei Endhirnhemisphären, die je einen Seitenventrikel umfassen und miteinander verbunden sind.
9 Truncus encephali. Hirnstamm. Zusammenfassung von Rhombencephalon und Mesencephalon zu einem anatomischen Begriff. Klinisch werden die Basalganglien, das Zwischenhirn und Teile des Riechhirns hinzugerechnet.
10 **MYELENCEPHALON; MEDULLA OBLONGATA; BULBUS.** Verlängertes Mark. Vgl. 3
11 **MORPHOLOGIA EXTERNA.** Äußere Gestalt.
12 **Fissura mediana anterior.** Vordere Furche. Fortsetzung aus dem Rückenmark. Sie wird von der Pyramidenkreuzung überdeckt. C
13 **Foramen caecum medullae oblongatae.** Vertiefung am Hinterrand der Brücke. Ende der Fissura mediana anterior. C
14 **Pyramis medullae oblongatae; Pyramis bulbi.** Längswülste aus Pyramidenbahnfasern beidseits der Fissura mediana anterior. Sie endet mit der Pyramidenkreuzung. C
15 **Decussatio pyramidum.** Pyramidenkreuzung. Mit drei bis fünf Bündeln kreuzende Fasern der Pyramidenseitenstrangbahn am Ende der Medulla oblongata. C D, S. 331 B
16 **Sulcus anterolateralis.** Rinne seitlich der Pyramide. Hier liegt die Olive. Dicht unterhalb in Höhe der Decussatio liegen die Wurzeln von CI. C
17 **Sulcus praeolivaris.** Einsenkung zwischen Pyramide und Olive. Hier treten die Wurzelfasern des N. hypoglossus aus. C
18 **Funiculus lateralis.** Fortsetzung des Funiculus lateralis des Rückenmarks bis zur Olive. C
19 **Oliva.** Bohnenförmige Kernvorwölbung von ca. 1,5 cm Länge. C, S. 329 A B
20 **Fibrae arcuatae externae anteriores.** Über das caudale Ende der Olive laufende Fasern vom Nucleus arcuatus zum Pedunculus cerebellaris inferior. Versprengte Brückenkleinhirnbahnanteile. C
21 **Sulcus retroolivaris.** Rinne hinter der Olive. Austritt der Hirnnerven IX, X. In ihrer Verlängerung auf das Halsmark entspringen die Wurzeln des N. accessorius. C
22 **Area retroolivaris.** Das Feld hinter dem Sulcus retroolivaris. C
23 **Sulcus posterolateralis.** Er zieht vor dem Fasciculus cuneatus und endet vor dem Tuberculum trigeminale. B
24 **Pedunculus cerebellaris inferior.** Unterer Kleinhirnstiel. Er zieht mit Fasern der hinteren Kleinhirnseitenstrangbahn und der Olive zum Cerebellum. Keine scharfe Grenze zum Pedunculus cerebellaris medius. B
25 *Corpus restiforme.* Strickkörper. Er wird nicht als identisch sondern nur als Teil des Pedunculus cerebellaris inferior angesehen. B
26 **Tuberculum trigeminale.** Vorwölbung des spinalen Trigeminuskerns in der Verlängerung des Rückenmarks. D
27 **Fasciculus cuneatus.** Lateraler, von der oberen Körperhälfte kommender Teil der Hinterstrangbahn. B
28 **Tuberculum cuneatum.** Anschwellung am Ende des Fasciculus cuneatus, bedingt durch den Nucleus cuneatus. B D
29 **Fasciculus gracilis.** Medialer, von der unteren Körperhälfte kommender Teil der Hinterstrangbahn. B
30 **Tuberculum gracile.** Anschwellung am Ende des Fasciculus gracilis bedingt durch den Nucleus gracilis. B D
31 **Sulcus medianus posterior.** Fortsetzung der hinteren Rinne des Rückenmarks. B
32 **Obex.** Querverlaufende Marklamelle. Hier endet der Sulcus medianus posterior. Übergang des Zentralkanals in den IV. Ventrikel. B

Myelencephalon

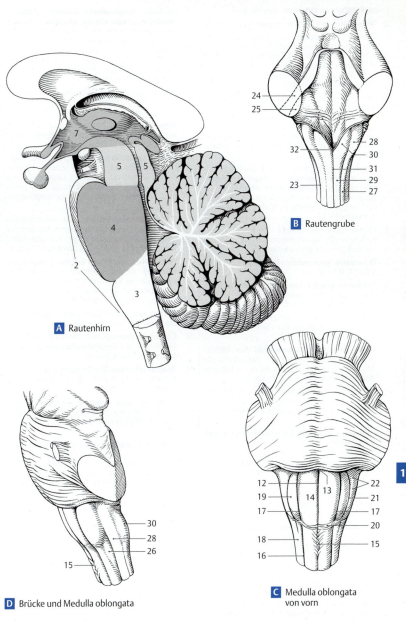

A Rautenhirn

B Rautengrube

D Brücke und Medulla oblongata

C Medulla oblongata von vorn

1 **MORPHOLOGIA INTERNA.** Innerer Bau.
2 SUBSTANTIA ALBA. Weiße Substanz.
3 **Tractus pyramidalis.** Pyramidenbahn. Sie kommt von der Großhirnrinde, speziell aus Regionen des Frontal- und Parietallappens und übermittelt aktivierende und hemmende Impulse für die bewussten Bewegungen, die Willkürmotorik. A B C, S. 333 A
4 *Fibrae corticospinales.* Sie bilden in der Medulla oblongata die Pyramide. Ca. 80 % ihrer Fasern kreuzen in der Decussatio pyramidum zur Gegenseite und formen dort den Tractus corticospinalis lateralis. Die restlichen Fasern bleiben ungekreuzt und bilden den Tractus corticospinalis anterior. A B C
5 *Fibrae corticonucleares bulbi.* Die Fasern enden an den motorischen Hirnnervenkernen, dem spinalen Accessoriuskern, dem Hypoglossuskern und dem Nucleus ambiguus. Sie verlassen die Pyramidenbahn in Höhe der jeweiligen Kerngebiete.
6 *Fibrae corticoreticulares.* Die Fasern ziehen zu Kernen der Formatio reticularis; hier: bilateral zum Nucleus gigantocellularis.
7 **Decussatio pyramidum.** Pyramidenkreuzung. S. 327 C D
8 **Fasciculus gracilis.** Medialer, von der unteren Körperhälfte kommender Teil der Hinterstrangbahn. C, S. 325 A 17
9 **Fasciculus cuneatus.** Lateraler, von der oberen Körperhälfte kommender Teil der Hinterstrangbahn. C, S. 325 A 18
10 **Fibrae arcuatae internae.** Von den Hinterstrangkernen entspringende Faserabschnitte des Lemniscus medialis. Axone des II. Neurons der Hinterstrangbahn. B C, S. 333 A
11 **Decussatio lemnisci medialis.** Schleifenkreuzung. Kreuzung der meisten Fibrae arcuatae internae in der Medianebene in Höhe der Olive. B C
12 **Lemniscus medialis [[Tractus bulbothalamicus]].** Mediale Schleife. Die aufsteigenden Fasern nach der Decussatio lemnisci durch den Hirnstamm zum Thalamus. Vermittlung der Erregung der allgemeinen Hautsensibilität. A B C, S. 333 A
13 **Tractus tectospinalis.** Bahnabschnitt zwischen den Colliculi superiores und dem Eigenapparat des Rückenmarks. C
14 **Fasciculus longitudinalis medialis.** Mediales Längsbündel. Es enthält verschiedene Fasersysteme, die in unterschiedlichen Höhen ein- und austreten. Sie verknüpfen motorische Hirnnervenkerne miteinander, den Vestibularapparat mit Augen-, Cervicalmuskeln und dem extrapyramidalen System. Auf diese Weise werden Muskelgruppen koordiniert, z. B. Kau-, Zungen- und Schlundmuskulatur beim Schlucken und Sprechen; Augenmuskeln bei Bulbusbewegungen. B, S. 333 A

15 **Fasciculus longitudinalis posterior (Schütz); Fasciculus longitudinalis dorsalis.** Dorsales Längsbündel. Wichtige efferente Bahn des Hypothalamus zu sekretorischen und motorischen Kernen im Boden der Rautengrube: Nuclei III, VII, X, XII, ambiguus, solitarius, salivatorii. Leitung von Geschmacks-, Geruchsreizen und motorischen Impulsen. B
16 **Tractus spinalis nervi trigemini.** Absteigende Fasern des N. trigeminus für Schmerz- und Temperaturreize. B C, S. 333 A
17 **Amiculum olivare.** Faserhülle um die Olive. Sie besteht aus afferenten und efferenten Fasern dieses Kerns. B, S. 333 A
18 **Tractus spinoolivaris.** Die aufsteigende Bahn entspringt aus den Hinterhörnern des Rückenmarks, kreuzt zur Olive der Gegenseite, von dort zum Teil nach Umschaltung zum Kleinhirn. Sie leitet extero- und proprioceptive Impulse. C
19 **Tractus olivocerebellaris.** Alle aufsteigenden Fasern der Olive gehen in dieser Bahn über den unteren Kleinhirnstiel zur kontralateralen Kleinhirnhälfte und enden als Kletterfasern. B
20 **Pedunculus cerebellaris inferior [[Corpus restiforme]].** Unterer Kleinhirnstiel. Verbindung verschiedener Fasersysteme zwischen Medulla oblongata und Kleinhirn. Er kann in folgende zwei Teile gegliedert werden. A
21 *Corpus restiforme.* Dorsolateral liegende afferente Fasersysteme zum Kleinhirn. A
22 *Corpus juxtarestiforme.* Medial liegende Verbindungen des Vestibularapparates mit Cerebellum und Fastigium. A
23 **Tractus solitarius.** Bündel efferenter Fasern der Hirnnerven VII, IX und X zu den Nuclei tractus solitarii.
24 **Fibrae arcuatae externae anteriores.** Fasern aus dem Nucleus arcuatus. Sie ziehen außen um die Olive herum zum unteren Kleinhirnstiel. B
25 **Fibrae arcuatae externae posteriores.** Ungekreuzte Fasern aus dem lateralen Teil des Nucleus arcuatus zum unteren Kleinhirnstiel. Sie ersetzen oberhalb C VIII die hintere Kleinhirnseitenstrangbahn. Hier fehlt der Nucleus dorsalis.

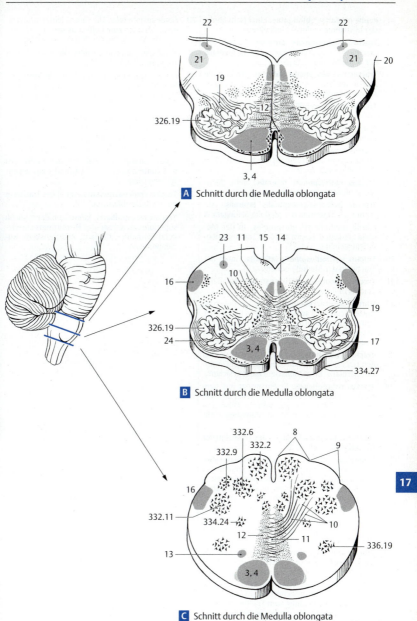

A Schnitt durch die Medulla oblongata

B Schnitt durch die Medulla oblongata

C Schnitt durch die Medulla oblongata

1 **Raphe medullae oblongatae.** Einer Naht ähnliche Mittellinie in der Schleifenkreuzung. A

2 **Tractus raphespinalis anterior.** Anteil des Tractus im Fasciculus longitudinalis medialis der Medulla oblongata. A

3 **Tractus reticulospinalis anterior.** Absteigende Fasern des Nucleus gigantocellularis zur Substantia intermedia des Rückenmarks. B

4 **Tractus spinocerebellaris anterior.** Anteil des Tractus in der Medulla oblongata. A B

5 **Fibrae hypothalamospinales.** Beim Menschen nicht nachgewiesen.

6 **Tractus interstitiospinalis.** Anteil des Tractus im Fasciculus longitudinalis medialis der Medulla oblongata. A

7 **Tractus raphespinalis lateralis.** Beim Menschen nicht nachgewiesen.

8 **Tractus bulboreticulospinalis lateralis.** Abschnitt des Tractus in der Medulla oblongata. A

9 *Fibrae medulloreticulospinales.* In der Medulla kreuzende Fasern aus dem Tractus bulboreticulospinalis.

10 **Tractus vestibulospinalis lateralis.** Anteil des Tractus in der Medulla oblongata. B

11 **Tractus spinocerebellaris posterior.** Anteil des Tractus in der Medulla oblongata. B

12 **Fibrae cuneocerebellares.** Faserbündel vom Nucleus cuneatus accessorius (Monakow) über den Corpus restiforme zum Kleinhirn. Sie führen Informationen über Muskeltonus und Gliedmaßenstellung der oberen Extremität. A

13 **Tractus rubrobulbaris.** Die Fasern verlassen den Tracuts rubrospinalis und gehen zur Formatio reticularis. Beim Menschen nicht gesichert.

14 **Tractus rubroolivaris.** Er entspringt aus dem Nucleus ruber und verläuft ungekreuzt über die zentrale Haubenbahn zur unteren Olive und weiter zum Kleinhirn. Beim Menschen nicht gesichert.

15 **Tractus rubrospinalis.** Anteil des Tractus in der Medulla oblongata. A B

16 **Lemniscus spinalis; Tractus anterolaterales.** Bezeichnung für die gemeinsame Schleife der acht nachstehenden Fasergruppen. Sie leiten im Wesentlichen Schmerz- und Temperaturwahrnehmungen und grobe Druck- und Tastempfindungen. A B

17 *Fibrae spinothalamicae.* Gemeinsame Fortsetzung des Tractus spinothalamicus anterior und lateralis nach cranial.

18 *Fibrae spinoreticulares.* Sie trennen sich hier vom Tractus spinothalamicus, in dessen Feld sie bisher mit aufgestiegen sind.

19 *Fibrae spinomesencephalicae.* Für den Menschen nur zum Teil gesichert. Die Fasern verlaufen in enger Verbindung zum Tractus spinothalamicus anterior. Sie enden in Regionen des Mittelhirns. Sie sind bei der Schmerzverarbeitung beteiligt.

20 *Fibrae spinotectales.* Die Fasern leiten Schmerzempfindungen zum Colliculus superior. Reflektorische Verengung der Pupille bei Schmerz.

21 *Fibrae spinoperiaquaeductales.* Die Fasern ziehen zum zentralen Höhlengrau.

22 *Fibrae spinohypothalamicae.* Aufsteigende Fasern vom Nucleus intermediolateralis zum Hypothalamus im Fasciculus longitudinalis posterior.

23 *Fibrae spinobulbares.* Aufsteigende Fasern für die Lageempfindung im Raum im lateralen Funiculus zu einer Zellgruppe nahe des Nucleus gracilis. Für den Menschen nicht gesichert.

24 *Fibrae spinoolivares.* Aufsteigende Fasern aus den Hinterhörnern des Halsmarks zur gegenseitigen Olive.

25 **Tractus spinovestibularis.** Anteil des Tractus in der Medulla oblongata.

26 **Tractus tectobulbaris.** Efferenzen der Colliculi superiores zu Kernen des Hirnstamms vorwiegend Formatio reticularis, Abducenskern, Nuclei pontis. A

Myelencephalon 331

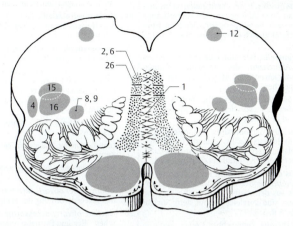

A Schnitt durch die Medulla oblongata

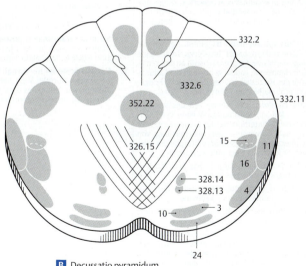

B Decussatio pyramidum

1 **SUBSTANTIA GRISEA.** Graue Substanz.

2 **Nucleus gracilis.** In dem Kern enden taktile und proprioceptive Afferenzen der Hinterstränge aus der unteren Körperhälfte. Der Kern kann zytoarchitektonisch unterteilt werden. A, S. 329 C

3 *Pars centralis.* Der zellreiche zentrale Teil erhält Afferenzen der Mechanoreceptoren (Meissner Körperchen; Merkel Scheiben; Ruffini Körperchen). A

4 *Pars rostralis.* Der faserreiche vordere Teil erhält Afferenzen vorwiegend aus Muskelspindeln und Gelenken. A

5 *Subnucleus rostrodorsalis.* Kleine Zellgruppe vor dem Nucleus gracilis, zuständig für Muskelspindelafferenzen aus der unteren Extremität, projiziert auf den contralateralen Thalamus.

6 **Nucleus cuneatus.** In dem Kern enden taktile und proprioceptive Afferenzen des Hinterstrangs aus der oberen Körperhälfte. Bau und Funktion sind vergleichbar mit dem Nucleus gracilis. A B, S. 329 C

7 *Pars centralis.* Vergleichbar 3 A

8 *Pars rostralis.* Vergleichbar 4 A

9 **Nucleus cuneatus accessorius.** Ursprung der Fibrae cuneocerebellaris. A, S. 329 C

10 **Nucleus praecuneatus accessorius.** Zellgruppe für die obere Extremität vergleichbar dem Subnucleus rostrodorsalis. Für den Menschen nicht gesichert.

11 **Nucleus spinalis nervi trigemini.** Der spinale Trigeminuskern bildet im Cervicalmark eine lange Kernsäule. Sie grenzt rostral an den sensiblen Hauptkern, caudal geht sie in die Lamina I–V des Hinterhorns über. Der Kern ist Endgebiet protopathischer Afferenzen. S. 329 C

12 *Pars caudalis.* Der untere Teil des spinalen Kerns. Mit seinen Laminae I–V ist er vergleichbar einem Hinterhorn des Rückenmarks gebaut und soll vorwiegend der Übermittlung von Schmerz und Temperaturempfindungen dienen. Er kann wie folgt unterteilt werden. A

13 *Subnucleus zonalis.* Vergleichbar dem Nucleus marginalis des Rückenmarks. A

14 *Subnucleus gelatinosus.* Vergleichbar der Substantia gelatinosa des Rückenmarks. A

15 *Subnucleus magnocellularis.* Vergleichbar dem Nucleus proprius des Rückenmarks. A

16 *Pars interpolaris.* Der auf die Pars caudalis folgende zytoarchitektonisch verschieden gestaltete Anteil des spinalen Trigeminuskerns. Hier enden taktile Afferenzen des ganzen Trigeminus und der Nn. VII, IX, X und von Cervicalnerven. B

17 *Subnucleus oralis [[Pars oralis]].* In das Tegmentum pontis reichender oraler Teil des spinalen Trigeminuskerns. Zytoarchitektonisch gebaut wie die Pars interpolaris, ist er ihr funktionell eng verwandt.

18 **Nucleus retrotrigeminalis.** Kleine Zellgruppe hinter dem spinalen Trigeminuskern.

19 **Nucleus retrofacialis.** Kleine Zellgruppe hinter dem Nucleus facialis und vor dem Nucleus ambiguus.

20 **Complexus olivaris inferior; Nuclei olivares inferiores.** Kernkomplex der unteren Olive. A B

21 *Nucleus olivaris principalis.* Olivenhauptkern. Er hat die Form eines nach medial geöffneten, dickwandigen, gefalteten Beutels und ist mit dem Rückenmark und dem Kleinhirn verbunden.

22 *Lamella posterior.* Nach hinten gelegener Teil des Kerns. B

23 *Lamella anterior.* Nach vorn gelegener Teil des Kerns. B

24 *Lamella lateralis.* Zur Seite zeigender Teil des Kerns. B

25 *Hilum nuclei olivaris inferioris.* Die nach medial gelegene Öffnung des Hauptkerns.

26 *Nucleus olivaris accessorius posterior.* Zwischen Olive und Formatio reticularis gelegener Olivennebenkern. B

27 *Nucleus olivaris accessorius medialis.* Vor dem Hilum des Olivenhauptkerns gelegener Nebenkern. A B

28 **Nucleus nervi hypoglossi.** Hypoglossuskern. Der Kern des N. hypoglossus liegt paramedian im Boden der unteren Rautengrube. A B

29 **Nucleus paramedianus posterior.** Kerngruppe medial des Nucleus nervi hypoglossi bis nahe zum Nucleus nervi abducentis. B

30 **Nucleus posterior nervi vagi; Nucleus dorsalis nervi vagi.** Dorsaler Vaguskern am Boden der Rautengrube lateral des Hypoglossuskerns. Ursprung der visceromotorischen Vagusfasern. A B

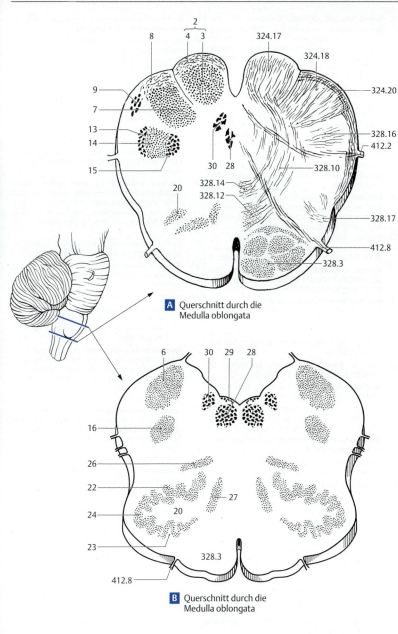

A Querschnitt durch die Medulla oblongata

B Querschnitt durch die Medulla oblongata

1 **Nuclei tractus solitarii.** Kernareal für den Tractus solitarius von der Pyramidenkreuzung bis zur Rautengrubenmitte. Als funktionelle Einheit erhält der Kernkomplex viscerosensible Afferenzen deren Endgebiete somatotopisch gegliedert sind. Geschmacksfasern der Nerven VII, IX und X enden im vorderen Abschnitt. Als autonomes Integrationszentrum steht er z. B. in Verbindung mit der Formatio reticularis, Amygdala und Inselrinde. Die derzeitige, nachstehende Kerneinteilung beruht vorwiegend auf deren unterschiedlichem Gehalt an Acetylcholinesteraseaktivität. Die Funktion der einzelnen Kerne beim Menschen ist unbekannt. A B

2 *Nucleus parasolitarius.* Er enthält keine Enzymaktivität und liegt am lateralen Rand des Komplexes. B

3 *Nucleus commissuralis.* Dieser Kern und der Nucleus paracommissuralis bilden das caudale Säulenende an der Pyramidenkreuzung. Er enthält wenig Enzymaktivität. Vgl. 8

4 *Nucleus gelatinosus solitarius.* Ähnelt der Substantia gelatinosa eines Hinterhorns des Rückenmarks. Er enthält viel Enzymaktivität. B

5 *Nucleus intermedius solitarius.* Er bildet mit das rostrale Ende des Kernkomplexes und enthält wenig Enzymaktivität. B

6 *Nucleus interstitialis solitarius.* Er ist dem Tractus solitarius eng benachbart und enthält sehr viel Enzymaktivität.

7 *Nucleus medialis solitarius.* Er ist der größte Kern in Höhe des Obex. Er enthält wenig Enzymaktivität. B

8 *Nucleus paracommissuralis solitarius.* Er enthält viel Enzymaktivität. Vgl. 3 B

9 *Nucleus solitarius posterior.* Er besitzt viel und homogene Enzymaktivität.

10 *Nucleus solitarius posterolateralis.* Er bildet auch die laterale Grenze des Kernkomplexes. Er besitzt unterschiedliche enzymaktive Areale. B

11 *Nucleus solitarius anterior.* Er enthält mittlere Enzymaktivität. B

12 *Nucleus solitarius anterolateralis.* Er enthält mittlere Enzymaktivität. B

13 **Nuclei vestibulares.** Vestibulariskerne. Die vier Kerne bilden einen Komplex, der lateral am Boden des IV. Ventrikels liegt und bis in die caudale Pons reicht. Der Komplex erhält Afferenzen des Gleichgewichtsapparates und ist verbunden mit dem Rückenmark, der Medulla oblongata, dem Kleinhirn und den Augenmuskelkernen. Der Komplex vermittelt die reflektorische Kontrolle von Körperstellung, Kopfhaltung mit Augenstellung in Ruhe und Bewegung. A

14 *Nucleus vestibularis inferior.* Zellgruppe lateral unterhalb des mittleren Kerns. Endkern vorwiegend für absteigende Afferenzen aus den Maculae sacculi und utriculi. Efferenzen ziehen mit dem Fasciculus longitudinalis medialis zum Rückenmark. A

15 *Pars magnocellularis nuclei vestibularis inferioris.* Großzelliger Teil des unteren Kerns.

16 *Nucleus vestibularis medialis (Schwalbe).* Endkern von Afferenzen aus den Cristae amullares und Maental utrimli seitlich vom Sulcus limitans. Efferenzen ziehen bilateral mit dem Fasciculus longitudinalis medialis zu Kernen der äußeren Augenmuskeln, zum Nucleus interstitialis Cajal. und ins Rückenmark. A

17 **Nucleus marginalis corporis restiformis.** Zellgruppe am unteren Kleinhirnstiel. Afferenzen aus dem Vestibularapparat.

18 *Nuclei cochleares.* Kerne der Hörbahn. Sie liegen im Boden des Recessus lateralis beim Kleinhirnstiel. Endkerne der Fasern des N. coihlearis. A

19 *Nucleus cochlearis posterior.* Hinterer Cochleariskern. Seine Efferenzen gehen als Stria cochlearis posterior unter dem Boden der Rautengrube zur Mittellinie, tauchen in die Tiefe und schließen sich dem Corpus trapezoideum an. A

20 *Nucleus cochlearis anterior.* Vorderer Cochleariskern. Er wird in zwei Abschnitte geteilt. A

21 *Pars anterior.* Vorderer Abschnitt. Seine Fasern kreuzen und bilden vorwiegend das Corpus trapezoideum.

22 *Pars posterior.* Hinterer Abschnitt.

23 **Nucleus commissuralis nervi vagi.** Zellanhäufung über dem Zentralkanal in Höhe der Decussatio lemnisci medialis. Hier enden Fasern des Tractus solitarius.

24 **Nucleus ambiguus.** Hinter der Olive gelegener Ursprungskern für die motorischen Fasern der Nn. IX und X sowie den cranialen Anteil von XI. Seine Efferenzen stammen vorwiegend aus dem Nucleus solitarius und der Formatio reticularis. A S. 329 C

25 **Nucleus retroambiguus.** Zellsäule am ventrolateralen Ende des Nucleus ambiguus. Sie reicht caudal bis ins obere Halsmark. Ihre Funktion ist beim Menschen nicht gesichert, wahrscheinlich beteiligt an der Regulation von Atmung und Kreislauf.

26 **Nucleus salivatorius inferior.** Ursprungskern der parasympathischen (sekretorischen) Fasern des N. glossopharyngeus. A

27 **Nucleus arcuatus.** Zellgruppe vor der Pyramidenfläche. Ursprung der Fibrae arcuatae externae anteriores et posteriores und der Striae medullares ventriculi quarti. S. 329 B

Myelencephalon 335

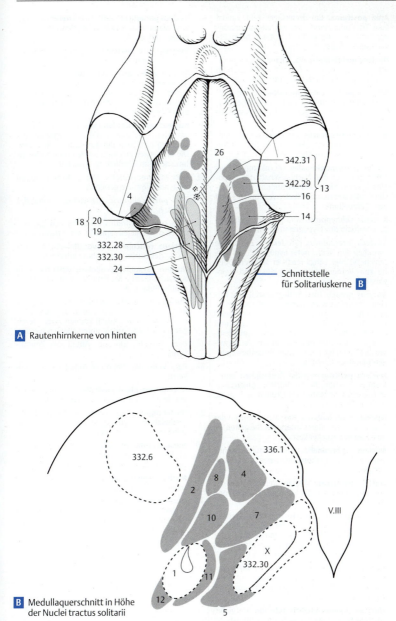

A Rautenhirnkerne von hinten

Schnittstelle für Solitariuskerne B

B Medullaquerschnitt in Höhe der Nuclei tractus solitarii

1. **Area postrema.** Ein dreieckiges Feld, caudal vom Trigonum nervi vagi mit einem zircumventriculären Organ. Es atrophiert beim Erwachsenen. S. 335 B

2. **Nucleus endolemniscalis.** Kleine cholinesterasehaltige Zellgruppe unbekannter Funktion im Lemniscus medialis in Höhe der Olive.

3. **Nucleus pericuneatus medialis.** Kleine Zellgruppen unbekannter Funktion zwischen Nucleus cuneatus accessorius und Tractus solitarius. A

4. **Nucleus pericuneatus lateralis.** Kleine Zellgruppen unbekannter Funktion lateral des Nucleus cuneatus accessorius. A

5. **Nuclei perihypoglossales.** Kernkomplex aus Zellgruppen in der Nachbarschaft des Hypoglossuskerns. Sie haben Verbindung zu den Nuclei oculomotorii, den Nuclei vestibulares und dem Cerebellum.

6. *Nucleus subhypoglossalis (Roller).* Zellgruppe unterhalb des Hypoglossuskerns. A

7. *Nucleus intercalatus (Staderini).* Zellgruppe zwischen den Nuclei nervi hypoglossi und dorsalis nervi vagi. Längs reicht er von dem Obex bis zum Vorderende des Nucleus nervi hypoglossi. A

8. *Nucleus praepositus.* Er liegt rostral vom Nucleus intercalatus im Boden der Rautengrube. Seine Afferenzen kommen aus den Vestibulariskernen, dem Nucleus interstitialis Cajal und dem Kleinhirn. Efferenzen gehen zum Kleinhirn und den Augenmuskelkernen. Er ist wesentlich beteiligt bei raschen Augenbewegungen und Blickfixierung.

9. **Nucleus peritrigeminalis.** Zellgruppen unbekannter Funktion, die den Nucleus spinalis nervi trigemini weitgehend umhüllen und caudal bis zur Olive reichen. A

10. **Nucleus pontobulbaris.** Kernareale ventral der Pedunculi cerebellares inferiores. Sie gelten als ausgelagerte Brückenkerne.

11. **Nucleus supraspinalis.** In die Medulla ragende motorische Vorderhornzellen des 1. Cervicalnerven.

12. **Nuclei reticulares.** Mediale Kernreihe in der Formatio reticularis der Medulla oblongata und der Brücke.

13. **Nucleus gigantocellularis.** Der Kern erstreckt sich vom vorderen Drittel der Medulla bis zur hinteren Hälfte der Brücke und reicht in der Tiefe bis zur Olive bzw. zum unteren Pol des Nucleus motorius nervi trigemini. A B

14. *Pars alpha [[Nucleus reticularis pontis caudalis]].* Caudal in der Pons liegender Anteil des Nucleus gigantocellularis. Er reicht über den Nucleus raphes magnus.

15. **Nucleus gigantocellularis anterior.** Acetylcholinarme Region über dem Nucleus olivaris accessorius posterior. A

16. **Nucleus paragigantocellularis lateralis.** Er liegt ventrolateral im Anschluss an den Nucleus gigantocellularis. A

17. **Nucleus interfascicularis nervi hypoglossi.** Zellsäule unterhalb des Nucleus Roller. A

18. **Nucleus reticularis intermedius.** Gruppen catecholaminhaltiger Zellen, die vetralkonvex entlang einer Linie vom ehemaligen Sulcus Limitans zum Austritt der Wurzeln der Nervi IX und X angeordnet sind. A

19. **Nucleus reticularis lateralis.** Er dehnt sich etwa entlang der unteren Hälfte der Olive aus. Afferenzen erreichen ihn aus dem Rückenmark. Die Efferenzen ziehen über den unteren Kleinhirnstiel zum Cerebellum. A, S. 329 C

20. *Pars magnocellularis.* Der großzellige Anteil ist gegen die Olive gerichtet.

21. *Pars parvocellularis.* Kleinzelliger Anteil des Kerns.

22. *Pars subtrigeminalis.* Schmaler Zellabschnitt neben dem Nucleus spinalis nervi trigemini.

23. **Nucleus reticularis parvocellularis.** Er liegt dorsal des Nucleus reticularis intermedius. A

24. **Nucleus paragigantocellularis posterior.** Eine acetylcholinarme Region über dem Nucleus gigantocellularis. A

25. **Nucleus reticularis centralis.** Zellregion in der unteren Medulla, ventrolateral des Zentralkanals. Cytoarchitektonisch können zwei übereinander liegende Areale unterschieden werden.

26. *Pars dorsalis.* Dorsaler Anteil des Zentralkerns.

27. *Pars ventralis.* Ventraler Anteil des Zentralkerns.

28. **Nucleus reticularis medialis.** Kernareal medial vor dem Nucleus reticularis intermedius.

29. **Nuclei raphes.** Raphekerne. Seitlich der Raphe medullae oblongatae gelegene mediane Kernreihe in der Formatio reticularis. B

30. **Nucleus raphes obscurus.** Der Kern liegt medial des Fasciculus longitudinalis medialis und reicht caudal bis zum 1. Cervicalsegment. B

31. **Nucleus raphes pallidus.** Kleine Zellanhäufung medial der Pyramide.

32. **Nucleus raphes magnus.** Er liegt über dem Lemniscus medialis entlang dem Boden der Rautengrube und ist besonders entfaltet in Höhe des Olivenpols. B

Myelencephalon

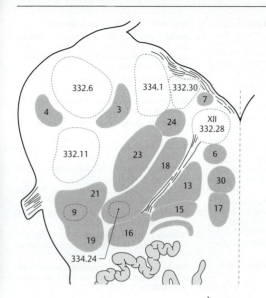

A Schema der Kernverteilung in der Olivenhöhe

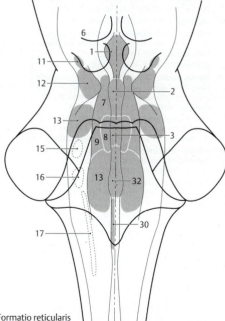

B Kerne der Formatio reticularis

1 **PONS.** Brücke. Sie liegt zwischen Fossa interpeduncularis und Pyramiden. Sie umfasst den vorderen Teil des IV. Ventrikels. Sie besteht vorwiegend aus absteigenden Bahnen des Großhirns, die hier in Kerngebieten umgeschaltet, kreuzend, zum Kleinhirn ziehen. A

2 MORPHOLOGIA EXTERNA. Äußere Gestalt.

3 **Sulcus bulbopontinus.** Grenzfurche zwischen Medulla oblongata und Brückenunterkante. Hier tritt der Nervus VI. an die Oberfläche. A

4 **Sulcus basilaris.** Mediane Rinne, in der die A. basilaris verläuft. Sie entsteht durch die seitliche Vorwölbung der Pyramidenbahnfasern. A

5 **Pedunculus cerebellaris medius.** Mittlerer Kleinhirnstiel. Er leitet die quere Brückenfaserung, vorwiegend neencephale Bahnen, zum Kleinhirn. A B

6 **Angulus pontocerebellaris.** Kleinhirnbrückenwinkel. Hier treten die Nervi VII und VIII an die Oberfläche. Klinisch wichtige Nische zwischen Brücke, Medulla oblongata und Kleinhirn. A

7 **Frenulum veli.** Band zwischen Velum medullare superius und Lamina tecti. B

8 **Pedunculus cerebellaris superior.** Oberer Kleinhirnstiel. B

9 **Velum medullare superius.** Zwischen beiden Kleinhirnstielen ausgespannte Marklamelle, verwachsen mit der Lingula cerebelli. B

10 MORPHOLOGIA INTERNA. Innerer Bau.

11 PARS BASILARIS PONTIS. Ventraler, vorwiegend aus Fasern der Großhirn-Brücken-Kleinhirnbahn bestehender Teil. C

12 SUBSTANTIA ALBA. Weiße Substanz.

13 **Fibrae pontis longitudinales.** Nachstehende Längsfaserbündel von Projektionsbahnen, die in Kerngebieten der Brücke enden oder zur Medulla und dem Rückenmark absteigen.

14 *Fibrae corticospinales.* Faserbündel der Pyramidenbahn. Sie vereinigen sich am Unterrand der Brücke und gehen weiter zur Medulla. C

15 *Fibrae corticonucleares pontis.* Fasern der Pyramidenbahn, die zu den motorischen Kernen der Hirnnerven ziehen. C

16 *Fibrae corticoreticulares.* Die Faserbündel der Großhirnrinde treten an Kerne der Formatio reticularis heran.

17 *Fibrae corticopontinae.* Als Fasern des 1. Neurons der Großhirn-Brückenbahn aus Stirn-, Hinterhaupt-, Scheitel- und Schläfenlappen, ziehen diese Bündel zu den Brückenkernen (2. Neuron).

18 *Fibrae tectopontinae.* Beim Menschen nicht gesichert.

19 *Fibrae pontis transversae.* Kreuzende Fasern der Nuclei pontis, Brückenfasern. C

20 *Fibrae pontocerebellares.* Die Masse der aufsteigenden Brückenfasern im mittleren Kleinhirnstiel. Sie erreichen nach Abgabe von Kollateralen an Kleinhirnkerne, die Rinde. C

21 SUBSTANTIA GRISEA. Graue Substanz.

22 **Nuclei pontis.** Brückenkerne. 2. Neuron der Großhirn-Brücken-Kleinhirnbahn. Unterschiedlich große Gruppen von Zellen, verstreut zwischen den Faserbündeln.

23 *Nucleus anterior.* Zellareale auf der Ventralseite des Pons. C

24 *Nucleus lateralis.* Zellareale an der Ventrolateralseite der Brücke. C

25 *Nucleus medianus.* Zellareale entlang der Mittellinie. C

26 *Nucleus paramedianus.* Zellareale seitlich der Mittellinie. C

27 *Nucleus peduncularis.* Zellgruppen seitlich des Nucleus ruber. C

28 *Nucleus posterior.* Zellgruppen im Tegmentum oberhalb des Lemniscus medialis. C

29 *Nucleus posterior lateralis.* Zellgruppen seitlich des Lemniscus medialis. C

30 *Nucleus posterior medialis.* Zellgruppen entlang der Raphe in Höhe des Lemniscus medialis. C

31 *Nucleus reticularis tegmenti pontis.* Abgrenzbarer Kern oberhalb und vor dem Lemniscus medialis. C

Pons 339

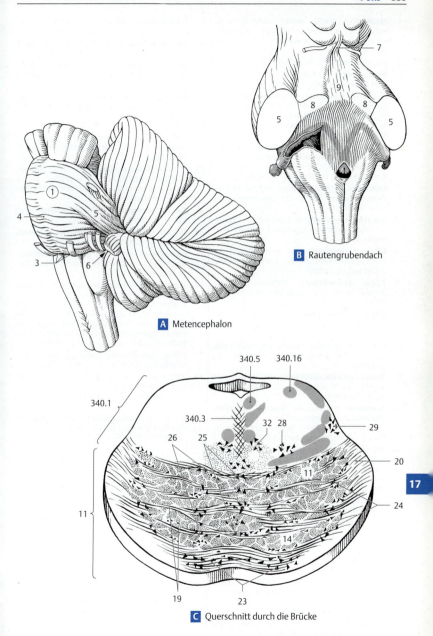

A Metencephalon

B Rautengrubendach

C Querschnitt durch die Brücke

1. **TEGMENTUM PONTIS.** Brückenhaube. Entw. alter Teil des Hirnstamms, zwischen den querverlaufenden Brückenfasern und dem IV. Ventrikel. A
2. **SUBSTANTIA ALBA.** Weiße Substanz.
3. **Raphe pontis.** Mediane Linie mit Fasern aus dem Trigeminuskern. A
4. **Fasciculus longitudinalis medialis.** Mediales Längsbündel. Assoziationsbahn zwischen der Augenmuskel- und Halsmuskelkernen einerseits und dem Gleichgewichtsorgan andererseits. A
5. **Fasciculus longitudinalis posterior; Fasciculus longitudinalis dorsalis (Schütz).** Hinteres Längsbündel. Efferente Bahn des Hypothalamus zu Kernen im Boden der Rautengrube. A
6. **Lemniscus medialis.** Mediale Schleife. Verbindung zwischen den Hinterstrangkernen und dem Thalamus. A
7. **Tractus tectospinalis.** Verbindung des Colliculus superior mit dem Eigenapparat des Rückenmarks. A
8. **Fibrae praetectoolivares.** Verbindungen der Nuclei praetectales mit der Olive. Beim Menschen nicht gesichert.
9. **Fibrae tectoolivares.** Verbindungen des Tectum mit der Olive. Beim Menschen nicht gesichert.
10. **Fibrae tectoreticulares.** Verbindungen des Tectum mit der Formatio reticularis. Beim Menschen nicht gesichert.
11. **Lemniscus spinalis; Tractus anterolaterales.** Gemeinsame Bezeichnung verschiedener Fasergruppen. A
12. **Tractus spinalis nervi trigemini.** Absteigende Fasern des N. trigeminus für Schmerz- und Temperaturreize. A
13. **Lemniscus trigeminalis; Tractus trigeminothalamicus.** Efferenzen des sensorischen Haupt- und spinalen Trigeminuskerns, die gekreuzt und ungekreuzt zum Thalamus ziehen. A
14. *Tractus trigeminothalamicus anterior.* Gekreuzte Fasern aus sensorischen Haupt- und spinalem Trigeminuskern zum Thalamus. Vorwiegend Schmerzimpulse.
15. *Tractus trigeminothalamicus posterior.* Ungekreuzte Fasern aus sensorischem Hauptkern zum Thalamus.
16. **Tractus mesencephalicus nervi trigemini.** Fasern für den Nucleus mesencephalicus nervi trigemini seitlich des Aquaeductus mesencephalicus im Boden des IV. Ventrikels. Sie leiten propriozeptive Impulse aus Zähnen, Kaumuskulatur und Kiefergelenk. B
17. **Genu nervi facialis.** Unter dem Colliculus facialis und über dem Abducenskern gelegener Bogen aus Facialisfasern. B
18. **Corpus trapezoideum.** Trapezkörper. Verflechtung der kreuzenden Fasern der beiden Nuclei cochleares anteriores; Teil der Hörbahn. C
19. **Tractus olivocochlearis.** Faserbündel aus der oberen Olive zum Cortischen Organ.
20. **Lemniscus lateralis.** Aufsteigende Fortsetzung des Corpus trapezoideum; Teil der Hörbahn. C
21. **Striae medullares ventriculi quarti.** Markhaltige Nervenfaserbündel von den Nuclei arcuati zum Kleinhirn.
22. **Stria cochlearis anterior.** Fasern aus dem hinteren Cochleariskern. Sie queren den Boden der Rautengrube zum Lemniscus lateralis der Gegenseite. C
23. **Stria cochlearis intermedia.** Fasern aus dem Nucleus cochlearis anterior gehen zum Olivenkomplex. C
24. **Stria cochlearis posterior.** Fasern des hinteren Cochleariskerns ziehen zur Gegenseite in den Lemniscus lateralis. Sie liegen ventral der Stria cochlearis anterior.
25. **Tractus pontoreticulospinalis anterior.** Beim Menschen nicht gesichert.
26. **Tractus spinocerebellaris anterior (Gowers).** Vordere Kleinhirnseitenstrangbahn. A
27. **Commissura cochlearis pontis.** Faserverbindungen der ventralen Cochleariskerne im Corpus trapezoideum.
28. **Tractus tegmentalis centralis.** Zentrale Haubenbahn. Wichtigste absteigende Bahn des extrapyramidalmotorischen Systems. Sie reicht aus dem Mittelhirn bis zur unteren Olive. Im Pons liegt sie als Faserplatte seitlich des Fasciculus longitudinalis medialis und setzt sich aus nachstehenden Fasergruppen zusammen. A
29. *Fibrae rubroolivares.* Fasern aus der Pars parvocellularis des Nucleus ruber zur Oliva.
30. *Fibrae anuloolivares [Fibrae pallido-, reticuloolivares]].* Fasern aus dem End-, Zwischen- und Mittelhirn, sowie der Formatio reticularis zur Oliva.
31. *Fibrae cerebelloolivares.* Vorwiegend gekreuzte Fasern aus dem Nucleus dendatus über den oberen Kleinhirnstiel zur Oliva.

Pons 341

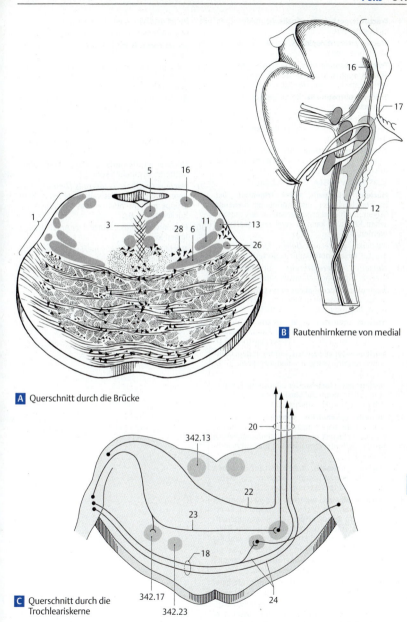

A Querschnitt durch die Brücke

B Rautenhirnkerne von medial

C Querschnitt durch die Trochleariskerne

1 **Tractus hypothalamospinalis.** Beim Menschen nicht gesichert.
2 **Tractus interstitiospinalis.** Bahnfunktion beim Menschen unklar.
3 **Tractus rubropontinus.** Brückenabschnitt des Tractus rubrospinalis. In der Decussatio tegmenti anterior (Forel) kreuzende Fasern. A
4 **Tractus rubrospinalis.** Beim Menschen wenig entwickelt.
5 **Tractus tectobulbaris.** Bahnabschnitt der Brücke. Fasern zu den Brückenkernen, Nucleus nervi abducentis. A
6 **Tractus tectopontinus.** Bahn vom Colliculus superior zur Brücke, laterocaudal am Colliculus inferior. A
7 SUBSTANTIA GRISEA. Graue Substanz.
8 **Nucleus principalis nervi trigemini.** Der hauptsächlich der Tastempfindung dienende Trigeminushauptkern liegt lateral des motorischen Kerns. Er kann in zwei Teile gegliedert werden. B
9 *Nucleus posteromedialis.* Ursprung des Tractus trigeminothalamicus posterior.
10 *Nucleus anterolateralis.* Ursprung des Tractus trigeminothalamicus anterior.
11 **Nucleus mesencephalicus nervi trigemini.** Der Kern aus pseudounipolaren Nervenzellen reicht bis unter die Lamina tecti. B
12 **Nucleus motorius nervi trigemini.** Motorischer Trigeminuskern für die Kaumuskulatur. Er liegt etwa in Höhe des Nervenaustritts. B D
13 **Nucleus nervi abducentis.** Der unter dem Colliculus facialis gelegene Abducenskern. B D, S. 341 C
14 **Nucleus nervi facialis.** Der motorische Facialiskern für die mimische Muskulatur. Er liegt seitlich unter dem Facialiskern. B D
15 **Nucleus salivatorius superior.** Vegetativer Kern für die parasympathischen Fasern des N. facialis. Er liefert die praeganglionären Fasern für die Ggll. pterygopalatinum und submandibulare. B D
16 **Nucleus lacrimalis.** Vegetative Zellen neben dem Nucleus salivatorius superior zur Steuerung der Tränensekretion. D
17 **Nucleus olivaris superior.** Der Kernkomplex liegt lateral zum Corpus trapezoideum. Er erhält Fasern aus den Nuclei cochleares und entlässt den Tractus olivocochlearis zu den Haarzellen. Er ist Schaltkern der Hörbahn und Reflexzentrum. C, S. 341 C
18 *Nucleus olivaris superior lateralis.* Lateraler Hauptkern aus multipolaren Zellen.
19 *Nucleus olivaris superior medialis.* Medialer Kern aus spindelförmigen Zellen.
20 *Nuclei periolivares.* Acetylcholinesterase aktive Zellgruppen um die Olive herum. Beim Menschen die Zugehörigkeit zum Komplex nicht gesichert.
21 *Nuclei mediales.* Mediale Zellgruppen.
22 *Nuclei laterales.* Laterale Zellgruppen.
23 **Nuclei corporis trapezoidei.** Trapezkörperkerne. S. 341 C
24 *Nucleus anterior corporis trapezoidei.* Kleiner hinten lateral an dem Corpus trapezoideum gelegener Kern. C
25 *Nucleus lateralis corporis trapezoidei.* Seitlich hinter dem vorderen Trapezkern gelegen. C
26 *Nucleus medialis corporis trapezoidei.* Möglicherweise am Austritt des Nervus abducens.
27 **Nuclei vestibulares.** Vestibulariskerne der Brücke. B D
28 *Nucleus vestibularis medialis (Schwalbe).* Mittlerer Vestibulariskern. B C
29 *Nucleus vestibularis lateralis (Deiters).* Kleinere, dem Recessus lateralis zu gelegene Kerngruppe mit Anschluss an das Vorderhorn des Rückenmarks. B C
30 *Pars parvocellularis.* Kleinzelliger Anteil des seitlichen Kerns.
31 *Nucleus vestibularis superior.* Über dem Nucleus lateralis gelegener Kern für Afferenzen aus den Cristae ampullares. Er hat Anschluss an den Fasciculus longitudinalis medialis und das Kleinhirn. B C
32 **Nuclei cochleares.** Ventraler und dorsaler Endkern des cochlearen Anteils des Nervus vestibulocochlearis. B C

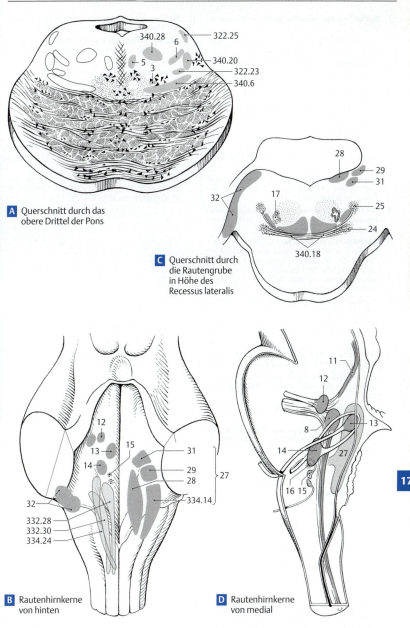

A Querschnitt durch das obere Drittel der Pons

C Querschnitt durch die Rautengrube in Höhe des Recessus lateralis

B Rautenhirnkerne von hinten

D Rautenhirnkerne von medial

1. **Nuclei lemnisci lateralis.** In den Lemniscus lateralis eingebettete Zellgruppen.
2. *Nucleus posterior lemnisci lateralis.* Nach hinten lateral liegende Zellgruppe. A
3. *Nucleus intermedius lemnisci lateralis.* Beim Menschen nicht gesichert.
4. *Nucleus anterior lemnisci lateralis.* Nach vorne medial liegende Zellgruppe. A
5. **Nucleus tegmentalis anterior.** Der Kern liegt raphenah unter dem Boden des IV. Ventrikels. A
6. **Nucleus caeruleus.** Dorsolateral vom Nucleus tegmentalis anterior in der Seitenwand des IV. Ventrikels liegende längliche Reihe blauschwarzer Zellen. Teil des zentralen Katecholaminsystems. A
7. **Nucleus subcaeruleus.** Der Kern kann als anteriore diffuse Zellausdehnung des Nucleus caeruleus gedeutet werden. A
8. **Nuclei interstitiales fasciculi longitudinalis medialis.** Kleinere Zellgruppen entlang dem gleichnamigen Fasciculus.
9. **Nuclei parabrachiales.** Kernkomplex im rostralen Pons, anteromedial und posterolateral des Pedunculus cerebellaris superior. U. a. Schaltstelle zwischen Nucleus solitarius, Nuclei trigemini, Rückenmark und Thalamus, Hypothalamus und limbischem System.
10. *Nucleus subparabrachialis (Kölliker-Fuse).* Beim Menschen nicht gesichert.
11. *Nucleus parabrachialis lateralis.* Er liegt posterolateral des Pedunculus cerebellaris superior. A B
12. *Pars lateralis, Pars medialis, Pars posterior, Pars anterior.* Beim Menschen nicht nachgewiesen.
13. *Nucleus parabrachialis medialis.* Er liegt anteromedial des Pedunculus cerebellaris superior. B
14. *Pars medialis; Pars lateralis.* Beim Menschen nicht nachgewiesen.
15. **Nucleus tegmentalis posterior (Gudden).** Zellgruppe im zentralen Höhlengrau nahe der Medianebene an der Grenze der Brücke zum Mittelhirn. A
16. **Nucleus supralemniscalis.** Zellgruppe lateral des Nucleus reticularis tegmenti pontis.
17. **Nuclei reticulares.** Mediale Kernreihe in der Formatio reticularis der Brücke und der Medulla oblongata.
18. **Nucleus reticularis pontis caudalis.** Mediale Zellsäule zwischen dem Nucleus gigantocellularis und dem Nucleus reticularis pontis rostralis. B
19. **Nucleus reticularis pontis rostralis.** Zellsäule vor dem Nucleus reticularis pontis caudalis und medial der Nuclei parabrachiales im Boden der vorderen Rautengrube. B
20. **Nucleus reticularis tegmenti pontis (Bechterew).** Zellsäule zwischen dem Nucleus raphes pontis medial und dem Nucleus reticularis pontis caudalis lateral. B
21. **Nucleus paralemniscalis.** Zellgruppe seitlich des Nucleus centralis colliculi inferioris.
22. **Nucleus reticularis paramedianus.** Zellgruppe ventral des Nucleus nervi hypoglossi in Höhe der Olivenmitte.
23. **Nuclei raphes.** Raphe Kerne. Mediane Kernreihe in der Formatio reticularis der Brücke und der Medulla oblongata.
24. **Nucleus raphes magnus.** Zellsäule medial des Nucleus gigantocellularis. B
25. **Nucleus raphes pontis.** Mediane Zellsäule vor dem Nucleus raphes magnus. B
26. **Nucleus raphes medianus.** Mediane Zellsäule in der vorderen Rautengrube. Sie reicht noch in das Mittelhirn. B
27. **Nucleus raphes posterior.** Zellsäule vom vorderen Ende der Rautengrube bis hinter die Colliculi superiores. B

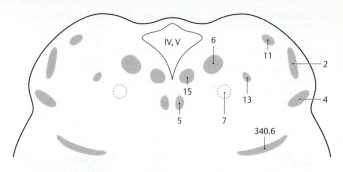

A Pons, Schnitt unterhalb der Trochleariskreuzung

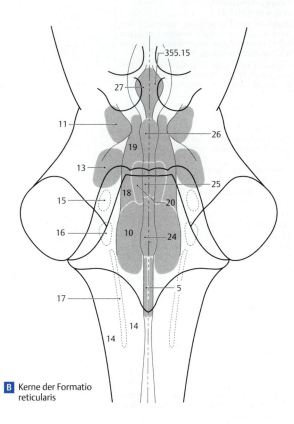

B Kerne der Formatio reticularis

Gehirn

1 **Ventriculus quartus.** Vierter Ventrikel. Erweiterung des embryonalen Neuralrohrlumens im Rhombencephalon.
2 **Fossa rhomboidea.** Rautengrube; Boden des IV. Ventrikels. A
3 *Sulcus medianus.* Durch die Rautengrube ziehende mediane Furche. A
4 *Eminentia medialis.* Zwischen Sulcus medianus und Sulcus limitans gelegener länglicher Wulst; hervorgerufen durch Hirnnervenkerne. A
5 *Colliculus facialis.* Durch das innere Facialisknie und den Abducenskern vorgestülpte Rundung oberhalb der Striae medullares ventriculi quarti. A
6 *Locus caeruleus.* Unter der Seitenwand des Ventrikels gelegene, langgestreckte, blauschwarze Zellgruppe. A
7 *Striae medullares ventriculi quarti.* Markhaltige Nervenfaserbündel von den Nuclei arcuati zum Kleinhirn. A
8 *Trigonum nervi hypoglossi.* Dreieckige Vorwölbung über dem Hypoglossuskern zwischen Sulcus medianus und Sulcus limitans oberhalb des Trigonum nervi vagi. A
9 *Trigonum nervi vagi; Trigonum vagale.* Dreieckige Vorwölbung über dem Nucleus dorsalis nervi vagi, caudal des Trigonum nervi hypoglossi. A
10 *Area vestibularis.* Feld über den Nuclei vestibulares seitlich des Sulcus limitans am Beginn des Recessus lateralis. A
11 *Funiculus separans.* Ependymstreifen zwischen Trigonum nervi vagi und Area postrema. A
12 *Taenia cinerea.* Abrisslinie des unteren Rautengrubendaches. A
13 **Tegmen ventriculi quarti.** Dach des vierten Ventrikels.
14 *Fastigium.* Querstehender Dachfirst des IV. Ventrikels. A
15 *Plexus choroideus.* Paarige im Ventrikeldach liegende Gefäßzottenwülste. Anfänglich sagittal stehend, biegen sie nahe dem Fastigium zur Apertura lateralis um. B
16 *Tela choroidea.* Zwischen Velum medullare inferius und Taenia choroidea aufgespannte, den Plexus choroideus tragende Pia mater. B
17 *Recessus lateralis.* Seitliche Aussackung des IV. Ventrikels. B
18 *Apertura lateralis (Luschkae).* Liquorabflussöffnung am Ende des Recessus lateralis. B
19 *Velum medullare superius.* Zwischen rechtem und linkem Pedunculus cerebelli superior ausgespannte Marklamelle. Sie ist mit der Lingula cerebelli verwachsen. B
20 *Frenulum veli medullaris superioris.* Bandartige Verbindung vom Velum medullare superius zur Lamina tecti. B
21 *Velum medullare inferius.* Marklamelle im oberen Teil des unteren Rautengrubendaches, Verbindung zwischen Flocculusstiel und Nodulus des Kleinhirns. B
22 *Apertura mediana (Magendii).* Unpaare Liquorabflussöffnung oberhalb des Obex. B
23 *Area postrema.* Dreieckiges Feld unterhalb des Trigonum nervi vagi. Es gleicht im Feinbau dem Organum subfornicale. A
24 *Obex.* Kleine Brücke am unteren Ende des Rautengrubendaches. B
25 **Sulcus limitans.** Seitlich der Eminentia medialis gelegene seichte Furche. A
26 **Fovea superior.** Seitlich des Colliculus facialis gelegene Grube. A
27 **Fovea inferior.** Grube an der Spitze des Trigonum nervi vagi. A

Pons

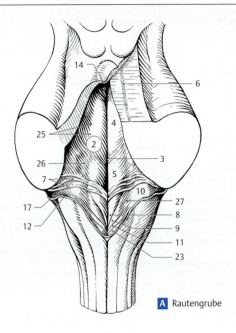

A Rautengrube

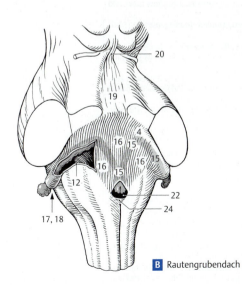

B Rautengrubendach

1 **MESENCEPHALON.** Mittelhirn. Hirnabschnitt zwischen Rhombencephalon und Prosencephalon. Es reicht vom Oberrand der Brücke bis zur vorderen Begrenzung der Lamina quadrigemina.
2 **MORPHOLOGIA EXTERNA.** Äußerer Bau.
3 **Fossa interpeduncularis.** Grube zwischen den Crura cerebri, den Hirnschenkeln. B
4 **Substantia perforata posterior.** Boden der Fossa interpeduncularis mit Durchtrittsöffnungen für Gefäße. B
5 **Sulcus nervi oculomotorii.** Furche in der medialen Fläche der Hirnschenkel. Hier treten die Oculomotoriusfasern aus. B
6 **Pedunculus cerebri.** Hirnstiel. Er besteht aus dem Hirnschenkel und dem bis zum Aquaeductus cerebri reichenden Tegmentum. B
7 **Crus cerebri.** Hirnschenkel. Er liegt dem Tegmentum basal an. Er leitet neencephale Bahnen zu Brücke und Rückenmark. B
8 **Sulcus lateralis mesencephali.** Furche zwischen einem Hirnschenkel und dem Tegmentum. B
9 **Tegmentum mesencephali.** Haube des Mittelhirns. Strukturanteil zwischen Sulcus lateralis mesencephali und einer durch den Aquaeductus cerebri gezogenen Ebene. B
10 **Trigonum lemnisci lateralis.** Dreieckiges Feld seitlich zwischen Lamina tecti, Pedunculus cerebellaris superior und Crus cerebri. A
11 **Pedunculus cerebellaris superior.** Oberer Kleinhirnstiel. Er führt hauptsächlich Fasern vom Nucleus dentatus zum Nucleus ruber und Thalamus. A
12 **Lamina tecti; Lamina quadrigemina.** Vierhügelplatte. A
13 *Brachium colliculi inferioris.* Bindearm zwischen Colliculus inferior und Corpus geniculatum mediale. A
14 *Brachium colliculi superioris.* Bindearm zwischen Colliculus superior und Corpus geniculatum laterale. A
15 *Colliculus inferior.* Unterer, an die Hörbahn angeschlossener Hügel. A
16 *Colliculus superior.* Oberer, an die Sehbahn angeschlossener Hügel. A
17 **MORPHOLOGIA INTERNA.** Innerer Bau.
18 PEDUNCULUS CEREBRI. Hirnstiel. Vgl. 6
19 **Basis pedunculi.** Gleichbedeutend mit Crus cerebri. C
20 Crus cerebri. Hirnschenkel. Vgl. 7 C
21 **Tractus pyramidalis.** Pyramidenbahn.
22 *Fibrae corticospinales.* Fasern der Pyramidenbahn, die ins Rückenmark führen. C
23 *Fibrae corticonucleares.* Fasern der Pyramidenbahn zu Hirnnervenkernen. C
24 **Tractus corticopontinus.** Die Großhirnbrückenbahn. Das 2. Neuron bilden die Nuclei pontis.
25 *Fibrae frontopontinae.* Fasern, die vom Frontallappen kommen. Sie liegen in der medialen Partie der Schenkel. C
26 *Fibrae occipitopontinae.* Fasern des Occipitalhirns.
27 *Fibrae parietopontinae.* Fasern des Parietallappens. Sie liegen in der lateralen Partie der Hirnschenkel. C
28 *Fibrae temporopontinae.* Fasern des Temporallappens. Sie liegen in der lateralen Partie der Hirnschenkel. C
29 **Fibrae corticoreticulares.** Fasern des Großhirns zu Kernen der Formatio reticularis. Vgl. 332.16
30 **Substantia nigra.** Der auf den Hirnschenkeln liegende schwarze Kern. Er ist gekennzeichnet durch melaninhaltige Ganglienzellen und deshalb mit bloßem Auge sichtbar. Er reicht durch das ganze Mittelhirn bis ins Diencephalon. C
31 **Pars compacta.** Der dicht pigmentierte zum Hirnstiel gerichtete Teil. C
32 **Pars lateralis.** Der Teil ist nur rostral in Höhe des Corpus geniculatum mediale und des vorderen Colliculus superior vorhanden.
33 **Pars reticularis.** Der Teil ist den Crura cerebri zugekehrt. Die Zellen liegen aufgelockert, unregelmäßig zwischen den Fasern der Hirnschenkel. C
34 **Pars retrorubralis.** Die Zellen reichen bis zum Nucleus ruber und sie enthalten Eisen.

Mesencephalon 349

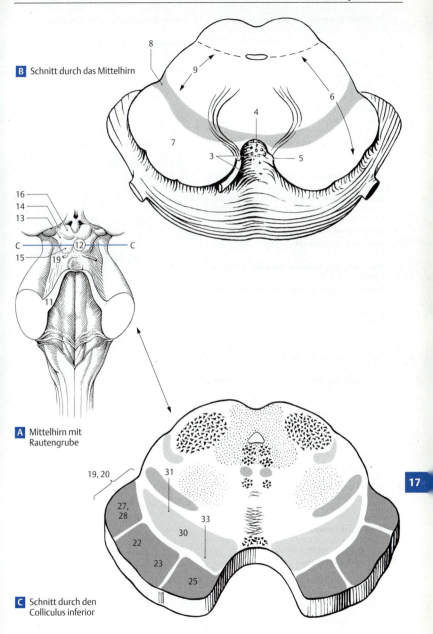

B Schnitt durch das Mittelhirn

A Mittelhirn mit Rautengrube

C Schnitt durch den Colliculus inferior

1 **TEGMENTUM MESENCEPHALI.** Haube des Mittelhirns. Fortsetzung der grauen Substanz des IV. Ventrikels. Den Aquaeductus mesencephali umgibt die graue Substanz als zentrales Grau.
2 **SUBSTANTIA ALBA.** Weiße Substanz.
3 **Tractus tegmentalis centralis.** Zentrale Haubenbahn. A B, S. 340.28
4 *Fibrae rubroolivares.* Verbindung zwischen Nucleus ruber und Olive.
5 *Fibrae cerebelloolivares.* Verbindung zwischen Nucleus dendatus und Olive.
6 **Fibrae corticonucleares mesencephali.** Fasern aus der Großhirnrinde zu den Hirnnervenkernen des Mittelhirns. A
7 **Lemniscus lateralis.** Hörbahn zum Colliculus inferior. B
8 **Tractus tectobulbaris lateralis.** Ungekreuzte Fasern aus dem Colliculus superior zu Kernen der Formatio reticularis. A
9 **Lemniscus medialis.** Mediale Schleife. A B
10 **Lemniscus trigeminalis.** Sensible Fasern für das Gesicht. A B
11 **Fasciculus longitudinalis medialis.** Mediales Längsbündel. A B
12 **Tractus mesencephalicus nervi trigemini.** Anteil des Tractus im Mittelhirn. A
13 **Fasciculus longitudinalis posterior; Fasciculus longitudinalis dorsalis.** Hinteres Längsbündel. A
14 **Tractus rubronuclearis.** Siehe Anmerkungen
15 **Tractus rubrospinalis (Monakow).** Beim Menschen wenig entwickelt. A
16 **Lemniscus spinalis; Tractus anterolateralis.** Mittelhirnabschnitt des Lemniscus. Er liegt dem Lemniscus medialis an. B, S. 330.16
17 **Pedunculus cerebellaris superior.** Oberer Kleinhirnstiel.
18 *Decussatio pedunculorum cerebellarium superiorum.* Kreuzung der oberen Kleinhirnstiele. Sie liegt unterhalb der Colliculi inferiores und ventral des Fasciculus longitudinalis medialis. B
19 **Tractus tectobulbaris.** Er geht in der dorsalen Haubenkreuzung auf die Gegenseite, liegt ventral vom Fasciculus longitudinalis medialis und tritt zu Brücken- und Augenmuskelkernen. A
20 **Tractus tectopontinus.** Die Bahn zieht vom Colliculus superior zur Brücke und liegt laterocaudal am Colliculus inferior.
21 **Tractus tectospinalis.** Die Bahn verläuft zunächst wie der Tractus tectobulbaris, steigt aber dann im Vorderstrang des Rückenmarks abwärts. A B
22 **Fibrae praetectoolivares.** Verbindung eines Kernfeldes vor dem Colliculus superior mit dem Nucleus olivaris inferior. Beim Menschen nicht gesichert.
23 **Fibrae tectoolivares.** Beim Menschen nicht gesichert.
24 **Decussationes tegmentales.** Bahnkreuzungen im Mittelhirn.
25 *Decussatio tegmentalis posterior (Meynert).* Kreuzung des Tractus tectospinalis und Tractus tectobulbaris. Fasern aus dem Colliculus superior. A
26 *Decussatio tegmentalis anterior (Forel).* Kreuzung des Tractus rubrospinalis. Fasern des großzelligen Teils des Nucleus ruber. A
27 **Fibrae corticomesencephalicae.** Fasern aus dem Cortex zu Strukturen des Mittelhirns, z. B. Substantia nigra; Tegmentum; Tectum. B

Mesencephalon

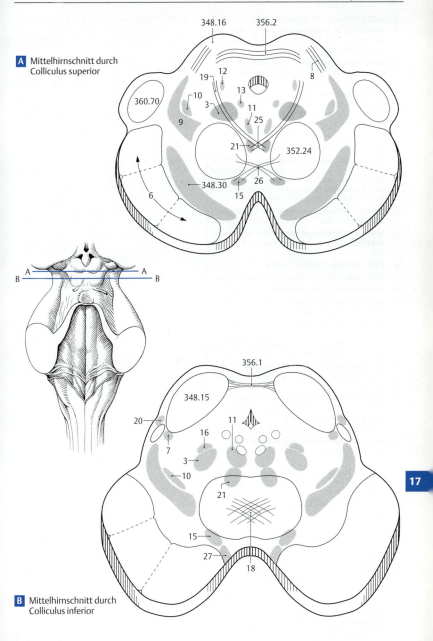

A Mittelhirnschnitt durch Colliculus superior

B Mittelhirnschnitt durch Colliculus inferior

1 SUBSTANTIA GRISEA. Graue Substanz.
2 **Nucleus nervi oculomotorii.** Der in Höhe des oberen Zweihügels vor dem Aquaeductus cerebri gelegene Oculomotoriuskern. A
3 **Nuclei accessorii nervi oculomotorii.** Dem Oculomotoriuskern medial anliegende allgemein visceromotorische Kerne. A
4 *Nuclei viscerales; Nuclei autonomici.* Parasympathische Kernanteile des Nervus oculomotorius. Sie versorgen den M. ciliaris und den M. sphincter pupillae.
5 *Nucleus anteromedialis.* Rostraler Subnucleus.
6 *Nucleus dorsalis.* Dorsaler Subnucleus.
7 **Nucleus interstitialis (Cajal).** Er liegt getrennt durch den Fasciculus longitudinalis medialis seitlich vom Oculomotoriuskern. Er erhält Fasern vom Globus pallidus, von den Nuclei vestibulares und den Colliculi superiores. A
8 **Nucleus praecommissuralis centralis.** Zellgruppe hinter der Commissura posterior.
9 **Nucleus commissurae posterioris (Darkschewitsch).** Zellgruppen in der hinteren Kommissur.
10 *Pars ventralis.* Ventraler Anteil.
11 *Pars interstitiales.* Verstreut liegende Zellen.
12 *Pars dorsalis.* Dorsaler Anteil.
13 **Nucleus interpeduncularis.** Zellgruppe über der Fossa interpeduncularis. B
14 **Nuclei accessorii tractus optici.** Ergänzungskerne des Tractus opticus; das sog. akzessorische optische System. Optische Fasern, die auf drei Kerne projizieren.
15 *Nucleus posterior.* Dorsaler Endkern. Er liegt ventral der rostralen Portion des Colliculus superior.
16 *Nucleus lateralis.* Er liegt ventromedial zum medialen Corpus geniculatum.
17 *Nucleus medialis.* Er liegt im mediobasalen Mittelhirn, nahe der Substantia nigra.
18 **Nucleus tegmentalis posterolateralis.** Zellgruppe ventral des Nucleus mesencephalicus nervi trigemini. A
19 **Nucleus mesencephalicus nervi trigemini.** Bis unter die Lamina tecti reichender sensibler Trigeminuskern. A
20 **Nucleus nervi trochlearis.** Trochleariskern. Er liegt im zentralen Höhlengrau über dem Fasciculus longitudinalis medialis. B
21 **Nucleus parabigeminalis.** Verstreute Zellen seitlich des Lemniscus lateralis in Höhe des Colliculus inferior.
22 **Substantia grisea centralis.** Zentrales Grau. Zentrales Höhlengrau. Graue Substanz um den Aquaeductus cerebri. B, S. 331 B
23 **Nucleus peripeduncularis.** Zellgruppe lateral der Substantia nigra. B
24 **Nucleus ruber.** Roter Kern. Hauptkern der zentralen Haubenbahn. Eisenhaltiger Kern zwischen zentralem Grau und Substantia nigra. Er reicht vom Colliculus superior bis ins Zwischenhirn. Der Kern besteht aus zwei, vielleicht mehr Teilen. A
25 *Pars magnocellularis.* Großzelliger Anteil. Beim Menschen nur gering ausgebildet.
26 *Pars parvocellularis.* Kleinzelliger Anteil. Hauptanteil des Kerns.
27 *Pars posteromedialis; Pars dorsomedialis.* Manchmal als eigener Kern angesehen. Zellulär ein Teil der Pars parvocellularis.

Mesencephalon 353

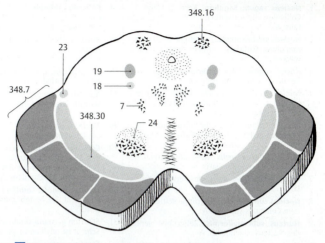

A Mittelhirnschnitt durch den Colliculus superior

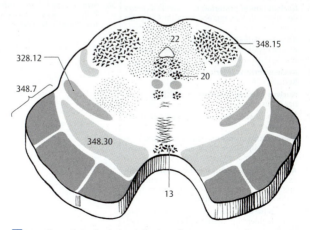

B Mittelhirnschnitt durch den Colliculus inferior

1 **Nucleus saguli; Sagulum.** Kern in Höhe des Colliculus inferior seitlich des Lemniscus lateralis. A

2 **Nucleus subbrachialis.** Zellgruppe in Höhe des Oculomotoriuskerns seitlich des Lemniscus medialis.

3 **Nuclei tegmentales anteriores.** Überbegriff der drei nachstehenden Kerne.

4 *Nucleus interfascicularis.* Kleine Zellgruppe im Fasciculus longitudinalis medialis in Höhe des Trochleariskerns.

5 *Nucleus pigmentosus parabrachialis.* Kern zwischen Pedunculus cerebellaris superior und Nucleus paranigralis. A

6 *Nucleus paranigralis.* Kern dorsolateral des Nucleus interpeduncularis. A

7 **Nuclei reticulares.** Kerne der Formatio reticularis.

8 **Nucleus cuneiformis.** Zellgruppe seitlich unter dem Colliculus superior. A

9 **Nucleus subcuneiformis.** Zellgruppe ventral des Nucleus cuneiformis. A

10 **Nucleus tegmentalis pedunculopontinus.** Zwei Kernareale zwischen Lemniscus medialis, Fasciculus longitudinalis medialis und Pedunculus cerebellaris superior.

11 *Pars compacta.* Zellreicher Kernanteil seitlich des Fasciculus longitudinalis medialis. A

12 *Pars dissipata.* Zellarmes Areal medial des Lemniscus medialis. A

13 **Nucleus parapeduncularis.** Kleine Zellgruppe über der Fossa interpeduncularis vor der Substantia nigra. A

14 **Nuclei raphes.** Raphekerne des Mittelhirns.

15 **Nucleus raphes posterior.** Er erstreckt sich von der rostralen Rautengrube bis zum Colliculus superior. S. 345 B

16 [[Nucleus linearis]]. Dorsoventrale Kernsäule medial in Nähe der Kreuzung der Kleinhirnstiele.

17 **Nucleus linearis inferioris.** Unterer Anteil der Kernsäule. A

18 **Nucleus linearis intermedius.** Mittlerer Anteil der Kernsäule. A

19 **Nucleus linearis superior.** Oberer Anteil der Kernsäule. A

20 **Aquaeductus mesencephali; Aquaeductus cerebri (Sylvii).** Enger Kanal im Mittelhirn zwischen drittem und vierten Ventrikel. C

21 **Apertura aquaeductus mesencephali; Apertura aquaeductus cerebri.** Unter der Commissura epithalamica öffnet sich der Aquaeduct trichterförmig in den III. Ventrikel. C

22 **Tectum mesencephali.** Mittelhirndach. Es liegt dem Tegmentum mesencephali, der Mittelhirnhaube auf. C

23 **Lamina tecti; Lamina quadrigemina.** Vierhügelplatte. C

24 **Colliculus inferior.** Unterer Zweihügel. Er ist cytoarchitektonisch unterschiedlich zusammengesetzt. B

25 **Nuclei colliculi inferioris.** Kerne des unteren Hügels. Sie dienen als Relaiskerne und als Integrationszentrum akustischer Reflexe.

26 *Nucleus centralis.* Zentraler Kern. Umschaltstelle der Hörbahn, des Lemniscus lateralis. A

27 *Nucleus externus; Nucleus lateralis.* Wahrscheinlich beteiligt am akustischen Reflexenzentrum. A

28 *Nucleus pericentralis.* Afferenzen kommen aus der Hörrinde. A

29 **Colliculus superior.** Oberer Zweihügel. Sie haben eine Schichtenstruktur und funktionieren als Integrationsort für Reflexbewegungen der Augen und der Pupillenreflexe. B

30 *Stratum zonale; Lamina I.* Die oberflächlichste Schicht. Sie besteht vorwiegend aus Gliafasern.

31 *Stratum griseum superficiale; Lamina II.* Die Schicht ist reich an Gliazellen.

32 *Stratum opticum; Lamina III.* Die Schicht enthält spärlich spindelförmige und dreieckige Nervenzellen.

33 *Stratum griseum intermedium; Lamina IV.* Vergleichbar der Lamina III jedoch zellreich.

34 *Stratum medullare intermedium; Lamina V.* Vergleichbar der Lamina IV. Die Zellen sind jedoch größer.

35 *Stratum griseum profundum; Lamina VI.* Verstreut liegende, plumpe multipolare Neurone mit deutlicher Nisslsubstanz, sind hier charakteristisch.

36 *Stratum medullare profundum; Lamina VII.* Zellreiche Schicht aus vielgestaltigen kleinen und mittelgroßen Zellen.

Mesencephalon 355

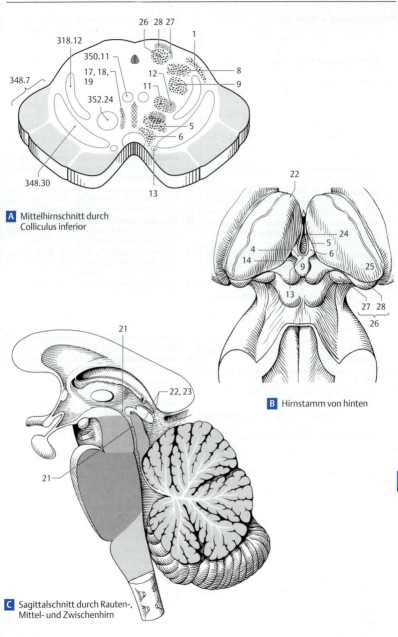

A Mittelhirnschnitt durch Colliculus inferior

B Hirnstamm von hinten

C Sagittalschnitt durch Rauten-, Mittel- und Zwischenhirn

1 **Commissura colliculi inferioris.** Verbindung zwischen beiden Colliculi inferiores, die aber auch Fasern vom Lemniscus lateralis auf die Gegenseite führt. S. 351 B
2 **Commissura colliculi superioris.** Verbindung zwischen beiden Colliculi superiores. S. 351 A
3 **Decussatio fibrarum nervorum trochlearium.** Die in der weißen Substanz kreuzenden Fasern des N. trochlearis.
4 **CEREBELLUM.** Kleinhirn. Es liegt über der Rautengrube.
5 **MORPHOLOGIA EXTERNA.** Äußerer Bau.
6 **CORPUS CEREBELLI.** Kleinhirn ohne Lobus flocculonodularis.
7 **Lobus cerebelli anterior.** Hirnabschnitt vor der Fissura prima. B D
8 **Lingula cerebelli.** Mit dem Velum medullare superius verwachsener, unpaarer Wurmteil des Archaeocerebellums. C D
9 **Fissura praecentralis; Fissura postlingualis.** Furche zwischen Lingula cerebelli und Lobulus centralis. A
10 **Lobulus centralis (II et III).** Das Läppchen besteht aus einem vorderen und hinteren Anteil und setzt sich beiderseits in die Ala lobuli centralis fort. A C D
11 *Pars anterior; Pars ventralis (II).* Vorderer Anteil. A
12 *Pars posterior; Pars dorsalis (III).* Hinterer Anteil. A
13 **Ala lobuli centralis.** Seitliche Ausläufer des Lobulus centralis zur Verbindung mit den Kleinhirnhemisphären. B C D
14 *Pars inferior; Pars ventralis (H II).* Unterer Anteil.
15 *Pars superior; Pars dorsalis (H III).* Oberer Anteil.
16 **Fissura praeculminalis; Fissura postcentralis.** Spalt vor dem Culmen. A D
17 **Culmen (IV et V).** Der Gipfel des Wurms. A B C D
18 *Pars anterior; Pars ventralis (IV).* Vorderer Teil. A
19 **Fissura intraculminalis.** Den Culmen unterteilender Spalt. A
20 *Pars posterior; Pars dorsalis (V).* Hinterer Culmenteil. A
21 **Lobulus quadrangularis anterior (H IV et H V).** An das Declive seitlich anschließender Teil. C D
22 *Pars anterior; Pars ventralis (H IV).* Vorderer Teil. B
23 *Pars posterior; Pars dorsalis (H V).* Hinterer Teil.
24 **Fissura prima; Fissura praeclivalis.** Einschnitt zwischen Lobulus quadrangularis anterior und Lobulus simplex. A B D
25 **Lobus cerebelli posterior.** Zwischen Fissura prima und Fissura posterolateralis gelegener Strukturteil.
26 **Lobulus simplex (H VI et VI).** Zwischen Lobulus quadrangularis anterior und Lobus semilunaris superior gelegener Hirnteil mit Wurmabschnitt. B C D
27 **Declive (VI).** Vom Gipfel nach hinten abfallender Teil des Wurms. A B D
28 *Lobulus quadrangularis posterior (H VI).* Läppchenanteil des Lobus simplex. B D
29 **Fissura posterior superior; Fissura postclivalis.** Einschnitt hinter dem Declive. A D
30 **Folium vermis (VII A).** Schmales Verbindungsblatt zwischen linkem und rechtem Lobulus semilunaris superior. A B D
31 **Lobuli semilunares; Lobulus ansiformis (H VII A).** Vor und hinter der Fissura horizontalis gelegene Hirnläppchen.
32 *Lobulus semilunaris superior; Crus primum lobuli ansiformis (H VII A).* Das vor der Fissura horizontalis liegende Läppchen. B C D
33 **Fissura horizontalis; Fissura intercruralis.** Tiefe Spalte zwischen Lobulus semilunaris superior und Lobulus semilunaris inferior. A B C D
34 *Lobulus semilunaris inferior; Crus secundum lobuli ansiformis (H VII A).* Läppchen hinter der Fissura horizontalis. B C D
35 **Fissura lunogracilis; Fissura ansoparamedianis.** Spalt hinter H VII A. D
36 **Tuber vermis (VII B).** Mediane Verbindung zwischen rechtem und linkem Lobulus semilunaris inferior. A D
37 **Lobulus gracilis; Lobulus paramedianus (H VII B).** Läppchen vor der Fissura praebiventralis. D
38 **Fissura praebiventralis; Fissura praepyramidalis.** Spalt zwischen Tuber und Pyramide. A D
39 **Pyramis vermis (VIII).** Pyramide. Läppchen hinter der Fissura praepyramidalis. C D
40 **Lobulus biventer (H VIII).** Läppchen zwischen Lobulus gracilis und Tonsilla cerebelli. C
41 *Pars lateralis lobuli biventralis; Pars copularis lobuli paramediani (H VIII A).* Vorderer Anteil des Läppchens. A D
42 **Fissura intrabiventralis; Fissura anterior inferior.** Der Einschnitt unterteilt das Läppchen lateral. A D
43 *Pars medialis lobuli biventralis; Lobulus paraflocularis dorsalis (H VIII B).* Hinterer Anteil des Läppchens. A D
44 **Fissura secunda; Fissura postpyramidalis.** Spalt zwischen Lobulus biventer, Pyramide und Tonsilla cerebri, Uvula. A C D
45 **Uvula vermis (IX).** Wurmteil zwischen den Kleinhirntonsillen. A C D
46 **Tonsilla cerebelli; Paraflocculus ventralis (H IX).** Kleiner bohnenförmiger Hemisphärenanteil. C D
47 **Fissura posterolateralis.** Furche über Nodulus und Flocculus. A C D

Cerebellum

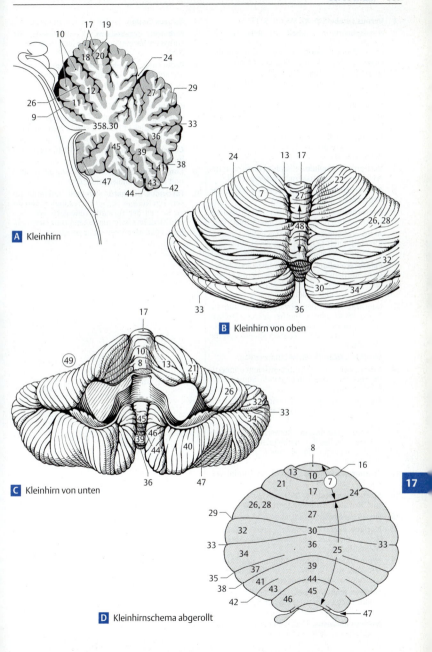

A Kleinhirn

B Kleinhirn von oben

C Kleinhirn von unten

D Kleinhirnschema abgerollt

1 **Vermis cerebelli (I–X).** Wurm. S. 357 B
2 **Hemisphaerium cerebelli (H II–H X).** Hemisphaere. S. 357 C
3 **Lobus flocculonodularis.** Der caudal von der Fissura posterolateralis gelegene Lappen.
4 **Nodulus (X).** Medialer Höcker des Wurms. Er ist über die Pedunculi flocculi mit dem Flocculus verbunden. D
5 **Pedunculus flocculi.** Verbindungsstiel zum Flocculus. Er geht zum Teil ins Velum medullare inferius über. D
6 **Flocculus (H X).** Tatzenartiger Kleinhirnanteil zwischen Pedunculus cerebelli inferior und Lobulus biventer. D
7 **Vestibulocerebellum.** Kleinhirnanteil der direkt den Vestibulariskernen zugeeignet ist.
8 **Spinocerebellum.** Kleinhirnanteil auf den das Rückenmark direkt projiziert.
9 **Pontocerebellum.** Kerne der Pars basilaris pontis projizieren direkt auf diesen Hirnanteil.
10 **Archicerebellum.** Der phylogenetisch älteste Kleinhirnanteil. Er besteht aus der Lingula cerebelli und den Lobus flocculonodularis. A
11 **Palaeocerebellum.** Alter Kleinhirnanteil. Er besteht aus dem Lobulus centralis, dem Culmen, der Pyramide, der Uvula, der Ala lobuli centralis und dem Lobulus quadrangularis. A
12 **Neocerebellum.** Der phylogenetisch jüngste Anteil des Kleinhirns. Hierher gehören Declive, Folium, Tuber, Lobulus simplex, Lobulus semilunaris inferior, Lobulus paramedianus und die Tonsille. A
13 **MORPHOLOGIA INTERNA.** Innerer Bau.
14 **Arbor vitae.** Das an den Lebensbaum erinnernde Verästelungsbild der weißen Substanz im Schnittpräparat. C
15 **Cortex cerebelli.** Kleinhirnrinde. Sie besteht vorwiegend aus Nervenzellen und ist ca. 1 mm dick. B C
16 **Stratum granulosum.** Körnerschicht an der Grenze zum Mark. Charakteristisch sind die dichtstehenden, plasmaarmen multipolaren Nervenzellen. B
17 **Stratum purkinjense.** Schicht der Purkinjezellen. B
18 **Stratum moleculare.** Zellärmere, an Dendriten und Neuriten reiche Rindenschicht. B
19 **Nuclei cerebelli.** Kleinhirnkerne.
20 **Nucleus dentatus.** Größter, einem gefalteten Beutel ähnlicher Kleinhirnkern. Er liegt im Markkörper. C
21 *Hilum nuclei dentati.* Öffnung des Nucleus dentatus. Aus ihr geht der größte Teil des Pedunculus cerebellaris superior hervor. C
22 **Nucleus emboliformis.** Unmittelbar vor dem Hilum nuclei dentati gelegener Kleinhirnkern. C
23 **Nucleus globosus.** Medial vom Nucleus dentatus gelegenes Zellgebiet. C
24 **Nucleus fastigii.** Medial gelegener Kern. C
25 **Pedunculi cerebellares.** Kleinhirnstiele. Sie enthalten Verbindungen von und zum Kleinhirn.
26 **Pedunculus cerebellaris inferior.** Unterer Kleinhirnstiel. Er enthält das Crus restiforme. E
27 **Pedunculus cerebellaris medius.** Mittlerer Kleinhirnstiel. Er ist nicht scharf vom oberen Kleinhirnstiel zu trennen. E
28 **Pedunculus cerebellaris superior.** Oberer Kleinhirnstiel. Er ist nicht scharf vom mittleren Kleinhirnstiel zu trennen. E
29 **Corpus medullare cerebelli.** Weiße Substanz des Kleinhirns. C
30 **Commissura cerebelli.** Verbindung der rechten und linken Kleinhirnhälfte. C
31 **Fasciculus uncinatus cerebelli.** Efferente Fasern des Nucleus fastigii zu Vestibulariskernen, zu Kernen der Formatio reticularis von Pons und Medulla sowie aufsteigend zum Zwischenhirn. Beim Menschen nicht gesichert.

Cerebellum 359

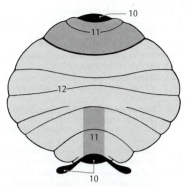

A Kleinhirnschema abgerollt

B Schichten der Kleinhirnrinde

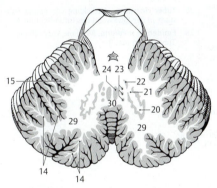

C Horizontalschnitt durch das Kleinhirn

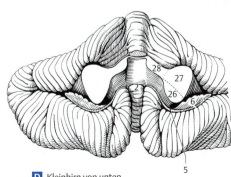

D Kleinhirn von unten

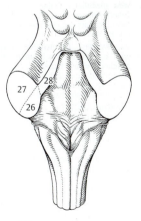

E Kleinhirnschenkel

1 **DIENCEPHALON.** Zwischenhirn. Es reicht vom Foramen interventriculare bis zur angenommenen Grenze am Vorderrand der Colliculi superiores. Es umschließt im wesentlichen den III. Ventrikel.

2 **MORPHOLOGIA EXTERNA.** Äußerer Bau.

3 **EPITHALAMUS.** Er besteht aus den Habenulae und der Epiphyse im dorsalen Zwischenhirn.

4 **Habenula.** Epiphysenzügel, Epiphysenstiel. Schaltstelle zwischen Epiphyse, Hirnstamm und Riechzentren. A B

5 *Sulcus habenularis.* Flache Rinne zwischen dem Trigonum habenulare und dem Pulvinar. A

6 *Trigonum habenulare.* Verbreiterung der Habenulae am Übergang zum Thalamus. Hier liegen die beiden Kerne. A B

7 **Glandula pinealis.** Epiphyse oder Zirbeldrüse. A B C

8 **THALAMUS [[THALAMUS DORSALIS]].** Er reicht vom Foramen interventriculare bis zur Vierhügelplatte. Medial grenzt er an den III. Ventrikel, lateral an die Capsula interna und die Basalganglien. Das Kernareal entfaltet sich ontogenetisch aus der dorsalen Anlage.

9 **Tuberculum anterius thalami.** Kleiner Höcker am Vorderende des Thalamus. Anheftungsstelle der Stria medullaris thalami. A

10 **Adhaesio interthalamica.** Inkonstante Verwachsung (70–85 %) zwischen rechtem und linkem Thalamus. B

11 **Pulvinar thalami.** Hinterer, frei hervorragender Teil des Thalamus. A

12 **Taenia thalami.** Oberrand der Stria medullaris thalami. Hier ist der Plexus choroideus des III. Ventrikels angeheftet. A

13 **Stria medullaris thalami.** Markstreifen vom Tuberculum anterius thalami zur Habenula zwischen dorsaler und medialer Thalamusfläche. B

14 **SUBTHALAMUS [[THALAMUS VENTRALIS]].** Er wird aus Anteilen des Tegmentum, der Basalganglien und des Hypothalamus in der Ontogenese gebildet und dem extrapyramidal-motorischen System zugeordnet. Er liegt basalwärts vom Sulcus hypothalamicus.

15 **METATHALAMUS.** Die aus dem Thalamus ausgegliederten Kniehöcker. Sie liegen seitlich unter dem Pulvinar. A C

16 **Corpus geniculatum laterale.** Seitlicher Kniehöcker. Teil der Sehbahn. Er ist verbunden mit dem Colliculus superior und der Sehrinde. A C

17 **Corpus geniculatum mediale.** Medialer Kniehöcker. Teil der Hörbahn. Er ist mit dem Colliculus inferior verbunden. A C

18 **HYPOTHALAMUS.** Der basale Anteil und Boden des Diencephalon. B

19 **Corpus mammillare.** Paarige, rundliche Erhebungen am Boden des Zwischenhirns. Sie sind mit Thalamus und Mittelhirn verbunden. B

20 **Neurohypophysis.** Hinterlappen der Hirnanhangsdrüse, eine Ausstülpung des Zwischenhirnbodens. B

21 *Infundibulum.* Hypophysenstiel. B

22 *Pars nervosa.* Nervöser Anteil, markloses Faserbündel, der Neurohypophyse.

23 **Chiasma opticum.** Kreuzung der medialen Sehnervenfasern zwischen Tractus und Nervus opticus. B C

24 **Tractus opticus.** Der zwischen Chiasma opticum und Corpus geniculatum laterale an der Hirnbasisoberfläche sichtbare Sehbahnabschnitt. C

25 *Radix lateralis.* Die Fasern dieser Wurzel ziehen zum Corpus geniculatum laterale. C

26 *Radix medialis.* Die Fasern dieser Wurzel verlaufen unter dem lateralen Kniehöcker weiter zu den Colliculi superiores. C

27 **Area praeoptica.** Feld hinter der Lamina terminalis. B

28 **Tuber cinereum.** Verdickung von grauer Substanz in der Rückwand des Infundibulum. B

29 *Eminentia mediana.* Mediane Vorwölbung im Tuber cinereum. B

Diencephalon

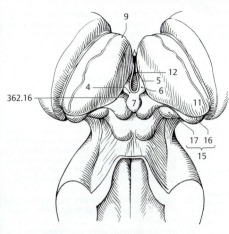

A Hirnstamm von hinten

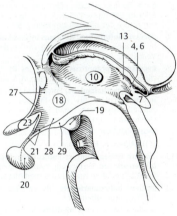

B Hirnstamm sagittal

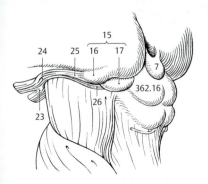

C Ende des Tractus opticus

1 **Ventriculus tertius.** Dritter Ventrikel. Diencephaler Anteil des cerebralen Hohlraumsystems. Er reicht von der Lamina terminalis bis zur Apertura aquaeductus mesencephali. A
2 **Foramen interventriculare.** Verbindung zwischen Seitenventrikel und III. Ventrikel hinter dem Fornixknie. A
3 **Organum subfornicale.** Organ im Dach des III. Ventrikels beim Foramen interventriculare. A
4 **Recessus suprapinealis.** Nische zwischen Dach des III. Ventrikels und Epiphyse. A
5 **Commissura habenularum.** Über die Mittellinie kreuzende Fasern der Habenulae. Die Kreuzung liegt scheitelwärts vom Recessus pinealis. A
6 **Recessus pinealis.** Teilweise in die Epiphyse reichende Tasche des III. Ventrikels. A
7 **Commissura posterior; Commissura epithalamica.** Sie liegt zwischen Recessus pinealis und Apertur des Aquaeductus cerebri. In ihr kreuzen Fasern der näheren Umgebung. A
8 **Recessus infundibuli; Recessus infundibularis.** In das Infundibulum führende Nische des III. Ventrikels. A
9 **Recessus supraopticus.** Nische des III. Ventrikels über dem Chiasma opticum. A, S. 365 D
10 **Sulcus hypothalamicus.** Furche vom Foramen interventriculare bis zum Eingang in den Aquaeductus mesencephali. Sie trennt den dorsalen vom ventralen Thalamus. A
11 MORPHOLOGIA INTERNA. Innerer Bau.
12 EPITHALAMUS. Epithalamus.
13 **Tractus habenulointerpeduncularis; Fasciculus retroflexus.** Verbindung zwischen den Habenulae und dem Nucleus interpeduncularis.
14 **Nucleus habenularis lateralis.** Lateraler Kern im Trigonum habenulare.
15 **Nucleus habenularis medialis.** Medialer Kern im Trigonum habenulare.
16 **Area praetectalis.** Das Feld vor dem Oberrand des Colliculus superior bis zur Commissura epithalamica. Schaltareal der Augenmotorik; Steuerung visueller Reflexe. S. 361 A C
17 **Nuclei praetectales.** Kernunterteilung der Area praetectalis. Sie ist beim Menschen unbekannt.
18 **Organum subcommissurale.** Areal von Ependymzellen vor dem Tectum mesencephali am Beginn des Aquaeductus cerebri. A
19 THALAMUS. Eiförmiges Kerngebiet in der Seitenwand des Thalamus. III. Ventrikels. Es grenzt lateral an die Basalganglien und die innere Kapsel. Zielgebiet der meisten Sinnesbahnen. Verbindungen bestehen zur Hirnrinde, zum Kleinhirn, Globus pallidus, Striatum und Hypothalamus. B C D
20 Substantia grisea thalami. Graue Substanz des Thalamus.
21 **Nuclei anteriores thalami.** Drei Kerngruppen im Sagittalschnitt in der Spitze des Thalamus, zwischen innerer und äußerer Lamina medullaris. Afferenzen kommen hauptsächlich aus dem Corpus mammillare. Verbindungen zum Gyrus cinguli und Limbischen System. B
22 *Nucleus anterodorsalis.* Schmale Zellplatte vorne oben. C
23 *Nucleus anteromedialis.* Kleine Zellgruppe unter dem Nucleus anteroventralis. C, S. 365 B
24 *Nucleus anteroventralis.* Größter und weitesten dorsal gelegener Kern der anterioren Gruppe. C, S. 365 B
25 **Nuclei dorsales thalami.** Sie schließen sich der anterioren Gruppe lateral an und liegen ebenso zwischen beiden Marklamellen. Afferenzen kommen aus dem Colliculus superior und der Area praetectalis. Reciproke Beziehungen zum parietalen occipitalen und temporalen Cortex. B
26 *Nucleus dorsalis lateralis.* Vorne oben gelegenes Areal im Anschluss an die Nuclei anteriores. B, S. 365 C D
27 *Nucleus lateralis posterior.* Er liegt zwischen Nucleus dorsalis lateralis und Pulvinar. B D
28 *Nuclei pulvinares.* Der hintere freiragende Thalamusabschnitt. B
29 *Nucleus pulvinaris anterior.* Schwer abgrenzbare Kerngruppe mit weitgehend unklaren Verbindungen. D
30 *Nucleus pulvinaris inferior.* Er liegt am weitesten basal und schiebt sich rostral unter die Nuclei ventrobasales. Medial reicht er an die intralaminären Kerne. Umschaltstation für visuelle Bahnen. D
31 *Nucleus pulvinaris lateralis.* Er liegt medial der äußeren Marklamelle und über dem Nucleus corporis geniculati lateralis. Umschaltstation für visuelle Bahnen. D
32 *Nucleus pulvinaris medialis.* Er schließt sich direkt caudal an den Nucleus medialis thalami an. Verbindung zur präfrontalen, parietalen und cingulären Rinde. Afferenzen vom Colliculus superior. D

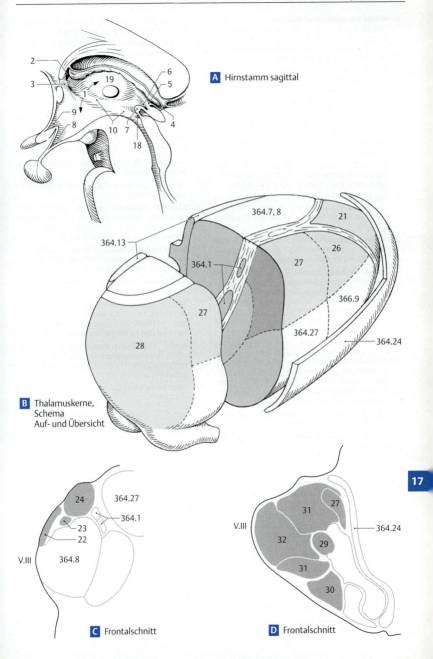

Diencephalon 363

A Hirnstamm sagittal

B Thalamuskerne, Schema Auf- und Übersicht

C Frontalschnitt

D Frontalschnitt

1 **Nuclei intralaminares thalami.** Zwei hintereinander liegende Kernfelder in der Lamina medullaris interna. Sie reichen vom anterioren Pol des Thalamus bis zur Commissura posterior. Sie projizieren auf den Cortex und das Striatum. A B C D

2 *Nucleus centralis medialis.* Er liegt im unteren medialen Ende der Lamina medullaris interna. Er projiziert vorwiegend auf den orbitofrontalen und praefrontalen Cortex. A

3 *Nucleus centralis lateralis.* Er liegt weitgehend dorsal des Nucleus centromedianus. Er projiziert hauptsächlich auf dem parietalen und temporalen Cortex. A

4 *Nucleus paracentralis.* Er liegt lateral vom Nucleus centromedianus. Er projiziert vorwiegend auf occipito- und praefrontale Areale. A

5 *Nucleus centromedianus.* Der größte Kern der Nuclei intralaminares. Er projiziert überwiegend auf motorische Areale und das Striatum. A B C

6 *Nucleus parafascicularis.* Er liegt medial vom Nucleus centromedianus. Er projiziert auf motorische Areale und das Striatum. C

7 **Nuclei mediales thalami.** Die Gruppe besteht vorwiegend aus dem Komplex des Nucleus mediodorsalis. Afferenzen kommen aus anderen Thalamusgebieten, subcorticalen Strukturen, auch aus dem Corpus amygdaloideum, den Basalganglien und der Formatio reticularis des Mittelhirns. A

8 *Nucleus mediodorsalis.* Er ist beim Menschen besonders ausgeprägt. Lateral, ventral und rostral wird er von der inneren Marklamelle, medial von den Nuclei mediani begrenzt. Er projiziert hauptsächlich auf die praefrontale Rinde. Er kann cytoarchitektonisch und enzymhistochemisch unterteilt werden. A C D

9 *Pars parvocellularis lateralis.* Kleinzelliger lateraler Anteil.

10 *Pars magnocellularis medialis.* Großzelliger medialer Anteil.

11 *Pars paralaminaris.* Multiformer Kernanteil ventral.

12 *Nucleus medioventralis.* Vor dem Nucleus centralis medialis gelegene Zellgruppe mit starker Aktivität von Acetylcholinesterase.

13 **Nuclei mediani thalami.** Perinukleares Kerngebiet unter dem Ventrikelependym. Es erstreckt sich vom Foramen interventriculare bis zur Commissura posterior. A

14 *Nucleus parataenialis.* Er liegt unterhalb des Nucleus anterodorsalis und über dem Nucleus paraventricularis. B

15 *Nuclei paraventriculares thalami.* Die Gruppe liegt unterhalb des Nucleus parataenialis, vor, über, hinter der Adhaesio interthalamica. B

16 *Nucleus paraventricularis anterior.* Kerngruppe vor der Adhaesio interthalamica.

17 *Nucleus paraventricularis posterior.* Kerngruppe hinter der Adhaesio interthalamica.

18 *Nucleus reuniens.* Er liegt ventral der Adhaesio interthalamica.

19 *Nucleus commissuralis rhomboidalis.* Unter dem Ependym des III. Ventrikels. Gegenkerne können sich verbinden zur Adhaesio interthalamica.

20 **Nuclei posteriores thalami.** Der Kernkomplex liegt unterhalb der Nuclei mediodorsalis et pulvinaris anterior und dorsal des Nucleus dorsalis des medialen Kniehöckers. A

21 *Nucleus limitans.* Kern vorne medial. D

22 *Nucleus posterior.* Kern unterhalb des Nucleus pulvinaris anterior. D

23 *Nucleus suprageniculatus.* Ventral unter dem Nucleus posterior. D

24 **Nucleus reticularis thalami.** Aufgelockerte Zellschicht, „Gitterschicht" an der Außenseite des Thalamus zwischen Lamina medullaris externa und Capsula interna. A B C D

25 **Nuclei ventrales thalami.** Sie besetzen die caudale Hälfte des Zwischenhirns oberhalb der Zona incerta, medial des Nucleus reticularis.

26 *Nuclei ventrobasales.* Sammelname für folgende zwei Kerne.

27 *Nucleus ventralis posterolateralis.* Lateraler Teil des Kerns. Er nimmt den Lemniscus medialis und den Tractus spinothalamicus auf und projiziert auf den Gyrus postcentralis. A C D

28 *Nucleus ventralis posteromedialis.* Er liegt zwischen Nucleus posterolateralis und Nucleus centromedianus. Er nimmt den Lemniscus trigeminalis auf. A C

29 Pars parvocellularis. Kleinzelliger Anteil des Kerns.

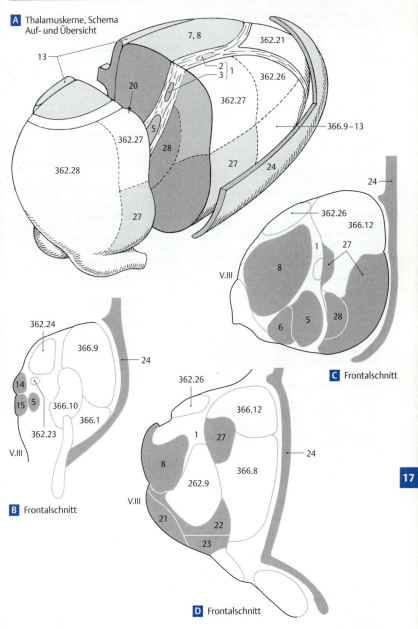

1. *Nuclei ventrales mediales.* Kernkomplex unter den Nuclei ventrales laterales. B
2. *Nucleus basalis ventralis medialis.* Unterer Anteil des Komplexes. Er erhält Geschmacksfasern.
3. *Nucleus principalis ventralis medialis.* Hauptanteil des Kerns.
4. *Nucleus submedialis.* Rostraler Abschnitt des Komplexes.
5. *Nucleus ventralis posterior inferior.* Unterkern der ventralen Gruppe. Verbindung zu Vestibulariskernen.
6. *Nuclei ventrales laterales.* Ventrolateraler Komplex. Kernareal zwischen Nucleus reticularis thalami und Nucleus mediodorsalis. A
7. *Nucleus anterior ventrolateralis.* Vorderer und lateraler Anteil des Kerns. Afferente Fasern aus dem Globus pallidus. Er projiziert auf dem praemotorischen Cortex. B
8. *Nucleus posterior ventrolateralis.* Hinterer und medialer Anteil des Kerns. Afferenzen aus dem Cerebellum. Reziproke Beziehung zum motorischen Cortex. B
9. *Nucleus ventralis anterior.* Vorderer Kernkomplex. A B
10. *Pars magnocellularis.* Großzelliger Anteil.
11. *Pars principalis.* Hauptteil des Kerns.
12. *Nucleus ventralis intermedius.* Teil der Nuclei ventrales laterales.
13. *Nucleus ventralis posterior internus.* Unterkern der Nuclei ventrales thalami.
14. *Nucleus ventroposterior parvocellularis.* Zellanhäufung beim Menschen in den Nuclei ventrobasales.
15. **Substantia alba thalami.** Weiße Substanz des Thalamus.
16. **Lamina medullaris lateralis.** Schichten weißer Substanz zwischen dem Nucleus reticularis thalami und dem lateralen Kerngebiet. B
17. **Lamina medullaris medialis.** Schichten weißer Substanz, die ypsilonförmig das anteriore Kerngebiet umgeben und den medialen vom lateralen Teil trennen. B
18. **Radiatio acustica.** Der vom Corpus geniculatum mediale ausgehende Hörbahnabschnitt auf seinem Weg zu den Gyri temporales transversi. Er zieht durch den okzipitalen Teil des hinteren Kapselschenkels. A
19. **Lemniscus lateralis.** Die in das Corpus geniculatum mediale ziehende Hörbahn.
20. **Lemniscus medialis.** Die in den Nucleus ventralis posterolateralis einstrahlende Fortsetzung der Hinterstrangbahn aus Rückenmark und Hirnstamm. A
21. **Lemniscus spinalis.** Die in den Nucleus ventralis posterolateralis einstrahlende sensible, überwiegend Schmerzfasern aus Rumpf- und Extremitäten. A
22. **Lemniscus trigeminalis.** Fasern der sensiblen Trigeminuskerne. Sie strahlen in den Nucleus ventralis posteromedialis. A
23. **Radiatio optica (Gratiolet).** Sehstrahlung. Der vom Corpus geniculatum laterale ausgehende Abschnitt der Sehbahn. Er führt durch den okzipitalen Teil des hinteren Kapselschenkels um das Hinterhorn des Seitenventrikels an die Sehrinde. A
24. **Fibrae intrathalamicae.** Verbindung einzelner Thalamuskerne.
25. **Fibrae periventriculares.** Unter dem Ependym des III. Ventrikels verlaufende Fasern zwischen den Nuclei mediani und dem Hypothalamus und von hier in den Fasciculus longitudinalis dorsalis.
26. **Radiatio anterior thalami.** Vorderer Stabkranz. Seine Fasern verlaufen im vorderen Kapselschenkel zum Frontallappen. C
27. **Radiatio centralis thalami.** Zentraler Stabkranz. Die Fasern verlaufen durch den hinteren Kapselschenkel zu den Gyri prae- und postcentrales nebst anschließenden Rindenfeldern. C
28. **Radiatio posterior thalami.** Hinterer Stabkranz. Die Fasern ziehen im okzipitalen Bereich des hinteren Kapselschenkels zum Okzipitallappen. C
29. **Radiatio inferior thalami.** Unterer Stabkranz. Seine Fasern ziehen im hinteren Kapselschenkel zum Temporallappen und zur Insel. C

Diencephalon 367

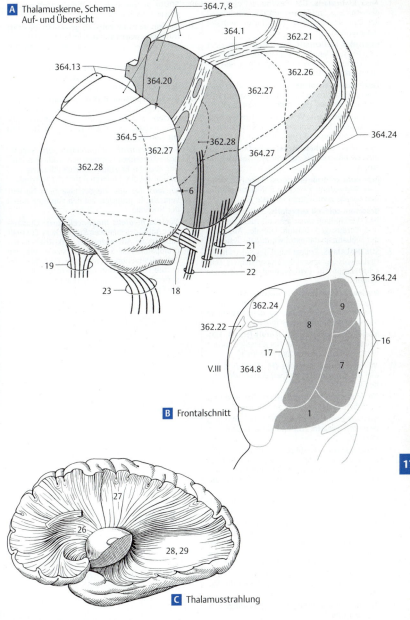

A Thalamuskerne, Schema Auf- und Übersicht

B Frontalschnitt

C Thalamusstrahlung

1 **Ansa lenticularis.** Das Faserbündel zieht aus dem Nucleus lentiformis um den Vorderrand der Capsula interna zu den Nuclei ventrales thalami. A

2 **Fasciculus lenticularis.** Das Faserbündel zieht vom Nucleus lentiformis durch die Capsula interna, bildet Forels Feld H2 und geht zu den Nuclei ventrales Thalami. A

3 **Fasciculus thalamicus.** Er wird gebildet von Ansa und Fasciculus lenticularis, bildet das Feld H1 von Forel und geht in den Thalamus. A

4 **Ansa peduncularis.** Verbindungszüge von Thalamus und Claustrum zwischen Nucleus lentiformis und Corpus amygdaloideum. A

5 **Fasciculus subthalamicus.** Faserbündel aus dem Globus pallidus zum Nucleus subthalamicus. A

6 **Brachium colliculi inferioris.** Äußerlich sichtbare Verbindung zwischen Colliculus inferior und Corpus geniculatum mediale. B

7 **Brachium colliculi superioris.** Äußerlich sichtbare Verbindung zwischen Colliculus superior und Corpus geniculatum laterale. Anschluss der Sehbahn an das extrapyramidale System. B

8 SUBTHALAMUS. Er liegt basal des Sulcus hypothalamicus und lateral des Hypothalamus. Umschaltstation im extrapyramidal-motorischen System.

9 **Nucleus subthalamicus (Corpus Luysi).** Er liegt zwischen unterem Ende der Capsula interna und der Zona incerta und ist doppelläufig an den Globus pallidus angeschlossen. C

10 **Nuclei campi perizonalis (Forel) (H, H1, H2).** Fasern mit eingestreuten Nervenzellen in den entsprechenden Forelschen Feldern. C

11 *Nucleus campis medialis (H).* Forel Feld medial der Zona incerta und vor dem Nucleus ruber. C

12 *Nucleus campis dorsalis (H1).* Das Feld liegt zwischen Thalamus und Zona incerta. C

13 *Nucleus campis ventralis (H2).* Das Feld liegt zwischen Zona incerta und Nucleus subthalamicus. C

14 **Zona incerta.** Faserbündel mit eingestreuten Nervenzellen caudal und medial des Nucleus reticularis thalami. Wahrscheinlich Umschaltstation im extrapyramidal-motorischen System. C

15 METATHALAMUS. Dem Thalamus anhängende Kernkomplexe unter dem Pulvinar.

16 **Nucleus dorsalis corporis geniculati lateralis.** Dorsaler Kern des seitlichen Kniehöckers. Er liegt dem Tractus opticus auf und bezieht über ihn gekreuzte und ungekreuzte Opticusfasern. Der Kern ist geschichtet in sechs Laminae. B

17 *Stratum koniocellulare.* Keilförmiges Areal innerhalb aller Schichten für die Fasern der Macula. D

18 *Strata magnocellularia.* Die großzelligen Laminae 1 und 2. D

19 *Strata parvocellularia.* Die kleinzelligen Laminae 3 bis 6. D

20 **Nucleus ventralis corporis geniculati lateralis; Nucleus praegeniculatus.** Er liegt rostral, dorsal und medial des dorsalen Kerns. Funktion unklar. D

21 **Folium intergeniculatum.** Trennschicht zwischen beiden Kniehöckern. Sie enthält Material des Nucleus reticularis und des Pulvinar. B

22 **Nuclei corporis geniculati medialis.** Der Komplex liegt dem Pulvinar an, dorsomedial des Nucleus dorsalis corporis geniculati lateralis. Umschaltstation für alle Fasern der Hörbahn zur Hörrinde. B

23 *Nucleus ventralis.* Kleinzelliger Kern. Subcorticale Afferenzen kommen vom Colliculus inferior über das Brachium colliculi inferioris. Projektion auf den hinteren Anteil der Hörrinde.

24 *Nucleus dorsalis.* Vergleichbar dem Nucleus ventralis. Er projiziert auf den vorderen Anteil der Hörrinde.

25 *Nucleus medialis magnocellularis.* Großzelliger Anteil des medialen Kniehöckers. Er erhält subcorticale Afferenzen der epikritischen und protopathischen Sensibilität, sowie aus den Colliculi superiores et inferiores. Corticale Afferenzen kommen vom Gyrus postcentralis und parietaler Rinde. Er projiziert auf den temporalen Cortex.

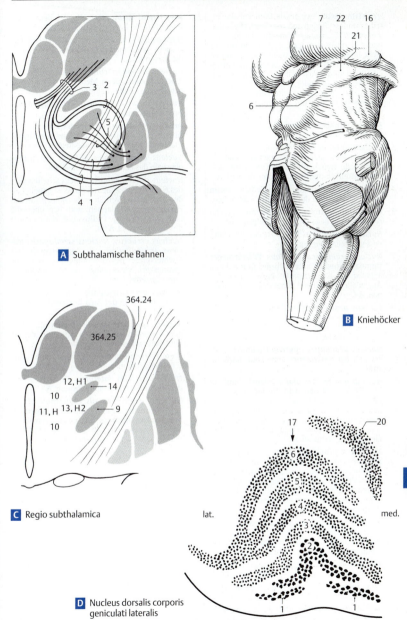

A Subthalamische Bahnen

B Kniehöcker

C Regio subthalamica

D Nucleus dorsalis corporis geniculati lateralis

1 HYPOTHALAMUS. Der basale Diencephalonanteil. Er umfasst Boden und vom Sulcus hypothalamicus ab die basalen Wandteile des III. Ventrikels. Er reicht von der Lamina terminalis bis dicht hinter die Corpora mammillaria und ist an der Hirnbasis sichtbar. Er besteht aus einzelnen Arealen, die sich histologisch unterscheiden und gegeneinander mehr oder weniger gut abgrenzbar sind. Er arbeitet als autonomes Steuerungszentrum mit hormonalen und nervalen Efferenzen.

2 **Area hypothalamica rostralis.** Vordere Hypothalamusregion.

3 *Nucleus anterior hypothalami.* Er liegt hinter dem Nucleus praeopticus medialis und ist Schaltstelle zwischen Regionen der Hirnrinde, dem Mittelhirn und Hypothalamuskernen. A

4 *Nucleus periventricularis ventralis.* Kerne im vorderen Abschnitt der periventriculären Zone.

5 *Nuclei interstitiales hypothalami anteriores.* Verstreut liegende kleine Zellgruppen.

6 *Nucleus praeopticus lateralis.* Zur Zona lateralis gelegene Zellgruppe. A

7 *Nucleus praeopticus medialis.* Er liegt an der Lamina terminalis unterhalb der Commissura anterior. Er hat reziproke Beziehungen zur Amygdala, Septum und hypothalamischen Kernen. A C

8 *Nucleus praeopticus medianus.* Er liegt medial des Nucleus praeopticus medialis und hat Beziehungen zum Subfornikalorgan und zur Lamina terminalis. C

9 *Nucleus praeopticus periventricularis.* Fortsetzung der periventriculären Zone nach rostral. C

10 *Nucleus paraventricularis hypothalami.* Er liegt flächenhaft medial des Nucleus anterior in Höhe der Columna fornicis. Seine neurohormonalen Efferenzen (u. a. Vasopressin, Oxytocin) gehen zum Hypophysenhinterlappen, die neuropeptidergen schließen sich denen des Nucleus supraopticus an. A C

11 *Nucleus suprachiasmaticus.* Er liegt in der periventriculären Zone auf dem Chiasma opticum medial des Nucleus praeopticus medialis. Er erhält auch Afferenzen aus dem optischen System und ist wahrscheinlich beteiligt an der Synchronisation zentraler neuroendokriner Rhythmen. C

12 *Nucleus supraopticus.* Die neurohormonalen Efferenzen des dreiteiligen Kerns (u. a. Vasopressin, Oxytocin) ziehen im Tractus hypothalamohypophysialis zur Neurohypophyse.

13 *Pars dorsolateralis.* Der größere magnocelluläre Anteil liegt dorsolateral des Tractus opticus. A

14 *Pars dorsomedialis.* Der Anteil liegt auf dem Tractus opticus. A

15 *Pars ventromedialis.* Er liegt an der medialen Seite des Tractus opticus; mit Ausläufern ragt er bis ins Tuber cinereum. A

16 **Area hypothalamica dorsalis.** Das dem Scheitel nächste Feld des Hypothalamus.

17 *Nucleus dorsomedialis.* Er liegt oberhalb des Nucleus ventromedialis und ragt teilweise in die Area dorsalis.

18 *Nucleus entopeduncularis.* Er liegt über dem Tractus opticus. Beim Menschen wahrscheinlich Teil des Globus pallidus.

19 *Nucleus ansae lenticularis.* Zellgruppe in der Ansa lenticularis.

20 **Area hypothalamica intermedia.** Die zwischen Area hypothalamica rostralis und Area hypothalamica posterior gelegene Region.

21 *Nucleus dorsalis hypothalami.* Kerngruppe oberhalb des Nucleus dorsomedialis.

22 *Nucleus dorsomedialis.* Er liegt scheitelwärts des Nucleus ventromedialis und ist beteiligt an der Regulierung von Steuerhormonen für den Hypophysenvorderlappen und hat über die Formatio reticularis Einfluss auf Motoneurone des Rückenmarks. A B

23 *Nucleus arcuatus; Nucleus semilunaris; Nucleus infundibularis.* Er liegt etwa in der Trichterspitze des Infundibulum. U. a. Ursprungskern des hypothalamo-adenohypophysären Systems. A B C

24 *Nucleus periventricularis.* Kerne der gleichnamigen Zone in der Area intermedia. Sie bilden Steuerhormone.

25 *Nucleus periventricularis posterior.* Unter dem Ependym im hinteren Abschnitt des III. Ventrikels gelegene Zellgruppe. C

26 *Area retrochiasmatica.* Gebiet hinter dem Chiasma opticum.

27 *Nuclei tuberales laterales.* Kerngruppen in der Hinterwand des Infundibulum. A

28 *Nucleus ventromedialis hypothalami.* Er liegt über dem Eingang ins Infundibulum unter dem Nucleus dorsomedialis. Er ist u. a. beteiligt an der Regulierung von Steuerhormonen für den Hypophysenvorderlappen. A B

Diencephalon

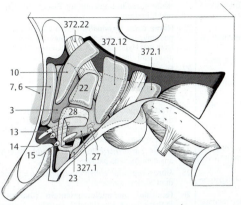

A Hypothalamuskerne

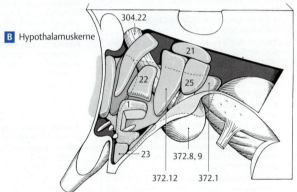

B Hypothalamuskerne

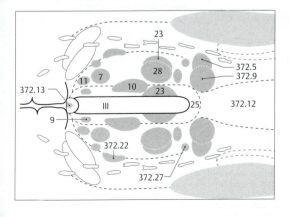

C Hypothalamuskerne, Horizontalschnittschema

1 **Area hypothalamica lateralis.** Sie wird von der Area intermedia durch den Fornix den Fasciculus mammillothalamicus getrennt. A

2 *Area praeoptica.* Region der praeoptischen Kerne. A

3 *Nuclei tuberales laterales.* Die Kerne ragen aus der Area intermedia herein. A

4 *Nucleus perifornicalis.* Kernareal bandförmig um den Fornix. A

5 *Nucleus tuberomammillaris.* Kerngruppe hinten oberhalb der seitlichen Tuberkerne. A B

6 **Area hypothalamica posterior.** Hintere Hypothalamusregion.

7 *Nucleus praemammillaris dorsalis.* Zellgruppen vor dem eigentlichen Corpus. Beim Menschen nicht nachgewiesen.

8 *Nucleus mammillaris lateralis.* Zellgruppe seitlich des medialen Kerns. A C

9 *Nucleus mammillaris medialis.* Der mediale Kern bildet die Hauptmasse des Corpus. Er wölbt das Corpus vor. Er ist Bestandteil des limbischen Systems. A B C

10 *Nucleus supramammillaris.* Zellgruppen über dem medialen Kern. Beim Menschen nicht gesichert.

11 *Nucleus praemammillaris ventralis.* Rostrodorsale Zellgruppe. Beim Menschen nicht nachgewiesen.

12 **Nucleus posterior hypothalami.** Hinterer Hypothalamuskern. Sein Feld schließt caudal an den Nucleus dorsomedialis an. C

13 **Organum vasculosum laminae terminalis.** Beim Menschen rudimentär. Areal von Gefäßschlingen, die die Lamina terminalis in den III. Ventrikel vorwölben. A

14 **Zonae hypothalamicae.** Die graue Substanz des Hypothalamus wird vom III. Ventrikel nach lateral jeweils halbschalenförmig in drei Schichten unterteilt.

15 *Zona periventricularis.* Schmale an den Ventrikel grenzende Kernzone. B

16 *Zona medialis.* Sie folgt auf die periventrikuläre Zone und setzt sich nach hinten in die Substantia grisea centralis fort. B

17 *Zona lateralis.* Die äußere oder laterale Zone. Sie ist von der medialen Zone durch den Fornix und den Fasciculus mammillothalamicus getrennt. Seitlich grenzt sie an die innere Kapsel. B

18 **Substantia alba hypothalami.** Weiße Substanz des Hypothalamus.

19 **Fasciculus longitudinalis posterior; Fasciculus longitudinalis dorsalis (Schütz).** Dorsales Längsbündel. Kaudale Fortsetzung eines großen Teils der Fibrae periventriculares. Das Bündel verbindet den Hypothalamus mit Kernen des Hirnstamms. C

20 **Commissura supraoptica dorsalis (Ganser; Meynert).** Unmittelbar über dem Chiasma opticum liegende Kreuzung für Fasern aus Pons und Mittelhirn.

21 **Fibrae striae terminalis.** Fasern aus dem Corpus amygdaloideum, die mit der Stria terminalis in den Hypothalamus zu Nucleus ventromedialis und Nuclei praeoptici führen. C

22 **Fornix.** Er bringt Fasern aus der Hippocampusformation in die medialen Thalamuskerne, den Hypothalamus, vor allem aber in das Corpus mammillare. A B C

23 **Tractus hypothalamohypophysialis.** Faserbündel im Hypophysenstiel zu den Kapillaren des Hypophysenhinterlappens. Es entsteht aus folgenden zwei Anteilen. C

24 *Fibrae paraventriculohypophysiales.* Fasern aus dem Nucleus paraventricularis. C

25 *Fibrae supraoptichypophysialis.* Fasern aus dem Nucleus supraopticus. C

26 **Fasciculus mammillotegmentalis (Gudden).** Präparierbares Faserbündel zwischen Corpus mammillare und Tegmentumkernen des Mittelhirns. Es entspringt gemeinsam mit dem Fasciculus mammillothalamicus. C

27 **Fasciculus mammillothalamicus.** Nach gemeinsamem Ursprung mit dem Fasciculus mammillotegmentalis zieht das Bündel an die Nuclei anteriores thalami. A B C

28 **Fasciculus medialis telencephali.** Mediales Vorderhirnbündel. Verbindung hypothalamischer Kerne mit den Riechzentren und der Formatio reticularis des Mittelhirns. C

29 **Tractus paraventriculohypophysialis.** Fibrae paraventriculohypophysialis. Vgl. 24

30 **Fibrae periventriculares.** Eine von Zellen durchsetzte Faserschicht unter dem Ependym des III. Ventrikels. Sie verbindet Thalamus mit Hypothalamus und setzt sich nach hinten in den Fasciculus longitudinalis posterior fort. C

31 **Tractus supraopticohypophysialis.** Fibrae supraopticohypophysialis. Vgl. 25

32 **Commissura supraoptica ventralis (Gudden).** Teilweise noch im Chiasma opticum liegende Kreuzung für Fasern aus Pons und Mittelhirn.

33 **Tractus retinohypothalamicus.** Fasern des Tractus opticus zum Nucleus supraopticus.

Diencephalon 373

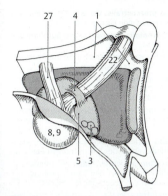

A Hypothalamuskerne

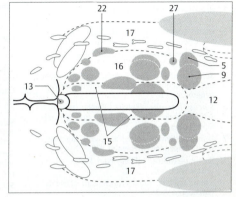

B Hypothalamuskerne, -zonen
Horizontalschnittschema

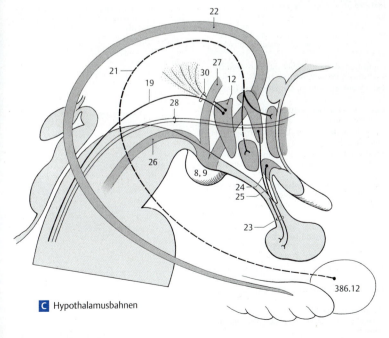

C Hypothalamusbahnen

374 Gehirn

1 **TELENCEPHALON; CEREBRUM.** Das aus dem Prosencephalon hervorgegangene Endhirn. Es besteht aus paarigen Anteilen: Hemisphären mit Hirnmantel, Basalganglien und primären Riechregionen; aus unpaaren Anteilen: Lamina terminalis; Corpus callosum, Commissura anterior.

2 HEMISPHAERIUM CEREBRI. Großhirnhemisphäre. Endhirnhälfte.

3 FACIES SUPEROLATERALIS HEMISPHAERII CEREBRI. Obere und seitliche Hemisphärenfläche.

4 **Sulci interlobares.** Furchen, die die Hirnlappen voneinander trennen.

5 *Sulcus centralis.* Furche zwischen Gyrus prae- und postcentralis, zugleich hintere Stirnlappengrenze. A B

6 *Sulcus lateralis (Sylvii).* Furche zwischen Schläfenlappen unten und Stirn- und Scheitellappen oben. A B

7 *Ramus posterior.* Hinterer am Gyrus supramarginalis endender Furchenteil. A B

8 *Ramus ascendens.* Aufsteigender, kurzer Teil im Stirnlappen. A B

9 *Ramus anterior.* Kurzer, nach vorn zeigender Furchenteil. A B

10 *Sulcus parietooccipitalis.* Endstrecke der Furche von Seiten der Facies medialis. A B

11 *Incisura praeoccipitalis.* Einschnitt an der unteren seitlichen Kante; Grenze zwischen Lobus occipitalis und temporalis. Am knöchernen Schädel entspricht sie der Stelle, an der der Felsenbeinfirst in die seitliche Schädelwand übergeht. A B

12 **Lobus frontalis.** Stirnlappen. Er reicht vom Polus frontalis bis zum Sulcus centralis. B

13 **Polus frontalis.** Stirnpol. Vorderende des Stirnlappens. B

14 **Operculum frontale.** Stirnhirnanteil der die Insel überdeckt. C

15 **Gyrus frontalis inferior.** Untere Stirnhirnwindung. B

16 *Pars orbitalis.* Anteil der Stirnhirnwindung unterhalb der Pars anterior des Sulcus lateralis. B

17 *Pars triangularis.* Gyrusanteil zwischen Ramus ascendens und Ramus anterior des Sulcus lateralis. Hauptareal des motorischen Sprachzentrums (Broca). B

18 *Pars opercularis.* Der Gyrus liegt hinter dem Ramus ascendeus und bedeckt als Operculum die Insel. Sein vorderer Teil gehört zum motorischen Sprachzentrum (Broca). B

19 **Sulcus frontalis inferior.** Furche zwischen unterer und mittlerer Windung. A B

20 **Gyrus frontalis medius.** Mittlere Stirnhirnwindung. B

21 **Gyrus praecentralis.** Vor dem Sulcus centralis liegende, motorische Windung des Stirnlappens. B

22 **Sulcus praecentralis.** Vor dem Gyrus praecentralis verlaufende Furche. A B

23 **Gyrus frontalis superior.** Obere Stirnhirnwindung. A B

24 **Sulcus frontalis superior.** Furche unterhalb der oberen Stirnhirnwindung. B

25 **Lobus parietalis.** Scheitellappen. Er wird vorn vom Sulcus centralis, hinten vom Sulcus parietooccipitalis begrenzt. B

26 **Gyrus angularis.** Bogenförmige Windung um das Hinterende des Sulcus temporalis superior. B

27 **Lobulus parietalis inferior.** Scheitellappenanteil medioventral des Sulcus intraparietalis. B

28 *Operculum parietale.* Anteil des Lobulus parietalis inferior über den Ramus posterior des Sulcus lateralis. Bedeckung der Insel. C

29 **Sulcus intraparietalis.** Inkonstante Furche zwischen Lobulus parietalis inferior und Lobulus parietalis superior. A B

30 **Gyrus postcentralis.** Hintere Zentralwindung. Vorwiegend sensibler Gyrus zwischen Sulcus centralis und Sulcus postcentralis. B

31 **Sulcus postcentralis.** Hintere Begrenzung des Gyrus postcentralis. A B

32 **Lobulus parietalis superior.** Scheitellappenanteil dorsolateral des Sulcus intraparietalis. B

33 **Gyrus supramarginalis.** Bogenförmige Windung um das Hinterende des Ramus posterior sulci lateralis. B

Telencephalon 375

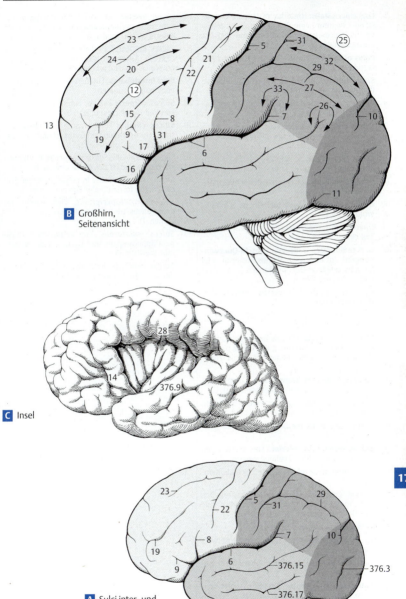

B Großhirn, Seitenansicht

C Insel

A Sulci inter- und intralobares

1 **Lobus occipitalis.** Hinterhauptslappen. Unvollständig begrenzt vom Sulcus occipitalis transversus, Sulcus parietooccipitalis und Incisura praeoccipitalis. A

2 **Polus occipitalis.** Hinterende des Hinterhauptlappens. A

3 **Sulcus lunatus.** Inkonstante Furche als vordere Begrenzung der Sehrinde. A

4 **Incisura praeoccipitalis.** Einschnitt an der unteren seitlichen Kante. A

5 **Sulcus occipitalis transversus.** Fortsetzung des Sulcus intraparietalis auf den Hinterhauptslappen. A

6 **Lobus temporalis.** Schläfenlappen. Er ist nach oben durch den Sulcus lateralis begrenzt. A

7 **Polus temporalis.** Vorderende des Schläfenlappens. A

8 **Gyrus temporalis superior.** Obere Schläfenwindung. A C

9 **Operculum temporale.** Die Insel bedeckender Teil des Gyrus. A

10 **Gyri temporales transversi (Heschl-Querwindungen).** Im Boden des Ramus posterior sulci lateralis gelegene Querwindungen (2-4). Hörwahrnehmungsfeld. C

11 *Gyrus temporalis transversus anterior.* Vordere Querwindung.

12 *Gyrus temporalis transversus posterior.* Hintere Querwindung.

13 **Planum temporale.** Oberfläche des Lobus temporalis nach Teilentfernung des Lobus parietalis. Sie entspricht dem Boden des Sulcus lateralis.

14 **Sulcus temporalis transversus.** Querfurchen zwischen den Gyri temporales transversi. C

15 **Sulcus temporalis superior.** Furche zwischen mittlerer und oberer Schläfenwindung. A

16 **Gyrus temporalis medius.** Mittlere Schläfenwindung. A C

17 **Sulcus temporalis inferior.** Furche zwischen mittlerer und unterer Schläfenwindung. A

18 **Gyrus temporalis inferior.** Untere Schläfenwindung. A

19 **Insula; Lobus insularis.** Insel. Ursprünglich freie, in der Ontogenese überlagerte Hirnrinde in der Fossa lateralis cerebri. B

20 **Gyri insulae.** Inselwindungen.

21 *Gyrus longus insulae.* Lange, untere Inselwindung. B

22 *Gyri breves insulae.* Kurze, obere Inselwindung. B

23 **Sulcus centralis insulae.** Furche zwischen Gyri breves und Gyrus longus insulae. B

24 **Sulcus circularis insulae.** Die Insel begrenzende Furche. Sie ist unterbrochen am Limen insulae. B

25 **Limen insulae.** Inselende am Übergang zur Substantia perforata anterior, bedeckt von der Arteria cerebri media. B

26 **FACIES MEDIALIS ET INFERIOR HEMISPHAERII CEREBRI [[RHINENCEPHALON]].** Mediale und untere Oberfläche einer Großhirnhälfte.

27 **Sulci interlobares.** Furchen, die die Hirnlappen voneinander trennen.

28 *Sulcus corporis callosi.* Furche zwischen Balken und Gyrus cinguli. D

29 *Sulcus cinguli.* Furche vorne und oben zwischen Gyrus cinguli und Gyrus frontalis medialis. D

30 *Ramus marginalis; Sulcus marginalis.* Nach oben steigender Endast des Gyrus cinguli. D

31 *Sulcus subparietalis.* In Fortsetzung des Sulcus cinguli fortlaufender Furchenendast. D

32 *Sulcus parietooccipitalis.* Tiefe Furche vor dem Cuneus, trennt Hinterhaupt- und Scheitellappen. D

33 *Sulcus collateralis.* Furche zwischen Gyrus parahippocampalis und Gyrus occipitotemporalis medialis. D

34 *Sulcus centralis.* Fortsetzung der Furche von der Lateralseite nach medial. A D

Telencephalon 377

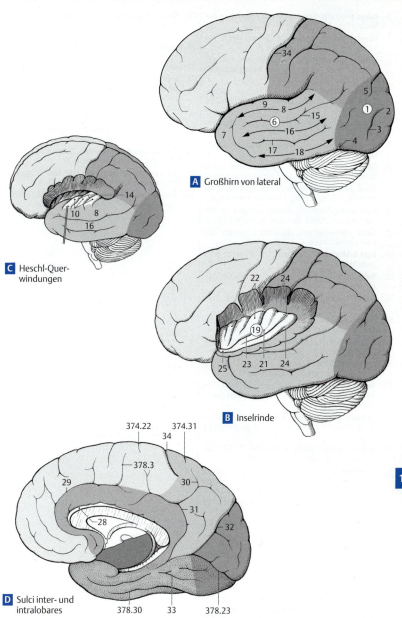

A Großhirn von lateral

C Heschl-Querwindungen

B Inselrinde

D Sulci inter- und intralobares

1 **Lobus frontalis.** Stirnlappen. Er reicht vom Polus frontalis bis zum Sulcus centralis.
2 *Gyrus frontalis medialis.* Windung des Stirnhirns über dem Sulcus cinguli. A
3 **Sulcus paracentralis.** Aufsteigender Ast des Sulcus cinguli. Er erreicht die Mantelkante in der Gegend des Sulcus praecentralis. A
4 **Lobulus paracentralis.** Hakenförmige Verbindung zwischen Gyrus prae- und postcentralis. A
5 *Gyrus paracentralis anterior.* Frontallappenanteil des Lobulus paracentralis. A
6 **Area subcallosa.** Feld unter dem Genu corporis callosi. A C
7 *Gyrus paraterminalis.* Hirnwindung unter dem Rostrum und vor der Lamina terminalis. C
8 **Area paraolfactoria.** Feld vor dem Rostrum corporis callosi und der Lamina terminalis. C
9 *Gyri paraolfactorii.* Hirnwindungen in der Area paraolfactoria. Ihre Zahl ist variabel. C
10 *Sulci paraolfactorii.* Furchen zwischen den Gyri paraolfactorii. C
11 **Gyri orbitales.** Seitlich vom Gyrus rectus gelegene Windungen. B
12 **Sulci orbitales.** Furchen zwischen den Gyri orbitales. B
13 **Gyrus rectus.** Gestreckte Hirnwindung über der Orbita an ihrem medialen Rand. B
14 **Sulcus olfactorius.** Rinne für den Tractus olfactorius an der Stirnlappenunterseite. B
15 **Gyrus olfactorius lateralis.** Zellige Fortsetzung der gleichnamigen Stria olfactoria. B
16 **Gyrus olfactorius medialis.** Zellige Fortsetzung der gleichnamigen Stria olfactoria. B
17 **Lobus parietalis.** Scheitellappen. Er wird vorn vom Sulcus centralis, hinten vom Sulcus parietooccipitalis begrenzt.
18 **Lobulus paracentralis.** Hakenförmige Verbindung zwischen Gyrus prae- und postcentralis. A
19 *Gyrus paracentralis posterior.* Parietallappenanteil des Lobulus paracentralis. A
20 **Praecuneus.** Feld zwischen Sulcus parietooccipitalis, Sulcus subparietalis und Sulcus marginalis. A
21 **Lobus occipitalis.** Hinterhauptslappen. Vgl. S. 376.1
22 **Cuneus.** Feld zwischen Sulcus parietooccipitalis und Sulcus calcarinus. A
23 **Sulcus calcarinus.** Tiefe Furche unter dem Cuneus im Gebiet der primären Sehwahrnehmung. A
24 **Gyrus lingualis.** Okzipitalwärts gerichtete Fortsetzung des Gyrus parahippocampalis. A B
25 **Gyrus occipitotemporalis lateralis.** Lateral an den Sulcus occipitotemporalis angrenzende Windung. Sie geht am Margo inferolateralis in den Gyrus temporalis inferior über. A B
26 **Gyrus occipitotemporalis medialis.** Basale Windung zwischen Sulcus collateralis und Sulcus occipitotemporalis. A B
27 **Sulcus occipitotemporalis.** Furche an der Hirnunterfläche zwischen den Gyri occipitotemporalis lateralis und medialis. A
28 **Lobus temporalis.** Schläfenlappen. Er ist an der Seitenoberfläche nach oben durch den Sulcus lateralis begrenzt. Als oberste Anteile der Medianseite können Gyrus parahippocampalis und Uncus angesehen werden.
29 **Gyrus occipitotemporalis medialis.** Temporale Fortsetzung des okzipitalen Anteils. A B
30 **Sulcus occipitotemporalis.** Temporale Fortsetzung des okzipitalen Anteils. B
31 **Gyrus occipitotemporalis lateralis.** Temporale Fortsetzung des okzipitalen Anteils. A B
32 **Gyrus temporalis inferior.** Untere Schläfenwindung. B

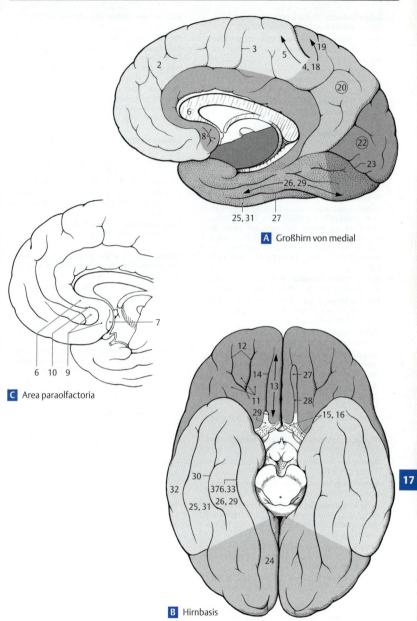

A Großhirn von medial

C Area paraolfactoria

B Hirnbasis

1 **Lobus limbicus.** Hier bilden Strukturanteile anderer Lappen eine funktionelle Einheit.
2 **Gyrus cinguli.** Parallel und über dem Balken verlaufende Hirnwindung. Sie gehört zum Limbischen Cortex. A
3 *Isthmus gyri cinguli.* Verengung am Übergang des Gyrus in den Gyrus parahippocampalis hinter und unter dem Splenium corporis callosi. B
4 **Gyrus fasciolaris.** Als hintere Fortsetzung des Gyrus dentatus zieht er über das Splenium corporis callosi. B
5 **Gyrus parahippocampalis.** Unter dem Sulcus hippocampi gelegene Windung. B
6 *Uncus.* Vorderes hakenförmiges Ende des Gyrus parahippocampalis. B
7 **Sulcus hippocampi.** Zwischen den Gyri parahippocampalis und dentatus gelegene Rinne. Sie stößt vorne an den Uncus. B
8 **Gyrus dentatus.** Durch zahlreiche Einkerbungen gezähnelt erscheinende, bogenförmige Windung aus grauer Substanz. Sie bildet die untere Fortsetzung des Gyrus fasciolaris, reicht bis zur Medialfläche des Uncus und liegt zwischen Hippocampus und Gyrus parahippocampalis. B
9 **Sulcus fimbriodentatus.** Furche zwischen Gyrus dentatus und der Fimbria hippocampi. B
10 **Fimbria hippocampi.** Faserstrang, der den Hippocampus verlässt und als Fornix zum Corpus mammillare zieht. B
11 **Sulcus rhinalis.** Variable Fortsetzung des Sulcus collateralis seitlich vom Uncus. B
12 **Corpus callosum.** Quere Faserverbindung zwischen beiden Großhirnhemisphären am Grund der Fissura longitudinalis cerebri. C D
13 *Rostrum.* Vorderes, nach unten spitz in die Lamina terminalis auslaufendes Ende des Balkens. A C
14 *Genu.* Vorn oberhalb des Rostrum gelegenes Balkenknie. A C
15 *Truncus.* Abschnitt zwischen Splenium und Genu corporis callosi. A C
16 *Splenium.* Wulstiges, freies Hinterende des Balkens. A B C
17 **Indusium griseum.** Dünne Schicht grauer Substanz auf dem Balken. C
18 **Stria longitudinalis lateralis.** Paariger, seitlich vom Gyrus cinguli verdeckter Längsstreifen auf dem Balken. Efferente Fasern aus dem Hippocampus. C D
19 **Stria longitudinalis medialis.** Medialer Längsstreifen auf dem Balken. Efferente Fasern aus dem Hippocampus. C D
20 **Radiato corporis callosi.** Balkenstrahlung. Vom Balken zur Großhirnrinde ausstrahlende Fasern. D E
21 *Forceps minor; Forceps frontalis.* Vordere Balkenzwinge. Teil der Balkenstrahlung. Die U-förmig durch das Balkenknie laufenden Fasern, welche die beiden Stirnlappen miteinander verbinden. E
22 *Forceps major; Forceps occipitalis.* Hintere Balkenzwinge. Teil der Balkenstrahlung. Die U-förmig durch das Splenium ziehenden Fasern, welche die hinteren Anteile der Hinterhauptslappen miteinander verbinden. E
23 *Tapetum.* Blatt aus bogenförmig nach seitlich und unten ziehenden Balkenfasern. Sie bilden die Seitenwand von Unter- und Hinterhorn des Seitenventrikels, am Hinterhorn auch das Dach. D
24 **Lamina terminalis.** Vordere dünnwandige Begrenzung des III. Ventrikels. A C
25 **Commissura anterior.** Vordere Querverbindung zwischen rechter und linker Hirnhälfte. Sie liegt hinter der Lamina terminalis. A
26 *Pars anterior.* Vordere Portion der Kommissur. Sie verbindet die gegenseitigen Nuclei olfactorii anteriores.
27 *Pars posterior.* Hintere Portion der Kommissur. Sie verbindet die Gyri temporales inferior und medius.
28 **Fornix.** Bogenförmiges Faserbündel. Es verbindet gegenläufig Corpus mammillare und Hippocampus. C
29 *Columna.* Vorderer, teils in der Seitenwand des III. Ventrikels gelegener Fornixanteil. C
30 *Fibrae praecommissurales.* Die Fasern liegen rostral der Commissura anterior. Sie gehen u. a. zum Septum und vorderem Hypothalamus, nicht zum Corpus mammillare.
31 *Fibrae postcommissurales.* Die Fasern liegen caudal der Commissura anterior. Sie ziehen vorwiegend zum Corpus mammillare.
32 *Corpus.* Mittlerer, unter dem Balken gelegener unpaarer Teil, entstanden durch die Vereinigung der beiden Crura fornicis. C
33 *Crus.* Hinterer Fornixschenkel. Er geht als Fimbria hippocampi aus dem Hippocampus hervor, umkreist das Pulvinar und vereinigt sich mit dem gegenseitigen Schenkel zum Corpus fornicis. C
34 **Commissura.** Dreieckige Verbindungsplatte zwischen Fornixschenkeln unter dem hinteren Balkenabschnitt mit kreuzenden Fasern aus den Fimbriae hippocampi beider Seiten. C
35 **Taenia fornicis.** Dünner seitlicher Rand des Fornix, an dem der Plexus choroideus des Seitenventrikels befestigt ist. C

Telencephalon 381

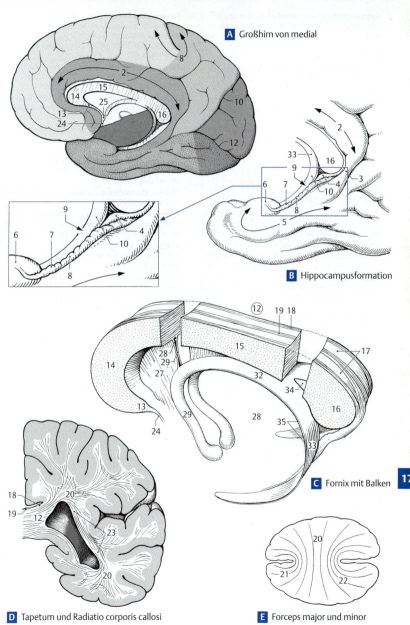

A Großhirn von medial

B Hippocampusformation

C Fornix mit Balken

D Tapetum und Radiatio corporis callosi

E Forceps major und minor

1 **Septum pellucidum.** Zwischen Balken und Fornix ausgespannte zweiblättrige, dünne Faserplatte mit unregelmäßigem Spaltraum. Sie trennt die Vorderhörner der Seitenventrikel voneinander. B F

2 **Cavum septi pellucidi.** Wechselnd großer, abgeschlossener Hohlraum zwischen den beiden Laminae. B F

3 **Lamina septi pellucidi.** Paariges Blatt des Septum pellucidum. Es bildet die Seitenwand des Cavum septi pellucidi. B F

4 **Nucleus septalis praecommissuralis.** Das Feld an der freien, medialen Stirnhirnoberfläche vor der Lamina terminalis.

5 **Nuclei septales et structurae pertinentes.** Septumkerne und verwandte Strukturen. Befunde beim Menschen nicht alle gesichert. Die Kerne teilt man derzeit entsprechend ihrer Lage im Septum pellucidum in drei Gruppen ein.

6 **Nucleus septalis dorsalis.** Die Kerne liegen fast direkt unter dem Balken seitlich der Mitte. F

7 **Nucleus septalis lateralis.** Sie liegen von oben nach unten unter den dorsalen Kernen. F

8 **Nucleus septalis medialis.** Die Kerne liegen im Septum medial der dorsalen und lateralen Kerne. F

9 **Nucleus septofimbrialis.** Kleine Zellgruppe zwischen den dorsalen Kernen und dem Balken. F

10 **Organum subfornicale.** Organ zwischen rechtem und linkem Fornix beim Foramen interventriculare. D

11 **Nucleus triangularis.** Kleine Zellgruppe vor dem Organum subfornicale.

12 **Ventriculus lateralis.** Seitenventrikel. Die paarigen Ventrikel kommunizieren über das Foramen interventriculare mit dem III. Ventrikel. A

13 **Cornu frontale; Cornu anterius.** Vorderhorn. Es reicht vom Foramen interventriculare nach vorn. Es wird begrenzt: medial vom Septum pellucidum, lateral vom Caput nuclei caudati, oben vom Truncus corporis callosi, vorn und unten vom Genu bzw. Rostrum corporis callosi. A

14 **Foramen interventriculare.** Verbindung zwischen Seitenventrikel und III. Ventrikel hinter und unter dem Fornixknie. D

15 **Pars centralis.** Mittlerer, über dem Thalamus und unter dem Balken gelegener Teil des Seitenventrikels. Er enthält einen Teil des Plexus choroideus. A

16 **Stria terminalis.** Längsstreifen, efferente Fasern des Corpus amygdaloideum, begleitet von der Vena thalamostriata im Winkel zwischen Thalamus und Nucleus caudatus. C

17 **Lamina affixa.** Boden des Seitenventrikels zwischen Stria terminalis und Taenia choroidea. C

18 **Taenia choroidea.** Anheftungslinie des Plexus choroideus ventriculi lateralis an den Thalamus. Die Abrisslinie wird bei Entfernung des Plexus choroideus sichtbar. C

19 **Fissura choroidea.** Spalte zwischen Thalamus und Fornix durch die sich der Plexus choroideus in den Seitenventrikel vorstülpt. Im Unterhorn liegt sie zwischen Fimbria hippocampi und Stria terminalis. C

20 **Plexus choroideus.** Gefäßreiche, zottige Girlande. Sie reicht vom Foramen interventriculare bis ins Unterhorn. Sie fehlt im Hinterhorn. C

21 **Trigonum collaterale.** Verbreiterter Beginn der Eminentia collateralis an der Grenze zum Hinterhorn. E

22 **Atrium.** Ausdehnung des Seitenventrikels beim Zusammentreffen mit Cornu occipitale und Cornu temporale. A

23 **Eminentia collateralis.** Vorwölbung im lateralen Bogen des Unterhorns, verursacht durch den Sulcus collateralis. E

24 **Glomus choroideum.** Dickenzunahme des Plexus im Atrium. C

25 **Bulbus cornus posteriores.** Vorwölbung an der medialen Seite des Hinterhorns, verursacht durch Fasern des Splenium corporis callosi. E

26 **Calcar avis.** Vorwölbung an der medialen Seite des Hinterhorns, bewirkt durch den Sulcus calcarinus. E

27 **Cornu occipitale; Cornu posterius.** Das in den Hinterhauptslappen reichende Hinterhorn. A

28 **Cornu temporale; Cornu inferius.** Unterhorn. Es begleitet den Hippocampus lateral und enthält Plexus choroideus. A

Telencephalon 383

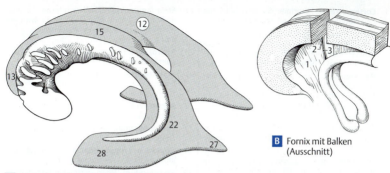

A Rechter und linker Seitenventrikel mit linkem Nucleus caudatus

B Fornix mit Balken (Ausschnitt)

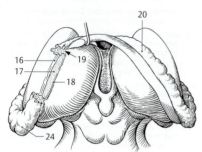

C Thalamus mit Fornix

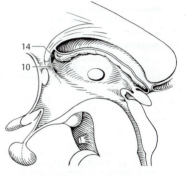

D Foramen interventrikulare

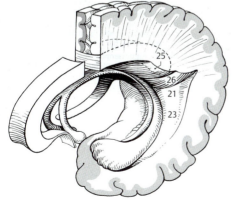

E Linker Hippocampus

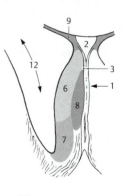

F Area septalis, rechts Frontalschnitt Schema

1 **Cortex cerebri.** Hirnrinde. Sie ist 1,5–4,5 mm dick und besteht meist aus sechs Schichten.

2 **Archicortex.** Phylogenetisch alter Rindenanteil. Er wird vom Hippocampus und Gyrus dentatus gebildet und ist dreischichtig. Hierher gehört im Wesentlichen das Limbische System.

3 **Palaeocortex.** Ältester Hirnrindenanteil. Hierher gehören die Gebiete, die primär mit dem Geruchssinn verbunden sind. Das Riechhirn ist beim Menschen rückgebildet. Wesentlicher Ursprung dieser Rinde ist der Lobus piriformis.

4 **Neocortex.** Neuhirnrinde. Sie macht den größten Teil der Großhirnrinde aus und ist sechsschichtig.

5 **Allocortex.** Hierher gehören zyto- und myeloarchitektonisch die im Wesentlichen dreischichtigen Archi- und Isocortex.

6 **Mesocortex.** Zytoarchitektonische Übergangszone zwischen Allo- und Isocortex.

7 **Isocortex.** Er entspricht dem Neocortex.

8 **Strata isocorticis.** Hirnrindenschichten.

9 *Lamina molecularis (Lamina I).* Molekularschicht. Schicht I. Sie enthält wenige spindelförmige Nervenzellen und ein Flechtwerk aus Nervenfasern. A

10 *Lamina granularis externa (Lamina II).* Äußere Körnerschicht. Schicht II. Sie ist reich an kleinen Körnerzellen und enthält ein Geflecht aus Nervenfasern. A

11 *Lamina pyramidalis externa (Lamina III).* Äußere Pyramidenzellschicht. Schicht III. Sie enthält u. a. mittelgroße Pyramidenzellen, die aber keine längeren Bahnen bilden. A

12 *Lamina granularis interna (Lamina IV).* Innere Körnerschicht. Schicht IV. Sie besteht vorwiegend aus dicht gepackten kleinen Körnerzellen. Sie erhält Erregungen vorwiegend aus thalamokortikalen Fasern. A

13 *Lamina pyramidalis interna (Lamina V).* Innere Pyramidenschicht. Schicht V. Sie enthält große Pyramidenzellen und ist im entsprechenden Feld der Area 4 und 6 Ausgang des Tractus corticospinalis. A

14 *Lamina multiformis (Lamina VI).* Multiforme Schicht. Schicht VI. Sie ist aus vielen, meist kleinen, vielgestaltigen Zellen aufgebaut und geht ohne scharfe Grenze in die weiße Substanz über. A

15 *Stria laminae molecularis.* Tangentialfasergeflecht in Schicht I. A

16 *Stria laminae granularis externae.* Sog. superradiäres Flechtwerk der Schicht II. A

17 *Stria laminae granularis internae.* Äußerer Baillarger-Streifen der Schicht IV. Er entsteht durch Aufweizung afferenter Fasern. A

18 *Stria occipitalis (Gennari).* Streifenförmige zellarme Zone mit Riesensternzellen in der Area striata.

19 *Stria laminae pyramidalis internae.* Innerer Baillarger-Streifen der Schicht V. Er wird aus Axonkollateralen der Pyramidenzellen gebildet. A

20 *Neurofibrae tangentiales.* Die nachfolgenden oberflächenparallelen Faserschichten. A

21 **Hippocampus.** Sichelförmiger Längswulst am Boden des Unterhorns der Seitenventrikels. Er ist Hauptteil des Archicortex.

22 **Parasubiculum.** Teil des Subiculum direkt vor dem Gyrus parahippocampalis. C

23 **Pes hippocampi.** Tatzenartiges Vorderende des Hippocampus. B

24 **Digitationes hippocampi.** Krallenförmige Ausstülpungen des Pes hippocampi. B

25 **Presubiculum.** Übergangsregion zum Subiculum. C

26 **Subiculum.** Übergang zwischen Gyrus parahippocampalis und Ammonshorn. C

27 **Hippocampus proprius; Cornu ammonis.** Eigentlicher Hippocampus; Ammonshorn. C

28 *Regio I hippocampi proprii; Regio I cornus ammonis; CA 1.* Feld im Anschluss an das Subiculum. Beim Menschen besonders stark entwickelt. Es besteht aus zwei Schichten kleiner Pyramidenzellen. C

29 *Regio II hippocampi proprii; Regio II cornus ammonis; CA 2.* Im Anschluss an CA 1. Es besteht auch aus zwei Schichten von Pyramidenzellen. Die tiefe Schicht ist aufgelockert. C

30 *Regio III hippocampi proprii; Regio III cornus ammonis; CA 3.* Pyramidenzellen in einheitlicher Schicht. C

31 *Regio IV hippocampi proprii; Regio IV cornus ammonis; CA 4.* Das Feld weist keine deutliche Schichtung auf, die Pyramidenzellen sind ungleichmäßig angeordnet. C

32 **Fimbria hippocampi.** Aus dem Alveus hervorgehender Faserstrang medial oben auf dem Hippocampus. Er setzt sich als Crus fornicis in den Fornix fort. B C

33 **Alveus hippocampi.** Faserschicht ventrikelwärts auf dem Cornu ammonis. Sie wird gebildet aus Neuriten der Pyramidenzellen. B C

Telencephalon 385

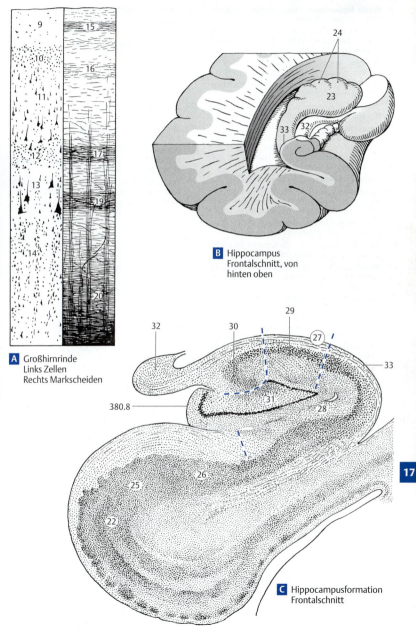

A Großhirnrinde
Links Zellen
Rechts Markscheiden

B Hippocampus
Frontalschnitt, von hinten oben

C Hippocampusformation
Frontalschnitt

1 **Strata hippocampi; Strata cornus ammonis.** Hippocampusschichten.
2 *Stratum moleculare et substratum lacunosum.* Schicht der Apikaldendriten der Pyramidenzellen. A
3 *Stratum oriens.* Schicht der Basaldendriten der Pyramidenzellen. A
4 *Stratum pyramidale.* Schicht der Pyramidenzellkörper und Korbzellen. A
5 *Stratum radiatum.* Schicht der Kollateralen der apikalen Dendriten. A
6 **Gyrus dentatus.** Windung zwischen Sulcus hippocampi und Sulcus fimbriodentatus. Rostral geht er in den Uncus über, caudal in den Gyrus fasciolaris. Über ihn ziehen Fasern vom Neocortex zum Ammonshorn. S. 381 B
7 **Strata gyri dentati.** Schichtenbau des Gyrus.
8 *Stratum moleculare.* Oberflächliche Schicht. Vereinzelt Nervenzellen. Verzweigende Dendriten der Körnerzellen des Stratum granulare.
9 *Stratum granulare.* Schmales Band zytoplasmaarmer dicht gepackter Körnerzellen.
10 *Stratum multiforme.* Vorwiegend Neuritenansammlung der Körnerzellen.
11 PARS BASALIS TELENCEPHALI. Endhirnbasis. Zusammenfassender topographischer Begriff basaler Strukturen.
12 Corpus amygdaloideum. Mandelkörper. Mit der Hirnrinde zusammenhängende Kerngruppe im dorsomedialen Pol des Temporallappens vor dem Unterhorn des Seitenventrikels. Das Corpus gehört teils zur Riechbahn, teils hat es vegetative Funktionen, teils beeinflusst es das emotionale Geschehen. C D
13 **Area amygdaloclaustralis.** Region zwischen Kernkomplex und Claustrum. D
14 **Area amygdaloparahippocampalis.** Region zwischen Kernkomplex und Gyrus parahippocampalis. D
15 **Area transitionis amygdalopiriformis.** Region zwischen Kernkomplex und Lobus temporalis. D
16 **Area amygdaloidea anterior.** Region vor dem Nucleus centralis auf die Substantia perforata anterior gerichtet. Hier strahlt die Stria olfactoria lateralis ein und die Stria diagonalis (Broca) beginnt. C
17 **Nucleus amygdalae basalis lateralis.** Großzelliger basaler Kern. C
18 **Nucleus amygdalae basalis medialis.** Kleinzelliger basaler Kern. C
19 **Nucleus amygdalae centralis.** Zentralkern. C
20 **Nucleus amygdalae corticalis.** Oberflächlich gelegener Kern. C
21 **Nucleus amygdalae interstitiales.** Variabler Kern zwischen corticalem und lateralem Kern. Mit beiden kann er verschmelzen.
22 **Nucleus amygdalae lateralis.** Seitlich gelegener Kern. C
23 **Nucleus amygdalae medialis.** Medialer Kern. C
24 **Nucleus tractus olfactorii lateralis.** Zellgruppen der Stria olfactoria lateralis.
25 **Cortex periamygdaloideus.** Windungsabschnitt vor dem Uncus. Palaeocortexanteil [[Gyrus semilunaris]]. B
26 **Nucleus olfactorius anterior.** Verstreute Nervenzellgruppen entlang des Tractus olfactorius. Ihre Neurite schließen sich dem Tractus an. B
27 **Substantia basalis.** Sie umfasst die nachstehenden drei Areale.
28 *Nucleus basalis (Meynert).* Er ist Teil der Substantia innominata. D
29 *Nucleus striae terminalis.* Schmaler Kern entlang der Stria terminalis. Er liegt dicht seitlich neben der Area septalis.
30 *Pars sublenticularis amygdalae.* Der Teil umfasst die Nuclei amygdalarum centralis und medialis. D

Telencephalon 387

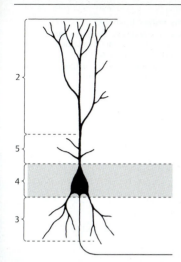

A Hippocampusschichten

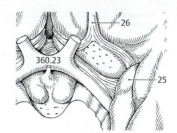

B Hirnbasis, Ausschnitt

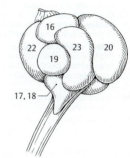

C Corpus amygdaloideum, rechts Aufsicht

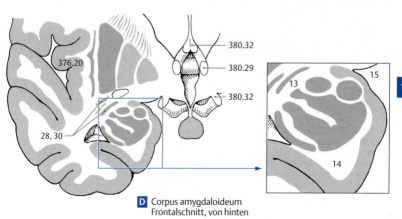

D Corpus amygdaloideum Frontalschnitt, von hinten

1. **Claustrum.** Eine Schicht grauer Substanz zwischen Nucleus lentiformis und Inselrinde. B
2. **Stria diagonalis (Broca).** In der Regel die Substantia perforata anterior hinten begrenzendes Band markhaltiger Fasern. Es zieht vom Corpus amygdaloideum zum Gyrus paraterminalis. A
3. *Crus horizontale.* Schenkel an der Hirnbasis. A B
4. *Crus verticale.* Aufsteigender Schenkel zum Gyrus paraterminalis. A B
5. *Nucleus striae diagonalis.* Zellgruppe caudal des Globus pallidus.
6. **Substantia innominata.** Ansammlung inselförmiger grauer Substanz zwischen Nucleus lentiformis und Corpus amygdaloideum. B
7. **Fasciculus peduncularis.** Verbindung zwischen Claustrum und Thalamus; mit Fasern aus dem Corpus amygdaloideum. S. 391 D
8. **Insulae olfactoriae.** Riechinseln. Persistierende Reste des embryonalen Epithelareals.
9. **Bulbus olfactorius.** Kolbige Erweiterung am Beginn des Tractus olfactorius. Er liegt der Lamina cribrosa des Os ethmoidale auf. Er gehört zum Allocortex. Umschaltstation der Riechbahn. A
10. *Pedunculus olfactorius.* Rudimentäre Rindenstruktur am Ende des Tractus olfactorius.
11. *Tractus olfactorius.* Schmaler Faserstrang, der vom Bulbus im Sulcus olfactorius nach hinten zieht. A
12. *Trigonum olfactorium.* Dreieckige Verbreiterung des Pedunculus olfactorius. A
13. **Tuberculum olfactorium.** Hügel des vorderen Teils der Substantia perforata anterior. Es besteht aus Anteilen des Striatum und des Pallidum.
14. **Striae olfactoriae.** Teilung des Tractus olfactorius am Trigonum in zwei Streifenbündel.
15. *Stria olfactoria medialis.* Sie zieht medial um das Trigonum zum Gyrus paraterminalis. A B
16. *Stria olfactoria lateralis.* Sie zieht vor dem Trigonum nach lateral zur Insel, dann nach hinten zum Cortex periamygdaloideus. A B
17. **Substantia perforata anterior; Substantia perforata rostralis.** Durch herausgezogene Gehirngefäße verursachtes durchlöchertes Feld, zwischen den Striae olfactoriae. Sie geht in die graue Substanz des Tuber cinereum und den Gyrus paraterminalis über. A
18. **Pallidum ventrale.** Hierher gehören Teile der Substantia innominata, der Tuberculum olfactorium und des Globus pallidus.
19. **Striatum ventrale; Corpus striatum ventrale.** Hauptbestandteil sind Nucleus accumbens und Teil des Tuberculum olfactorium.
20. *Nucleus accumbens.* Verbindendes Zellareal im anterioren Striatum zwischen Caudatus und Putamen. B
21. *Pars lateralis.* Kernzone.
22. *Pars medialis.* Randzone.
23. **Ansa peduncularis.** Medio-anteriore Verbindung zwischen Corpus amygdaloideum und lateralem Hypothalamus.
24. **Area septalis.** Anteil des Septum pellucidums, der die Nuclei septales enthält. B

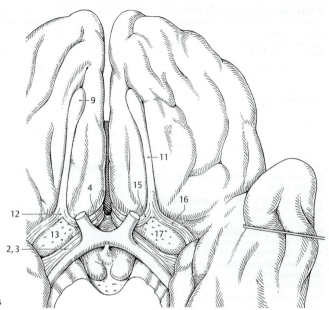

A Hirnbasis

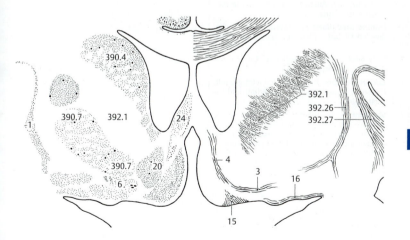

B Area septalis, Kerne und Bahnen
Frontalschnitt

1 **NUCLEI BASALES ET STRUCTURAE PERTINENTES.** Basalganglien und verwandte Strukturen.

2 **Nucleus caudatus.** Aus dem telencephalen Ganglienhügel entstandener, langer, den Thalamus umgreifender Kern. B

3 **Caput nuclei caudati.** Der vorn gelegene Kopf. Er bildet die Seitenwand des Vorderhorns des Seitenventrikels. B

4 **Corpus nuclei caudati.** Mittlerer, auf dem Thalamus liegender Teil des Nucleus caudatus. A B

5 **Cauda nuclei caudati.** Hinterer und unterer sich verjüngender Abschnitt des Nucleus. A B C

6 **Nucleus lentiformis; [[Nucleus lenticularis]].** Linsenkern. Er entstammt dem Tel- und dem Diencephalon.

7 **Putamen.** Lateraler, telencephaler Teil des Linsenkernes. B C

8 **Lamina medullaris lateralis; Lamina medullaris externa.** Marklamelle zwischen Globus pallidus und Putamen. A

9 **Globus pallidus lateralis.** Der zwischen Lamina medullaris lateralis und medialis gelegene Abschnitt des diencephalen Globus pallidus. A

10 **Lamina medullaris medialis; Lamina medullaris interna.** Marklamelle zwischen Globus pallidus lateralis und medialis. A

11 **Globus pallidus medialis.** Medial der Lamina medullaris medialis gelegene Anteil des Globus pallidus. Beim Menschen kann er nochmals unterteilt sein. A

12 *Pars lateralis.* Anteil lateral der Lamina medullaris accessoria.

13 *Lamina medullaris accessoria.* Marklamelle, die den Globus pallidus medialis unterteilen kann.

14 *Pars medialis.* Anteil medial der Lamina medullaris accessoria.

15 **Corpus striatum.** Hierzu werden jetzt gezählt: Putamen, Nucleus caudatus, Pallidum und Faserstränge.

16 **Striatum.** Eine ursprüngliche telencephale Zellmasse wird in der Entwicklung durch die Capsula interna auseinandergedrängt. Dabei bleiben die entstehenden Kernareale Putamen und Nucleus caudatus über Zellstränge verbunden: Streifenkörper. Zentrale Schaltstelle des extrapyramidal-motorischen Systems. B C

17 *Striatum dorsale.* Umfasst die Hauptmasse des Striatum; weitgehend identisch mit ihm.

18 *Striatum ventrale; Corpus striatum ventrale.* Es umfasst im Wesentlichen den Nucleus accumbens, eine Zellbrücke zwischen Putamen und Ncl. caudatus und einen Teil des Tuberculum olfactorium. C

19 **Pallidum.** Es entsteht im Diencephalon. Es wird durch die Capsula interna von seinem Ursprungsareal abgedrängt. Der Hauptteil des Areals wird zum Subthalamus. C

20 *Pallidum dorsale.* Es umfasst den Hauptteil des Globus pallidus und der Substantia nigra.

21 *Pallidum ventrale.* Kleiner ventraler Teil des Globus pallidus, Teil der Substantia innominata und des Tuberculum olfactorium. C

22 **Ansa lenticularis.** Faserverbindung des Pallidum mit dem Thalamus. Die Fasern verlassen das Pallidum ventral. D

23 **Fasciculus lenticularis.** Faserverbindung zwischen Pallidum und Thalamus. Die Fasern verlassen das Pallidum dorsal. D

24 **Fasciculus subthalamicus.** Faserverbindungen zwischen Pallidum und Nucleus subthalamicus. D

25 **Fasciculus thalamicus.** Die Vereinigung von Ansa und Fasciculus lenticularis. D

Telencephalon

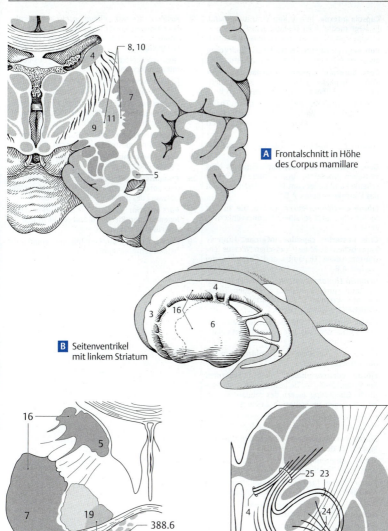

A Frontalschnitt in Höhe des Corpus mamillare

B Seitenventrikel mit linkem Striatum

C Corpus striatum Frontalschnitt

D Subthalamische Bahnen

1 **Capsula interna.** Innere Kapsel. Leitungsband. Es liegt medial vom Nucleus lentiformis und medial vom Thalamus und Nucleus caudatus. B

2 **Pontes grisei caudatolenticulares.** Zellbrücken zwischen Putamen und Nucleus caudatus. B

3 **Crus anterius capsulae internae.** Vorderer Kapselschenkel. Er liegt zwischen Nucleus lentiformis und dem Caput nuclei caudati. A B

4 *Radiatio thalami anterior.* Vordere Thalamusstrahlung. Wechselläufige Verbindung zwischen Thalamus sowie Lobus frontalis und Gyrus cinguli. C

5 *Tractus frontopontinus.* Fasern vom Stirnlappen an die Brückenkerne. C

6 **Genu capsulae internae.** Kapselknie. Es liegt zwischen vorderem und hinterem Kapselschenkel und bildet zum Teil die laterale Wand des Ventrikelsystems. A B C

7 *Fibrae corticonucleares.* Fasern, die zu den motorischen und sensiblen Hirnnervenkernen ziehen. C

8 **Crus posterius capsulae internae.** Hinterer Kapselschenkel. Er liegt zwischen Nucleus lentiformis sowie Thalamus und Corpus nuclei caudati. A B C

9 *Radiatio thalami centralis.* Obere Thalamusstrahlung. Ihre Faserfächer verbinden Thalamus mit Gyri prae- und postcentrales nebst anschließenden Rindenfeldern. C

10 *Fibrae corticoreticulares.* Aus Regionen um den Sulcus centralis zur Formatio reticularis ziehende Fasern. C

11 *Fibrae corticorubrales.* Stirnhirnfasern an den Nucleus ruber. C

12 *Fibrae corticospinales.* Rückenmarksanteil der Pyramidenbahn. Sie besitzt eine somatotopische Gliederung. Fasern des caudalsten Körperteils liegen am weitesten außen. C

13 *Fibrae corticothalamicae.* In den Thalamus ziehender Teil der Thalamusstrahlung. C

14 *Fibrae parietopontinae.* Fasern des Parietallappens zu den Brückenkernen.

15 *Fibrae thalamoparietales.* Thalamusstrahlung in die Parietalrinde. C

16 *Pars retrolentiformis.* Der okzipitalwärts vom Linsenkern gelegene Teil der inneren Kapsel. B C

17 *Fibrae occipitopontinae.* Fasern des Lobus occipitalis zu den Brückenkernen. C

18 *Fibrae occipitotectales.* Verbindungen des Lobus occipitalis mit dem Tectum.

19 *Radiatio optica; Fibrae geniculocalcarinae (Gratiolet).* Sehstrahlung auf ihrem Weg vom Corpus geniculatum laterale zur Area striata im Lobus occipitalis. A B C

20 *Radiatio thalamica posterior.* Hintere Thalamusstrahlung. C

21 *Pars sublentiformis.* Unter dem hinteren Teil des Linsenkerns liegender Abschnitt der Capsula interna. A B C

22 *Radiatio acustica; Fibrae geniculotemporales.* Hörstrahlung auf dem Weg vom Corpus geniculatum mediale zu den Gyri temporales transversi (Heschl). A B C

23 *Fibrae corticotectales.* Verbindungen des Cortex mit dem Tectum. C

24 *Fibrae temporopontinae.* Aus dem Temporallappen kommende Fasern zu den Brückenkernen. C

25 **Corona radiata.** Strahlenkranz. Die fächerförmige Aufgliederung der inneren Kapsel mit auf- und absteigenden Fasern. B

26 **Capsula externa.** Weiße Substanz zwischen Claustrum und Nucleus lentiformis. A

27 **Capsula extrema.** Weiße Substanz zwischen Inselgrau und Claustrum. A

28 **Commissura anterior.** Vordere Kommissur. Sie liegt vor der Columna fornicis und ist in der Vorderwand des III. Ventrikels frei sichtbar. D

29 *Pars anterior.* Vorderer Teil. Er gehört zum phylogenetischen Riechhirn und reicht in den Pedunculus olfactorius. D

30 *Pars posterior.* Hinterer Teil. Er verbindet die beiden Temporallappen. D

Telencephalon

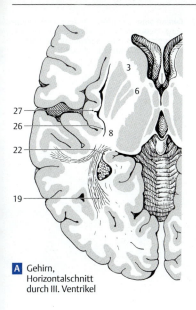

A Gehirn, Horizontalschnitt durch III. Ventrikel

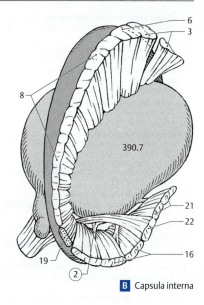

B Capsula interna

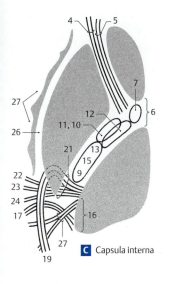

C Capsula interna

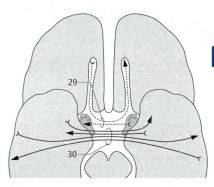

D Commissura anterior

1 **Fibrae associationes telencephali.** Assoziationsfasern. Verbindungen zwischen Cortexarealen.
2 **Fibrae arcuatae cerebri.** Bogenförmige Verbindungen benachbarter Hirnwindungen. C
3 **Cingulum.** Faserbündel im Mark des Gyrus cinguli. Es folgt dem Gyrus um den Balken, dann am Splenium vorbei nach vorn zum Uncus. B
4 **Fasciculus longitudinalis inferior.** Er erstreckt sich zwischen Okzipital- und Temporallappen. A B
5 **Fasciculus longitudinalis superior; Fasciculus arcuatus.** Assoziationsfasern zwischen Okzipital- und Frontallappen mit Faserästen zum Parietal- und Temporallappen. Er liegt laterodorsal des Putamen und ist das größte Bündel von Assoziationsfasern. A
6 **Fibrae associationis longae.** Lange Assoziationsfasern. Sie verknüpfen unterschiedliche Hirnlappen.
7 **Fibrae associationis breves.** Kurze Assoziationsfasern. Sie verbinden Areale innerhalb eines Hirnlappens; z. B. direkt benachbarte Rindenabschnitte, U-Fasern.
8 **Fasciculus uncinatus.** Die Fasern verbinden Stirnlappenunterfläche mit vorderem Teil des Schläfenlappens. A
9 **Fasciculus occipitofrontalis inferior.** Verbindungen zwischen Okzipital- und Frontallappen durch die Capsula extrema.
10 **Fasciculus occipitofrontalis superior; Fasciculus subcallosus.** Verbindungen von Frontallappen mit dem Temporal- und Okzipitallappen. Er liegt laterodorsal des Nucleus caudatus. A
11 **Fasciculi occipitales verticales.** Vertikale Assoziationsfasern im vorderen Teil des Lobus occipitalis. A
12 *Fibrae laterales.* Lateralseitige Verbindung des hinteren Lobus temporalis mit dem hinteren Lobus parietalis über den Lobus occipitalis.
13 *Fibrae caudales.* Verbindungen des Lobus temporalis mit dem Lobus occipitalis.
14 **Fasciculi occipitales horizontales.** Verbindung der medialen mit der lateralen Wand einer Hemisphäre.
15 *Fibrae cuneatae.* Verbindung des Oberrandes des Sulcus calcarinus mit dem oberen seitlichen Cortex des Lobus occipitalis. B
16 *Fibrae linguales.* Verbindung des Unterrandes des Sulcus calcarinus mit der unteren seitlichen Portion des Lobus occipitalis. B
17 **Fibrae commissurales telencephali.** Kommissurenfasern. Es sind Assoziationsfasern zwischen den Hemisphären.
18 **Fibrae corporis callosi.** Balkenfasern. Breite Verbindung der Marklager beider Hemisphären. B
19 **Commissura hippocampi.** Verbindung der gegenseitigen Hippocampi über die Fornixschenkel unter dem hinteren Balkenabschnitt.
20 **Commissura anterior.** Vordere Querverbindung zwischen beiden Hirnhälften. Sie liegt dicht hinter der Lamina terminalis und ist vorne im dritten Ventrikel sichtbar. B

Telencephalon 395

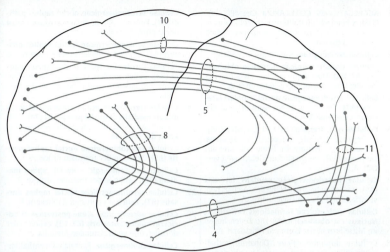

A Assoziationsbahnen

C Bogenfasern

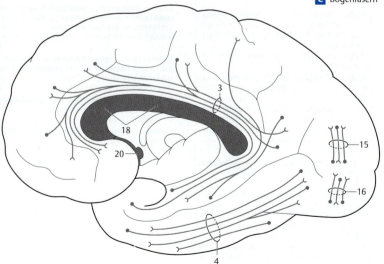

B Assoziations- und Bogenfasern

Gehirn

1. **AGGREGATIONES CELLULARUM CHEMERGICARUM.** Chemisch charakterisierte Zellgruppen. Vorkommen und Lage beim Menschen stehen in der Diskussion.
2. **Cellulae aminergicae.** Aminergische Zellen.
3. **Cellulae noradrenergicae medullae oblongatae (A1, A2).** Die Gruppen liegen zwischen Pyramidenkreuzung und Brückengrenze. A
4. **Cellulae noradrenergicae nuclei lemnisci lateralis (A7).** Die Zellen liegen ventrolateral des Locus coeruleus. A
5. **Cellulae noradrenergicae loci caerulei (A6).** Sie liegen im zentralen Teil des Locus caeruleus. Noradrenerger Hauptkern. Seine auf- und absteigenden Efferenzen sind im Gehirn weit verteilt. A
6. **Cellulae noradrenergicae caudalis lateralis (A5).** Die Zellen liegen in Nähe des Nucleus nervi facialis und oberen Olivenkerns. A
7. **Cellulae aminergicae formationis reticularis; Nucleus retrobulbaris (A8).** Die Zellen liegen im Mittelhirn in der Formatio reticularis. A
8. *Cellulae dopaminergicae.* Dopamin enthaltende Zellen. Sie bilden gemeinsam mit denjenigen der A9 das mesostriatale oder nigrostriatale dopaminerge System.
9. *Cellulae noradrenergicae.* Noradrenalin enthaltende Zellen.
10. **Cellulae aminergicae partis compactae substantiae nigrae (A9).** Die Zellen liegen im Mittelhirn in der Pars compacta der Substantia nigra. A
11. *Cellulae dopaminergicae.* Dopaminhaltige Zellen. Sie bilden mit den gleichen Zellen von A8 das mesostriatale oder nigrostriatale dopaminerge System.
12. *Cellulae noradrenergicae.* Noradrenalin enthaltende Zellen.
13. **Cellulae aminergicae areae tegmentalis ventralis (A10).** Zellen im Tegmentum des Mittelhirns. A
14. *Cellulae dopaminergicae.* Dopaminhaltige Zellen. Hieraus bildet sich das mesolimbocorticale oder mesolimbische dopaminerge System.
15. *Cellulae noradrenergicae.* Noradrenalin enthaltende Zellen.
16. **Cellulae dopaminergicae areae hypothalamicae posterioris (A11).** Zellen im Zwischenhirn, hinterer Hypothalamus. A
17. **Cellulae dopaminergicae nuclei arcuati (A12).** Zellen im Nucleus arcuatus des Zwischenhirns. Sie bilden das tuberoinfundibuläre System. A
18. **Cellulae dopaminergicae zona incerta (A13).** Zellen im Subthalamus. A
19. **Cellulae dopaminergicae zonae medialis et areae anterioris hypothalamicae (A14).** Zellen im Hypothalamus. A
20. **Cellulae dopaminergicae bulbi olfactorii (A15).** Zellen im Endhirn, im Bulbus olfactorius. A
21. **Cellulae serotoninergicae nuclei raphes pallidi (B1).** Zellen in der Medulla oblongata, dorsal der Pyramidenbahn. B
22. **Cellulae serotoninergicae nuclei raphes obscuri (B2).** Zellen in Nucleus raphe obscurus. B
23. **Cellulae serotoninergicae nuclei raphes magni (B3).** Zellen im Bereich des großen Raphekerns und naher Formatio reticularis der Medulla. B
24. **Cellulae serotoninergicae vicinae nuclei vestibularis medialis et nuclei praepositi (B4).** Zellgruppe auf Höhe des medialen Vestibulariskerns der Medulla.
25. **Cellulae serotoninergicae nuclei raphes pontis (B5).** Zellen in der rostralen Brücke.
26. **Cellulae serotoninergicae nuclei raphes mediani (B6).** Zellen in der rostralen Brücke. B
27. **Cellulae serotoninergicae nuclei raphes dorsalis (B7).** Zellen im dorsalen Raphekern. B
28. **Cellulae adrenergicae areae postremae et nuclei reticularis anterioris (C1, C2).** Zellen in der dorsalen und ventrolateralen Medulla. A
29. **Cellulae cholinergicae.** Acetylcholin enthaltende Zellen.
30. **Cellulae cholinergicae nuclei septi medialis (Ch1).** Zellen im basalen Telencephalon, im Nucleus septalis medialis. Sie bilden mit Ch3 Projektionen zur Hippocampusformation.
31. **Cellulae cholinergicae globi pallidi, nuclei accumbentis und gyri diagonalis (Ch2).** Zellen im Telencephalon.
32. **Cellulae cholinergicae globi pallidi, nuclei accumbentis et striae diagonalis (Ch3).** Zellen im Kernkomplex des Diagonalbandes. Sie bilden mit Ch1 Projektionen zur Hippocampusformation.
33. **Cellulae cholinergicae substantiae innominatae, nuclei basalis, corporis amygdaloidei et tuberculi olfactorii (Ch4).** Telencephale Zellen. Innervieren mit den Neocortex.
34. **Cellulae cholinergicae areae tegmentalis dorsalis (Ch5, Ch6, Ch8).** Die Zellen bilden das aufsteigende retikuläre Aktivierungssystem.
35. **Cellulae cholinergicae epithalamicae (Ch7).** Zellen im Nucleus habenularis medialis.

Telencephalon

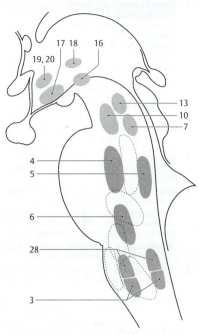

A Sagittalschnittschema mit Aggregationes cellularum chemergicarum

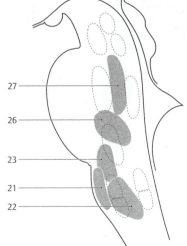

B Sagittalschnittschema mit Aggregationes cellularum chemergicarum

Hirnnerven

1 **PARS PERIPHERICA; SYSTEMA NERVOSUM PERIPHERICUM.** Peripheres Nervensystem. Es umfasst die Gesamtheit der peripheren Leitungsbahnen. Seine Grenze zum Zentralnervensystem liegt an der Oberfläche von Gehirn und Rückenmark.

2 **NERVI CRANIALES.** Hirnnerven. Die 12 paarigen Nerven treten mit Ausnahme des IV. an der Hirnbasis aus und verlassen den Schädel durch die Schädelbasis. Verteilungsgebiet Kopf, Hals; über den Nervus vagus noch Brust- und Bauchraum.

3 NERVUS TERMINALIS (0). Beim Menschen nur in der Entwicklung nachweisbar. Feiner, wahrscheinlich vegetativer Nerv unbekannter Funktion entlang dem Nervus olfactorius zwischen Pars olfactoria und Substantia perforata anterior. B

4 **Ganglion terminale.** Summe der in den Nervus terminalis eingestreuten Ganglienzellen.

5 NERVUS OLFACTORIUS (I). Die Summe der Fila olfactoria. Sie treten durch die Siebbeinplatte in den Bulbus olfactorius. Umschaltstelle. A

6 **Fila olfactoria.** Etwa 20 kleine Faserbündel aus marklosen Neuriten der Riechzellen. A

7 NERVUS OPTICUS (II). Der vom medial vom hinteren Augenpol austretende Sehnerv. Er reicht bis zum Chiasma opticum. C D

8 NERVUS OCULOMOTORIUS (III). Er tritt aus dem Sulcus nervi oculomotorii aus und führt motorische und parasympathische Fasern. Er zieht durch die Fissura orbitalis superior in die Augenhöhle. C D

9 **Ramus superior.** Oberer Ast für die Mm. rectus superior und levator palpebrae superioris. C

10 **Ramus inferior.** Unterer Ast für die Mm. rectus medialis, rectus inferior und obliquus inferior. C

11 **Ramus ad ganglion ciliare; Radix parasympathica ganglii ciliaris; Radix oculomotoria ganglii ciliaris.** Oculomotoriusast mit den praeganglionären parasympathischen Fasern für das Ganglion ciliare. C

12 NERVUS TROCHLEARIS (IV). Der auf der Dorsalseite caudal von der Lamina tecti austretende Nerv. Er versorgt den N. obliquus superior. C

13 NERVUS TRIGEMINUS (V). Nerv des 1. Kiemenbogens. Der mit zwei Fasergruppen seitlich aus der Brücke austretende V. Hirnnerv für die Kaumuskeln und die Gesichtssensibilität. C D

14 **Radix sensoria [[Portio major]].** Der beim Austritt aus der Brücke caudal gelegene sensible, in das Ganglion trigeminale übergehende Teil. D

15 *Ganglion trigeminale [[semilunare]]; (Gasseri).* Das über dem Foramen lacerum an der medialen Felsenbeinvorderfläche in einer Aussackung des Subarachnoidalraums (Cavum trigeminale) gelegene halbmondförmige Spinalganglienaequivalent des Nervus trigeminus. D

16 **Radix motoria [[Portio minor]].** Der am Austritt des N. trigeminus scheitelwärts und dann unter dem Ganglion trigeminale gelegene motorische Anteil für die Kaumuskulatur. D

17 **Nervus ophthalmicus (Va; V1).** Erster, durch die Fissura orbitalis superior ziehender Trigeminusast. D

18 **Ramus meningeus recurrens; Ramus tentorius.** Rückläufiger Zweig für Tentorium cerebelli und Falx cerebri. D

19 **N. lacrimalis.** Tritt lateral durch die Fissura orbitalis superior und versorgt Tränendrüse, Conjunctiva und seitliches Oberlid. D

20 *Ramus communicans cum n. zygomatico.* Verbindung zum N. zygomaticus mit vegetativen Fasern aus dem Ganglion pterygopalatinum an die Tränendrüse. D

21 **N. frontalis.** Tritt druch die Fissura orbitalis superior, liegt auf dem M. levator palpebrae superioris und zieht weiter zur Stirn. D

22 *N. supraorbitalis.* Dickster Ast des N. frontalis für Conjunctiva, Oberlid, Stirnhöhle und Stirnhaut. D

23 *Ramus lateralis.* Seitlich durch die Incisura supraorbitalis ziehender Ast. D

24 *Ramus medialis.* Medial durch die Incisura frontalis ziehender Ast. D

25 *N. supratrochlearis.* Dünner, medialer Ast. Er teilt sich im medialen Augenwinkel in einen nach oben und einen nach unten ziehenden Zweig. D

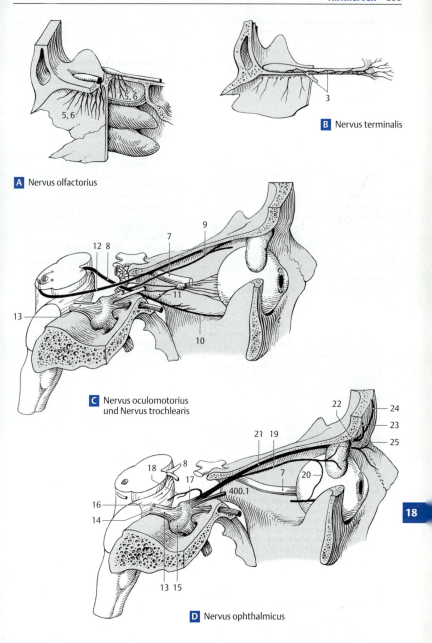

1 **N. nasociliaris.** Am weitesten medial gelegener Ast des N. opithalmicus. Er liegt zuerst unter dem M. rectus superior, dann zwischen den Mm. obliquus superior und rectus medialis. A

2 *Ramus communicans cum ganglio ciliari; Radix sensoria ganglii ciliaris; Radix nasociliaris ganglii ciliaris.* Sensible, durch das Ganglion ciliare ziehende Fasern aus dem Auge zum N. nasociliaris. A

3 **Nn. ciliares longi.** Zwei lange feine Zweige mit Sympathicusfasern zum M. dilatator pupillae und afferente Fasern von Iris, Corpus ciliare und Cornea. A

4 **N. ethmoidalis posterior.** Der Nerv tritt am hinteren Ende der Orbita durch das Foramen ethmoidale posterius zur Schleimhaut der Keilbeinhöhle und der hinteren Siebbeinzellen. A

5 **R. meningeus anterior.** Er versorgt den vorderen Anteil der vorderen Schädelgrube.

6 **N. ethmoidalis anterior.** Er tritt durch das Foramen ethmoidale anterius in die Schädelhöhle, liegt extradural und zieht dann durch die Siebbeinplatte in die Nase. A B C

7 **Rr. nasales interni.** Äste für die Nasenschleimhaut vor den Muscheln und für das vordere Nasenseptum. B

8 Rr. nasales laterales. Äste zur Nasenseitenwand. B

9 Rr. nasales mediales. Äste zur Scheidewand. C

10 *R. nasalis externus.* Ast für die Haut der Nasenspitze und des Nasenflügels. Er zieht durch den Sulcus ethmoidalis des Nasenbeins. B

11 **N. infratrochlearis.** Er zieht unter der Schlinge des M. obliquus superior an den inneren Augenwinkel. Er versorgt Tränensack, Caruncula lacrimalis und die umgebende Haut. A

12 *Rr. palpebrales.* Äste für den medialen Anteil des oberen und unteren Augenlids. A

13 **Nervus maxillaris (Vb; V2).** Zweiter Trigeminusast. Er zieht durch das Foramen rotundum zur Fossa pterygopalatina und weiter durch die Fissura orbitalis inferior in die Orbita. A C

14 **R. meningeus.** Vor dem Foramen rotundum abgehender Ast zur Dura im frontalen Gebiet der A. meningea media. A

15 **Rr. ganglionares ad ganglion pterygopalatinum; Radix sensoria ganglii pterygopalatini.** Meist zwei Äste aus dem Ganglion pterygopalatinum; parasympathische Fasern für die Tränendrüse und für kleine Drüsen der Nase und des Gaumens. Sie führen auch sensible Fasern aus dem Periost der Orbita. A

16 **Rr. orbitales.** Zwei bis drei feine Äste. Sie ziehen durch die Fissura orbitalis inferior zur Orbita, weiter durch den Knochen zu den hinteren Siebbeinzellen und zur Keilbeinhöhle. B C

17 **Rr. nasales posteriores superiores laterales.** Bis zu zehn feine Äste. Sie ziehen durch das Foramen sphenopalatinum zur oberen und mittleren Nasenmuschel und zu den hinteren Siebbeinzellen. B

18 **Rr. nasales posteriores superiores mediales.** Zwei bis drei Äste. Sie treten durch das Foramen sphenopalatinum an den oberen Teil des Nasenseptums. C

19 **N. nasopalatinus [[incisivus]].** Er zieht zwischen Periost und Schleimhaut des Nasenseptums, dann durch den Canalis incisivus zum vorderen Teil der Gaumenschleimhaut und zum Zahnfleisch der oberen Schneidezähne. C

20 **N. pharyngeus.** Feiner Ast für die Rachenschleimhaut. B

21 **N. palatinus major.** Er tritt nach Verlauf im Canalis palatinus major durch das gleichnamige Foramen aus und versorgt die Schleimhaut des harten Gaumens und ihre Drüsen. B

22 *Rr. nasales posteriores inferiores.* Äste für den mittleren und unteren Nasengang sowie die untere Nasenmuschel. B

23 **Nn. palatini minores.** Sie laufen in gleichnamigen feinen Kanälen, treten durch die Foramina palatina minores aus und versorgen den weichen Gaumen. B

24 *Rr. tonsillares.* Äste zur Tonsilla palatina.

25 **N. zygomaticus.** In der Flügelgaumengrube abzweigender Nerv. Er zieht durch die Fissura orbitalis inferior an die seitliche Augenhöhlenwand und hat eine Anastomose zum N. lacrimalis. A

26 *R. zygomaticotemporalis.* Durch das gleichnamige Foramen an die Schläfenhaut ziehender Ast. A

27 *R. zygomaticofacialis.* Durch das gleichnamige Foramen zur Haut über dem Jochbein ziehender Ast. A

Hirnnerven

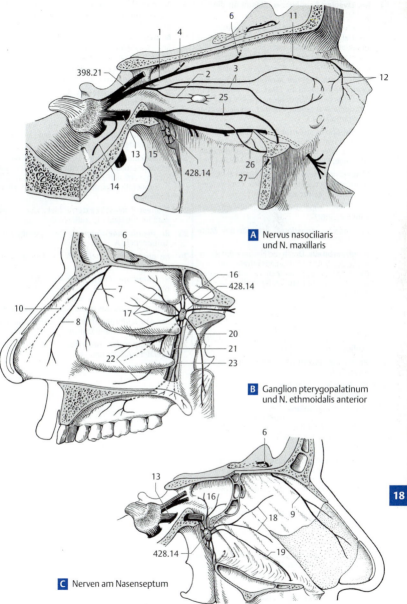

A Nervus nasociliaris und N. maxillaris

B Ganglion pterygopalatinum und N. ethmoidalis anterior

C Nerven am Nasenseptum

1. **Nn. alveolares superiores.** Stamm für die folgenden drei Nervenäste.

2. **Rr. alveolares superiores posteriores.** Zwei bis drei durch die Forramina alveolaria in den Oberkiefer ziehende Äste. Sie versorgen die Kieferhöhle und die Molaren mit ihrem bukkalen Zahnfleisch. C

3. *R. alveolaris superior medius.* Er tritt im Sulcus infraorbitalis in die Maxilla ein und läuft in der seitlichen Kieferhöhlenwand bis zum Plexus dentalis superior. Von hier aus versorgt er die Prämolaren. C

4. *Rr. alveolares superiores anteriores.* Sie laufen in einem eigenen Kanal in den Plexus dentalis superior und von dort an Schneidezähne, Eckzähne, Prämolaren und ersten Molar. C

5. **Plexus dentalis superior.** Aus den Rami alveolares superiores gebildetes, über den Zahnwurzeln im Knochen gelegenes Geflecht. C

6. Rr. dentales superiores. Äste für die einzelnen Zahnwurzeln. C

7. Rr. gingivales superiores. Äste für das Zahnfleisch. C

8. **N. infraorbitalis.** Durch die Fissura orbitalis inferior, den Sulcus und Canalis infraorbitalis und das gleichnamige Foramen ziehender Endast für die Haut von Unterlid, Nase, Oberlippe und Wange. C

9. *Rr. palpebrales inferiores.* Außerhalb des Foramen infraorbitalis an das Unterlid abgehende Äste. C

10. *Rr. nasales externi.* An die Außenseite des Nasenflügels ziehende Äste. C

11. *Rr. nasales interni.* Äste für die Haut des Nasenvorhofs. C

12. *Rr. labiales superiores.* Äste für Haut und Schleimhaut der Oberlippe. C

13. **Nervus mandibularis (Vc; V3).** Dritter, durch das Foramen ovale in die Fossa infratemporalis ziehender Trigeminusast. Er enthält außer sensiblen Fasern noch motorische Fasern für die Kaumuskulatur. A

14. **R. meningeus; N. spinosus.** Er tritt durch das Foramen spinosum, begleitet die beiden Äste der A. meningea media und versorgt außer der Dura einen Teil der Keilbeinhöhle und der Warzenfortsatzzellen. A

15. **N. pterygoideus medialis.** Motorischer Ast für den gleichnamigen Muskel. Kleine Zweige zu den Mm. tensor veli palatini und tensor tympani. A

16. **Rr. ganglionares ad ganglion oticum; Radix sensoria ganglii otici.** Sensible Verbindung zum Ramus meningeus. Sie trennt sich vom N. pterygoideus medialis. B

17. **N. musculi tensoris veli palatini.** Ast für den M. tensor veli palatini. Er kommt zuweilen aus dem N. pterygoideus medialis. B

18. **N. musculi tensoris tympani.** Ast für den M. tensor tympani, zuweilen auch noch für den M. pterygoideus medialis. B

19. **N. massetericus.** Der über den M. pterygoideus lateralis durch die Incisura mandibulae ziehende motorische Ast für den M. masseter. A

20. **Nn. temporales profundi.** Von unten an den M. temporalis ziehende motorische Äste. A

21. **N. pterygoideus lateralis.** Motorischer Ast für den gleichnamigen Muskel. Er entspringt häufig mit dem N. buccalis. A

22. **N. buccalis.** Sensibler Ast für Haut und Schleimhaut der Wange und das bukkale Zahnfleisch in der Gegend des 1. Molaren. A

23. **N. auriculotemporalis.** Umgreift meist die A. meningea media, schickt einen kleinen Ast zum Kiefergelenk und zieht dann zwischen Ohr und A. temporalis superficialis aufwärts zur Schläfenhaut. A

24. *N. meatus acustici externi.* Meist zwei kleine Äste für die Haut des äußeren Gehörgangs. A

25. *Rr. membranae tympani.* Feine Zweige zum Trommelfell. A

26. *Rr. parotidei.* Kleine Äste für die Ohrspeicheldrüse. A

27. *Rr. communicantes cum nervo faciale.* Verbindungen zum N. facialis. Sie führen parasympathische Fasern aus dem Ganglion oticum über den N. facialis in die Glandula parotis. A

28. *Nn. auriculares anteriores.* Zweige für die Ohrmuschelvorderfläche. A

29. *Rr. temporales superficiales.* Äste für die Schläfenhaut vor und über dem Ohr. A

Hirnnerven

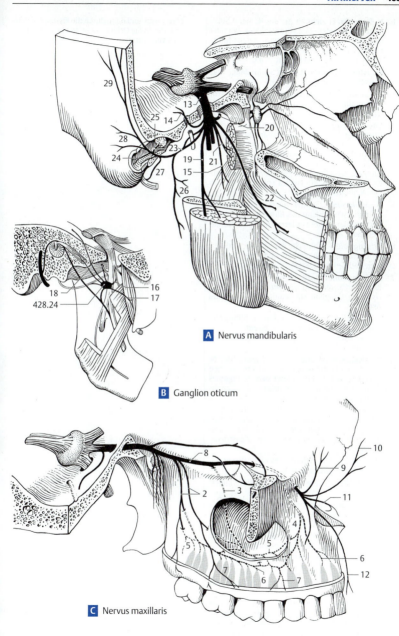

A Nervus mandibularis

B Ganglion oticum

C Nervus maxillaris

1. **N. lingualis.** Er zieht als Ast des N. mandibularis zwischen den Mm. pterygoideus lateralis und medialis im Bogen nach vorn in den Mundboden. Hier liegt er neben dem Weisheitszahn direkt unter der Schleimhaut. A B C

2. *Rr. isthmi faucium.* Äste für Schlundenge und Tonsillen. A

3. *Rr. communicantes cum nervo hypoglosso.* Verbindung zum N. hypoglossus auf dem M. hyoglossus. A

4. *Chorda tympani.* Bündel parasympathischer Fasern für das Ganglion submandibulare und sensible Fasern von den Geschmacksknospen der vorderen 2/3 der Zunge. Es zieht rückläufig in die Paukenhöhle, zwischen Hammer und Amboss, dann durch die Fissura petrotympanica (Glaser) oder die Fissura sphenopetrosa in den N. lingualis. A

5. *N. sublingualis.* Seitlich von der Gl. sublingualis in die Schleimhaut des Mundbodens und in das Zahnfleisch der vorderen Unterkieferzähne ziehender Ast. A

6. *Rr. linguales.* Zahlreiche Äste an die vorderen 2/3 der Zungenschleimhaut mit sensiblen Fasern und Geschmacksfasern. A

7. *Rr. ganglionares ad ganglion submandibulare; Radix sensoria ganglii submandibularis.* Zum Ganglion submandibulare führende Äste. A

8. *Rr. ganglionares ad ganglion sublinguale; Radix sensoria ganglii sublingualis.* Inkonstante Äste zum Ganglion sublinguale, das ebenfalls inkonstant ist.

9. **N. alveolaris inferior.** Stärkster Zweig des N. mandibularis mit sensiblen und motorischen Anteilen. Er tritt 1 cm hinter dem N. lingualis durch das Foramen mandibulae in den Canalis mandibulae ein. A B C

10. *N. mylohyoideus.* Im Sulcus mylohyoideus und dann unter dem M. mylohyoideus verlaufender, motorischer Nerv für den gleichnamigen Muskel und den vorderen Digastricusbauch. A B C

11. *Plexus dentalis inferior.* Nervengeflecht innerhalb des Canalis mandibulae. B

12. *Rr. dentales inferiores.* Äste für die Unterkieferzähne. B

13. *Rr. gingivales inferiores.* Äste für das bukkale Zahnfleisch der Unterkieferzähne (mit Ausnahme des 1. Molaren). B

14. **N. mentalis.** Am Foramen mentale unter dem 2. Prämolar austretender sensibler Ast. B

15. *Rr. mentales.* Zweige für das Kinn. B

16. *Rr. labiales.* Zweige für die Unterlippe. B

17. *Rr. gingivales.* Äste für das Zahnfleisch der Frontzähne. B

18. NERVUS ABDUCENS (VI). Hirnnerv. Er tritt im Winkel zwischen Brücke und Pyramide aus dem Gehirn aus, durchbricht die Dura auf der halben Höhe des Clivus, zieht lateral im Sinus cavernosus und dann durch die Fissura orbitalis superior in die Orbita, wo er den M. rectus lateralis versorgt. D

Hirnnerven 405

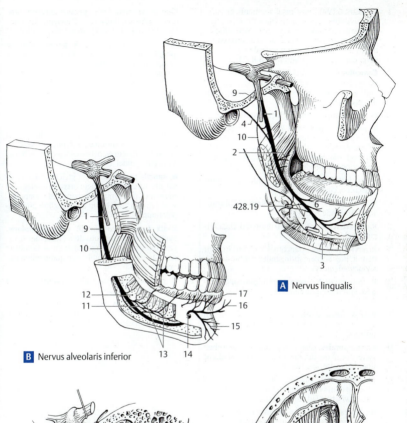

A Nervus lingualis

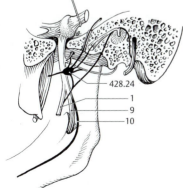

B Nervus alveolaris inferior

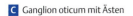

C Ganglion oticum mit Ästen

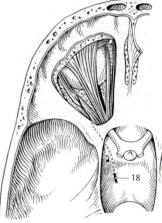

D Nervus abducens

1 **N. FACIALIS (VII).** Nerv des 2. Kiemenbogens. Er tritt zwischen Brücke und Olive im Kleinhirnbrückenwinkel aus, zieht mit dem N. vestibulocochlearis in das Felsenbein und verlässt es durch das Foramen stylomastoideum. Er versorgt die mimischen Muskeln. A B C D

2 **Geniculum (nervi facialis).** Facialisknie dicht unter der vorderen Felsenbeinwand. Verlaufsänderung des Nerven von anterior-lateral nach posterior-lateral. A

3 **N. stapedius.** Ast für den M. stapedius. A

4 **N. auricularis posterior.** Zweigt unterhalb des Foramen stylomastoideum ab, zieht zwischen Warzenfortsatz und Gehörgang nach oben und versorgt die hinteren Ohrmuskeln und den Venter occipitalis des M. occipitofrontalis. B

5 *R. occipitalis.* Ast für den Venter occipitalis Musculi occipitofrontalis. B

6 *R. auricularis.* Der an die Muskeln der Ohrmuschel führende Ast. B

7 **R. digastricus.** Ast für den hinteren Digastricusbauch. A B

8 **R. stylohyoideus.** Manchmal gemeinsam mit dem R. lingualis entspringender Ast für den M. stylohyoideus. A

9 **R. communicans cum nervo glossopharyngeo.** Verbindungsast zum N. glossopharyngeus. A

10 **Plexus intraparotideus.** Facialisgeflecht im Bindegewebsspalt zwischen beiden Parotisanteilen. B

11 **Rr. temporales.** Über den Jochbogen nach oben steigende Äste für die mimische Muskulatur über Lidspalte und Ohr. B

12 **Rr. zygomatici.** Äste für den seitlichen Teil des M. orbicularis oculi und die mimische Muskulatur zwischen Lid- und Mundspalte. B

13 **Rr. buccales.** Äste zum M. buccinator und die mimische Muskulatur um den Mund. B

14 **R. lingualis.** Inkonstanter sensibler Ast zur Zunge.

15 **R. marginalis mandibularis.** Er zieht oberhalb des Unterkieferrandes und versorgt die mimische Muskulatur unterhalb der Mundspalte. B

16 **R. colli; R. cervicalis.** Motorischer Ast für das Platysma. Er anastomosiert mit dem N. transversus colli. B

17 **N. intermedius.** Nichtmotorischer Anteil des N. facialis. Er kommt getrennt zwischen N. facialis und N. vestibulocochlearis aus dem Hirnstamm und führt vegetative Fasern und Geschmacksfasern. Nach wechselnden Anastomosen vereinigt er sich im Felsenbein endgültig mit dem N. facialis. D

18 **Ganglion geniculi; Ganglion geniculatum.** Das am Facialisknie im Felsenbein gelegene Spinalganglienäquivalent mit pseudounipolaren Ganglienzellen für die Chorda tympani. A

19 **Chorda tympani; Radix parasympathica ganglii submandibularis.** Parasympathischer Chordaanteil zum Ganglion submandibulare. C

20 **N. petrosus major; Radix parasympathica ganglii pterygopalatini; Radix intermedia ganglii pterygopalatini.** Er verlässt als parasympathisches Bündel des N. VII am Ganglion geniculi, tritt auf die Vorderfläche der Felsenbeinpyramide, zieht durch das Foramen lacerum und verläuft gemeinsam mit dem N. petrosus profundus im Canalis pterygoideus zum Ganglion pterygopalatinum. A C

21 **N. petrosus profundus.** Sympathische Fasern aus dem Plexus caroticus internus. Sie vereinigen sich mit dem N. petrosus major zum N. canalis pterygoidei. C

22 **N. canalis pterygoidei.** Im gleichnamigen Kanal der Wurzel des Flügelfortsatzes gelegener Nerv mit parasympathischen und sympathischen Fasern. Er führt in das Ganglion pterygopalatinum. C

23 **Radix sympathica ganglii submandibularis.** Sympathische Fasern aus dem Plexus der A. carotis interna. Sie gelangen über die A. facialis in das Ganglion submandibulare und bleiben ungeschaltet. C

24 **R. communicans cum plexu tympanico.** Ast zum Plexus tympanicus. C

25 **R. communicans cum nervo vago.** Verbindungsast zum N. vagus gleich unter dem Foramen stylomastoideum.

Hirnnerven 407

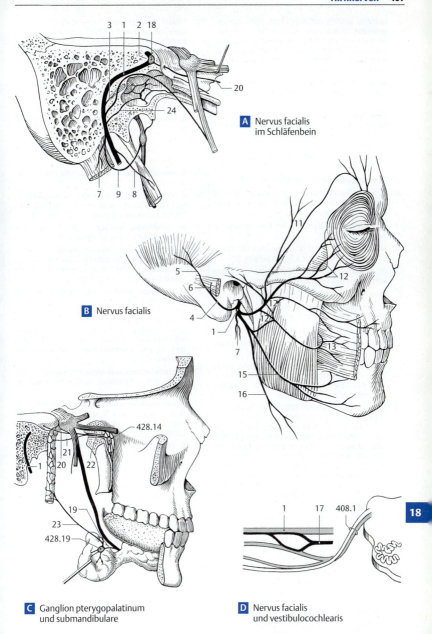

A Nervus facialis im Schläfenbein

B Nervus facialis

C Ganglion pterygopalatinum und submandibulare

D Nervus facialis und vestibulocochlearis

1. **NERVUS VESTIBULOCOCHLEARIS (VIII).** Gleichgewichts- und Hörnerv. Er führt Fasern der Sinneszellen durch den Meatus acusticus internus, tritt unter dem Facialis aus dem Porus acusticus internus aus und im Kleinhirnbrückenwinkel in das Rautenhirn ein. A

2. **Nervus vestibularis.** Summe der Fasern des Gleichgewichtsorgans zu den Nuclei vestibulares. Oberer Anteil des Gesamtnervs. A

3. **Ganglion vestibulare.** Das im Boden des Meatus acusticus internus gelegene, aus bipolaren Nervenzellen bestehende Ganglion des N. vestibularis. A

4. **R. communicans cochlearis.** Verbindung zum N. cochlearis.

5. **Pars superior.** Oberer Ganglionanteil. A

6. **N. utriculoampullaris.** Fasern aus der Macula utriculi und der Crista ampullaris des oberen und seitlichen Bogenganges. A

7. **N. utricularis.** Fasern aus der Macula utriculi. A

8. **N. ampullaris anterior.** Fasern aus der Crista ampullaris des vorderen Bogenganges. A

9. **N. ampullaris lateralis.** Fasern aus der Crista ampullaris des seitlichen Bogenganges. A

10. **Pars inferior.** Unterer Ganglionanteil. A

11. **N. ampullaris posterior.** Fasern aus der Crista ampullaris des hinteren Bogenganges. A

12. **N. saccularis.** Fasern aus der Macula sacculi. A

13. **Nervus cochlearis.** Summe der Fasern des Hörorgans zu dem Ganglion cochleare. A

14. **Ganglion cochleare; Ganglion spirale cochleae.** Wendelförmiger Ganglienzellstrang entlang der Basis der Lamina spiralis ossea der Schneckenachse. A

15. **NERVUS GLOSSOPHARYNGEUS (IX).** Nerv des 3. Kiemenbogens. Er verlässt die Medulla im Sulcus retroolivaris, zieht durch das Foramen jugulare und schräg hinter dem M. stylopharyngeus abwärts. Er führt motorische Fasern für die Schlundschnürer und den M. stylopharyngeus; sensible Fasern für die Rachenschleimhaut, Tonsillen und hinteres Zungendrittel (Geschmacksfasern); parasympathische über den N. tympanicus und den N. petrosus minor zum Ganglion oticum. B

16. **Ganglion superius.** Oberes, kleines, sensibles Ganglion in oder über dem Foramen jugulare. B C

17. **Ganglion inferius.** Unteres, größeres, sensibles Ganglion unter dem Foramen jugulare. B C

18. **N. tympanicus.** Erster Ast. Er zweigt vom Ganglion inferius ab und tritt zwischen Foramen jugulare und Canalis caroticus durch den Canaliculus tympanicus in die Paukenhöhle. C

19. **Intumescentia tympanica; Ganglion tympanicum.** Unregelmäßig verstreute Ganglienzellen im Verlauf des N. tympanicus. C

20. *Plexus tympanicus.* Nervengeflecht in der Schleimhaut über dem Promontorium der Paukenhöhle. Er wird gebildet vom N. tympanicus, dem Plexus caroticus internus und dem R. communicans cum plexotympanico des Facialis. C

21. *R. tubarius.* Ast zur Tuba auditiva. C

22. *Nn. caroticotympanici.* Sympathischer Anteil des Plexus tympanicus aus dem Plexus caroticus internus. C

23. **R. communicans cum ramo auriculare nervi vagi.** Feiner Ast vom Ganglion inferius zum Ramus auricularis nervi vagi. B

24. **Rr. pharyngei.** Drei bis vier in den Plexus pharyngeus führenden Äste. B

25. **R. musculi stylopharyngei.** Ast für den M. stylopharyngeus. B

26. **R. sinus carotici.** Ast für den Sinus caroticus und das Glomus caroticum. Verbindung zum Truncus sympathicus und zum N. vagus. B

27. **Rr. tonsillares.** Äste für die Schleimhaut der Tonsilla palatina und Umgebung. B

28. **Rr. linguales.** Geschmacksfasern für das hintere Zungendrittel einschließlich der Papillae vallatae, die gleichzeitig vom N. lingualis über die Chorda tympani versorgt werden. B

29. **N. petrosus minor; Radix parasympathica ganglii otici.** Nerv mit parasympathischen Fasern vom N. glossopharyngeus. Er geht aus dem Plexus tympanicus hervor, durchbricht die vordere Felsenbeinwand und verlässt die mittlere Schädelgrube durch die Fissura sphenopetrosa. Im Ganglion oticum werden seine Fasern umgeschaltet. C D

30. **R. communicans cum ramo meningeo.** Verbindungsast zum Ramus meningeus des N. mandibularis. D

31. **R. communicans cum nervo auriculotemporali.** Anastomose zum N. auriculotemporalis mit postganglionären parasympathischen Fasern für die Glandula parotis. D

32. **R. communicans cum Chorda tympani.** Sensibler Verbindungsast zur Chorda tympani. D

Hirnnerven

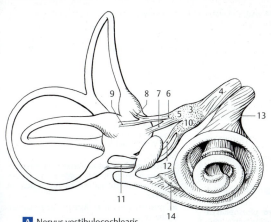

A Nervus vestibulocochlearis, Schema

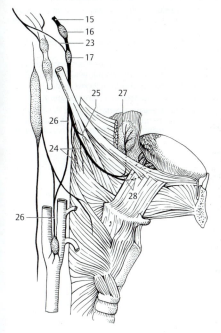

B Nervus glossopharyngeus

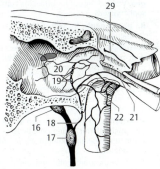

C Nervus tympanicus mit Ästen

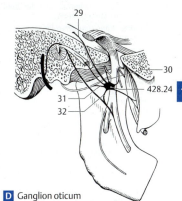

D Ganglion oticum

1. **NERVUS VAGUS (X).** Nerv des 4. und 5. Kiemenbogens. Er tritt gemeinsam mit dem IX. Hirnnerv im Sulcus dorsolateralis der Medulla aus und zieht durch das Foramen jugulare. Sein Versorgungsgebiet reicht bis in den Brust- und Bauchraum [[Cannon-Böhm-Punkt]].
2. **Ganglion superius.** Oberes, kleines im Foramen jugulare gelegenes, sensibles Ganglion.
3. **R. meningeus.** Rückläufiger Ast aus dem Ganglion superius zur Dura der hinteren Schädelgrube im Bereich der Sinus transversus und occipitalis.
4. **R. auricularis.** Der Ast zieht vom Ganglion superius durch den Canaliculus mastoideus und tritt durch die Fissura tympanomastoidea zur Hinterfläche der Ohrmuschel und unter den äußeren Gehörgang. A
5. **Ganglion inferius.** Unteres, größeres spindelförmiges Ganglion. A
6. **R. communicans cum nervo glossopharyngeo.** Verbindung des R. auricularis zum N. glossopharyngeus. A
7. **R. pharyngeus.** In den Plexus pharyngeus strahlende Äste. A
8. *Plexus pharyngeus.* Nervengeflecht unter dem mittleren Schlundschnürer, gebildet von den Nn. glossopharyngeus, vagus und dem Halsgrenzstrang. A
9. **N. laryngeus superior.** Er entspringt vom Ganglion inferius und zieht medial von der A. carotis interna abwärts zum Kehlkopf. A
10. **R. externus.** Er gibt Äste an den M. constrictur pharyngis inferior ab und zieht bedeckt von der Unterzungenbeinmuskulatur an den M. cricothyroideus. A
11. **R. internus.** Durchbohrt mit der A. laryngea superior die Membrana thyrohyoidea und gelangt unter die Schleimhaut des Recessus piriformis: versorgt die Schleimhaut der Valleculae epiglotticae, der Epiglottis und des Kehlkopfs bis etwa zur Stimmritze. A
12. *R. communicans cum nervo laryngeo recurrente.* Verbindung zum N. laryngeus inferior. A
13. **Rr. cardiaci cervicales superiores.** Teils sehr hoch wechselnd abgehende Äste zum tiefen Teil des Plexus cardiacus. A
14. **Rr. cardiaci cervicalis inferiores.** Rechts ziehen sie zum tiefen Teil des Plexus cardiacus, links in Begleitung des N. vagus zum oberflächlichen Anteil des Plexus cardiacus. A
15. **N. laryngeus recurrens.** Rechts um die A. subclavia, links um den Aortenbogen ziehender Vagusast. Er läuft in der Rinne zwischen Trachea und Oesophagus zum Kehlkopf. Sein Endast durchbohrt den M. constrictor pharyngis inferior und versorgt die Schleimhaut bis etwa zur Stimmritze und alle Kehlkopfmuskeln außer dem M. cricothyroideus. Verbindungsast zum R. internus des N. laryngeus superior. A
16. *Rr. tracheales.* Äste zur Trachea. A
17. *Rr. oesophagei.* Äste zum Oesophagus. A
18. *Rr. pharyngei.* Äste zum M. constrictor pharyngis inferior.
19. **Rr. cardiaci thoracici.** Herzäste an der Thoraxöffnung. A
20. **Rr. bronchiales.** Unterhalb des N. laryngeus recurrens an den Lungenhilum abgehende Äste. A
21. **Plexus pulmonalis.** Vor und hinter dem Lungenhilum liegendes Geflecht für Bronchien, Gefäße und Pleura visceralis. A
22. **Plexus oesophageus.** Nervengeflecht um den Oesophagus. Es wird von beiden Nn. vagi, oben auch vom linken N. laryngeus recurrens gebildet. A
23. **Truncus vagalis anterior.** Aus dem Plexus oesophageus hervorgehendes vorderes, schwächeres Nervengeflecht mit Fasern aus beiden Nn. vagi.
24. *Rr. gastrici anteriores.* Äste zur Magenvorderfläche. A
25. *N. curvaturae minoris anterior.* Ast vorne entlang der kleinen Magencurvatur.
26. *Rr. hepatici.* Äste an die Leberpforte. A
27. *R. pyloricus.* Ast zum Magenpförtner.
28. **Truncus vagalis posterior.** Aus dem Plexus oesophageus hervorgehendes hinteres, stärkeres Nervengeflecht aus beiden Nn. vagi.
29. *Rr. gastrici posteriores.* Äste zur Magenrückwand. A
30. *N. curvaturae minoris posterior.* Nerv hinten entlang der kleinen Curvatur des Magens.
31. *Rr. coeliaci.* Äste zum Plexus coeliacus. A
32. **Rr. renales.** Äste zum Plexus renalis. A
33. [[**N. laryngeus inferior**]]. Endast des N. laryngeus recurrens. Im englischen Sprachbereich wird dieser Teil des Nervs nicht bezeichnet. A

Hirnnerven 411

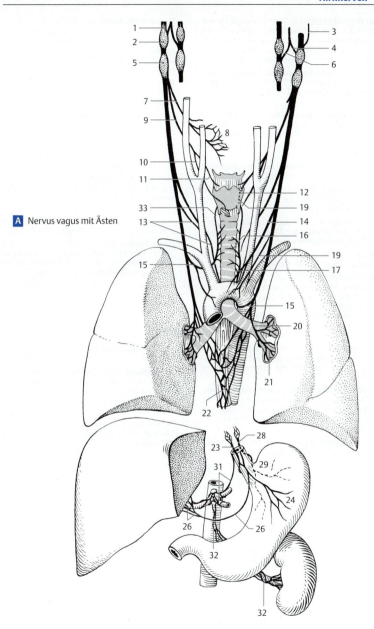

A Nervus vagus mit Ästen

1 **NERVUS ACCESSORIUS (XI).** Er entspringt mit zwei Wurzeln. Sie bilden vorübergehend einen Stamm, der gemeinsam mit den Hirnnerven IX und X durch das Foramen jugulare austritt und sich dann wieder in zwei Äste aufteilt. A

2 **Radix cranialis; Pars vagalis.** Fasern aus dem Nucleus ambiguus, die den Nerv im Foramen jugulare verlassen und in den N. vagus einstrahlen. A

3 **Radix spinalis; Pars spinalis.** Von den Basen der Vorderhörnern CI–CVI ziehen sie im Subarachnoidalraum in den Schädel und vereinigen sich vorübergehend mit den cranialen Wurzelanteilen. A

4 **Truncus nervi accessorii.** Nervenstamm nach Vereinigung beider Wurzeln. A

5 *R. internus.* In den N. vagus einstrahlender Faserzug, gebildet aus den vereinigten cranialen Wurzelanteilen. A

6 *R. externus.* Die vereinigten spinalen Wurzelfasern. Sie versorgen die Mm. sternocleidomastoideus und trapezius. A

7 *Rr. musculares.* Sie gehen an den N. sternocleidomastoideus und M. trapezius. A

8 **NERVUS HYPOGLOSSUS (XII).** Motorischer Zungennerv. Er tritt mit zahlreichen Wurzeln zwischen Pyramide und Olive aus dem Gehirn aus, zieht durch den Canalis nervi hypoglossi und im Bogen zwischen Vena jugularis interna und Arteria carotis interna nach vorn und über den Hinterrand des Mundbodens in die Zunge. C

9 **Rr. linguales.** Seitlich vom M. hyoglossus beginnende Äste für die Mm. styloglossus, hyoglossus, genioglossus und die Zungenbinnenmuskeln. C

10 *NERVI SPINALES.* Rückenmarksnerven. Nervenabschnitt zwischen der Vereinigung beider Radices und der Nervenaufzweigung hinter dem Foramen intervertebrale in Rami: Truncus nervi spinalis. B

11 **NERVI CERVICALES (C1–C8).** Die acht Spinalnerven der Halswirbelsäule. C

12 RAMI POSTERIORES; RAMI DORSALES. Die hinteren Spinalnervenäste mit Zweigen für die Nackenmuskeln und Haut von Nacken und Hinterhaupt. B

13 **R. medialis.** Versorgung der eher kurzen, wirbelnahen autochthonen Rückenmuskulatur. Haut handbreit entlang der Wirbelsäule bis zur oberen Brustwirbelsäule. B

14 **R. lateralis.** Versorgung der eher langen, rippennahen autochthonen Rückenmuskulatur. Haut weniger im Cervicalbereich. B

15 *R. cutaneus posterior.* Hautversorgung eher ab ThVI.

16 **N. suboccipitalis.** Dorsaler Ast des ersten Spinalnerven. Er tritt zwischen A. vertebralis und dorsalem Atlasbogen aus und versorgt die kurzen Nackenmuskeln. D

17 **N. occipitalis major.** Dorsaler Ast des zweiten Spinalnerven. Er tritt zwischen Axis und M. obliquus capitis inferior aus, durchbohrt den M. trapezius und versorgt außer den Nackenmuskeln die Haut des Hinterhaupts, bis zum Scheitel. D

18 **N. occipitalis tertius.** Dorsaler Ast des dritten Spinalnerven. Er versorgt die Nackenhaut dicht an der Medianlinie. D

19 **Plexus cervicalis posterior.** Die Rami posteriores der Nn. cervicales mit ihren intersegmentalen Verbindungen.

20 RAMI ANTERIORES; RAMI VENTRALES. Die vorderen Äste der Spinalnerven. Sie bilden die Plexus cervicalis und brachialis. B

21 PLEXUS CERVICALIS. Nervengeflecht, gebildet aus den Rami anteriores der ersten vier Spinalnerven. Es versorgt Haut und Muskulatur des Halses.

22 **Ansa cervicalis.** Nervenschlinge aus C1–C3. Sie gibt Äste an die Unterzungenbeinmuskeln. C

23 *Radix superior.* Die Wurzel legt sich eine kurze Strecke dem M. hypoglossus an, steigt dann an der medialen Seite der Vena jugularis interna ab und geht in die Radix inferior über. C

24 *Radix inferior.* Sie verläuft unter dem M. sternocleidomastoideus schräg von oben nach unten über die Vena jugularis interna und verbindet sich mit der Radix superior. C

25 *R. thyrohyoideus.* Ast an den gleichnamigen Muskel. C

26 *[R. geniohyoideus]].* Ast zum gleichnamigen Muskel. C

27 **N. occipitalis minor.** Oberster Hautast des Plexus cervicalis. Er zieht am Hinterrand des M. sternocleidomastoideus nach oben und verzweigt sich als seitlicher Anschlussnerv des N. occipitalis major am Hinterhaupt. D

28 **N. auricularis magnus.** Er zieht etwa über die Mitte des M. sternocleidomastoideus senkrecht nach oben zum Ohr. D

29 *R. posterior.* Für die Haut der Ohrmuschelhinterfläche und des angrenzenden Feldes. D

30 *R. anterior.* Er versorgt die Haut von der Vorderfläche des Ohres bis zum Kieferwinkel. D

Hirnnerven und Halsnerven

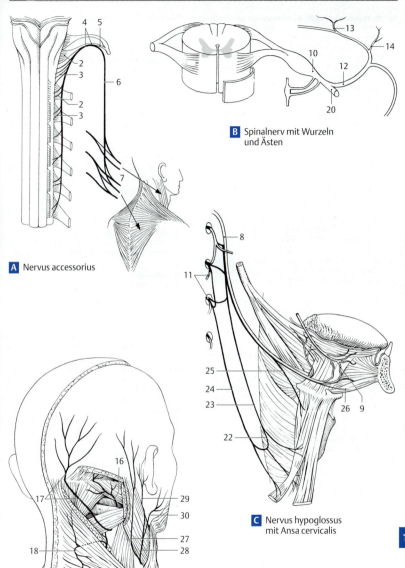

A Nervus accessorius

B Spinalnerv mit Wurzeln und Ästen

C Nervus hypoglossus mit Ansa cervicalis

D Nackennerven

Spinalnerven

1 **N. transversus colli; N. transversus cervicalis.** Dritter Nerv des hinter der Mitte des M. sternocleidomastoideus gelegenen „Punctum nervosum". Er kommt aus C3 und zieht unter dem Platysma nach vorn an die Haut. Er erhält motorische Fasern aus dem R. colli nervi facialis für das Platysma. B

2 *Rr. superiores.* Aufsteigende Äste zur Regio suprahyoidea. B

3 *Rr. inferiores.* Absteigende Äste zur Regio infrahyoidea. B

4 **Nn. supraclaviculares.** Hautäste aus C3 und C4. Sie strahlen fächerförmig in die Schulter- und Schlüsselbeingegend aus. B

5 *Nn. supraclaviculares mediales.* Sie ziehen über das mediale Drittel der Clavicula und versorgen hier die Haut des Halses und der Brust bis zum Angulus sterni sowie das Sternoklavikulargelenk. B

6 *Nn. supraclaviculares intermedii.* Sie ziehen unter dem Platysma über das mittlere Drittel der Clavicula und versorgen die Haut bis zur IV. Rippe. B

7 *Nn. supraclaviculares laterales.* Hintere Gruppe. Sie versorgt die Haut über dem Acromion, dem M. deltoideus und dem Akromioklavikulargelenk. B

8 **N. phrenicus.** Er kommt von C4 mit Nebenästen aus C3 und C5, liegt auf dem M. scalenus anterior, zieht dann vor dem Lungenhilum an das Zwerchfell und zum Teil weiter ins Peritoneum. A C

9 **Ramus pericardiacus.** Feiner Ast an die Vorderfläche des Herzbeutels. A

10 **Rami phrenicoabdominales.** Rechts durch das Foramen venae cavae, links weiter vorn durch das Zwerchfell am linken Herzrand hin zum Peritoneum tretende Fasern für das Bauchfell bis zur Gallenblase und zum Pankreas. A

11 **Nn. phrenici accessorii.** Häufige zusätzliche Wurzeln des N. phrenicus aus C5 und C6 über den N. subclavius. A C

12 PLEXUS BRACHIALIS. Aus den ventralen Ästen der Spinalnerven C5–T1 gebildetes Geflecht, über den Arm und zum Teil der Schultergürtel versorgt werden. Es tritt zwischen dem M. scalenus anterior und medius hindurch und reicht bis zum Humeruskopf. Es wird ein Pars supraclavicularis und ein Pars infraclavicularis unterschieden. C

13 **Radices.** Nervenwurzeln.

14 **Trunci.** Die meist von ein oder zwei ventralen Spinalnervenästen gebildeten 3 Primärstränge des Plexus brachialis. Sie liegen supraclaviculär.

15 *Truncus superior.* Aus C5 und 6 gebildeter oberer Primärstrang des Plexus brachialis. Er entsteht meist lateral von der Scalenuslücke. C

16 *Truncus medius.* Von C7 gebildeter mittlerer Primärstrang des Plexus brachialis. C

17 *Truncus inferior.* Der noch in der Scalenuslücke von C8 und T1 gebildete untere Primärstrang des Plexus brachialis. Er liegt hinter der A. subclavia. C

18 **Divisiones anteriores.** Die vorderen Äste der drei Trunci. Sie versorgen die Beugemuskulatur.

19 **Divisiones posteriores.** Die hinteren Äste der drei Trunci. Sie bilden den hinteren Faszikel und versorgen die Streckmuskulatur.

20 **Fasciculi.** Zu drei Sekundärsträngen umverteilte Truncusäste.

21 PARS SUPRACLAVICULARIS. Bis an den Oberrand des Schlüsselbeins reichender Teil des Plexus brachialis. Direkte Muskeläste der Trunci zur Schultergürtelmuskulatur. C

22 **N. dorsalis scapulae.** Er kommt direkt aus C5 durchbohrt den M. scalenus medius und läuft unter dem M. levator scapulae und den beiden Mm. rhomboidei, die er versorgt. C

23 **N. thoracicus longus.** Er entsteht aus C5–7, durchbohrt den M. scalenus medius und läuft dann auf dem M. serratus anterior, den er versorgt. C

24 **N. subclavius.** Dünner Nerv aus dem Truncus superior mit Fasern aus C4, 5 für den M. subclavius: schickt häufig einen Ast zum N. phrenicus. C

25 **N. suprascapularis.** Aus C5, 6: er läuft über den Plexus brachialis zur Incisura scapulae zu und dann unter dem Lig. transversum scapulae superius hindurch an die Mm. supra- et infraspinatus. C

26 **Nn. subscapulares.** Zwei bis drei Äste aus dem Plexus brachialis, Pars supraclavicularis oder Fasciculus posterior für die Mm. subscapularis und teres major. S. 419 B

27 **N. thoracodorsalis.** Längster subscapularer Nerv aus C6–8. Er läuft am seitlichen Skapularrand und versorgt den M. latissimus dorsi. S. 419 B

28 **N. pectoralis medialis.** Fasern aus C8, Th1 für die Mm. pectoralis major und minor. Sie können dem Truncus inferior oder dem medialen Faszikel entspringen. C

29 **N. pectoralis lateralis.** Fasern aus C5–7 für die beiden Mm. pectorales. Sie können den Trunci superior und medius entspringen oder auch dem lateralen Faszikel. C

30 **Rr. musculares.** Variable Muskeläste.

Nerven der oberen Gliedmaße 415

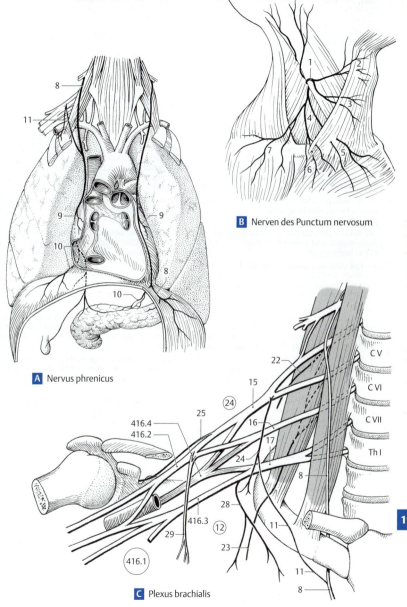

A Nervus phrenicus

B Nerven des Punctum nervosum

C Plexus brachialis

1. **PARS INFRACLAVICULARIS.** Unterer Abschnitt des Plexus brachialis. Vom Oberrand der Clavicula bis zur Aufzweigung der Faszikel in die einzelnen Nerven. S. 415 C

2. **Fasciculus lateralis.** Aus den vorderen Ästen der Trunci superior und medius, somit aus C5–7 gebildeter Strang seitlich der A. axillaris. S. 415 C

3. **Fasciculus medialis.** Aus dem vorderen Ast des Truncus inferior und somit aus C8, T1 gebildeter Strang medial der A. axillaris. S. 415 C

4. **Fasciculus posterior.** Aus den hinteren Ästen aller drei Trunci und damit aus C5–T1 gebildeter Strang hinter der A. axillaris. S. 415 C

5. **Nervus musculocutaneus.** Er kommt aus dem Fasciculus lateralis, durchbohrt den M. coracobrachialis, versorgt ihn und die Mm. biceps und brachialis. Er endet als N. cutaneus antebrachii lateralis. A

6. **Rr. musculares.** Äste an die Mm. coracobrachialis, biceps und brachialis. A

7. **Nervus cutaneus antebrachii lateralis.** Endast des N. musculocutaneus, durchbricht die Ellenbeugenfaszie und versorgt die Haut des seitlichen Unterarms. A

8. **Nervus cutaneus brachii medialis.** Entspringt aus dem medialen Faszikel und versorgt die Haut des medialen Oberarms im Anschluss an den N. intercostobrachialis. A

9. **Nervus cutaneus antebrachii medialis.** Entspringt aus dem medialen Faszikel, durchbricht die Faszie etwa in Oberarmmitte und begleitet die V. basilica. Er versorgt die Haut der Innenseite des distalen Oberarms und des Unterarms. A

10. **R. anterior.** Vorderer Ast des N. cutaneus antebrachii medialis. Er versorgt die mediale Beugeseite des Unterarms. A

11. **R. posterior.** Hinterer Ast des N. cutaneus antebrachii medialis. Er versorgt medial die oberen Zweidrittel der Unterarmrückseite. A B

12. **Nervus medianus.** Er wird aus den Fasciculi medialis und lateralis gebildet. A

13. **Radix medialis nervi mediani.** Aus dem Fasciculus medialis kommender Anteil des N. medianus. A

14. **Radix lateralis nervi mediani.** Aus dem Fasciculus lateralis kommender Anteil des N. medianus. A

15. **N. interosseus antebrachii anterior.** Er entspringt in der Ellenbeuge von der Rückseite des N. medianus und läuft auf die Membrana interossea. Versorgungsgebiet: Radiokarpalgelenk, Interkarpalgelenke, Mm. flexoris pollicis longus, flexor digitorum profundus (radialer Anteil) und pronator quadratus. A

16. **Rr. musculares.** Muskeläste für die Mm. pronator teres, flexor carpi radialis palmaris longus, flexor digitorum superficialis. A

17. **R. palmaris nervi mediani.** Er entspringt im distalen Drittel des Unterarms und versorgt die Haut der lateralen Hohlhand. A

18. **R. communicans cum nervo ulnari.** Verbindungsast zum N. ulnaris. A

19. **Nn. digitales palmares communes.** Sie laufen auf die Zwischenräume zwischen I. und IV. Finger zu und teilen sich dann auf. A

20. *Nn. digitales palmares proprii.* Endäste der Nn. digitales palmares communes. Sie versorgen palmar die Haut der radialen 3½ Finger und dorsal die Haut der 2½ radialen Nagelglieder. A

21. **Nervus ulnaris.** Er entspringt aus dem Fasciculus medialis, liegt zunächst im Sulcus bicipitis medialis, durchbricht das Septum intermusculare mediale und durchbohrt dann nach Passage des Sulcus nervi ulnaris den M. flexor carpi ulnaris. C

22. **Rr. musculares.** Äste zum M. flexor carpi ulnaris und zum ulnaren Anteil des M. flexor digitorum profundus. C

23. **R. dorsalis n. ulnaris.** Zwischen distalem und mittlerem Unterarmdrittel unter dem M. flexor carpi ulnaris auf den Handrücken ziehender Hautast. B C

24. *Nn. digitales dorsales.* Die einzelnen Äste an den Kleinfinger, den Ringfinger und die ulnare Seite des Mittelfingers. Dieses Versorgungsgebiet kann vom N. radialis eingeengt werden. B

25. **Ramus palmaris nervi ulnaris.** Entspringt im distalen Unterarmdrittel, durchbricht die tiefe Faszie und versorgt die Haut der ulnaren Hohlhand. C

26. **R. superficialis.** Er liegt unter der Palmaraponeurose und teilt sich in die Nn. digitales palmares communes und einen feinen Ast zum M. palmaris brevis auf. C

27. *Nn. digitales palmares communes.* Meist nur ein Ast, der auf den Raum zwischen Ring- und Kleinfinger zuläuft. C

28. *Nn. digitales palmares proprii.* Hauptnerven zum Kleinfinger und zur ulnaren Seite des Ringfingers. Sie versorgen dazu noch dorsal die Mittel- und Endphalangen der 1½ ulnaren Finger. C

29. **R. profundus.** Tiefer Ast des N. ulnaris. Er läuft im Bogen um den Hamulus, versorgt die Muskeln des Kleinfingerballens, die Mm. interossei, die beiden ulnaren Mm. lumbricales, den M. adductor pollicis und den tiefen Kopf des M. flexor pollicis brevis. C

Nerven der oberen Gliedmaße 417

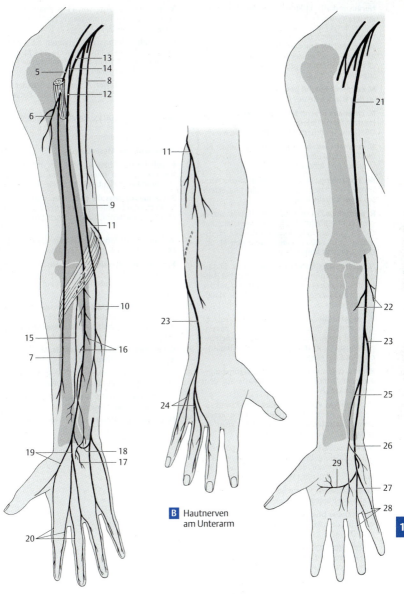

A Armnerven von vorne

B Hautnerven am Unterarm

C Nervus ulnaris

1 **Nervus radialis.** Er kommt aus dem Fasciculus posterior (meist mit Fasern aus C5–T1), läuft im Sulcus nervi radialis schraubig um die Rückseite des Humerus, dann lateral zwischen M. brachialis und M. brachioradialis sowie den Mm. extensor carpi radiales. In der Ellenbeuge teilt er sich in den Ramus profundus und den Ramus superficialis. A B D

2 **N. cutaneus brachii posterior.** Kleiner Hautast an der Streckseite des Oberarms. A

3 **N. cutaneus brachii lateralis inferior.** Zweiter Hautast für die laterale und dorsale Fläche des Oberarms unterhalb des M. deltoideus. A

4 **N. cutaneus antebrachii posterior.** Hautast für das Feld zwischen den Nn. cutanei antebrachii laterales und mediales. B

5 **Rr. musculares.** Motorische Äste an die Mm. triceps, anconaeus, brachioradialis und extensor carpi radialis longus. A

6 **R. profundus.** Tiefer Ast für die Unterarmstrecker. Er durchbohrt den M. supinator, versorgt diesen und alle Extensoren (außer den M. extensor carpi radialis longus) und den M. abductor pollicis longus. A B

7 *N. interosseus antebrachii posterior.* Endast des Ramus profundus. Er liegt im distalen Drittel des Unterarms unter den Streckern auf der Membrana interossea und erreicht das Handwurzelgelenk. A

8 **R. superficialis.** Oberflächlicher Hautast. Er läuft entlang dem M. brachioradialis zusammen mit der A. radialis, unterkreuzt seinen Begleitmuskel und gelangt dann an den Handrücken und die Finger. A B

9 *Ramus communicans ulnaris.* Verbindungsast zum Ramus dorsalis n. ulnaris auf dem Handrücken. A

10 *Nn. digitales dorsales.* Endäste des Ramus superficialis an den ulnaren und radialen Streckseiten der lateralen 2½, zuweilen auch 3½ Finger. A

11 **Nervus axillaris.** Aus dem Fasciculus posterior (C5, 6). Er zieht, begleitet von d. A. circumflexa humeri posterior, durch die seitliche Achsellücke an die Mm. teres minor und deltoideus. D

12 **Rr. musculares.** Fasern an den M. teres minor und M. deltoideus. D

13 **N. cutaneus brachii lateralis superior.** Ast für den über dem M. deltoideus gelegenen Hautbezirk. D

14 **NERVI THORACICI (T1–T12).** Die unter dem 1.–12. Brustwirbel austretenden 12 thorakalen Spinalnerven. C

15 **RAMI POSTERIORES; RAMI DORSALES.** Dorsale durch die autochthone Rückenmuskulatur ziehende Äste. Sie zweigen sich nach der Muskelversorgung in einen lateralen und einen medialen Hautast auf. C

16 **R. medialis.** Die Äste von T1–6 versorgen die Haut seitlich der Dornfortsätze. T7–12 besitzen meist keine Hautäste. C

17 **R. lateralis.** Motorisch innervieren sie hauptsächlich M. longissimus thoracis und M. iliocostalis. T1–6 hat nur unregelmäßig Hautäste, T7–12 stark entwickelte. C

18 **R. cutaneus posterior.** Absteigende Äste der Rr. laterales zur Rückenhaut bis zum Beckenkamm.

19 **NERVI INTERCOSTALES; RAMI ANTERIORES; RAMI VENTRALES.** Sie verlaufen mit den Gefäßen in den Interkostalräumen. C

20 **Rr. musculares.** Muskeläste.

21 **R. collateralis.** Abzweigungen des Hauptastes vorne caudal im Interkostalraum, manchmal als zusätzlicher Hautast darstellbar.

22 **R. cutaneus lateralis pectoralis.** Äste in der mittleren Axillarlinie, zwischen den Zacken des M. serratus anterior, zur seitlichen Brustwand. C

23 *Rr. mammarii laterales.* Zweige der Rr. cutanei laterales zur Regio mammaria. C

24 **R. cutaneous lateralis abdominalis.** Äste in der mittleren Axillarlinie, zwischen den Zacken des M. obliquus externus abdominis zur seitlichen Bauchwand.

25 **Nn. intercostobrachiales.** Fasern aus T2, 3 des R. cutaneus lateralis. Das Bündel zieht durch die Achselhöhle zum N. cutaneus brachii medialis. C

26 **R. cutaneous anterior pectoralis.** Medial vorn austretende Brusthautäste. C

27 *Rr. mammariae mediales.* Zweige der Rr. cutanei anteriores zur Regio mammaria. C

28 **R. cutaneus anterior abdominalis.** Hautäste zur vorderen Bauchwand.

29 **N. subcostalis.** Unter der 12. Rippe gelegener ventraler Ast des 12. Thorakalnervs.

Nerven der oberen Gliedmaße und der Brustwand 419

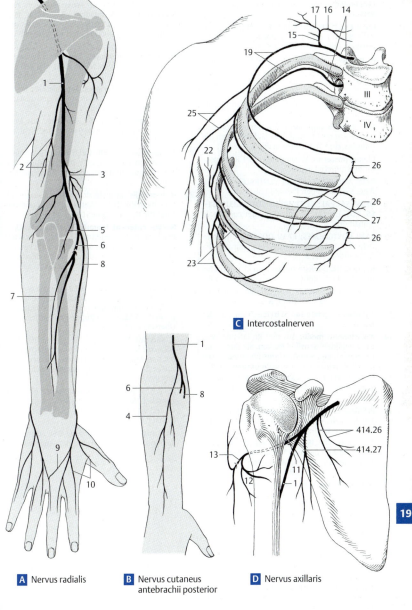

A Nervus radialis

B Nervus cutaneus antebrachii posterior

C Intercostalnerven

D Nervus axillaris

1 **NERVI LUMBALES (L1–L5).** Die fünf unter den Lendenwirbeln austretenden lumbalen Spinalnerven.
2 **RAMI POSTERIORES; RAMI DORSALES.** Dorsale Äste. Sie versorgen die autochthone Rückenmuskeln mit der darüber liegenden Haut. C
3 **R. medialis.** Die medialen Äste sind schwach ausgebildet. C
4 **R. lateralis.** Die lateralen Äste sind vorwiegend sensibel. C
5 **R. cutaneus posterior.** Ausgeprägte, absteigende laterale Äste.
6 **Nn. clunium superiores.** Sie werden von den Rr. posteriores L1–3 gebildet und versorgen die Haut bis zum Trochanter major. B
7 **Plexus posterior.** Verbindungen der Rami posteriores untereinander.
8 **RAMI ANTERIORES; RAMI VENTRALES.** Vordere Äste. Sie bilden den Plexus lumbalis. C
9 **NERVI SACRALES ET NERVUS COCCYGEUS (S1–S5, CO).** Die fünf sakralen und der coccygeale Spinalnerv.
10 **RAMI POSTERIORES; RAMI DORSALES.** Hintere Äste. Sie treten durch die Foramina sacralia posteriora aus. C
11 **R. medialis.** Die Äste ziehen zum M. multifidus und zur Haut über Kreuz- und Steißbein. A B
12 **R. lateralis.** Sensible Äste für die Haut über dem Os coccygis aus S1–3. A B
13 **R. cutaneus posterior.** Stärkere Zweige der Rr. laterales.
14 **Nn. clunium medii.** Aus den Rr. laterales von S1–3 gebildete sensible Nerven. Sie durchbohren den M. glutaeus maximus und innervieren die Haut der medialen, oberen Gesäßgegend. B
15 **RAMI ANTERIORES; RAMI VENTRALES.** Vordere Äste der Nn. sacrales. Sie bilden das Plexus sacralis. C
16 **PLEXUS LUMBOSACRALIS.** Verbindung von Plexus lumbalis und Plexus sacralis mittels Truncus lumbosacralis. C
17 **PLEXUS LUMBALIS.** Gebildet aus Rr. anteriores L1–3 und Anteilen von T12 und L4. Seine Nerven liegen vorwiegend an unterer Bauchwand und Vorderwand des Beins.
18 **Nervus iliohypogastricus; Nervus iliopubicus.** Er enthält sensible und motorische Fasern aus L1, T12 für die Bauchmuskulatur. Er durchquert den M. psoas major, liegt dann zwischen den Mm. transversus abdominis und obliquus internus abdominis und durchbricht diesen medial von der Spina iliaca anterior superior. C
19 **R. cutaneus lateralis.** Seitlicher Hautast; kann bis in die seitliche Glutäalgegend reichen. C
20 **R. cutaneus anterior.** Er durchbricht häufig die Externusaponeurose kurz über dem äußeren Leistenring und versorgt die hier gelegene Haut. C
21 **Nervus ilioinguinalis.** Meist aus L1 erscheint der Nerv am seitlichen Psoasrand, läuft zwischen Niere und M. quadratus lumborum, dann zwischen den Mm. transversus abdominis und obliquus internus abdominis und weiter durch den Leistenkanal. C
22 **Nn. labiales anteriores.** Sensible Äste an die großen Schamlippen, Mons pubis und benachbarte Oberschenkelhaut. C
23 **Nn. scrotales anteriores.** Sensible Äste an die vordere Scrotalhaut, Mons pubis und benachbarte Oberschenkelhaut. C
24 **Nervus genitofemoralis.** Der Nerv aus L1, 2 durchbricht den M. psoas major und liegt auf ihm. C
25 **R. genitalis.** Er läuft durch den Leistenkanal, versorgt den M. cremaster, die Scrotalhaut (Labium majus) und benachbarte Oberschenkelhaut. C
26 **R. femoralis.** Er zieht durch die Lacuna vasorum, dann durch den Hiatus saphenus und versorgt die hier gelegene Haut. C
27 **Nervus cutaneus femoris lateralis.** Aus L2, 3; erscheint er am Seitenrand des M. psoas, läuft unter der Fascia iliaca durch den seitlichen Teil der Lacuna musculorum und unter oder über dem M. sartorius an die seitliche Oberschenkelhaut. C
28 **Nervus obturatorius.** Aus L2–4; zieht er unter dem M. psoas, hinter d. A. iliaca interna, seitlich vom Ureter, dann durch den Canalis oburatorius an die Adduktorengruppe und zur medialen Oberschenkelhaut. C
29 **R. anterior.** Vorderer Ast. Er liegt auf den Mm. adductor brevis und obturatorius externus, unter den Mm. adductor longus und pectineus. Außer diesen Muskeln versorgt er noch den M. gracilis. C
30 *R. cutaneus.* Varibaler Endast. Er erscheint zwischen den Mm. adductor longus und gracilis und versorgt die distalen $2/3$ der Oberschenkelhaut. C
31 *Rr. musculares.* Versorgung der Oberschenkeladduktoren ohne M. adductor magnus.

Nerven der Bauchwand und der unteren Gliedmaße 421

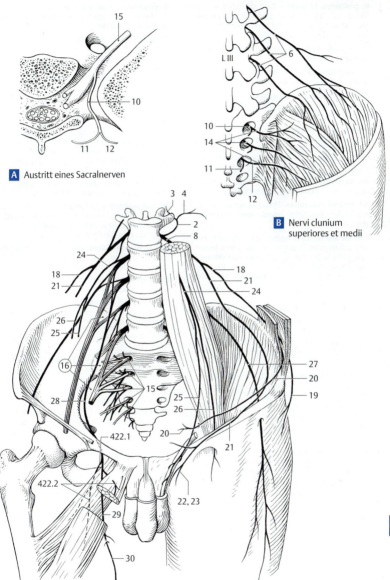

A Austritt eines Sacralnerven

B Nervi clunium superiores et medii

C Plexus lumbalis

1 **R. posterior.** Hinterer Ast. Er durchbohrt den M. obturatorius externus, versorgt ihn und die Mm. adductor magnus und brevis. Sensibler Ast zum Kniegelenk. S. 421 C

2 *Rr. musculares.* Äste zu den vorgenannten Muskeln. S. 421 C

3 *R. articularis.* Sensibler Ast, der bis in die Hinterwand des Kniegelenks reicht.

4 Nervus obturatorius accessorius. Variabler zusätzlicher Nerv aus L3, 4 zum M. pectineus und Hüftgelenk.

5 Nervus femoralis. Der stärkste Ast des Plexus lumbalis, aus L2–4. Er erscheint am Seitenrand des M. psoas und zieht zwischen ihm und dem M. iliacus durch die Lacuna musculorum. Unterhalb des Leistenbandes teilt er sich. A

6 *Rr. musculares.* Äste an die Mm. sartorius, pectineus und quadriceps femoris. A

7 **Rr. cutanei anteriores.** Hautäste für die distalen 3/4 der Oberschenkelvorderseite bis zur Patella. A

8 **Nervus saphenus.** Längster, rein sensibler Ast des N. femoralis. Er beginnt im Trigonum femorale, zieht unter die „Membrana vastoadductoria", durchbricht sie, gelangt zwischen den Mm. sartorius und gracilis unter die Haut und zieht mit der V. saphena magna bis an die mediale Fußseite. A S. 425 B

9 *R. infrapatellaris.* Durchbohrt den M. sartorius und gelangt an die Haut unterhalb der Patella. A

10 *Rr. cutanei cruris mediales.* Äste des N. saphenus an die Haut des Unterschenkels und des Fußes. A S. 425 B

11 Truncus lumbosacralis. Verbindung zum Plexus lumbalis, gebildet von L5 und einem Teil von L4. A

12 PLEXUS SACRALIS. Gebildet aus L5–S3 und einem Teil von L4 und S4. Er liegt vorne auf dem M. piriformis unter dessen Faszie. Seine Nerven ziehen zur Rückseite des Beines. A

13 **N. musculi obturatorii interni.** Er kommt aus L5–S2, zieht durch das Foramen ischiadicum majus in die Fossa ischioanalis und gelangt von hier in den M. obturatorius internus.

14 **N. musculi piriformis.** Aus S1–S2 kommend geht er an die Vorderseite des M. piriformis.

15 **N. musculi quadrati femoris.** Aus L4–S1 kommend, zieht er durch das Foramen ischiadicum majus und weiter ganz in der Tiefe an den M. quadratus femoris und das Hüftgelenk.

16 **N. glutaeus superior.** Aus L4–S1. Er zieht durch das Foramen ischiadicum majus cranial vom M. piriformis. [[For. suprapiriforme]], und dann zwischen den Mm. glutaeus medius und minimus bis zum M. tensor fasciae latae und versorgt ihn wie auch die vorgenannten Muskeln. B

17 **N. glutaeus inferior.** Aus L5–S2. Er zieht durch das Foramen infrapiriforme und versorgt den M. glutaeus maximus. B

18 **N. cutaneus femoralis posterior.** Aus S1–S3. Er zieht durch das Foramen ischiadicum majus unter dem M. piriformis. [[For. infrapiriforme]], und versorgt die Haut an der Rückseite des Oberschenkels und des proximalen Unterschenkels. B

19 *Nn. clunium inferiores.* Um den Unterrand des M. glutaeus maximus nach oben ziehende Hautäste. B

20 *Rr. perineales.* Sie zweigen am Unterrand d. M. glutaeus maximus ab, ziehen unter dem Tuber ischiadicum nach medial an das Scrotum (Labien) und mit einem aufsteigendem Ast bis ans Os coccygis. B

21 **N. cutaneus perforans.** Ast des N. cutaneus femoris posterior zur Haut des Anus. B

22 Nervus pudendus. Er kommt aus den 2.–4. Sakralnerven, zieht durch das Foramen ischiadicum majus unter dem M. piriformis. [[For. infrapiriforme]], in die Fossa ischioanalis. C

23 **Nn. anales inferiores; Nn. rectales inferiores.** Fasern aus dem 3.–4. Sakralnerven für den M. sphincter ani externus und die Analhaut. C

24 **Nn. perineales.** Sammelbegriff für die folgenden zwei Dammnerven.

25 *Nn. scrotales/labiales posteriores.* Von hinten an das Scrotum bzw. an die Labia majora ziehende Äste. C

26 *Rami musculares.* Äste an die Dammuskulatur.

27 *N. dorsalis penis.* Paariger, auf dem Penisrücken liegender Nerv mit Ästen auch an die Unterseite des Penis. C

28 *N. dorsalis clitoridis.* Kleiner, dem N. dorsalis penis entsprechender Nerv. C

29 Nervus coccygeus. Der letzte Spinalnerv. Er tritt zwischen Os coccygis und Os sacrum aus und hat Verbindung mit dem 4. und 5. Sakralnerven. C

30 **Plexus coccygeus.** Nervengeflecht aus einem Teil des 4., dem 5. Sakralsegment und dem N. coccygeus. Er versorgt die Haut über dem Steißbein. C

31 **N. anococcygeus.** Mehrere feine Nerven aus dem Plexus coccygeus. Sie durchbohren das Lig. anococcygeum und versorgen die darüber gelegene Haut. C

Nerven der Beckenwand und der unteren Gliedmaße 423

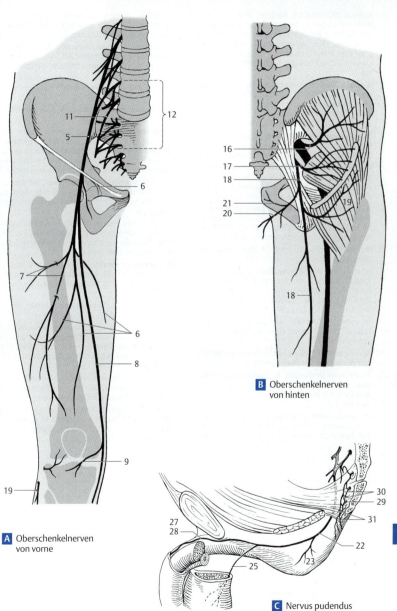

A Oberschenkelnerven von vorne

B Oberschenkelnerven von hinten

C Nervus pudendus

1 NERVUS ISCHIADICUS. Dickster Nerv des Körpers aus L4–S3. Er verlässt das Becken durch das Foramen ischiadicum majus unter dem M. priformis. [[For. infrapiriforme]], und zieht lateral vom Tuber ischiadicum unter den M. glutaeus maximus und den langen Bicepskopf abwärts. A

2 **Nervus fibularis communis; N. paeroneus communis.** Ast des N. ischiadicus aus L4–S2. Er zieht in Begleitung der Bicepssehne bis hinter das Fibulaköpfchen und kreuzt dann schräg zwischen Haut und Fibula nach vorne. A

3 **N. cutaneus surae lateralis.** Er zweigt in der Fossa poplitea ab und versorgt lateral die Haut, der oberen 2/3 der Unterschenkelrückseite. A B

4 **R. communicans fibularis; R. communicans paeroneus.** Er zieht subfascial über den seitlichen Gastrocnemiuskopf und vereinigt sich mit dem N. cutaneus surae medialis z. N. suralis. C

5 **N. fibularis superficialis; N. peroneus superficialis.** Ein Endast des N. fibularis communis. Er zieht zwischen den Mm. peronaei und extensor digitorum longus abwärts. A B

6 **Rr. musculares.** Äste an die Mm. peronaeus longus und brevis.

7 **N. cutaneus surae medialis.** Er läuft über d. Retinaculum mm. extensorum und versorgt die Haut am Fußrücken, die mediale Seite der Großzehe und die einander zugekehrten Hälften der 2. und 3. Zehe. B

8 **N. cutaneus dorsalis intermedius.** Lateraler Hautast d. N. fibularis superficialis am mittleren Fußrücken. B

9 *Nn. digitales dorsales pedis.* Äste für die Zehen mit Ausnahme der Nagelglieder. B

10 **N. fibularis profundus; N. paeroneus profundus.** Läuft unter dem M. peronaeus longus, dann seitlich vom M. tibialis anterior zum Fußrücken. A C

11 **Rr. musculares.** Äste zu den Mm. tibialis anterior, extensor hallucis longus und brevis, extensor digitorum longus und brevis.

12 *Nn. digitales dorsales pedis.* Sensible Äste an die einander zugekehrten Seiten von Großzehe und 2. Zehe. B

13 **Nervus tibialis.** 2. Endast des N. ischiadicus aus L4–S3. Er zieht durch die Kniekehle, unter den Sehnenbogen des M. soleus und läuft mit der A. tibialis posterior um den medialen Knöchel an die Fußsohle. A

14 **Rr. musculares.** Äste an die Mm. gastrocnemius, plantaris, soleus und die tiefen Beuger am Unterschenkel. A

15 **N. interosseus cruris.** Begleitet d. A. tibialis anterior und enthält Fasern für Knochen und Tibiofibulargelenk. A

16 **N. cutaneus surae medialis.** Geht in die Kniekehle von dem N. tibialis ab, läuft subfaszial lateral von der V. saphena parva abwärts, vereinigt sich mit d. R. communicans fibularis zum N. suralis. A C

17 *N. suralis.* Fortsetzung des N. cutaneus surae medialis nach seiner Vereinigung mit dem Ramus communicans fibularis. C

18 *N. cutaneus dorsalis lateralis.* An den seitlichen Fußrücken ziehender Ast mit einer Anastomose zum N. cutaneus dorsalis intermedius. C

19 *Rr. calcanei laterales.* Laterale Äste zur Ferse. C

20 **Rr. calcanei mediales.** Mediale Äste zur Ferse: direkt aus dem N. tibialis. C

21 **N. plantaris medialis.** Der stärkere Endast des N. tibialis. Er läuft unter dem Retinaculum m. flexorum und neben dem M. abductor hallucis an die Fußsohle, versorgt die Haut und die Mm. abductor hallucis und flexor digitorum brevis. A

22 **Nn. digitales plantares communes.** Auf die Zehenzwischenräume 1–4 zulaufende Nerven; sie teilen sich in die Nn. digitales plantares proprii auf. A

23 *Nn. digitales plantares proprii.* An die fibulare und tibiale Beugeseite der medialen 3 1/2 Zehen ziehende Hautnerven. Sie versorgen die Nagelglieder auch dorsal. A

24 **N. plantaris lateralis.** Endast des N. tibialis. Er zieht unter dem M. flexor digitorum brevis neben der A. plantaris lat. auf die Basis d. Os metatarsale V zu. A

25 *R. superficialis.* Vorwiegend sensibler, oberflächlicher Ast. A

26 *Nn. digitales plantares communes.* Zwei Äste, von denen der eine an die Kleinzehe, der andere zum Raum zwischen 5. und 4. Zehe zieht. Der erste gibt einen Ast an den M. flexor digiti minimi brevis ab. A

27 *Nn. digitales plantares proprii.* Zehennerven für die fibulare und tibiale Seite der Kleinzehe sowie für die fibulare Seite der IV. Zehe. A

28 *Ramus profundus.* Tiefer Muskelast. Er zieht in Begleitung des Arcus plantaris an d. Mm. interossei, den M. adductor hallucis und die lateralen drei Mm. lumbricales. A

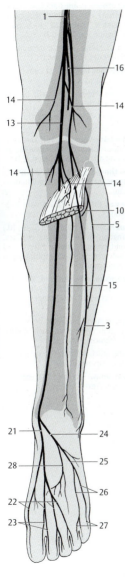
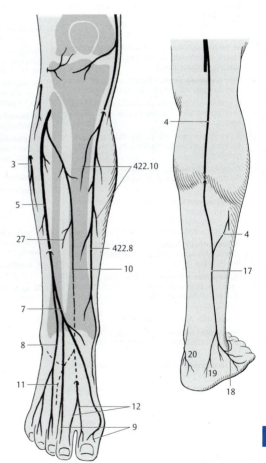

A Unterschenkel- und Fußnerven von hinten

B Unterschenkelnerven von vorne

C Unterschenkelhautnerven von hinten

1 **_DIVISIO AUTONOMICA; PARS AUTONOMICA SYSTEMATIS NERVOSI PERIPHERICI._** Autonomes (vegetatives) Nervensystem.
2 **PARS SYMPATHICA.** Sympathischer Anteil.
3 **Truncus sympathicus.** Grenzstrang. Durch Nervenfasern verbundene Ganglienkette rechts und links der Wirbelsäule. Er reicht von der Schädelbasis bis zum Os coccygis. B
4 **Ganglion trunci sympathici.** Ansammlung meist multipolarer Ganglienzellen. Umschaltstellen präganglionärer markhaltiger in postganglionäre marklose Fasern. B
5 **Rr. interganglionares.** Aus weißen und grauen Fasern bestehende Verbindung zwischen den Grenzstrangganglien. B
6 **Rr. communicantes.** Verbindungsäste des Grenzstrangs von und zu den Spinalnerven.
7 *R. communicans griseus.* Sie führen postganglionäre marklose Fasern zurück zum Spinalnerv. B
8 *R. communicans albus.* Sie führen präganglionäre markhaltige Fasern zum Grenzstrangganglion. B
9 **Ganglia intermedia.** Ansammlungen verlagerter Ganglienzellen z. B. in die Rami communicantes.
10 **Ganglion cervicale superius.** Oberstes, etwa 2½ cm langes Grenzstrangganglion. Es liegt dicht unter der Schädelbasis zwischen M. longus capitis und hinterem Digastricusbauch. A
11 **N. jugularis.** Ast zum Ganglion inferius des N. glossopahryngeus und zum Ganglion superius des N. vagus. A
12 **N. caroticus internus.** Er bildet mit postganglionären Fasern den Plexus caroticus internus im Canalis caroticus. Von hier ziehen Fasern in den Kopf. A
13 *N. pinealis.* Ast zur Zirbeldrüse.
14 **Nn. carotici externi.** Sie bilden den Plexus um die A. carotis communis und die A. carotis externa. A
15 **Rr. laryngopharyngei.** Postganglionäre Fasern zum Plexus pharyngeus. C
16 **N. cardiacus cervicalis superior.** Fasern zum Plexus cardiacus am Aortenbogen. A
17 **Ganglion cervicale medium.** Das mittlere, oft sehr kleine Halsganglion des Grenzstrangs in Höhe von CVI, vor oder hinter der A. thyroidea inferior. C D
18 **Ganglion vertebrale.** Ganglion in Höhe des Foramen transversarium CVI. C
19 **N. cardiacus cervicalis medius.** Ast vom mittleren Halsganglion in den tiefen Teil des Plexus cardiacus. C
20 **Ganglion cervicale inferioris.** Unteres Halsganglion. Meist nicht selbstständig, meist verbunden mit dem 1. Brustganglion.
21 **Ganglion cervicothoracicum; Ganglion stellatum.** Verschmelzung des unteren Halsganglions mit dem ersten, manchmal auch noch zweiten Brustganglion, ca. 75%. C D
22 **Ansa subclavia.** Schlinge von Grenzstrangfasern vor und hinter der A. subclavia. C
23 **N. cardiacus cervicalis inferior.** Ast zum tiefen Teil des Plexus cardiacus. C
24 **N. vertebralis.** Den Plexus vertebralis bildender Nerv hinter der A. vertebralis. C
25 **Ganglia thoracica.** 11–12 Verdickungen im thorakalen Grenzstrang. C D
26 **Rr. cardiaci thoracici.** Vom 2.–4. (5.) Thorakalganglion zum Plexus cardiacus ziehende Fasern mit efferenten und afferenten Anteilen. C D
27 **Rr. pulmonales thoracici.** Efferente Fasern vom 2.–4. Thorakalganglion zum Plexus pulmonalis am Lungenhilum.
28 **Rr. oesophageales.** Efferente Fasern vom 2.–5. Thorakalganglion.
29 **N. splanchnicus major.** Er zieht vom 5.–9. (10.) Grenzstrangganglion in die Ganglia coeliaca. Enthält prä- und postganglionäre Fasern und leitet unter anderem Schmerzempfindungen der oberen Bauchorgane. D
30 **Ganglion thoracicum splanchnicum.** Zusätzliches Ganglion in Höhe des IX. Brustwirbels. Es ist in den N. splanchnicus major eingeschaltet. D
31 **N. splanchnicus minor.** Er kommt vom 9.–11. Grenzstrangganglion und verhält sich ähnlich wie der N. splanchnicus major. D
32 *R. renalis.* Gelegentlicher Ast des N. splanchnicus minor zum Plexus renalis. D
33 **N. splanchnicus imus.** Variabler Ast vom XII. Brustganglion zum Plexus renalis. D

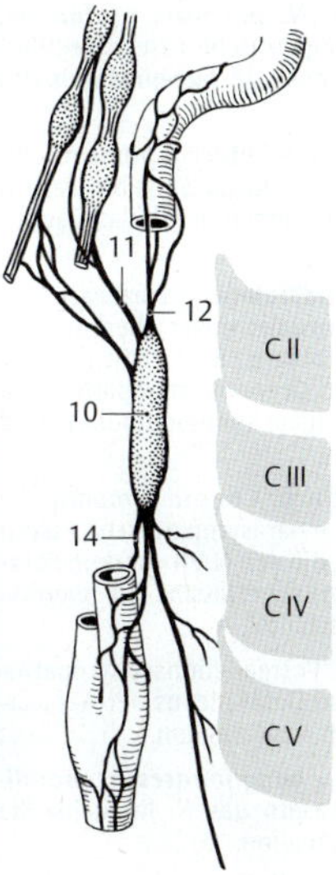

Sympathicus 427

A Ganglion cervicale superius mit Ästen

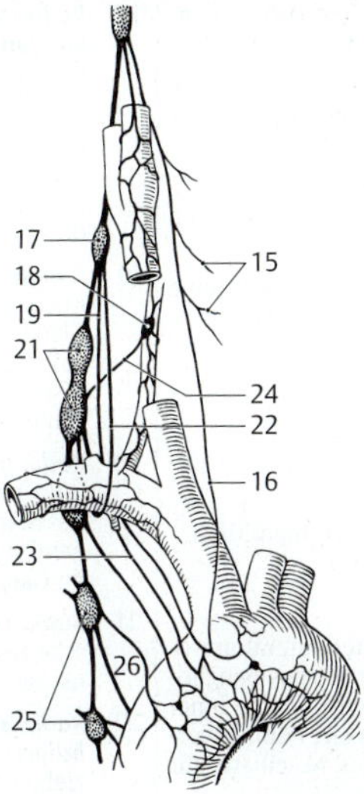

C Halsgrenzstrang

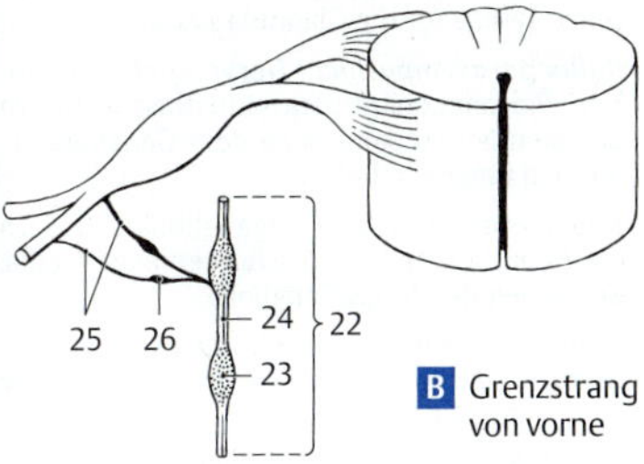

B Grenzstrang von vorne

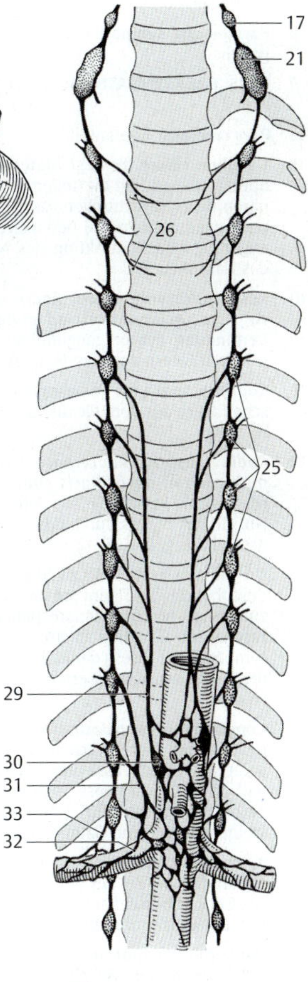

D Nervi splanchnici

1 **Ganglia lumbalia.** Oft vier Sympathicusganglien der Lendenwirbelsäule. B
2 **Nn. splanchnici lumbales.** Meist vier Nerven aus dem lumbalen Grenzstrang mit Geflecht auf dem fünften Lendenwirbel. B
3 **Ganglia sacralia.** Vier, nach unten zu kleinere Ganglien. Sie liegen medial von den Foramina sacralia pelvina. B
4 **Nn. splanchnici sacrales.** Zwei bis drei feine Nerven aus dem zweiten bis vierten Sakralganglion. B
5 **Ganglion impar.** Das letzte, unpaare Grenzstrangganglion vor dem Os coccygis. B
6 **Paraganglia sympathica.** Sympathische Paraganglien.
7 **PARS PARASYMPATHICA.** Parasympathischer Anteil.
8 **Pars cranialis.** Kopfanteil.
9 **Ganglion ciliare.** Es liegt hinten lateral am N. opticus und enthält die Zellen der postganglionären parasympathischen Fasern für die inneren Augenmuskeln. Sie bewirken Pupillenverengerung und Kontraktion des M. ciliaris für das Nahsehen. A C
10 *Radix parasympathica; Radix oculomotorica; R. n. oculomotorii ad ganglion ciliare.* Verbindung der präganglionären parasympathischen Fasern aus dem N. III. A
11 *Radix sympathica.* Postganglionäre sympathische Fasern aus dem Plexus caroticus internus. A
12 *Radix sensoria; Radix nasociliaris; R. communicans n. nasociliaris cum ganglio ciliare.* Sensible Fasern, die aus dem Auge über die Nn. ciliares breves durch das Ganglion zum N. nasociliaris gehen. A
13 *Nn. ciliares breves.* Bis zu 20 kurze Nerven. Sie durchbohren die Sklera um den N.II. Sie führen zum Auge postganglionäre parasympathische Fasern des Ganglion ciliare; postganglionäre sympathische Fasern der Radix sympathica, aus dem Auge sensible Fasern der Radix nasociliaris. A
14 **Ganglion pterygopalatinum.** Das 4–5 mm große Knötchen liegt seitlich des Foramen sphenopalatinum in der Fossa pterygopalatina. Es enthält die Zellen der postganglionären parasympathischen Fasern für Tränendrüse und die kleinen Nasen- und Gaumendrüsen. A C
15 *N. canalis pterygoidei.* Im gleichnamigen Kanal an der Wurzel des Flügelfortsatzes gelegener Nerv. Er besteht aus den Nn. petrosus major und petrosus profundus.
16 *Radix parasympathica; Radix intermedia; N. petrosus major.* Anteil des N. intermedius, verlässt den N.VII im Ganglion geniculi mit präganglionären parasympathischen Fasern. Sie werden im Ganglion hier umgeschaltet. A
17 *Radix sympathica; N. petrosus profundus.* Postganglionäre sympathische Fasern des Plexus caroticus internus. Sie ziehen durch das Ganglion. A
18 *Radix sensoria ganglii pterygopalatini; Rr. ganglionares n. maxillaris.* Sensible Fasern des N. maxillaris. Sie ziehen durch das Ganglion. A
19 **Ganglion submandibulare.** Formvariables Knötchen am N. lingualis meist oberhalb der Glandula submandibularis. Es enthält die Zellen der postganglionären parasympathischen Fasern für die Glandulae submandibularis und sublingualis. A C
20 *Radix parasympathica; Chorda tympani.* Sie führt präganglionäre parasympathische Fasern des N. intermedius, die den N.VII vor dem Foramen stylomastoideum verlassen. Sie werden im Ganglion umgeschaltet. A
21 *Radix sympathica.* Postganglionäre sympathische Fasern aus dem Gefäßplexus der A. facialis. Sie ziehen durch das Ganglion.
22 *Radix sensoria; Rr. ganglionares n. mandibularis.* Sensible Fasern des N. lingualis. Sie ziehen durch das Ganglion.
23 **Ganglion sublinguale.** Inkonstantes Ganglion. Ausstattung entsprechend dem Ganglion submandibulare.
24 **Ganglion oticum.** Plattes Ganglion unterschiedlicher Gestalt, dicht unter dem Foramen ovale, medial am N. mandibularis. Es enthält die Zellen der postganglionären parasympathischen Fasern für die Glandula parotidea. A C
25 *Radix parasympathica; Nervus petrosus minor.* Präganglionäre parasympathische Fasern aus dem N. tympanicus zu dem Ganglion. Sie werden umgeschaltet. A
26 *Radix sympathica.* Postganglionäre Fasern über den Gefäßplexus der A. meningea media. Sie ziehen durch das Ganglion.
27 *Radix sensoria; Rr. ganglionares n. mandibularis.* Sensible Fasern des N. lingualis. Sie ziehen durch das Ganglion.
28 **Pars pelvica.** Beckenanteil; Sakralteil.
29 **Ganglia pelvica.** Vegetative Zellgruppen im Plexus hypogastricus inferior. Hier werden die prae- auf postganglionäre Fasern für Becken- und Genitalorgane umgeschaltet. S. 433 E
30 *Radix parasympathica; Nn. splanchnici pelvici ⟦Nervi erigentes⟧.* Präganglionäre parasympathische Fasern aus S2–4. Sie werden in den Ganglien umgeschaltet. B
31 *Radix sympathica.* Postganglionäre sympathische Fasern entlang der Gefäßgeflechte.
32 *Radix sensoria.* Sensible Fasern aus dem Beckenbereich.

Sympathicus und Parasympathicus

A Parasympathische Kopfganglien

B Vegetative Kopfganglien

C Lumbosakraler Grenzstrang

1 **PLEXUS VISCERALES ET GANGLIA VISCERALIA.** Vegetative Nervengeflechte mit eingestreuten Ganglien, hauptsächlich entlang der Gefäße.

2 **Pars craniocervicalis.** Kopf-Halsanteil.

3 **Plexus caroticus communis.** Sympathisches Nervengeflecht entlang der Carotis communis. B

4 **Plexus caroticus internus.** Fortsetzung des Geflechtes auf die Carotis interna. Von hier gehen Fasern zu den Kopfganglien.

5 **Plexus cavernosus.** Er begleitet die Carotis interna zum Sinus cavernosus.

6 **Plexus caroticus externus.** Er folgt der Carotis externa vom Plexus carotis communis an, den er mit aufbaut.

7 **Plexus subclavius.** Seine Fasern verlassen am Ganglion cervicale inferius im Grenzstrang und ziehen entlang der Gefäßwand.

8 **Plexus autonomicus brachialis.** Plexus entlang der A. brachialis.

9 **Plexus vertebralis.** Er kommt über den Plexus der Carotis ergänzt mit Fasern des Ganglion vertebrale am Eintritt in den Knochenkanal. B

10 **Pars thoracica.** Brustteil.

11 **Plexus aorticus thoracicus.** Vegetatives Nervengeflecht um die Aorta mit Fasern aus den ersten fünf Brustganglien und dem N. splanchnicus. Es enthält außerdem afferente Vagusfasern. B

12 **Plexus cardiacus.** Vegetatives Nervengeflecht aus Sympathikus- und Vagusfasern an der Herzbasis, vor allem um den Aortenbogen und an der Wurzel des Truncus pulmonalis, zudem entlang den Koronargefäßen und zwischen Aorta und Bifurcatio tracheae. B

13 **Ganglia cardiaca.** Kleine, makroskopische Ansammlungen von Ganglienzellen, vor allem rechts vom Lig. arteriosum. B

14 **Plexus oesophageus.** Geflecht aus vegetativen Fasern um den Oesophagus.

15 **Plexus pulmonalis.** Von Vagus- und Sympathicusfasern gebildetes Geflecht vor und hinter dem Lungenhilum. Es verbindet sich über die Mittellinie hinweg mit dem Plexus pulmonalis der Gegenseite und mit dem Plexus cardiacus. B

16 *Rr. pulmonales.* Äste vom dritten bis vierten thorakalen Grenzstrangganglion, vor allem zu den hinteren Teilen des Plexus pulmonalis. B

17 **Pars abdominalis.** Bauchteil.

18 **Plexus aorticus abdominalis.** Nervengeflecht vor und beiderseits der Aorta. Es reicht vom Plexus coeliacus bis zur Aortengabel, erhält Fasern aus beiden oberen Lumbalganglien und setzt sich kaudal in den Plexus hypogastricus superior fort.

19 **Ganglia phrenica.** Kleine Ganglienzellanhäufungen in dem die A. phrenica inferior begleitenden Nervengeflecht. A

20 **Plexus coeliacus.** Mit den benachbarten Plexus zusammenhängendes Nervengeflecht um den Truncus coeliacus; erhält Zuflüsse aus den beiden Nervi splanchnici und aus dem N. vagus. A C

21 *Plexus hepaticus.* Fortsetzung des Plexus coeliacus mit Fasern aus den Nn. vagus und phrenicus an die Leber. A C

22 *Plexus splenicus; Plexus lienalis.* Ausläufer des Plexus coeliacus an die A. splenica zur Milz. A C

23 *Plexus gastrici.* Vegetative Nervengeflechte für den Magen. Der vordere und hintere Teil wird vom N. vagus gebildet, der linke Anteil liegt in Fortsetzung des Plexus coeliacus entlang der A. gastrica sinistra. C

24 *Plexus pancreaticus.* Fortsetzung des Plexus coeliacus auf die Pancreasgefäße. C

25 *Plexus suprarenalis.* Fortsetzung des Plexus coeliacus entlang den Nebennierengefäßen mit u. a. präganglionären Fasern für das Nebennierenmark. A

26 **Ganglia coeliaca.** Mit dem Plexus coeliacus zusammenhängende Ganglienzellanhäufung rechts und links der Aorta neben dem Truncus coeliacus. A

27 **Ganglia aorticorenalia.** Ganglienzellanhäufung am Abgang der A. renalis. Sie nehmen den N. splanchnicus minor auf und können mit den Ggll. coeliaca verschmolzen sein. A

28 **Plexus mesentericus superior.** Die A. mesenterica superior und ihre Äste begleitendes Nervengeflecht mit sympathischen Fasern aus dem Plexus coeliacus und parasympathischen Fasern aus dem N. vagus. A

29 **Ganglion mesentericum superius.** Ganglienzellgruppe rechts und links der Aorta neben der A. mesenterica superior und ihren Ästen; ist oft mit den benachbarten Ganglien verwachsen.

30 **Plexus intermesentericus.** Nervengeflecht zwischen den Plexus mesentericus superior und inferior. A

Plexus visceralis und Ganglia visceralia

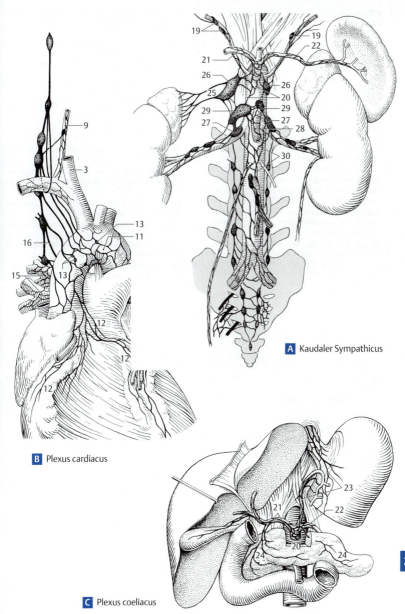

A Kaudaler Sympathicus

B Plexus cardiacus

C Plexus coeliacus

1 **Plexus renalis.** Auf die A. renalis fortgesetztes Nervengeflecht. Es enthält auch Vagusfasern. A
2 *Ganglia renalia.* In den Plexus renalis eingestreute, mikroskopisch kleine Ganglienzellgruppen. A
3 **Plexus uretericus.** Nervengeflecht entlang dem Ureter mit Fasern aus den Plexus renalis und aorticus abdominalis und den Ganglia aorticorenalia. A
4 **Plexus testicularis.** Bis an die Hoden reichendes Nervengeflecht entlang der A. testicularis. Es erhält Fasern aus den Plexus renalis und aorticus abdominalis. A
5 **Plexus ovaricus.** Vegetatives Nervengeflecht entlang der A. ovarica. Es erhält Fasern aus d. Plexus aorticus abdominalis und renalis. A
6 **Plexus mesentericus inferior.** Fortsetzung des Plexus aorticus abdominalis auf die A. mesenterica inferior einschließlich ihrer Äste. B
7 *Ganglion mesentericum inferius.* Gesamtheit der im Plexus mesentericus inferior gelegenen Ganglienzellen. B
8 **Plexus rectalis superior.** Fortsetzung des Plexus mesentericus inferior auf die A. rectalis superior und das Rectum. Das Geflecht erhält auch parasympathische Fasern aus dem Plexus hypogastricus inferior. B
9 **Plexus entericus.** Sammelbegriff für die vegetativen Nervengeflechte in der Wand des Intestinaltraktes.
10 *Plexus subserosus.* Feines, unmittelbar unter der Serosa gelegenes vegetatives Nervengeflecht. C
11 *Plexus myentericus (Auerbach).* Stark ganglienzellhaltiges Geflecht zwischen Längs- und Ringmuskulatur. Steuerung der Darmperistaltik. C
12 *Plexus submucosus (Meißner).* Stark ganglienzellhaltiges Geflecht in der Tela submucosa. Steuerung der Lamina muscularis mucosae und der Zotten. C
13 **Plexus iliacus.** Fortsetzung des Plexus aorticus abdominalis auf die beiden Aa. iliacae. B D
14 **Plexus femoralis.** Fortsetzung der Plexus iliacus auf die A. femoralis. D
15 **Pars pelvica.** Beckenteil.
16 **Plexus hypogastricus superior; N. praesacralis.** Hauptsächlich vor dem fünften Lendenwirbelkörper gelegene, geflechtartige Verbindung zwischen Plexus aorticus abdominalis und Plexus hypogastricus inferior mit Ästen aus den lumbalen Sympathicusganglien. B D
17 *N. hypogastricus.* Rechter und linker Ast des Plexus hypogastricus superior zu den Beckeneingeweiden; Verbindung z. Plexus hypogastricus inferior. B D
18 **Plexus hypogastricus inferior; Plexus pelvicus.** Nervengeflecht aus sympathischen und parasympathischen Fasern rechts und links vom Rectum und vor ihm. B
19 *Plexus rectalis medius.* Fortsetzung des Plexus hypogastricus inferior auf die Rektalwand. D
20 *Plexus rectalis inferior.* Beiderseits mit den entsprechenden Ästen der A. iliaca interna ans Rectum ziehende vegetative Nervengeflechte. D
21 *Nn. anales superiores.* Äste zum Anus. D
22 **Plexus uterovaginalis.** Mit vielen Ganglien durchsetztes Nervengeflecht im Parametrium; Äste an Uterus, Vagina, Tube und Ovar. In der Plica rectouterina verbindet es sich mit dem Plexus hypogastricus inferior. B
23 *Nn. vaginales.* Zur Vagina ziehende Äste aus dem Plexus uterovaginalis. B
24 **Plexus prostaticus.** Äste des Plexus hypogastricus inferior zu den Seitenflächen der Prostata. D
25 **Plexus deferentialis.** Äste des Plexus vesicalis zu Samenblase und Samenleiter. D
26 **Plexus vesicalis.** Beiderseits der Harnblase gelegene Geflechte mit parasympathischen Fasern; Steuerung des Entleerungsmechanismus der Harnblase. D
27 **Nn. cavernosi penis.** Nervenäste aus dem Plexus prostaticus an den Schwellkörper des Penis. D
28 **Nn. cavernosi clitoridis.** Die den Nn. cavernosi penis entsprechenden Nerven bei der Frau. D

Plexus visceralis und Ganglia visceralia

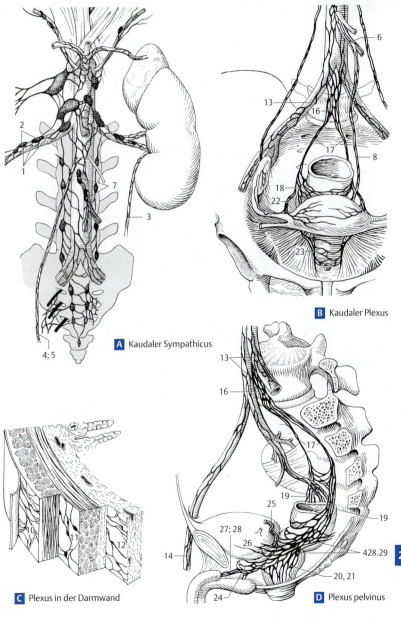

A Kaudaler Sympathicus

B Kaudaler Plexus

C Plexus in der Darmwand

D Plexus pelvinus

1 **ORGANA SENSUM.** Sinnesorgane. Im engeren Sinn: Seh-, Hör-, Riech- und Geschmacksorgan.

2 **ORGANUM OLFACTORIUM; ORGANUM OLFACTUS.** Riechorgan.

3 **Pars olfactoria tunicae mucosae nasi; [[Regio olfactoria]].** Riechschleimhaut. Etwa fünfcentstück-großes Feld mit Riechepithel oben unter der Lamina cribrosa am Nasenseptum und an der seitlichen Nasenwand. A

4 **Glandulae olfactoriae.** Kleine verzweigte tubulöse Drüsen. Sie gelten als Spüldrüsen und ihr Sekret soll Duftstoffe binden können. A B

5 **OCULUS ET STRUCTURAE PERTINENTES.** Auge und Anhangsgebilde.

6 **BULBUS OCULI.** Augapfel.

7 **Polus anterior.** Vorderer Augenpol, bestimmt durch den Hornhautscheitel. F

8 **Polus posterior.** Hinterer Augenpol. Er liegt lateral vom Sehnervenaustritt, dem vorderen Augenpol gegenüber. F

9 **Aequator.** Der in der Mitte zwischen vorderem und hinterem Augenpol gelegene größte Umfang des Augapfels. F

10 **Meridiani.** Rechtwinklig zum Aequator stehende Halbkreise zwischen vorderem und hinterem Augenpol. F

11 **Axis bulbi externus.** Die Verbindungslinie des vorderen und hinteren Augenpols. D

12 **Axis bulbi internus.** Die Entfernung von der Corneahinterfläche bis zur Innenfläche der Netzhaut, gemessen auf der durch den vorderen und hinteren Augenpol gehenden Linie (Axis bulbi externus). D

13 **Axis opticus.** Die durch die Mittelpunkte von Hornhaut und Linse hindurchgehende Linie. Sie trifft zwischen Fovea centralis und Discus n. optici auf die Retina. D

14 **Segmentum anterius.** Vorderes Segment. Augenabschnitt mit Cornea und Linse.

15 **Segmentum posterius.** Hinteres Segment. Augenabschnitt hinter der Linse und der Zonula ciliaris.

16 **TUNICA FIBROSA BULBI.** Die aus Horn- und Lederhaut bestehende Wand des Augapfels. D

17 **Sclera.** Die aus geflochtenen kollagenen Fasern bestehende Haut des Augapfels. Sie scheint durch die Augenbindehaut weißbläulich hindurch. C D E

18 **Sulcus sclerae.** Seichte Furche zwischen Cornea und Sclera, bedingt durch die stärkere Krümmung der Cornea. D E F

19 **Reticulum trabeculare [[Lig. pectinatum]].** Bindegewebiges Balkenwerk im Winkel zwischen Hornhaut und Iris.

20 *Pars corneoscleralis.* Der Teil des Netzwerks, der an der Sclera ansetzt. E

21 *Pars uvealis.* Der Teil des trabekulären Netzwerkes, der an der Iris ansetzt. E

22 *Calcar sclerae.* Sklerasporn. Zum Sinus venosus sclerae offener keilförmiger Ringwulst. Er umschließt den hinteren Teil des Sinus. E

23 **Sinus venosus sclerae (Schlemm-Kanal).** Ringförmiges Gefäß, das innen an das Reticulum trabeculare angrenzt. Es kann unterbrochen oder verdoppelt sein und nimmt das Kammerwasser aus der vorderen Augenkammer auf. E

24 **Lamina episcleralis.** Zartes Verschiebegewebe zwischen der Außenfläche der Sclera und der Vagina bulbi.

25 **Substantia propria sclerae.** Hauptmasse der Augapfelwand. Sie besteht aus verflochtenen, kollagenen Bindegewebsfasern mit spärlichen elastischen Fasern. C E

26 **Lamina fusca sclerae.** Schicht lockeren Bindegewebes zwischen Sclera und der nach innen folgenden Aderhaut. Durch eingestreute pigmenthaltige Zellen sieht sie gelb aus. C

27 **Lamina cribrosa sclerae.** Eine Siebplatte in der Substantia propria sclerae am Durchtritt der Opticusfasern. A

28 **Cornea.** Hornhaut. Sie bildet den durchsichtigen vorderen Teil des Augapfels (1/6) mit einer vorn konvexen und hinten konkaven Krümmung. In der Mitte ist sie 0,9 mm, am Rand 1,2 mm dick. E

29 **Anulus conjunctivae.** Übergang des Augenbindehautepithels in das Epithel der Hornhautvorderfläche. E

30 **Limbus corneae.** Der in die Sclera übergehende Rand der Cornea. E

31 **Vertex corneae.** Hornhautscheitel. Der am weitesten vorspringende Punkt der Facies anterior. D

32 **Facies anterior.** Die der Luft zugekehrte Hornhautvorderfläche. E

33 **Facies posterior.** Die der vorderen Augenkammer zugekehrte Hornhauthinterfläche. E

Nase und Auge 435

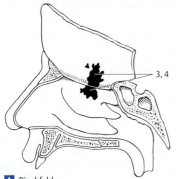

A Riechfeld

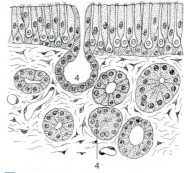

B Riechschleimhaut

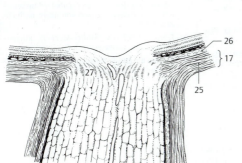

C Sehnervenaustritt mit Hüllen

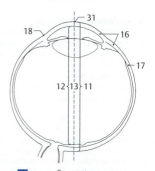

D Auge, Übersicht

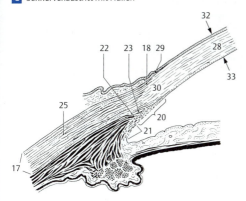

E Kammerwinkel

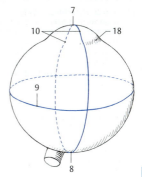

F Auge, Orientierungslinien

21

1 **Epithelium anterius.** Das etwa fünfschichtige Plattenepithel der Hornhautvorderfläche. Seine Oberfläche ist besonders glatt. B D

2 **Lamina limitans anterior (Bowman).** Die etwa 10–20 µm dicke Basalmembran des Hornhautepithels. Sie geht hinten in die Substantia propria über. B

3 **Substantia propria.** Der aus lamellenartig angeordnetem Bindegewebe und einer mukopolysaccharidhaltigen Grundsubstanz bestehende, gefäßfreie Hauptanteil der Cornea. Quellungszustand der Fasern und kolloidale Flüssigkeitsverteilung bewirken die Durchsichtigkeit der Hornhaut. B D

4 **Lamina limitans posterior (Descemet).** Basalmembran des hinteren Hornhautepithels. An ihrem Seitenrand löst sie sich in Fasern auf, die in die Sclera und die Regenbogenhaut einstrahlen. Durch ihre Zwischenräume gelangt das Kammerwasser in den Sinus venosus sclerae. B D

5 **Epithelium posterius.** Das einschichtige Plattenepithel der Hornhauthinterfläche. B D

6 TUNICA VASCULOSA BULBI. Mittlere Augenhaut. Sie besteht aus Choroidea, Corpus ciliare und Iris.

7 Choroidea. Die zwischen Netzhaut und Lederhaut gelegene Aderhaut. A

8 **Lamina suprachoroidea.** Gefäßarme, pigmenthaltige Verschiebeschicht unmittelbar unter der Sclera. Ihre Fasern sind teilweise von Endothel überzogen. A

9 **Spatium perichoroideum.** Das teilweise zu den Lymphbahnen gehörende Spaltensystem in der Lamina suprachoroidea. In ihm liegen die Nn. ciliares, die Aa. ciliares posteriores longae und breves und die Vv. vorticosae. A

10 **Lamina vasculosa.** Schicht mit den Verzweigungen der Aa. ciliares posteriores breves. A

11 **Lamina choroidocapillaris.** Schicht aus pigmentfreiem Bindegewebe mit einem dichten Netz von Kapillaren. Sie reicht bis an die Ora serrata. Gegen die Lamina vasculosa ist sie oft durch eine besondere Bindegewebsschicht abgegrenzt. A

12 **Lamina basalis (Bruch-Membran).** Eine etwa 2–4 mm dicke homogene Zone zwischen Lamina choroidocapillaris und Pigmentepithel. A

13 **Vasa sanguinea choroideae.** Die Gesamtheit der Blutgefäße der mittleren Augenhaut.

14 Corpus ciliare. Strahlenkörper. Zwischen Ora serrata und Iriswurzel gelegene Verdickung mit dem Ziliarmuskel und den Processus ciliares. C

15 **Corona ciliaris.** Ringförmige, von den Processus ciliares besetzte Zone. C

16 **Processus ciliares.** 70–80 radiär gestellte, kapillarreiche Falten von 0,1–0,2 mm Breite, 1 mm Höhe und 2–3 mm Länge. Ihr Epithel produziert das Kammerwasser. C

17 **Plicae ciliares.** Niedrige Falten im Bereich der Corona ciliaris, zum Teil auch zwischen den Processus ciliares. C

18 **Orbiculus ciliaris.** Zwischen Corona ciliaris und Ora serrata gelegene ringförmige Zone. Sie ist mit Plicae ciliares besetzt. C

19 **M. ciliaris.** Die im Corpus ciliare gelegene glatte Muskulatur. Sie zieht die Choroidea nach vorn und entspannt damit die Fibrae zonulares; so kann die Linse für das Nahsehen ihre stärker gewölbte Eigenform annehmen. D

20 *Fibrae meridionales (Brücke Muskel).* Größerer, meridional verlaufender Faseranteil. Er kommt hauptsächlich vom Calcar sclerae und geht entlang der Choroidea zur Sclera. D

21 *Fibrae longitudinales.* Seine Fasern kommen von der Pars corneoscleralis; übriger Verlauf wie die Fibrae meridionales. D

22 *Fibrae radiales.* Mittlerer, radialer Muskelanteil. Seine Fasern kreuzen von innen nach außen. D

23 *Fibrae circulares (Müller-Muskel).* Ringförmige innere Muskelschicht. D

24 **Lamina basalis.** Fortsetzung der Lamina basalis der Choroidea. Sie trägt das Epithel. D

Auge 437

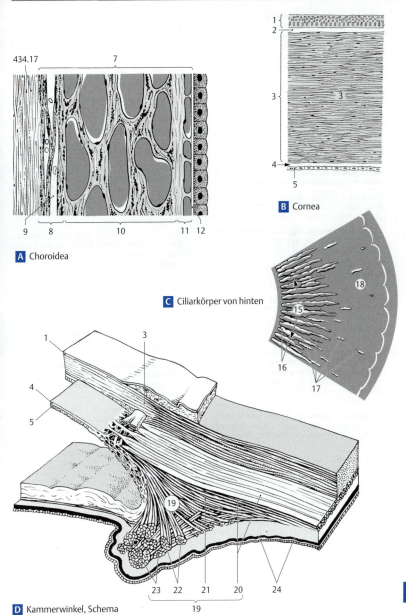

A Choroidea

B Cornea

C Ciliarkörper von hinten

D Kammerwinkel, Schema

1 **Iris.** Regenbogenhaut. Frontal gestellte, individuell verschieden gefärbte, runde Scheibe mit einer zentralen Öffnung (Pupille). Sie bildet den hinteren Abschluss der vorderen Augenkammer und geht mit ihrem Rand in das Corpus ciliare über. Ihr Durchmesser beträgt ca. 10–12 mm. A

2 **Margo pupillaris.** Innerer, die Pupille umgreifender Rand der Iris. A B

3 **Margo ciliaris.** Äußerer Rand der Regenbogenhaut. Er ist am Corpus ciliare und am Angulus iridocornealis befestigt. B

4 **Facies anterior.** Vordere, der vorderen Augenkammer zugekehrte Fläche der Iris. B

5 **Facies posterior.** Hintere, der hinteren Augenkammer zugekehrte Fläche der Iris. A B

6 **Anulus iridis major.** Ciliarabschnitt der Iris. Äußere, breitere, durch eine gröbere Struktur gegen den Anulus iridis minor abgesetzte Zone. A

7 **Anulus iridis minor.** Pupillarabschnitt der Iris. Schmälere, durch feinere Struktur gegen den Anulus iridis major abgesetzte Zone. A

8 **Plicae iridis.** Um den Pupillarrand auf der Vorderseite der Iris ziehende Falten. Sie bewirken die leichte Zähnelung des Pupillarrandes. A

9 **Pupilla.** Das vom Margo pupillaris umfasste Loch in der Iris. Es ist je nach Stärke des Lichteinfalles und Entfernung des angeschauten Gegenstandes veränderlich in seinem Durchmesser. A

10 **M. sphincter pupillae.** Aus spiralig verlaufenden Muskelfasern bestehendes Maschenwerk, dessen Längsachsen bei weiter Pupille zum Pupillarrand annähernd parallel verlaufen. Seine Innervation erfolgt durch parasympathische Fasern des N. oculomotorius. B

11 **M. dilatator pupillae.** Dünne Schicht glatter Muskeln mit radiärer Hauptrichtung, Innervation aus dem Sympathicus über den Plexus caroticus.

12 **Stroma iridis.** Das mit pigmenthaltigen Bindegewebszellen durchsetzte, gefäßhaltige Grundgerüst der Iris. Es ist vorn und hinten dichter und dazwischen feinfaserig. A B

13 **Epithelium pigmentosum.** Das an der Rückseite der Iris zweischichtige pigmenthaltige Epithel, wobei die der hinteren Kammer zugekehrte Fläche so stark pigmenthaltig ist, dass keine Kerne sichtbar sind. A

14 **Spatia anguli iridocornealis (Fontana-Räume).** Zwischenräume zwischen den Fasern des Reticulum trabeculare. Über sie fließt das Kammerwasser in den Sinus venosus ab. A

15 **Circulus arteriosus iridis major.** Durch Anastomosen zwischen den Aa. ciliares posteriores longae et breves gebildetes, ringförmiges Gefäßsystem mit radiären Ästen. A

16 **Circulus arteriosus iridis minor.** Durch Anastomosen zwischen den radiären Ästen des Circulus arteriosus iridis major gebildetes, ringförmiges Gefäßsystem in Nähe des Pupillarrandes. A

17 **[Membrana pupillaris].** Entwicklungsgeschichtlicher Begriff. Vorderer, hinter der Pupille gelegener Teil der embryonal vorhandenen Gefäßhülle um die Linse. Er ist mit dem Pupillarrand verwachsen und erhält auch von dort Blutgefäße.

18 **TUNICA INTERNA BULBI.** Die aus der Netzhaut mit ihrem Pigmentepithel bestehende Augeninnenhaut.

19 **Retina.** Netzhaut. Die zum größten Teil (Pars optica) lichtempfindliche, aus den beiden Blättern des Augenbechers entstandene Innenauskleidung des Auges. B

20 **Pars caeca retinae.** Der lichtunempfindliche Teil der Retina.

21 *Pars ciliaris retinae.* Lichtempfindlicher Retinaabschnitt auf der Rückfläche des Corpus ciliare. Er besteht aus einem kubischen, einschichtigen Epithel, welches pigmenthaltig ist. B

22 *Pars iridica retinae.* Lichtempfindlicher Retinaabschnitt auf der Irisrückfläche. Er besteht aus einem zweischichtigen, kubischen, pigmenthaltigen Epithel. B

23 **Ora serrata.** Gezackte Grenze zwischen lichtempfindlichem und lichtunempfindlichem Teil der Netzhaut. B C

24 *Pars optica retinae.* Der zur Umwandlung von Lichtreizen in Nervenimpulse befähigte, an die Ora serrata nach hinten anschließende Netzhautabschnitt.

25 *Stratum pigmentosum.* Das dem äußeren Blatt des Augenbechers entstammende Pigmentepithel. B

26 *Stratum nervosum.* Die nach innen zu anschließende eigentliche Netzhaut mit ihren nachseitig aufgeführten Schichten. B

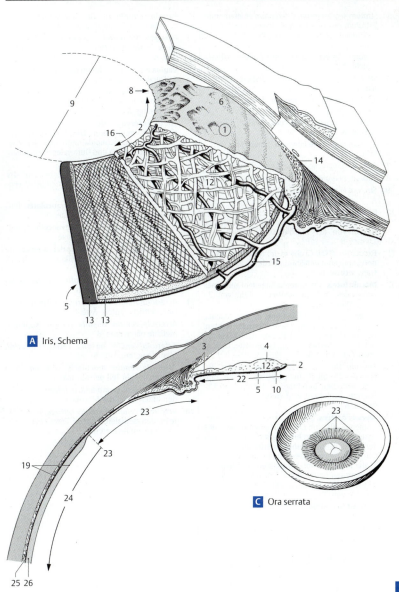

A Iris, Schema

B Retinaabschnitte

C Ora serrata

1 *Stratum segmentorum externorum et internorum [[Stratum neuroepitheliale]]*. Schicht der Außen- und Innensegmente der Stäbchen und Zapfen. A
2 *Stratum limitans externum*. Äußere Grenzschicht. A
3 *Stratum nucleare externum*. Äußere Körnerschicht. A
4 *Stratum plexiforme externum*. Äußere plexiforme Schicht. A
5 *Stratum nucleare internum*. Innere Körnerschicht. A
6 *Stratum plexiforme internum*. Innere plexiforme Schicht. A
7 *Stratum ganglionicum*. Ganglienzellschicht. A
8 *Stratum neurofibrarum*. Nervenfaserschicht. A
9 *Stratum limitans internum*. Innere Grenzschicht. A
10 **Discus nervi optici.** Beginn des N. opticus im Augenhintergrund etwa drei bis vier Millimeter medial von der Macula. Durchmesser etwa 1,6 mm. B
11 **Excavatio disci.** Grube in der Mitte des Discus nervi optici mit den Stämmen der A. und V. centralis retinae. B
12 **Macula lutea.** Am hinteren Augenpol gelegenes querovales, gelb pigmentiertes Feld von 2–4 mm Durchmesser. B
13 *Fovea centralis*. Eindellung in der Macula, durch Reduktion der oberen Retinaschichten. Der Durchmesser, vom Beginn der Dickenabnahme der Retina bis zur Gegenseite, beträgt etwa 2–1 mm. B
14 *Foveola*. Die dünnste Stelle der Fovea centralis. Hier besteht die Retina praktisch nur aus Zapfenzellen. Der Durchmesser beträgt ca. 0,2–0,4 mm; in diesem Feld stehen 2 500 Zapfenzellen. A
15 **Nervus opticus.** Sehnerv. Das in der Retina beginnende, bis zum Chiasma opticum reichende Faserbündel. Es ist histologisch und entwicklungsgeschichtlich eine Ausstülpung des Gehirns und dementsprechend bis an die Rückseite des Augapfels von Hirnhäuten umgeben. Seine Neuriten haben keine Schwannsche Scheide; soweit sie markhaltig sind, wird die Markscheide von Oligodendroglia gebildet. C D
16 **Pars intracranialis.** Das Stück zwischen Canalis opticus und Chiasma. C
17 **Pars canalis.** Der im Canalis opticus gelegene Abschnitt. Er ist teilweise mit der Kanalwand verbunden. C
18 **Pars orbitalis.** Der ca. 3 cm lange leicht geschlängelte Abschnitt in der Orbita. C
19 **Pars intraocularis.** Der in der Augapfelwand gelegene Abschnitt.
20 *Pars postlaminaris*. Der hinter der Lamina cribrosa und damit neben dem Übergang der Vagina externa nervi optici (Dura) in die Sclera gelegene Abschnitt. A
21 *Pars intralaminaris*. Der innerhalb der Lamina cribrosa liegende Abschnitt. A
22 *Pars praelaminaris*. Die Strecke zwischen Lamina cribrosa und Opticusfaserschicht der Retina. A
23 **Vagina externa.** Die bis an den Bulbus reichende Durahülle des N. opticus. A
24 **Vagina interna.** Der den N. opticus bis an den Augenbulbus begleitende Pia- und Arachnoidalüberzug. A
25 *Spatia intervaginale subarachnoidale; Spatium leptomeningeum*. Der den N. opticus begleitende Subarachnoidalraum und der zwischen Arachnoidea und Dura gelegene kapillare Spalt. A
26 *Vasa sanguinea retinae.* Die innen auf der Netzhaut gelegenen Äste der A. und der V. centralis retinae.
27 **A. centralis retinae, pars intraocularis.** Bulbusanteil der A. centralis retinae.
28 **V. centralis retinae, pars intraocularis.** Bulbusanteil der V. centralis retinae.
29 **Circulus vasculosus nervi optici.** Kleiner, die Sclera durchbohrender Gefäßkranz um den N. opticus.
30 *Arteriola/Venula temporalis retinae superior*. Seitliche obere Äste. B
31 *Arteriola/Venula temporalis retinae inferior*. Seitliche untere Äste. B
32 *Arteriola/Venula nasalis retinae superior*. Mediale obere Äste. B
33 *Arteriola/Venula nasalis retinae inferior*. Mediale untere Äste. B
34 *Arteriola/Venula macularis superior*. Äste für den oberen Teil der Macula. B
35 *Arteriola/Venula macularis inferior*. Äste für den unteren Teil der Macula. B
36 *Arteriola/Venula medialis retinae*. Kleine Äste für den medialen, dicht am Discus nervi optici gelegenen Retinateil. B

Auge 441

A Fovea centralis

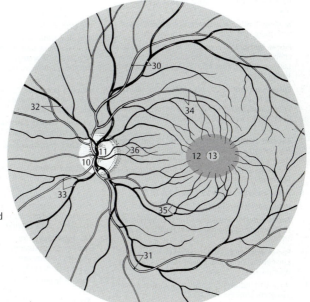

B Augenhintergrund

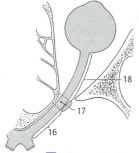

C Sehnervenabschnitte

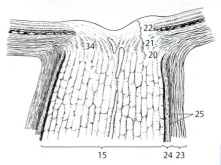

D Sehnervenaustritt mit Hüllen

1 **LENS.** Die zwischen Pupille und Glaskörper an der Zonula ciliaris aufgehängte Linse. Sie hat einen Durchmesser von 9–10 mm und ist etwa 4 mm dick. B C D

2 **Substantia lentis.** Die unter dem Linsenepithel gelegene, aus Linsenkern und Linsenrinde bestehende Linsensubstanz mit einem Brechungsindex von 1,44–1,55. C

3 **Cortex lentis.** Die wegen ihres höheren Wassergehalts weichere äußere Zone der Linse. Sie geht ohne scharfe Grenze in den Linsenkern über. C

4 **Nucleus lentis.** Der namentlich im Alter wasserärmere und damit härtere Linsenkern. C

5 **Fibrae lentis.** Die dem Linsenepithel entsprechenden Linsenfasern. Sie bilden die zellose Linsensubstanz, sind 2,5–12 µm dick und bis zu 10 mm lang. C

6 **Epithelium lentis.** Das bis an den Linsenäquator reichende Epithel der Linsenvorderfläche. Entwicklungsgeschichtlich leitet es sich ab von dem Vorderwandepithel des Linsenbläschens. C

7 **Capsula lentis.** Glasklare, bis zu 15 µm dicke Haut, welche die Linse einschließlich ihres Epithels überzieht. Sie ist am vorderen Linsenpol dicker als am hinteren. An ihr sind die Zonulafasern befestigt. C

8 **Polus anterior.** Vorderer Linsenpol. D

9 **Polus posterior.** Hinterer Linsenpol. D

10 **Facies anterior.** Vordere, schwächer gekrümmte Linsenoberfläche mit einem Radius von 8,3–10 mm. C

11 **Facies posterior.** Hintere, stärker gekrümmte Linsenoberfläche mit einem Radius von etwa 6,5 mm. C

12 **Axis.** Verbindungslinie zwischen vorderem und hinterem Linsenpol. D

13 **Aequator.** Linsenrand. D

14 **Radii.** Die in der Jugend einem dreiarmigen Stern gleichenden Nahtlinien der einzelnen Linsenfasern. D

15 **Zonula ciliaris.** Der um den Linsenäquator herumliegende Aufhängeapparat samt seinen Zwischenräumen. Er besteht aus einem radiär ausgerichteten System verschieden langer Fasern und den dazwischen gelegenen Falten. C

16 **Fibrae zonulares.** Die am Linsenäquator und in dessen Nähe an der Linsenvorder- und -rückfläche befestigten Aufhängefasern. Distal sind sie an der Lamina basalis des Ziliarkörpers und der Pars ciliaris retinae der Retina befestigt. C

17 *Spatia zonularia.* Mit durchfließendem Kammerwasser gefüllte Spalträume zwischen den Zonulafasern. C

18 CAMERAE BULBI. Augenkammern, Augeninnenraum.

19 **Humor aquosus.** Kammerwasser. Es wird von den Processus ciliares produziert, fließt durch die Zwischenräume des Linsenaufhängeapparates hindurch an die Vorderfläche der Linse, von hier zwischen Iris und Linse und durch die Pupille in die vordere Augenkammer. Gesamtmenge 0,2–0,3 cm³. Es ist klar, besteht zu 98 % aus Wasser, enthält 1,4 % NaCl und Spuren von Eiweiß und Zucker. Sein Brechungsindex beträgt 1,336.

20 **Camera anterior.** Vordere Augenkammer. Sie reicht von der Vorderfläche der Iris an die Hinterseite der Cornea und kommuniziert durch die Pupille mit der hinteren Augenkammer. A

21 **Angulus iridocornealis.** Winkel zwischen Regenbogenhaut und Hornhaut. In ihm liegt das Reticulum trabeculare, durch dessen Spalträume das Kammerwasser in den Sinus venosus sclerae abzieht. A

22 **Camera posterior.** Hintere Augenkammer. Sie reicht von der Iris und dem Corpus ciliare bis an die Vorderfläche des Glaskörpers. A

23 **Camera vitrea; Camera postrema.** Der vom Corpus vitreum ausgefüllte Raum. B

24 **Spatium retrozonulare.** Spaltraum hinter den Fibrae zonulares. C

25 **Corpus vitreum.** Glaskörper. Er besteht zu etwa 98 % aus Wasser, enthält u. a. Spuren von Eiweiß und NaCl sowie ein Gemisch feinster Fäserchen, die sich zur Oberfläche hin verdichten und eine Grenzmembran bilden. Seine gallertartige Konsistenz wird durch den hohen Hyaluronsäuregehalt bewirkt. A

26 **[A. hyaloidea].** Nur embryonal vorhandener Ast der A. ophthalmica zur Gefäßhaut der Linse. Sein Stamm wird im Bereich des Sehnerven später zur A. centralis retinae. B

27 **Canalis hyaloideus.** Korkenzieherartig geformter, nach unten durchgebogener Kanal. Seine Wand besteht aus einer Faserverdichtung. Er stellt den entwicklungsgeschichtlichen Rest der A. hyaloidea dar und reicht vom Discus nervi optici bis zur Hinterfläche der Linse. A

28 **Fossa hyaloidea.** Mulde in der Glaskörpervorderseite für die Linse. A

29 **Membrana vitrea.** Faserverdichtung an der Glaskörperoberfläche. A

30 **Stroma vitreum.** Das feine Faserwerk im Glaskörper, welches an der Oberfläche zur Membrana vitrea verdichtet ist.

31 **Humor vitreus.** Der mukopolysaccharidhaltige, flüssige Anteil des Glaskörpers zwischen den Fasern des Stroma vitreum.

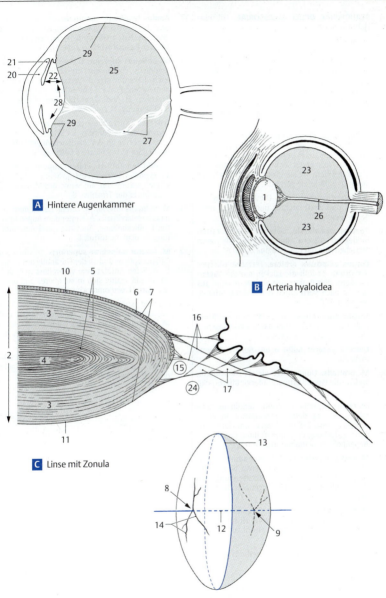

A Hintere Augenkammer

B Arteria hyaloidea

C Linse mit Zonula

D Augenlinse

1 **STRUCTURAE OCULI ACCESSORIAE.** Hilfseinrichtungen des Auges.

2 **Periorbita.** Periost der Orbita. Es ist zart und an den Ein- und Ausgängen der Orbita fester mit dem Knochen verwachsen. Vorne geht es in das benachbarte Periost, hinten in die Dura über. A

3 **Septum orbitale.** Zum Teil sehnig verstärkte Bindegewebsplatte. Sie zieht vom Orbitalrand unter dem M. orbicularis oculi an die äußeren Ränder der Tarsi und bildet den vorderen Abschluss der Augenhöhle. A

4 **Vagina bulbi (Tenon-Kapsel).** Bindegewebige Gleithülle zwischen Augapfel und Orbitalfett. Sie ist hinten am N. opticus mit der Sclera verwachsen. Vorn endet sie unter der Conjunctiva. Von der Sclera ist sie größtenteils durch das Spatium episclerale getrennt. A C

5 *Lig. suspensorium bulbi.* Die Ausdehnung der Lacerti mm. recti lateralis und medialis unter dem Augapfel. C

6 **Spatium episclerale.** Der von langen, zarten Bindegewebsfasern durchzogene Gleitraum zwischen Augapfel und Vagina bulbi. A

7 **Corpus adiposum orbitae.** Fettgewebskörper der Orbita. Er füllt die Lücken um die Augenmuskeln, den Bulbus und den N. opticus aus und ist nach vorn durch das Septum orbitale begrenzt. A E

8 **Fasciae musculares.** Auf die Sehnen und Muskelbäuche der 6 Augenmuskeln umschlagende Hüllen der Vagina bulbi. A

9 **Musculi externi bulbi oculi.** Äußere Augenmuskeln.

10 **M. orbitalis.** Dünne Lage glatter Muskulatur, welche die Fissura orbitalis inferior überbrückt. D

11 **M. rectus superior.** U: Anulus tendineus communis. A: Vor dem Augenäquator in einer schrägen Linie, 7–8 mm hinter dem Hornhautrand. F: Hebung und Innenrollung des oberen Augenpols. N. oculomotorius. B D E

12 **M. rectus inferior.** U: Anulus tendineus communis. A: In schräger Linie, etwa 6 mm vom Hornhautrand entfernt. F: Blicksenkung und Außenrollung des oberen Augenpols. N. oculomotorius. B D E

13 **M. rectus medialis.** U: Anulus tendineus communis. A: Etwa 5,5 mm vom Hornhautrand entfernt. F: Adduktion des Hornhautpoles. N. oculomotorius. C B D

14 *[[Lacertus musculi recti medialis]].* Fascia muscularis zum Os lacrimale. C

15 **M. rectus lateralis.** U: Anulus tendineus communis und Ala minor. A: 5,5 mm hinter dem Hornhautrand. F: Abduktion des Hornhautpoles. N. abducens. B C D E

16 *Lacertus musculi recti lateralis.* Fascia muscularis zum Os zygomaticum. C

17 **Anulus tendineus communis.** Sehnenring für den Ursprung der geraden Augenmuskeln. Er umgreift den Canalis opticus und den medialen Teil der Fissura orbitalis superior. D

18 **M. obliquus superior.** U: Medial vom Anulus tendineus communis am Keilbeinkörper. A: nach hakenförmigem Verlauf schräg hinter dem M. rectus superior. Seine Sehne zieht durch die Trochlea. F: Abduktion, Einwärtsrollung und Blicksenkung. N. trochlearis. B

19 *Trochlea.* Kurze, gebogene Röhre aus Faserknorpel, die zur Führung der Sehne des M. obliquus superior an der medialen Augenhöhlenwand [[Spina trochlearis]] befestigt ist. B

20 *Vagina tendinis m. obliqui superioris [[Bursa synovialis trochlearis]].* Sehnenscheidenartige Leitröhre für die Sehne des M. obliquus superior in der Trochlea. B

21 **M. obliquus inferior.** U: Lateral neben dem Canalis nasolacrimalis. A: Hinter dem Augenäquator. F: Blickhebung, Abduktion und Außenrollung. N. oculomotorius. E

22 **M. levator palpebrae superioris.** U: Oben am Canalis opticus und an der Durahülle des N. opticus. Seine Ansatzsehne verbreitert sich nach vorne und spaltet sich in ein oberes und unteres Blatt. N. oculomotorius. A B D E

23 *Lamina superficialis.* Oberflächliches Blatt der Levatorsehne. Zieht zwischen Tarsus und M. orbicularis oculi in das hautnahe Bindegewebe des Oberlides. Es ist so breit, dass es die Orbitalwand, vor allem lateral, erreicht. A

24 *Lamina profunda.* Tiefes Blatt der Levatorsehne. Es ist am Oberrand und an der Vorderfläche des Tarsus befestigt. A

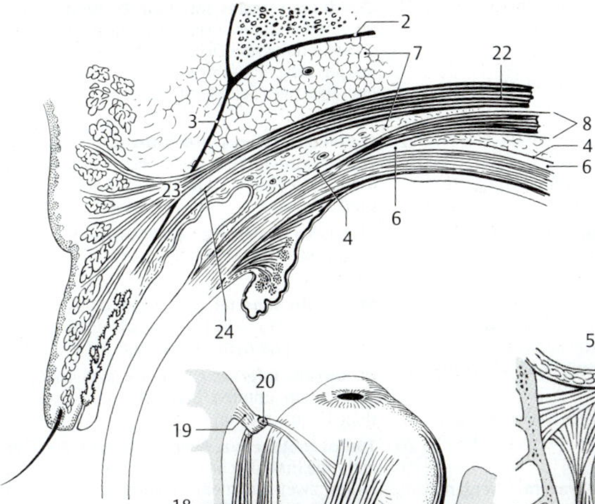

Auge 445

A Augenhöhle, sagittal

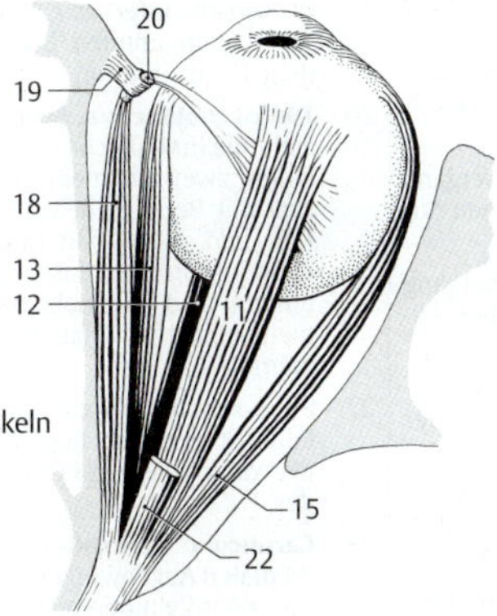

B Augenmuskeln von oben

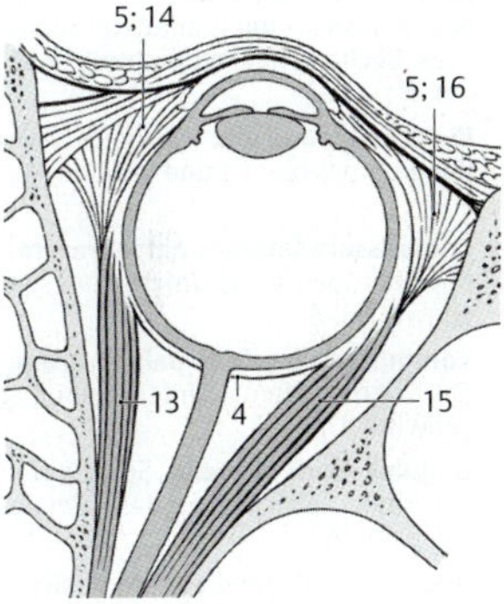

C Lacerti musculi recti

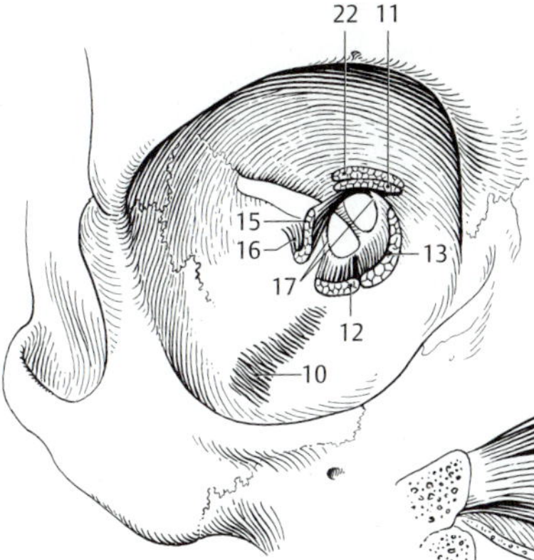

D Orbita von vorn

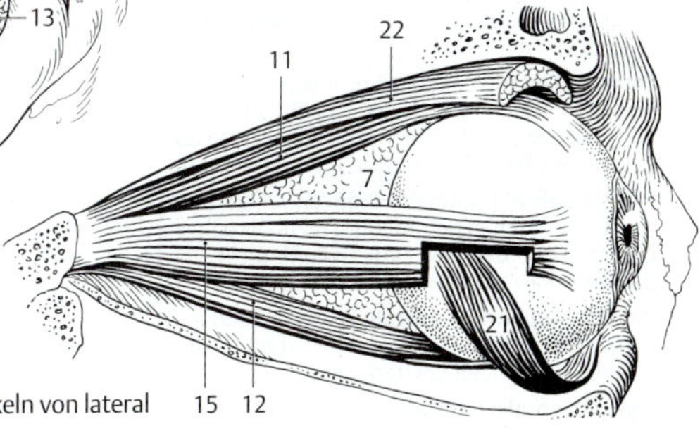

E Augenmuskeln von lateral

1 **Supercilium.** Die Augenbraue mit ihren etwas dickeren, borstenartigen Haaren. A

2 **Palpebrae.** Augenlider.

3 **Palpebra superior.** Das größere obere Augenlid. A

4 **Palpebra inferior.** Das kleinere untere Augenlid. A

5 **Facies anterior palpebrae.** Vordere, von äußerer Haut bedeckte Lidfläche. E

6 **Plica palpebronasalis [[Epicanthus]].** Mongolenfalte. Fortsetzung der Deckfalte des Oberlides auf die seitliche Nasenwand. Sie überdeckt den medialen Augenwinkel. C

7 **Facies posterior palpebrae.** Rückfläche der Augenlider. Sie ist mit Konjunktivalepithel, in welches Becherzellen eingestreut sind, überkleidet. E

8 **Rima palpebrarum.** Lidspalte zwischen den Rändern des oberen und unteren Augenlides. A E

9 **Commissura lateralis palpebrarum.** Übergang des Oberlides in das Unterlid am seitlichen Augenwinkel. A

10 **Commissura medialis palpebrarum.** Übergang des Oberlides in das Unterlid am medialen Augenwinkel. A

11 **Angulus oculi lateralis.** Spitzer seitlicher Augenwinkel, gleichzeitig das laterale Ende der Lidspalte. A

12 **Angulus oculi medialis.** Medialer Augenwinkel, mediales Ende der Lidspalte. Er ist rundlich ausgebuchtet für den Lacus lacrimalis. A

13 **Limbus anterior palpebrae.** Die der äußeren Lidhaut zugekehrte Kante der Lidränder. E

14 **Limbus posterior palpebrae.** Innere, der Augenbindehaut zugekehrte Kante der Lidränder. E

15 **Cilia.** Augenwimpern. Sie stehen in 3–4 Reihen in der Nähe der äußeren Lidkante. E F

16 **Tarsus superior.** Die etwa 10 mm hohe, schalenförmig gebogene obere Lidplatte. Sie besteht aus derbem, verflochtenem, kollagenem Bindegewebe. In ihr liegen die Glandulae tarsales. B E

17 **Tarsus inferior.** Die etwa 5 mm hohe, schalenförmige untere Lidplatte. Sie besteht aus derbverflochtenem kollagenem Bindegewebe. In ihr liegen die Glandulae tarsales. B E

18 **Lig. palpebrale mediale.** Bindegewebige Verbindung zwischen Commissura medialis palpebrarum und medialer Orbitalwand, dicht vor der Fossa sacci lacrimalis. B D

19 **[[Raphe palpebralis lateralis]].** Zartes Band auf dem Lig. palpebrale laterale. Es wird durch den M. orbicularis oculi verstärkt. D

20 **Lig. palpebrale laterale.** Anheftung der Commissura lateralis palpebrarum an der seitlichen Orbitalwand vor dem Septum orbitale. B

21 **Glandulae tarsales (Meibom-Drüsen).** In der oberen und unteren Lidplatte gelegene, langgestreckte holokrine Drüsen mit Mündungen nahe der Lidspaltenhinterkante. Sie produzieren ein talgartiges Sekret zur Anfettung der Lidränder. E

22 **Glandulae ciliares (Moll-Drüsen).** Apokrine Drüsen am Lidrand. Sie münden entweder in die Haarbälge der Wimpern oder auf dem Lidrand. E

23 **Glandulae sebaceae (Zeis-Drüsen).** Kleine Talgdrüsen mit Mündungen in die Haarbälge der Zilien. E

24 **M. tarsalis superior.** Glatte Muskelfasern zwischen der Muskelsehnengrenze d. M. levator palpebrae und dem Tarsus superior. E

25 **M. tarsalis inferior.** Glatte Muskelfasern zwischen dem unteren Fornix conjunctivae und dem Tarsus inferior. E

26 **Tunica conjunctiva.** Augenbindehaut. Sie überzieht die Innenfläche der Lider, besteht hier aus einem zwei- bis mehrschichtigen Zylinderepithel und einer lockeren, gefäß- und zellreichen Lamina propria, schlägt dann im Fornix conjunctivae auf den Augenbulbus um und überzieht diesen mit einem hier mehrschichtigen Plattenepithel bis zum Hornhautrand. E

27 **Plica semilunaris conjunctivae.** Verbindungsfalte im medialen Augenwinkel zwischen Fornix conjunctivae des Oberlides und des Unterlides. F

28 **Caruncula lacrimalis.** Schleimhauthöcker im medialen Augenwinkel mit geschichtetem Platten- oder Zylinderepithel. F

Auge 447

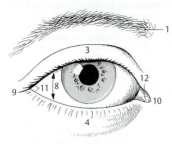

A Lidspalte

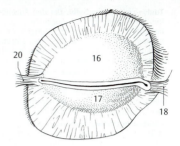

B Lidplatten mit Bändern

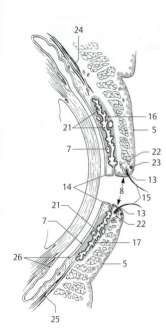

E Augenlider, sagittal

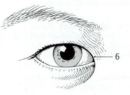

C Mongolenfalte

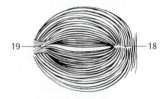

D Augenschließmuskel von hinten

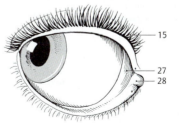

F Innerer Augenwinkel

1 **Tunica conjunctiva bulbi.** Der den Augenbulbus bedeckende Teil der Augenbindehaut. Er besteht aus einem mehrschichtigen unverhornten Plattenepithel mit nur wenig Becherzellen und einer lockeren, zellarmen, mit elastischen Fasern durchsetzten Lamina propria. A

2 **Tunica conjunctiva palpebrarum.** Augenbindehaut auf der Rückseite der Augenlider. Sie besteht aus einem zwei- bis mehrschichtigen zylindrischen Epithel mit Becherzellen und einer lockeren, gefäßreichen Lamina propria. A

3 **Fornix conjunctivae superior.** Umschlagsfalte d. Tunica conjunctiva bulbi auf die Tunica conjunctiva palpebrarum oben hinter dem Oberlid. A

4 **Fornix conjunctivae inferior.** Umschlagsfalte von der Tunica conjunctiva bulbi auf die Tunica conjunctiva palpebrarum hinter dem Unterlid. A

5 **Saccus conjunctivalis.** Spaltförmiger Raum zwischen Tunica conjunctiva palpebrarum und Tunica conjunctiva bulbi. Er endet oben und unten an den Fornices conjunctivae superior und inferior. A

6 **Glandulae conjunctivales.** Follikelähnliche Lymphozytenansammlungen am medialen Augenwinkel.

7 **Apparatus lacrimalis.** Tränenapparat. Er dient der Feuchthaltung von Cornea und Bindehaut. B

8 **Glandula lacrimalis.** Die über dem seitlichen Lidwinkel gelegene Tränendrüse. Sie ist durch die Sehne des M. levator palpebrae in einen oberen und unteren Anteil gespalten. Ihre Ausführungsgänge münden seitlich im Fornix conjunctivae superior. B

9 *Pars orbitalis.* Größerer, über der Sehne d. M. levator palpebrae gelegener Teil der Tränendrüse. B

10 *Pars palpebralis.* Kleinerer, unter der Sehne des M. levator palpebrae gelegener Teil der Tränendrüse. B

11 *Ductuli excretorii.* Die 6–14 Ausführungsgänge der Tränendrüse. Sie münden in den Fornix conjunctivae superior. B

12 **[Gll. lacrimales accessoriae].** Kleinere, zusätzliche, verstreute Tränendrüsen, besonders in der Nähe des Fornix conjunctivae superior. A

13 **Rivus lacrimalis.** Rinne zwischen den geschlossenen Lidrändern und dem Augapfel.

14 **Lacus lacrimalis.** Tränensee. Raum im medialen Augenwinkel um die Caruncula lacrimalis. B C

15 **Papilla lacrimalis.** Je eine kleine, kegelartige Erhebung medial an der inneren Kante des Ober- und des Unterlides. Auf ihr liegt das Punctum lacrimale. C

16 **Punctum lacrimale.** Punktförmiger Beginn des Tränenabflusssystems auf der Papilla lacrimalis. C

17 **Canaliculus lacrimalis.** Je ein bis zu 1 cm langer Gang vom Punctum lacrimale zum Saccus lacrimalis. C

18 *Ampulla canaliculi lacrimalis.* Schwache Erweiterung am Knick des Canaliculus lacrimalis. C

19 **Saccus lacrimalis.** Tränensack. Er liegt in der Fossa lacrimalis, ist etwa 1,5 cm lang und ca. 0,5 cm breit und geht nach unten unmittelbar in den Ductus nasolacrimalis über. C

20 *Fornix sacci lacrimalis.* Kuppelartiger oberer Raum des Tränensackes. C

21 **Ductus nasolacrimalis.** Tränen-Nasengang. Er geht unmittelbar aus dem Saccus lacrimalis hervor, läuft mit einer Länge von 1,2–2,4 cm durch den Canalis nasolacrimalis und mündet im unteren Nasengang. Sein abgeplattetes Lumen ist mit einem stellenweise Zilien tragenden zwei- bis mehrschichtigen Zylinderschleimepithel ausgekleidet. C

22 *Plica lacrimalis.* Schleimhautfalte an der Mündung des Tränen-Nasenganges 3–3,5 cm hinter der äußeren Nasenöffnung im unteren Nasengang. C

Auge 449

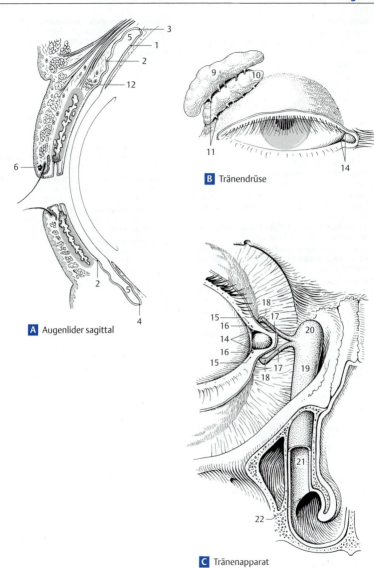

A Augenlider sagittal

B Tränendrüse

C Tränenapparat

1 *AURIS.* Ohr.
2 **AURIS EXTERNA.** Äußeres Ohr. Es besteht aus Ohrmuschel, äußerem Gehörgang mit Trommelfell.
3 **Auricula.** Ohrmuschel. A B
4 **Lobulus auriculae.** Ohrläppchen. Knorpelfreies, unteres Ende der Ohrmuschel. A B
5 **Cartilago auriculae.** Das aus elastischem Knorpel bestehende Grundgerüst der Ohrmuschel. D
6 **Helix.** Äußerer, gebogener Rand der Ohrmuschel. A B C
7 *Crus helicis.* Beginn der Helix in der Höhlung der Ohrmuschel. A B C
8 *Spina helicis.* Kleiner vom Crus helicis nach vorn abgehender Höcker. C
9 *Cauda helicis.* Das hintere untere, durch einen Einschnitt vom Antitragus getrennte Ende des Ohrknorpels. C
10 **Antihelix.** Vor dem hinteren Teil der Helix gelegener Bogenwulst. A B C
11 *Fossa triangularis.* Vorn oben gelegene Grube, die von den beiden Crura antihelicis eingefasst wird. A C
12 *Crura antihelicis.* Die beiden Schenkel, in welche sich die Antihelix nach oben aufgabelt. Sie fassen die Fossa triangularis ein. A C
13 **Scapha.** Zwischen Helix und Antihelix gelegene Rinne. A C
14 **Concha auriculae.** Die von Antihelix, Antitragus und Tragus umfasste Höhlung der Ohrmuschel. A
15 *Cymba conchae.* Oberer, zwischen Crus helicis und Crus antihelicis gelegener, spaltförmiger Anteil der Concha. A
16 *Cavitas chonchae; Cavum conchae.* Unterhalb des Crus helicis und hinter dem Tragus gelegener Hauptanteil der Concha. A
17 **Antitragus.** Kleiner Wulst. Er wird als Fortsetzung der Antihelix vom Tragus durch die Incisura intertragica getrennt. A C
18 **Tragus.** Flächiger Vorsprung vor der äußeren Öffnung des Gehörgangs. A
19 **Incisura anterior (auris).** Furche zwischen Tragus (Tuberculum supratragicum) und Crus helicis. A
20 **Incisura intertragica.** Einschnitt zwischen Tragus und Antitragus. A C
21 **[Tuberculum auriculare] (Darwin).** Gelegentlicher Höcker hinten oben am Ohrmuschelinnenrand. A
22 **[Apex auricularis].** Gelegentliche Ausziehung des Ohrmuschelaußenrandes nach hinten oben außen. B
23 **Sulcus posterior auriculae.** Seichter Einschnitt zwischen Antitragus und Anthelix. A
24 **[Tuberculum supratragicum].** Gelegentliches kleines Höckerchen am oberen Ende des Tragus. A
25 **Isthmus cartilaginis auricularis.** Schmaler Übergang des Gehörgangknorpels und der Lamina tragi in den Ohrknorpel. D
26 **Incisura terminalis auricularis.** Tiefer Einschnitt, der die Lamina tragi vom Ohrknorpel trennt. D
27 **Fissura antitragohelicina.** Tiefe Trennfurche unten zwischen Antitragus und Helix, weiter oben zwischen Antihelix und Helix. D
28 **[[Sulcus anthelicis transversus]].** Von hinten medial sichtbare Furche zwischen Eminentia fossae triangularis und Eminentia conchae. D
29 **Sulcus cruris helicis.** Seichte Rinne auf der Hinterfläche des Ohrknorpels. Sie entspricht dem Crus helicis der Vorderfläche. D
30 **Fossa antihelica.** Die der Antihelix der Vorderfläche entsprechende Furche auf der Ohrknorpelrückfläche. D
31 **Eminentia conchae.** Dem Cavum conchae entsprechende Vorwölbung auf der Rückfläche des Ohrknorpels. D
32 **Eminentia scaphae.** Der der Scapha der Vorderfläche entsprechende bogenförmige Vorwölbung auf der Ohrknorpelrückfläche. D
33 **Eminentia fossae triangularis.** Der Fossa triangularis entsprechende Vorwölbung auf d. Ohrknorpelrückfläche. D

Ohr 451

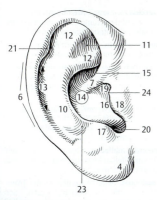

A Ohrmuschel

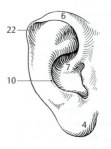

B Ohrmuschel mit Höcker

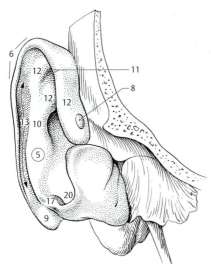

C Ohrknorpel von vorne

D Ohrknorpel von medial

21

1 **Ligamenta auricularia.** Ohrmuschelbänder. Sie befestigen den Ohrknorpel am Schläfenbein.
2 **Lig. auriculare anterius.** Faserzüge von der Jochbogenwurzel zur Spina helicis. A
3 **Lig. auriculare superius.** Vom oberen Rand des äußeren knöchernen Gehörgangs zur Spina helicis ziehendes Band. A
4 **Lig. auriculare posterius.** Von der Eminentia conchae zum Processus mastoideus ziehender Bindegewebszug. B
5 **Musculi auriculares.** Die Muskeln der Ohrmuschel.
6 **M. helicis major.** Er zieht von der Spina helicis aufwärts an die Helix. A
7 **M. helicis minor.** Er liegt auf dem Crus helicis. A
8 **M. tragicus.** Er liegt vertikal auf der Lamina tragi. A
9 *[M. incisurae terminalis].* Inkonstanter Teil des M. tragicus zur Incisura terminalis.
10 **M. pyramidalis auriculae.** Gelegentlich als Abspaltung d. M. tragicus zur Spina helicis ziehende Muskelfasern. A
11 **M. antitragicus.** Muskelfasern auf dem Antitragus. Sie ziehen teilweise zur Cauda helicis. A
12 **M. transversus auriculae.** Auf der Ohrknorpelrückfläche gelegener Muskelzug, der sich ausspannt zwischen Eminentia scaphae und Eminentia conchae. B
13 **M. obliquus auriculae.** Muskelfasern zwischen Eminentia conchae und Eminentia fossae triangularis. B
14 **Meatus acusticus externus.** Der flach S-förmig gekrümmte, teils knorpelige, teils knöcherne äußere Gehörgang. Er ist etwa 2,4 cm lang und hat einen ⌀ von etwa 6 mm. D
15 **Porus acusticus externus.** Äußere Öffnung des Gehörgangs. D
16 **Incisura tympanica.** Ausbuchtung zwischen Spina tympanica major und minor. Beim Neugeborenen die Lücke oben zwischen den noch freien Enden des Anulus tympanicus.
17 **Meatus acusticus externus cartilagineus.** Laterales, knorpeliges Drittel des äußeren Gehörgangs. C
18 *Cartilago meatus acustici.* Gehörgangsknorpel. Er hängt mit dem Knorpel der Ohrmuschel zusammen und bildet eine nach oben und hinten offene Rinne. C
19 *Incisura cartilaginis meatus acustici.* Meist zwei nach vorn weisende, von Bindegewebe überbrückte Spalten im Gehörgangsknorpel. C
20 **Lamina tragi.** Lateraler Teil des Gehörgangsknorpels. Er liegt vor der äußeren Öffnung des Gehörgangs. C
21 **Membrana tympanica.** Das am Ende des äußeren Gehörgangs schräg eingespannte Trommelfell; Durchmesser 9–11 mm. E F
22 **Pars flaccida (Shrapnell-Membran).** Kleinerer, schlafferer Teil des Trommelfells oberhalb der Plicae malleares anterior und posterior. E F
23 **Pars tensa.** Weitaus größter, im Anulus tympanicus ausgespannter Teil des Trommelfells. E F
24 **Plica mallearis anterior.** Falte an der Innenseite des Trommelfells. Sie zieht, mit konkaver Unterkante, von der Basis des Hammerstiels nach vorne. F
25 **Plica mallearis posterior.** Falte an der Innenseite des Trommelfells. Sie zieht, mit konkaver Unterkante, von der Hammerstielwurzel im Bogen nach hinten. F
26 **Prominentia mallearis.** Kleine Erhebung auf der Trommelfellaußenseite verursacht vom seitlichen Hammerfortsatz. E
27 **Stria mallearis.** Hellerer Streifen auf der Trommelfellaußenseite, verursacht durch den durchschimmernden mit dem Trommelfell verwachsenen Hammerstiel. E
28 **Umbo membranae tympanicae.** Trommelfellnabel. Er liegt an der Spitze des Hammerstiels, durch den das Trommelfell nach innen gezogen wird. E
29 **Anulus fibrocartilagineus.** Verankerungsgewebe des Trommelfells im Sulcus tympanicus. G

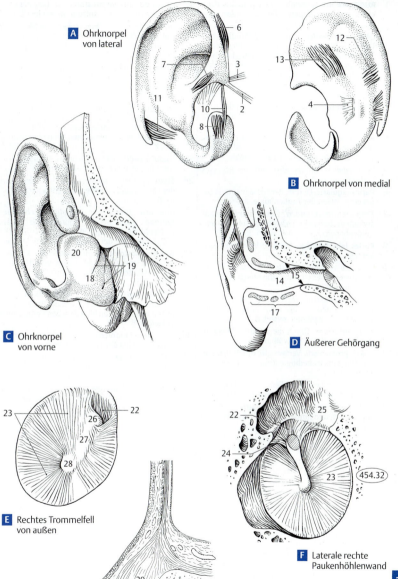

Sinnesorgane

1 **AURIS MEDIA.** Mittelohr, bestehend aus Paukenhöhle, Ohrtrompete und Warzenfortsatzzellen.

2 **CAVITAS TYMPANI.** Paukenhöhle. Medial vom Trommelfell gelegener, schräg gestellter, spaltförmiger Raum. Er enthält die Gehörknöchelchen und kommuniziert oben hinten mit den lufthaltigen Warzenfortsatzzellen, nach vorne unten über die Tuba auditiva mit dem Nasen-Rachen-Raum.

3 **Paries tegmentalis.** Das dünne Dach der Paukenhöhle. Es liegt lateral der Eminentia arcuata des Felsenbeins. A

4 *Recessus epitympanicus.* Die über dem oberen Trommelfellrand nach oben und seitlich sich wölbende Kuppel der Paukenhöhle. A

5 *Pars cupularis.* Oberer Abschnitt des Recessus epitympanicus. A

6 **Paries jugularis.** Untere, der Fossa jugularis zugekehrte Wand der Paukenhöhle. A

7 *Prominentia styloidea.* Durch den Processus styloideus bedingte Vorwölbung im Paukenhöhlenboden. A

8 **Paries labyrinthicus.** Mediale Wand der Paukenhöhle.

9 *Fenestra vestibuli [[ovalis]].* Das Vorhofs- od. ovale Fenster. Es ist durch die Steigbügelplatte verschlossen. A

10 *Fossula fenestrae vestibuli.* Zwischen Hammer und Amboss gelegene kleine Grube in der medialen Paukenhöhlenwand. A

11 *Promontorium.* Durch die basale Schneckenwindung bedingte Vorwölbung. A

12 *Sulcus promontorii.* Verzweigte, durch den Plexus tympanicus bedingte Rinnen auf dem Promontorium. A

13 *Subiculum promontorii.* Feiner Knochenkamm hinter Promontorium und Fenestra cochleae. A

14 *Sinus tympani.* Tiefe Grube hinter dem Promontorium und hinter der Fenestra cochleae. B

15 *Fenestra cochleae [[rotunda]].* Runde durch die Membrana tympani secundaria geschlossene Öffnung am Ende der Scala tympani. B

16 *Fossula fenestrae cochleae.* Eine zur Fenestra cochleae führende Vertiefung. B

17 *Crista fenestrae cochleae.* Knöcherne Randleiste des runden Fensters zur Befestigung der Membrana tympanica secundaria. B

18 *Processus cochleariformis.* Löffelartiger Knochenfortsatz über dem Promontorium am Ende des Semicanalis m. tensoris tympani. Er dient, zusammen mit einer Bindegewebsschlinge, dem M. tensor tympani als Hypomochlion. B

19 *Membrana tympanica secundaria.* Die in der Fenestra cochleae ausgespannte membranöse Trennwand zwischen Scala tympani und Paukenhöhle.

20 **Paries mastoideus.** Dem Processus mastoideus zugekehrte Wand der Paukenhöhle.

21 *Aditus ad antrum mastoideum.* Eingang von der Paukenhöhle ins Antrum mastoideum. B

22 *Prominentia canalis semicircularis lateralis.* Vorwölbung scheitelwärts der Prominentia canalis facialis, verursacht durch den seitlichen Bogengang. B

23 *Prominentia canalis facialis.* Durch den Canalis n. facialis bedingter Wulst zwischen Fenestra vestibuli und Prominentia canalis semicircularis lateralis. B

24 *Eminentia pyramidalis.* An der Spitze perforierter Knochenkegel in Höhe der Fenestra vestibuli. Er enthält den M. stapedius und lässt aus seiner Spitzenöffnung dessen Sehne heraustreten. B

25 *Fossa incudis.* Kleine Bucht im Aditus ad antrum mit dem Lig. incudis posterius. B

26 *Sinus posterior.* Kleines Grübchen zwischen der Fossa incudis und der Eminentia pyramidalis. B

27 *Apertura tympanica canaliculi chordae tympani.* Mündung des Chordakanals in die Paukenhöhle. Sie liegt am hinteren Trommelfellrand in Höhe der Eminentia pyramidalis. B

28 **Antrum mastoideum.** Hinten oben an die Paukenhöhle anschließender Raum, von dem aus die Warzenfortsatzzellen sich nach unten erstrecken. B

29 *Cellulae mastoideae.* Die luftgefüllten Warzenfortsatzzellen. Sie sind, wie die Paukenhöhle, mit einem platten bis kubischen Epithel ausgekleidet. B

30 *Cellulae tympanicae.* Kleine, zellartige Vertiefung im Boden der Paukenhöhle. B

31 **Paries caroticus.** Vordere, teils vom Carotiskanal, teils von der Tubenmündung gebildete Wand. B

32 **Paries membranaceus.** Die zum größten Teil vom Trommelfell gebildete seitliche Paukenhöhlenwand. S. 453 F

Ohr 455

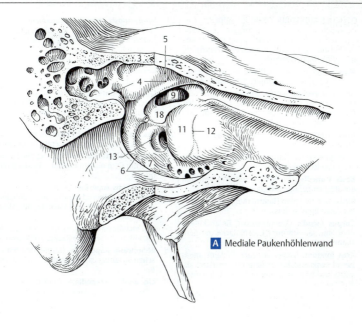

A Mediale Paukenhöhlenwand

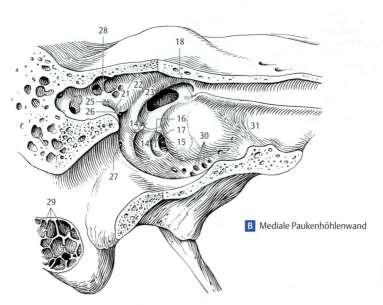

B Mediale Paukenhöhlenwand

1 OSSICULA AUDITORIA; OSSICULA AUDITUS. Gehörknöchelchen; Hammer, Amboss, Steigbügel. Sie dienen der Schallübertragung vom Trommelfell auf das innere Ohr nach dem Prinzip eines Winkelhebelsystems.
2 **Stapes.** Der mit seiner Platte in der Fenestra vestibuli [[ovalis]] eingefügte Steigbügel. A B
3 **Caput stapedis.** Steigbügelkopf. Er sitzt der Steigbügelbasis gegenüber und ist über den Processus lenticularis mit dem langen Ambossfortsatz verbunden. A B
4 **Crus anterius.** Vorderer, beinahe gerader Steigbügelschenkel. A B
5 **Crus posterius.** Hinterer, stärker gebogener Steigbügelschenkel. A B
6 **Basis stapedis.** Die in der Fenestra vestibuli [[ovalis]] eingefügte Steigbügelplatte. A B
7 **Incus.** Der zwischen Hammerkopf und Steigbügel eingefügte Amboss. A D
8 **Corpus incudis.** Ambosskörper. Er artikuliert über eine sattelförmige Gelenkfläche mit dem Hammer. A
9 **Crus longum.** Langer Fortsatz. Er läuft annähernd senkrecht hinter dem Hammerstiel abwärts und trägt an seinem Ende den Processus lenticularis. A
10 *Processus lenticularis.* Winziges Knochenstückchen am Ende des langen Ambossfortsatzes. Es ist gelenkig mit dem Steigbügel verbunden. A
11 **Crus breve.** Kurzer Fortsatz. Er weist horizontal nach hinten und ist durch ein Band in der Fossa incudis angeheftet. A
12 **Malleus.** Der zwischen Trommelfell und Amboss eingefügte Hammer. A C
13 **Manubrium mallei.** Hammerstiel. Er ist an seiner Außenfläche bis zum Processus lateralis mit dem Trommelfell verwachsen. A
14 **Caput mallei.** Hammerkopf. Er trägt die konvexe Gelenkfläche für den Ambosskörper. A
15 **Collum mallei.** Hammerhals. Verbindungsstück zwischen Kopf und Hammerstiel. A
16 **Processus lateralis.** Kurzer lateraler Fortsatz am Ende des Manubrium. Er verursacht die Prominentia mallearis des Trommelfells. A
17 **Processus anterior.** Längerer, sehr dünner Fortsatz. Beim Neugeborenen reicht er bis in die Fissura petrotympanica. Beim Erwachsenen ist er zurückgebildet. A
18 ARTICULATIONES OSSICULORUM AUDITUS; ARTICULATIONES OSSICULORUM AUDITORIORUM. Gelenke der Gehörknöchelchen. Sie sind keine echten Gelenke, sondern Syndesmosen.
19 **Articulatio incudomallearis.** Verbindung zwischen Hammer und Amboss. Sie weist gelegentlich einen Gelenkspalt auf. A
20 **Articulatio incudostapedialis.** Verbindung zwischen Processus lenticularis des langen Ambossfortsatzes und dem Steigbügel. A
21 **Syndesmosis tympanostapedialis.** Bindegewebige Einfügung der Steigbügelplatte in das Fenestra vestibuli [[ovalis]]. Sie ist vorn breiter als hinten. B
22 Ligamenta ossiculorum auditus; Ligg. ossiculorum auditoriorum. Bänder der Gehörknöchelchen.
23 **Lig. mallei anterius.** Es kommt vom Processus anterior des Hammers, liegt in der Plica mallearis anterior und zieht bis in die Fissura petrotympanica. D
24 **Lig. mallei superius.** Es zieht vom Hammerkopf an das Dach des Recessus epitympanicus. C D
25 **Lig. mallei laterale.** Es verbindet den Hammerhals mit dem oberen Rand der Incisura tympanica. C
26 **Lig. incudis superius.** Es läuft dem Lig. mallei superius annähernd parallel und verbindet den Ambosskörper mit dem Dach des Recessus epitympanicus. C D
27 **Lig. incudis posterius.** Es zieht vom Crus breve incudis an die seitliche Paukenhöhlenwand. C D
28 **Membrana stapedialis.** Dünne Membran zwischen Steigbügelschenkel und Steigbügelplatte. B
29 **Lig. anulare stapediale.** Bandverbindung zwischen Steigbügelplatte und den Rändern des Fenestra vestibuli [[ovalis]]. Sie ist vorn breiter als hinten. B

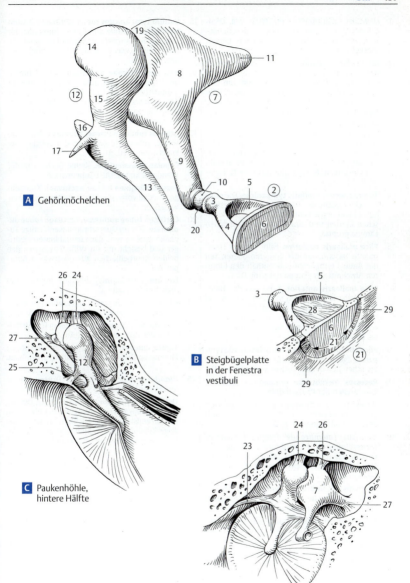

Ohr 457

A Gehörknöchelchen

B Steigbügelplatte in der Fenestra vestibuli

C Paukenhöhle, hintere Hälfte

D Seitliche Paukenhöhlenwand

1 MUSCULI OSSICULORUM AUDITUS; MM. OSSICULORUM AUDITORIORUM. Die an den Gehörknöchelchen ansetzenden folgenden beiden Muskeln.

2 **M. tensor tympani.** Trommelfellspanner. Er liegt im Semicanalis m. tensoris tympani über der Tuba auditiva. Seine Sehne biegt um den Proc. cochleariformis nahezu rechtwinklig nach lateral um und setzt an der Basis des Hammerstiels an. N. mandibularis. A

3 **M. stapedius.** Er entspringt in einem Knochenkanal der hinteren Paukenhöhlenwand, erscheint an der Spitze der Eminentia pyramidalis und setzt am Steigbügelkopf an. Durch Verkantung des Steigbügels dämpft er dessen Schwingungen. N. stapedius aus dem N. facialis. B

4 Tunica mucosa cavitatis tympanicae. Die dünne Schleimhaut der Paukenhöhle. Sie besteht aus einem einschichtigen, platten bis kubischen Epithel und einer zarten, gefäßreichen Lamina propria.

5 **Plica mallearis posterior.** Falte von der Hammerstielbasis bis an den hinteren oberen Teil des Anulus tympanicus. Sie enthält den hinteren Abschnitt der Chorda tympani. D

6 **Plica mallearis anterior.** Falte von der Hammerstielbasis bis an den vorderen oberen Teil des Anulus tympanicus. Sie enthält den vorderen Abschnitt der Chorda tympani, den vorderen Hammerfortsatz und das Lig. mallei anterius. D

7 **Plica chordae tympani.** Durch die Chorda tympani aufgeworfene Falte auf dem Hammerhals zwischen den beiden vorgenannten Falten. D

8 **Recessus membranae tympanicae.** Schleimhauttaschen der Paukenhöhle.

9 *Recessus [membranae tympani] anterior.* Schleimhauttasche zwischen Plica mallearis anterior und Trommelfell. D

10 *Recessus [membranae tympani] superior (Prussak-Raum).* Er wird lateral von der Pars flaccida des Trommelfells, medial von Kopf und Hals des Hammers sowie vom Ambosskörper begrenzt. D

11 *Recessus [membranae tympani] posterior.* Schleimhauttasche zwischen Plica mallearis posterior und Trommelfell. D

12 **Plica incudialis.** Schleimhautfalte vom Dach des Recessus epitympanicus an den Ambosskopf oder auch vom kurzen Ambossfortsatz an die hintere Paukenhöhlenwand. D

13 **Plica stapedialis.** Schleimhautfalte von der hinteren Paukenhöhlenwand an den Steigbügel. Sie hüllt den M. stapedius und den Stapes ein. B

14 TUBA AUDITIVA; TUBA AUDITORIA. Ohrtrompete. Ein knapp 4 cm langer, teils knorpeliger, teils knöcherner Verbindungsgang zwischen Mittelohr und Nasenrachenraum zur Lüftung der Paukenhöhle. A C

15 **Ostium tympanicum tubae auditivae; Ostium tympanicum tubae auditoriae.** Mündung der Tube in der vorderen Paukenhöhlenwand. Sie liegt meist etwas über dem Paukenhöhlenboden. A

16 Pars ossea [tubae auditivae]. Lateral hinten oben gelegener, knöcherner Teil der Tube. Er nimmt etwa 1/3 der Tubenlänge ein, liegt unter dem Semicanalis m. tensoris tympani und hat seinen Eingang zwischen Canalis caroticus und Foramen spinosum. A

17 **Isthmus tubae auditivae; Isthmus tubae auditoriae.** Tubenenge zwischen knorpeligem und knöchernem Teil. A

18 **Cellulae pneumaticae.** Kleine Buchten in der Wand des knöchernen Tubenteils. A

19 Pars cartilaginea [tubae auditivae]. Knorpeliger, medial vorn gelegener Tubenteil; Länge etwa 2,5 cm. A

20 *Cartilago tubae auditivae; Cartilago tubae auditoriae.* Der im Querschnitt hakenförmige Tubenknorpel. Er wird nach lateral hinten niedriger und besteht nur im Winkel zwischen den beiden Knorpelflächen aus elastischem Knorpel. A

21 *Lamina [cartilaginis] medialis.* Breitere mediale Knorpelplatte. C

22 *Lamina [cartilaginis] lateralis.* Niedrige, nach vorn lateral weisende Knorpelplatte. C

23 *Lamina membranacea.* Membranöser Wandanteil der Pars cartilaginea. A C

24 **Tunica mucosa.** Die aus einem einschichtigen Flimmerepithel aufgebaute Tubenschleimhaut. C

25 *Glandulae tubariae.* Muköse Drüsen vor allem in der knorpeligen Strecke der Tube. C

26 **Ostium pharyngeum tubae auditivae; Ostium pharyngeum tubae auditoriae.** Die über dem Levatorwulst liegende, trichter- bis schlitzförmige Tubenöffnung in Höhe des unteren Nasenganges 1 cm vor der hinteren Rachenwand. A

Ohr 459

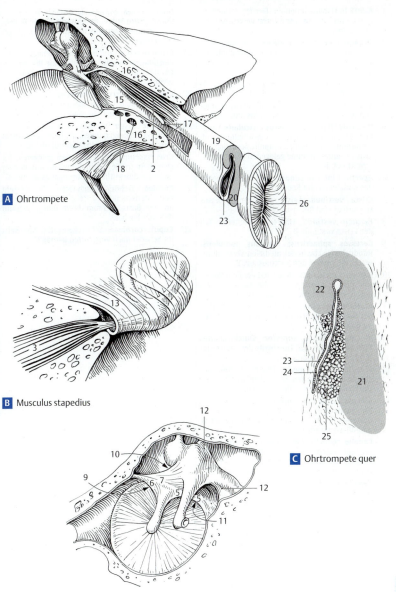

A Ohrtrompete

B Musculus stapedius

C Ohrtrompete quer

D Seitliche Paukenhöhlenwand

1 **AURIS INTERNA.** Innenohr. Der im Felsenbein untergebrachte Teil des Gleichgewichts- und Hörorgans.
2 **Organum vestibulocochleare.** Der im Schläfenbein untergebrachte Sinnesapparat für die Wahrnehmung von Tönen, Kopflage und Lageänderungen.
3 **LABYRINTHUS OSSEUS.** Die das häutige Labyrinth enthaltende Knochenkapsel. B
4 **Vestibulum.** Der Teil des knöchernen Labyrinths, der Utriculus und Sacculus enthält. B
5 **Recessus ellipticus; Recessus utricularis.** Längliche Mulde in der medialen Vestibulumwand; sie nimmt den zwischen Ampulla posterior und Crus osseum commune gelegenen Utriculusabschnitt auf. B
6 *Apertura interna canaliculi vestibuli.* Beginn des Kanälchens im Recessus.
7 **Crista vestibuli.** Leiste zwischen Recessus sphaericus und Recessus ellipticus. B
8 *Pyramis vestibuli.* Oberer, verbreiterter Teil der Crista vestibuli. B
9 **Recessus sphaericus; Recessus saccularis.** Rundliche Nische in der medialen Vestibulumwand. Sie nimmt den Sacculus auf. B
10 **Recessus cochlearis.** Unter und vor dem Recessus sphaericus gelegene Grube; sie nimmt das untere Ende des Ductus cochlearis auf. A
11 **Maculae cribrosae.** Durchlöcherte Knochenfelder für den Durchtritt von Fasern des N. vestibulocochlearis.
12 *Macula cribrosa superior.* Durchlöchertes Knochenfeld für den Durchtritt der Fasern des N. utriculoampullaris. A
13 *Macula cribrosa media.* Durchlöchertes Knochenfeld in Nähe der Schneckenbasis für den Durchtritt der Fasern des N. saccularis. A
14 *Macula cribrosa inferior.* Durchlöchertes Knochenfeld in der Wand der Ampulla ossea posterior für den Durchtritt der Fasern des N. ampullaris posterior. A
15 **Canales semicirculares [ossei].** Die von einer präparierbaren Knochenwand umschlossenen Bogengangsräume. Sie enthalten den perilymphatischen und endolymphatischen Raum. A
16 **Canalis semicircularis anterior.** Vorderer (oberer) Bogengangraum. Er hat mit dem hinteren Bogengangraum einen gemeinsamen Schenkel und steht vertikal etwa senkrecht zur Felsenbeinachse. C
17 *Ampulla ossea anterior.* Ampulle des vorderen Bogengangsraumes. Sie liegt vorne dicht neben der Ampulla des seitlichen Bogengangs. C
18 **Canalis semicircularis posterior.** Hinterer am weitesten unten gelegener Bogengangraum. Er liegt etwa parallel zur Felsenbeinachse. C
19 *Ampulla ossea posterior.* Ampulle des hinteren Bogengangsraumes. Sie liegt hinten unter der Ebene des seitlichen Bogengangs. C
20 **Crus osseum commune.** Der durch Vereinigung der Crura des oberen und hinteren Bogengangsraumes entstandene, hinten gelegene, gemeinsame Schenkel. C
21 *Crura ossea ampullaria.* Die Schenkel der Bogengangsräume, die zur Aufnahme der Ampullen des häutigen Labyrinths entsprechend erweitert sind. C
22 **Canalis semicircularis lateralis.** Seitlicher Bogengangsraum. Er liegt horizontal und kann die mediale Paukenhöhlenwand vorwölben. C
23 *Ampulla ossea lateralis.* Ampulle des seitlichen Bogengangsraumes. Sie liegt vorne dicht bei der vorderen Bogengangsampulle. C
24 **Crus osseum simplex.** Hinten gelegener, für sich allein in die Vestibulumwand mündender Schenkel des seitlichen Bogengangsraumes. C
25 **Cochlea.** Gehörgangsschnecke. Sie besteht beim Menschen aus $2\,1/2$–$2\,3/4$ Windungen, ist an der Basis 8–9 mm breit und insgesamt 4–5 mm hoch. C
26 **Cupula cochleae.** Schneckenspitze. Sie weist im Schädel nach vorn unten lateral. C

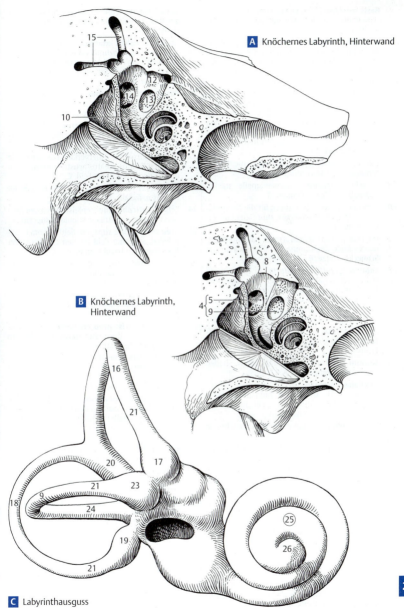

A Knöchernes Labyrinth, Hinterwand

B Knöchernes Labyrinth, Hinterwand

C Labyrinthausguss

1 **Basis cochleae.** Schneckenbasis. Ihre Fläche schaut etwa in Richtung des inneren Gehörgangs. A

2 **Canalis spiralis cochleae.** Schneckengang. Er wird durch die Lamina spiralis ossea und die Lamina basilaris einerseits und durch die Paries vestibularis ductus cochlearis andererseits in drei Gänge unterteilt. A

3 *Lamina spiralis ossea.* Eine von der Schneckenachse ausgehende, in den Canalis spiralis cochleae vorspringende spiralige, zweiblättrige Knochenlamelle. Sie wird erst durch den Ductus cochlearis zu einer vollständigen Trennwand zwischen Scala vestibuli und Scala tympani ergänzt. B

4 *Lamella vestibularis.* Knochenlamelle medial unterhalb der Scala vestibuli. B

5 *Lamella tympanica.* Knochenlamelle medial oberhalb der Scala tympani. B

6 Foramina nervosa. Öffnungen für die Nervenfasern vom Cortischen Organ zum Ganglion spirale. S. 467 B

7 *Hamulus laminae spiralis.* Freies, hakenförmiges oberes Ende der Lamina spiralis ossea an der Schneckenspitze. B

8 *Lamina spiralis secundaria.* In der unteren Hälfte der Basalwindung gelegene Knochenleiste. Sie springt von der äußeren Wand d. Canalis spiralis cochleae vor und liegt d. Lamina spiralis ossea gegenüber. Zwischen beiden ist d. untere Teil d. Lamina basilaris ausgespannt. B

9 *Apertura interna canaliculi cochleae.* Öffnung für den gleichnamigen Kanal in der Scala tympani.

10 *Septum cochleae.* Knochendach bzw. -boden eines Schneckenganges. A B

11 **Modiolus cochleae.** Die kegelförmige Schneckenachse. Sie ist für die Aufnahme des N. cochlearis ausgehöhlt und bildet die mediale Wand des Schneckengangs. A

12 *Basis modioli.* Beginn der Schneckenachse an der Basis. A

13 *Lamina modioli.* Das aufgerichtete Ende der Lamina spiralis ossea. A

14 *Canalis spiralis modioli.* Feines Kanälchen in der Achsenwand nahe der Basis der Lam. spiralis ossea; enthält das Ganglion spirale cohleae. A

15 *Canales longitudinales modioli.* Zentral gelegene Knochenkanälchen für die Aufnahme der aus dem Ganglion spirale cochleae kommenden Neuriten des N. cochlearis. A

16 **Scala vestibuli.** Bis in die Schneckenspitze steigender perilymphatischer Gang über der Lam. spiralis ossea und dem Ductus cochlearis. A

17 **Helicotrema.** An der Schneckenspitze gelegene Verbindung zwischen Scala vestibuli und Scala tympani. Sie entsteht dadurch, dass die Lam. spiralis ossea und der Ductus cochlearis vor der Schneckenspitze enden. A B

18 **Scala tympani.** Perilymphatischer Gang unter der Lam. spiralis ossea und der Lamina basilaris. A

19 **Meatus acusticus internus.** Innerer Gehörgang. Er beginnt an der Hinterwand des Felsenbeins, ist bis zu 1 cm lang und enthält den N. vestibulocochlearis den N. facialis und die A. und V. labyrinthina. A

20 **Porus acusticus internus.** Eingangsöffnung des Meatus acusticus internus an der hinteren Felsenbeinwand über dem Foramen jugulare. C

21 **Fundus meatus acustici interni.** Der in mehrere Felder aufgeteilte Boden des inneren Gehörgangs. A

22 *Crista transversa.* Querverlaufende Leiste. Sie teilt den Fundus meatus acustici interni in ein oberes und ein unteres Feld. C

23 *Area nervi facialis.* Feld mit dem Beginn des Canalis n. facialis. C

24 *Crista verticalis.* Knochenleiste zwischen Area nervi facialis und Area vestibularis superior. C

25 *Area vestibularis superior.* Seitlich vom Facialiskanal gelegenes Feld für den Durchtritt der Fasern des N. utriculoampullaris. C

26 *Area vestibularis inferior.* Seitlich vom Tractus spiralis foraminosus gelegenes Feld für den Durchtritt der Fasern des N. saccularis. C

27 *Foramen singulare.* Kleine Öffnung hinter der Area vestibularis inferior für den N. ampullaris posterior. C

28 *Area cochlearis; Area cochleae.* Geräumigeres Feld unter der Crista transversa mit dem Tractus spiralis foraminosus. C

29 *Tractus spiralis foraminosus.* Den Schneckenwindungen entsprechendes durchlöchertes Feld für den Durchtritt der Fasern des Ganglion spirale zum N. cochlearis. C

30 **Spatum perilymphaticum.** Teilweise von Bindegewebsfasern durchzogene Räume, in denen sich die Perilymphe befindet. Zu ihnen gehören auch die Scala vestibuli und die Scala tympani. S. 465 B

31 **Perilympha.** Flüssigkeit in dem Raum zwischen häutigem und knöchernem Labyrinth.

32 **Aquaeductus vestibuli.** Verbindungsweg des endolymphatischen Raumes zum Subarachnoidalraum. A

33 **Aquaeductus cochleae.** Verbindungsweg des perilymphatischen Raumes zum Subarachnoidalraum. S. 467 A, 469 A

Ohr 463

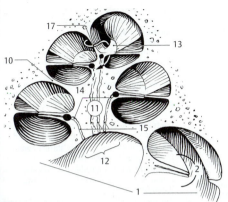

A Schnecke, längs geschnitten

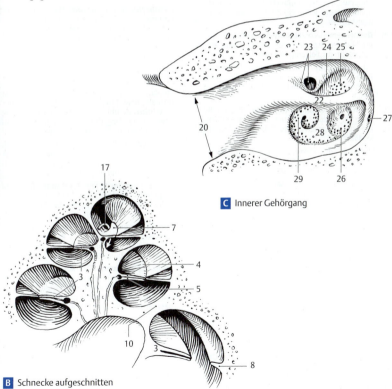

C Innerer Gehörgang

B Schnecke aufgeschnitten

Sinnesorgane

1 **LABYRINTHUS MEMBRANACEUS.** Das im knöchernen Labyrinth bindegewebig aufgehängte, komplizierte System von Kanälchen und Erweiterungen mit Sinnesepithelien. A B

2 **Spatium endolymphaticum.** Raum des häutigen Labyrinths.

3 *Endolympha.* Flüssigkeit innerhalb des häutigen Labyrinths.

4 **LABYRINTHUS VESTIBULARIS.** Der Inhalt des Labyrinths einschließlich der Bogengänge ohne die Schnecke.

5 **Utriculus.** Als Basis der drei Bogengänge dienendes Säckchen von 2,5–3,5 mm Durchmesser. A B

6 **Recessus utricularis; Recessus utriculi.** Raum des Utriculus.

7 **Sacculus.** Mit einem Sinnesfeld ausgestattetes, rundliches Bläschen von 2–3 mm Größe. A B

8 **Ductus semicirculares.** Die drei Bogengänge. Sie beschreiben in den knöchernen Canales semicirculares drei senkrecht aufeinander stehende Bögen. Jeder entspricht etwa 2/3 eines Kreisbogens.

9 **Ductus semicircularis anterior.** Vorderer (oberer) Bogengang. Er steht vertikal und etwa senkrecht zur Felsenbeinachse. B

10 *Ampulla membranacea anterior.* Vorn in Nähe der Ampulla membranacea lateralis gelegene Ampulle des vorderen (oberen) Bogenganges. B

11 **Ductus semicircularis posterior.** Hinterer Bogengang. Er steht etwa vertikal in einer Ebene, die zur Längsachse des Felsenbeins parallel verläuft. B

12 *Ampulla membranacea posterior.* Weitab von den beiden anderen Ampullen gelegene Erweiterung des hinteren Bogenganges. B

13 **Crus membranaceum commune.** Gemeinsame Einmündung des vorderen und hinteren Bogenganges in den Utriculus. B

14 *Crura membranacea ampullaria.* Die zwischen den Ampullen und dem Utriculus gelegenen Bogengangsabschnitte. B

15 **Ductus semicircularis lateralis.** Seitlicher Bogengang. Er verläuft horizontal, liegt am weitesten lateral und kann die mediale Paukenhöhlenwand vorwölben. B

16 *Ampulla membranacea lateralis.* Dicht neben der Ampulla membranacea anterior gelegene Ampulle des seitlichen Bogenganges. B

17 **Crus membranaceum simplex.** Der für sich allein in den Utriculus einmündende hintere Schenkel des seitlichen Bogenganges. B

18 **Ductus utriculosaccularis.** Y-förmige Verbindung zwischen Utriculus, Sacculus mit dem Ductus endolymphaticus. B

19 **Ductus utricularis.** Verbindung des Utriculus mit dem Ductus utriculosaccularis. B

20 **Ductus saccularis.** Verbindung des Sacculus mit dem Ductus utriculosaccularis. B

21 **Ductus endolymphaticus.** Feiner, vom Sacculus ausgehender endolymphatischer Gang. Er zieht durch den knöchernen Aquaeductus vestibuli und endet mit dem Saccus endolymphaticus. B

22 **Saccus endolymphaticus.** An der Hinterwand des Felsenbeins zwischen zwei Durablättern gelegener Blindsack des Ductus endolymphaticus. B

23 **Ductus reuniens.** Feiner Verbindungsschlauch zwischen Sacculus und Ductus cochlearis. A B

24 **Maculae.** Sinnesfelder zur Wahrnehmung der Lage des Kopfes im Raum. A B

25 *Macula utriculi.* Am Boden des Utriculus horizontal gelegenes Sinnesfeld von etwa 2,3–3 mm Größe. A B

26 *Macula sacculi.* Vertical stehendes, gebogenes Sinnesfeld an der medialen Sacculuswand, ca. 1,5 mm breit. A

27 *Membrana statoconiorum.* Die aus einer gelatinösen Grundsubstanz und den in sie eingebetteten Statoconien bestehende Deckschicht der Maculae. Sie ist durchsetzt von den borstenartigen Fortsätzen der Sinneszellen. D E

28 *Statoconia.* Bis zu 15 µm große Kalkkonkremente, die zusammen mit den Sinneshärchen in eine gelatinöse Substanz eingebettet sind. D E

29 *Striola.* Streifenförmige Einsenkung (Macula utriculi) bzw. Erhebung (Macula sacculi) der Statolithenmembran infolge Verminderung bzw. Vermehrung der Statoconien. In diesem Streifen sind die Ty I Haarzellen vermehrt. D E

30 **Crista ampullaris.** Ein halbmondförmig in den Ampullenraum vorspringender Kamm. Er ist mit Sinnesepithel überzogen und besteht aus Nervenfasern und Bindegewebe. C

31 *Sulcus ampullaris.* Einschnitt unter der Crista ampullaris mit dem Eintritt des zur Crista ampullaris führenden Astes aus dem N. ampullaris. C

32 *Cupula ampullaris.* Über dem Cristaepithel schwebender, bis ans Dach der Ampulle reichender Gallertkörper, in den die Härchen der Sinneszellen eintauchen. C

33 **[[Neuroepithelium]].** Das aus Stützzellen und Sinneszellen bestehende, einschichtige prismatische Sinnesepithel der Maculae. Die 20–25 µm langen, borstenartigen Fortsätze der Sinneszellen ragen bis in die Statoconienmembran. D E

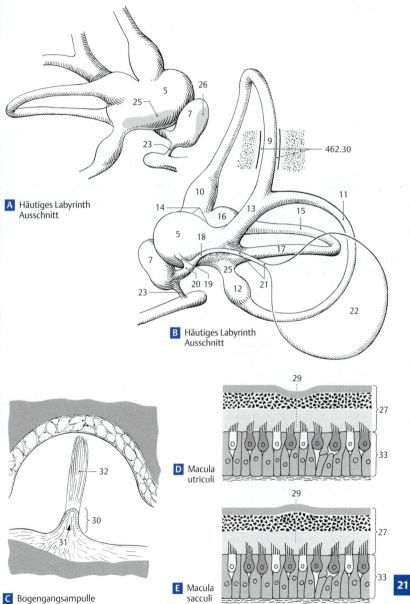

A Häutiges Labyrinth Ausschnitt

B Häutiges Labyrinth Ausschnitt

C Bogengangsampulle

D Macula utriculi

E Macula sacculi

Sinnesorgane

1 **LABYRINTHUS COCHLEARIS.** Der Inhalt der knöchernen Schnecke.
2 **Scala media.** Mittelwindung.
3 **Ductus cochlearis.** Der beim Menschen mit 2 1/2–2 3/4 Windungen in die Schneckenspitze ziehende endolymphatische Schlauch mit dreieckigem Querschnitt. Er enthält das Sinnesepithel für die Hörwahrnehmung. A C D
4 **Paries vestibularis (ductus cochlearis); Membrana vestibularis [[Reißner]].** Obere, etwa 3 μm dicke Wand des Schneckenganges. C D
5 **Paries externus (ductus cochlearis).** Seitliche Wand des Schneckenganges. C D
6 *Stria vascularis.* Breiter, stark vaskularisierter Streifen mit besonders gebauten Epithelzellen über der Prominentia spiralis: er soll die Endolymphe absondern. D
7 *Prominentia spiralis.* Über dem Sulcus spiralis externus verlaufende Randleiste. Sie besteht aus Bindegewebe und einem Blutgefäß. C D
8 *Vas prominens.* Das in der Prominentia spiralis verlaufende Blutgefäß. C D
9 *Ligamentum spirale.* Bindegewebsauflage auf der knöchernen Wand des Ductus cochlearis. C
10 **Paries tympanicus (ductus cochlearis); Membrana spiralis.** Untere, über der Scala tympani gelegene Wand des Ductus cochlearis. C
11 *Crista basilaris; Crista spiralis.* Fortsetzung von Faserzügen des Lig. spirale nach medial. Ansatz der Lamina basilaris. C D
12 *Lamina basilaris.* Zwischen Ductus cochlearis und Scala tympani liegende Bindegewebsplatte. Sie ist zwischen tympanaler Lamelle der Lamina spiralis ossea und Crista spiralis ausgespannt. Sie trägt das Corti-Organ. C D
13 *Vas spirale.* In der tympanalen Belegschicht der Lamina basilaris unter dem Tunnel verlaufendes kleines Blutgefäß. D
14 **Limbus spiralis.** Verdickung und Umwandlung des Endastes auf dem oberen Blatt der Lamina spiralis ossea, nach außen eingekerbt durch den Sulcus spiralis internus. C
15 *Labium limbi vestibulare.* Oberer, kürzerer Ausläufer des Limbus; Befestigungsstelle für die Membrana tectoria. C
16 *Labium limbi tympanicum.* Unterer, längerer Ausläufer des Limbus; er liegt auf der Lamina basilaris. B C
17 *Dentes acustici.* Leistenartig vorspringende Zellreihen an der Oberfläche des Labium limbi vestibulare. In ihrem Bereich ist die Membrana tectoria verankert. B
18 **Membrana tectoria.** Aus Fasern aufgebaute Membran. Sie ist dünn im Bereich ihrer Befestigung am Labium limbi vestibulare, liegt über dem Corti-Organ und endet frei außerhalb der äußeren Hörzellreihe. B C
19 **Caecum cupulare.** In der Schneckenspitze gelegenes, blindes Ende des Ductus cochlearis. A
20 **Caecum vestibulare.** Dem Vestibulum zugekehrtes, blindes Ende des Ductus cochlearis. A
21 **Organum spirale (Corti-Organ).** Auf der Lamina basilaris liegendes Sinnesfeld für die Umwandlung von Schallwellen in Nervenimpulse. B
22 *Membrana reticularis.* Die aus den Kopfplatten der Pfeiler- und Deiters-Zellen zusammengesetzte Deckmembran des Corti-Organs, durch deren Lücken die Borsten der Hörzellen ragen. B
23 *Sulcus spiralis internus.* Rinne zwischen Labium limbi vestibulare und Labium limbi tympanicum. B C
24 *Sulcus spiralis externus.* Furche an der Außenwand d. Ductus cochlearis zwischen Prominentia spiralis und Organum spirale. C
25 **Ganglion spirale cochleae.** Ansammlung von bipolaren Ganglienzellen im Canalis spiralis modioli. Die peripheren Neuriten dieser Zellen kommen von den Hörzellen, die zentralen Neuriten bilden den N. cochlearis.

Ohr 467

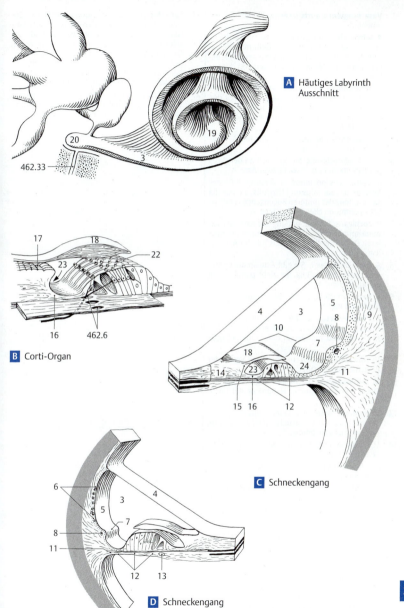

A Häutiges Labyrinth Ausschnitt

B Corti-Organ

C Schneckengang

D Schneckengang

1 **Vasa sanguinea auris interna.** Blutgefäße des Innenohrs.
2 *A. labyrinthi.* Hauptarterie. Meist ein Ast der A. inferior anterior cerebelli. Sie zieht mit dem N. VIII durch den Meatus acusticus internus ins Felsenbein, verzweigt sich und versorgt das Innenohr. A
3 *A. vestibularis anterior; A. vestibuli.* Sie versorgt das Vestibulum, Macula utriculi, Teil der Macula sacculi, des Sacculus und Utriculus, Ampullen und Teile des vorderen und seitlichen Bogenganges. A
4 *A. cochlearis communis.* Der Ast der A. labyrinthi zur Schnecke teilt sich. A
5 *A. vestibulocochlearis.* Sie teilt sich an der Basis der Lamina spiralis ossea in zwei Äste. A
6 *R. vestibularis posterior.* Er versorgt Teile des Vorhofs, des Sacculus und Utriculis, die Macula sacculi, Teile des hinteren Bogenganges und das Crus commune aller Bogengänge. A
7 *R. cochlearis.* Er zieht entlang der Basis der Lamina spiralis ossea und anastomosiert im mittleren Drittel der Basalwindung mit der A. cochlearis propria. A
8 *A. cochlearis propria.* Sie gibt Äste an die untere und mittlere Windung. Sie zieht parallel zum Spiralganglion. A
9 *A. spiralis modioli.* Äste zur Versorgung der oberen Windung. A
10 **V. aquaeductus vestibuli.** Begleitvene des Ductus endolymphaticus. Sie entsorgt die Bogengänge und mündet in den Sinus petrosus inferior. A
11 *Vv. ductuum semicircularium.* Die Venen der einzelnen Bogengänge.
12 **V. aquaeductus cochleae.** Begleitvene des Ductus perilymphaticus. Hauptvene der Cochlea. A
13 *V. modioli communis.* Vereinigung der V. scalae vestibuli und V. scalae tympani am unteren Ende der Basalwindung. A
14 *V. scalae vestibuli.* Vorwiegend entsorgt sie die Scala vestibuli. A
15 *V. scalae tympani.* Sie drainiert die Scala tympani und Wandteil des Ductus cochlearis. A
16 *V. vestibulocochlearis.* Sie entsteht aus der Vereinigung der drei nachstehenden Venen. A
17 *V. vestibularis anterior.* Drainage des Utriculus, der Ampulla anterior und lateralis. A
18 *V. vestibularis posterior.* Drainage des Sacculus und der Ampulla posterior. A
19 *V. fenestrae cochleae.* Drainage der Membrana tympani secundaria und ihrer Umgebung. A
20 **Vv. labyrinthi.** Sie münden in den Sinus venosus inferior und drainieren Dura und Nerven im inneren Gehörgang. A
21 ***ORGANUM GUSTATORIUM; ORGANUM GUSTUS.*** Geschmacksorgan. Die Gesamtheit der Geschmacksknospen.
22 **Caliculus gustatorius; Gemma gustatoria.** Geschmacksknospe. Sie ist so hoch wie das Epithel und besteht aus Stützzellen und Geschmackszellen, die an ihrer Oberfläche je ein Geschmacksstiftchen als Chemorezeptor tragen. Verteilung der Geschmacksknospen: gehäuft im Epithel der Papillae vallatae und foliatae, vereinzelt auch außerhalb der Zunge. B
23 **Porus gustatorius.** Aussparung des Epithels über dem Scheitel der Geschmacksknospen; in sie ragen die Geschmacksstifte hinein. B

Ohr 469

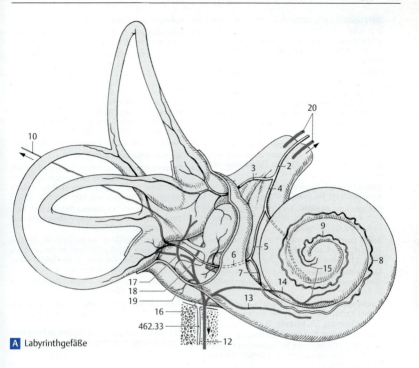

A Labyrinthgefäße

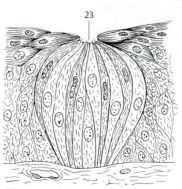

B Geschmacksknospe

Haut- und Anhangsgebilde

1 **INTEGUMENTUM COMMUNE.** Die aus drei Schichten – Epidermis, Corium und Tela subcutanea – bestehende äußere Haut. Sie bedeckt beim Erwachsenen eine Fläche von etwa 1,8 qm.

2 **CUTIS.** Zusammenfassende Bezeichnung für Epidermis und Corium.

3 **Sulci cutis.** Furchen in der Haut von verschiedenen Größenordnungen z. B. Sulcus nasolabialis, Hautfurchen an den Gelenken, die kleinen Furchen der Felderhaut und die Furchen zwischen den Leisten der Leistenhaut. A

4 **Cristae cutis.** Die von Bindegewebspapillen unterlagerten Leisten der Leistenhaut an der Palmarseite der Hand und der Plantarseite des Fußes. A

5 **Retinacula cutis.** Bindegewebszüge zur Befestigung der Haut auf ihrer Unterlage. A

6 **Retinaculum caudale.** Entw. bindegewebiger Rest der Chorda dorsalis zwischen Foveola coccygea und Os coccygis. C

7 **Toruli tactiles.** Stärker mit Fett unterpolsterte Hautfelder, z. B. an den Fingergliedern, am Daumen- und Kleinfingerballen. B

8 **Lineae distractiones.** Spaltlinien. Sie zeigen die Verlaufsrichtung der kollagenen Fasern im Corium an.

9 **Epidermis.** Oberhaut. Der 30 µm bis 4 mm (und mehr) dicke, mehrschichtige, verhornte Plattenepithelbelag des Körpers. A

10 **Dermis; Corium.** Lederhaut. Sie besteht aus einem engen Geflecht von kollagenen und elastischen Fasern, ist nerven- und gefäßreich und fettgewebsfrei. A

11 **Stratum papillare.** Obere zell- und faserreiche Schicht der Lederhaut. Sie ist durch Bindegewebspapillen mit der Epidermis verzahnt. A

12 *Papillae.* Die in die Epidermis hineinragenden Bindegewebszapfen. Sie können in Reihen stehen (Leistenhaut), verzweigt sein und variieren in Form und Anordnung stark. A E

13 **Stratum reticulare.** An das Stratum papillare anschließender zellarmer Teil der Lederhaut. Er besteht aus derberen, stark verflochtenen Kollagenfaserbündeln. Sie bestimmen die mechanischen Eigenschaften der Haut. A

14 **Pili.** Sammelbegriff für jede Art von Haaren.

15 **Lanugo.** Wollhaarkleid. Feine Wollhärchen, die über den ganzen Körper verteilt vorkommen, besonders beim Neugeborenen. Sie sind gewöhnlich marklos.

16 **Capilli.** Kopfhaare.

17 **Supercilia.** Haare der Augenbrauen.

18 **Cilia.** Augenwimpern.

19 **Barba.** Barthaare.

20 **Tragi.** Haare des äußeren Gehörganges.

21 **Vibrissae.** Haare am Naseneingang.

22 **Hirci.** Haare der Achselhöhle.

23 **Pubes.** Schamhaare.

24 **Folliculus pili.** Bindegewebig-epitheliale Hülle der Haarwurzel. E

25 **Mm. arrectores pilorum.** Glatte Muskelbündel, die von der Mitte des Haarfollikels zum Stratum papillare des Coriums ziehen. Sie fehlen an den Zilien, Superzilien, den Haaren der Nase, des Ohres und des Bartes. Funktion: Aufrichten des Haars (Gänsehaut), wahrscheinlich auch Kompression und Entleerung der Talgdrüsen. Innerviert werden sie durch Sympathicusfasern, die aus dem Grenzstrang stammen. E

26 **Flumina pilorum.** Streichrichtungen der Haare.

27 **Vortices pilorum.** Haarwirbel. D

28 **Cruces pilorum.** Haarkreuze. Stellen, an denen die Haarströme aus zwei Richtungen aufeinandertreffen und in zwei neue, senkrecht dazu gelegene Richtungen auseinandergehen. D

29 **Glandulae cutis.** Die aus dem Hautepithel hervorgegangenen und in enger Beziehung zur Haut stehenden Drüsen.

30 *Glandula sudorifera.* Schweißdrüsen. Es sind meist kleine ekkrine Drüsen. In bestimmten Regionen (Anus, Genitale, Achselhöhle) kommen große apokrine Drüsen vor. E

31 *Glandula sebacea.* Holokrine Talgdrüsen. Sie münden in die Haarfollikel. E

32 **Terminationes nervorum.** Nervenendigungen. Sie können als Endkörperchen oder freie Endigungen auftreten. A

33 *[Foveola coccygea].* Grube über dem Os coccygis, bedingt durch das Retinaculum caudale.

Cutis 471

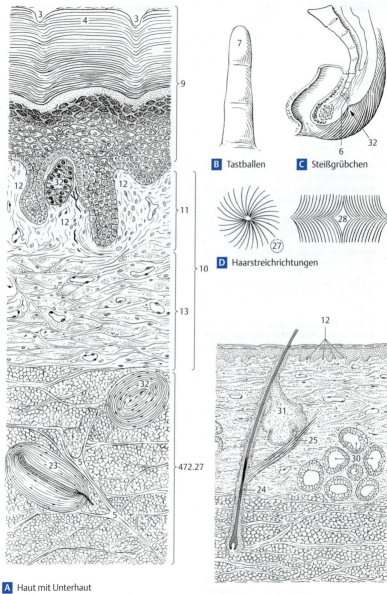

A Haut mit Unterhaut

B Tastballen

C Steißgrübchen

D Haarstreichrichtungen

E Haar- und Hautdrüsen

1 **Unguis.** Finger- oder Zehennagel. A
2 **Matrix unguis.** Nagelbettepithel im Bereich der Nagelwurzel und der Lunula, dessen im Lunula-Gebiet gelegener Anteil die Nagelsubstanz bildet. A D
3 **Vallum unguis.** Nagelwall. Hautfalte, die den Nagel seitlich und wurzelwärts umfaßt. A B
4 **Corpus unguis.** Nagelkörper. A B D
5 **Lunula.** Halbmondförmiges, weißliches Feld am hinteren Nagelwall. Sein Vorderrand entspricht der vorderen Grenze des nagelbildenden Gewebes. B
6 **Margo occultus.** Proximaler, in der Tiefe der Nageltasche steckender Hinterrand des Nagels. A
7 **Margo lateralis.** Seitlicher, unter dem Nagelwall liegender Nagelrand. C
8 **Margo liber.** Vorderer, freier Rand des Nagels. Er entspricht der Abnutzungs- oder Schnittkante des Nagels. C
9 **Perionyx.** Nagelhaut. Vorstehender Rand des Eponychium. Er bedeckt den proximalen Streifen der Lunula. A
10 **Eponychium.** Epithel, das auf der Nagelwurzel liegt und sich am hinteren Nagelwall ein Stück weit vorschiebt. A
11 **Hyponychium.** Unter dem Nagel gelegenes Epithel des Nagelbettes. Sein hinterer Abschnitt im Bereich der Lunula und der Nagelwurzel bildet die Matrix unguis. A
12 **Mamma.** Die weibliche Brust. Sie besteht aus Drüsengewebe, Bindegewebszügen und Fett. E
13 **Sulcus intermammarius.** Grube zwischen linker und rechter Brust.
14 **[Mammae accessoriae].** Zusätzliche Brustdrüsen entlang der entwicklungsgeschichtlichen Milchleiste. F
15 **Papilla mammaria.** Brustwarze. Sie enthält die Mündungen der Ductus lactiferi und ist reich an glatter Muskulatur. E
16 **Corpus mammae.** Drüsenkörper der Mamma mit dem umgebenden Fettgewebe.
17 **Glandula mammaria.** Drüsengewebe der weiblichen Brust. E
18 *Processus axillaris; Processus lateralis.* Achselwärts zeigender Fortsatz der Drüse.
19 *Lobi glandulae mammariae.* Die 15–20 kegelförmigen Drüsenlappen der Mamma. E
20 *Lobuli glandulae mammariae.* Die bindegewebig unterteilten Läppchen jedes Lobus glandulae mammariae. E
21 *Ductus lactiferi.* Die 15–20 Drüsenausführungsgänge d. Lobi glanduae mammariae. Sie haben einen Durchmesser von 1,7–2,3 mm und münden auf der Papilla mammaria. E
22 *Sinus lactiferi.* Spindelförmige Erweiterungen der Ductus lactiferi mit einem Durchmesser von 1–2 mm, laktierend bis 8 mm kurz vor ihrer Mündung auf der Brustwarzenspitze. E
23 *Areola mammae.* Warzenhof. Rundliches, pigmentiertes Feld um die Brustwarze mit eingestreuten kleinen Höckerchen, die durch die Gll. areolares verursacht sind. E
24 *Glandulae areolares.* 10–15 apokrine Drüsen im Gebiet des Warzenhofes. E
25 *Tubercula areolae.* Unregelmäßig verteilte Vorsprünge im Vorhof aus Talgdrüsen und kleinen Milchdrüsen.
26 *Ligg. suspensoria mammaria; Retinaculum cutis mammae.* Bindegewebszüge von der Brusthaut bis zur Pectoralisfaszie, mit der sie über eine dünne Schicht lockeren Verschiebegewebes verbunden sind. E
27 TELA SUBCUTANEA; HYPODERMIS. Subcutis. G
28 **Panniculus adiposus.** Fettkörper der Subcutis.
29 *Stratum musculorum.* Örtliche Muskelzüge. Hautmuskeln.
30 *Stratum fibrosum.* Bindegewebsgerüst des Fettkörpers. G
31 **Stratum membranosum.** Schichtförmiger Zusammenschluß von Fasern des Stratum fibrosum unter dem Fettgewebe z. B. über Muskelfascien. G
32 **Textus connectivus laxus.** Lockeres Bindegewebe der Subcutis.

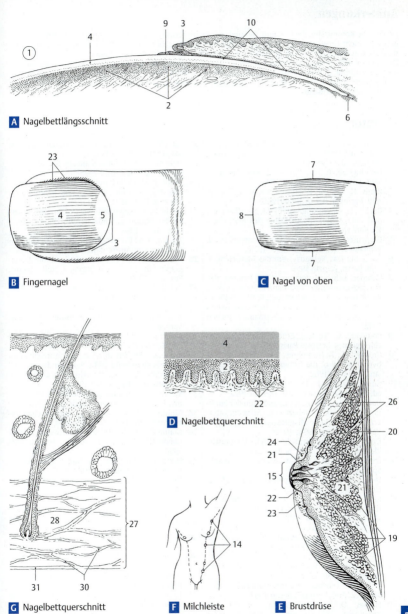

Cutis und Subcutis 473

A Nagelbettlängsschnitt

B Fingernagel

C Nagel von oben

D Nagelbettquerschnitt

G Nagelbettquerschnitt

F Milchleiste

E Brustdrüse

Anmerkungen

Obwohl die Kommission die Umlaute „ae" und „oe" in der Terminologie – auch in der lateinischen Namensgebung – nicht verwandt und wie in der englischen Namensgebung durch „e" ersetzt hat, werden sie im Bild-Lexikon entsprechend der gebräuchlichen lateinischen Grammatik beibehalten.
Die Begriffe 320.15 Nucleus basilaris internus, 320.18 Nucleus posterior funiculi lateralis, 320.30 Nucleus medialis anterior, 350.14 Tractus rubronuclearis sind wie viele andere in die Terminologie neu aufgenommen worden, ohne dass ein Kommentar dazu gegeben wurde. Versuche bei der Kommission Aufklärung zu erhalten, blieben erfolglos.

Literatur

1 Benninghoff, A., K. Goerttler: Lehrbuch der Anatomie des Menschen, 7. Aufl. Urban & Schwarzenberg, München 1964
2 Benninghoff, A.: Anatomie, 15. Aufl. Urban & Schwarzenberg, München 1994
3 Braus, H., C. Elze: Anatomie des Menschen, 2. Aufl. Springer, Berlin 1960–1965
4 Bucher, O., H. Wartenberg: Cytologie, Histologie und mikroskopische Anatomie des Menschen. 12. Aufl. Huber, Bern 1997
5 Carpenter, B. M.: Human Neuroanatomy, 7 th ed. Williams & Wilkins, Baltimore 1976
6 Clara, M.: Das Nervensystem des Menschen. 3. Aufl. Barth, Leipzig 1959
7 Compact Lehrbuch Anatomie in 4 Bänden. Herausgegeben von W. Graumann u. D. Sasse, Bd. 2 Bewegungsapparat, Schattauer, Stuttgart 2003
8 Corning, H.K.: Lehrbuch der Topographischen Anatomie. 20. und 21. Aufl. Bergmann, München 1942
9 Couinaud, C.: Le foie. Etudes anatomiques et chirurgicales, Masson, Paris 1957
10 Crosby, E.C., Tr. Humphrey, E.W. Lauer: Correlative Anatomy of the Nervous System. Macmillan, New York 1962
11 Cunningham, D.J.: Textbook of Anatomy, 11th ed. Oxford University Press, London 1972
12 Dauber, W.: Anatomische Grundlagen der Funktionsdiagnostik. In Siebert, G.K.: Atlas der zahnärztlichen Funktionsdiagnostik, 3. Aufl. Hanser Verlag, München 1996: 20-39
13 Duus, Peter: Neurologisch-topische Diagnostik. Thieme, Stuttgart 1976; 6. Aufl. 1995
14 Duvernoy, H.M.: Human Brainstem Vessels. Springer, Berlin 1978
15 Duvernoy, H.M.: The Superficial Veins of the Human Brain, Springer, 1975
16 Fasel, J.: The exit of the chorda tympani nerve through the external surface of the base of the skull. Acta Anat. 126 (1986) 205-207
17 Frick, H., H. Leonhardt, D. Starck: Taschenlehrbuch der gesamten Anatomie, Bd. I: Allgemeine Anatomie. Spezielle Anatomie II., 2. Aufl. Thieme, Stuttgart 1980; 4. Aufl. 1992
18 Gray's Anatomy. 36 th ed. Churchill Livingstone, Edinburgh 1980. 38 th ed. 1995
19 Hafferl, A.: Lehrbuch der topographischen Anatomie, 2. Aufl. Springer, Berlin 1957
20 Haines, D.E.: Neuroanatomy. An Atlas of Structures, Sections and Systems, Urban & Schwarzenberg, München 1987
21 Hamilton, W.J.: Textbook of Human Anatomy, Macmillan, London 1958
22 Heimer, L.: The Human Brain and Spinal Cord, 2. ed. Springer New York 1995
23 Henle, J.: Handbuch der Systematischen Anatomie des Menschen, Vieweg und Sohn, Braunschweig 1868–1871
24 Kahle, W., H. Leonhardt, W. Platzer: Taschenatlas der Anatomie, 3 Bde. 6. Aufl. Thieme, Stuttgart 1976 – 1991
25 Kaplan, H.A.; D.H. Ford: The Brain vascular system, Elsevier, Amsterdam 1966
26 Krayenbühl, H., M.G. Yasargil: Zerebrale Angiographie für Klinik und Praxis, 3. Aufl. Thieme, Stuttgart 1979
27 Kubik, S.: Klinische Anatomie Bd. III 2. Aufl. Thieme, Stuttgart 1969
28 Lang, J.: Klinische Anatomie des Kopfes, Neurokranium, Orbita, Kraniozervikaler Übergang, Springer 1981
29 Lazorthes, G.: Le systeme nerveux central, 2me ed. Masson, Paris 1973
30 Lierse, W.: Becken. In v. Lanz Wachsmuth: Praktische Anatomie Bd. II/8 a, Springer, Berlin 1984
31 Mac Nalty, A.S.: Butterworths Medical Dictionary. Butterworths, London 1965
32 Morris, J., J. Parsons, Schaeffer: Human Anatomy, 12 th ed. Blakiston, Philadelphia 1966
33 Mühlreiter, E.: Anatomie des menschlichen Gebisses, 5. Aufl. Felix, Leipzig 1928
34 Mumenthaler, M., H. Schliack: Läsionen peripherer Nerven. Thieme, Stuttgart 1965, 6. Aufl. 1993
35 Netter, F.H.: The Ciba Collection of Medical Illustrations. Ciba, New York 1983–1997
36 Neubert, K.: Die Basilarmembran des Menschen und ihr Verankerungssystem. Z. Anat. Entwickl.-Gesch. 114 (1949/50) 539-588
37 Nieuwenhuys R.; J. Voogd; Chr. van Huijzen: The Human Central Nervous System, 3. ed. Springer Berlin 1988
38 Oelrich, T.M.: The striated urogenital sphincter muscle in the female. Anat. Rec. 205 (1983)
39 Olszewski, J.; D. Baxter: Cytoarchitecture of the Human Brain Stem, Karger, Basel 1982
40 Paturet, G.: Anatomie Humaine. Bde. I, II, III. Masson, Paris 1958
41 Paxinos, G. ed. The Human Nervous System, Academic Press 1990
42 Paxinos, G., X.-F. Huang: Atlas of the Human Brain Stem, Academic Press 1995

43 Peele, T. L.: The Neuroanatomic Basis for Clinical Neurology. Mc Graw-Hill, New York 1977
44 Pernkopf, E.: Topographische Anatomie des Menschen. Urban & Schwarzenberg, München 1960
45 Pernkopf, E.: Atlas der topographischen und abgewandten Anatomie des Menschen. 3. Aufl. Urban & Schwarzenberg, München 1994
46 Platzer, W.: Atlas der topographischen Anatomie, Thieme, Stuttgart 1982
47 Platzer, W.; Fritsch, H. u. Kühnel, H.; Kahle, W. u. Frotscher M.: Taschenatlas der Anatomie in 3 Bänden, Thieme 1999–2001
48 Poirier, P., A. Charpy: D'anatomie humaine, 3me ed. Masson, Paris 1920
49 Prometheus, Lernatlas der Anatomie. Schünke, M., Schulte, E., Schumacher, U., Hrsg. Thieme, Stuttgart 2004
50 Rauber, A., F. Kopsch: Anatomie des Menschen, in 4 Bdn., Thieme, Stuttgart 1987–1997
51 Rauber, A., F. Kopsch: Lehrbuch und Atlas der Anatomie des Menschen, 19. Aufl. Thieme, Stuttgart 1955
52 Rohen, J.W.: Topographische Anatomie, Schattauer, Stuttgart 1966, 9. Aufl. 1992
53 Schultze, O.: Atlas und kurzgefaßtes Lehrbuch der topographischen und angewandten Anatomie, 4. Aufl. von W. Lubosch, J.F. Lehmanns Verlag, München 1935
54 Schumacher, G. H., H. Schmidt, H. Börnig; W. Richter: Anatomie und Biochemie der Zähne, 4. Aufl. G. Fischer, Stuttgart 1990
55 Sicher, H.: Oral Anatomy 4th ed. Mosby, Saint Louis 1965
56 Sieglbauer, F.: Lehrbuch der normalen Anatomie des Menschen, 8. Aufl. Urban & Schwarzenberg, München 1958
57 Sobotta J., H. Becher: Atlas der Anatomie des Menschen, 16. Aufl. Urban & Schwarzenberg, München 1962
58 Sobotta, J., H. Becher: Atlas der Anatomie des Menschen in 2 Bdn., Urban & Schwarzenberg, München 1993
59 Sobotta, J.: Atlas der Anatomie des Menschen Band 1 und 2, Herausgegeben von R. Putz u. R. Pabst, 21. Aufl. Urban & Fischer 2000
60 Spalteholz, W., R. Spanner: Handatlas der Anatomie des Menschen, 16. Aufl. Scheltema & Holkema, Amsterdam 1961
61 Stephens, R. B., D. L. Stillwell: Arteries and Veins of the Human Brain. Thomas Springfield/Ill. 1969
62 Steriade, M.; E. G. Jones; D. A. Mc Cormick, Thalamus Vol. I + II, Elsevier Oxford 1997
63 Tandler, J.: Lehrbuch der Systematischen Anatomie, Vogel, Leipzig 1926
64 Testut, L.: D'anatomie humaine, 4me ed. Paris 1900
65 Tillmann, B.: Farbatlas der Anatomie, Zahnmedizin-Humanmedizin, Thieme 1997
66 Toldt, C., F. Hochstetter: Anatomischer Atlas, 23. Aufl. Urban & Schwarzenberg, Wien 1961, 27. Aufl. Urban & Schwarzenberg, München 1979
67 Töndury, G.: Anatomie der Lungengefäße Ergebn. ges. Tuberk.- u. Lung.-Forsch. 14 (1958) 61–100
68 Töndury, G.: Angewandte und topographische Anatomie, 3. Aufl. Thieme, Stuttgart 1965, 5. Aufl. 1981
69 Truex, R. C., M. B. Carpenter: Strong and Elwyn's Human Neuroanatomy. 5th ed. Williams & Wilkins, Baltimore 1964
70 van Damme, J.-P.J.: Behavioral Anatomy of the Abdominal Arteries, Surg Clin North Am 73, 699–725 (1993)
71 Viamonte jr. M., Ruttimann: Atlas of Lymphography, Thieme, Stuttgart 1980
72 Villiger, E., E. Ludwig: Gehirn und Rückenmark, 11.-13. Aufl. Engelmann, Leipzig 1940
73 von Hayek, H.: Die menschliche Lunge, 2. Aufl. Springer, 1970
74 von Lüdinghausen, M.: The Venous Drainage of the Human Myocardium Advances in anatomy, embryology and cell biology, Vol. 168, Springer-Verlag, Berlin 2003
75 Waldeyer, A., A. Mayet: Anatomie des Menschen, 16. Aufl. De Gruyter, Berlin 1993
76 Wolf-Heidegger, G.: Atlas der systematischen Anatomie, Karger, Basel 1957
77 Wolf-Heideggers Atlas der Anatomie des Menschen, 5. Aufl. Herausgegeben von Petra Köpf-Maier, Karger Basel 2000

Sachverzeichnis (lateinisch)

A

Abdomen 2.18
Abductio 15.25
Acetabulum 62.4
Acromion 54.11
Adductio 15.26
Adenohypophysis 220.3
Adhaesio interthalamica 360.10
Aditus ad antrum mastoideum 454.21
– laryngis 170.24
– orbitalis 22.26
Adminiculum lineae albae 108.28
Aequator 434.9; 442.13
Agger nasi 164.38
Aggregationes cellularum chemergicarum 396.1
Ala cristae galli 38.5
– lobuli centralis 356.13
– major 28.24
– minor 28.20
– nasi 164.6
– ossis ilii 62.15
– – sacri 50.21
– vomeris 38.32
Allocortex 384.5
Alveoli dentales 138.47; 42.10; 44.30
Alveus hippocampi 384.33
Amiculum olivare 328.17
Amphiarthrosis 15.24
Ampulla canaliculi lacrimalis 448.18
– ductus deferentis 192.12
– duodeni 150.3
– hepatopancreatica 160.26
– membranacea anterior 464.10
– – lateralis 464.16
– – posterior 464.12
– ossea anterior 460.17
– – lateralis 460.23
– – posterior 460.19
– recti 152.25
– tubae uterinae 200.26
Anastomosis arteriolovenularis 17.3
Anatomia generalis 2.1
Anatomia systemica 12.20; 20.1
Angulus acromii 54.13
– costae 52.16
– frontalis 34.38
– inferior scapulae 54.18
– infrasternalis 52.43
– iridocornealis 458.12
– lateralis scapulae 54.19
– mandibulae 46.2
– mastoideus 34.41
– occipitalis 34.39
– oculi lateralis 446.11
– – medialis 446.12
– oris 134.15
– pontocerebellaris 338.6
– sphenoidalis 34.40
– sterni 52.31

Angulus subpubicus 64.17
– superior scapulae 54.20
Ansa cervicalis 412.22
– lenticularis 368.1; 390.22
– peduncularis 368.4; 388.23
– subclavia 426.22
Antebrachium 2.26
Anterior 4.12
Antihelix 450.10
Antitragus 450.17
Antrum mastoideum 454.28
– pyloricum 146.32
Anulus conjunctivae 434.29
– femoralis 120.3
– fibrocartilagineus 452.29
– fibrosus 78.4
– – dexter/sinister 224.7
– inguinalis profundus 108.25
– – superficialis 108.17
– iridis major/minor 438.6; 438.7
– lymphaticus cardiae 306.17
– lymphoideus pharyngis 298.33
– tendineus communis 444.17
– tympanicus 34.2
– umbilicalis 108.27
Anus 154.17
Aorta 230.1
– abdominalis 258.24
– ascendens 230.2
– descendens 258.1
– thoracica 258.2
Apertura aquaeductus cerebri 354.21
– canaliculi cochleae 32.23
– – vestibuli 32.16
– ductus nasolacrimalis 166.5
– externa canalis carotici 30.27
– interna canaliculi cochleae 462.9
– – canaliculi vestibuli 460.6
– – canalis carotici 30.28
– lateralis (Luschkae) 346.18
– mediana (Magendii) 346.22
– nasalis posterior 24.22; 164.20
– pelvis inferior 64.22
– – superior 64.21
– piriformis 24.14
– sinus frontalis 36.30
– – sphenoidalis 28.18
– thoracis inferior 52.39
– – superior 52.38
– tympanica canaliculi chordae tympani 454.27
Apex auricularis 450.22
– capitis fibulae 68.18
– cartilaginis arytaenoideae 168.22
– cordis 222.21
– cornu posteriosis 320.5
– cuspidis 136.31
– dentis 50.14
– linguae 140.10
– nasi 164.5
– ossis sacri 50.38

Apex partis petrosae 30.25
– patellae 68.34
– prostatae 194.6
– pulmonis 176.5
– radicis dentis 136.27
– vesicae 186.9
Apicalis 4.23
Aponeurosis 16.33
– bicipitalis 112.16
– glutaea 122.9
– linguae 140.25
– m. bicipitis brachii 112.16
– m. erectoris spinae 102.9
– palatina 142.17
– palmaris 116.25
– plantaris 120.18
Apophysis 12.44
Apparatus lacrimalis 448.7
Appendices omentales; Appendices epiploicae 152.10
Appendices vesiculosae 204.21
Appendix epididymidis 190.41
– fibrosa hepatis 156.17
– testis 190.40
– vermiformis 150.36
Aquaeductus cochleae 462.33
– mesencephali; cerebri 354.20
– vestibuli 462.32
Arachnoidea mater 314.18
– cranialis 314.21
– spinalis 316.2
Arbor bronchialis 174.2
– vitae 358.14
Archicerebellum 358.10
Archicortex 384.2
Arcus alveolaris 42.9; 44.29
– anterior atlantis 50.5
– aortae 232.1
– cartilaginis cricoideae 168.2
– costalis 52.41
– dentalis mandibularis 136.16
– – maxillaris 136.15
– ductus thoracici 312.8
– iliopectineus 110.5
– palatoglossus 142.5
– palatopharyngeus 142.7
– palmaris profundus 256.13
– – superficialis 256.31
– palpebralis inferior 240.24
– – superior 240.23
– pedis longitudinalis 12.7
– – transversus distalis 12.11
– – transversus proximalis 12.10
– plantaris profundus 270.25
– – superficialis 270.30
– posterior atlantis 50.8
– pubicus 64.16
– superciliaris 36.5
– tendineus 16.34
– – fasciae pelvis 216.14
– – musculi levatoris ani 218.10
– – musculi solei 120.11
– venae azygos 286.18

Sachverzeichnis (lateinisch)

Arcus venosus dorsalis pedis 296.14
– – jugularis 280.4
– – palmaris profundus 288.34
– – palmaris superficialis 288.26
– – plantaris 296.18
– – vertebrae 48.5
– – zygomaticus 20.24
Area amygdaloclaustralis 386.13
– amygdaloidea anterior 386.16
– amygdaloparahippocampalis 386.14
– cochlearis; Area cochleae 462.28
– contingens 138.23
– cribrosa 182.38
– gastrica 148.12
– hypothalamica dorsalis 370.16
– – intermedia 370.20
– – lateralis 372.1
– – posterior 372.6
– – rostralis 370.2
– intercondylaris anterior 66.36
– – posterior 66.37
– nervi facialis 462.23
– nuda (hep.) 154.25
– paraolfactoria 378.8
– postrema 336.1; 346.23
– praeoptica 360.27; 372.2
– praetectalis 362.16
– retrochiasmatica 370.26
– retroolivaris 326.22
– septalis 388.24
– spinalis X 324.24
– subcallosa 378.6
– transitionis amygdalopiriformis 386.15
– trapezoidea 194.21
– vestibularis 346.10
– – inferior 462.26
– – superior 462.25
Areola mammae 472.23
Arteria(-ae) 17.4; 228.1
– alveolaris inferior 236.12
– – superior anterior 238.2
– – superior posterior 236.31
– angularis 234.15
– appendicularis 262.11
– arcuata 184.9; 270.4
– ascendens 262.18
– auricularis posterior 234.23
– – profunda 236.10
– axillaris 254.9
– azygos vaginae 266.6
– basilaris 250.19
– brachialis 254.25
– – superficialis 254.26
– buccalis 236.30
– bulbi penis 266.19
– – vestibuli 266.20
– caecalis anterior 262.9
– – posterior 262.10
– callosa mediana 244.5
– callosomarginalis 244.10

Arteria(-ae) canalis pterygoidei 238.5; 238.20
– caroticotympanicae 238.19
– carotis communis 232.6
– – externa 232.10
– – interna 238.15
– caudae pancreatis 260.32
– centrales anterolaterales 244.22
– – anteromediales 242.25; 244.2
– – breves 242.29
– – posterolaterales 248.9
– – posteromediales 246.20; 248.4
– centralis longa; A(a). recurrens; A(a). Heubner 242.27
– – retinae 240.2
– – retinae, pars intraocularis 240.4; 440.27
– cerebri anterior 242.23
– – anterior media 244.5
– – media 244.20
– – posterior 248.2
– cervicalis ascendens 252.21
– – profunda 254.2
– choroidea anterior 238.33; 242.2
– ciliares anteriores 240.12
– – posteriores breves 240.9
– – posteriores longae 240.10
– circumferentiales breves 248.5
– circumflexa femoris lateralis 268.11
– – femoris medialis 268.5
– – humeri anterior 254.23
– – humeri posterior 254.24
– – ilium profunda 266.34
– – ilium superficialis 266.38
– – scapulae 254.22
– cochlearis communis 468.4
– – propria 468.8
– colica dextra 262.13
– – media 262.15
– – sinistra 262.19
– collateralis media 254.30
– – radialis 254.31
– – ulnaris inferior 254.33
– – ulnaris superior 254.32
– collicularis 248.7
– comitans nervi ischiadici 264.27
– – nervi mediani 256.24
– commissuralis mediana 244.4
– communicans anterior 244.1
– – posterior 238.32; 246.19
– conjunctivales anteriores 240.13
– – posteriores 240.25
– coronaria dextra 230.6
– – sinistra 230.17
– corticales radiatae 184.10
– cremasterica 266.32
– cystica 260.4
– descendens genus 268.1

Arteria(-ae) digitales dorsales 256.10; 270.6
– – palmares communes 256.32
– – palmares propriae 256.33
– – plantares communes 270.28
– – plantares propriae 270.29
– dorsalis clitoridis 266.24
– – nasi; A(a). nasi externa 240.27
– – pedis 270.1
– – penis 266.22
– – scapulae 252.29; 252.30
– ductus deferentis 264.30
– encephali 242.1
– epigastrica inferior 266.28
– – superficialis 266.37
– – superior 252.13
– episclerales 240.14
– ethmoidalis anterior 240.17
– – posterior 240.21
– facialis 234.6
– femoralis 266.36
– fibularis 270.14
– flexura dextra 262.14
– frontalis lateralis 240.15
– – medialis 240.26
– frontobasalis lateralis 246.12
– – medialis 244.8
– gastrica dextra 260.25
– – posterior 260.38
– – sinistra 258.36
– gastrici breves 260.36
– gastroduodenalis 260.13
– gastroomentalis dextra 260.19
– – sinistra 260.33
– glutaea inferior 264.26
– – superior 264.21
– helicinae 196.27
– hepatica communis 260.1
– – propria 260.2
– hyaloidea 442.26
– hypophysialis inferior 238.26
– – superior 238.31
– ileales 262.6
– ileocolica 262.7
– iliaca communis 264.8
– – externa 266.27
– – interna 264.9
– iliolumbalis 264.10
– inferior anterior cerebelli 250.20
– – lateralis genus 268.22
– – medialis genus 268.23
– – posterior cerebelli 250.12
– infraorbitalis 238.1
– insulares 246.4
– intercostales posteriores 258.8
– – posterior prima 254.4
– – posterior secunda 254.5
– – suprema 254.3
– interlobares renis 184.8
– interlobulares hepatis 158.25
– – renis 184.10
– interossea anterior 256.23

Arteria(-ae) interossea communis 256.22
- posterior 256.25
- - recurrens 256.27
- intrarenales 184.7
- jejunales 262.5
- juxtacolica 262.16
- labialis inferior 234.11
- - superior 234.12
- labyrinthi 250.21; 468.2
- lacrimalis 240.5
- laryngea inferior 252.16
- - Asuperior 232.14
- lenticulostriatae 244.22
- lienalis 260.26
- ligamenti teretis uteri 266.33
- lingualis 234.1
- lingularis 228.35
- - inferior 228.36
- - superior 228.37
- lobares inferiores (pulm.) 228.18; 228.38
- - superiores (pulm.) 228.7; 228.27
- lobaris media (pulm. dextri) 228.15
- lobi caudati 260.5; 260.9
- lumbales 258.27
- - imae 258.32
- malleolaris anterior lateralis 268.29
- - anterior medialis 268.30
- mammillares 246.29
- marginalis coli; Arcus marginalis coli 262.16
- masseterica 236.26
- maxillaris 236.9
- media genus 268.20
- medullaris segmentalis 250.7; 258.17; 258.30
- membri inferioris 266.26
- - superioris 254.8
- meningea media 236.17
- - posterior 232.20
- mesencephalicae 250.25
- mesenterica inferior 262.17
- - superior 262.1
- metacarpales dorsales 256.9
- - palmares 256.14
- metatarsales dorsales 270.5
- - plantares 270.26
- musculares 240.11
- musculophrenica 252.12
- nasales posteriores laterales 238.12
- nasopalatina 238.14
- nutricia; nutriens 17.5
- - fibulae 270.20
- - radii 256.3
- - tibiae 270.13
- - ulnae 256.21
- nutriciae femoris 268.16
- - humeri 254.28
- obturatoria 264.16

Arteria(-ae) obturatoria accessoria 266.31
- occipitalis 234.16
- - lateralis; Segmentum P3 248.14
- - medialis; Segmentum P4 248.18
- ophthalmica 238.30; 240.1
- orbitofrontalis lat. 246.12
- orbitofrontalis med. 244.8
- ovarica 264.4
- palatina ascendens 234.7
- - descendens 238.7
- - major 238.8
- palatinae minores 238.9
- palpebrales laterales 240.7
- - mediales 240.22
- pancreatica dorsalis 260.28
- - inferior 260.29
- - magna 260.31
- pancreaticoduodenalis inferior 262.2
- - superior anterior 260.22
- - superior posterior 260.15
- parietalis anterior 246.17
- - posterior 246.18
- perforantes 268.15
- - anteriores 242.29
- - penis 266.25
- - radiatae 184.13
- pericallosa 244.16
- pericardiacophrenica 252.6
- perineales 266.15
- peronea 270.14
- pharyngea ascendens 232.19
- phrenica inferior 258.25
- phrenicae superiores 258.7
- plantaris lateralis 270.24
- - medialis 270.21
- - profunda 270.7
- polaris frontalis 244.9
- - temporalis 246.1
- pontis 250.22
- poplitea 268.17
- praefrontalis; Kandelaberarterie 246.13
- praemammillaris 246.27
- praeopticae 242.30
- praepancreatica 260.30
- princeps pollicis 256.11
- profunda brachii 254.27
- - clitoridis 266.23
- - femoris 268.4
- - linguae 234.5
- - penis 266.21
- pterygomeningea 236.25
- pudenda externa profunda 266.40
- - externa superficialis 266.39
- - interna 266.13
- pulmonalis dextra 228.6
- - sinistra 228.25
- quadrigeminalis 248.7
- radialis 256.1

Arteria(-ae) radialis indicis 256.12
- radicularis anterior 258.16
- - posterior 258.15
- rectalis inferior 266.14
- - media 266.10
- - superior 262.21
- recurrens radialis 256.2
- - tibialis anterior 268.28
- - tibialis posterior 268.27
- - ulnaris 256.17
- renalis 262.23
- retroduodenales 260.18
- sacrales laterales 264.14
- sacralis mediana 258.31
- segmentalis anterior 228.9; 228.29
- - apicalis 228.8; 228.28
- - basalis anterior 228.21; 228.41
- - basalis lateralis 228.22; 228.42
- - basalis medialis 228.23; 228.43
- - basalis posterior 228.24; 228.44
- - lateralis 228.17
- - medialis 228.16
- - posterior 228.12; 228.32
- - superior 228.19; 228.39
- segmenti anterioris inferioris 262.29
- - anterioris 260.6
- - anterioris superioris 262.28
- - inferioris 262.30
- - lateralis 260.11
- - medialis 260.10
- - posterioris 260.7; 262.32
- - superioris 262.27
- sigmoideae 262.20
- sphenopalatina 238.11
- spinalis anterior 250.16
- - posterior 250.13
- spiralis modioli 468.9
- splenica 260.26
- striata medialis distalis 244.7
- striatae mediales proximales 242.26
- stylomastoidea 234.24
- subclavia 250.1
- subcostalis 258.21
- sublingualis 234.3
- submentalis 234.9
- subscapularis 254.20
- sulci centralis 246.15
- - praecentralis 246.14; 246.16
- superior cerebelli 250.26
- - lateralis genus 268.18
- - medialis genus 268.19
- suprachiasmatica 244.3
- supraduodenalis 260.14
- supraoptica 242.28
- supraorbitalis 240.15
- suprarenales superiores 258.26
- suprarenalis inferior 262.25

Sachverzeichnis (lateinisch)

Arteria(-ae) suprarenalis media 262.22
- suprascapularis 252.23
- supratrochlearis 240.26
- surales 268.21
- tarsalis lateralis 270.2
- tarsales mediales 270.3
- temporalis anterior 246.2
- – media 236.6
- – profunda anterior 236.27
- – profunda posterior 236.28
- – superficialis 236.1
- testicularis 264.1
- thalami perforans 248.6
- thalamogeniculata 248.10
- thalamotuberalis 246.27
- thoracica interna 252.1
- – lateralis 254.18
- – superior 254.11
- thoracoacromialis 254.12
- thoracodorsalis 254.21
- thyroidea ima 232.5
- – inferior 252.15
- – superior 232.11
- tibialis anterior 268.26
- – posterior 270.8
- transversa cervicis; transversa colli 252.25
- – faciei 236.3
- tuberis cinerei 246.24
- tympanica anterior 236.11
- – inferior 232.22
- – posterior 234.25
- – superior 236.24
- ulnaris 256.16
- umbilicalis 264.28
- uncalis 238.34; 244.25
- urethralis 266.18
- uterina 266.3
- vaginalis 266.9
- vermis superior 250.28
- vertebralis 250.2
- vesicales superiores 264.32
- vesicalis inferior 266.1
- vestibularis anterior; A(a). vestibuli 468.3
- vestibulocochlearis 468.5
- Azygomaticoorbitalis 236.5
Arteriola(-ae) 17.6
- glomerularis afferens 184.11
- – efferens 184.12
- rectae 184.14
Arteriola/Venula macularis inferior 440.35
- macularis superior 440.34
- medialis retinae 440.36
- nasalis retinae inferior 440.33
- – retinae superior 440.32
- temporalis retinae inferior 440.31
- – retinae superior 440.30
Articulatio acromioclavicularis 80.26
- atlantoaxialis lateralis 78.14
- – mediana 78.7

Articulatio atlantooccipitalis 76.19
- bicondylaris 15.19
- calcaneocuboidea 90.19
- capitis costae 80.3
- carpi; intercarpales 82.31
- carpometacarpales 84.6
- carpometacarpalis pollicis 84.9
- cinguli pectoralis; cinguli membri superioris 80.25
- columnae vertebralis 78.6
- composita 15.14
- costochondrales 80.17
- costotransversaria 80.6
- costovertebrales 80.2
- cotylica; Enarthrosis 15.23
- coxae; coxofemoralis 86.23
- cranii 76.10
- cricoarytaenoidea 168.24
- cricothyroidea 168.6
- cubiti 82.11
- cuneonavicularis 90.20
- cylindrica 15.16
- ellipsoidea 15.21
- genus 88.1
- humeri; glenohumeralis 82.6
- humeroradialis 82.13
- humeroulnaris 82.12
- incudomallearis 456.19
- incudostapedialis 456.20
- interchondrales 80.18
- intercuneiformes 90.21
- intermetacarpales 84.10
- intermetatarsales 92.13
- interphalangeae 92.22
- – manus 84.19
- lumbosacralis 78.16
- manus 82.23
- mediocarpalis 82.32
- membri inferioris liberi 86.22
- – superioris liberi 82.5
- metacarpophalangeae 84.15
- metatarsophalangeae 92.18
- ossiculorum auditus 456.18
- ossis pisiformis 84.1
- pedis 90.1
- plana 15.15
- radiocarpalis 82.24
- radioulnaris distalis 82.20
- – proximalis 82.14
- sacrococcygea 78.18
- sacroiliaca 86.10
- sellaris 15.20
- simplex 15.13
- sphaeroidea 15.22
- sternoclavicularis 80.32
- sternocostales 80.12
- subtalaris; talocalcanea 90.12
- talocalcaneonavicularis 90.17
- talocruralis 90.2
- tarsi transversa 90.16
- tarsometatarsales 92.9
- temporomandibularis 76.11
- thoracis 80.1
- tibiofibularis 88.19

Articulatio trochoidea 15.17
- zygapophysiales 78.15
Asterion 20.21
Atlas (CI) 50.1
Atrium 382.22
- cordis dextrum/sinistrum 222.31; 224.21; 226.19
- meatus medii 164.42
Auricula 450.3
- atrialis 222.32
- dextra 224.22
- sinistra 226.20
Auris 2.7; 450.1
- externa 452.1
- interna 460.1
- media 454.1
Axialis 4.30
Axilla 2.23
Axis (C II) 50.12
Axis (Auge) 442.12
- bulbi externus 434.11
- – internus 434.12
- opticus 434.13
- pelvis 64.23

B

Barba 470.19
Basalis 4.24
Basilaris 4.25
Basion 26.4
Basis cartilaginis arytaenoideae 168.13
- cochleae 462.1
- cordis 222.16
- cornu posterioris 320.12
- cranii 22.1
- – externa 22.10
- – interna 22.2
- mandibulae 44.14
- modioli 462.12
- ossis metacarpi 60.17
- – metatarsi 72.17
- – sacri 50.12
- patellae 68.33
- pedunculi 348.19
- phalangis 60.26; 72.27
- prostatae 194.2
- pulmonis 176.4
- stapedis 456.6
Bifurcatio aortae 264.7
- carotidis 232.9
- tracheae 172.24
- trunci pulmonalis 228.5
Brachium 2.24
- – colliculi inferioris 348.13; 368.6
- – superioris 348.14; 368.7
Bregma 20.15
Bronchioli 178.26
Bronchus(-i) 174.1
- intrasegmentales 174.30
- lingularis inferior 174.23
- – superior 174.22

Bronchus(-i) lobares et segmentales 174.5
- lobaris inferior dexter 174.13
- - inferior sinister 174.24
- - medius 174.10
- - superior dexter 174.6
- - superior sinister 174.19
- - principalis dexter 174.3
- - sinister 174.4
- segmentalis anterior (B III) 174.9; 174.21
- - apicalis (B I) 174.7
- - apicoposterior (B I + II) 174.20
- - basalis anterior (B VIII) 174.16; 174.27
- - basalis lateralis (B IX) 174.17; 174.28
- - basalis medialis; cardiacus (B VII) 174.15; 174.26
- - basalis posterior (B X) 174.18; 174.29
- - lateralis (B IV) 174.11
- - medialis (B V) 174.12
- - posterior, (BII) 174.8
- - superior (B VI) 174.14; 174.25
Bucca 2.10; 134.16
Bulbus aortae 230.5
- cornus posteriores 382.25
- duodeni 150.3
- inferior venae jugularis 276.25
- oculi 434.6
- olfactorius 388.9
- penis 196.19
- superior venae jugularis 276.22
- vestibuli 206.3
Bulla ethmoidalis 38.15; 166.1
Bursa(-ae) anserina 132.1
- bicipitoradialis 128.19
- colli 128.1
- cubitalis interossea 128.20
- iliopectinea 130.16
- infrahyoidea 128.5; 166.33
- infrapatellaris profunda 130.24
- intermusculares mm. glutaeorum 130.14
- intratendinea olecrani 128.17
- ischiadica musculi glutaei maximi 130.15
- - musculi obturatorii interni 130.12
- membri inferioris 130.6
- - superioris 128.6
- musculi bicipitis femoris superior 130.18
- - coracobrachialis 128.11
- - piriformis 130.11
- - semimembranosi 132.6
- - tensoris veli palatini 128.2
- omentalis 212.2
- pharyngealis 144.1
- retrohyoidea 128.4; 166.32
- subacromialis 128.9

Bursa(-ae) subcutanea 16.38
- - acromialis 128.8
- - calcanea 132.10
- - infrapatellaris 130.23
- - malleoli lateralis 132.7
- - malleoli medialis 132.8
- - olecrani 128.16
- - praepatellaris 130.19
- - prominentiae laryngeae 128.3
- - trochanterica 130.7
- - tuberositatis tibiae 130.25
- subdeltoidea 128.10
- subfascialis 16.40
- - praepatellaris 130.20
- submuscularis 16.39
- subtendinea 16.41
- - iliaca 130.17
- - musculi bicipitis femoris inferior 132.2
- - musculi gastrocnemii lateralis 132.4
- - musculi gastrocnemii medialis 132.5
- - musculi infraspinati 128.12
- - musculi latissimi dorsi 128.15
- - musculi obturatorii interni 130.13
- - musculi sartorii 130.26
- - musculi subscapularis 128.13
- - musculi teretis majoris 128.14
- - musculi tibialis anterioris 132.9
- - musculi trapezii 128.7
- - musculi tricipitis brachii 128.18
- - praepatellaris 130.21
- - suprapatellaris 130.22
- synovialis 16.36
- tendinis calcanei Achillis 132.11
- trochanterica m. glutaei maximi 130.8
- - m. glutaei medii 130.9
- - m. glutaei minimi 130.10

C

Caecum 150.30
- cupulare 466.19
- vestibulare 466.20
Calcaneus 70.24
Calcar avis 382.26
- sclerae 434.22
Calices renales majores 184.27
- renales minores 184.31
Caliculus gustatorius; Gemma gustatoria 468.22
Calvaria 20.33
Calx 2.44
Calyx inferior 184.30
- medius 184.29
- superior 184.28

Camera(-ae) anterior 442.20
- bulbi 442.18
- posterior 442.22
- vitrea; Camera postrema 442.23
Canaliculus(-i) caroticotympanici 30.29
- chordae tympani 30.24
- cochleae 32.22
- lacrimalis 448.17
- mastoideus 32.24
- tympanicus 32.28
- vestibuli 32.15
Canalis(-es) adductorius 120.5
- alveolares 40.15
- analis 154.1
- arteriae vertebralis 50.10
- caroticus 30.26
- carpi 84.4
- centralis 318.8; 324.29
- cervicis uteri 202.18
- condylaris 26.14
- diploici 20.36
- gastricus 146.30
- hyaloideus 442.27
- incisivi 22.18;42.4
- infraorbitalis 40.4
- inguinalis 108.30
- longitudinales modioli 462.15
- mandibulae 46.7
- musculotubarius 30.30
- nasolacrimalis 24.11
- nervi facialis 30.22
- - hypoglossi 26.15
- nutricius; nutriens 14.19
- obturatorius 86.5
- opticus 28.21
- palatini minores 42.22
- palatinus major 22.14
- palatovaginalis 22.21
- pterygoideus 30.12
- pudendalis 216.3
- pyloricus 146.33
- radicis dentis 138.34
- sacralis 50.36
- semicirculares ossei 460.15
- - anterior 460.16
- - lateralis 460.22
- - posterior 460.18
- spiralis cochleae 462.2
- - modioli 462.14
- ulnaris 84.5
- vertebralis 48.12
- vomerorostralis 22.23
- vomerovaginalis 22.22
Capilli 470.16
Capitulum humeri 56.23
Capsula 298.35
- adiposa 182.13
- articularis 14.48
- - cricoarytaenoidea 168.25
- - cricothyroidea 168.7
- externa 392.26
- extrema 392.27
- fibrosa 182.14; 220.16

Sachverzeichnis (lateinisch)

Capsula fibrosa perivascularis 158.23
- ganglii 18.35
- glomerularis Bowman 184.24
- interna 392.1
- lentis 442.7
- prostatica 194.17
- tonsillae 142.12
- Tunica fibrosa 298.12
Caput 2.3; 15.37; 320.7
- articulare 14.46
- breve 112.15; 124.4
- costae 52.8
- epididymidis 190.32
- femoris 66.3
- fibulae 68.16
- humerale m. extensor carpi uln. 114.19
- – m. flexor carpi uln. 114.4
- – m. pronator teres 112.26
- humeri 56.3
- humeroulnare 114.7
- inferius m. pterygoideus lat. 96.20
- laterale m. flexor hallucis br. 126.4
- – m. triceps br. 112.21
- – m. triceps surae 124.15
- longum m. biceps br. 112.14
- – m. biceps fem. 124.3
- – m. triceps br. 112.20
- mallei 456.14
- mandibulae 46.13
- mediale; profundum m. flexor hallucis br. 126.3
- – profundum m. flexor pollicis br. 116.4
- – profundum m. triceps br. 112.22
- – profundum m. triceps surae 124.16
- nuclei caudati 390.3
- obliquum m. adductor hallucis 126.6
- – m. adductor pollicis 116.7
- ossis metacarpi 60.19
- – metatarsi 72.19
- pancreatis 162.2
- phalangis 60.28; 72.29
- radiale 114.8
- radii 58.2
- rectum 122.19
- reflexum 122.20
- stapedis 456.3
- superficiale 116.3
- superius m. pterygoideus lat. 96.19
- tali 70.4
- transversum m. adductor pollicis 116.8
- – m. adductur hallucis 126.7
- ulnae 58.35
- ulnare m. extensor carpi ulnaris 114.20
- – m. flexor carpi ulnaris 114.5

Caput ulnare m. pronator teres 112.27
Cardia 146.24
Carina tracheae 172.25
- urethralis vaginae 204.16
Carpus 2.28
Cartilago(-ines) alares minores 164.12
- alaris major 164.8
- arytaenoidea 168.11
- auriculae 450.5
- corniculata 168.29
- costalis 52.6
- cricoidea 168.1
- cuneiformis 170.1
- epiglottica 170.4
- epiphysialis 12.40; 14.40
- et articulationes laryngis 166.18
- meatus acustici 452.18
- nasi 164.7
- – accessoriae 164.13
- septi nasi 164.14
- sesamoidea 168.28
- thyroidea 166.19
- tracheales 172.20
- triticea 166.35
- tubae auditivae 458.20
- vomeronasalis 164.17
Caruncula(-ae) hymenales 204.9
- lacrimalis 446.28
- sublingualis 134.31
Cauda epididymidis 190.35
- equina 19.29
- helicis 450.9
- nuclei caudati 390.5
- pancreatis 162.14
Caudalis 4.21
Cavea thoracis 52.36
Cavernae corporis spongiosi 196.26
- corporum cavernosorum 196.25
Cavitas; Cavitates 2.49
- abdominis 2.53; 210.2
- – et pelvis 2.52; 210.1
- articularis 14.44
- chonchae; Cavum conchae 450.16
- coronae 138.33
- cranii 2.50
- dentis 138.32
- glenoidalis 54.21
- infraglottica 172.9
- laryngis 170.23
- medullaris 14.14
- nasalis ossea 24.12
- nasi 164.18
- orbitalis 22.25
- oris 134.3
- – propria 134.20
- pelvis 2.54; 64.15; 210.3
- pericardiaca 222.12
- peritonealis 210.8
- pharyngis 142.26

Cavitas pleuralis 180.2
- thoracis 2.51; 52.37; 180.1
- tympani 32.30; 454.2
- uteri 202.7
Cavum septi pellucidi 382.2
Cavum trigeminale 314.13
Cellulae adrenergicae (C1, C2) 396.28
- aminergicae 396.2
- – (A8) 396.7
- – (A9) 396.10
- – (A10) 396.13
- cholinergicae 396.29
- – (Ch1) 396.30
- – (Ch2) 396.31
- – (Ch3) 396.32
- – (Ch4). 396.33
- – (Ch5, Ch6, Ch8) 396.34
- – (Ch7) 396.35
- dopaminergicae 396.8; 396.11; 396.14
- – (A11) 396.16
- – (A12) 396.17
- – (A13) 396.18
- – (A14) 396.19
- – (A15) 396.20
- ethmoidales 166.13
- – anteriores 38.8; 166.14
- – mediae 38.9; 166.15
- – posteriores 38.10; 166.16
- mastoideae 454.29
- noradrenergicae 396.9; 396.12; 396.15
- – (A1, A2) 396.3
- – (A5) 396.6
- – (A6) 396.5
- – (A7) 396.4
- pneumaticae 458.18
- serotoninergicae (B1) 396.22
- – (B3) 396.23
- – (B4) 396.24
- – (B5) 396.25
- – (B6) 396.26
- – (B7) 396.27
- tympanicae 454.30
Cementum 138.42
Centralis 4.38
Centrum ossificationis 14.20
- perinei 208.7
- tendineum 106.36
Cerebellum 18.15; 356.4
Cerebrum 18.21; 374.1
Cervix; Collum 2.14
Cervix cornu posterioris 320.9
- dentis 136.25
- uteri 202.10
- vesicae; Collum vesicae 186.13
Chiasma opticum 360.23
- tendinum 116.34
Choana 24.22; 164.20
Chondrocranium 20.6
Chorda(-ae) (A(a). umbilicalis) 264.34
- obliqua 82.4
- tendineae 224.4

Chorda(-ae) tendineae falsae 224.5
– tympani 404.4; 406.19 ; 428.20
Choroidea 436.7
Cilia 446.15; 470.18
Cingulum cerebri 394.3
– dentis 136.41
– pectorale 2.22; 54.2
– pelvicum 2.34; 62.2
Circulus arteriosus 17.7
– arteriosus cerebri 248.1
– – iridis major 438.15
– – iridis minor 438.16
– vasculosus 17.8
– – nervi optici 440.29
Circumductio 15.29
Circumferentia articularis 58.4; 58.36
Cisterna 17.9
– ambiens 314.30
– cerebellomedularis lateralis 314.26
– – posterior 314.25
– chiasmatica 314.28
– chyli 312.12
– fossae lateralis cerebri 314.27
– interpeduncularis 314.29
– laminae terminalis 314.33
– lumbalis 316.3
– magna 314.25
– pericallosa 314.31
– pontocerebellaris 314.32
– quadrigeminalis; venae magnae cerebri 316.1
Cisternae subarachnoideae 314.24
Claustrum 388.1
Clavicula 54.26
Clitoris 206.8
Clivus 22.7
Clunes 2.35
Cochlea 460.25
Colliculus cart. arytaenoideae 168.17
– facialis 346.5
– inferior 348.15; 354.24
– seminalis 198.10
– superior 348.16; 354.29
Collum; Cervix 2.14
– anatomicum 56.4
– chirurgicum 56.5
– costae 52.11
– femoris 66.5
– fibulae 68.19
– glandis 196.13
– mallei 456.15
– mandibulae 46.14
– pancreatis 162.5
– radii 58.5
– scapulae 54.24
– tali 70.9
– vesicae; Cervix vesicae 186.13
– – biliaris 160.14
Colon 152.1
– ascendens 152.2

Colon descendens 152.6
– sigmoideum 152.7
– transversum 152.4
Columna(-ae) anales 154.4
– anterior 318.16
– fornicis 380.29
– griseae 318.15
– intermedia 320.19
– posterior 320.1
– renales 182.20
– rugarum 204.13
– – anterior 204.14
– – posterior 204.15
– vertebralis 46.20
Commissura 18.5
– alba anterior 324.27
– – posterior 324.28
– anterior 380.25; 392.28; 394.20
– bulborum 206.4
– cerebelli 358.30
– cochlearis pontis 340.27
– colliculi inferioris 356.1
– – superioris 356.2
– fornicis 380.34
– grisea anterior 324.25
– – posterior 324.26
– habenularum 362.5
– hippocampi 394.19
– labiorum 134.14
– – anterior 204.28
– – posterior 204.29
– lateralis palpebrarum 446.9
– medialis palpebrarum 446.10
– posterior; epithalamica 362.7
– supraoptica dorsalis 372.20
– ventralis 372.22
– valvularum semilunarium 226.14; 226.38
Compartimentum(-a) 16.16; 110.23; 118.2
– antebrachii anterius; flexorum 110.26
– – posterius; extensorum 110.29
– brachii anterius; flexorum 110.24
– – posterius; extensorum 110.25
– cruris anterius; extensorum 118.6
– – laterale; fibularium; peronaeorum 118.10
– – posterius; flexorum 118.7
– femoris anterior; extensorum 118.3
– – mediale; adductorum 118.5
– – posterior; flexorum 118.4
– superficiale perinei 208.12
Complexus olivaris inferior 332.20
Complexus stimulans cordis 224.12
Concha auriculae 450.14
– nasalis inferior 38.19; 164.32

Concha nasalis media 38.14; 164.31
– – superior 38.13; 164.30
– – suprema 38.12; 164.29
– sphenoidalis 28.19
Condylus 14.6
– humeri 56.22
– lateralis femoris 66.25
– – tibiae 66.34
– mandibulae 46.13
– medialis femoris 66.22
– – tibiae 66.33
– occipitalis 26.13
Confluens sinuum 280.9
Conjugata anatomica 64.26
– diagonalis 64.28
– externa 64.31
– mediana 64.30
– recta 64.29
– vera 64.27
Connexus intertendinei 114.16
Constrictio bronchoaortica 146.4
– pharyngooesophagealis 144.17
– phrenica; Constrictio diaphragmatica 146.5
Conus arteriosus Infundibulum 226.7
– elasticus 172.15
– medullaris 316.22
Cor 222.15
Cornea 434.28
Cornu anterius 318.10; 318.17
– coccygeum 50.40
– frontale 382.25
– inferius 118.18; 166.28
– laterale 318.11; 320.21
– majus 46.19
– minus 46.18
– occipitale 382.27
– posterius 318.12; 320.4
– sacrale 50.35
– superius 118.17; 166.27
– temporale 382.28
– uteri 202.4
Corona ciliaris 436.15
– clinica 136.24
– dentis 136.29
– glandis 196.11
– radiata 392.25
Coronalis 4.5
Corpora paraaortica; Glomera aortica 232.3
Corpus 28.2
– adiposum buccae 134.17
– – fossae ischioanalis 216.2
– – infrapatellare 88.18
– – orbitae 444.7
– – pararenale 182.12
– – praeepiglotticum 170.9
– albicans 200.18
– amygdaloideum 386.12
– anococcygeum 208.8; 218.17
– callosum 380.12
– cavernosum clitoridis 206.12
– – penis 196.17

Sachverzeichnis (lateinisch)

Corpus cerebelli 356.6
- ciliare 436.14
- claviculae 54.30
- clitoridis 206.10
- costae 52.13
- epididymidis 190.34
- femoris 66.13
- fibulae 68.20
- fornicis 380.32
- gastricum 146.29
- geniculatum laterale 360.16
- – mediale 360.17
- humeri 56.11
- incudis 456.8
- juxtarestiforme 328.22
- linguae 140.2
- luteum 200.17
- mammae 472.16
- mammillare 360.19
- mandibulae 44.13
- maxillae 40.2
- medullare cerebelli 358.29
- nuclei caudati 390.4
- ossis hyoidei 46.17
- – ilii 62.13
- – ischii 62.35
- – metacarpi 60.18
- – metatarsi 72.18
- – pubis 64.2
- pancreatis 162.6
- penis 196.6
- perineale 208.7
- phalangis 60.27; 72.28
- radii 58.6
- restiforme 326.25; 328.20; 328.21
- rubrum 200.15
- spongiosum penis 196.18
- sterni 52.32
- striatum 390.15
- – ventrale 388.19; 390.18
- tali 70.12
- tibiae 68.1
- trapezoideum 340.18
- ulnae 58.27
- unguis 472.4
- uteri 202.3
- vertebrae 48.2
- vesicae 186.11
- – biliaris 160.12
- vitreum 442.25
Corpusculum renale 184.22
Cortex 220.32; 298.38
- cerebelli 358.15
- cerebri 384.1
- corticis 182.18
- lentis 442.3
- ovarii 200.12
- periamygdaloideus 386.25
- renalis 182.16
- thymi 298.7
Costa(-ae) (I–XII) 52.2; 52.7
- cervicalis; colli 52.25
- fluctuantes 52.5
- lumbalis 52.26

Costa(-ae) prima 52.19
- secunda II 52.23
- supriae 52.4
- verae 52.3
Coxa 2.36
Cranialis 4.20
Cranium 20.3
Crena analis 10.36
Crista(-ae) 14.8
- ampullaris 464.30
- arcuata 168.16
- basilaris 466.11
- buccinatoria 44.36
- capitis costae 52.10
- choanalis vomeris 38.34
- colli costae 52.12
- conchalis 40.19; 42.23
- costae 52.18
- cutis 470.4
- ethmoidalis 40.27; 42.24
- fenestrae cochleae 454.17
- frontalis 36.16
- galli 38.4
- iliaca 62.17
- infratemporalis 28.28
- intertrochanterica 66.11
- lacrimalis anterior 40.25
- – posterior 38.24
- marginalis 136.40
- medialis 68.24
- musculi supinatoris 58.34
- nasalis 42.2; 42.32
- obliqua 136.35
- obturatoria 64.9
- occipitalis externa 26.22
- – interna 26.30
- palatina 42.33
- palatopharyngea 144.9
- pubica 64.5
- renalis 182.36
- sacralis lateralis 50.34
- – medialis 50.33
- – mediana 50.31
- sphenoidalis 28.14
- spiralis 466.11
- supracondylaris lateralis 56.20
- – medialis 56.17
- supramastoidea 34.17
- suprastyloidea 58.16
- supravalvularis 228.4; 230.4
- supraventricularis 226.6
- temporalis 46.10
- terminalis 224.23
- transversa 462.22
- transversalis 136.33
- triangularis 136.34
- tuberculi majoris; Labium laterale 56.9
- – minoris; Labium mediale 56.10
- urethralis 198.9; 206.22
- verticalis 462.24
- vestibuli 460.7
Cruces pilorum 470.28

Crura antihelicis 450.12
- membranacea ampullaria 464.14
- ossea ampullaria 460.21
Crus anterius 456.4
- capsulae internae 392.3
- breve 456.11
- cerebri 348.7; 348.20
- clitoridis 206.9
- dextrum cordis 224.17
- – diaphragmatis 106.26
- fornicis 380.33
- helicis 450.7
- horizontale 388.3
- laterale (an. ing. sup.) 108.19
- – nasi 164.11
- longum 456.9
- mediale (an. ing. sup.) 108.18
- – nasi 164.9
- membranaceum commune 464.13
- – simplex 464.17
- membri inferioris 2.40
- osseum commune 460.20
- – simplex 460.24
- penis 196.7
- posterius (stapedis) 456.5
- – capsulae internae 392.8
- sinistrum cordis 224.18
- – diaphragmatis 106.27
- verticale 388.4
Cryptae tonsillae 142.15
Cubitus 2.25
Culmen (IV et V) 356.17
Cumulus oophorus 200.36
Cuneus 378.22
Cupula ampullaris 464.32
- cochleae 460.26
- pleurae 180.8
Curvatura(-ae) major 146.21
- minor 146.22
- primaria 46.21
- secundariae 46.24
Curvea occlusalis 136.17
Cuspis(-ides) 17.23
- accessoria 136.32
- anterior 226.3; 226.26
- buccalis 138.4
- commissurales 226.28
- dentis 136.30
- distalis 138.13
- distobuccalis 138.10
- distolingualis 138.12
- distopalatinalis 138.11
- lingualis 138.6
- mesiobuccalis 138.7
- mesiolingualis 138.9
- mesiopalatinalis 138.8
- palatinalis 138.5
- paramolaris 138.2
- posterior 226.4; 226.27
- septalis 226.5
Cutis 470.2
Cymba conchae 450.15

D

Declive (VI) 356.27
Decussatio(-nes) 18.11
- fibrarum nervorum trochlearium 356.3
- lemnisci medialis 328.11
- pedunculorum cerebellarium superiorum 350.18
- pyramidum 326.15; 328.7
- tegmentales 350.24
- tegmentalis anterior 350.26
- – posterior 350.25
Dens(-tes) 136.12
- acustici 466.17
- axis 50.13
- caninus 136.20
- incisivus 136.19
- molaris 136.22
- – tertius; serotinus 136.23
- praemolaris 136.21
- decidui 136.13
- permanentes 136.14
Dentinum 138.40
Dermis; Corium 470.10
Descensus testis 192.17
Desmocranium 20.7
Desmodontium 138.46
Dexter 4.7
Diameter obliqua 64.25
- transversa 64.24
Diaphragma 106.24
- pelvis 218.1
- sellae 314.12
- urogenitalis 208.21
Diaphysis 12.38
Diastema 136.18
Diencephalon 326.7; 360.1
Digitationes hippocampi 384.24
Digitus(-i) anularis (manus) 10.30
- manus 2.32; 10.26
- pedis 2.48; 12.14
- medius (manus) 10.29
- minimus (manus) 10.31
- minimus (pedis) 12.17
- secundus II, tertius III, quartus IV (pedis) 12.16
Diploë 20.35
Discus articularis 15.6
- articularis (art. acromioclav.) 80.28;
- – (art. radioulnar.) 82.21
- – (art. sternoclav.) 80.33;
- – (art. temporomand.) 76.12
- interpubicus; Fibrocartilago interpubica 86.7
- intervertebralis 78.3
- nervi optici 440.10
Distalis 4.37
Distantia intercristalis 64.33
- interspinosa 64.32
- intertrochanterica 64.34
Diverticula ampullae 192.13
Diverticulum ilei 150.21

Divisio autonomica (Pars autonomica systematis nervosi peripherici) 426.1
- lateralis dextra 158.17
- – sinistra 158.6
- medialis dextra 158.14
- – sinistra 158.9
Divisiones anteriores 414.18
- posteriores 414.19
Dorsalis 4.15
Dorsum 2.20
- linguae 140.4
- manus 2.31
- nasi 164.4
- pedis 2.47; 12.3
- penis 196.8
- sellae 28.10
Ductulus(-i) aberrantes 190.37
- efferentes testis 190.30
- excretorii 448.11
- prostatici 194.19
- transversi 204.20
Ductus arteriosus 228.26
- biliferi interlobulares 158.28
- choledochus; biliaris 160.22
- cochlearis 466.3
- cysticus 160.20
- deferens 192.7
- – vestigialis 204.23
- ejaculatorius 192.24
- endolymphaticus 464.21
- epididymidis 190.36
- excretorius 192.23
- glandulae bulbourethralis 196.2
- hepaticus communis 160.1
- – dexter 160.2
- – sinister 160.5
- incisivus 166.8
- lactiferi 472.21
- lobi caudati dexter 160.8
- – caudati sinister 160.9
- longitudinalis 204.19
- lymphaticus dexter; thoracicus dexter 312.6
- nasolacrimalis 448.21
- pancreaticus 162.15
- – accessorius 162.17
- paraurethrales 198.28 ; 206.33
- parotideus 136.11
- reuniens 464.23
- saccularis 464.20
- semicirculares 464.8
- sublinguales minores 136.4
- sublingualis major 136.3
- submandibularis 136.6
- thoracicus 312.7
- thyroglossalis 140.21
- utricularis 464.19
- utriculosaccularis 464.18
Duodenum 150.1
Dura mater 314.6
- – cranialis 314.7
- – spinalis 314.16

E

Eminentia 14.4
- arcuata 32.3
- collateralis 382.23
- conchae 450.31
- cruciformis 26.28
- fossae triangularis 450.33
- frontalis 36.4
- iliopubica 64.7
- intercondylaris 66.38
- maxillaris 40.16
- medialis 346.4
- mediana 360.29
- parietalis 34.33
- pyramidalis 454.24
- scaphae 450.32
Enamelum 138.41
Encephalon 326.1
Endocardium 224.20
Endolympha 464.3
Endometrium 202.27
Endomysium 16.29
Endoneurium 19.7
Endorotatio 15.28
Endosteum 14.15
Ependyma 18.14
Epicanthus 446.6
Epicardium 222.8
Epicondylus 14.7
- lateralis 56.30; 66.26
- medialis 56.28; 66.23
Epidermis 470.9
Epididymis 190.31
Epigastrium 8.13
Epiglottis 170.3
Epimysium 16.27
Epineurium 19.9
Epiphysis 12.39
- anularis 48.4
Epithalamus 360.3; 362.12
Epithelium anterius corneae 436.1
- lentis 442.6
- pigmentosum 438.13
- posterius corneae 436.5
Eponychium 472.10
Epoophoron 204.18
Excavatio disci 440.11
- rectouterina 214.19
- rectovesicalis 214.20
- vesicouterina 214.11
Exorotatio 15.27
Extensio 15.31
Extensor 4.47
Externus 4.31
Extremitas acromialis 54.32
- anterior (splen.) 298.23
- inferior (ren.) 182.10
- – (testis) 190.7
- posterior (splen.) 298.24
- sternalis 54.27
- superior (ren.) 182.9
- – (testis) 190.6
- tubaria 200.8
- uterina 200.9

Sachverzeichnis (lateinisch) 485

F

Facia(-es) 2.8
- anterior 40.7; 58.9; 58.29; 68.36; 182.7; 194.7; 220.25; 434.32; 438.4; 442.10
- – palpebrae 446.5
- – partis petrosae 32.1
- anteroinferior (pancr.) 162.9
- anterolateralis (cart. ary.) 168.14
- – (hum.) 56.13
- anteromedialis (hum.) 56.12
- anterosuperior (pancr.) 162.7
- approximalis 138.22
- articularis 14.13; 14.43
- – acromialis 54.33
- – anterior (axis) 50.15
- – arytaenoidea 168.4
- – calcanea anterior 70.8
- – calcanea media 70.10
- – calcanea posterior 70.22
- – capitis costae 52.9
- – capitis fibulae 68.17
- – carpalis 58.20
- – (cart. ary.) 168.12
- – clavicularis 54.12
- – cuboidea 72.6
- – fibularis 66.35
- – inferior (atlantis) 48.18; 50.4
- – inferior (tibiae) 68.14
- – ligamenti calcaneonavicularis plantaris 70.6
- – malleoli lateralis 68.29
- – malleoli medialis 68.12
- – (mand.) 34.21
- – navicularis 70.5
- – partis calcaneonavicularis ligamenti bifurcati 70.7
- – (patella) 68.35
- – posterior (axis) 50.16
- – sternalis 54.28
- – superior (tibiae) 66.32
- – superior (atlantis) 48.16; 50.3
- – talaris anterior 72.1
- – talaris media 72.2
- – talaris posterior 72.3
- – thyroidea 168.5
- – tuberculi costae 52.15
- auricularis 50.24; 62.32
- buccalis 138.16
- cerebralis 28.25; 34.23
- colica 298.21
- costalis (pulm.) 176.6
- – (scap.) 54.4
- diaphragmatica (cord.) 222.18
- – (hep.) 154.19
- – (pulm.) 176.10
- – (splen.) 298.17
- distalis (dens) 138.21
- dorsales digitorum (manus) 10.33
- – digitorum (pedis) 12.19
- dorsalis (os sacr.) 50.30

Facia(-es) externa (os front.) 36.3
- – (os pariet.) 34.30
- gastrica 298.20
- glutaea 62.27
- inferior linguae 140.7
- – partis petrosae 32.20
- inferolateralis 194.9
- infratemporalis 28.27; 40.13
- interlobaris 176.11
- interna (os front.) 36.15
- – (os pariet.) 34.25
- intervertebralis 48.3
- intestinalis (uteri) 202.6
- labialis 138.17
- lateralis 44.2; 58.10; 68.6; 68.21; 190.8; 200.5
- lingualis 138.18
- lunata 62.8
- malleolaris lateralis 70.15
- – medialis 70.17
- maxillaris 28.29; 42.18
- medialis 58.30; 68.3; 68.22; 168.20; 190.9; 200.4
- – et inferior hemisphaerii cerebri 376.26
- mediastinalis 176.8
- mesialis 138.20
- nasalis 40.17; 42.17; 42.28
- occlusalis 138.14
- orbitalis (max.) 40.3
- – (os front.) 36.23
- – (os sphen.) 28.30
- – (os zyg.) 44.4
- palatina 42.29
- palatinalis 138.19
- palmares digitorum 10.32
- pancreatica 298.22
- patellaris 68.28
- pectoralis 106.20
- pelvica 50.26
- plantares digitorum 12.18
- poplitea 66.19
- posterior 54.6; 56.14; 58.8; 58.28; 68.4; 68.23; 162.8; 168.21; 182.8; 194.8; 220.26; 434.33; 438.5; 442.11
- – palpebrae 446.7
- – partis petrosae 32.11
- pulmonalis 222.19
- renalis (gl. supraren.) 220.27
- – (splen) 298.19
- sacropelvica 62.31
- sternocostalis 222.17
- superior (tali) 70.14
- superolateralis hemisphaerii cerebri 374.3
- symphysialis 64.4
- temporalis (os front.) 36.11
- – (os sphen.) 28.26
- – (os temp.) 34.14
- – (os zyg.) 44.3
- thoracica 106.22
- urethralis 196.9
- vesicalis 202.5
- vestibularis 138.15

Facia(-es) visceralis 156.1; 298.18
Falx cerebelli 314.11
- cerebri 314.8
- inguinalis; Tendo conjunctivus 108.24
Fascia(-ae) 16.17
- abdominis 108.32
- – parietalis 108.37
- – – visceralis 108.33
- antebrachii 116.21
- axillaris 116.5
- brachii 116.18
- buccopharyngealis 96.22; 144.38
- capitis et colli 16.18
- cervicalis; colli 100.4
- clavipectoralis 106.21
- clitoridis 206.14
- colli; cervicalis 100.4
- cremasterica 192.4
- cribrosa 118.19
- cruris 120.8
- deltoidea 116.17
- diaphragmatica 108.3
- diaphragmatis urogenitalis superior 208.25
- dorsalis manus 116.22
- – pedis 120.17
- endoabdominalis 108.37
- endothoracica; parietalis thoracis 106.23; 180.20
- extraperitonealis 108.35; 216.9
- extraserosalis 16.21
- iliopsoas; iliaca 110.2
- inferior diaphragmatis pelvis 216.26
- infraspinata 112.9
- investiens 16.25
- – abdominis 110.10
- – profunda 110.11
- – superficialis 110.13
- – investientes intermediae 110.12
- lata 118.11
- masseterica 96.23
- membrorum 16.23
- musculares 444.8
- musculi piriformis 216.15
- – quadrati lumborum 104.29
- musculorum 16.24
- nuchae 102.6
- obturatoria 216.13
- parietalis 16.20
- parotidea 96.24
- pelvis 216.4
- – parietalis; endopelvina 216.11
- – – visceralis 216.5
- penis; penis profunda 196.29
- – superficialis 196.30
- perinei; investiens perinei superficialis 208.13
- pharyngobasilaris 144.18
- phrenicopleuralis 180.22
- praecaecocolica 150.39

Fascia(-ae) praesacralis 216.24
- propria musculi 16.26
- - organi 108.34; 110.1; 216.6; 216.12
- rectoprostatica 216.7
- rectosacralis 216.25
- rectovaginalis 216.8
- renalis 182.11
- spermatica externa 192.2
- - interna 192.5
- superior diaphragmatis pelvis 216.16
- supraspinata 112.7
- temporalis 96.25
- thoracolumbalis 104.26
- transversalis 110.6
- trunci 16.19
- umbilicalis 110.9
- visceralis 16.22
Fasciculus(-i) 18.4
- anterior (m. palatoph.) 142.23
- arcuatus 394.5
- atrioventricularis 224.15
- ciliaris 94.21
- cuneatus 324.18; 326.27; 328.9
- gracilis 324.17; 326.29; 328.8
- interfascicularis 324.16
- lateralis (pl. brach.) 416.2
- lenticularis 368.2 ; 390.23
- longitudinales 78.11
- longitudinalis inferior 394.4
- - medialis 328.14; 340.4; 350.11
- - posterior 328.15; 340.5; 350.13; 372.19
- - superior 394.5
- mammillotegmentalis 372.26
- mammillothalamicus 372.27
- medialis (pl. brach.) 416.3
- - telencephali 372.28
- occipitales horizontales 394.14
- - verticales 394.11
- occipitofrontalis inferior 394.9
- - superior 394.10
- peduncularis 388.7
- (pl. brach.) 414.20
- posterior (pl. brach.) 416.4
- - (m. palatoph.) 142.24
- proprius anterior 322.3
- - lateralis 322.16
- - posterior 324.14
- retroflexus 362.13
- semilunaris 324.16
- septomarginalis 324.15
- subcalosus 394.10
- subthalamicus 368.5; 390.24
- sulcomarginalis 322.4
- thalamicus 368.3; 390.25
- transversi 120.19
- uncinatus 394.8
- - cerebelli 368.31
- vasculares 182.32
Fastigium 346.14
Fauces 142.1

Femur; Os femoris 2.37; 66.2
Fenestra cochleae rotunda 454.15
- vestibuli ovalis 454.9
Fibra(-ae) 18.7
- anuloolivares 340.30
- arcuatae cerebri 394.2
- - externae anteriores 326.20; 328.24
- - externae posteriores 328.25
- - internae 328.10
- associationes telencephali 394.1
- associationis 18.8
- - breves 394.7
- - longae 394.6
- caudales 394.13
- cerebelloolivares 340.31; 350.5
- circulares 436.23
- commissurales telencephali 394.17
- commissuralis 18.9
- corporis callosi 394.18
- corticomesencephalicae 350.27
- corticonucleares 348.23; 392.7
- - bulbi 328.5
- - mesencephali 350.6
- - pontis 338.15
- corticopontinae 338.17
- corticoreticulares 328.6; 338.16; 348.29; 392.10
- corticorubrales 392.11
- corticospinales 328.4; 338.14; 348.22; 392.12;
- corticotectales 392.23
- corticothalamicae 392.13
- cuneatae 394.15
- cuneocerebellares 330.12
- cuneospinales 324.19
- frontopontinae 348.25
- geniculocalcarinae 392.19
- geniculotemporales 392.22
- gracilispinales 324.20
- hypothalamospinales 324.7; 330.5
- intercrurales 108.20
- intrathalamicae 366.24
- laterales 394.12
- lentis 442.5
- linguales 394.16
- longitudinales 436.21
- medulloreticulospinales 330.9
- meridionales 436.20
- obliquae 148.7
- occipitopontinae 348.26; 392.17
- occipitotectales 392.18
- olivospinales 322.13; 322.22
- paraventriculohypophysiales 372.24
- parietopontinae 348.27; 392.14
- periventriculares 366.25; 372.30
- pontis longitudinales 338.13
- - transversae 338.19
- pontocerebellares 338.20

Fibra(-ae) postcommissurales 380.31
- praecommissurales 380.30
- praetectoolivares 340.8; 350.22
- projectionis 18.10
- radiales 436.22
- reticulospinales 322.8
- rubroolivares 340.29; 350.4
- spinobulbares 330.23
- spinocuneatae 324.21
- spinogracilles 324.22
- spinohypothalamicae 330.22
- spinomesencephalicae 330.19
- spinoolivares 330.24
- spinoperiaquaeductales 330.21
- spinoreticulares 330.18
- spinotectales 330.20
- spinothalamicae 330.17
- striae terminalis 372.21
- supraopticohypophysialis 372.25
- tectoolivares 340.9; 350.23
- tectopontinae 338.18
- tectoreticulares 340.10
- temporopontinae 348.28; 392.24
- thalamoparietales 392.15
- zonulares 442.16
Fibula 68.15
Fibularis; Peronealis 4.42
Fila olfactoria 398.6
- radicularia 19.21
Filum terminale 316.15
Fimbria(-ae) hippocampi 380.10; 384.32
- ovarica 200.25
- tubae uterinae 200.24
Fissura antitragohelicina 450.27
- choroidea 382.19
- horizontalis; intercruralis 356.33
- - pulmonis dextri 176.22
- intrabiventralis; anterior inferior 356.42
- intraculminalis 356.19
- ligamenti teretis 156.3
- - venosi 154.27
- longitudinalis cerebri 18.27
- lunogracilis; ansoparamedianis 356.35
- mediana anterior 316.25; 326.12
- obliqua 176.21
- occlusalis 136.36
- orbitalis inferior 24.10
- - superior 24.9; 28.23
- petrooccipitalis 22.9
- petrosquamosa 32.32
- petrotympanica 32.31
- portalis dextra 158.4
- - principalis 158.3
- posterior superior; postclivalis 356.29
- posterolateralis 356.47

Sachverzeichnis (lateinisch) 487

Fissura praebiventralis; praepyramidalis 356.38
- praecentralis; postlingualis 356.9
- praeculminalis; postcentralis 356.16
- prima; praeclivalis 356.24
- pterygomaxillaris 20.27
- secunda; postpyramidalis 356.44
- sphenopetrosa 22.8
- tonsillaris; intratonsillaris 142.13
- transversa cerebri 18.28
- tympanomastoidea 32.34
- tympanosquamosa 32.33
- umbilicalis 158.2
Fissurae cerebelli 18.16
Flexio 15.30
Flexor 4.46
Flexura(-ae) anorectalis; Flexura perinealis 154.2
- coli dextra; coli hepatica 152.3
- - sinistra; coli splenica 152.5
- duodeni inferior 150.6
- - superior 150.4
- duodenojejunalis 150.9
- inferodextra lateralis; inferior lateralis 152.23
- intermediosinistra lateralis; intermedia lateralis 152.22
- laterales 152.20
- sacralis 152.19
- superodextra lateralis; superior lateralis 152.21
Flocculus (H X) 358.6
Flumina pilorum 470.26
Folia cerebelli 18.17
Folium intergeniculatum 368.21
- vermis (VII A) 356.30
Folliculus(-i) ovarici primarii 200.35
- ovarici vesiculosi 200.14
- pili 470.24
Fonticulus(-i) anterior 20.29
- cranii 20.28
- mastoideus 20.32
- posterior 20.30
- sphenoidalis 20.31
Foramen(-ina) alveolaria 40.14
- apicis dentis 138.35
- caecum 36.18
- - linguae 140.20
- - medullae oblongatae 326.13
- costotransversarium 80.11
- cribrosa 40.9
- epiploicum 212.3
- ethmoidale anterius 24.5
- - posterius 24.6
- incisiva 22.19; 42.14
- infraorbitale 40.8
- infrapiriforme 86.19
- interventriculare 362.2; 382.14
- intervertebrale 48.8; 50.28

Foramen(-ina) ischiadicum majus 86.17
- - minus 86.20
- jugulare 22.11
- lacerum 22.12
- magnum 26.3
- mandibulae 46.5
- mastoideum 30.21
- mentale 44.19
- nasalia 38.30
- nervosa 462.6
- nutritium 14.18
- obturatum 62.10
- omentale 212.3
- ovale 28.36
- - cordis 224.26
- palatina minora 22.16; 42.30
- palatinum majus 22.15
- papillaria 182.39
- parietale 34.42
- petrosum 28.39
- rotundum 28.35
- sacralia anteriora 50.29
- - posteriora 50.32
- singulare 462.27
- sphenopalatinum 24.23
- spinosum 28.38
- stylomastoideum 32.27
- suprapiriforme 86.18
- thyroideum 166.29
- transversarium 48.21
- venae cavae 106.37
- venarum minimarum 224.24
- venosum 28.37
- vertebrale 48.11
- zygomaticofaciale 44.10
- zygomaticoorbitale 44.9
- zygomaticotemporale 44.11
Forceps major; Forceps occipitalis 380.22
- minor; frontalis 380.21
Formatio reticularis 18.13
- reticularis spinalis 320.29
Fornix 372.22; 380.28
- conjunctivae inferior 448.4
- - superior 448.3
- gastricus 146.27
- pharyngis 142.28
- sacci lacrimalis 448.20
- vaginae 204.2
Fossa 14.11
- acetabuli 62.6
- antihelica 450.30
- articularis 14.45
- axillaris 8.10
- canina 40.9
- cerebellaris 26.38
- cerebralis 26.37
- condylaris 26.5
- coronoidea 56.26
- cranii anterior 22.3
- - media 22.5
- - posterior 22.6
- cubitalis 10.10
- digastrica 44.21

Fossa glandulae lacrimalis 36.26
- hyaloidea 442.28
- hypophysialis 28.9
- iliaca 62.26
- incisiva 22.17
- incudis 454.25
- infraclavicularis 8.3
- infraspinata 54.10
- infratemporalis 20.25
- inguinalis lateralis 214.7
- - medialis 214.4
- intercondylaris 66.29
- interpeduncularis 348.3
- ischioanalis 216.1
- jugularis 32.21
- lateralis cerebri 18.29
- malleoli lateralis 68.30
- mandibularis 34.20
- navicularis urethrae 198.24
- occlusalis 136.37
- olecrani 56.25
- ovalis 224.25
- ovarica 214.17
- pararectalis 214.21
- paravesicalis 214.9
- poplitea 10.46
- pterygoidea 30.5
- pterygopalatina 20.26
- radialis 56.27
- retromandibularis 6.21
- retromolaris 44.35
- retroureterica 188.15
- rhomboidea 346.2
- sacci lacrimalis 24.8; 38.27
- scaphoidea 30.6
- subarcuata 32.14
- subscapularis 54.5
- supraclavicularis major 6.38
- - minor 6.35
- supraspinata 54.9
- supratonsillaris 142.10
- supravesicalis 214.2
- temporalis 20.23
- tonsillaris; Sinus tonsillaris 142.9
- triangularis 450.11
- trochanterica 66.7
- vesicae biliaris; vesicae felleae 156.2
- vestibuli vaginae 206.2
Fossula(-ae) fenestrae cochleae 454.16
- fenestrae vestibuli 454.10
- petrosa 32.29
- tonsillae 142.14
Fovea articularis 58.3
- capitis femoris 66.4
- centralis 440.13
- costalis inferior 48.28
- - processus transversi 48.29
- - superior 48.27
- dentis 50.6
- distalis 136.39
- inferior 346.27
- mesialis 136.38

Sachverzeichnis (lateinisch)

Fovea oblonga 168.18
- pterygoidea 46.15
- sublingualis 44.26
- submandibularis 44.27
- superior 346.26
- triangularis 168.19
- trochlearis 36.25

Foveola(-ae) 440.14
- coccygea 8.21; 470.33
- gastricae 148.14
- granulares Pacchioni 20.39
- suprameatica 34.18

Frenulum clitoridis 204.34
- labii inferioris 134.13
- – superioris 134.12
- labiorum pudendi 204.30
- linguae 140.12
- ostii ilealis 150.33
- praeputii 196.15
- veli 338.7
- – medullaris superioris 346.20

Frons 20.10
Frontalis 4.16
Fundus gastricus 146.26
- meatus acustici interni 462.21
- uteri 202.2
- vesicae 186.12
- – biliaris 160.11

Funiculus 18.2
- anterior 322.2
- lateralis 322.15; 326.18
- medullae spinalis 316.31
- posterior 324.13
- separans 346.11
- spermaticus 192.1

G

Galea aponeurotica; Aponeurosis epicranialis 94.13
Ganglion(-a) 18.34
- aorticorenalia 430.27
- autonomicum 19.1
- cardiaca 430.13
- cervicale inferioris 426.20
- – medium 426.17
- – superius 426.10
- cervicothoracicum; stellatum 426.21
- ciliare 428.9
- cochleare 408.14; 466.25
- coeliaca 430.26
- craniospinale sensorium 18.37
- geniculi; geniculatum 406.18
- impar 428.5
- inferius 408.17; 410.5
- intermedia 426.9
- lumbalia 428.1
- mesentericum inferius 432.7
- – superius 430.29
- oticum 428.24
- parasympathicum 19.5
- pelvica 428.29
- phrenica 430.19
- pterygopalatinum 428.14

Ganglion(-a) renalia 432.2
- sacralia 428.3
- sensorium nervi cranialis 18.39
- – nervi spinalis 18.38
- spirale cochleae 408.14; 466.25
- sublinguale 428.23
- submandibulare 428.19
- superius 408.16; 410.2
- sympathicum 19.4
- terminale 398.4
- thoracica 426.25
- thoracicum splanchnicum 426.30
- trigeminale semilunare; 398.15
- trunci sympathici 426.4
- tympanicum 408.19
- vertebrale 426.18
- vestibulare 408.3

Gaster 146.18
Geniculum 406.2
- canalis nervi facialis 30.23

Genu 2.38
- capsulae internae 392.6
- (cerebri) 380.14
- nervi facialis 340.17

Gingiva 134.27
Ginglymus 15.18
Glabella 36.6
Glandula(-ae) areolares 472.24
- bronchiales 174.34
- buccales 134.36
- bulbourethralis 196.1
- cervicales 202.20
- ciliares 446.22
- conjunctivales 448.6
- cutis 470.29
- ductus choledochi; ductus biliaris 160.28
- duodenales 150.17
- endocrinae 220.1
- gastricae 148.15
- intestinales 148.27; 150.29
- labiales 134.35
- lacrimales accessoriae 448.12
- lacrimalis 448.8
- laryngeales 172.11
- linguales 134.39
- lingualis anterior 134.40
- mammaria 472.17
- molares 134.37
- nasales 164.37
- oesophageae 146.17
- olfactoriae 434.4
- oris 134.33
- palatinae 134.38
- parathyroidea 220.20
- parotidea 136.7
- – accessoria 136.10
- pharyngeales 144.21
- pinealis; Corpus pineale 220.10; 360.7
- praeputiales 196.31
- salivariae majores 136.1
- – minores 134.34
- sebacea 446.23; 470.31

Glandula(-ae) sublingualis 136.2
- submandibularis 136.5
- sudorifere 470.30
- suprarenales accessoriae 220.34
- suprarenalis 220.24
- tarsales 446.21
- thyroidea 220.11
- thyroideae accessoriae 220.15
- tracheales 172.27
- tubariae 458.25
- urethrales 198.27; 206.31
- uterinae 202.28
- vesiculosa; seminalis; Vesicula seminalis 192.19
- vestibulares minores 206.7
- vestibularis major Bartholini 206.6

Glans clitoridis 206.11
- penis 196.10
Globus pallidus lateralis 390.9
- pallidus medialis 390.11
Glomerulus 184.23
Glomus caroticum 232.7
- choroideum 316.11; 382.24
- coccygeum 258.34
- jugulare 276.23
Glottis 172.3
Gnathion 44.18
Gomphosis 14.28; 76.1
Gonion 20.22
Granulationes arachnoideae 314.22
Gubernaculum testis 192.18
Gyrus(-i) angularis 374.26
- breves insulae 376.22
- cerebri 18.24
- cinguli 380.2
- dentatus 380.8; 386.6
- fasciolaris 380.4
- frontalis inferior 374.15
- – medialis 378.2
- – medius 374.20
- – superior 374.23
- insulae 376.20
- lingualis 378.24
- longus insulae 376.21
- occipitotemporalis lateralis 378.25; 378.31
- – medialis 378.26; 378.29
- olfactorius lateralis 378.15
- – medialis 378.16
- orbitales 378.11
- paracentralis anterior 378.5
- – posterior 378.19
- parahippocampalis 380.5
- paraolfactorii 378.9
- paraterminalis 378.7
- postcentralis 374.30
- praecentralis 374.21
- rectus 378.13
- supramarginalis 374.33
- temporales transversi 376.10
- temporalis inferior 376.18; 378.32

Sachverzeichnis (lateinisch) 489

Gyrus(-i) temporalis medius 376.16
– – superior 376.8
– – transversus anterior 376.11
– – transversus posterior 376.12

H

Habenula 360.4
Haema; Sanguis 17.10
Hallux; Digitus primus I 12.15
Hamulus lacrimalis 38.26
– laminae spiralis 462.7
– ossis hamati 60.14
– pterygoideus 30.10
Haustra coli 152.9
Helicotrema 462.17
Helix 450.6
Hemisphaerium cerebelli (HII–HX) 18.22; 374.2
Hepar 154.18
Hiatus adductorius 120.7
– aorticus 106.33
– canalis n. petrosi majoris 32.4
– – n. petrosi minoris 32.5
– maxillaris 40.21
– oesophageus 106.34
– sacralis 50.37
– saphenus 118.15
– semilunaris 38.18; 166.3
– urogenitalis 218.11
Hilum 220.30; 298.37
– nuclei dentati 358.21
– – olivaris inferioris 332.25
– ovarii 200.3
– pulmonis 176.15
– renale 182.5
– splenicum; Hilum lienale 298.27
Hippocampus 384.21
– proprius; Cornu ammonis 384.27
Hirci 470.22
Horizontalis 4.3
Humerus 56.2
Humor aquosus 442.19
– vitreus 442.31
Hymen 204.8
Hypochondrium; Regio hypochondriaca 8.12
Hypodermis 472.27
Hypogastrium; Regio pubica 8.17
Hyponychium 472.11
Hypophysis; Glandula pituitaria 220.2
– pharyngealis 142.29
Hypothalamus 360.18; 370.1
Hypothenar; Eminentia hypothenaris 10.24

I

Ileum 150.19
Impressio cardiaca (diaphr.) 154.21
Impressio cardiaca (pulm.) 176.9
– colica 156.10
– duodenalis 156.9
– gastrica 156.8
– ligamenti costoclavicularis 54.29
– oesophageale 156.7
– renalis 156.11
– suprarenalis 156.12
– trigeminalis 32.8
Impressiones gyrorum; Impressiones digitatae; Juga cerebralia 22.4
Incisura 14.10
– acetabuli 62.7
– angularis 146.23
– anterior 450.19
– apicis cordis 222.22
– cardiaca pulmonis sinistri 176.13
– cardialis 146.28
– cartilaginis meatus acusti 452.19
– clavicularis 52.29
– costalis 52.34
– ethmoidalis 36.28
– fibularis 68.13
– frontalis/Foramen(-ina) frontale 36.10
– interarytaenoidea 170.26
– intertragica 450.20
– ischiadica major 62.11
– – minor 62.39
– jugularis 26.18; 32.19; 52.30
– lacrimalis 40.26
– ligamenti teretis 156.14
– mandibulae 46.11
– mastoidea 30.18
– nasalis 40.10
– pancreatis 162.4
– parietalis 34.12
– praeoccipitalis 374.11; 376.4
– pterygoidea 30.4
– radialis 58.25
– scapulae 54.17
– sphenopalatina 42.19
– supraorbitalis 36.9
– tentorii 314.10
– terminalis auricularis 450.26
– thyroidea inferior 166.23
– – superior 166.22
– trochlearis 58.26
– tympanica 34.8; 452.16
– ulnaris 58.19
– vertebralis inferior 48.10
– – superior 48.9
Inclinatio pelvis 64.35
Incus 456.7
Index; Digitus secundus II 10.28
Indusium griseum 380.17
Inferior 4.19
Infundibulum 220.8; 360.21
– ethmoidale 38.17; 166.2
– tubae uterinae 200.23
– vesicae biliaris 160.13

Inguen; Regio inguinalis 8.16
Inion 20.18
Insertio 15.39
– partis superficialis musculi sphincteris ani externi 218.20
Insula; Lobus insularis 376.19
Insulae olfactoriae 388.8
– pancreaticae 162.19; 220.35
Integumentum commune 470.1
Intermedius 4.9
Internus 4.32
Intersectio tendinea 16.32; 108.6
Intestinum crassum 150.22
– tenue 148.16
Intumescentia cervicalis 316.20
– lumbosacralis 316.21
– tympanica 408.19
Iris 438.1
Ischium 62.34
Isocortex 384.7
Isthmus aortae 232.2
– cartilaginis auricularis 450.25
– faucium 142.2
– gl. thyroideae 220.13
– gyri cinguli 380.3
– prostatae; Commissura prostatae 194.16
– tubae auditivae 458.17
– – uterinae 200.27
– uteri 202.12

J

Jejunum 150.18
Juga alveolaria 42.13; 44.33
Jugum sphenoidale 28.3
Junctio anorectalis 154.3
Junctura(-ae); Systema articulare 14.23
– cartilaginea(-ae) 14.37
– – cranii 76.2
– cinguli pectoralis 80.20
– – pelvici 86.2
– columnae vertebralis 76.24
– cranii 74.2
– fibrosa(-ae) 14.26
– – cranii 74.3
– membri inferioris 86.1
– – inferioris liberi 86.21
– – superioris 80.19
– – superioris liberi 82.1
– ossea 14.41
– ossium 14.24
– synovialis; Articulatio; Diarthrosis 14.42
– thoracis 78.23

K

Kandelaberarterie 246.13
Kyphosis sacralis 46.23
– thoracica 46.22

L

Labium(-a) anterius 202.16
- externum 62.18
- inferius 134.11
- internum 66.15
- limbi tympanicum 466.16
- – vestibulare 466.15
- majus pudendi 204.27
- mediale 66.16
- minus pudendi 204.32
- oris 134.7
- posterius 202.17
- superius 134.8

Labrum acetabuli 86.30
- articulare 14.47
- glenoidale 82.7
- ileocaecale 150.35
- ileocolicum 150.34

Labyrinthus cochlearis 466.1
- corticis 182.17
- ethmoidalis 38.7
- membranaceus 464.1
- osseus 460.3
- vestibularis 464.4

Lacertus fibrosus 112.16
- musculi recti lateralis 444.16
- – recti medialis 444.14

Lacuna(-ae) laterales 280.16
- musculorum 120.1
- urethrales 198.26; 206.32
- vasorum 120.2

Lacus lacrimalis 448.14
Lambda 20.17
Lamella anterior 332.23
- lateralis 332.24
- posterior 332.22
- tympanica 462.5
- vestibularis 462.4

Lamina(-ae) 17.60
- I–VII (coll. sup.) 354.30-354.36
- affixa 382.17
- anterior (fasc. thoracolumb.) 104.29
- – (m. recti abd.) 108.8
- arcus vertebrae 48.7
- basalis 436.12; 436.24
- basilaris 466.12
- cartilaginis cricoideae 168.3
- – lateralis 458.22
- – medialis 458.21
- choroidocapillaris 436.11
- cribrosa 38.2
- – sclerae 434.27
- dextra/sinistra 166.21
- epiphysialis 12.41
- episcleralis 434.24
- externa 20.34
- fusca sclerae 434.26
- granularis externa 384.10
- – interna 384.12
- horizontalis 42.27
- interna 20.37
- lateralis 30.2
- limitans anterior 436.2

Lamina(-ae) limitans posterior 436.4
- media 104.28
- medialis 30.3
- medullaris accessoria 390.13
- – lateralis; medullaris externa 366.16; 390.8
- – medialis; medullaris interna 366.17; 390.10
- membranacea 458.23
- modioli 462.13
- molecularis (I) 384.9
- multiformis (VI) 384.14
- muscularis mucosae 146.16; 148.11; 148.25; 150.28
- orbitalis 38.11
- parietalis 190.14; 222.7
- perpendicularis 38.6; 42.16
- posterior (fasc. thoracolumb.) 104.27
- – (m. recti abd.) 108.9
- praetrachealis 100.7
- praevertebralis 100.9
- profunda (fasc. temp.) 96.27
- – (m. lev.) 444.24
- pyramidalis externa (III) 384.11
- – interna (V) 384.13
- septi pellucidi 382.3
- spinales 318.18
- – I–IV 320.2
- – V 320.11
- – VI 320.13
- – V–VI 320.3
- – VII 320.20
- – VII–IX 318.19
- – X 324.24
- spiralis ossea 462.3
- – secundaria. 462.8
- superficialis (fasc. cerv.) 100.5
- – (fasc. temp.) 96.26
- – (m. lev. palp.) 444.23
- suprachoroidea 436.8
- tecti; quadrigemina 348.12; 354.23
- terminalis 380.24
- tragi 452.20
- vasculosa 436.10
- visceralis (pericardii) 222.8
- – (testis) 190.15

Lanugo 470.15
Larynx 166.17
Lateralis 4.11
Latus; Regio lateralis 8.14
Lemniscus 18.6
- lateralis 340.20; 350.7; 366.19
- medialis 340.6; 350.9; 366.20
- – (tractus bulbothalamicus) 328.12
- spinalis 340.11; 330.16; 350.16; 366.21
- trigeminalis 340.13; 350.10; 366.22

Lens 442.1
Leptomeninx; Arachnoidea mater et Pia mater 314.5
Ligamentum(-a) 15.8
- acromioclaviculare 80.27
- alaria 78.8
- anococcygeum 208.8; 218.17
- anulare radii 82.17
- – stapediale 456.29
- anularia 172.22
- apicis dentis 78.9
- arcuatum laterale 106.30
- – mediale 106.29
- – medianum 106.28
- arteriosum 228.26
- atlantooccipitale anterius 76.21
- – laterale 76.23
- auriculare anterius 452.2
- – posterius 452.4
- – superius 452.3
- auricularia 452.1
- bifurcatum 90.32
- calcaneocuboideum 90.34
- – dorsale 90.36
- – plantare 92.3
- calcaneofibulare 90.11
- calcaneonaviculare 90.33
- – plantare 90.18; 92.4
- capitis costae intraarticulare 80.5
- – costae radiatum 80.4
- – femoris 86.32
- – fibulae anterius 88.20
- – fibulae posterius 88.21
- capsularia 15.10
- cardinale 202.31
- carpi radiatum 82.33
- – transversum 116.26
- carpometacarpalia dorsalia 84.7
- – palmaria 84.8
- ceratocricoideum 168.8
- collaterale carpi radiale 82.30
- – carpi ulnare 82.29
- – fibulare 88.11
- – laterale 90.8
- – mediale 90.3
- – radiale 82.16
- – tibiale 88.12
- – ulnare 82.15
- collateralia 84.16; 84.20; 92.19; 92.23
- conoideum 80.31
- coracoacromiale 80.22
- coracoclaviculare 80.29
- coracohumerale 82.8
- coronarium 210.40
- costoclaviculare 80.36
- costotransversarium 80.7
- – laterale 80.9
- – superius 80.8
- costoxiphoidea 80.16
- cricoarytaenoideum 168.26
- cricopharyngeum 168.27

Sachverzeichnis (lateinisch) 491

Ligamentum(-a) cricothyroideum medianum 168.9
- cricotracheale 168.10
- cruciatum anterius 88.7
- – posterius 88.8
- cruciforme atlantis 78.10
- cuboideonaviculare dorsale 90.31
- – plantare 92.6
- cuneocuboideum dorsale 90.30
- – interosseum 90.25
- – plantare 92.8
- cuneometatarsalia interossea 92.12
- cuneonavicularia dorsalia 90.35
- – plantaria 92.5
- deltoideum 90.3
- denticulatum 316.13
- epididymidis inferior 190.17
- – superior 190.16
- extracapsularia 15.11
- extraperitoneale 108.36; 216.10
- falciforme 210.41
- flava 76.27
- fundiforme clitoridis 110.19; 206.16
- – penis 110.20
- gastrocolicum 210.32
- gastrophrenicum 210.29
- gastrosplenicum; gastrolienale 210.30
- glenohumeralia 82.9
- hepatis 210.39
- hepatocolicum 210.27
- hepatoduodenale 210.26
- hepatogastricum 210.25
- hepatooesophageale 210.24
- hepatophrenicum 210.23
- hepatorenale 210.44
- hyoepiglotticum 170.8
- iliofemorale 86.25
- iliolumbale 88.17
- incudis posterius 456.27
- – superius 456.26
- inguinale; Arcus inguinalis 108.13
- intercarpalia dorsalia 82.34
- – interossea 82.36
- – palmaria 82.35
- interclaviculare 80.37
- intercuneiformia dorsalia 90.29
- – interossea 90.26
- – plantaria 92.7
- interfoveolare 110.7
- interspinalia 76.26
- intertransversaria 76.28
- intracapsularia 15.9
- ischiofemorale 86.28
- lacunare 108.14
- laterale (art. temporomand.) 76.13
- – pubovesicale 216.21
- – vesicae 216.22

Ligamentum(-a) latum uteri 214.12
- longitudinale anterius 76.31
- – posterius 76.32
- lumbocostale 80.10
- mallei anterius 456.23
- – laterale 456.25
- – superius 456.24
- mediale 76.14
- – pubovesicale 216.18
- meniscofemorale anterius 88.3
- – posterius 88.4
- metacarpale transversum profundum 84.18
- – transversum superficiale 116.24
- metacarpalia dorsalia 84.11
- – interossea 84.13
- – palmaria 84.12
- metatarsale transversum profundum 92.21
- – transversum superficiale 120.20
- metatarsalia dorsalia 92.15
- – interossea 92.14
- – plantaria 92.16
- nuchae 76.30
- ossiculorum auditus 456.22
- ovarii proprium 200.19
- palmaria 84.17; 84.21
- palpebrale laterale 446.20
- – mediale 446.18
- pancreaticocolicum 210.36
- pancreaticosplenium 210.35
- patellae 88.15
- pectinatum 434.19
- pectineum 108.15
- phrenicocolicum 210.38
- phrenicooesophagealis 106.35
- phrenicosplenicum 210.33
- pisohamatum 84.2
- pisometacarpale 84.3
- plantare longum 92.2
- plantaria 92.20; 92.24
- popliteum arcuatum 88.14
- – obliquum 88.13
- pterygospinale 74.5
- pubicum inferius 86.9
- – superius 86.8
- pubocervicale 202.30
- pubofemorale 86.29
- puboprostaticum 216.20
- pubovesicale 216.17
- pulmonale 180.19
- quadratum 82.18
- radiocarpale dorsale 82.25
- – palmare 82.26
- recti laterale 152.34
- rectouterinum 202.32
- reflexum 108.16
- rotundum 202.29
- sacrococcygeum anterius 78.21
- – laterale 78.22
- – posterius profundum 78.20
- – posterius superficiale 78.19

Ligamentum(-a) sacroiliacum anterius 86.11
- – interosseum 86.12
- sacroiliacum posterius 86.13
- sacrospinale 86.16
- sacrotuberale 86.14
- sphenomandibulare 76.17
- spirale 466.9
- splenocolicum 210.37
- splenorenale; lienorenale 210.34
- sterniocostale intraarticulare 80.13
- sternoclaviculare anterius 80.34
- – posterius 80.35
- sternocostalia radiata 80.14
- sternopericardiaca 222.4
- stylohyoideum 74.6
- stylomandibulare 76.18
- supraspinale 76.29
- suspensoria mammaria 472.26
- suspensorium axillae 116.16
- – bulbi 444.5
- – clitoridis 150.11; 206.15
- – duodeni 110.14; 206.15
- – glandulae thyroidea 100.8
- – ovarii 200.20
- – penis 110.15
- talocalcaneum interosseum 90.24
- – laterale 90.13
- – mediale 90.14
- – posterior 90.15
- talofibulare anterius 90.9
- – posterius 90.10
- talonaviculare 90.28
- tansversum scapulae superius 80.23
- tarsi 90.22
- – dorsalia 90.27
- – interossea 90.23
- – plantaria 92.1
- tarsometatarsalia dorsalia 92.10
- – plantaria 92.11
- teres hepatis 156.4
- – uteri 202.29
- thyroepiglotticum 170.7
- thyrohyoideum laterale 166.34
- – medianum 166.31
- tibiofibulare anterius 88.24
- – posterius 88.25
- trachealia 172.22
- transversa 76.33
- transversum acetabuli 86.31
- – atlantis 78.12
- – cervicis 202.31
- – genus 88.6
- – humeri 82.10
- – perinei 208.19
- – scapulae inferius 80.24
- trapezoideum 80.30
- triangulare dextrum 210.42
- – sinistrum 210.43

Ligamentum(-a) ulnocarpale dorsale 82.27
– – palmare 82.28
– umbilicale medianum 186.10
– venae cavae 156.22
– – cavae sinistrae 274.21
– venosum Arantii 154.28
– vestibulare 172.14
– vesicouterinum 202.30
– vocale 172.16
Limbus acetabuli; Margo acetabuli 62.5
– anterior palpebrae 446.13
– corneae 434.30
– fossae ovalis 224.27
– posterior palpebrae 446.14
– sphenoidalis 28.4
– spiralis 466.14
Limen insulae 376.25
– nasi 164.27
Linea(-ae); Plana et Regiones 4.48; 14.9
– alba 108.26
– anocutanea 154.10
– arcuata 62.16; 108.10
– aspera 66.14
– axillaris anterior 4.54
– – media 4.55
– – posterior 4.56
– distractiones 470.8
– epiphysialis 12.42
– glutaea anterior 62.28
– – inferior 62.30
– – posterior 62.29
– intercondylaris 66.30
– intermedia 62.20
– intertrochanterica 66.10
– mammillaris 4.53
– mediana anterior 4.49
– – posterior 4.59
– medioclavicularis 4.52
– musculi solei 68.5
– mylohyoidea 44.24
– nuchalis inferior 26.25
– – superior 26.24
– – suprema 26.23
– obliqua (cart. thyr.) 44.20
– – (mand.) 166.26
– parasternalis 4.51
– paravertebralis 4.58
– pectinata 154.8
– pectinea 66.17
– scapularis 4.57
– semilunaris 108.29
– sternalis 4.50
– supracondylaris lateralis 66.21
– – medialis 66.20
– temporalis 36.13
– – inferior 34.32
– – superior 34.31
– terminalis 64.20
– trapezoidea 54.36
– transversae 50.27
Lingua 140.1

Lingula cerebelli 356.8
– mandibulae 46.6
– pulmonis sinistri 176.18
– sphenoidalis 28.13
Liquor cerebrospinalis 314.20
Lobulus(-i) ansiformis (H VII A) 356.31
– anteromedialis (prost.) 194.14
– auriculae 450.4
– biventer (H VIII) 356.40
– centralis (II et III) 356.10
– epididymidis 190.33
– glandulae mammariae 472.20
– (gl. thyr.) 220.19
– gracilis; paramedianus (H VII B) 356.37
– hepatis 158.24
– inferolateralis 194.12
– inferoposterior 194.11
– paracentralis 378.4; 378.18
– paraflocculularis dorsalis (H VIII B) 356.43; 378.18
– parietalis inferior 374.27
– – superior 374.32
– (pulm.) 178.27
– quadrangularis anterior (H IV et H V) 356.21
– – posterior (H VI) 356.28
– semilunares (H VII A) 356.31
– semilunaris inferior; Crus secundum lobuli ansiformis (H VII A) 356.34
– – superior; Crus primum lobuli ansiformis (H VII A) 356.32
– simplex (H VI et VI) 356.26
– superomedialis 194.13
– testis 190.25
– thymi 298.6
– thymici accessorii 298.9
Lobus(-i) anterior 220.3
– caudatus 156.19; 158.11
– cerebelli anterior 356.7
– – posterior 356.25
– cerebri 18.25
– flocculonodularis 358.3
– frontalis 374.12; 378.1
– glandulae mammariae 472.19
– (gl. thyr.) 220.12
– hepatis dexter 156.15
– – sinister 156.16
– inferior (pulm.) 176.20
– limbicus 380.1
– medius (prost.) 194.15
– – pulmonis dextri 176.19
– nervosus; Pars nervosa (hypoph.) 220.9
– occipitalis 376.1; 378.21
– parietalis 374.25; 378.17
– posterior hypophysis 220.7; 360.20
– prostatae dexter et sinister 194.10
– pyramidalis 220.14
– quadratus 156.18

Lobus(-i) renales 182.15
– superior (pulm.) 176.17
– temporalis 376.6; 378.28
– (Thymus) 298.5
Locus caeruleus 346.6
Longitudinalis 4.29
Lordosis cervicis; Lordosis colli 46.25
– lumbalis 46.26
Luminalis 4.33
Lunula(-ae) 472.5
– valvularum semilunarium 226.13; 226.37
Lympha 17.44

M

Macula(-ae) 464.24
– cribrosae 460.11
– lutea 440.12
– sacculi 464.26
– utriculi 464.25
Malleolus lateralis 68.28
– medialis 68.10
Malleus 456.12
Mamma 472.12
– accessoria 472.14
Mammillae 136.44
Mandibula 44.12
Manubrium mallei 456.13
– sterni 52.28
Manus 2.27
Margo arcuatus; Margo falciformis 118.16
– anterior 58.14; 58.33; 68.8; 68.25; 162.11; 176.12; 190.10
– ciliaris 438.3
– dexter (cord.) 222.20
– falciformis; arcuatus 118.16
– frontalis (os pariet.) 34.37
– – (os sphen.) 28.32
– gingivalis 134.28
– incisalis 136.43
– inferior 156.13; 162.12; 176.14; 298.25
– inferolateralis (cerebri) 18.32
– inferomedialis (cerebri) 18.31
– infraorbitalis 22.29
– – (max.) 40.6
– interosseus 58.12; 58.31; 68.9; 68.26
– lacrimalis 40.20
– lambdoideus 26.11
– lateralis 22.30; 54.15; 56.19; 182.3; 472.7
– – pedis 12.5
– liber (ovar) 200.6
– – (unguis) 472.8
– linguae 140.9
– mastoideus 26.10
– medialis 22.31; 54.14; 56.16; 68.7; 182.4; 220.29
– – pedis 12.6
– mesovaricus 200.7
– nasalis 36.21

Margo occipitalis (os pariet.) 34.34
- – (p. petrosae) 30.16
- occultus 472.6
- orbitalis 22.27
- parietalis 28.33; 34.11; 36.12
- posterior 58.13; 58.32; 68.27; 190.11
- – partis petrosae 32.17
- pupillaris 438.2
- radialis 10.15
- sagittalis 34.36
- sphenoidalis 34.13; 36.27
- squamosus 28.34; 34.35
- superior 18.30; 54.16; 162.10; 220.28; 298.26
- – partis petrosae 32.9
- supraorbitalis 22.28
- – (os front.) 36.8
- ulnaris 10.16
- uteri 202.5
- zygomaticus 28.31

Massa lateralis atlantis 50.2
Matrix unguis 472.2
Maxilla 40.1
Meatus acusticus externus 34.4; 452.14
- acusticus externus cartilagineus 452.17
- – internus 32.13; 462.19
- nasi communis 24.19; 166.6
- – inferior 24.17; 166.4
- – medius 24.16; 164.41
- – superior 24.15; 164.40
- nasopharyngeus 24.21; 166.7

Medialis 4.10
Medianus 4.4
Mediastinum 180.23
- anterius 180.26
- inferius 180.25
- medium 180.27
- posterius 180.28
- superius 180.24
- testis 190.23
Medius 4.26
Medulla (gl. supraren.) 220.33
- (nod. lymph.) 298.39
- oblongata 326.3; 326.10
- ossium 298.3
- – flava 14.16
- – rubra 14.17
- ovarii 200.13
- renalis 182.28
- spinalis 316.18
- thymi 298.8

Membrana atlantooccipitalis anterior 76.20
- atlantooccipitalis posterior 76.22
- bronchopericardiaca 222.5
- fibroelastica laryngis 172.12
- fibrosa; Stratum fibrosum 15.1
- intercostalis externa 78.25; 106.14
- – interna 78.26; 106.16

Membrana interossea 14.29
- – antebrachii 82.3
- – cruris 88.23
- obturatoria 86.4
- perinei 208.18
- pupillaris 438.17
- quadrangularis 172.13
- reticularis 466.22
- stapedialis 456.28
- statoconiorum 464.27
- sterni 80.15
- suprapleuralis 180.21
- synovialis; Stratum synoviale 15.2
- – inferior 76.16
- – superior 76.15
- tectoria (art. atlantoax.) 78.13
- – (duct. cochl.) 466.18
- thyrohyoidea 166.30
- tympanica 452.21
- – secundaria 454.19
- vitrea 442.29

Membrum inferius 2.33
- superius 2.21
Meninges 314.3
Meniscus articularis 15.7
- lateralis 88.2
- medialis 88.5
Mentum 2.13
Meridiani 434.10
Mesencephalon 326.5; 348.1
Mesenterium 210.14
Mesoappendix; Mesenteriolum 210.21
Mesocolon 210.16
- ascendens 210.18
- descendens 210.19
- sigmoideum 210.20
- transversum 210.17
Mesocortex 384.6
Mesometrium 214.13
Mesosalpinx 214.14
Mesotendineum 16.45
Mesovarium 214.15
Metacarpus 2.29
Metaphysis 12.43
Metatarsus 2.45
Metathalamus 360.15; 368.15
Metencephalon; Pons et cerebellum 326.4
Metra 202.1
Modiolus anguli oris 96.10
- cochleae 462.11
Mons pubis 204.26
Musculus(-i).; Systema musculare 15.36; 94.1
- abdominis 108.4
- abductor 16.6
- – digiti minimi (manus) 116.9
- – digiti minimi (pedis) 126.8
- – hallucis 126.1
- – metatarsi quinti 126.9
- – pollicis brevis 116.1
- – pollicis longus 114.22
- adductor 16.7

Musculus(-i) adductor brevis 122.27
- – hallucis 126.5
- – longus 122.26
- – magnus 122.28
- – minimus 122.29
- – pollicis 116.6
- anconeus 112.23
- anoperinealis 152.31
- anorectoperineales 152.29
- antitragicus 452.11
- arytaenoideus obliquus 170.20
- – transversus 170.22
- auriculares 452.5
- auricularis anterior 94.26
- – posterior 94.28
- – superior 94.27
- biceps 15.49
- – brachii 112.13
- – femoris 124.2
- biventer 15.48
- brachialis 112.18
- brachioradialis 114.12
- bronchooesophageus 146.12
- buccinator 96.11
- bulbospongiosus 208.16
- capitis 94.2
- ceratocricoideus 170.15
- ceratoglossus 140.30
- chondroglossus 140.29
- ciliaris 436.19
- colli; cervicis 98.1
- compressor urethrae 208.23
- constrictor pharyngis inferior 144.33
- – pharyngis medius 144.30
- – pharyngis superior 144.25
- coracobrachialis 112.17
- corrugator supercilii 94.24
- cremaster 108.22; 192.3
- cricoarytaenoideus lateralis 170.16
- – posterior 170.14
- cricopharyngeus 144.35
- cricothyroideus 170.11
- cutaneus 16.5
- dartos 198.37
- deltoideus 112.2
- depressor anguli oris 96.1
- – labii inferioris 96.8
- – septi nasi 94.18
- – supercilii 94.25
- detrusor vesicae 188.1
- digastricus 98.18
- dilatator 16.15
- – pupillae 438.11
- dorsi 100.11
- – proprii 102.7
- epicranius 94.8
- erector spinae 102.8
- extensor 16.10
- – carpi radialis brevis 114.14

Musculus(-i) extensor carpi radialis longus 114.13
- – carpi ulnaris 114.18
- – digiti minimi 114.17
- – digitorum 114.15
- – digitorum brevis 124.25
- – digitorum longus 124.8
- – hallucis brevis 124.24
- – hallucis longus 124.10
- – indicis 114.25
- – pollicis brevis 114.23
- – pollicis longus 114.24
- externi bulbi oculi 94.3; 444.9
- faciei 94.7
- fibularis brevis; peronaeus brevis 124.12
- – longus 124.11
- – tertius 124.9
- flexor 16.9
- – carpi radialis 114.1
- – carpi ulnaris 114.3
- – digiti minimi brevis (manus) 116.10
- – digiti minimi brevis (pedis) 126.11
- – digitorum brevis 126.12
- – digitorum longus 124.22
- – digitorum profundus 114.9
- – digitorum superficialis 114.6
- – hallucis brevis 126.2
- – hallucis longus 124.23
- – pollicis brevis 116.2
- – pollicis longus 114.10
- fusiformis 15.43
- gastrocnemius 124.14
- gemellus inferior 122.14
- – superior 122.13
- genioglossus 140.27
- geniohyoideus 98.23
- glutaeus maximus 122.6
- – medius 122.7
- – minimus 122.8
- gracilis 122.30
- helicis major 452.6
- – minor 452.7
- hyoglossus 140.28
- iliacus 122.3
- iliococcygeus 218.9
- iliocostalis 102.11
- – cervicis 102.15
- – lumborum 102.12
- iliopsoas 122.2
- incisurae terminalis 452.9
- infrahyoidei 98.24
- infraspinatus 112.8
- intercostales externi 106.13
- – interni 106.15
- – intimi 106.17
- interossei dorsales (manus) 116.13
- – dorsales (pedis) 126.15
- – palmares 116.14
- – plantares 126.16
- interspinales 104.1
- – cervicis 104.4

Musculus(-i) interspinales lumborum 104.2
- – thoracis 104.3
- intertransversarii 104.5
- – anteriores cervicis 102.1
- – laterales lumborum 102.3
- – mediales lumborum 104.6
- – posteriores laterales cervicis 102.2
- – posteriores mediales cervicis 104.8
- – thoracis 104.7
- ischiocavernosus 208.15
- ischiococcygeus; coccygeus 218.12
- laryngis 170.10
- latissimus dorsi 100.17
- levator anguli oris 96.9
- – ani 218.2
- – glandulae thyroideae 100.3
- – labii superioris 96.6
- – labii superioris alaeque nasi 96.7
- – palpebrae superioris 444.22
- – prostatae superioris 218.5
- – scapulae 100.20
- – veli palatini 142.18
- levatores costarum 106.10
- – costarum breves 106.12
- – costarum longi 106.11
- linguae 94.5; 140.26
- longissimus 102.16
- – capitis 102.20
- – cervicis 102.19
- – thoracis 102.17
- longitudinalis inferior 140.33
- – superior 140.32
- longus capitis 98.4
- – colli 98.3
- lumbricales (manus) 116.12
- – (pedis) 126.14
- masseter 96.14
- masticatorii 96.13
- membri inferioris 118.1
- – superioris 110.22
- mentalis 96.12
- multifidus(-i) 104.18
- – cervicis 104.21
- – lumborum 104.19
- – thoracis 104.20
- multipennatus 16.3
- mylohyoideus 98.22
- nasalis 94.15
- obliquus auriculae 452.13
- – capitis inferior 98.16
- – capitis superior 98.15
- – externus abdominis 108.12
- – inferior 444.21
- – internus abdominis 108.21
- – superior 444.18
- obturatorius externus 124.1
- – internus 122.12
- occipitofrontalis 94.9
- omohyoideus 98.26

Musculus(-i) opponens 16.13
- – pollicis 116.5
- opponeus digiti minimi (manus) 116.11
- – digiti minimi (pedis) 126.10
- orbicularis 16.4
- – oculi 94.19
- – oris 94.29
- orbitalis 444.10
- ossiculorum auditus 94.4; 458.1
- palati mollis et fancium 94.6; 142.16
- palatoglossus 142.21
- palatopharyngeus 142.22
- palmaris brevis 114.26
- – longus 114.2
- papillares 224.3
- anterior 226.15; 226.29
- – posterior 226.16; 226.30
- – septalis 226.17
- pectinati 224.28; 226.21
- pectineus 122.25
- pectoralis major 106.3
- – minor 106.7
- pennatus; bipennatus 16.2
- perinei 208.3
- pharyngis; Tunica muscularis pharyngis 144.22
- piriformis 122.11
- plantaris 124.19
- planus 15.44
- pleurooesophageus 146.13
- popliteus 124.20
- procerus 94.14
- pronator 16.11
- – quadratus 114.11
- – teres 112.25
- psoas major 122.4
- – minor 122.5
- pterygoideus lateralis 96.18
- – medialis 96.21
- puboanalis 218.7
- pubococcygeus 218.3
- puboperinealis 218.4
- puboprostaticus 218.5
- puborectalis 218.8
- pubovaginalis 218.6
- pubovesicalis 188.7; 216.19
- pyramidalis 108.11
- – auriculae 452.10
- quadratus 15.47
- – femoris 122.15
- – lumborum 108.31
- – plantae; flexor accessorius 126.13
- quadriceps 15.51
- – femoris 122.17
- rectococcygeus 152.28
- rectoperinealis; rectourethralis superior 152.30
- rectourethrales 152.29
- rectourethralis inferior 152.31
- rectouterinus 202.26
- rectovesicalis 152.32; 188.8; 216.23

Sachverzeichnis (lateinisch) 495

Musculus(-i) rectus 15.45
– – abdominis 108.5
– – capitis anterior 98.11
– – capitis lateralis 98.12
– – capitis posterior major 98.13
– – capitis posterior minor 98.14
– – femoris 122.18
– – inferior 444.12
– – lateralis 444.15
– – medialis 444.13
– – superior 444.11
– – regionis analis 208.4
– – urogenitalis 208.6
– rhomboideus major 100.18
– – minor 100.19
– risorius 96.3
– rotator 16.8
– rotatores 104.22
– – cervicis 104.25
– – lumborum 104.23
– – thoracis 104.24
– salpingopharyngeus 144.37
– sartorius 122.16
– scalenus anterior 98.5
– – medius 98.6
– – minimus 98.8
– – posterior 98.7
– semimembranosus 124.6
– semipennatus; unipennatus 16.1
– semispinalis 104.14
– – capitis 104.17
– – cervicis 104.16
– – thoracis 104.15
– semitendinosus 124.5
– serratus anterior 106.9
– – posterior inferior 100.21
– – posterior superior 100.22
– soleus 124.17
– sphincter 16.14
– – ampullae 160.27
– – ani externus 154.13; 208.5; 218.13
– – ani internus 154.11
– – ductus choledochi; ductus biliaris 160.23
– – ductus pancreatici 162.16
– – inferior (duct. chol.) 160.25
– – pupillae 438.10
– – pyloricus 148.6
– – superior (duct. chol.) 160.24
– – urethrae externus 198.18; 206.24; 208.22
– – urethrae internus; supracollicularis (prost.) 198.15
– – urethrovaginalis 208.24
– spinalis 102.21
– – capitis 102.24
– – cervicis 102.23
– – thoracis 102.22
– spinotransversales 104.9
– splenius 104.10
– – capitis 104.11
– – cervicis 104.12
– stapedius 458.3

Musculus(-i) sternalis 106.2
– sternocleidomastoideus 98.9
– sternohyoideus 98.25
– sternothyroideus 100.1
– styloglossus 140.31
– stylohyoideus 98.21
– stylopharyngeus 144.36
– subclavius 106.8
– subcostales 106.18
– suboccipitales 98.10
– subscapularis 112.12
– supinator 16.12; 114.21
– suprahyoidei 98.17
– supraspinatus 112.6
– suspensorius duodeni 150.11
– tarsalis inferior 446.25
– – superior 446.24
– temporalis 96.17
– temporopartietalis 94.12
– tensor fasciae latae 122.10
– – tympani 458.2
– – veli palatini 142.19
– teres major 112.11
– – minor 112.10
– thoracis 106.1
– thyroarytaenoideus 170.18
– thyrohyoideus 100.2
– thyropharyngeus 144.34
– tibialis anterior 124.7
– – posterior 124.21
– trachealis 172.21
– tragicus 452.8
– transversospinales 104.13
– transversus abdominis 108.23
– – auriculae 452.12
– – linguae 140.34
– – menti 96.2
– – nuchae 100.16
– – perinei profundus 208.20
– – perinei superficialis 208.14
– – thoracis 106.19
– trapezius 100.12
– triangularis 15.46
– triceps 15.50
– – brachii 112.19
– – surae 124.13
– trigoni vesicae 186.17
– – profundus 186.19
– – superficialis 186.18
– uvulae 142.20
– vastus intermedius 122.22
– – lateralis 122.21
– – medialis 122.23
– verticalis linguae 140.35
– vesicoprostaticus 188.9
– vesicovaginalis 188.10
– vocalis 170.17
– zygomaticus major 96.4
– – minor 96.5
Myelencephalon 326.3; 326.10
Myocardium 224.11
Myometrium 202.25

N

Nares 164.19
Nasion 20.11
Nasus 2.11; 164.2
Nates 2.35
Neocerebellum 358.12
Neocortex 384.4
Nervus(-i) 19.6
– abducens (VI) 404.18
– accessorius (XI) 412.1
– alveolares superiores 402.1
– – inferior 404.9
– ampullaris anterior 408.8
– – lateralis 408.9
– – posterior 408.11
– anales inferiores 422.23
– – superiores 432.21
– anococcygeus 422.31
– auriculares anteriores 402.28
– – auricularis magnus 412.28
– – posterior 406.4
– auriculotemporalis 402.23
– autonomicus 19.32
– axillaris 418.11
– buccalis 402.22
– canalis pterygoidei 406.22; 428.15
– cardiacus cervicalis inferior 426.23
– – medius 426.19
– – superior 426.16
– carotici externi 426.14
– caroticotympanici 408.22
– caroticus internus 426.12
– cavernosi clitoridis 432.28
– – penis 432.27
– cervicales (C1–C8) 412.11
– ciliares breves 428.13
– – longi 400.3
– clunium inferiores 422.19
– – medii 420.14
– – superiores 420.6
– coccygeus 422.29
– cochlearis 408.13
– craniales 398.2
– cranialis 19.31
– curvaturae minoris anterior 410.25
– – minoris posterior 410.30
– cutaneus antebrachii lateralis 416.7
– – antebrachii medialis 416.9
– – antebrachii posterior 418.4
– – brachii lateralis inferior 418.3
– – brachii lateralis superior 418.13
– – brachii medialis 416.8
– – brachii posterior 418.2
– – dorsalis intermedius 424.8
– – dorsalis lateralis 424.18
– – dorsalis medialis 424.7
– – femoralis posterior 422.18

Sachverzeichnis (lateinisch)

Nervus(-i) cutaneus femoris lateralis 420.27
- – perforans 422.21
- – surae lateralis 424.3
- – surae medialis 424.16
- digitales dorsales 416.24; 418.10
- – dorsales pedis 424.9; 424.12
- – palmares communes 416.19; 416.27
- – palmares proprii 416.20; 416.28
- – plantares communes 424.22; 424.26
- – plantares proprii 424.23; 424.27
- dorsales clitoridis 422.28
- – penis 422.27
- – scapulae 414.22
- ethmoidalis anterior 400.6
- – posterior 400.4
- facialis (VII) 406.1
- femoralis 422.5
- fibularis communis 424.2
- – profundus 424.10
- – superficialis 424.5
- frontalis 398.21
- genitofemoralis 420.24
- glossopharyngeus (IX) 408.15
- glutaeus inferior 422.17
- – superior 422.16
- hypogastricus 432.17
- hypoglossus (XII) 412.8
- iliohypogastricus; iliopubicus 420.18
- ilioinguinalis 420.21
- infraorbitalis 402.8
- infratrochlearis 400.11
- intercostales; Rami anteriores 418.19
- intercostobrachiales 418.25
- intermedius 416.13
- interosseus antebrachii anterior 416.15
- – antebrachii posterior 418.7
- – cruris 424.15
- ischiadicus 424.1
- jugularis 426.11
- labiales anteriores 420.22
- lacrimalis 398.19
- laryngeus inferior 410.33
- – recurrens 410.15
- – superior 410.9
- lingualis 404.1
- lumbales (L1–L5) 420.1
- mandibularis (Vc; V3) 402.13
- massetericus 402.19
- maxillaris (Vb; V2) 400.13
- meatus acustici externi 402.24
- medianus 416.12
- mentalis 404.14
- mixtus 19.16
- motorius 19.14

Nervus(-i) musculi obturatorii interni 422.13
- – piriformis 422.14
- – quadrati femoris 422.15
- – tensoris tympani 402.18
- – tensoris veli palatini 402.17
- musculocutaneus 416.5
- mylohyoideus 404.10
- nasociliaris 400.1
- nasopalatinus; incisivus 400.19
- obturatorius 420.28
- – accessorius 422.4
- occipitalis major 412.17
- – minor 412.27
- – tertius 412.18
- oculomotorius (III) 398.8
- olfactorius (I) 398.5
- ophthalmicus (Va; V1) 398.17
- opticus (II) 398.7; 440.15
- palatini minores 400.23
- palatinus major 400.21
- pectoralis lateralis 414.29
- – medialis 414.28
- perineales 422.24
- petrosus major 406.20; 428.16
- – minor 408.29; 428.25
- – profundus 406.21; 428.17
- pharyngeus 400.20
- phrenicus(-i) 414.8
- – accessorii 414.11
- pinealis 426.13
- plantaris lateralis 424.24
- – medialis 424.21
- praesacralis lateralis 432.16
- pterygoideus lateralis 402.21
- – medialis 402.15
- pudendus 422.22
- radialis 418.1
- rectales inferiores 422.23
- saccularis 408.12
- sacrales et coccygeus (S1–S5, Co) 420.9
- saphenus 422.8
- scrotales anteriores 420.23
- scrotales/labiales posteriores 422.25
- sensorius 19.15
- spinales 19.20; 412.10
- splanchnicus(-i) lumbales 428.2
- – imus 426.33
- – major 426.29
- – minor 426.31
- – pelvici 428.30
- – sacrales 428.4
- stapedius 406.3
- subclavius 414.24
- subcostalis 418.29
- sublingualis 404.5
- suboccipitalis 412.16
- subscapulares 414.26
- supraclaviculares 414.4
- – intermedii 414.6
- – laterales 414.7
- – mediales 414.5

Nervus(-i) supraorbitalis 398.22
- suprascapularis 414.25
- supratrochlearis 398.25
- suralis 424.17
- temporales profundi 402.20
- terminalis 398.3
- thoracicus(-i) 418.14
- – longus 414.23
- thoracodorsalis 414.27
- tibialis 424.13
- transversus colli 414.1
- trigeminus (V) 398.13
- trochlearis (IV) 398.12
- tympanicus 408.18
- ulnaris 416.21
- utricularis 408.7
- utriculoampullaris 408.6
- vaginales 432.23
- vagus (X) 410.1
- vasorum 19.38
- vertebralis 426.24
- vestibularis 408.2
- vestibulocochlearis (VIII) 408.1
- zygomaticus 400.25

Neurocranium 20.4
Neuroepithelium 464.33
Neurofibra(-ae) 17.48
- afferentes 19.10
- autonomicae 19.13
- efferentes 19.11
- postganglionicae 19.3
- praeganglionicae 19.2
- somaticae 19.12
- tangentiales 384.20

Neuroglia 17.52
Neurohypophysis 220.7; 360.20
Neuron 17.49
Nodulus(-i) (X) 358.4
- lymphoidei 140.23
- – aggregati 148.29; 150.38; 298.41
- – aggregati appendicis vermiformis 298.42
- – pharyngeales 142.31
- – solitarii 148.28; 298.40
- – splenici 298.31
- valvularum semilunarium 226.12; 226.36

Nodus(-i) atrioventricularis 224.14
- lymphoideus(-i); Nodus lymphaticus; Lymphonodus 298.34
- – abdominis 306.1
- – accessorii 302.12
- – anterior 302.5; 302.10
- – aortici laterales 306.4
- – apicales 302.16
- – appendiculares 308.7
- – arcus venae azygos 304.9
- – axillares 302.15
- – brachiales 302.23
- – brachiocephalici 304.7
- – bronchopulmonales 304.15
- – buccinatorius 300.11

Sachverzeichnis (lateinisch) 497

Nodus(-i) lymphoideus(-i) capitis et colli 300.2
- – cavales laterales 306.9
- – centrales 302.20
- – cervicales anteriores 300.18
- – cervicales laterales 302.1
- – coeliaci 306.15
- – colici dextri/medii/sinistri 308.10
- – cubitales 302.24
- – cysticus 306.31
- – deltopectorales; infraclaviculares 302.22
- – distalis 310.23
- – epigastrici inferiores 306.13
- – faciales 300.10
- – fibularis 310.29
- – foraminalis 306.32
- – gastrici dextri/sinistri 306.16
- – gastroomentales dextri/sinistri 306.18
- – glutaeales 310.2
- – hepatici 306.30
- – humerales 302.17
- – ileocolici 308.4
- – iliaci communes 308.16
- – iliaci externi 308.22
- – iliaci interni 310.1
- – inferiores 306.25; 306.29; 310.4; 310.19
- – infraauriculares 300.8
- – infrahyoidei 300.21
- – inguinales 310.15
- – inguinales profundi 310.20
- – inguinales superficiales 310.16
- – intercostales 304.4
- – interiliaci 308.29
- – intermedius 308.18; 308.24; 310.22
- – interpectorales 302.21
- – intraglandulares 300.9
- – intrapulmonales 304.16
- – jugulares anteriores 300.19
- – jugulodigastricus 302.6
- – juguloomohyoideus 302.8
- – juxtaintestinales 308.2
- – juxtaoesophageales 304.17
- – lacunaris intermedius 308.27
- – lacunaris lateralis 308.28
- – lacunaris medialis 308.26
- – laterales 302.4; 302.9; 308.19; 308.25
- – ligamenti arteriosi 304.8
- – linguales 300.15
- – lumbales dextri 306.8
- – lumbales intermedii 306.7
- – lumbales sinistri 306.3
- – malaris 300.13
- – mandibularis 300.14
- – mastoidei retro-auriculares 300.4
- – mediales 308.17; 308.23
- – membri inferioris 310.14
- – membri superioris 302.14

Nodus(-i) lymphoideus(-i) mesenterici inferiores 308.11
- – mesenterici superiores 308.1
- – mesocolici 308.8
- – nasolabialis 300.12
- – obturatorii 308.30
- – occipitales 300.3
- – pancreatici 306.23
- – pancreaticoduodenales 306.27
- – paracolici 308.9
- – paramammarii 304.2
- – pararectales; anorectales 310.13
- – parasternales 304.3
- – paratracheales 300.25; 304.11
- – parauterini 310.11
- – paravaginales 310.12
- – paravesicales 310.7
- – parietales 306.2; 308.15
- – parotidei profundi 300.6
- – parotidei superficiales 300.5
- – pectorales; anteriores 302.19
- – pelvis 308.14
- – pericardiaci laterales 304.10
- – phrenici inferiores 306.12
- – phrenici superiores 304.5
- – poplitei 310.24
- – postvesicales; retrovesicales 310.9
- – praeaortici 306.5
- – praeauriculares 300.7
- – praecaecales 308.5
- – praecavales 306.10
- – praelaryngei 300.22
- – praepericardiaci 304.6
- – praetracheales 300.24
- – praevertebrales 304.18
- – praevesicales 310.8
- – profundi 300.20; 302.27; 310.26
- – profundi inferiores 302.7
- – profundi superiores 302.3
- – promontorii 308.21
- – proximalis 310.21
- – pylorici 306.19
- – rectales superiores 308.13
- – regionales 300.1
- – retroaortici 306.6
- – retrocaecales 308.6
- – retrocavales 306.11
- – retropharyngeales 300.26; 302.13
- – retropylorici 306.22
- – sacrales 310.5
- – sigmoidei 308.12
- – splenici 306.26
- – subaortici 308.20
- – submandibulares 300.17
- – submentales 300.16
- – subpylorici 306.21
- – subscapulares 302.18
- – superficiales 302.2; 302.26; 310.25

Nodus(-i) lymphoideus(-i) superiores 306.24; 306.28; 310.3
- – superiores centrales 308.3
- – superolaterales 310.18
- – superomediales 310.17
- – supraclaviculares 302.11
- – suprapyloricus 306.20
- – supratrochleares 302.25
- – thoracis 304.1
- – thyroidei 300.23
- – tibialis anterior 310.27
- – tibialis posterior 310.28
- – tracheobronchiales 304.12
- – tracheobronchiales inferiores 304.14
- – tracheobronchiales superiores 304.13
- – vesicales laterales 310.10
- – viscerales 306.14; 310.6
- sinuatrialis; Keith-Flack-Knoten; Sinusknoten 224.13
Nomina generalia 4.1
Norma facialis; Norma frontalis 20.9
- lateralis 20.19
- occipitalis 20.16
- superior; Norma verticalis 20.12
Nucleus(-i) 17.55
- accessorii nervi oculomotorii 352.3
- – tractus optici 352.14
- accumbens 388.20
- ambiguus 334.24
- amygdalae basalis lateralis 386.17
- – basalis medialis 386.18
- – centralis 386.19
- – corticalis 386.20
- – interstitialis 386.21
- – lateralis 386.22
- – medialis 386.23
- ansae lenticularis 370.19
- anterior 318.21; 338.23
- – corporis trapezoidei 342.24
- – hypothalami 370.3
- – lemnisci lateralis 344.4
- – ventrolateralis 366.7
- anteriores thalami 362.21
- anterodorsalis 362.22
- anterolateralis (med. spin.) 318.20
- – (nucl. princ. V) 342.10
- anteromedialis (med. spin.) 318.22
- – (nucl. acc. III) 352.5
- – (nucl. ant. thal.) 362.23
- anteroventralis 362.24
- arcuatus 334.27
- – (area hypoth.) 370.23
- basales et structurae pertinentes 390.1
- basalis 386.28
- – ventralis medialis 366.2
- basilaris internus 320.15

Nucleus(-i) caeruleus 344.6
- campi perizonalis (H, H1, H2) 368.10
- - ventralis (H2) 368.13
- campis dorsalis (H1) 368.12
- - medialis (H) 368.11
- caudatus 390.2
- centralis 318.26; 354.26
- - lateralis 364.3
- - medialis 364.2
- centromedianus 364.5
- cerebelli 358.19
- cervicalis lateralis 320.16
- - medialis 320.17
- cochleares 334.18; 342.32
- - anterior 334.20
- - posterior 334.19
- colliculi inferioris 354.25
- commissurae posterioris 352.9
- commissuralis 334.3
- - nervi vagi 334.23
- - rhomboidalis 364.19
- corporis geniculati medialis 368.22
- - trapezoidei 342.23
- cuneatus 332.6
- - accessorius 332.9
- cuneiformis 354.8
- dentatus 358.20
- dorsales thalami 362.25
- dorsalis (nucl. acc. III) 352.6
- - (nucl. gen. med.) 368.24
- - corporis geniculati lateralis 368.16
- - hypothalami 370.21
- - lateralis 362.26
- - dorsomedialis 370.17; 370.22
- emboliformis 358.22
- endolemniscalis 336.2
- entopeduncularis 370.18
- externus (nucl. coll. inf.) 354.27
- fastigii 358.24
- gelatinosus solitarius 334.4
- gigantocellularis 336.13
- - anterior 336.15
- globosus 358.23
- gracilis 332.2
- habenularis lateralis 362.14
- - medialis 362.15
- intercalatus 336.7
- interfascicularis 354.4
- - nervi hypoglossi 336.17
- intermediomedialis 320.26
- intermediolateralis 320.22
- intermedius lemnisci lateralis 344.3
- - solitarius 334.5
- interpeduncularis 352.13
- interstitialis fasciculi longitudinalis medialis 344.8
- - hypothalami anteriores 370.5
- interstitialis 352.7
- - solitarius 334.6

Nucleus(-i) intralaminares thalami 364.1
- lacrimalis 342.16
- lateralis (n. oliv. sup.) 342.22
- - corporis trapezoidei 342.25
- - (nucl. acc. II) 352.16
- - (nucl. pontis) 338.24
- - posterior 362.27
- lemnisci lateralis 344.1
- lentiformis; Nucleus lenticularis 390.6
- lentis 442.4
- limitans 364.21
- linearis 354.16
- - inferioris 354.17
- - intermedius 354.18
- - superior 354.19
- mammillaris lateralis 372.8
- - medialis 372.9
- marginalis 320.6
- - corporis restiformis 334.17
- mediales 342.21; 352.17
- - thalami 364.7
- medialis anterior 320.30
- - corporis trapezoidei 342.26
- - magnocellularis 368.25
- - solitarius 334.7
- mediani thalami 364.13
- medianus 338.25
- mediodorsalis 364.8
- medioventralis 364.12
- mesencephalicus nervi trigemini 342.11; 352.19
- motorius nervi trigemini 342.12
- nervi abducentis 342.13
- - accessorii 318.27
- - cranialis 17.56
- - facialis 342.14
- - hypoglossi 332.28
- - oculomotorii 352.2
- - phrenici 318.28
- - pudendi 320.28
- - trochlearis 352.20
- olfactorius anterior 386.26
- olivares inferiores 332.20
- olivaris accessorius medialis 332.27
- - accessorius posterior 332.26
- - principalis 332.21
- - superior 342.17
- - superior lateralis 342.18
- - superior medialis 342.19
- originis 17.57
- parabigeminalis 352.21
- parabrachiales 344.9
- parabrachialis lateralis 344.11
- - medialis 344.13
- paracentralis 364.4
- paracommissuralis solitarius 334.8
- parafascicularis 364.6
- paragigantocellularis lateralis 336.16
- - posterior 336.24

Nucleus(-i) paralemniscalis 344.21
- paramedianus 338.26
- - posterior 332.29
- paranigralis 354.6
- parapeduncularis 354.13
- parasolitarius 334.2
- parasympathici sacrales 320.27
- parataenialis 364.14
- paraventriculares thalami 364.15
- paraventricularis anterior 364.16
- - hypothalami 370.10
- - posterior 364.17
- peduncularis 338.27
- pericentralis 354.28
- pericuneatus lateralis 336.4
- - medialis 336.3
- perifornicalis 372.4
- perihypoglossales 336.5
- periolivares 342.20
- peripeduncularis 352.23
- peritrigeminalis 336.9
- periventricularis 370.24
- - posterior 370.25
- - ventralis 370.4
- pigmentosus parabrachialis 354.5
- pontis 338.22
- pontobulbaris 336.10
- posterior funiculi lateralis 320.18
- - hypothalami 372.12
- - lateralis 338.29
- - lemnisci lateralis 344.2
- - (nucl. acc. II) 352.15
- - (nucl. pontis) 338.28
- - (nucl. post. thal.) 364.22
- - posterior medialis 338.30
- - nervi vagi; Nucleus dorsalis nervi vagi 332.30
- - ventrolateralis 366.8
- posteriores thalami 364.20
- posterolateralis 318.23
- posteromedialis (med. spin.) 318.25
- - (nucl. princ. V) 342.9
- praecommissuralis centralis 352.8
- praecuneatus accessorius 332.10
- praemammillaris dorsalis 372.7
- - ventralis 372.11
- praeopticus lateralis 370.6
- - medialis 370.7
- - medianus 370.8
- - periventricularis 370.9
- praepositus 336.8
- praetectales 362.17
- principalis nervi trigemini 342.8
- - ventralis medialis 366.3
- proprius; Laminae spinales III et IV 320.10

Sachverzeichnis (lateinisch) 499

Nucleus(-i) pulposus 78.5
- pulvinares 362.28
- pulvinaris anterior 362.29
- – inferior 362.30
- – lateralis 362.31
- – medialis 362.32
- raphes 336.29; 344.23; 354.14
- – magnus 336.32; 344.24
- – medianus 344.26
- – obscurus 336.30
- – pallidus 336.31
- – pontis 344.25
- – posterior 344.27; 354.15
- reticulares 336.12; 344.17; 354.7
- reticularis centralis 336.25
- – intermedius 336.18
- – lateralis 336.19
- – medialis 336.28
- – paramedianus 344.22
- – parvocellularis 336.23
- – pontis caudalis 344.18
- – pontis rostralis 344.19
- – tegmenti pontis 338.31; 344.20
- – thalami 364.24
- retroambiguus 334.25
- retrobulbaris (A8) 396.7
- retrofacialis 332.19
- retroposterolateralis 318.24
- retrotrigeminalis 332.18
- reuniens 364.18
- ruber 352.24
- saguli; Sagulum 354.1
- salivatorius inferior 334.26
- – superior 342.15
- septales et structurae pertinentes 382.5
- septalis dorsalis 382.6
- – lateralis 382.7
- – medialis 382.8
- – praecommissuralis 382.4
- septofimbrialis 382.9
- solitarius anterior 334.11
- – anterolateralis 334.12
- – posterior 334.9
- – posterolateralis 334.10
- spinalis nervi trigemini 332.11
- striae diagonalis 388.5
- – terminalis 386.29
- subbrachialis 354.2
- subcaeruleus 344.7
- subcuneiformis 354.9
- subhypoglossalis 336.6
- submedialis 366.4
- subparabrachialis 344.10
- subthalamicus 368.9
- suprachiasmaticus 370.11
- suprageniculatus 364.23
- supralemniscalis 344.16
- supramammillaris 372.10
- supraopticus 370.12
- supraspinalis 336.11
- tegmentales anteriores 344.5; 354.3

Nucleus(-i) tegmentalis pedunculopontinus 354.10
- – posterior 344.15
- – posterolateralis 352.18
- terminationis 17.58
- thoracicus posterior; Nucleus dorsalis; 320.24
- tractus olfactorii lateralis 386.24
- – solitarii 334.1
- triangularis 382.11
- tuberales laterales 370.27; 372.3
- tuberomammillaris 372.5
- ventrales laterales 366.6
- – mediales 366.1
- – thalami 364.25
- ventralis 368.23
- – anterior 366.9
- – corporis geniculati lateralis 368.20
- – intermedius 366.12
- – posterior inferior 366.5; 366.13
- – posterolateralis 364.27
- – posteromedialis 364.28
- ventrobasales 364.26
- ventromedialis hypothalami 370.28
- ventroposterior parvocellularis 366.14
- vestibulares 334.13; 342.27
- vestibularis inferior 334.14
- – lateralis 342.29
- – medialis 334.16; 342.28
- – superior 342.31
- viscerales 352.4

O

Obex 326.32; 346.24
Occipitalis 4.17
Occiput 2.5; 20.13
Oculus et structurae pertinentes 2.9; 434.5
Oesophagus 146.1
Olecranon 58.22
Oliva 326.19
Omentum majus 210.28
- minus 210.22
Operculum frontale 374.14
- parietale 374.28
- temporale 376.9
Opisthion 26.5
Oppositio 15.34
Ora serrata 438.23
Orbiculus ciliaris 436.18
Orbita 22.24
Orchis 190.5
Organum(-a) genitalia feminina externa 204.24
- genitalia feminina interna 200.1
- – masculina externa 196.3
- – masculina interna 190.4

Organum(-a) gustatorium 468.21
- juxtaorale 134.18
- lymphoidea primaria 298.2
- – secundaria 298.10
- olfactorium 434.2
- sensum 434.1
- spirale 466.21
- subcommissurale 362.18
- subfornicale 362.3; 382.10
- vasculosum laminae terminalis 372.13
- vestibulocochleare 460.2
- vomeronasale 164.25
Origo 15.40
Os 2.12; 134.2
Os(-sa); Systema skeletale 12.21
- breve 12.33
- capitatum 60.12
- carpi 60.2
- centrale 60.3
- coccygis 50.39
- coxae 62.3
- cranii 26.1
- cuboideum 72.12
- cuneiforme intermedium 72.10
- – laterale 72.11
- – mediale 72.9
- digitorum; Phalanges 60.21; 72.22
- ethmoidale 38.1
- frontale 36.1
- hamatum 60.13
- hyoideum 46.16
- ilium 62.12
- incisivum 42.3
- interparietale 26.12
- irregulare 12.35
- ischii 62.34
- lacrimale 38.23
- longum 12.32
- lunatum 60.6
- manus 60.1
- membri inferioris 62.1
- – superioris 54.1
- metacarpi 60.16
- metatarsi 72.16
- nasale 38.28
- naviculare 72.7
- occipitale 26.2
- palatinum 42.15
- parietale 34.24
- pedis 70.1
- pisiforme 60.8
- planum 12.34
- pneumaticum 12.36
- pubis; Pubis 64.1
- sacrum 50.18
- scaphoideum 60.4
- sesamoidea 12.37; 60.30; 72.31
- sphenoidale 28.1
- suprasternalia 52.35
- suturale 20.42
- tarsi 70.2
- temporale 30.14
- trapezium 60.9

Sachverzeichnis (lateinisch)

Os(-sa) trapezoideum 60.11
- trigonum 70.23
- triquetrum 60.7
- zygomaticum 44.1

Ossicula auditoria 456.1

Ostia venarum pulmonalium 226.23

Ostium abdominale tubae uterinae 200.22
- anatomicum uteri internum 202.9
- aortae 222.36
- appendicis vermiformis 150.37
- atrioventriculare dextrum/sinistrum 222.34
- canalis nasolacrimalis 24.18
- cardiacum 146.25
- histologicum uteri internum 202.13
- ileale 150.32
- pharyngeum tubae auditivae 144.2; 458.26
- pyloricum 146.35
- sinus coronarii 224.29
- trunci pulmonalis 222.35
- tympanicum tubae auditivae 458.15
- ureteris 188.16
- urethrae externum 198.32; 206.23
- – internum 188.18; 198.2; 206.18
- – internum accipiens 198.3; 206.19
- – internum evacuans 198.4; 206.20
- uteri 202.15
- uterinum tubae uterinae 200.29
- vaginae 206.5
- venae cavae inferioris 224.30
- – cavae superioris 224.31

Ovarium 200.2

P

Pachymeninx 314.4
Palaeocerebellum 358.11
Palaeocortex 384.3
Palatum 134.21
- durum 134.22
- molle 134.23; 142.3
- osseum 22.13

Pallidum 390.19
- dorsale 390.20
- ventrale 388.18; 390.21

Pallium 18.23
Palma 2.30; 10.22
Palmaris; Volaris 4.44
Palpebra(-ae) 446.2
- inferior 446.4
- superior 446.3

Pancreas 162.1
- accessorium 162.18

Panniculus adiposus 110.21; 472.28
Papilla(-ae) 470.12
- dentis 138.39
- ductus parotidei 134.19
- duodeni major 150.15
- – minor 150.16
- filiformes 140.14
- foliatae 140.17
- fungiformes 140.15
- gingivalis 134.29
- ilealis 150.31
- incisiva 134.26
- lacrimalis 448.15
- linguales 140.13
- mammaria 472.15
- renalis 182.35
- vallatae 140.16

Paracervix 202.22
Paradidymis 190.42
Paraflocculus ventralis 356.46
Paraganglia sympathica 428.6
Parametrium 202.21
Parasubiculum 384.22
Parenchyma 194.18; 220.18
- testis 190.26

Paries anterior (gaster) 146.19
- anterior (vaginae) 204.6
- caroticus 454.31
- externus (ductus cochlearis) 466.5
- inferior 24.2
- jugularis 454.6
- labyrinthicus 454.8
- lateralis 24.3
- mastoideus 454.20
- medialis 24.4
- membranaceus (cav. tymp.) 454.32
- – (tracheae) 172.23
- posterior (gaster) 146.20
- – (vaginae) 204.7
- superior 24.1
- tegmentalis 454.3
- tympanicus (duct. cochl.) 466.10
- vestibularis (duct. cochl.) 466.4

Paroophoron 204.22
Pars(-tes) abdominalis 106.6; 146.6; 186.2; 312.11; 430.17
- abdominalis aortae 258.24
- acromialis 112.4
- alaris 94.17
- alpha 336.14
- alveolaris 44.28
- anterior 140.5; 154.22; 204.3; 334.21; 380.26; 392.29
- – (II) 356.11
- – (IV) 356.18
- – (H IV) 356.22
- anularis vaginae fibrosae 116.28; 126.20
- aryepiglottica 170.21
- ascendens (duodeni) 150.8
- – aortae 230.2

Pars(-tes) ascendens (m. trapezii) 100.15
- atlantica 250.9
- basalis (a. pulm. dex.) 228.20
- – (a. pulm. sin.) 228.40
- telencephali 386.11
- basilaris 26.6
- – pontis 338.11
- buccopharyngea 144.27
- caeca retinae 438.20
- canalis 440.17
- cardiaca 146.24
- cartilaginea 12.26
- – (nasi) 164.23
- – tubae auditivae 458.19
- caudalis (nucl. spin. V) 332.12
- cavernosa 238.21
- centralis (ventr. lat.) 382.15
- – Systema nervosum centrale 314.2
- – (nucl. cun.) 332.7
- – (nucl. grac.) 332.3
- ceratopharyngea 144.32
- cerebralis 238.29
- cervicalis (a. car. int.) 238.16
- – (a. vert.) 250.4
- – (duct. thor.) 312.9
- – (oesoph.) 146.2
- – (segm.) 318.2
- – (trach.) 172.18
- cervicis vesicae; colli vesicae 188.3
- chondropharyngea 144.31
- ciliaris retinae 438.21
- clavicularis (m. delt.) 112.3
- – (m. pect. maj.) 106.4
- coccygea (segm.) 318.6
- coeliacoduodenalis 150.13
- compacta (nucl. tegm.) 354.11
- – (subst. nigra) 348.31
- corneoscleralis 434.20
- corporis humani 2.2
- costalis 180.9
- – diaphragmatis 106.31
- cranialis (pars parasym.) 428.8
- craniocervicalis 430.2
- cricopharyngea 144.35
- cruciformis vaginae fibrosae 116.29; 126.21
- cuneiformis vomeris 38.35
- cupularis 454.5
- descendens (duodeni) 150.5
- – aortae 258.1
- – (lig. iliofem.) 86.27
- – (m. trapezii) 100.13
- dextra (hep.) 154.23
- diaphragmatica (pleurae) 180.10
- dissipata 354.12
- distalis (hypoph.) 220.6
- – (prost.) 194.5
- – (urethra) 198.8
- dorsales 102.4; 336.26; 352.12
- dorsalis (H III) 356.15
- dorsolateralis 370.13
- dorsomedialis 370.14

Sachverzeichnis (lateinisch)

Pars(-tes) duralis 316.16
- extraocularis (a. centr. ret.) 240.3
- – (v. centr. ret.) 286.11
- flaccida 452.22
- funicularis 192.9
- gastrocnemialis 118.8
- glossopharyngea 144.29
- hepatis dextra 158.13
- – sinistra 158.5
- horizontalis (duodeni) 150.7
- iliaca 110.4
- inferior 274.3; 356.14; 408.10
- infraclavicularis 416.1
- infralobaris 272.12
- infundibularis 220.4
- inguinalis 192.10
- insularis 246.3
- intercartilaginea 172.7
- intermedia (hypoph.) 220.5
- – (urethra) 198.19
- intermembranacea (glottis) 172.6
- interpolaris 332.16
- intersegmentalis (v. pulm.) 272.7; 272.10; 272.20; 272.25; 272.31; 272.34; 274.7; 274.12
- interstitiales 352.11
- intracranialis (a. vert.) 250.10
- – (n. opt.) 440.16
- intralaminaris 440.21
- intralobaris intersegmentalis 272.13
- intramuralis (ureter) 186.4
- – (urethra) 198.5; 206.21
- intraocularis (a. centr. ret.) 240.4
- – (n. opt.) 440.19
- – (v. centr. ret.) 286.12
- intrasegmentalis (v. pulm.) 272.6; 272.9; 272.19; 272.24; 272.30; 272.33; 2274.6; 274.11
- iridica retinae 438.22
- labialis 94.31
- lacrimalis 94.22
- laryngea pharyngis 144.14
- lateralis 12.8; 26.8; 50.23; 110.30; 204.5; 272.15; 344.12; 348.32; 388.21; 390.12
- – lobuli biventralis (H VIII) 356.41
- libera membri inferioris 66.1
- – membri superioris 56.1
- lumbalis 318.4
- – diaphragmatis 106.25
- – (m. iliocost.) 102.13
- – (m. longissimi) 102.18
- magnocellularis 336.20; 352.25; 366.10
- – medialis 364.10
- – nuclei vestibularis inferioris 334.15
- marginalis 94.30
- medialis 12.9; 272.16; 344.14; 388.22; 390.14

Pars(-tes) medialis lobuli biventralis 356.43
- mediastinalis 180.11
- membranacea 12.27
- – (cord.) 222.29
- – (nasi) 164.22
- mobilis septi nasi 164.10
- muscularis (cord.) 222.28
- mylopharyngea 144.28
- nasalis 36.19
- – pharyngis 142.27
- nervosa 360.22
- nonstratificata 188.2
- obliqua 170.13
- occlusa 264.33
- olfactoria 164.36
- – tunicae mucosae nasi 434.3
- opercularis 374.18
- optica retinae 438.24
- oralis pharyngis 144.10
- orbitalis 36.22; 94.23; 374.16; 440.18; 448.9
- ossea 12.22
- – (nasi) 164.24
- – tubae auditivae 458.16
- palpebralis 94.20; 448.10
- paralaminaris 364.11
- parasympathica 428.7
- parvocellularis 336.21; 342.30; 352.26; 364.29
- – lateralis 364.9
- patens 264.29
- pelvica 186.3; 192.11; 428.28; 432.15
- peripherica 398.1
- petrosa 30.15; 238.18
- phrenicocoeliaca 150.12
- pialis (fil. term.) 316.17
- postcommunicalis 244.6; 248.8
- posterior 154.24; 204.4; 334.22; 380.27; 392.30
- – funiculi lateralis 324.3
- – hepatis 158.11
- – postsulcalis 140.6
- – (III) 356.12
- – (V) 356.20
- – (H V) 356.23
- posteromedialis 352.27
- postlaminaris 440.20
- praecommunicalis 242.24; 248.3
- praelaminaris 440.22
- praesulcalis 140.5
- praevertebralis 250.3
- principalis 366.11
- profunda 94.22; 96.16; 110.28; 118.9; 136.9; 154.14; 218.16; 110.28
- prostatica 198.6&
- proximalis (prost.) 194.3
- – (urethra) 198.7
- psoatica 110.3
- pterygopharyngea 144.26
- pylorica 146.31

Pars(-tes) recta (m. cricothyr.) 170.12
- respiratoria 164.35
- reticularis 348.33
- retrolentiformis 392.16
- retrorubralis 348.34
- rostralis 332.4; 332.8
- sacralis 318.5
- scrotalis 192.8
- solealis 118.9
- sphenoidalis 244.21
- spinalis 112.5
- – – fili terminalis 316.23
- spongiosa 198.23
- squamosa 34.10
- sternalis diaphragmatis 106.32
- sternocostalis 106.5
- subcutanea (m. sphinct. ani) 154.16; 218.14
- sublenticularis amygdalae 386.30
- sublentiformis 392.21
- subtrigeminalis 336.22
- superficialis 96.15; 110.27; 118.8; 136.8; 154.15; 218.15
- superior 150.2; 154.20; 274.2; 356.15; 408.5
- supraclavicularis 414.21
- sympathica 426.2
- tecta duodeni 150.10
- tensa 452.23
- terminalis (ileum) 150.20
- thoracica 102.14; 146.3; 172.19; 312.10; 318.3; 430.10
- – – aortae 258.2
- thyroepiglottica 170.19
- thyropharyngea 144.34
- tibiocalcanea 90.5
- tibionavicularis 90.4
- tibiotalaris anterior 90.6
- – – posterior 90.7
- transversa 86.26; 94.16; 100.14; 292.18
- transversaria 250.4
- triangularis 374.17
- tricipitalis 118.8
- tuberalis 220.4
- tympanica 34.1
- umbilicalis 292.20
- uterina 200.28
- uvealis 434.21
- ventralis 102.5; 336.27; 352.10
- – (H II) 356.14
- ventromedialis 370.15
- vertebralis 176.7

Patella 68.32
Pecten analis 154.9
- ossis pubis 64.8
Pectus 2.17
Pediculus arcus vertebrae 48.6
Pedunculus(-i) cerebellares 358.25
- cerebellaris inferior 326.24; 328.20; 358.26

Pedunculus(-i) cerebellaris medius 338.5; 358.27
– – superior 338.8; 348.11; 350.17; 358.28
– cerebri 348.6; 348.18
– flocculi 358.5
– olfactorius 388.10
Pelvis 2.19; 64.14
– major 64.18
– minor 64.19
– renalis 184.25
Penicilli 298.30
Penis 196.4
Pericardium 222.2
– fibrosum 222.3
– serosum 222.6
Perichondrium 12.29
Pericranium 20.8
Perikaryon 17.50
Perilympha 462.31
Perimetrium 202.23
Perimysium 16.28
Perineum 208.1
Perineurium 19.8
Periodontium insertionis 138.45
– parodontium 138.43
– protectionis 138.44
Perionyx 472.9
Periorbita 444.2
Periosteum 12.28
– externum cranii 20.8
Periphericus; Peripheralis 4.39
Peritoneum 210.9
– parietale 210.12
– urogenitale 214.8
– viscerale 210.13
Pes 2.42
– anserinus 122.31
– hippocampi 384.23
Petiolus epiglottidis 170.5
Phalanx distalis 60.24; 72.25
– media 60.23; 72.24
– proximalis 60.22; 72.23
Pharynx 142.25
Philtrum 134.9
Pia mater 316.4
– – cranialis; Pia mater encephali 316.5
– – spinalis 316.12
Pili 470.14
Planta 2.46
Plantaris 4.45
Planum(-a) frontalia; Plana coronalia 4.60
– horizontalia 4.61
– interspinale 6.6
– intertuberculare 6.5
– medianum 4.63
– nuchale 26.26
– occipitale 26.27
– paramediana 4.64
– sagittalia 4.62
– subcostale 6.3
– supracristale 6.4
– temporale 376.13

Planum(-a) transpyloricum 6.2
– transversalia 6.1
Platysma 98.2
Pleura 180.3
– parietalis 180.7
– visceralis; Pleura pulmonalis 180.4
Plexus aorticus abdominalis 430.18
– aorticus thoracicus 430.11
– autonomicus 19.34
– – brachialis 430.8
– basilaris 280.12
– brachialis 414.12
– cardiacus 430.12
– caroticus communis 430.3
– – externus 430.6
– – internus 430.4
– cavernosus conchae 164.33
– cervicalis 412.21
– – posterior 412.19
– choroideus 346.15; 382.20
– – ventriculi lateralis 316.10
– – ventriculi quarti 316.7
– – ventriculi tertii 316.9
– coccygeus 422.30
– coeliacus 430.20
– cuvernosus 430.5
– deferentialis 432.25
– dentalis inferior 404.11
– – superior 402.5
– entericus 432.9
– femoralis 432.14
– gastrici 430.23
– hepaticus 430.21
– hypogastricus inferior 432.18
– – superior 432.16
– iliacus 432.13
– intermesentericus 430.30
– intraparotideus 406.10
– lumbalis 420.17
– lumbosacralis 420.16
– lymphaticus 17.42
– – axillaris 312.4
– mesentericus inferior 432.6
– – superior 430.28
– myentericus 432.11
– nervorum spinalium 19.30
– oesophageus 410.22; 430.14
– ovaricus 432.5
– pampiniformis 290.16
– pancreaticus 430.24
– pelvicus 432.18
– periarterialis 19.37
– pharyngeus 276.26; 410.8
– posterior 420.7
– prostaticus 432.24
– pterygoideus 278.23
– pulmonalis 410.21; 430.15
– rectalis inferior 432.20
– – medius 432.19
– – superior 432.8
– renalis 432.1
– sacralis 422.12
– splenicus 430.22

Plexus subclavius 430.7
– submucosus 432.12
– subserosus 432.10
– suprarenalis 430.25
– testicularis 432.4
– thyroideus impar 274.34
– tympanicus 408.20
– ureteric us 432.3
– uterovaginalis 432.22
– vascularis 19.36
– vasculosus 17.11
– venosus 17.12
– – areolaris 288.13
– – canalis nervi hypoglossi 282.6
– – caroticus internus 282.8
– – foraminis ovalis 282.7
– – prostaticus 290.30
– – venosus rectalis 290.27
– – sacralis 290.26
– – suboccipitalis 276.12
– – uterinus 290.34
– – vaginalis 290.35
– – vertebralis externus anterior 286.35
– – vertebralis externus posterior 286.36
– – vertebralis internus anterior 286.37
– – vertebralis internus posterior 286.42
– – vesicalis 290.29
– vertebralis 430.9
– vesicalis 432.26
– viscerales et ganglia visceralia 430.1
– visceralis 19.35
Plica(-ae) alares 88.10
– anterior faucium 142.5
– aryepiglottica 170.25
– caecales 212.23
– caecalis vascularis 212.19
– chordae tympani 458.7
– ciliares 436.17
– circulares 148.22
– duodenalis inferior; duodenomesocolica 212.12
– – superior; duodenojejunalis 212.10
– epigastrica 214.6
– fimbriata 140.8
– gastricae 148.10
– gastropancreatica 212.8
– glossoepiglottica lateralis 144.13
– – mediana 144.12
– hepatopancreatica 212.9
– ileocaecalis 212.21
– incudialis 458.12
– interarytaenoidea 172.8
– interureterica 188.14
– iridis 438.8
– lacrimalis 448.22
– longitudinalis duodeni 150.14
– mallearis anterior 458.6; 452.24

Sachverzeichnis (lateinisch)

Plica(-ae) mallearis posterior 458.5; 452.25
- mucosae 160.19
- nervi laryngei superioris 144.16
- palatinae transversae 134.25
- palmatae 202.19
- palpebronasalis 446.6
- paraduodenalis 212.14
- posterior faucium 142.7
- praesplenica 210.31
- rectouterina 214.18
- salpingopalatina 144.5
- salpingopharyngea 144.4
- semilunares coli 152.8
- semilunaris 142.8
- – conjunctivae 446.27
- spiralis 160.21
- stapedialis 458.13
- sublingualis 134.32
- synoviales 15.3
- synovialis infrapatellaris 88.9
- transversae recti 152.24
- triangularis 142.6
- tubariae 200.34
- umbilicalis lateralis 214.6
- – medialis; umbilicalis lateralis 214.3
- – mediana; umbilicalis media 214.1
- venae cavae sinistrae 222.11
- vesicalis transversa 214.10
- vestibularis 170.28
- villosae 148.13
- vocalis 172.4
Pollex; Digitus primus I 10.27
Polus anterior (lens) 442.8
- anterior (oculi) 434.7
- frontalis 374.13
- occipitalis 376.2
- posterior (lens) 442.9
- – (oculi) 434.8
- temporalis 376.7
Pons 338.1
Pontes grisei caudatolenticulares 392.2
Pontocerebellum 358.9
Poples 2.39
Porta hepatis 156.5
Portio supravaginalis cervicis 202.11
- vaginalis cervicis 202.14
Porus acusticus externus 34.4; 452.15
- acusticus internus 32.12; 462.20
- gustatorius 468.23
Posterior 4.13
Praecuneus 378.20
Praeputium clitoridis 204.33
- penis 196.14
Presubiculum 384.25
Primarium 14.21
Processus(-us) 14.5
- accessorius 48.32

Processus(-us) alveolaris 42.8
- anterior 456.17
- articularis inferior 48.17
- – superior 48.15; 50.22
- axillaris 472.18
- calcaneus 72.15
- caudatus 156.21
- ciliares 436.16
- clinoideus anterior 28.22
- – medius 28.8
- – posterior 28.11
- cochleariformis 454.18
- condylaris 46.12
- coracoideus 54.25
- coronoideus 46.9; 58.23
- costiformis 48.33
- ethmoidalis 38.22
- falciformis 86.15
- frontalis 40.24; 44.6
- intrajugularis 26.20; 32.25
- jugularis 26.19
- lacrimalis 38.20
- lateralis (malleus) 456.16
- – (nasi) 164.15
- – tali 70.16
- – tuberis calcanei 70.27
- lenticularis 456.10
- mammillaris 48.34
- mastoideus 30.17
- maxillaris 38.21
- medialis tuberis calcanei 70.26
- muscularis 168.23
- orbitalis 42.25
- palatinus 42.1
- papillaris 156.20
- paramastoideus 26.36
- posterior 164.16
- – tali 70.18
- pterygoideus 30.1
- pterygospinosus 30.13
- pyramidalis 42.21
- sphenoidalis 42.26
- spinosus 48.13
- styloideus 32.26
- – ossis metacarpi tertii III 60.20
- – radii 58.15
- – ulnae 58.37
- supracondylaris 56.18
- temporalis 44.5
- transversus 48.14
- uncinatus 38.16; 48.20
- – (pancr.) 162.3
- – vertebrae thoracicae primae 48.30
- vaginalis 30.7
- – peritonei 190.12
- vocalis 168.15
- xiphoideus 52.33
- zygomaticus 34.16; 36.14; 40.28
Profundus 4.35
Prominentia canalis facialis 454.23
- canalis semicircularis lateralis 454.22

Prominentia laryngea 166.20
- mallearis 452.26
- spiralis 466.7
- styloidea 454.7
Promontorium 50.20; 454.11
Pronatio 15.32
Prosencephalon 326.6
Prostata 194.1
Protuberantia mentalis 44.16
- occipitalis externa 26.21
- – interna 26.29
Proximalis 4.36
Pterion 20.20
Pubes 470.23
Pudendum femininum 204.25
Pulmo(-nes) 176.1
- dexter 176.2
- – lobus inferior 178.9
- – lobus medius 178.6
- – lobus superior 178.2
- sinister 176.3
- – lobus inferior 178.20
- – lobus superior 178.15
Pulpa alba 298.16
- coronalis 138.37
- dentis 138.36
- radicularis 138.38
- rubra 298.15
- splenica; lienalis 298.14
Pulvinar thalami 360.11
Punctum fixum 15.41
- lacrimale 448.16
- mobile 15.42
Pupilla 438.9
Putamen 390.7
Pylorus 146.34
Pyramides renales 182.37
Pyramis medullae oblongatae; Pyramis bulbi 326.14
- vermis (VIII) 356.39
- vestibuli 460.8

R

Radialis 4.40
Radiatio(-nes) acustica 366.18; 392.22
- anterior thalami 366.26
- centralis thalami 366.27
- corporis callosi 380.20
- inferior thalami 366.29
- optica 366.23; 392.19
- posterior thalami 366.28
- thalami anterior 392.4
- – centralis 392.9
- thalamica posterior 392.20
Radii 442.14
- medullares 182.19
Radius 58.1
Radix(-ces) 138.29; 414.13
- accessoria 138.30
- anterior 19.22
- buccalis 138.24
- clinica 136.28
- cranialis; Pars vagalis 412.2

Sachverzeichnis (lateinisch)

Radix(-ces) dentis 136.26
- distalis 138.27
- inferior 412.24
- lateralis 360.25
- – nervi mediani 416.14
- linguae 140.3
- medialis (tract. opt.) 360.26
- – nervi mediani 416.13
- mesenterii 210.15
- mesialis 138.26
- mesiobuccalis 138.28
- motoria; Portio minor 398.16
- nasi 164.3
- nasociliaris 428.12
- – ganglii ciliaris 400.2
- oculomotorica 428.10.3
- – ganglii ciliaris 398.11
- palatinalis 138.25
- parasympathica 428.30
- – ganglii ciliaris 398.11
- – ganglii otici 408.29; 428.25
- – ganglii pterygopalatini 406.20; 428.16
- – ganglii submandibularis 406.19; 428.20
- – R. n. oculomotorii ad ganglion ciliare 428.10
- penis 196.5
- posterior; sensoria 19.23
- pulmonis 176.16
- sensoria 428.12; 428.22; 428.27; 428.32
- – ganglii ciliaris 400.2
- – ganglii otici 402.16
- – ganglii pterygopalatini 400.15; 428.18
- – ganglii sublingualis 404.8
- – ganglii submandibularis 400.2
- – Portio major 398.14
- spinalis; Pars spinalis 412.3
- superior 412.23
- sympathica 406.21; 428.11; 428.17; 428.21; 428.26; 428.31
- – ganglii submandibularis 406.23

Ramus(-i) accessorius 236.18
- acetabularis 264.18; 268.10
- acromialis 252.24; 254.13
- ad ganglion ciliare 398.11
- alveolares superiores anteriores 402.4
- – superiores posteriores 402.2
- alveolaris superior medius 402.3
- anastomoticus cum A. lacrimali 236.21
- – cum A. meningea media 240.6
- anterior 19.27; 160.3; 246.21; 256.18; 262.3; 262.26; 264.19; 292.15; 374.9; 412.20; 412.30; 416.10; 420.8; 420.15; 420.29

Ramus(-i) articularis 19.18
- – (a. desc. gen.) 268.3
- – (n. obt.) 422.3
- ascendens 228.10; 228.13; 228.30; 228.33; 252.27; 266.35; 268.8; 268.12; 374.8
- atriales 230.10; 230.30
- – anastomoticus 230.23
- – intermedius 230.12; 230.26
- atrioventriculares 230.7; 230.24
- auriculares anteriores 236.4
- auricularis (a. aur. post.) 234.28
- – (a. occ.) 234.18
- – (n. fac.) 406.6
- – (n. vag.) 410.4
- autonomicus 19.33
- basalis tentorii 238.22
- bronchiales (a. thor. int.) 252.4
- – (aorta th.) 258.3
- – (n. vag.) 410.20
- buccales 406.13
- calcanei 270.12; 270.18
- – laterales 424.19
- – mediales 424.20
- calcarinus 248.22
- capsulares 184.15; 262.24
- cardiaci cervicales inferiores 410.14
- – cervicales superiores 410.13
- – thoracici (gangl. thor.) 426.26
- – thoracici (n. vag.) 410.19
- carpalis dorsalis 256.7; 6.28
- – palmaris 256.4; 6.29
- caudae nuclei caudati 242.13
- chiasmatici 242.6; 246.23
- choroideus(-i) posteriores laterales 248.12
- – posteriores mediales 248.11
- – ventriculi laterales 242.3
- – ventriculi tertii 242.4
- – ventriculi quarti 250.15
- cingularis 244.14
- circumflexus 230.22
- – fibularis; peronealis 270.9
- clavicularis 254.15
- clivales 238.35
- cochlearis 468.7
- coeliaci 410.31
- colicus 262.8
- collateralis (a. intercost. post.) 258.18
- – (nn. intercost.) 418.21
- colli; cervicalis 406.16
- communicans(-tes) 19.26
- – (a. fib.) 270.16
- – albus 426.8
- – cochlearis 408.4
- – cum chorda tympani 408.32
- – cum ganglio ciliari 400.2
- – cum nervo auriculotemporali 408.31
- – cum nervo faciale 402.27

Ramus(-i) communicans(-tes) cum nervo glossopharyngeo 406.9; 410.6
- – cum nervo hypoglosso 404.3
- – cum nervo laryngeo recurrente 410.12
- – cum nervo ulnari 416.18
- – cum nervo vago 406.25
- – cum nervo zygomatico 398.20
- – cum plexu tympanico 406.24
- – cum ramo auriculare nervi vagi 408.23
- – cum ramo meningeo 408.30
- – fibularis 424.4
- – griseus 426.7
- – n. nasociliaris cum ganglio ciliare 428.12
- – (trunc. symp.) 426.6
- – ulnaris 418.9
- coni arteriosi 230.8; 230.19
- corporis amygdaloidei 242.16
- – callosi dorsalis 248.19
- – geniculati lateralis 242.8
- corticales inferiores 246.5
- – superiores 246.11
- costalis lateralis 252.10
- cricothyroideus 232.15
- cruris cerebri 242.22
- – posterioris capsulae internae 242.10
- cutaneus(-i) 19.17
- – anteriores 422.7
- – anterior abdominalis 418.28
- – anterior (n. iliohyp.) 420.20
- – anterior pectoralis 418.26
- – cruris mediales 422.10
- – lateralis abdominalis 418.24
- – lateralis (a. intercost. post.) 258.11; 258.19
- – lateralis (n. iliohyp.) 420.19
- – lateralis pectoralis 418.22
- – medialis (a. intercost. post.) 258.10
- – (n. cut. fem.) 420.30
- – posterior (nn. cervic.) 412.15
- – posterior (nn. lumb.) 420.5
- – posterior (nn. sacr.) 420.13
- – posterior (nn. thor.) 418.18
- deltoideus 254.16; 254.29
- dentales 236.13; 236.32; 238.3
- – inferiores 404.12
- – superiores 402.6
- descendens 228.11; 228.14; 228.31; 228.34; 234.22; 252.28; 268.9; 268.13
- dexter (a. hep. comm.) 260.3
- – (v. portae) 292.14
- digastricus 406.7
- diploicus 240.16
- distales laterales striati 244.24
- dorsales (a. intercost.) 254.6
- – linguae 234.4

Sachverzeichnis (lateinisch)

Ramus(-i) dorsalis (a. intercost. post.) 258.9
- – (a. lumb.) 258.28
- – (a. subcost.) 258.22
- – (n. ulnaris) 416.23
- – (v. dorsalis; vv. intercost.) 286.31
- duodenales 260.17; 260.24
- epididymales 264.3
- externus (n. laryng. sup.) 410.10
- – (trunc. n. acc.) 412.6
- femoralis 420.26
- frontalis (a. mening. med.) 236.19
- – (a. temp.) 236.7
- – anteromedialis 244.11
- – intermediomedialis 244.12
- – posteromedialis 244.13
- ganglionares ad ganglion oticulum 402.16
- – ad ganglion pterygopalatinum 400.15
- – ad ganglion sublinguale 404.8
- – ad ganglion submandibulare 404.7
- – n. mandibularis 428.22; 428.27
- – n. maxillaris 428.18
- – trigeminalis 238.27
- gastrici (a. hep.) 260.20
- – (a. splen.) 260.34
- – anteriores 410.24
- – posteriores 410.29
- geniohyoideus 412.26
- genitalis 420.25
- genus capsulae internae 242.9
- gingivales 404.17
- – inferiores 404.13
- – superiores 402.7
- glandulares (a. fac.) 234.10
- – (a. thyr. inf.) 252.17
- glandularis anterior 232.16
- – lateralis 232.18
- – posterior 232.17
- globi pallidi 242.12
- gyri angularis 246.10
- helicini 266.4
- hepatici 410.26
- hippocampi 242.14
- hypothalamicus 246.28
- ilealis 262.12
- iliacus 264.13
- inferior (a. glut. sup.) 264.25
- – (n. oculom.) 398.10
- – ossis pubis 64.13
- inferiores (n. transv. colli) 414.3
- infrahyoideus 232.12
- infrapatellaris 422.9
- inguinales (a. pud.) 266.43
- intercostales anteriores 252.11
- interganglionares 426.5
- intermedius (a. hep.) 260.12

Ramus(-i) internus (n. acc.) 412.5
- – (n. laryng. sup.) 410.11
- interventricularis anterior 230.18
- – posterior 230.13
- – septales (a. cor. dex.) 230.14
- – septales (a. cor. sin.) 330.21
- ischiopubicus 62.9
- isthmi faucium 404.2
- labiales 404.16
- – anteriores 266.42
- – posteriores 266.17
- – superiores 402.12
- laryngopharyngei 426.15
- lateralis 160.6; 230.20; 246.26; 250.24; 250.29; 292.21; 398.23; 412.14; 418.17; 420.4; 420.12
- – nasi 234.14
- linguales (n. fac.) 406.14
- – (n. glossoph.) 408.28
- – (n. hypogl.) 412.9
- – (n. ling.) 404.6
- lobi caudati 292.19
- lumbalis 264.11
- malleolares laterales 270.17
- – mediales 270.10
- mammarii laterales 254.19; 258.20; 418.23
- – mediales 252.9; 418.27
- mandibulae 46.1
- marginalis; Sulcus marginalis 230.11; 376.30
- – mandibularis 406.15
- – sinister 230.25
- – tentorii 238.23
- mastoidei (a. auric. post.) 234.26
- – (a. occ.) 234.17
- mediales 160.7; 246.25; 250.23; 250.27; 292.23; 398.24; 412.13; 418.16; 420.3; 420.11
- mediastinales 252.2; 258.6
- medullares laterales 250.18
- – mediales 250.17
- – membranae tympani 402.25
- meningeus(-i) (a. car.) 238.24; 238.36
- – (a. occ.) 234.20
- – (a. vert.) 250.11
- – (n. max.) 400.14
- – (n. vag.) 410.3
- – anterior (a. ethm. ant.) 240.18
- – anterior (n. nasoc.) 400.5
- – N. spinosus 402.14
- – recurrens 19.25
- – recurrens (a. lacrim.) 240.8
- – recurrens; tentorius (n. ophth.) 398.18
- mentales (n. ment.) 404.15
- mentalis (a. alv. inf.) 236.15

Ramus(-i) musculares 19.19; 250.8; 412.7; 414.30; 416.6; 416.16; 416.22; 418.5; 418.12; 418.20; 420.31; 422.2; 422.6; 422.26; 424.6; 424.11; 424.14
- musculi stylopharyngei 408.25
- mylohyoideus 236.16
- nasales anteriores laterales 240.20
- – externi 400.10; 402.10
- – interni (n. ethm. ant.) 400.7
- – interni (n. infraorb.) 402.11
- – laterales 400.8
- – mediales 400.9
- – posteriores inferiores 400.22
- – posteriores superiores laterales 400.17
- – posteriores superiores mediales 400.18
- nervi oculomotorii 246.30
- nervorum 238.28
- nodi atrioventricularis (a. cor. dex.) 230.15
- – atrioventricularis (a. cor. sin.) 230.29
- – sinuatrialis (a. cor. dex.) 230.9
- – sinuatrialis (a. cor. sin.) 230.28
- nuclei rubri 242.21
- nucleorum hypothalami 242.18
- – thalami 242.19
- obturatorius 266.30
- occipitales (a. occ.) 234.21
- occipitalis (a. auric. post.) 234.29
- – (n. fac.) 406.5
- occipitotemporalis 248.23
- oesophageales (a. gast. sin.) 258.37
- – (a. thyr. inf.) 252.19
- – (aorta thor.) 258.4
- – (gangl. thor.) 426.28
- oesophagei (n. laryng. rec.) 410.17
- omentales (a. hep.) 260.21
- – (a. splen.) 260.35
- orbitales (n. max.) 400.16
- orbitalis (a. mening. med.) 236.20
- ossis ischii 62.36
- ovaricus 266.7
- palmaris nervi mediani 416.17
- – nervi ulnaris 416.25
- – profundus 256.30
- – superficialis 256.6
- palpebrales 400.12
- – inferiores 402.9
- pancreatici (a. hep.) 260.16; 260.23
- – (a. splen.) 260.27
- paracentrales (p. postcom) 244.15; 244.17
- parietalis (a. max.) 236.22
- – (a. occ. med.) 248.20

Ramus(-i) parietalis (a. temp.) 236.8
- parietooccipitales (a. occ. med.) 248.21
- – (p. postcom.) 244.19
- parotideus(-i) (a. auricul. post.) 234.30
- – (a. temp.) 236.2
- – (n. auricolotemp.) 402.26
- partis retrolentiformis capsulae internae 242.11
- pectorales (a. thracoacr.) 254.17
- peduncularis 248.13
- perforans(-tes) (a. fib.) 270.15
- – (a. plant.) 270.27
- – (a. rad.) 256.15
- – (a. thor.) 252.8
- – (a. uln.) 256.26
- pericardiaci (aorta thor.) 258.5
- pericardiacus (n. phren) 414.9
- peridentales 236.14; 236.33; 238.4
- perineales (pl. sacr.) 422.20
- petrosus (a. mening. med.) 236.23
- pharyngeales (a. pharing. asc.) 232.24
- – (a. thyr. inf.) 252.18
- pharyngeus(-i) (a. can. pteryg.) 238.6
- – (a. pal. acs.) 238.10
- – (n. glossoph.) 238.24
- – (n. vag.) 410.7; 410.18
- phrenicoabdominales 414.10
- postcentralis 258.13
- posterior 19.28; 160.4; 246.22; 256.19; 262.4; 262.31; 264.20; 292.16; 374.7; 412.29; 416.11; 422.1
- – ventriculi sinistri 230.27
- posteriores dorsales (nn. cervic.) 412.12
- – dorsales (nn. lumb.) 420.2
- – dorsales (nn. sacr.) 420.10
- – dorsales (nn. thor.) 418.15
- posterolateralis dexter 230.16
- praecuneales 244.18
- praelaminaris 258.14
- profundus 252.29; 264.23; 268.7; 270.22; 416.29; 418.6; 424.28
- prostatici 266.2; 266.12
- proximales laterales striati 244.23
- pterygoidei 236.29
- pubicus (a. epig. inf.) 266.29
- – (a. obt.) 264.17; 266.29
- – (v. epig. inf.) 292.11
- pulmonales (pl. pulm.) 430.16
- – thoracici 426.27
- pyloricus 410.27
- radiculares (a. vert.) 250.6

Ramus(-i) renales (n. vag.) 410.32
- renalis (gangl. thor.) 426.32
- sacrales laterales 258.33
- saphenus 268.2
- scrotales anteriores 266.41
- – posteriores 266.16
- septales anteriores 240.19
- – posteriores 238.13
- septi nasi 234.13
- sinister (a. hep.) 260.8
- – (v. port.) 292.17
- sinus carotici 408.26
- – cavernosi 238.25
- spinales 250.5; 252.22; 254.7; 258.12; 258.23; 258.29; 264.12; 264.15
- spinalis (v. intercost. post.) 286.33
- splenici lienales 260.37
- stapedius 234.27
- sternales (a. thor. int.) 252.7
- sternocleidomastoidei 232.13; 234.19
- stylohyoideus 406.8
- subendocardiales 224.19
- subscapulares (a.ax.) 254.10
- substantiae nigrae 242.20
- – perforatae anterioris 242.5
- superficiales 252.26; 264.22; 268.6; 270.23; 416.26; 418.8; 424.25
- superior(-es) (a. glut. sup.) 264.24
- – (n. occul.) 398.9
- – (n. transv. colli) 414.2
- – ossis pubis 64.6
- suprahyoideus 234.2
- temporales anteriores 246.6; 248.15
- – – intermedii medii 248.16
- – (n. fac.) 406.11
- – posteriores 246.8; 248.17
- – superficiales 402.29
- temporalis medius 246.7
- temporooccipitalis 246.9
- terminales inferiores 246.5
- – superiores 246.11
- thymici 252.3
- thyrohyoideus 412.25
- tonsillae cerebelli 250.14
- tonsillares (a. fac.) 234.8
- – (n. glossoph.) 408.27
- – (n. palat. min.) 400.24
- tracheales (a. thor. int.) 252.5
- – (n. laryng. rec.) 410.16
- – (Tr. thyroc.) 252.20
- tractus optici 242.7
- transversus (a. circumfl. fem.) 268.14
- tubarius(-i) (a. ovarica) 264.6
- – (a. uterina) 266.8
- – (n. tymp.) 408.21
- tuberis cinerei 242.17

Ramus(-i) uncales 242.15
- ureterici 262.33; 264.2; 264.5; 264.31
- vaginales (a. rect. med.) 266.11
- – (a. uterina) 266.5
- vestibularis posterior 468.6
- zygomatici 406.12
- zygomaticofacialis 400.27
- zygomaticotemporalis 400.26
Raphe medullae oblongatae 330.1
- musculi iliococcygei 218.19
- palati 134.24
- palpebralis lateralis 446.19
- penis 196.16
- perinei 208.2
- pharyngis 144.23
- pontis 340.3
- pterygomandibularis 144.24
- scroti 198.34
Recessi, fossae et plicae 212.1
Recessus(-i) articularis 15.12
- cochlearis 460.10
- costodiaphragmaticus 180.15
- costomediastinalis 180.16
- duodenalis inferior 212.13
- – superior 212.11
- ellipticus utricularis 460.5
- epitympanicus 454.4
- hepatorenalis 212.27
- ileocaecalis inferior 212.20
- – superior 212.18
- inferior bursae omentalis 212.6
- infundibuli 362.8
- intersigmoideus 212.17
- lateralis (ventr. IV) 346.17
- membranae tympani anterior 458.9
- – tympani posterior 458.11
- – tympani superior 458.10
- – tympanicae 458.8
- paraduodenalis 212.15
- pharyngeus 144.8
- phrenicomediastinalis 180.17
- pinealis 362.6
- piriformis 144.15
- pleurales 180.14
- retrocaecalis 212.22
- retroduodenalis 212.16
- sacciformis 82.19; 82.22
- sphaericus saccularis 460.9
- sphenoethmoidalis 24.20; 164.39
- splenicus lienalis 212.7
- subhepaticus 212.25; 212.26
- subpopliteus 132.3
- superior bursae omentalis 212.5
- supraopticus 362.9
- suprapinealis 362.4
- utricularis utriculi 464.6
- vertebromediastinalis 180.18
Rectum 152.18
Regio(-nes) analis 8.26
- I cornus ammonis; CA1 384.28

Sachverzeichnis (lateinisch)

Regio(-nes) II cornus ammonis; CA2 384.29
- III cornus ammonis; CA3 384.30
- IV cornus ammonis; CA4 384.31
- I hippocampi proprii; CA 1 384.28
- II hippocampi proprii; CA 2 384.29
- III hippocampi proprii; CA 3 384.30
- IV hippocampi proprii; CA 4 384.31
- abdominales 8.11
- antebrachialis 10.12
- antebrachii anterior 10.13
- – posterior 10.14
- auricularis 6.12
- axillaris 8.9
- brachialis 10.3
- brachii anterior 10.4
- – posterior 10.7
- buccalis 6.19
- calcanea 12.2
- capitis 6.7
- carpalis 10.18
- – anterior 10.19
- – posterior 10.20
- cervicalis 6.28
- cervicalis anterior 6.29
- – lateralis 6.36
- – posterior 6.39
- coxae 10.38
- cruris 10.47
- – anterior 10.48
- – posterior 10.49
- cubitalis 10.8
- – anterior 10.9
- – posterior 10.11
- deltoidea 10.2
- dorsales 8.18
- dorsales manus 10.21
- facialis 6.14
- femoris 10.39
- – anterior 10.40
- – posterior 10.42
- frontalis 6.8
- genus 10.43
- – anterior 10.44
- – posterior 10.45
- glutaealis 10.35
- inframammaria 8.8
- infraorbitalis 6.18
- infrascapularis 8.23
- interfascicularis 182.33
- lumbalis 8.24
- mammaria 8.7
- manus 10.17
- mastoidea 6.13
- membri inferioris 10.34
- – superioris 10.1
- mentalis 6.27
- metacarpalis 10.25
- metatarsalis 12.13

Regio(-nes) nasalis 6.23
- occipitalis 6.10
- oralis 6.25
- olfactoria 434.3
- orbitalis 6.16
- parietalis 6.9
- parotideomasseterica 6.20
- pectoralis 8.5
- – lateralis 8.6
- pedis 12.1
- perinealis 8.25
- plantaris 12.4
- praesternalis 8.2
- retromalleolaris lateralis 10.53
- – medialis 10.54
- sacralis 8.20
- scapularis 8.22
- sternocleidomastoidea 6.34
- surae 10.50
- talocruralis anterior 10.51
- – posterior 10.52
- tarsalis 12.12
- temporalis 6.11
- thoracicae anteriores et laterales 8.1
- urogenitalis 8.27
- vertebralis 8.19
- zygomatica 6.22

Ren; Nephros 182.2
Repositio 15.35
Rete acromiale 254.14
- arteriosum 17.13
- articulare cubiti 256.20
- – genus 268.24
- calcaneum 270.19
- carpale dorsale 256.8
- – palmare 256.5
- lymphocapillare 17.46
- malleolare laterale 268.31
- – mediale 270.11
- mirabile 17.14
- patellare 268.25
- testis 190.29
- vasculorum articulare 17.15
- venosum 17.16
- – dorsale manus 288.23
- – dorsale pedis 296.13
- – plantare 296.17
- Reticulum trabeculare 434.19
- Retina 438.19

Retinaculum(-a) cutis 470.5
- cutis mammae 472.26
- caudale 470.6
- musculorum extensorum 116.23
- – extensorum inferius 120.14
- – extensorum superius 120.12
- – fibularium inferius 120.16
- – fibularium superius 120.15
- – flexorum (manus) 116.26
- – flexorum (pedis) 120.13
- patellae laterale 88.17
- – mediale 88.16

Rhombencephalon 326.2
Rima glottidis 172.5
- oris 134.6
- palpebrarum 446.8
- pudendi 204.31
- vestibuli 170.29
- vocalis 172.5
Rivus lacrimalis 448.13
Rostralis 4.22
Rostrum 380.13
- sphenoidale 28.15
Rotatio externa; lateralis 15.27
- interna; medialis 15.28
Rugae 160.19
- palatinae 134.25
- vaginales 204.12

S

Sacculus 464.7
- laryngis 172.2
Saccus conjunctivalis 448.5
- endolymphaticus 464.22
- lacrimalis 448.19
- profundus perinei 208.17
- subcutaneus perinei 208.11
Sagittalis 4.6
Salpinx 200.21
Scala media 466.2
- tympani 462.18
- vestibuli 462.16
Scapha 450.13
Scapula 54.3
Schindylesis 14.36
Sclera 434.17
Scoliosis 46.27
Scrotum 198.33
Secundarium 14.22
Segmentatio hepatis: partes, divisiones et segmenta 158.1
Segmentum(-a) A1 242.24
- A2 244.6
- M1 244.21
- M2 246.3; 246.5; 246.11
- P1 248.3
- P2 248.8
- anterius 434.14
- – inferius 184.4
- – laterale dextrum (hep.; S VI) 158.18
- – laterale sinistrum (hep.; S III) 158.8;
- – mediale dextrum (hep.; S V) 158.15
- – (pulm.; S III) 178.5; 178.17
- – superius (ren.) 184.3
- apicale (pulm.; S I) 178.3
- apicoposterius (pulm.; S I + II) 178.16
- basale anterius (pulm; S VIII) 178.12; 178.23
- – laterale (pulm.; S IX) 178.13; 178.24
- – mediale; cardiacum (pulm.; S VII) 178.11; 178.22

Segmentum(-a) basale posterius (pulm.; S X) 178.14; 178.25
- bronchopulmonalia 178.1
- cervivalia 1-8 318.2
- coccygea 1-3 318.6
- inferius 184.5
- laterale (S IV) 178.7
- lingulare inferius (S V) 178.19
- - superius (S IV) 178.18
- lumbalia 1-5 318.4
- mediale (pulm.; S V) 178.8
- - sinistrum; (hep.; S IV) 158.10
- medullae spinalis 318.1
- posterius 184.6; 434.15
- - laterale dextrum (hep.; S VII) 158.19
- - laterale sinistrum (hep.; S II) 158.7; 178.4
- - Lobus caudatus (hep.; S I) 158.12
- - mediale dextrum; (hep.; S VIII) 158.16
- - (pulm.; S II) 178.4
- renalia 184.1
- sacralia 1-5 318.5
- superius (S VI) 178.10; 178.21; 184.2
- thoracica 1-12 318.3
Sella turcica 28.6
Semicanalis musculi tensoris tympani 30.31
- tubae auditivae; Semicanalis tubae auditoriae 30.32
Septa interalveolaria 42.11; 44.31
- interradicularia 42.12 ; 44.32
Septula testis 190.24
Septum atrioventriculare 222.30
- canalis musculotubarii 30.33
- cervicale intermedium 316.14
- cochleae 462.10
- corporum cavernosorum 206.13
- femorale 120.4
- glandis 196.12
- interatriale 222.33
- intermusculare 102.10
- - brachii laterale 116.20
- - brachii mediale 116.19
- - cruris anterius 120.9
- - cruris posterius 120.10
- - femoris laterale 118.13
- - femoris mediale 118.14
- - vastoadductorium 120.6
- interventriculare 222.27
- linguae 140.24
- medianum posterius 316.27
- nasi 164.21
- - osseum 24.13
- orbitale 444.3
- pellucidum 382.1
- penis pectiniforme 196.22
- rectovaginale 216.8
- rectovesicale 216.7
- scroti 198.36

Septum sinuum frontalium 36.31
- - sphenoidalium 28.17
Sinciput 2.4
Sinister 4.8
Sinus anales 154.5
- aortae 230.3
- caroticus 232.8; 238.17
- cavernosus 280.22
- coronarius 274.15
- durae matris 280.7
- epididymidis 190.18
- frontalis 36.29; 166.12
- intercavernosus anterior 280.23
- - posterior 280.24
- lactiferi 472.22
- lienalis; splenicus 298.29
- marginalis 280.10
- maxillaris 40.23; 166.10
- obliquus pericardii 222.14
- occipitalis 280.11
- paranasales 166.9
- petrosquamosus 280.13
- petrosus inferior 280.19
- - superior 280.21
- posterior 454.26
- prostaticus 198.12
- rectus 280.18
- renalis 182.6
- sagittalis inferior 280.17
- - superior 280.15
- sigmoideus 280.14
- sphenoidalis 28.16; 166.11
- sphenoparietalis 280.25
- splenicus; lienalis 298.29
- tarsi 70.32
- transversus 280.8
- - pericardii 222.13
- trunci pulmonalis 228.3
- tympani 454.14
- venarum cavarum 224.32
- venosus 17.17
- - sclerae 434.23
Siphon caroticum 238.37
Skeleton appendiculare 12.31
- axiale 12.30
- thoracis 52.1
Spatium(-a) anguli iridocornealis 438.14
- endolymphaticum 464.2
- epidurale; extradurale (dura m. cran.) 314.15
- - peridurale (dura m. spin.) 314.17
- episclerale 444.6
- extraperitoneale 210.4
- intercostale 52.42
- interossea metacarpi 84.14
- - metatarsi 92.17
- intervaginale subarachnoidale 440.25
- lateropharyngeum 144.41
- leptomeningeum 314.19; 440.25
- parapharyngeum 144.41

Spatium(-a) perichoroideum 436.9
- perilymphaticum 462.30
- peripharyngeum 144.39
- pharyngeum laterale 144.41
- praevesicale 210.6
- profundum perinei 208.17
- retroinguinale 210.7
- retroperitoneale 210.5
- retropharyngeum 144.40
- retropubicum 210.6
- retrozonulare 442.24
- subarachnoideum 314.19
- subdurale 314.14
- subperitoneale 210.7
- superficiale perinei 208.12
- suprasternale 100.6
- tendium lumbale 100.25
- zonularia 442.17
Sphincter urethrae internus 206.27
Spina(-ae) geni inferior 44.23
- geni superior 44.22
- helicis 450.8
- iliaca anterior inferior 62.23
- - anterior superior 62.22
- - posterior inferior 62.25
- - posterior superior 62.24
- ischiadica 62.38
- mentalis inferior; geni inferior 44.23
- - superior; geni superior 44.22
- nasalis 36.20
- - anterior 40.11
- - posterior 42.31
- ossis sphenoidalis 28.40
- Spinae palatinae 42.6
- scapulae 54.7
- supramaeatica; suprameatalis 34.19
- trochlearis 36.24
- tympanica major 34.5
- - minor 34.6
Spinocerebellum 358.8
Splen; Lien 298.11
- accessorius 298.32
Splenium 380.16
Squama frontalis 36.2
- occipitalis 26.9
Stapes 456.2
Statoconia 464.28
Sternum 52.27
Stratum(-a) circulare 148.5; 148.21; 152.17; 152.33; 188.5; 198.14; 206.26
- externum longitudinale 188.4
- fibrosum 16.43; 472.30
- ganglionicum 440.7
- granulare 386.9
- granulosum 358.16
- griseum intermedium 354.33
- - profundum 354.35
- - superficiale 354.31
- gyri dentati 386.7

Sachverzeichnis (lateinisch) 509

Stratum(-a) helicoidale brevis gradus 148.21
- – – longi gradus 148.20
- – hippocampi; Strata cornus ammonis 386.1
- – internum longitudinale 188.6
- – isocorticis 384.8
- – Koniocellulare 368.17
- – limitans externum 440.2
- – – internum 440.9
- – longitudinale 148.4; 148.20; 152.12; 152.27; 198.16; 198.21; 198.30; 206.28
- – magnocellulare 368.18
- – medullare intermedium 354.34
- – – profundum 354.36
- – membranosum (tela subc.) 472.31
- – – (tela subc. abd.) 110.18
- – – (tela subc. per.) 208.10
- – moleculare 358.18; 386.8
- – – et sublacunosum 386.2
- – multiforme 386.10
- – musculorum 472.29
- – nervosum 438.26
- – neurofibrarum 440.8
- – nucleare externum 440.3
- – – internum 440.5
- – opticum 354.32
- – oriens 386.3
- – papillare 470.11
- – parvocellulare 368.19
- – pigmentosum 438.25
- – plexiforme externum 440.4
- – – internum 440.6
- – purkinjense 358.17
- – pyramidale 386.4
- – radiatum 386.5
- – reticulare 470.13
- – synoviale 16.44
- – zonale 354.30

Stria(-ae) 18.12
- – canina 138.31
- – cochlearis anterior 340.22
- – – intermedia 340.23
- – – posterior 340.24
- – diagonalis 388.2
- – externa 182.30
- – interna 182.31
- – laminae granularis externae 384.16
- – – granularis internae 384.17
- – – molecularis 384.15
- – – pyramidalis internae 384.19
- – longitudinalis lateralis 380.18
- – – medialis 380.19
- – mallearis 452.27
- – medullares ventriculi quarti 340.21; 346.7
- – medullaris thalami 360.13
- – occipitalis 384.18
- – olfactoria 388.14
- – – lateralis 388.16
- – – medialis 388.15

Stria(-ae) terminalis 382.16
- – vascularis 466.6

Striatum 390.16
- – dorsale 390.17
- – ventrale 388.19; 390.18

Striola 464.29

Stroma 220.17
- – ganglii 18.36
- – iridis 438.12
- – ovarii 200.11
- – vitreum 442.30

Subiculum 384.26
- – promontorii 454.13

Subnucleus gelatinosus 332.14
- – magnocellularis 332.15
- – oralis; Pars oralis 332.17
- – rostrodorsalis 332.5
- – zonalis 332.13

Substantia alba 18.1; 318.13; 322.1; 328.2; 338.12; 340.2; 350.2
- – alba hypothalami 372.18
- – – thalami 366.15
- – basalis 386.27
- – compacta 12.24
- – corticalis 12.23
- – gelatinosa; Lamina spinalis II 320.8
- – – centralis 318.14
- – grisea 17.54; 318.9; 332.1; 338.21; 342.7; 352.1
- – – centralis 352.22
- – – thalami 362.20
- – innominata 388.6
- – intermedia centralis 320.23
- – – lateralis Zona intermedia 320.25
- – lentis 442.2
- – muscularis 194.20
- – nigra 348.30
- – perforata anterior; rostralis 388.17
- – – posterior 348.4
- – propria 436.3
- – – sclerae 434.25
- – spongiosa; trabecularis 12.25
- – visceralis secundaria 320.14

Subthalamus 360.14; 368.8

Sulcus(-i) 14.12
- – ampullaris 464.31
- – anterolateralis 316.28; 326.16
- – anthelicis transversus 450.28
- – arteriae meningeae mediae 34.29
- – – occipitalis 30.20
- – – subclaviae 52.21
- – – temporalis mediae 34.15
- – – vertebralis 50.9
- – arteriosi 20.41; 34.28
- – basilaris 338.4
- – bicipitalis lateralis; radialis 10.5
- – – medialis; ulnaris 10.6
- – bulbopontinus 338.3
- – calcanei 70.31

Sulcus(-i) calcarinus 378.23
- – caninus 138.31
- – caroticus 28.12
- – carpi 60.15
- – centralis 374.5; 376.34
- – – insulae 376.23
- – cerebri 18.26
- – cinguli 376.29
- – circularis insulae 376.24
- – collateralis 376.33
- – coronarius 222.25
- – corporis callosi 376.28
- – costae 52.17
- – cruris helicis 450.29
- – cutis 470.3
- – ethmoidalis 38.29
- – fimbriodentatus 380.9
- – frontalis inferior 374.19
- – – superior 374.24
- – gingivalis 134.30
- – glutaealis 10.37
- – habenularis 360.5
- – hamuli pterygoidei 30.11
- – hippocampalis 380.7
- – hypothalamicus 362.10
- – infraorbitalis 40.5
- – infrapalpebralis 6.17
- – interlobares 374.4; 376.27
- – intermammarius 472.13
- – intermedius posterior 316.30
- – intersphinctericus 154.12
- – intertubercularis 56.8
- – interventricularis anterior 222.23
- – – posterior 222.24
- – intraparietalis 374.29
- – lacrimalis 24.7; 38.25; 40.18
- – lateralis (Sylvii) 374.6
- – – mesencephali 348.8
- – limitans 346.25
- – lunatus 376.3
- – malleolaris 68.11; 68.31
- – medianus 346.3
- – – linguae 140.18
- – – posterior 316.26; 326.31
- – mentolabialis 6.26
- – musculi subclavii 54.31
- – mylohyoideus 46.8
- – nasolabialis 6.24
- – nervi petrosi majoris 32.6
- – – petrosi minoris 32.7
- – – oculomotorii 348.5
- – – radialis spiralis 56.15
- – – spinalis 48.25
- – – ulnaris 56.29
- – obturatorius 64.10
- – occipitalis transversus 376.5
- – occipitotemporalis 378.27; 378.30
- – olfactorius (cav. nasi) 164.28
- – – (Lob. front.) 378.14
- – orbitales 378.12
- – palatini 42.7
- – palatinus major 40.20
- – palatovaginalis 30.8

Sulcus(-i) paracentralis 378.3
- paracolici 212.24
- paraolfactorii 378.10
- parietooccipitalis 374.10; 376.32
- popliteus 66.27
- postcentralis 374.31
- posterior auriculae 450.23
- posterolateralis 316.29; 326.23
- praecentralis 374.22
- praechiasmaticus 28.5
- praeolivaris 326.17
- promontorii 454.12
- pterygopalatinus 40.22
- pulmonalis 52.40
- retroolivaris 326.21
- rhinalis 380.11
- sclerae 434.18
- sinus marginalis 26.35
- – occipitalis 26.34
- – petrosi inferioris 32.18
- – petrosi superioris 32.10
- – sagittalis superioris 20.38; 26.31; 34.27; 36.17
- – sigmoidei 26.33; 30.19; 34.26
- – transversi 26.32
- spiralis externus 466.24
- – internus 466.23
- subparietalis 376.31
- supraacetabularis 62.14
- suprapalpebralis 6.15
- tali 70.11
- temporalis inferior 376.17
- – superior 376.15
- – transversus 376.14
- tendinis m. fibularis longi 72.4; 72.13
- – m. flexoris hallucis longi 70.19; 70.30
- tendinum musculorum extensorum 58.18
- terminalis cordis 224.33
- – linguae 140.19
- tubae auditivae 28.41
- tympanicus 34.7
- venae cavae 154.26
- – subclaviae 52.22
- venosi 20.40
- vomeris 38.33
- vomerovaginalis 30.9
Supercilia 446.1; 470.17
Superficialis 4.34
Superior 4.18
Supinatio 15.33
Sura 2.41
Sustentaculum tali 70.29
Sutura(-ae) 14.30
- coronalis 74.8
- cranii 74.7
- denticulata 14.35
- ethmoidolacrimalis 74.27
- ethmoidomaxillaris 74.26
- frontalis persistens 36.7; 74.17
- frontoethmoidalis 74.21

Sutura(-ae) frontolacrimalis 74.23
- frontomaxillaris 74.22
- frontonasalis 74.20
- frontozygomatica 74.24
- incisiva 42.5
- infraorbitalis 40.12; 74.25
- intermaxillaris 74.36
- internasalis 74.32
- lacrimoconchalis 74.35
- lacrimomaxillaris 74.34
- lambdoidea 74.10
- limbosa 14.33
- metopica 36.7; 74.17
- nasomaxillaris 74.33
- occipitomastoidea 74.11
- palatina mediana 74.39
- – transversa 74.40
- palatoethmoidalis 74.38
- palatomaxillaris 74.37
- parietomastoidea 74.18
- plana 14.31
- sagittalis 74.9
- serrata 14.34
- sphenoethmoidalis 74.13
- sphenofrontalis 74.12
- sphenomaxillaris 74.30
- sphenoparietalis 74.15
- sphenosquamosa 74.14
- sphenovomeralis 74.28
- sphenozygomatica 74.29
- squamosa 14.32; 74.16
- squamosomastoidea 74.19
- temporozygomatica 74.31
- zygomaticomaxillaris 40.12; 74.25
Symphysis 14.39
- intervertebralis 78.2
- mandibulae 44.15
- manubriosternalis 78.32
- pubica 86.6
- xiphosternalis 78.31
Synapsis 17.51
Synarthrosis 14.25
Synchondroses columnae vertebralis 78.1
- cranii 76.3
- sternales 78.30
- thoracis 78.27
Synchondrosis 14.38
- costae primae 78.29
- costosternalis 78.28
- intraoccipitalis anterior 76.8
- – posterior 76.7
- manubriosternalis 78.33
- petrooccipitalis 76.6
- sphenoethmoidalis 76.9
- sphenooccipitalis 76.4
- sphenopetrosa 76.5
Syndesmoses cinguli membri superioris 80.21
- cinguli pectoralis 80.21
- – pelvici 86.3
- columnae vertebralis 76.25
- cranii 76.4

Syndesmosis 14.27
- dentoalveolaris 76.1
- radioulnaris 82.2
- thoracis 78.24
- tibiofibularis 88.22
- tympanostapedialis 456.21
Synostosis 14.41
Synovia 15.5
Systema articulare 74.1
- cardiovasculare 17.1; 222.1
- conducenta cordis 224.12
- digestorium 134.1
- genitale femininum 190.3
- – masculinum 190.2
- genitalia 190.1
- lymphoideum 298.1
- musculare 94.1
- nervosum 17.47; 314.1
- – centrale 17.53; 314.2
- – periphericum 18.33; 398.1
- respiratorium 164.1
- skeletale 20.2
- urinarium 182.1

Taenia(-ae) choroidea 382.18
- cinerea 346.12
- coli 152.13
- fornicis 380.35
- libera 152.16
- mesocolica 152.14
- omentalis 152.15
- thalami 360.12
Talus 70.3
Tapetum 380.23
Tarsus 2.43
- inferior 446.17
- superior 446.16
Tectum mesencephali 354.22
Tegmen tympani 32.2
- ventriculi quarti 346.13
Tegmentum mesencephali 348.9; 350.1
- pontis 340.1
Tela choroidea 346.16
- choroidea ventriculi quarti 316.6
- – ventriculi tertii 316.8
- subcutanea 472.27
- – abdominis 110.17
- – penis 196.30
- – perinei 208.9
- submucosa 144.19; 146.14; 148.8; 148.23; 150.26; 174.32; 188.11
- subserosa 146.8; 148.2; 148.18; 150.24; 158.21; 160.16; 180.6; 180.13; 186.15; 190.20; 200.31; 202.24; 210.11; 222.10
Telencephalon 18.21; 326.8; 374.1
Tempora 2.6
Tendo 16.30
- calcaneus 124.18

Sachverzeichnis (lateinisch) 511

Tendo cricooesophageus 146.11
- infundibuli 224.8
- intermedius 16.31
- musculi pubococcygei 218.18
- valvulae venae cavae inferioris 224.9

Tentorium cerebelli 314.9
Terminationes nervorum 470.32
Testis 190.5
Textus connectivus laxus 110.16; 472.32
Thalamus; Thalamus dorsalis 360.8; 362.19
- ventralis 360.14; 368.8

Theca folliculi 200.16
Thenar; Eminentia thenaris 10.23
Thorax 2.16
Thymus 298.4
Tibia 66.31
Tibialis 4.43
Tochanter major 66.6
Tonsilla cerebelli 356.46
- lingualis 140.22
- palatina 142.11
- pharyngealis 142.30
- tubaria 144.7

Toruli tactiles 470.7
Torus levatorius 144.6
- mandibularis 44.25
- palatinus 22.20
- tubarius 144.3

Trabecula(-ae) 298.36
- arachnoideae 314.23
- carneae 224.1
- corporis spongiosi 196.24
- corporum cavernosorum 196.23
- septomarginalis 226.18
- splenicae 298.13

Trachea 172.17
Tractus 18.3
- bulboreticulospinalis 322.21
- - lateralis 330.8
- caeruleospinalis 324.6
- corticopontinus 348.24
- corticospinalis anterior 322.5
- - lateralis 322.19
- fastigiospinalis 322.17
- frontopontinus 392.5
- habenulointerpeduncularis 362.13
- hypothalamohypophysialis 372.23
- hypothalamospinalis 342.1
- iliopubicus 110.8
- iliotibialis Maissiati 118.12
- interpositospinalis 322.10; 322.18; 330.6; 342.2
- mesencephalicus nervi trigemini 340.16; 350.12
- olfactorius 388.11
- olivocerebellaris 328.19
- olivocochlearis 340.19
- opticus 360.24

Tractus paraventriculohypophysialis 372.29
- pontoreticulospinalis 322.9
- - anterior 340.25
- posterolateralis 324.2
- pyramidalis 328.3; 348.21
- - anterior 322.5
- - lateralis 322.19
- raphespinalis anterior 322.12; 330.2
- - lateralis 324.8; 330.7
- reticulospinalis anterior 330.3
- retinohypothalamicus 372.23
- rubrobulbaris 330.13
- rubronuclearis 350.14
- rubroolivaris 330.14
- rubropontinus 342.3
- rubrospinalis 322.20; 330.15; 342.4; 350.15
- solitariospinalis 324.9
- solitarius 328.23
- spinalis nervi trigemini 328.16; 340.12
- spinocerebellaris anterior 322.25; 330.4; 340.26
- - posterior 324.1; 330.11
- spinocervicalis 324.10
- spinoolivaris 324.4; 328.18
- spinoreticularis 324.5
- spinotectalis 322.3
- spinothalamicus anterior 322.14
- - lateralis 322.24
- spinovestibularis 324.11; 330.25
- spiralis foraminosus 462.29
- supraopticohypophysialis 372.21
- tectobulbaris 330.26; 342.5; 350.19
- - lateralis 350.8
- tectopontinus 342.6; 350.20
- tectospinalis 322.11; 328.13; 340.7; 350.21
- tegmentalis centralis 340.28; 350.3
- trigeminospinalis 324.12
- trigeminothalamicus anterior 340.14
- - posterior 340.15
- vestibulospinalis lateralis 322.6; 330.10
- - medialis 322.7

Tragi 470.20
Tragus 450.18
Transversalis 4.28
Transversus 4.27
Trigonum auscultationis 100.23
- caroticum 6.31
- cervicale anterius 6.29
- - posterius 6.36
- clavipectorale 8.4
- collaterale 382.21
- colli laterale 6.36

Trigonum cystohepaticum 212.28
- deltapectorale 8.4
- femorale; femoris (Scarpae) 10.41; 118.20
- fibrosum dextrum/sinistrum 224.6
- habenulare 360.6
- inguinale 214.5
- lemnisci lateralis 348.10
- lumbale inferius 100.24
- - superius 100.25
- lumbocostale 108.2
- musculare 6.32
- nervi hypoglossi 346.8
- - vagi 346.9
- nodi sinuatrialis 224.10
- olfactorium 388.12
- omoclaviculare 6.37
- omotracheale 6.32
- parietale laterale pelvis 214.16
- pericardiacum 180.30
- retromolare 44.34
- sternocostale 108.1
- submandibulare 6.30
- submentale 6.33
- thymicum 180.29
- vagale 346.9
- vesicae 188.13

Trochanter minor 66.8
- tertius 66.9

Trochlea 444.19
- fibularis; peronaealis 72.5
- humeri 56.24
- muscularis 16.35
- phalangis 60.29; 72.30
- tali 70.13

Truncus(-i) 2.15
- brachiocephalicus 232.4
- bronchomediastinalis 312.5
- coeliacus 258.35
- (corp. call.) 380.15
- costocervicalis 254.1
- encephali 326.9
- et ductus lymphatici 312.1
- (fasc. atriovent.) 224.16
- inferior 414.17
- intestinales 312.14
- jugularis 312.2
- linguofacialis 232.23
- lumbalis 312.13
- lumbosacralis 422.11
- medius 414.16
- nervi accessorii 412.4
- - spinalis 19.24
- (pl. brach.) 414.14
- pulmonalis 228.2
- subclavius 312.3
- superior 414.15
- sympathicus 426.3
- thyrocervicalis 252.14
- thyrolingualis 232.24
- tibiofibularis 270.31
- vagalis anterior 410.23
- - posterior 410.28

512 Sachverzeichnis (lateinisch)

Tuba auditiva; Tuba auditoria. 458.14
- uterina 200.21

Tuber 14.1
- calcanei 70.25
- cinereum 360.28
- frontale 36.4
- ischiadicum 62.37
- maxillae 40.16
- omentale 162.13; 156.6
- parietale 34.33
- vermis (VII B) 356.36

Tuberculum(-a) 14.2
- adductorium 66.24
- areolae 472.25
- anomale 138.1
- anterius 48.22; 50.7
- – thalami 360.9
- articulare 34.22
- – (Darwin) 450.21
- calcanei 70.28
- caroticum 48.24
- conoideum 54.35
- corniculatum 168.30
- costae 52.14
- cuneatum 326.28
- cuneiforme 170.2
- deltoideum 54.8
- dentis 136.42
- dorsale 58.17
- epiglotticum 170.6
- gracile 326.30
- iliacum 62.19
- infraglenoidale 54.22
- intercondylare laterale 66.40
- – mediale 66.39
- intervenosum 224.34
- jugulare 26.17
- labii sup. 134.10
- laterale 70.21
- majus 56.6
- marginale 44.8
- mediale 70.20
- mentale 44.17
- minus 56.7
- molare 138.3
- musculi scaleni anterioris 52.20
- obturatorium anterius 64.11
- – posterius 64.12
- olfactorium 388.13
- orbitale 44.7
- ossis scaphoidei 60.5
- – trapezii 60.10
- paramolare 138.2
- pharyngeum 26.7
- posterius 48.23 ; 50.11
- pubicum 64.3
- quadratum 66.12
- sellae 28.7
- supraglenoidale 54.23
- supratragicum 450.24
- thyroideum inferius 166.25
- – superius 166.24
- trigeminale 326.26

Tuberositas 14.3
- deltoidea 56.21
- glutaea 66.18
- iliaca 62.33
- ligamenti coracoclavicularis 54.34
- masseterica 46.3
- musculi serrati anterioris 52.24
- ossis cuboidei 72.14
- – metatarsi primi I 72.20
- – metatarsi quinti V 72.21
- – navicularis 72.8
- – sacri 50.25
- phalangis distalis 60.25; 72.26
- pronatoria 58.11
- pterygoidea 46.4
- radii 58.7
- tibiae 68.2
- ulnae 58.24

Tubulus(-i) attenuatus 182.24
- contortus distalis 182.26
- – proximalis 182.22
- rectus distalis 182.25
- – proximalis 182.23
- renalis 182.21
- – colligeus 182.27
- seminiferi contorti 190.27
- – recti 190.28

Tunica adventitia 146.9; 184.33 ; 186.5; 192.14; 192.20
- albuginea 190.21; 200.10
- – corporis spongiosi 196.21
- – corporum cavernosorum 196.20
- conjunctiva 446.26
- – bulbi 448.1
- – palpebrarum 448.2
- dartos 198.35
- externa 17.18
- fibromusculocartilaginea 174.31
- fibrosa 158.22
- – bulbi 434.16
- interna bulbi 438.18
- intima 17.19
- media 17.20
- mucosa 144.20; 146.15; 148.9; 148.24; 150,27; 160.18; 164.34; 172.10; 172.26; 174.33; 184.35; 186.7; 188.12; 192.16; 192.22; 198.17; 198.22; 198.31; 200.33; 202.27; 204.11; 206.30; 458.24; 202.27
- – cavitatis tympanicae 458.4
- – linguae 140.11
- – oris 134.4
- muscularis 146.10; 148.3; 148.19; 150.25; 152.11; 152.26; 160.17; 184.34; 186.16; 186.6; 192.15; 192.21; 198.13; 198.20; 198.29; 200.32; 202.25; 204.10 206.25
- serosa 146.7; 148.1; 148.17; 150.23; 158.20; 160.15; 180.12; 180.5; 186.14; 190.19; 200.30; 202.23; 210.10; 222.9; 298.28

Tunica spongiosa 204.17; 206.29
- vaginalis communis 192.5
- – – testis 190.13
- vasculosa 190.22
- – – bulbi 436.6

Typus ampullaris 184.32
- dendriticus 184.26

U

Ulna 58.21
Ulnaris 4.41
Umbilicus; Regio umbilicalis 8.15
Umbo membranae tympanicae 452.28
Uncus 380.6
- corporis 48.20
- – vertebrae thoracicae primae 48.30

Unguis 472.1
Ureter 186.1
Urethra feminina 206.17
- masculina 198.1

Uterus 202.1
Utriculus 464.5
- prostaticus 198.11
Uvula palatina 142.4
- vermis (IX) 356.45
- vesicae 188.17

V

Vagina(-ae) 204.1
- bulbi 444.4
- carotica 100.10
- communis tendinum mm. fibularium 132.22
- – tendinum mm. flexorum 130.4
- externa 440.23
- fibrosa(-ae) 16.43
- – digitorum manus 116.27
- – digitorum pedis 126.19
- interna 440.24
- musculi recti abdominis 108.7
- plantaris tendinis m. fibularis longi 132.23
- processus styloidei 34.9
- synovialis 16.44
- synoviales digitorum manus 116.30
- – digitorum pedis 126.22
- tendinum(-is) 16.42
- – carpales 128.23
- – carpales dorsales 128.24
- – carpales palmares 130.1
- – digitorum manus 130.5
- – digitorum pedis 126.18
- – et bursae 16.37; 126.17
- – intertubercularis 128.22
- – m. extensoris carpi ulnaris 128.30
- – m. extensoris digiti minimi 128.29
- – m. extensoris digitorum longi 132.16

Sachverzeichnis (lateinisch) 513

Vagina(-ae) tendinum(-is) m. extensoris hallucis longi 132.15
– – m. extensoris pollicis longi 128.27
– – m. flexoris carpi radialis 130.3
– – m. flexoris digitorum longi 132.18
– – m. flexoris hallucis longi 132.20
– – m. flexoris pollicis longi 130.2
– – m. obliqui superioris Bursa synovialis trochlearis 444.20
– – m. tibialis anterioris 132.14
– – m. tibialis posterioris 132.19
– – membri inferioris 132.12
– – membri superioris 128.21
– – mm. abductoris longi et extensoris pollicis brevis 128.25
– – mm. extensoris digitorum et extensoris indicis 128.28
– – mm. extensorum carpi radialium 128.26
– – tarsales anteriores 132.13
– – tarsales fibulares 132.21
– – tarsales tibiales 132.17
Vallecula cerebelli 18.19
– epiglottica 144.11
Vallum unguis 472.3
Valva 17.21
– aortae 226.32
– atrioventriculare dextra; Valva tricuspidalis 226.2
– – sinistra; Valva mitralis; Valva bicuspidalis 226.25
– trunci pulmonalis 226.8
Valvula(-ae) 17.22
– anales 154.6
– coronaria dextra 226.33
– – sinistra 226.34
– foraminis ovalis 226.22
– fossae navicularis 198.25
– lymphatica 17.43
– semilunaris anterior 226.9
– – dextra 226.10; 226.33
– – posterior; non coronaria 226.35
– – sinistra 226.11; 226.34
– sinus coronarii 224.36
– venae cavae inferioris 224.35
– venosa 17.24
Vas(-a) anastomoticum 17.25
– capillare 17.26
– collaterale 17.27
– lymphaticum 17.39
– – profundum 17.41
– – superficiale 17.40
– lymphocapillare 17.45
– nervorum 17.30
– prominens 466.8
– recta 184.14

Vas(-a) sanguineum(-a) 17.2
– – auris interna 468.1
– – choroideae 436.13
– – intrapulmonalia 176.23
– – retinae 440.26
– sinusoideum 17.28
– spirale 466.13
– vasorum 17.29
Velum medullare inferius 346.21
– medullare superius 338.9; 346.19
– palatinum 134.23; 142.3
Vena(-ae) 17.31; 272.1
– anastomotica inferior 282.20
– – superior 282.19
– angularis 278.6
– anterior; R. anterior 272.8; 272.32
– – septi pellucidi 284.5
– anteriores cerebri 282.27
– apicalis; R. apicalis 272.5
– apicoposterior; R. apicoposterior 272.29
– appendiculares 294.8
– aquaeductus cochleae 276.24; 468.12
– – vestibuli 468.10
– arcuatae 184.18
– articulares 278.29
– atriales dextrae 274.27
– – sinistrae 274.29
– auriculares anteriores 278.27
– auricularis posterior 280.2
– axillaris 288.5
– azygos 286.17
– basalis (Rosenthal) 282.26
– – anterior; Ramus basalis anterior 272.23; 274.10
– – communis 272.21; 274.8
– – inferior 272.26; 274.13
– – superior 272.22; 274.9
– basilica 288.18
– – antebrachii 288.22
– basivertebrales 286.38
– brachiales 288.29
– brachiocephalica dextra et sinistra 274.32
– bronchiales 276.5; 286.23
– bulbi penis 292.7
– – vestibuli 292.8
– canalis pterygoidei 278.26
– capsulares 290.9
– cardiaca magna 274.16
– – media 274.22
– – parva 274.23
– cardiacae anteriores 274.25
– – minimae; Thebesii 274.26
– cava inferior 290.1
– – superior 274.31
– cavernosae 196.28
– centrales 158.27 ; 220.31
– centralis retinae, pars intraocularis 286.10; 440.28
– cephalica 288.15
– – accessoria 288.17

Vena(-ae) cephalica antebrachii 288.21
– cerebelli 284.30
– cervicalis profunda; Vena colli profunda 276.13
– choroidea inferior 282.33
– – superior 284.3
– ciliares 286.7
– – anteriores 286.8
– circumflexa(-ae) femoris lateralis 296.28
– – femoris mediales 296.27
– – humeri anterior 288.10
– – humeri posterior 288.9
– – ilium profunda 292.12
– – ilium superficialis 296.5
– – scapulae 288.7
– cisternae cerebellomedullaris 284.29
– colica dextra 294.9
– – media 294.10
– – sinistra 294.16
– columnae vertebralis 286.34
– comitans 17.32
– – n. hypoglossi 276.31
– conjunctivales 286.15
– cordis 274.14
– – anteriores 274.25
– – magna 274.16
– – media 274.22
– – minimae 274.26
– – parva 274.23
– corticales radiatae 184.19
– cutanea 17.33
– cystica 292.24
– digitales dorsales pedis 296.16
– – palmares 288.27
– – plantares 296.20
– diploica(-ae) 280.26
– – frontalis 280.27
– – occipitalis 280.30
– – temporalis anterior 280.28
– – temporalis posterior 280.29
– directae laterales 284.10
– dorsales linguae 276.30
– – superficiales clitoridis 296.9
– – superficialis penis 296.8
– dorsalis profunda clitoridis 290.32
– – profunda penis 290.31
– ductuum semicircularium 468.11
– emissaria 17.34; 282.1
– – condylaris 282.4
– – mastoidea 282.3
– – occipitalis 282.5
– – parietalis 282.2
– encephali; cerebri 282.10
– epigastrica inferior 292.10
– – superficialis 296.6
– epigastricae superiores 276.15
– episclerales 286.13
– ethmoidales 286.4
– facialis 278.5
– femoralis 296.25

Sachverzeichnis (lateinisch)

Vena(-ae) fenestrae cochleae 468.19
- fibulares; peroneae 296.35
- frontales 282.14
- gastrica(-ae) dextra 292.28
- – breves 294.13
- – sinistra 292.27
- gastroomentalis dextra; gastroepiploica dextra 294.4
- – sinistra; gastroepiploica 294.14
- geniculares 296.32
- glutaeae inferiores 290.23
- – superiores 290.22
- gyri olfactorii 282.31
- hemiazygos 286.20
- – accessoria 286.21
- hepatica 290.4
- – dextra 290.5
- – intermedia 290.6
- – sinistra 290.7
- ileales 294.3
- ileocolica 294.7
- iliaca communis 290.18
- – externa 292.9
- – interna; V. hypogastrica 290.21
- iliolumbalis 290.20
- inferior vermis 284.32
- inferiores cerebelli 284.34
- – cerebri 282.21
- insulares 282.29
- intercapitulares 288.24; 296.21
- intercolliculares 284.15
- intercostales anteriores 276.18
- – posteriores 286.30
- intercostalis superior dextra 286.19
- – superior sinistra 276.20
- – suprema 276.19
- interlobares 184.17
- interlobulares (hep.) 158.26
- – (ren.) 184.19
- internae cerebri 284.2
- interosseae anteriores 288.32
- – posteriores 288.33
- interpedunculares 284.14
- interventricularis anterior 274.17
- – posterior 274.22
- intervertebralis 286.32
- intrarenales 184.16; 290.10
- jejunales 294.2
- jugularis anterior 280.3
- – externa 280.1
- – interna 276.21
- labiales anteriores 296.11
- – inferiores 278.13
- – posteriores 292.6
- labialis superior 278.12
- labyrinthi 280; 468.20
- lacrimalis 286.5
- laryngea inferior 274.35
- – superior 278.4

Vena(-ae) lateralis ventriculi lateralis 284.8
- lingualis 276.29
- lingularis 274.1
- lobi medii 272.14
- lumbales 286.28; 290.3
- lumbalis ascendens 286.27
- magna cerebri 284.1
- marginalis dextra 274.24
- – lateralis 296.22
- – medialis 296.23
- – sinistra 274.18
- maxillares 278.22
- media profunda cerebri 282.28
- – superficialis cerebri 282.18
- medialis ventriculi lateralis 284.7
- mediana antebrachii 288.20
- – cubiti 288.19
- mediastinales 276.4; 286.25
- medullae oblongatae 284.22
- – spinalis 286.39
- medullares dorsales 284.26
- – transversae 284.25
- medullaris anterolateralis 284.24
- – anteromediana 284.23
- – posteromediana 284.27
- membri inferioris 296.1
- – superioris 288.1
- meningeae 276.28
- – mediae 278.24
- mesencephalica lateralis 284.16
- mesenterica inferior 294.15
- – superior 294.1
- metacarpales dorsales 288.25
- – palmares 288.35
- metatarsales dorsales 296.15
- – plantares 296.19
- modioli communis 468.13
- musculophrenicae 276.17
- nasales externae 278.10
- nasofrontalis 286.3
- nuclei caudati 284.9
- nutricia; nutriens 17.35
- obliqua atrii sinistri 274.20
- obturatoria(-ae) 290.24
- – accessoria 292.11
- occipitales 276.9; 280.31; 282.17
- oesophageales 276.7; 286.22
- ophthalmica inferior 286.16
- – superior 286.2
- orbitae 282.23; 286.1
- ovarica dextra 290.17
- – sinistra 290.13
- palatina externa 278.16
- palpebrales 286.14
- – inferiores 278.11
- – superiores 278.9
- pancreaticae 294.5; 294.12
- pancreaticoduodenales 294.6
- – superior posterior 292.26
- paraumbilicales 292.25

Vena(-ae) parietales 282.15
- parotideae 278.15; 278.28
- pectorales 288.3
- pedunculares 282.34
- perforantes 296.29
- pericardiacae 276.2; 286.24
- pericardiacophrenicae 276.3
- petrosa 284.36
- pharyngeae 276.27
- phrenicae inferiores 290.2
- – superiores 286.26
- pontis 284.17
- – anterolateralis 284.19
- – anteromediana 284.18
- – laterales 284.21
- – transversae 284.20
- pontomesencephalica 284.13
- poplitae 296.30
- portae hepatis 292.13
- portales hypophysiales 282.9
- posterior; R. posterior 272.11
- – corporis callosi 284.11
- – septi pellucidi 284.6
- praecentralis cerebelli 284.35
- praefrontales 282.13
- praepylorica 292.29
- profunda(-ae) 17.36
- – faciei 278.14
- – femoris 296.26
- – linguae 276.33
- – cerebri 282.25
- – clitoridis 292.3
- – membri inferioris 296.24
- – membri superioris 288.28
- – penis 292.2
- – pubica 292.11
- pudenda interna 292.1
- – externa 296.4
- pulmonales 272.2
- – dextrae 272.3
- – sinistrae 272.27
- pulmonalis dextra inferior 272.17
- – dextra superior 272.4
- – sinistra inferior 274.4
- – sinistra superior 272.28
- radiales 288.31
- recessus lateralis ventriculi quarti 284.28
- rectales inferiores 292.4
- – mediae 290.36
- rectalis superior 294.18
- renales 290.8
- retromandibularis 278.18
- sacrales laterales 290.25
- sacralis mediana 290.19
- saphena accessoria 296.7
- – – magna 296.3
- – – parva 296.12
- scalae tympani 468.15
- – – vestibuli 468.14
- scapularis dorsalis 288.4
- sclerales 286.9
- scrotales anteriores 296.10
- – posteriores 292.5

Vena(-ae) sigmoideae 294.17
- spinales 286.33
- - anteriores 286.40
- - posteriores 286.41
- splenica; lienalis 294.11
- stellatae 184.21
- sternocleidomastoidea 278.3
- stylomastoidea 278.31
- subclavia 288.2
- subcostalis 286.29
- subcutaneae abdominis 276.16
- sublingualis 276.32
- submentalis 278.17
- subscapularis 288.6
- superficiales 17.37
- - cerebri 282.11
- - membri inferioris 296.2
- - membri superioris 288.14
- superior 272.18; 274.5
- - vermis 284.31
- superiores cerebelli 284.33
- - cerebri 282.12
- supraorbitalis 278.8
- suprarenalis dextra 290.14
- - sinistra 290.11
- suprascapularis 280.5
- supratrochleares 278.7
- surales 296.31
- temporales 282.16; 282.24
- - profundae 278.25
- - superficiales 278.19
- temporalis media 278.20
- testicularis dextra 290.15
- - sinistra 290.12
- thalamostriata superior; terminalis 284.4
- - inferiores 282.30
- thoracica lateralis 288.11
- - interna 276.14
- thoracoacromialis 288.16
- thoracodorsalis 288.8
- thoracoepigastricae 288.12
- thymicae 276.1
- thyroidea inferior 274.33
- - superior 278.1
- thyroideae mediae 278.2
- tibiales anteriores 296.33
- - posteriores 296.34
- tracheales 276.6
- transversa faciei 278.21
- transversae cervicis; transversae colli 280.6
- trunci encephali 284.12
- tympanicae 278.30
- ulnares 288.30
- umbilicalis 292.22
- uncialis 282.22
- uterinae 290.33
- ventriculares dextrae 274.28
- - sinistrae 274.30
- ventricularis inferior 282.32
- ventriculi dextri anterior 274.25
- - sinistri posterior 274.19
- vertebralis 276.8

Vena vertebralis accessoria 276.11
- - anterior 276.10
- vesicales 290.28
- vestibularis anterior 468.17
- - posterior 468.18
- vestibulocochlearis 468.16
- vorticosae 286.6
Venter 15.38
- anterior 98.19
- frontalis 94.10
- inferior 98.28
- occipitalis 94.11
- posterior 98.20
- superior 98.27
Ventralis 4.14
Ventriculus cordis dexter/sinister 222.26
- dexter 226.1
- laryngis 172.1
- lateralis 382.12
- quartus 346.1
- sinister 226.24
- terminalis 316.24
- tertius 362.1
Venula 17.38
Venulae rectae; Vasa recta 184.20
Vermis cerebelli (I–X) 18.20; 358.1
Vertebra 48.1
Vertebra(-ae) prominens (CVII) 50.17
- cervicales (CI–CVII) 48.19
- lumbales (LI–LV) 48.31
- thoracicae (TI–TXII) 48.26
Vertex 20.14
- corneae 434.31
Verticalis 4.2
Vesica biliaris; Vesica fellea 160.10
- urinaria 186.8
Vestibulocerebellum 358.7
Vestibulum 460.4
- aortae 226.31
- bursae omentalis 212.4
- laryngis 170.27
- nasi 164.26
- oris 134.5
- vaginae 206.1
Vestigium processus vaginalis 192.6
Vibrissae 470.21
Villi intestinales 148.26
- synoviales 15.4
Vincula tendinum 116.31 ; 126.23
Vinculum breve 116.33
- longum 116.32
Viscerocranium 20.5
Vola 2.30; 10.22
Vomer 38.31
Vortex cordis 224.2
Vortices pilorum 470.27
Vulva 204.25

Z

Zona(-ae) externa 182.29
- glandularum periurethralium 194.4
- hypothalamicae 372.14
- incerta 368.14
- interna 182.34
- lateralis 372.17
- medialis 372.16
- orbicularis 86.24
- periventricularis 372.15
- transitionalis analis 154.7
Zonula ciliaris 442.15
Zygapophysis inferior 48.17

A

Abdomen 2.18
Abdominal aorta 258.24
- aortic plexus 430.18
- cavity 2.53; 210.2
- fascia 108.32
- lymph nodes 306.1
- ostium 200.22
- part of oesophagus 146.6
- part of pectoralis major 106.6
- part of thoracic duct 312.11
- part of ureter 186.2
- part (periph. ant. pl. gauge) 430.17
- regions 8.11
Abdominopelvic cavity 2.52; 210.1
Abducent nerve; Abducens nerve (VI) 404.18
Abduction 15.25
Abductor digiti minimi (finger) 116.9; 126
- digiti minimi (toe) 126.8
- hallucis 126.1
- muscle 16.6
- of fifth metatarsal 126.9
- pollicis brevis 116.1
- pollicis longus 114.22
Aberrant ductules 190.37
Accessory branch 236.18
- breast 472.14
- cephalic vein 288.17
- cuneate nucleus 332.9
- cusp 136.32
- hemi-azygos vein; Superior hemi-azygos vein 286.21
- lacrimal glands 448.12
- medullary lamina 390.13
- nasal cartilages 164.13
- nerve (XI) 412.1
- nodes 302.12
- nuclei of oculomotor nerve 352.3
- nuclei of optic tract 352.14
- obturator artery 266.31
- obturator nerve 422.4
- pancreas 162.18
- pancreatic duct 162.17
- parathyroid glands 220.23
- parotid gland 136.10
- phrenic nerves 414.11
- process 48.32
- root 138.30
- saphenous vein 296.7
- spleen 298.32
- suprarenal glands 220.34
- thymic lobules 298.9
- thyroid gland 220.15
- vertebral vein 276.11
Acetabular branch 264.18; 268.10
- fossa 62.6
- labrum 86.30
- margin 62.5
- notch 62.7

Acetabulum 62.4
Axis of pelvis 64.23
Acoustic radiation 366.18
Acoustic radiation; Geniculotemporal fibres 392.22
Acoustic teeth 466.17
Acromial anastomosis 254.14
- angle 54.13
- branch 252.24; 254.13
- end 54.32
- facet 54.33
- part 112.4
Acromioclavicular joint 80.26
Acromioclavicular ligament 80.27
Acromion 54.11
Adduction 15.26
Adductor brevis 122.27
- canal 120.5
- hallucis 126.5
- hiatus 120.7
- longus 122.26
- magnus 122.28
- minimus 122.29
- muscle 16.7
- pollicis 116.6
- tubercle of femur 66.24
Adenohypophysis; Anterior lobe 220.3
Aditus to mastoid antrum 454.21
Adrenergic epinephric cells in area postrema and anterior reticular nucleus (C1, C2) 396.28
Adventitia 146.9; 184.33; 186.5; 192.14; 192.20
Afferent glomerula arteriole 184.11
Afferent nerve fibres 19.10
Agger nasi 164.38
Aggregated lymphoid nodules 148.29; 150.38; 298.41
Ala; Wing 50.21
Ala of crista galli 38.5
Ala of ilium; Wing of ilium 62.15
Ala of nose 164.6
Ala of vomer 38.32
Alar folds 88.10
Alar ligaments 78.8
Alar part 94.17
Alimentary system 134.1
Allocortex 384.5
Alveolar arch 42.9; 44.29
- canals 40.15
- foramina 40.14
- part 44.28
- process 42.8
- yokes 42.13; 44.33
Alveus hippocampi 384.33
Amiculum of olive 328.17
Aminergic cells 396.2
- in compact part of substantia nigra (A9) 396.10
- in reticular formation; Retrobulbar nucleus (A8) 396.7

Aminergic cells in reticular formation; Retrobulbar nucleus (A8) 396.7
- in ventral tegmental area (A10) 396.13
Amphiarthrosis 15.24
Ampulla 200.26
- Duodenal cap 150.3
- of ductus deferens 192.12
- of lacrimal canaliculus 448.18
Ampullary bony limbs 460.21
- crest 464.30
- cupula 464.32
- groove 464.31
- membranous limb 464.14
- type 184.32
Amygdalohippocampal area 386.14
Amygdaloid body; Amygdaloid complex 386.12
Amygdaloidclaustral area 386.13
Amygdalopiriform transition area 386.15
Anal canal 154.1
- columns 154.4
- pecten 154.9
- sinuses 154.5
- transition zone 154.7
- triangle 8.26
- valves 154.6
Anastomotic branch with lacrimal artery 236.21
Anastomotic branch with middle meningeal artery 240.6
Anastomotic vessel 17.25
Anatomical conjugate 64.26
Anatomical internal os 202.9
Anatomical neck 56.4
Anconeus 112.23
Angle 52.16
Angle of mandible 46.2
Angle of mouth 134.15
Angular artery 234.15
- gyrus 374.26
- incisure 146.23
- vein 278.6
Ankle 2.43
Ankle joint 90.2
Ankle region 12.12
Anococcygeal body; Anococcygeal ligament 208.8; 218.17
Anococcygeal nerve 422.31
Anocutaneous line 154.10
Anomalous tubercle 138.1
Anoperinealis; Recto-urethralis inferior 152.31
Anorectal flexure; Perineal flexure 154.2
Anorectal junction 154.3
Anorectoperineal muscles; Recto-urethral muscles 152.29
Ansa cervicalis 412.22
- lenticularis 368.1; 390.22
- peduncularis; Peduncular loop 368.4; 388.23

Sachverzeichnis (englisch)

Ansa subclavia 426.22
Anserine bursa 132.1
Antebrachial fascia 116.21
Antebrachial region 10.12
Anterior 4.12
- abdominal cutaneous branch (of intercostal n.) 418.28
- acoustic stria; Ventral acoustic stria 340.22
- ampullary nerve 408.8
- amygdaloid area 386.16
- and lateral thoracic regions 8.1
- arch 50.5
- articular facet 50.15
- atlantooccipital ligament 76.21
- atlantooccipital membrane 76.20
- auricular branches 236.4
- auricular nerves 402.28
- auricular veins 278.27
- axillary line 4.54
- basal segment (S VIII) 178.12; 178.23
- basal segmental artery 228.21; 228.41
- basal segmental bronchus (B VIII) 174.16; 174.27
- basal vein; Anterior basal branch 272.23; 274.10
- belly 98.19
- bony ampulla 460.17
- border 58.14; 58.33; 68.25; 68.8; 160.3; 162.11; 176.12; 190.10; 256.18; 262.26; 262.3; 264.19; 292.15; 412.30; 416.10; 420.29
- branches 19.27; 246.21; 374.9
- caecal artery 262.9
- cerebral artery 242.23
- cerebral veins 282.27
- cervical intertransversarii 102.1
- cervical nodes 300.18
- cervical region; Anterior triangle 6.29
- chamber 442.20
- choroidal artery 238.33; 242.2
- ciliary arteries 240.12
- ciliary veins 286.8
- circumflex humeral artery 254.23
- circumflex humeral vein 288.10
- clinoid process 28.22
- cochlear nucleus; Ventral cochlear nucleus 334.20
- column; Ventral column 318.16
- commissure 380.25; 392.28; 394.20
- communicating artery 244.1
- compartment of arm; Flexor compartment of arm 110.24
- compartment of forearm; Flexor compartment of forearm 110.26
- Anterior compartment of leg; Extensor compartment of leg 118.6
- compartment of thigh; Extensor compartment of thigh 118.3
- conjunctival arteries 240.13
- corticospinal tract; Ventral corticospinal tract 322.5
- cranial fossa 22.3
- cruciate ligament 88.7
- cusp 226.3; 226.26
- cutaneous branch (of iliohypogastric n.) 420.20
- cutaneous branches (of fem. n.) 422.7
- deep temporal artery 236.27
- divisions 414.18
- ethmoidal artery 240.17
- ethmoidal cells 38.8; 166.14
- ethmoidal foramen 24.5
- ethmoidal nerve 400.6
- external arcuate fibres; Ventral external arcuate fibres 326.20; 328.24
- external vertebral venous plexus 286.35
- extremity 298.23
- facet for calcaneus 70.8
- fascicle 142.23
- fasciculus proprius; Ventral fasciculus proprius 322.3
- fold of malleus 458.6; 452.24
- fontanelle 20.29
- funiculus; Ventral funiculus 322.2
- gastric branches 410.24
- gigantocellular reticular nucleus; Ventral gigantocellular reticular nucleus 336.15
- glandular branch 232.16
- gluteal line 62.28
- grey commissure; Ventral grey commissure 324.25
- horn; Ventral horn 318.10; 318.17; 328.13
- hypothalamic area; Anterior hypothalamic region 370.2
- hypothalamic nucleus 370.3
- inferior cerebellar artery 250.20
- inferior iliac spine 62.23
- inferior segment 184.4
- inferior segmental artery 262.29
- intercavernous sinus 280.23
- intercondylar area 66.36
- intercostal branches 252.11
- intercostal veins 276.18
- intermuscular septum of leg 120.9
- internal vertebral venous plexus 286.37
- interosseous artery 256.23
- interosseous nerve 416.15
- Anterior interosseous veins 288.32
- interventricular branch 230.18
- interventricular sulcus 222.23
- interventricular vein 274.17
- intra-occipital synchondrosis 76.8
- jugular vein 280.3
- labial branches 266.42
- labial commissure 204.28
- labial nerve 420.22
- labial veins 296.11
- lacrimal crest 40.25
- lateral malleolar artery 268.29
- lateral nasal branches 240.20
- lateral segment; (S VI) 158.18
- layer; Quadratus lumborum fascia 104.29; 108.8
- limiting lamina 436.2
- ligament of auricle 452.2
- ligament of fibular head 88.20
- ligament of malleus 456.23
- limb 392.3; 456.4
- lingual glands 134.40
- lip 202.16
- lobe of cerebellum 356.7
- longitudinal ligament 76.31
- medial malleolar artery 268.30
- medial nucleus; Ventral medial nucleus 320.30
- medial segment; (S V) 158.15
- median fissure; Ventral median fissure 316.25; 326.12
- median line 4.49
- mediastinum 180.26
- membranous ampulla 464.10
- meningeal branch (of ant. ethm. a.) 240.18
- meningeal branch (of post. ethm. a.) 400.5
- meniscofemorale ligament 88.3
- nasal spine 40.11
- nerve of lesser curvature 410.25
- node 302.5; 302.10
- notch 450.19
- nuclei of thalamus 362.21
- nucleus of lateral lemniscus; Ventral nucleus of lateral lemniscus 344.4
- nucleus of trapezoid body; Ventral nucleus of trapezoid body 342.24
- nucleus, Ventral nucleus 318.21; 338.23
- obturator tubercle 64.11
- olfactory nucleus 386.26
- palpebral margin 446.13
- papillary muscle 226.15; 226.29
- paracentral gyrus 378.5
- paraventricular nucleus 364.16
- parietal artery 246.17
- part 154.22; 204.3; 334.21; 380.26; 392.29

Anterior part; Presulcal part (tongue) 140.5
- part; Ventral part (H IV) (cerebellum) 356.22
- part; Ventral part (II) (cerebellum) 356.11
- part; Ventral part (IV) (cerebellum) 356.18
- pectoral cutaneous branch 418.26
- perforated substance 388.17
- perforating arteries 242.29
- periventricular nucleus 370.4
- pole of (eye) 434.7
- pole of (lens) 442.8
- pontoreticulo spinal tract; Ventral pontoreticulo spinal tract 340.25
- process 456.17
- pulvinar nucleus 362.29
- quadrangular lobule (H IV and H V) 356.21
- radiation of thalamus 366.26
- radicular artery 258.16
- rami 412.20
- rami; Ventral rami of (sacral n) 420.15
- rami; Ventral rami of (lumbal n.) 420.8
- raphespinal tract; Ventral raphespinal tract 322.12; 330.2
- recess 458.9
- region of arm 10.4
- region of elbow 10.9
- region of forearm 10.13
- region of knee 10.44
- region of leg 10.48
- region of thigh 10.40
- region of wrist 10.19
- reticulospinal tract; Ventral reticulospinal tract 330.3
- root; Motor root; Ventral root 19.22
- sacral foramina 50.29
- sacrococcygeal ligament 78.21
- sacro-iliac ligament 86.11
- scotal branches 266.41
- scrotal nerves 420.23
- scrotal veins 296.10
- segment (S III) 178.5; 178.17
- segment (eye) 434.14
- segmental artery 228.9; 228.29; 260.6
- segmental bronchus (B III) 174.9; 174.21
- Anterior semicircular canal 460.16
- semicircular duct 464.9
- semilunar cusp 226.9
- septal branches 240.19
- solitary nucleus; Ventral solitary nucleus 334.11
- spinal artery 250.16
- spinal veins 286.40

Anterior spinocerebellar tract; Ventral spinocerebellar tract 322.25; 330.4; 340.26
- spinothalamic tract; Ventral spinothalamic tract 322.14
- sternoclavicular ligament 80.34
- superior alveolar artery 238.2
- superior alveolar branches 402.4
- superior iliac spine 62.22
- superior pancreaticoduodenal artery 260.22
- superior segment (kidney) 184.3
- superior segmental artery 262.28
- surface 40.7; 58.9; 68.36; 182.7; 194.7; 220.25; 434.32; 438.4; 442.10; 446.5
- surface of eyelid
- surface of petrous part 32.1
- surface; Sternocostal surface 222.17
- talar articular surface 72.1
- talocrural region; Anterior ankle region 10.51
- talofibular ligament 90.9
- tarsal tendinous sheaths 132.13
- tegmental decussation; Ventral tegmental decussation 350.26
- tegmental nuclei; Ventral tegmental nuclei 344.5; 354.3
- temporal artery 246.2
- temporal branch (M2 segment) 246.6
- temporal branches 248.15
- temporal diploic vein 280.28
- thalamic radiation 392.4
- thalamic tubercle 360.9
- tibial artery 268.26
- tibial node 310.27
- tibial recurrent artery 268.28
- tibial veins 296.33
- tibibofibular ligament 88.24
- tibiotalar part 90.6
- transverse temporal gyrus 376.11
- trigeminothalamic tract; Ventral trigeminothalamic tract 340.14
- tubercle 48.22; 50.7
- tympanic artery 236.11
- vagal trunk 410.23
- vaginal column 204.14
- vein; Anterior branch 272.8; 272.32
- vein of right ventricle; Anterior cardiac veins 274.25
- vein of septum pellucidum 284.5
- ventrolateral nucleus 366.7
- vertebral vein 276.10
- vestibular artery 468.3

Anterior vestibular vein 468.17
- wall (stomach) 146.19
- wall (vagina) 204.6
- white commissure; Ventral white commissure 324.27
- Anterodorsal nucleus 362.22
- Anteroinferior surface 162.9
Anterolateral central arteries; Lenticulostriate arteries 244.22
- central arteries; Lenticulostriate arteries 244.22
- medullary vein 284.24
- nucleus; Ventrolateral nucleus 318.20; 342.10
- pontine vein 284.19
- solitary nucleus; Ventrolateral solitary nucleus 334.12
- sulcus; Ventrolateral sulcus 316.28; 326.16
- surface of aryt. cart. 168.14
- surface of hum. 56.13
Anteromedial central arteries 242.25; 244.2
- frontal branch 244.11
- intermuscular septum; Subsartorial fascia 120.6
- lobule of prostate 194.14
- nucleus; Ventromedial nucleus 318.22; 352.5; 362.23
- surface 56.12
Anteromedian medullary vein 284.23
Anteromedian pontine vein 284.18
Anterosuperior surface 162.7
Anteroventral nucleus 362.24
Antihelix 450.10
Antitragicus 452.11
Antitragus 450.17
Anular epiphysis 48.4
- ligament of radius 82.17
- ligament of stapes 456.29
- ligaments 172.22
- part of fibrous sheath 116.28; 126.20
Anulo-olivary fibres 340.30
Anulus fibrosus 78.4
Anus 154.17
Aorta 230.1
Aortic bifurcation 264.7
- bulb 230.5
- hiatus 106.33
- isthmus 232.2
- orifice 222.36
- sinus 230.3
- valve 226.32
- vestibule 226.31
Aorticorenal ganglia 430.27
Apex 50.14; 50.38; 320.5
- of arytenoid cartilage 168.22
- of auricle; Tip of ear 450.22
- of bladder 186.9
- of cusp 136.31
- of head 68.18
- of heart 222.21

Sachverzeichnis (englisch) 519

Apex of Lung 176.5
- of nose; Tip of nose 164.5
- of patella 68.34
- of petrous part 30.25
- of prostate 194.6
- of tongue; Tip of tongue 140.10

Apical 4.23
- foramen 138.35
- ligament of dens 78.9
- nodes 302.16
- segment (S I) 178.3
- segmental artery 228.8; 228.28
- segmental bronchus (B I) 174.7
- vein; Apical branch 272.5

Apicoposterior segment (S I + II) 178.16

Apicoposterior segmental bronchus (B I + II) 174.20

Apicoposterior vein; Apicoposterior branch 272.29

Aponeurosis 16.33

Apophysis 12.44

Appendicular artery 262.11
- nodes 308.7
- skeleton 12.31
- vein 294.8

Appendix; Vermiform appendix 150.36

Appendix of epididymis 190.41

Appendix of testis 190.40

Approximal surface; Interproximal surface 138.22

Aqueductus of midbrain; Cerebral aqueduct 354.20

Aqueous humor 442.19

Arachnoid granulations 314.22

Arachnoid mater 314.18

Arachnoid trabeculae 314.23

Arbor vitae 358.14

Arch of aorta; Aortic arch 232.1

Arch of azygos vein 286.18

Arch of cricoid cartilage 168.2

Arch of thoracic duct 312.8

Archicerebellum 358.10

Archicortex 384.2

Arcuate artery 184.9;270.4
- crest 168.16
- eminence 32.3
- fibres 394.2
- line 62.16; 108.10
- nucleus; Infundibular nucleus 334.27; 370.23
- popliteal ligament 88.14
- vene 184.18

Area postrema 336.1; 346.23

Areola 472.23

Areolar glands 472.24
- tubercles 472.25
- venous plexus 288.13

Arm 2.24

Arrector muscle of hair 470.25

Arteriae lumbales imae 258.32

Arterial circle 17.7
- grooves 20.41; 34.28
- plexus 17.13

Arteries 228.1
- of brain 242.1
- of lower limb 266.26
- of upper limb 254.8

Arteriole 17.6

Arteriolovenular anastomosis; Arteriovenous anastomosis 17.3

Artery 17.4
- of bulb of penis 266.19
- of bulb of vestibule 266.20
- of caudate lobe 260.5; 260.9
- of central sulcus 246.15
- of Heubner 242.27
- of precentral sulcus 246.14; 246.16
- of pterygoid canal 238.5; 238.20
- of round ligament of uterus 266.33
- of tail of pancreas 260.32
- of tuber cinereum 246.24
- to ductus deferens; Artery to vas deferens 264.30
- to sciatic nerve 264.27

Articular branch 19.18
- branch (obtur. n.) 422.3
- branches of femor. a. 268.3
- cavity 14.44
- circumference 58.4; 58.36
- disc 15.6
- disc (arm) 82.21
- disc (head) 76.12
- disc (shoulder) 80.28; 80.33
- facet (cost.) 52.9
- facet (fib.) 68.17
- facet 52.15; 58.3; 68.12; 68.29
- fossa 14.45
- head 14.46
- recess 15.12
- surface 14.13; 14.43
- surface (aryt. cart.) 168.12
- surface (patella) 68.35
- surface (mandible) 34.21
- surface for cuboid 72.6
- tubercle 34.22
- vascular plexus 17.15
- veins 278.29

Articularis cubiti 112.24

Articularis genus; Articular muscle of knee 122.24

Articulations of auditory ossicles 456.18

Artrioventricular septum 222.30

Ary-epiglottic fold 170.25

Ary-epiglottic part 170.21

Arytenoid articular surface 168.4

Arytenoid cartilage 168.11

Ascending aorta 230.2
- artery 262.18
- branch 228.10; 228.13; 228.30; 228.33; 252.27; 266.35; 268.8; 268.12
- branch/ramus of interlobosulens 374.8

Ascending cervical artery 252.21
- colon 152.2
- lumbar vein 286.27
- mesocolon 210.18
- palatine artery 234.7
- part (duodenum) 150.8
- part; Inferior part (trapez. m.) 100.15
- pharyngeal artery 232.19

Association fibre 18.8

Association fibres of telencephalon 394.1

Asterion 20.21

Atlantic part 250.9

Atlanto-occipital joint 76.19

Atlas (CI) 50.1

Atrial anastomotic branch 230.23

Atrial branches 230.10; 230.30

Atrioventricular branches 230.7; 230.24
- bundle 224.15
- nodal branch 230.15; 230.29
- node; Aschoff-Tawara node 224.14

Atrium 382.22

Atrium of middle meatus 164.42

Attachment 15.39

Attachment of superficial external anal sphincter 218.20

Auditory commissure of pons 340.27

Auditory ossicles 456.1

Auricle 222.32

Auricle; Pinna 450.3

Auricular branch 234.18; 234.28; 406.6; 410.4
- cartilage 450.5
- muscles 452.5
- region 6.12
- surface 50.24; 62.32
- tubercle 450.21

Auricularis anterior 94.26

Auricularis posterior 94.28

Auricularis superior 94.27

Auriculotemporal nerve 402.23

Auscultatory triangle; Triangle of auscultation 100.23

Autonomic branch 19.33
- ganglion 19.1
- nerve fibres 19.13
- nerve 19.32
- plexus 19.34

Autonomic division; Autonomic part of peripheral nervous system 426.1

Axial 4.30

Axial skeleton 12.30

Axilla 2.23

Axillary artery 254.9
- fascia 116.15
- fossa 8.10
- hairs 470.22
- lymphatic plexus 312.4
- nerve 418.11
- process; Axillary tail 472.18

Sachverzeichnis (englisch)

Axillary region 8.9
- vein 288.5
Axis 442.12
Axis (C II) 50.12
Azygos artery of vagina 266.6
Azygos vein 286.17

B

Back 2.20
Ball and socket joint; Spheroidal joint 15.22
Bare area 154.25
Basal 4.24
- crest; Spiral crest 466.11
- forebrain 386.11
- lamina (eye) 436.12; 436.24
- lamina (cochlea duct.) 466.12
- nuclei and related structures 390.1
- nucleus 386.28
- part (pulm. a.) 228.20; 228.40
- substance 386.27
- vein 282.26
- ventral medial nucleus 366.2
Base 50.19; 60.17; 72.17; 320.12
Base of arytenoid cartilage 168.13
- of cochlea 462.1
- of heart 222.16
- of lung 176.4
- of mandible 44.14
- of modiolus 462.12
- of patella 68.33
- of peduncle 348.19
- of phalanx 60.26; 72.27
- of prostate 194.2
- of stapes; Footplate 456.6
Basilar 4.25
- artery 250.19
- part 26.6
- part of pons 338.11
- plexus 280.12
- sulcus 338.4
Basilic vein 288.18
Basilic vein of forearm 288.22
Basion 26.4
Basivertebral veins 286.38
Basolateral amygdaloid nucleus 386.17
Basomedial amygdaloid nucleus 386.18
Beard 470.19
Bed nucleus of stria terminalis 386.29
Belly 15.38
Biceps brachii 112.13
Biceps femoris 124.2
Bicipital aponeurosis 112.16
Bicipitoradial bursa 128.19
Bicondylar joint 15.19
Bifurcate ligament 90.32

Bifurcation of pulmonary trunk 228.5
Bile duct 160.22
Biventral lobule (H VIII) 356.40
Bladder neck part 188.3
Blood 17.10
Blood vessel 17.2
Body 28.2; 62.35; 64.2; 70.12; 380.32
Body; Shaft 52.13
Body of bladder 186.11
- of breast 472.16
- of caudate nucleus 390.4
- of cerebellum 356.6
- of clitoris 206.10
- of epididymis 190.34
- of gallbladder 160.12
- of hyoid bone 46.17
- of ilium 62.13
- of incus 456.8
- of mandible 44.13
- of maxilla 40.2
- of nail 472.4
- of pancreas 162.6
- of penis 196.6
- of sternum 52.32
- of stomach 146.29
- of tongue 140.2
- of uterus 202.3
Bone marrow 298.3
- of cranium 26.1
- of foot 70.1
- of hand 60.1
- of lower limb 62.1
- of upper limb 54.1
- skeletal anatomy 20.2
- skeletal system 12.21
Bony joints 14.24
- labyrinth 460.3
- nasal cavity 24.12
- nasal septum 24.13
- palate 22.13
- part 12.22
- part of tub. aud. 458.16
- part of nose 164.24
- union; Synostosis 14.41
Border of uterus 202.5
Brachial artery 254.25
- autonomic plexus 430.8
- fascia 116.18
- nodes 302.23
- plexus 414.12
- region 10.3
- veins 288.29
Brachialis 112.18
Brachiocephalic nodes 304.7
- trunc 232.4
- vein 274.32
Brachioradialis 114.12
Brachium of inferior colliculus 348.13; 368.6
- of superior colliculus 348.14; 368.7
Brain 326.1
Brainstem 326.9

Branch of angular gyrus 246.10
- of ciliary ganglion; Parasympathetic root of ciliary ganglion; Oculomotor root of ciliary ganglion 398.11
- to oculomotor nerve 246.30
Branches of amygdaloid body 242.16
- of trigeminal ganglion 238.27
- to anterior perforated substance 242.5
- to crus cerebri 242.22
- to globus pallidus 242.12
- to hippocampus 242.14
- to hypothalamic nuclei 242.18
- to internal capsule, genu 242.9
- to internal capsule, posterior limb 242.10
- to internal capsule, retrolentiform limb 242.11
- to isthmus of fauces 404.2
- to lateral geniculate body 242.8
- to nerves 238.28
- to optic chiasm; Branches to optic chiasma 242.6; 246.23
- to optic tract 242.7
- to otic ganglion; Sensory root of otic ganglion 402.16
- to red nucleus 242.21
- to substantia nigra 242.20
- to tail of caudate nucleus 242.13
- to thalamic nuclei 242.19
- to tuber cinereum 242.17
- to tympanic membrane 402.25
- to uncus 242.15
Branching type 184.26
Breast 472.12
Bregma 20.15
Broad ligament of uterus 214.12
Bronchi 174.1
Bronchial branches 252.4; 258.3; 410.20
- glands 174.34
- tree 174.2
- veins 276.5; 286.23
Bronchioles 178.26
Bronchomediastinal trunk 312.5
Broncho-oesophageus 146.12
Bronchopericardial membrane 222.5
Bronchopulmonary nodes 304.15
Bronchopulmonary segments 178.1
Buccal artery 236.30
- branches 406.13
- cusp 138.4
- fat pad 134.17
- glands 134.36
- nerve 402.22
- region 6.19
- root 138.24
- surface 138.16
Buccinator 96.11

Buccinator node 300.11
Buccopharyngeal fascia 96.22; 144.38
Buccopharyngeal part 144.27
Bulb of occipital horn 382.25
Bulb of penis 196.19
Bulb of vestibule 206.3
Bulbar conjunctiva 448.1
Bulbar corticonuclear fibres 328.5
Bulboreticulospinal tract; Medullary reticulospinal tract; Lateral reticulospinal tract 322.21
Bulbospongiosus 208.16
Bulbo-urethral gland 196.1
Bursa(-ae) of piriformis 130.11
– of tendo calcaneus; Bursa of calcaneal tendon; Retrocalcaneal bursa 132.11
– of tensor veli palatini 128.2
– of lower limb 130.6
– of neck 128.1
– of upper limb 128.6
Buttocks 2.35

C

Caecal folds 212.23
Caecum 150.30
Caerulean nucleus 344.6
Caeruleospinal tract 324.6
Calcaneal anastomosis 270.19
– branches 270.12; 270.18
– process 72.15
– sulcus 70.31
– tendon 124.18
– tubercle 70.28
– tuberosity 70.25
Calcaneocuboid joint 90.19
Calcaneocuboid ligament 90.34
Calcaneofibular ligament 90.11
Calcaneonavicular ligament 90.33
Calcaneus 70.24
Calcarine branch 248.22
Calcarine spur 382.26
Calcarine sulcus 378.23
Calf 2.41
Callosomarginal artery 244.10
Calvaria 20.33
Canal for auditory tube 30.32
Canal for vertebral artery 50.10
Canal for tensor tympani 30.31
Canaliculus for chorda tympani 30.24
Canine fossa 40.9
Canine groove 138.31
Canine tooth 136.20
Capillary 17.26
Capillary lamina 436.11
Capitate 60.12
Capitulum 56.23
Capsular branches 184.15; 262.24
Capsular ligaments 15.10

Capsular veins 290.9
Capsule 298.35
– of cricoarytenoid joint 168.25
– of cricothyroid joint 168.7
– of ganglion 18.35
– of lens 442.7
– of prostate 194.17
Cardia; Cardial part 146.24
Cardiac ganglia 430.13
– impression 154.21; 176.9
– notch of left lung 176.13
– plexus 430.12
Cardial notch 146.28
– orifice 146.25
Cardinal ligament; Transverse cervical ligament 202.31
Cardiovascular system 17.1; 222.1
Carina of trachea 172.25
Caroticotympanic arteries 238.19
– canaliculi 30.29
– nerves 408.22
Carotid bifurcation 232.9
– body 232.7
– branch 408.26
– canal 30.26
– sheath 100.10
– sinus 232.8; 238.17
– sulcus 28.12
– syphon 238.37
– tubercle 48.24
– wall 454.31
Carpal articular surface 58.20
– bones 60.2
– groove 60.15
– joints; Intercarpal joints 82.31
– region 10.18
– tendinous sheaths 128.23
– tunnel 84.4
Carpometacarpal joints 84.6
Carpometacarpal joint of thumb 84.9
Cartilage of acoustic meatus 452.18
Cartilage of tube 458.20
Cartilaginous external acoustic meatus 452.17
– joint 14.37
– part 12.26; 164.23
– part (audit. tube) 458.19
Carunculae hymenales; Hymenal caruncles 204.9
Cauda equina 19.29
Caudal 4.21
Caudal fibres 394.13
Caudal part (spin. nucl. of trig. n.) 332.12
Caudal pontine reticular nucleus 344.18
Caudate branches 292.19
– lobe 156.19
– nucleus 390.2
– process 156.21
Caudolenticular grey bridges; Transcapsular grey bridges 392.2

Caval opening 106.37
Cave of septum pellucidum 382.2
Cavernous branch 238.25
– nerves of clitoris 432.28
– nerves of penis 432.27
– part 238.21
– plexus 430.5
– plexus of conchae 164.33
– sinus 280.22
– spaces of corpora cavernosa 196.25
– spaces of corpus spongiosum 196.26
– veins 196.28
Cavities 2.49
Cavity of concha 450.16
– of pharynx 142.26
Cement 138.42
Central 4.38
– amygdaloid nucleus 386.19
– canal 318.8; 324.29
– gelatinous substance 318.14
– intermediate substance 320.23
– lateral nucleus 364.3
– lobule (II and III) 356.10
– medial nucleus 364.2
– nervous system 17.53; 314.2
– nodes 302.20
– nucleus 318.26; 354.26
– part; Body (lat. ventr.) 382.15
– part; Cell nest region 332.3; 332.7
– precommissural nucleus 352.8
– reticular nucleus 336.25
– retinal artery 240.2
– retinal artery, intraocular part 440.27
– retinal vein, intraocular part 286.10; 440.28
– sulcus 374.5; 376.34
– sulcus of insula 376.23
– superior mesenteric nodes 308.3
– tegmental tract 340.28; 350.3
– tendon 106.36
– thalamic radiation 366.27; 392.9
– veins 158.27 ; 220.31
Centromedian nucleus 364.5
Cephalic vein 288.15
Cephalic vein of forearm 288.21
Ceratocricoid 170.15
Ceratocricoid Ligament 168.8
Ceratoglossus 140.30
Ceratopharyngeal part 144.32
Cerebellar commissure 358.30
– cortex 358.15
– fissures 18.16
– fossa 26.38
– nuclei 358.19
– peduncles 358.25
– tonsillar branch 250.14
– veins 284.30

Cerebello-olivary fibres 340.31; 350.5
Cerebellopontine angle 338.6
Cerebellum 18.15; 356.4
Cerebral arterial circle; Circle of Willis 248.1
– cortex 18.23; 384.1
– crus 348.7; 348.20
– fossa 26.37
– gyri 18.24
– hemisphere 18.22; 374.2
– lobes 18.25
– part 238.29
– peduncle 348.6; 348.18
– sulci 18.26
– surface 28.25; 34.23
– veins 282.10
Cerebrospinal fluid 314.20
Cervical branch 406.16
– canal 202.18
– enlargement 316.20
– fascia 100.4
– glands 202.20
– lordosis 46.25
– nerves (C1–C8) 412.11
– part 146.24; 172.18; 238.16; 250.4; 312.9
– part; Cervical segments 1–8 318.2
– pleura; Dome of pleura; Pleural cupula 180.8
– plexus 412.21
– rib 52.25
– vertebrae (CI–CVII) 48.19
Cervicothoracic ganglion; Stellate ganglion 426.21
Cervix of uteri 202.10
Chambers of eyeball 442.18
Checkligament of lateral rectus muscle 444.16
– of medial rectus muscle 444.14
Cheek 2.10; 134.16
Chemically-defined cell groups 396.1
Chiasmatic cistern 314.28
Chin 2.13
Choana; Posterior nasal aperture 24.22; 164.20
Cholinergic cells 396.29
– cells of dorsal tegmental area (Ch5, Ch6, Ch8) 396.34
– cells of epithalamus (Ch7) 396.35
– cells of globus pallidus, accumbens nucleus and diagonal gyrus (Ch2) 396.31
– cells of globus pallidus, accumbens nucleus and diagonal band (Ch3) 396.32
– cells of medial septal nuclei (Ch1) 396.30
– cells of substantia innominata, basal nucleus, amygdaloid body and olfactory tubercle (Ch4) 396.33

Chondrocranium 20.6
Chondroglossus 140.29
Chondropharyngeal part 144.31
Chorda tympani; Parasympathetic root of submandibular ganglion 404.4; 406.19
Chordae tendineae; Tendinous cords 224.4
Choroid 436.7
– blood vessels 436.13
– line 382.18
– membrane 346.16
– plexus 346.15; 382.20
– plexus of fourth ventricle 316.7
– plexus of lateral ventricle 316.10
– plexus of third ventricle 316.9
Choroidal branch to fourth ventricle 250.15
– branches to lateral ventricle 242.3
– branches to third ventricle 242.4
– enlargement 316.11; 382.24
– fissure 382.19
Ciliary body 436.14
– bundle 94.21
– ganglion 428.9
– glands 446.22
– margin 438.3
– muscle 436.19
– part of retina 438.21
– plicae 436.17
– processes 436.16
– veins 286.7
– zonule 442.15
Cingular branch 244.14
Cingulate gyrus 380.2
Cingulate sulcus 376.29
Cingulum 136.41; 394.3
Circular fibres 436.23
– folds 148.22
– layer 148.5; 152.17; 152.33; 188.5; 198.14; 206.26
– layer; Short pitch helicoidal layer 148.21
– sulcus of insula 376.24
Circum duction 15.29
Circumflex branch 230.22
– fibular branch; Circumflex peroneal branch 270.9
– scapular artery 254.22
– scapular vein 288.7
Cistern 17.9
– of lamina terminalis 314.33
– of lateral cerebral fossa 314.27
Cisterna ambiens; Ambient cistern 314.30
– chyli; Chyle cistern 312.12
Claustrum 388.1
Clavicle 54.26
Clavicular branch 254.15
– facet 54.12
– notch 52.29
– head of pect. maj. 106.4
– part of deltoid 112.3

Clavipectoral fascia 106.21
– triangle; Deltopectoral triangle 8.4
Clinical crown 136.24
Clinical root 136.28
Clitoris 206.8
Clivus 22.7
Clivus branches 238.35
Coccygeal body 258.34
– cornu 50.40
– foveola 8.21; 470.33
– nerve 422.29
– part; Coccygeal segments 1–3 318.6
– plexus 422.30
Coccyx; coccygeal vertebrae I–IV 50.39
Cochlea 460.25
Cochlea nuclei 334.18; 342.32
Cochlear aqueduct 462.33
– area 462.28
– branch 468.7
– canaliculus 32.22
– communicating branch 408.4
– cupula 460.26
– duct 466.3
– ganglion; Spiral ganglion 408.14
– labyrinth 466.1
– nerve 408.13
– recess 460.10
– septum 462.10
Coeliac ganglia 430.26
– nodes 306.15
– plexus 430.20
– trunk 258.35
Coeliacoduodenal part 150.13
Coeliae branches 410.31
Colic branch 262.8
Colic impression 156.10; 298.21
Collateral branch (of intercost. a.) 258.18
– branch (of intercost. n.) 418.21
– eminence 382.23
– ligaments 84.16; 84.20; 92.19; 92.23
– trigone 382.21
– vessel 17.27
Collecting duct 182.27
Collicular artery; Quadrigeminal artery 248.7
Colliculus 168.17
Colon 152.1
Column 17.59; 380.29
Commissural cusps 226.28
– fibre 18.9
– fibres of telencephalon 394.17
– nucleus of vagus nerve 334.23
– nucleus 334.3
Commissure 18.5
– of bulbs 206.4
– of fornix cer. 380.34
– of inferior colliculus 356.1
– of semilunar cusps 226.14; 226.38

Sachverzeichnis (englisch) 523

Commissure of superior colliculus 356.2
Common basal vein 272.21; 274.8
- bony limb 460.20
- carotid artery 232.6
- carotid plexus 430.3
- cochlea artery 468.4
- flexor sheath 130.4
- hepatic artery 260.1
- hepatic duct 160.1
- iliac artery 264.8
- iliac nodes 308.16
- iliac vein 290.18
- interosseous artery 256.22
- membranous limb 464.13
- modiolar vein 468.13
- nasal meatus 24.19; 166.6
- palmar digital arteries 256.32
- palmar digital nerves 416.19; 416.27
- plantar digital arteries 270.28
- plantar digital nerves 424.22; 424.26
- tendinous ring; Common anular tendon 444.17
- tendinous sheath of fibulares; Common tendinous sheath of peronei 132.22
Commonfibular nerve; Common peroneal nerve 424.2
Communicating branch with auricular branch of vagus nerve 408.23
- branch with auriculotemporal nerve 408.31
- branch with chorda tympani 408.32
- branch with glossopharyngeal nerve 406.9; 410.6
- branch with meningeal branch 408.30
- branch with recurrent laryngeal nerve 410.12
- branch with tympanic plexus 406.24
- branch with ulnar nerve 416.18; 418.9
- branch with vagus nerve 406.22
- branch with zygomatic nerve 398.20
- branch; Ramus communicans 19.26; 270.16
- branches with facial nerve 402.27
- branches with hypoglossal 404.3
- branch with ciliary ganglion; Sensory root of ciliary ganglion; Nasociliary root of ciliary ganglion 400.2
Compact bone 12.24
Compact part (subst. nigra) 348.31

Compact part; Compact subnucleus (pedunculop. tegm. n.) 354.11
Compartment 16.16; 110.23; 118.2
Complex joint 15.14
Compressor urethrae 208.23
Concha of auricle 450.14
Conchal crest 40.19; 42.23
Conducting system of heart 224.12
Condylar canal 26.14
- emissary vein 282.4
- fossa 26.16
- joint; Ellipsoid joint 15.21
- process 46.12
Condyle 14.6
Condyle of humerus 56.22
Confluence of sinuses 280.9
Congunctiva 446.26
Conjunctival glands 448.6
Conjunctival ring 434.29
Conjunctival sac 448.5
Conjunctival veins 286.15
Conoid ligament 80.31
Conoid tubercle 54.35
Contact zone 138.23
Conus arteriosus; Infundibulum 226.7
Conus branch 230.8; 230.19
Conus elasticus; Cricovocal membrane 172.15
Conus medullaris; Medullary cone 316.22
Coraco-acromial ligament 80.22
Coracobrachial bursa 128.11
Coracobrachialis 112.17
Coracoclavicular ligament 80.29
Coracohumeral ligament 82.8
Coracoid process 54.25
Cord of umbilical artery 264.34
Cords (pl. brach.) 414.20
Cornea 434.28
Corneal epithelium 436.1
Corneal vertex 434.31
Corneoscleral junction; Corneal limbus 434.30
Corneoscleral part 434.20
Corniculate cartilage 168.29
Corniculate tubercle 168.30
Corona ciliaris 436.15
Corona of glans 196.11
Corona radiata 392.25
Coronal 4.5
Coronal suture 74.8
Coronary ligament 210.40
Coronary sinus 274.15
Coronary sulcus 222.25
Coronoid fossa 56.26
Coronoid process 46.9; 58.23
Corpus albicans 200.18
- callosum 380.12
- callosum fibres 394.18
- cavernosum of clitoris 206.12
- cavernosum penis 196.17

Corpus luteum 200.17
- rubrum 200.15
- spongiosum penis 196.18
- striatum 390.15
Corrugator supercilii 94.24
Cortex corticis 182.18
Cortex 220.32 ; 298.38
Cortex of lens 442.3
Cortex of thymus 298.7
Cortical amygdaloid nucleus 386.20
- bone 12.23
- labyrinth 182.17
- radiate arteries; Interlobular arteries 184.10
- radiate veins; Interlobular veins 184.19
Corticomesencephalic fibres 350.27
Corticonuclear fibres 348.23; 392.7
Corticopontine fibres 338.17; 348.24
Corticoreticular fibres 328.6; 338.16; 348.29; 392.10
Corticorubral fibres 392.11
Corticospinal fibres 328.4; 338.14; 348.22; 392.12
Corticotectal fibres 392.23
Corticothalamic fibres 392.13
Costal cartilage 52.6
- groove 52.17
- margin; Costal arch 52.41
- notches 52.34
- part 106.31; 180.9
- process 48.33
- surface 54.4; 176.6
Costocervical trunk 254.1
Costochondral joints 80.17
Costoclavicular ligament 80.36
Costodiaphragmatic recess 180.15
Costomediastinal recess 180.16
Costosternal joint 78.28
Costotransverse foramen 80.11
- joint 80.6
- ligament 80.7
Costovertebral joints 80.2
Costoxiphoid ligaments 80.16
Cotyloid joint 15.23
Cranial 4.20
- arachnoid mater 314.21
- base; Basicranium 22.1
- cartilaginous joints 76.2
- cavity 2.50
- dura mater 314.7
- fibrous joints 74.3
- nerve 19.31; 398.2
- part (parasymp. part) 428.8
- pia mater 316.5
- root; Vagal part 412.2
- sensory ganglion 18.39
- sutures 74.7
- synchondroses 76.3
- syndesmoses 74.4

Cranial synovial joint 76.10
Craniocervical part 430.2
Craniospinal sensory ganglion 18.37
Cranium 20.3
Cremaster 108.22; 192.3
Cremasteric artery 266.32
Cremasteric fascia 192.4
Crest 14.8; 52.1; 52.12; 52.18
- of greater tubercle; Lateral lip 56.9
- of lesser tubercle; Medial lip 56.10
- of round window 454.17
Cribriform area 182.38
- fascia 118.19
- foramina 38.3
- plate 38.2
Crico thyroid branch 232.15
Crico-arytenoid joint 168.24
Crico-arytenoid Ligament 168.26
Cricoid cartilage 168.1
Crico-oesophageal tendon 146.11
Cricopharyngeal ligament 168.27
Cricopharyngeal part; Cricopharyngeus 144.35
Cricothyroid 170.11
Cricothyroid joint 168.6
Cricotracheal ligament 168.10
Crista terminalis 224.23
Cristae galli 38.4
Crown 136.29
Crown pulp 138.37
Cruciate ligament of atlas 78.10
Cruciform eminence 26.28
- part of fibrous sheath 116.29
- part of tend. sheat 126.21
Crura of antihelix 450.12
Crus (fornix) 380.33
- of clitoris 206.9
- of helix 450.7
- of penis 196.7
Cubital anastomosis 256.20
- fossa 10.10
- nodes 302.24
- region 10.8
Cuboid 72.12
Culmen (IV and V) 356.17
Cuneate fasciculus 324.18; 326.27; 328.9
- nucleus 332.6
- tubercle 326.28
Cuneiform cartilage 170.1
- nucleus 354.8
- part of vomer 38.35
- tubercle 170.2
Cuneocerebellar fibres 330.12
Cuneocuboid interosseous ligament 90.25
Cuneometatarsal interosseous ligaments 92.12
Cuneonavicular joint 90.20
Cuneospinal fibres 324.19
Cuneus 378.22
Cuneus fibres 394.15

Cupular caecum 466.19
Cupular part 454.5
Cusp 17.22; 17.23
Cusp; Cuspid 136.30
Cutaneous branch 19.17
- branch (obt. n.) 420.30
- muscle 16.5
- vein 17.33
Cylindrical joint 15.16
Cymba conchae 450.15
Cystic artery 260.4
- duct 160.20
- node 306.31
- vein 292.24
Cystohepatic triangle 212.28

D

Dartos fascia; Superficial fascia of scrotum 198.35
Dartos muscle 198.37
Decidous teeth 136.13
Declive (VI) 356.27
Decussation 18.11
- of medial lemniscus; Sensory decussation 328.11
- of pyramids; Motor decussation 326.15; 328.7
- of superior cerebellar peduncles 350.18
- of trochlear nerve fibres 356.3
Deep 4.35
- artery of clitoris 266.23
- artery of penis 266.21
- artery of thigh 268.4
- auricular artery 236.10
- branch 264.23; 268.7; 270.22; 416.29; 418.6; 424.28
- branch; Dorsal scapular artery 252.29
- cerebral veins 282.25
- cervical artery 254.2
- cervical vein 276.13
- circumflex iliac artery 266.34
- circumflex iliac vein 292.12
- dorsal vein of clitoris 290.32
- dorsal vein of penis 290.31
- external pudendal artery 266.40
- facial vein 278.14
- fascia of leg 120.8
- fibular nerve; Deep peroneal nerve 424.10
- grey layer; Layer VI 354.35
- infrapatellar bursa 130.24
- inguinal nodes 310.20
- inguinal ring 108.25
- investing fascia 110.11
- layer 96.27; 444.24
- lingual artery 234.5
- lingual vein 276.33
- lymph vessel 17.41
- middle cerebral vein 282.28
- nodes 300.20; 302.27; 310.26
- palmar arch 256.13

Deep palmar branch 256.30
- parotid nodes 300.6
- part 94.22; 96.16; 110.28; 118.9; 136.9; 154.14; 218.16
- perineal pouch; Deep perineal space 208.17
- petrosal nerve; Sympathetic root 406.21
- plantar arch 270.25
- plantar artery 270.7
- posterior sacrococcygeal ligament 78.20
- temporal nerves 402.20
- temporal veins 278.25
- transverse metacarpal ligament 84.18
- transverse metatarsal ligament 92.21
- transverse perineal muscle 208.20
- trigone 186.19
- vein 17.36
- veins of clitoris 292.3
- veins of lower limb 296.24
- veins of penis 292.2
- veins of upper limb 288.28
- venous palmar arch 288.34
- white layer; Layer VII 354.36
Deferential plexus; Plexus of ductus deferens 432.25
Deltoid 112.2
- branch 254.16; 254.29
- fascia 116.17
- region 10.2
- tubercle 54.8
- tuberosity 56.21
Deltopectoral nodes; Infraclavicular nodes 302.22
Dendiculate suture 14.35
Dens 50.13
Dental alveoli 138.47; 42.10; 44.30
- branches 236.13; 236.32; 238.3
- papilla 138.39
- pulp 138.36
Dentate gyrus 380.8; 386.6
Dentate nucleus 358.20
Denticulate ligament 316.13
Dentine 138.40
Dento-alveolar syndesmosis; Gomphosis 76.1
Depression of optic disc; Physiological cup 440.11
Depressor anguli oris 96.1
- labii inferioris 96.8
- septi nasi 94.18
- supercilii 94.25
Dermal ridges; Papillary ridges 470.4
Dermis; Corium 470.10
Descending and ascending Limb of loop of Henle 182.24
- aorta 258.1
- branch 228.11; 228.14; 228.31; 228.34; 234.22; 252.28; 268.13; 268.9

Sachverzeichnis (englisch)

Descending colon 152.6
- genicular artery 268.1
- mesocolon 210.19
- palatine artery 238.7
- part (duod.) 150.5
- part (iliof. lig.) 86.27
- part; Superior part (trap. m.) 100.13

Descent of the testis 192.17
Desmocranium 20.7
Desmodentium; Periodontal fibre 138.46
Detrusor 188.1
Diagonal band 388.2
Diagonal conjugate 64.28
Diaphragm 106.24
Diaphragma sellae; Sellar diaphragm 314.12
Diaphragmatic constriction 146.5
- fascia 108.3
- part 180.10
- surface (hep.) 154.19
- surface (pulm.) 176.10
- surface (splen.) 298.17
- surface; Inferior surface (cord.) 222.18

Diaphysis 12.38
Diastema 136.18
Diencephalon 326.7; 360.1
Digastric 98.18
- branch 406.7
- fossa 44.21

Digits of foot; Toes 2.48; 12.14
Digits of hand; Fingers including thumb 2.32; 10.26
Dilator muscle 16.15
Dilator pupillae 438.11
Diploe 20.35
Diploic branch 240.16
- canals 20.36
- veins 280.26

Dissipated part; Dissipated subnucleus 354.12
Distal 4.37
- cusp; Hypoconulid 138.13
- fovea 136.39
- lateral striate branches 244.24
- medial striate artery 244.7
- node 310.23
- part (prost.) 194.5
- part (urethra) 198.8
- phalanx 60.24; 72.25
- radio-ulnar joint 82.20
- root 138.27
- surface 138.21
- transverse arch of foot 12.11
- tubule, straight part 182.25
- tubule; convoluted part 182.26

Distobuccal cusp 138.10
Distobuccal root 138.29
Distolingual cusp 138.12
Distopalatal cusp 138.11
Diverticula of ampulla 192.13
Dopaminergic cells in arcuate nucleus (A12) 396.17

Dopaminergic cells in medial zone and anterior area of hypothalamus (A14) 396.19
- cells in olfactory bulb (A15) 396.20
- cells in posterior hypothalamus (A11) 396.16
- cells in zona incerta (A13) 396.18
- cells 396.8; 396.11; 396.14

Dorsal 4.15
- artery of clitoris 266.24
- artery of penis 266.22
- branch (subcostal a.) 258.22
- branch (lumb. a.) 258.28
- branch (intercost. a.) 258.9
- branch of ulnar nerve 416.23
- branch to corpus callosum 248.19
- branches (intercost. a.) 254.6
- calcaneocuboid ligament 90.36
- carpal arch 256.8
- carpal branch 256.7; 6.28
- carpal tendinous sheaths 128.24
- carpometacarpal ligaments 84.7
- cuboideonavicular ligament 90.31
- cuneocuboid ligament 90.30
- cuneonavicular ligament 90.35
- digital arteries 256.10; 270.6
- digital branches 416.24; 418.10
- digital nerves of foot 424.9; 424.12
- digital veins 296.16
- fascia of foot 120.17
- fascia of hand 116.22
- hypothalamic area; Dorsal hypothalamic region 370.16
- intercarpal ligaments 82.34
- intercuneiform ligaments 90.29
- interossei (leg) 126.15
- interossei (arm) 116.13
- lamella 332.22
- lateral geniculate nucleus 368.16
- lingual branches 234.4
- lingual veins 276.30
- medullary veins 284.26
- metacarpal arteries 256.9
- metacarpal ligaments 84.11
- metacarpal veins 288.25
- metatarsal arties 270.5
- metatarsal ligaments 92.15
- metatarsal veins 296.15
- nasal artery; External nasal artery 240.27
- nerve of clitoris 422.28
- nerve of penis 422.27
- nuclei of thalamus 362.25
- nucleus 370.21
- pallidum 390.20
- pancreatic artery 260.28

Dorsal part (central ret. n.) 336.26
- parts (intertransv. m.) 102.4
- premammillary nucleus 372.7
- radiocarpal ligament 82.25
- scapular artery 252.30
- scapular nerve 414.22
- scapular vein 288.4
- septal nucleus 382.6
- striatum 390.17
- subdivision (Nucl. of post. comm.) 352.12
- supra-optic commissure 372.20
- surface 50.30
- surfaces of fingers 10.33
- surfaces of toes 12.19
- tarsal ligaments 90.27
- tarsometatarsal ligaments 92.10
- tubercle 58.17
- ulnocarpal ligament 82.27
- vein; Dorsal branch 286.31
- venous arch of foot 296.14
- venous network of foot 296.13
- venous network of hand 288.23

Dorsalis pedis artery; Dorsal artery of foot 270.1
Dorsolateral part (supra-optic nucl.) 370.13
Dorsomedial nucleus 370.17; 370.22
Dorsomedial part (supra-optic nucl.) 370.14
Dorsum of foot; Dorsal region of foot 2.47; 12.3
- hand 2.31; 10.21
- nose 164.4
- penis 196.8
- tongue 140.4

Dorsum sellae 28.10
Downy hair; Primary hair 470.15
Duct of bulbo-urethral gland 196.2
Duct of epididymis 190.36
Ductus arteriosus Botalli; Botallo's duct, Ligament Ductus arteriosus 228.26
Ductus deferens; Vas deferens 192.7
Ductus reuniens 464.23
Duodenal branches 260.17; 260.24
Duodenal glands 150.17
Duodenal impression 156.9
Duodenojejunal flexure 150.9
Duodenum 150.1
Dura mater 314.6
Dural part; Coccygeal ligament; Filum terminale externum 316.16
Dural venous sinuses 280.7

E

Ear 2.7; 450.1
Efferent ductules 190.30
Efferent glomerula arteriole 184.12
Efferent nerve fibres 19.11
Ejaculatory duct 192.24
Elbow 2.25
Elbow joint 82.11
Elliptical recess; Utricular recess 460.5
Emboliform nucleus 358.22
Eminence 14.4
Eminentia conchae 450.31
– fossae triangularis 450.33
– scaphae 450.32
Emissary vein 17.34; 282.1
Emptying internal urethral orifice; Voiding internal urethral orifice 198.4; 206.20
Enamel 138.41
Endo-abdominal fascia; Parietal abdominal fascia 108.37
Endocardium 224.20
Endocrine glands 220.1
Endolemniscal nucleus 336.2
Endolymph 464.3
Endolymphatic duct 464.21
– sac 464.22
– space 464.2
Endometrium 202.27
Endomysium 16.29
Endoneurium 19.7
Endosteum 14.15
Endothelium of anterior chamber 436.5
Enteric plexus 432.9
Entopeduncular nucleus 370.18
Ependyma 18.14
Epicondyle 14.7
Epicranial aponeurosis 94.13
Epicranius 94.8
Epidermis 470.9
Epididymal branches 264.3
Epididymis 190.31
Epidural space 314.17
Epigastric region; Epigastric fossa 8.13
Epiglottic cartilage 170.4
– tubercle 170.6
– vallecula 144.11
Epiglottis 170.3
Epimysium 16.27
Epineurium 19.9
Epiphysial cartilage; Primary cartilaginous joint 12.40; 14.40
– line 14.42
– plate; Growth plate 12.41
Epiphysis 12.39
Epiploic foramen; Omental foramen; 212.3
Episcleral arteries 240.14

Especial layer 434.24
– space 444.6
– veins 286.13
Epithalamus 360.3; 362.12
Epitympanic recess 454.4
Eponychium 472.10
Epoophoron 204.18
Equator 434.9; 442.13
Erector spinae 102.8
Erector spinae aponeurosis 102.9
Ethmoid; Ethmoidal bone 38.1
Ethmoidal bulla 38.15; 166.1
– cells 166.13
– crest 40.27; 42.24
– groove 38.29
– infundibulum 38.17; 166.2
– labyrinth 38.7
– notch 36.28
– process 38.22
– veins 286.4
Ethmoidolacrimal suture 74.27
Ethmoidomaxillary suture 74.26
Excretory duct 192.23; 448.11
Extension 15.31
Extensor 4.47
– carpi radialis brevis 114.14
– carpi radialis longus 114.13
– carpi ulnaris 114.18
– digiti minimi 114.17
– digitorum 114.15
– digitorum brevis 124.25
– digitorum longus 124.8
– hallucis brevis 124.24
– hallucis longus 124.10
– indicis 114.25
– muscle 16.10
– pollicis brevis 114.23
– pollicis longus 114.24
– retinaculum 116.23
External 4.31
– acoustic meatus 34.4; 452.14
– acoustic pore; External acoustic aperture 34.4; 452.15
– anal sphincter 154.13; 208.5; 218.13
– axis of eyeball 434.11
– branch 410.10; 412.6
– capsule 392.26
– carotid artery 232.10
– carotid nerve 426.14
– carotid plexus 430.6
– conjugate 64.31
– ear 450.2
– granular layerLayer II 384.10
– iliac artery 266.27
– iliac nodes 308.22
– iliac vein 292.9
– intercostal membrane 78.25; 106.14
– intercostal muscle 106.13
– jugular vein 280.1
– longitudinal layer 188.4
– nasal branches 402.10
– nasal nerve 400.10
– nasal veins 278.10

External nucleus 354.27
– oblique 108.12
– occipital crest 26.22
– occipital protuberance 26.21
– opening of carotid canal 30.27
– os of uterus 202.15
– palatine vein 278.16
– pudendal vein 296.4
– pyramidal layer (Layer III) 384.11
– spermatic fascia 192.2
– surface 34.30; 36.3; 466.5
– surface of cranial base 22.10
– table 20.34
– urethral orifice 198.32; 206.23
– urethral sphincter 198.18; 206.24; 208.22
Extracapsular ligaments 15.11
Extradural space; Epidural space 314.15
Extraocular muscles; Extrinsic muscles of eyeball 94.3; 444.9
Extraocular part 240.3; 286.11
Extraperitoneal fascia 108.35; 216.9
– ligament 108.36; 216.10
– space 210.4
Extraserosal fascia 16.21
Extreme capsule 392.27
Eye and related structures 2.9; 434.5
Eyeball 434.6
Eyebrows 446.1; 470.17
Eyelash 446.15; 470.18
Eyelids 446.2

Face 2.8
Facet for calcaneonavicular part of bifurcate ligament 70.7
– for dens 50.6
– for plantar calcaneonavicular ligament 70.6
Facial artery 234.6
– aspect; Frontal aspect 20.9
– canal 30.22
– colliculus 346.5
– muscles 94.7
– nerve (VII) 406.1; 462.23
– nodes 300.10
– region 6.14
– vein 278.5
Falciform ligament 210.41
– margin 118.16
– process 86.15
False chordae tendineae 224.5
False ribs VIII–XII 52.4
Falx cerebelli; Cerebellar falx 314.11
Falx cerebri; Cerebral falx 314.8
Fascia 16.17
Fascia lata 118.11
Fascia of clitoris 206.14
– of head and neck 16.18

Fascia of individual muscle; Muscle sheath 16.26
- of individual organ 108.34; 110.1; 216.6; 216.12
- of limbs 16.23
- of muscles 16.24
- of penis 196.29
- of trunk 16.19
Fascial sheath of eyeball 444.4
Fasciculus; Fascicle 18.4
Fasciculus peduncularis 388.7
Fasciolar gyrus 380.4
Fastigial nucleus 358.24
Fastigiospinal tract 322.17
Fastigium 346.14
Fat body of ischio-anal fossa 216.2
Fatty layer 110.21; 472.28
Fauces 142.1
Female external genitalia 204.24
- genital system 190.3
- internal genitalia 200.1
- urethra 206.17
Femoral artery 266.36
- branch 420.26
- nerve 422.5
- nutrient arteries 268.16
- plexus 432.14
- region 10.39
- ring 120.3
- septum 120.4
- triangle 10.41; 118.20
- vein 296.25
Femur; Thigh bone 2.37; 66.2
Fibre 18.7
Fibres of stria terminalis 372.21
Fibrocartilaginous ring 452.29
Fibro-elastic membrane of larynx 172.12
Fibromusculocartilaginous layer 174.31
Fibrous appendix of Liver 156.17
- capsule 158.22; 182.14; 220.16; 298.12
- joints 14.26
- layer of eyeball 434.16
- layer (subc. fissure) 472.30
- layer; Fibrous membrane 15.1
- pericardium 222.3
- sheath 16.43
- sheaths of digits of hand 116.23
- sheats of toes 126.19
Fibula 68.15
Fibular; Peroneal 4.42
Fibularis brevis; Peroneus brevis 124.12
- longus; Peroneus longus 124.11
- tertius; Peroneus tertius 124.9
Fibular artery; Peroneal artery 270.14
- articular facet 66.35
- collateral ligament 88.11
- node; Peroneal node 310.29
- notch 68.13

Fibular nutrient artery 270.20
- tarsal tendinous sheaths 132.21
- trochlea; Peroneal trochlea; Peroneal tubercle 72.5
- veins; Peroneal veins 296.35
Filiform papillae 140.14
Filling internal urethral orifice 198.3; 206.19
Filum terminale; Terminal filum 316.15
Fimbria of hippocampus 380.10; 384.32
Fimbriae 200.24
Fimbriated fold 140.8
Fimbriodentate sulcus 380.9
First posterior intercostal artery 254.4
First rib 52.19
Fissura antitragohelicina 450.27
Fissure for ligamentum teres; Fissure for round ligament 156.3
Fissure for ligamentum venosum 154.27
Fixed end 15.41
Flank; Lateral region 8.14
Flat bone 12.34
Flat muscle 15.44
Flexion 15.30
Flexor 4.46
- carpi radialis 114.1
- carpi ulnaris 114.3
- digiti minimi brevis 116.10
- digiti minimi brevis 126.11
- digitorum brevis 126.12
- digitorum longus 124.22
- digitorum profundus 114.9
- digitorum superficialis 114.6
- hallucis brevis 126.2
- hallucis longus 124.23
- muscle 16.9
- pollicis brevis 116.2
- pollicis longus 114.10
- retinaculum 116.26; 120.13
Floating ribs XI–XII 52.5
Flocculonodular lobe 358.3
Flocculus (H X) 358.6
Floor 24.2
Fold(-s) of chorda tympani 458.7
- of iris 438.8
- of left vena cava 222.11
- of stapedius 458.12
- of superior laryngeal nerve 144.16
- of uterine tube 200.34
Folia of cerebellum 18.17
Foliate papillae 140.17
Folium of vermis (VII A) 356.30
Fontanelles 20.28
Foot 2.42
Foot region 12.1
Foramen caecum of medulla oblongata 326.13
- caecum of tongue 140.20

Foramen caecum 36.18
- lacerum 22.12
- magnum 26.3
- ovale (heart) 224.26
- ovale (scull) 28.36
- petrosum 28.39
- rotundum 28.35
- singulare 462.27
- spinosum 28.38
- transversarium 48.21
Foramina nervosa 462.6
Forearm 2.26
Forehead 2.4; 20.10
Forel (H, H1, H2)Nuclei of perizonal fields (H, H1, H2) 368.10
Fornix 372.22; 380.28
- of lacrimal sac 448.20
- of stomach 146.27
Fossa 14.11
- antihelica; Antihelical fossa 450.30
- for lacrimal gland; Lacrimal fossa 36.26
- for lacrimal sac 24.8; 38.27
- of gallbladder 156.2
- of incus 454.25
- of oval window 454.10
- of round window 454.16
- ovalis; Oval fossa 224.25
Four-headed muscle 15.51
Fourth ventricle 346.1
Fovea centralis 440.13
Fovea for ligament of head 66.4
Foveola 440.14
Free border (ovary) 200.6
- border (nail) 472.8
- part of lower limb 66.1
- part of upper limb 56.1
- taenia 152.16
Frenulum 196.15
- of clitoris 204.34
- of ileal orifice 150.33
- of labia minora; Fourchette 204.30
- of lower lip 134.13
- of superior medullary velum 346.20
- of tongue 140.12
- of upper lip 134.12
- veli 338.7
Front of chest 2.17
Frontal 4.16
- angle 34.38
- belly 94.10
- bone 36.1
- branch 236.7; 236.19
- crest 36.16
- diploic vein 280.27
- lobe 374.12; 378.1
- margin/border 28.32; 34.37
- nerve 398.21
- notch/foramen 36.10
- operculum 374.14
- planes; Coronal planes 4.60
- pol 374.13

Frontal process 40.24; 44.6
- region 6.8
- sinus 36.29; 166.12
- suture; Metopic suture 36.7; 74.17
- tuber; Frontal eminence 36.4
- veins 282.14
Fronto-ethmoidal suture 74.21
Frontolacrimal suture 74.23
Frontomaxillary suture 74.22
Frontonasal suture 74.20
Frontopontine fibres 348.25; 392.5
Frontozygomatic suture 74.24
Fundiform ligament of clitoris 110.19; 206.16
- ligament of penis 110.20
Fundus of bladder 186.12
- of gallbladder 160.11
- of internal acoustic meatus 462.21
- of stomach 146.26
- of uterus 202.2
Fungiform papillae 140.15
Funicular part 192.9
Funiculi of spinal cord 316.31
Funiculus 122.30
Funiculus separans 346.11
Fusiform muscle 15.43

G

Gallbladder 160.10
Ganglion 18.34
- impar 428.5
- of sympathetic trunk 426.4
Ganglionic branches to pterygopalatine ganglion; Sensory root of pterygopalatine ganglion 400.15
- branches to sublingual ganglion; Sensory root of sublingual ganglion 404.8
- branches to submandibular ganglion; Sensory root of submandibular ganglion 404.7
- layer 440.7
Gastric areas 148.12
- branches 260.20; 260.34
- canal 146.30
- folds; Gastric rugae 148.10
- glands 148.15
- impression 156.8; 298.20
- pits 148.14
- plexuses 430.23
Gastrocnemius 124.14
Gastrocolic ligament 210.32
Gastroduodenal artery 260.13
Gastropancreatic fold 212.8
Gastrophrenic ligament 210.29
Gastrosplenic ligament 210.30
Gelatinous solitary nucleus 334.4
- subnucleus 332.14
- substance; Spinal lamina II 320.8

Gemellus inferior; Inferior gemellus 122.14
- superior; Superior gemellus 122.13
General anatomy 2.1
General terms 4.1
Genicular anastomosis 268.24
- veins 296.32
Geniculate ganglion 406.18
Geniculum 406.2
- of facial canal 30.23
Genioglossus 140.27
Geniohyoid 98.23
Geniohyoid branch 412.26
Genital branch 420.25
Genital systems 190.1
Genitofemoral nerve 420.24
Genu 380.14
- of facial nerve 340.17
- of internal capsule 392.6
Gigantocellular reticular nucleus 336.13
Gingiva; Gum 134.27
Gingival branches 404.17
- margin 134.28
- papilla; Interdental papilla 134.29
- sulcus; Gingival groove 134.30
Glabella 36.6
Glands of bile duct 160.28
Glands of mouth 134.33
Glandular branches 234.10; 252.17
Glans of clitoris 206.11
Glans penis 196.10
Glenohumeral joint; Shoulder joint 82.6
Glenohumeral ligament 82.9
Glenoid cavity 54.21
Glenoid labrum 82.7
Globose nucleus 358.23
Globus pallidus lateral segment; Globus pallidus external segment 390.9
Globus pallidus medial segment; Globus pallidus internal segment 390.11
Glomerular capsule 184.24
Glomerulus 184.23
Glossopharyngeal nerve (IX) 408.15
Glossopharyngeal part 144.29
Glottis 172.3
Gluteal aponeurosis 122.9
- fold 10.37
- nodes 310.2
- region 10.35
- surface 62.27
- tuberosity 66.18
Gluteus maximus 122.6
- medius 122.7
- minimus 122.8
Gnathion 44.18
Gomphosis; Socket 14.28
Gonion 20.22

Gracile fasciculus 324.17; 326.29; 328.8
- lobule; Paramedian lobule (H VII B) 356.37
- nucleus 332.2
- tubercle 326.30
Gracilespinal fibres 324.20
Gracilis 122.30
Granular foveolae 20.39
Granular layer 358.16; 386.9
Great auricular nerve 412.28
- cardiac vein 274.16
- cerebral vein 284.1
- saphenous vein; Long saphenous vein 296.3
- toe I 12.15
Greater curvature 146.21
- horn 46.19
- occipital nerve 412.17
- omentum 210.28
- palatine artery 238.8
- palatine canal 22.14
- palatine foramen 22.15
- palatine groove 40.20; 40.22
- palatine nerve 400.21
- pancreatic artery 260.31
- pelvis; False pelvis 64.18
- petrosal nerve; Parasympathetic root of pterygopalatine ganglion 406.20
- sciatic foramen 86.17
- sciatic notch 62.11
- splanchnic nerve 426.29
- supraclavicular fossa 6.38
- trochanter 66.6
- tubercle 56.6
- tympanic spine 34.5
- vestibular gland 206.6
- wing 28.24
Grey columns 318.15
- line; Taenia cinerea 346.12
- matter; Grey substance 17.54; 318.9; 332.1; 338.21; 342.7; 352.1
- ramus communicans 426.7
- substance of thalamus 362.20
Groin; Inguinal region 8.16
Groove 14.12
- for extensor muscle tendons 58.18
- for greater petrosal nerve 32.6
- for inferior petrosal sinus 32.18
- for lesser petrosal nerve 32.7
- for marginal sinus 26.35
- for middle temporal artery 34.15
- for occipital sinus 26.34
- for popliteus 66.27
- for sigmoid sinus 26.33; 30.19; 34.26
- for spinal nerve 48.25
- for subclavian artery 52.21
- for subclavian vein 52.22
- for superior petrosal sinus 32.10

Groove for superior sagittal sinus 20.38; 26.31; 34.27; 36.17
- for tendon of fibularis longus; tendon of peroneus longus 72.4; 72.13
- for tendon of flexor hallucis longus 70.19; 70.30
- for transverse sinus 26.32
- for ulnar nerve 56.29
- for vena cava 154.26
- for vertebral artery 50.9
- for middle meningeal artery 34.29
- of crus of helix 450.29
- of promontory 454.12
- of pterygoid hamulus 30.11
Gubernaculum testis 192.18
Gum; Gingiva 138.44
Gustatory organ 468.21

H

Habenula 360.4
Habenular commissure 362.5
- sulcus 360.5
- trigone 360.6
Habenulo-interpeduncular tract; Fasciculus retroflexus 362.13
Hair 470.14
- crosses 470.28
- follicle 470.24
- of head 470.16
- of tragus 470.20
- of vestibule of nose 470.21
- streams 470.26
- whorls 470.27
Hamate 60.13
Hamulus of spiral lamina 462.7
Hand 2.27
Hand region 10.17
Handle of malleus 456.13
Hard palate 134.22
Haustra of colon 152.9
Head 2.3; 15.37; 320.7
- (rib) 52.8
- (femur) 66.3
- (fibula) 68.16
- (humerus) 56.3
- (metacarpals) 60.19
- (metatarsals) 72.19
- (radius) 58.2
- (talus) 70.4
- (ulna) 58.35
Head of caudate nucleus 390.3
- of epididymis 190.32
- of malleus 456.14
- of mandible 46.13
- of pancreas 162.2
- of phalanx 60.28; 72.29
- of stapes 456.3
Heart 222.15
Heel 2.44
Heel region 12.2
Helicine arteries 196.27
- branches 266.4

Helicis major 452.6
- minor 452.7
Helicotrema 462.17
Helix 450.6
Hemi-azygos vein; Inferior hemi-azygos vein 286.20
Hemisphere of cerebellum (HII–HX) 18.18; 358.2
Hepatic artery proper 260.2
- branches 410.26
- lymph nodes 306.30
- plexus 430.21
- portal vein 292.13
- segmentation: parts, divisions and segments 158.1
- veins 290.4
Hepatocolic ligament 210.27
Hepatoduodenal ligament 210.26
Hepatogastric ligament 210.25
Hepato-oesophageal ligament 210.24
Hepatopancreatic ampulla; Biliaropancreatic ampulla 160.26
Hepatopancreatic fold 212.9
Hepatophrenic ligament 210.23
Hepatorenal 212.27
Hepatorenal ligament 210.44
Hiatus for greater petrosal nerve 32.4
- for lesser petrosal nerve 32.5
Hidden border 472.6
Hidden part of duodenum 150.10
Highest nasal concha 164.29
Highest nuchal line 26.23
Hilum 220.30; 298.37
- of dentate nucleus 358.21
- of inferior olivary nucleus 332.25
- of kidney 182.5
- of lung 176.15
- of ovary 200.3
Hinge joint 15.18
Hip 2.36
- bone; Coxal bone; Pelvic bone 62.3
- joint 86.23
- region 10.38
Hippocampal commissure 394.19
- digitations 384.24
- sulcus 380.7
Hippocampus 384.21
- Hippocampus proper; Ammon's horn 384.27
Histological internal os 202.13
Hooke of hamate 60.14
Horizontal 4.3
- fissure; Intercrural fissure 356.33
- fissure of right lung 176.22
- limb 388.3
- planes 4.61
- plate 42.27
Humeral head 112.26; 114.4; 114.19
- nodes; Lateral nodes 302.17

Humeral nutrient arteries 254.28
Humeroradial joint 82.13
Humero-ulnar head 114.7
Humero-ulnar joint 82.12
Humerus 56.2
Hyaloid artery 442.26
- canal 442.27
- fossa 442.28
Hymen 204.8
Hyo-epiglottic ligament 170.8
Hyoglossus 140.28
Hyoid bone 46.16
Hypochondrium 8.12
Hypogastric nerve 432.17
Hypoglossal canal 26.15
- nerve (XII) 412.8
- trigone; Trigone of hypoglossal nerve 346.8
Hyponychium 472.11
Hypophysial fossa 28.9
Hypothalamic branch 246.28
- sulcus 362.10
Hypothalamohypophysial tract 372.23
Hypothalamospinal fibres 324.7; 330.5
- tract 342.1
Hypothalamus 360.18; 370.1
Hypothenar eminence 10.24

I

Ileal arteries 262.6
- branch 262.12
- diverticulum 150.21
- orifice; Orifice of ileal papilla 150.32
- papilla 150.31
- veins 294.3
Ileocaecal fold 212.21
Ileocaecal lip; Inferior lip 150.35
Ileocolic artery 262.7
- lip; Superior lip 150.34
- nodes 308.4
- vein 294.7
Ileum 150.19
Iliac crest 62.17
- fascia 110.4
- fossa 62.26
- plexus 432.13
- tuberosity 62.33
Iliacus 122.3
Iliacus branch 264.13
Iliococcygeal raphe 218.19
Iliococcygeus 218.9
Iliocostalis 102.11
- cervicis 102.15
- lumborum 102.12
Iliofemoral ligament 86.25
Iliohypogastric nerve; Iliopubic nerve 420.18
Ilio-inguinal nerve 420.21
Iliolumbar artery 264.10
- ligament 78.17
- vein 290.20

Iliopectineal arch 110.5
– bursa 130.16
Iliopsoas 122.2
– fascia; Fascia iliaca 110.2
Iliopubic ramus 64.7
– tract 110.8
Iliotibial tract 118.12
Ilium 62.12
Impression for costoclavicular ligament 54.29
Impressions of cerebral gyri 22.4
Incisal margin 136.43
Incisive bone, Premaxilla 42.3
– canals 22.18; 42.4
– duct 166.8
– foramina 22.19; 42.14
– fossa 22.17
– papilla 134.26
– suture 42.5
Incisor tooth 136.19
Incudomallear joint 456.19
Incudostapedial joint 456.20
Incus 456.7
Indercondylar line 66.30
Index finger 10.28
Indusium griseum 380.17
– Infereor tracheobronchial nodes 304.14
Inferior 4.19
– aberrant ductule 190.39
– alveolar artery 236.12
– alveolar nerve 404.9
– anal nerves; Inferior rectal nerves 422.23
– anastomotic vein 282.20
– angle 54.18
– articular process 48.17
– articular surface (tibia) 68.14
– articular surface (vertebra) 48.18; 50.4
– basal vein 272.26; 274.13
– belly 98.28
– border 156.13; 162.12; 176.14; 298.25; 264.25; 398.10
– branches (transv. cerv. n.) 414.3
– bulb of jugular vein 276.25
– calyx 184.30
– cerebellar peduncle 326.24; 328.20; 358.26
– cerebral veins 282.21
– cervical cardiac branches 410.14
– cervical cardiac nerve 426.23
– cervical ganglion 426.20
– choroid vein 282.33
– clunial nerves 422.19
– colliculus 348.15; 354.24
– conjunctival fornix 448.4
– constrictor 144.33
– costal facet 48.28
– deep nodes 302.7
– dental branches 404.12
– dental plexus 404.11
– diaphragmatic nodes 306.12

Inferior duodenal flexure 150.6
– duodenal fold; Duodenomesocolic fold 212.12
– duodenal fossa 212.13
– epigastric artery 266.28
– epigastric nodes 306.13
– epigastric vein 292.10
– extensor retinaculum 120.14
– eyelid; Lower eyelid 446.4
– fascia of pelvic diaphragm 216.26
– fibular retinaculum; Inferior peroneal retinaculum 120.16
– fovea 346.27
– frontal gyrus 374.15
– frontal sulcus 374.19
– ganglion 408.17; 410.5
– gingival branches 404.13
– gluteal artery 264.26
– gluteal line 62.30
– gluteal nerve 422.17
– gluteal veins 290.23
– horn 118.18; 166.28
– hypogastric plexus; Pelvic plexus 432.18
– hypophysial artery 238.26
– ileocaecal recess 212.20
– labial branch 234.11
– labial veins 278.13
– labor arteries 228.18; 228.38
– laryngeal artery 252.16
– laryngeal vein 274.35
– lateral cutaneous nerve of arm; Inferior lateral brachial cutaneus nerve 418.3
– lateral genicular artery 268.22
– ligament of epididymis 190.17
– linear nucleus 354.17
– lingula artery 228.36
– lingular bronchus B V 174.23
– lingular segment (S V) 178.19
– lobe; Lower lobe 176.20
– longitudinal fasciculus 394.4
– longitudinal muscle 140.33
– lumbar triangle 100.24
– macular arteriole/venule 440.35
– medial genicular artery 268.23
– mediastinum 180.25
– medullary velum 346.21
– mental spine; Inferior genial spine 44.23
– mesenteric artery 262.17
– mesenteric ganglion 432.7
– mesenteric nodes 308.11
– mesenteric plexus 432.6
– mesenteric vein 294.15
– nasal concha 38.19; 164.32
– nasal meatus 24.17; 166.4
– nasal retinal arteriole/venule 440.33
– nodes 306.25; 306.29; 310.4; 310.19
– nuchal line 26.25

Inferior oblique 444.21
– occipitofrontal fasciculus 394.9
– olivary complex 332.20
– olive 326.19
– ophthalmic vein 286.16
– orbital fissure 24.10
– palpebral arch 240.24
– palpebral branches 402.9
– palpebral veins 278.11
– pancreatic artery 260.29
– pancreaticoduodenal artery 262.2
– parathyroid gland 220.22
– parietal lobule 374.27
– part (ling. vein) 274.3
– part (vest. gangl.) 408.10
– part; Horizontal part; Transverse part (duod.) 150.7
– part; Ventral part (HII) 356.14
– petrosal sinus 280.19
– phrenic artery 258.25
– phrenic veins 290.2
– pole; Inferior extremity; Lower pole 182.10; 190.7
– pubic ligament 86.9
– pubic ramus 64.13
– pulvinar nucleus 362.30
– recess of omental bursa 212.6
– rectal artery 266.14
– rectal plexus 432.20
– rectal vein 292.4
– rectus 444.12
– root; Inferior limb 412.24
– sagittal sinus 280.17
– salivatory nucleus 334.26
– segment 184.5
– segmental artery 262.30
– semilunary lobule; Second crus of ansiform lobule (H VII A) 356.34
– sphincter 160.25
– subtendinous bursa of biceps femoris 132.2
– suprarenal artery 262.25
– surface of petrous part 32.20
– surface of tongue 140.7
– synovial membrane 76.16
– tarsal muscle 446.25
– tarsus 446.17
– temporal gyrus 376.18; 378.32
– temporal line 34.32
– temporal retinal arteriole/Venule 440.31
– temporal sulcus 376.17
– terminal branches; Inferior cortical branches; M2 segment 246.5
– thalamic radiation 366.29
– thalamostriate veins 282.30
– thoracic aperture; Thoracic outlet 52.39
– thyroid artery 252.15
– thyroid notch 166.23
– thyroid tubercle 166.25
– thyroid vein 274.33

Sachverzeichnis (englisch) 531

Inferior transverse scapular ligament 80.24
- trunk; Lower trunk 414.17
- tympanic artery 232.22
- ulnar collateral artery 254.33
- vein of vermis 284.32
- veins of cerebellar hemisphere 284.34
- vena cava 290.1
- ventricular vein 282.32
- vertebral notch 48.10
- vesical artery 266.1
- vestibular area 462.26
- vestibular nucleus 334.14
Inferodextral lateral flexure; Inferior lateral flexure 152.23
Inferolateral lobule 194.12
- margin 18.32
- surface 194.9
Inferomedial margin 18.31
Inferoposterior lobule 194.11
Infra-auricular nodes 300.8
Infraclavicular fossa 8.3
- part 416.1
Infraglenoid tubercle 54.22
Infraglottic cavity 172.9
Infrahyoid branch 232.12
- bursa 128.5; 166.33
- muscles 98.24
- nodes 300.21
Infralobar part 272.12
Inframammary region 8.8
Infra-orbital artery 238.1
- canal 40.4
- foramen 40.8
- groove 40.5
- margin 22.29; 40.6
- nerve 402.8
Infraorbital region 6.18
Infrapalpebral sulcus 6.17
Infrapatellar branch 422.9
- fat pad 88.18
- synovial fold 88.9
Infra-piriforme 86.19
Infrascapular region 8.23
Infraspinatus 112.8
Infraspinous fascia 112.9
- fossa 54.10
Infrasternal angle; Subcostal angle 52.43
Infratemporal crest 28.28
- fossa 20.25
- surface 28.27; 40.13
Infratrochlear nerve 400.11
Infundibular recess 362.8
Infundibulum of gallbladder 160.13; 200.23; 220.8; 360.21
Inguinal branches 266.43
- canal 108.30
- falx; Conjoint tendon 108.24
- ligament 108.13
- lymph nodes 310.15
- part 192.10
- triangle 214.5
Inion 20.18

Inner border of iris 438.7
- layer of eyeball 438.18
- limiting layer 440.9
- lip 62.21
- nuclear layer 440.5
- plexiform layer 440.6
- sheath 440.24
- spiral sulcus 466.23
- stripe 182.31
- zone 182.34
Innermost intercostal muscle 106.17
Inserting periodontium 138.45
Insula; Insular lobe 376.19
Insular arteries 246.4
- gyri 376.20
- part; M2 segment 246.3
- veins 282.29
Integument 470.1
Inter ureteric crest 188.14
Interalveolar septa 42.11; 44.31
Interarytenoid fold 172.8
- notch 170.26
Interatrial septum 222.33
Interbundel region 182.33
Intercalated nucleus 336.7
Intercapitular veins 288.24; 296.21
Intercartilaginous part 172.7
Interchondral joints 80.18
Interclavicular ligament 80.37
Intercollicular vein 284.15
Intercondylar eminence 66.38
- fossa 66.29
Intercostal nerve; Anterior rami; Ventral rami 418.19
- nodes 304.4
- space 52.42
Intercostobrachial nerves 418.25
Intercristal distance; Intercristal diameter 64.33
Intercrural fibres 108.20
Intercuneiform interosseous ligaments 90.26
- joints 90.21
Interfascicular fasciculus 324.16
- nucleus 354.4
- nucleus of hypoglossi nerve 336.17
Interfoveolar ligament 110.7
Interganglionic branches 426.5
Intergeniculate leaf 368.21
Intergluteal cleft; Natal cleft 10.36
Interiliac node 308.29
Interlobar arteries (kidney) 184.8; 184.10
- sulci 374.4; 376.27
- surface 176.11
- veins 184.17
Interlobular arteries (liver) 158.25
- bile ducts 158.28
- veins 158.26
Intermammary cleft 472.13

Intermaxillary suture 74.36
Intermediale linear nucleus 354.18
Intermediate 4.9
- acoustic stria 340.23
- atrial branch 230.12; 230.26
- branch 260.12
- cervical septum 316.14
- column; Intermediate zone 320.19
- cuneiform; Middle cuneiform 72.10
- dorsal cutaneous nerve 424.8
- ganglia 426.9
- grey layer; Lamina IV 354.33
- hepatic vein 290.6
- hypothalamic area; Intermediate hypothalamic region 370.20
- investing fascia 110.12
- lacunar node 308.27
- lumbar nodes 306.7
- nerve 406.17
- node 308.18; 308.24; 310.22
- nucleus of lateral lemniscus 344.3
- part of urethra; Membranous urethra 198.19
- reticular nucleus 336.18
- sacral crest 50.33
- solitary nucleus 334.5
- supraclavicular nerves 414.6
- temporal branches; Middle temporal branches 248.16
- tendon 16.31
- white layer; Lamina V 354.34
- zone 62.20
Intermediolateral nucleus 320.22
Intermediomedial frontal branch 244.12
- nucleus 320.26
Intermediosinistral lateral flexure; Intermediate lateral flexure 152.22
Intermembranous part of (rima glott.) 172.6
Intermesenteric plexus 430.30
Intermetacarpal joints 84.10
Intermetatarsal joints 92.13
- spaces 92.17
Intermuscular gluteal bursae 130.14
- septum 102.10
Intern capsule 392.1
Internal 4.32
- acoustic meatus 32.13; 462.19
- acoustic opening 32.12; 462.20
- anal sphincter 154.11
- arcuate fibres 328.10
- axis of eyeball 434.12
- basilar nucleus 320.15
- branch 410.11; 412.5
- carotid artery 238.15
- carotid nerve 426.12
- carotid plexus 430.4

Internal carotid venous plexus 282.8
- cerebral vein 284.2
- ear 460.1
- granular layerLayer IV 384.12
- iliac artery 264.9
- iliac nodes 310.1
- iliac vein 290.21
- intercostal membrane 78.26; 106.16
- intercostal muscle 106.15
- jugular vein 276.21
- longitudinal layer 188.6
- nasal branch 400.7; 402.11
- oblique 108.21
- occipital crest 26.30
- occipital protuberance 26.29
- opening of carotid canal 30.28
- opening of cochlear canaliculus 462.9
- opening of vestibular canaliculus 460.6
- pudendal artery 266.13
- pudendal vein 292.1
- pyramidal layer (Layer V) 384.13
- spermatic fascia 192.5
- surface of cranial base 22.2
- surface 34.25; 36.15
- table 20.37
- thoracic artery 252.1
- thoracic veins 276.14
- urethral orifice; Internal urinary meatus 188.18; 198.2; 206.18
- urethral sphincter 206.27
- urethral sphincter; Supracollicular sphincter; Preprostatic sphincter 198.15
Internasal suture 74.32
Interosseous border 58.12; 58.31; 68.9; 68.26
- cubital bursa 128.20
- intercarpal ligaments 82.36
- membrane 14.29
- membrane of forearm 82.3
- membrane of leg 88.23
- metacarpal ligaments 84.13
- metacarpal spaces 84.14
- nerve of leg; Crural interosseous nerve 424.15
- sacro-iliac ligament 86.12
Interparietal bone 26.12
Interpectoral nodes 302.21
Interpeduncular cistern 314.29
- fossa 348.3
- nucleus 352.13
- veins 284.14
Interphalangeal joints of foot 92.22
- joints of hand 84.19
Interpolar part 332.16
Interpositospinal tract 322.10; 322.18; 330.6; 342.2

Interpubic disc; Interpubic fibrocartilage 86.7
Interradicular septa 42.12 ; 44.32
Intersegmental part 272.7; 272.10; 272.20; 272.25; 272.31; 272.34; 274.7; 274.12
Intersigmoid recess 212.17
Intersphincteric groove 154.12
Interspinales 104.1
- cervicis 104.4
- lumborum 104.2
- thoracis 104.3
Interspinous distance; Interspinous diameter 64.32
- ligaments 76.26
- plane 6.6
Interstitial amygdaloid nucleus 386.21
- nuclei of anterior hypothalamus 370.5
- nuclei of medial longitudinal fasciculus 344.8
- nucleus 352.7
- solitary nucleus 334.6
- subdivision 352.11
Intertendinous connections 114.16
Interthalamic adhesion; Massa intermedia 360.10
Intertragic incisure; Intertragic notch 450.20
Intertransversarii 104.5
- laterales lumborum 102.3
Intertransverse ligaments 76.28
Intertrochanteric crest 66.11
- distance; Intertrochanteric diameter 64.34
- line 66.10
Intertubercular plane 6.5
- sulcus; Bicipital groove 56.8
Intertubercular tendon sheath 128.22
Intervenous tubercle 224.34
Interventricular foramen 362.2; 382.14
- septal branches 230.14; 330.21
- septum 222.27
Intervertebral disc 78.3
- foramen 48.8; 50.28
- joint 78.2
- surface 48.3
- vein 286.32
Intestinal glands 148.27; 150.29
- surface; Posterior surface 202.6
- trunks 312.14
- villi 148.26
Intra-articular ligament of head of rib 80.5
Intra-articular sternocostal ligament 80.13
Intrabiventral fissure; Anterior inferior fissure 356.42
Intracapsular ligaments 15.9
Intracranial part 250.10; 440.16

Intraculminate fissure 356.19
Intraglandular nodes 300.9
Intrajugular process 26.20; 32.25
Intralaminar nuclei of thalamus 364.1
Intralaminar part 440.21
Intralobar part 272.13
Intramural part; Preprostatic part 198.5
- (ureter) 186.4
- (urethra) 206.21
Intraocular part 240.4; 286.12; 440.19
Intraparietal sulcus 374.29
Intrapulmonary blood vessels 176.23
- nodes 304.16
Intrarenal arteries 184.7
- veins 184.16; 290.10
Intrasegmental bronchi 174.30
- part 272.6; 272.9; 272.19; 272.24; 272.30; 272.33; 2274.6; 274.11
Intratendinous olecranon bursa 128.17
Intrathalamic fibres 366.24
Investing abdominal fascia 110.10
Investing layer 16.25
Iridial part of retina 438.22
Iridocorneal angle 442.21
Iris 438.1
Irregular bone 12.35
Ischial spine 62.38
- tuberosity 62.37
Ischio-anal fossa 216.1
Ischiocavernosus 208.15
Ischiococcygeus, Coccygeus 218.12
Ischiofemoral ligament 86.28
Ischiopubic ramus 62.9
Ischium 62.34
Isocortex 384.7
Isthmus 200.27; 220.13; 458.17
- of cartilaginous auricle 450.25
- of cingulate gyrus 380.3
- of fauces; Oropharyngeal isthmus 142.2
- of prostate; Commissure of prostate 194.16
- of uterus 202.12

J

Jejunal arteries 262.5
- veins 294.2
Jejunum 150.18
Joint capsule; Articular capsule 14.48
- of foot 90.1
- of free lower limb 86.21
- of hand 82.23
- of head of rib 80.3
- of lower limb 86.1
- of pectoral girdle 80.20
- of pelvic girdle 86.2

Joint of skull 74.2
- of upper limb 80.19
Joints; Articular system 14.23; 74.1
Jugular body; Tympanic body 276.23
- foramen 22.11
- fossa 32.21
- nerve 426.11
- notch; Suprasternal notch 26.18; 32.19; 52.30
- process 26.19
- trunk 312.2
- tubercle 26.17
- venous arch 280.4
- wall; Floor 454.6
Jugulodigastric node 302.6
Jugulo-omohyoid node 302.8
Jugum/sphenoidale; Sphenoidal yoke 28.3
Juxta-intestinal mesenteric nodes 308.2
Juxta-oesophageal nodes 304.17
Juxta-oral organ 134.18
Juxtarestiform body 328.22

K

Kidney 182.2
- lobes 182.15
Knee 2.38
- joint 88.1
- region 10.43
Koniocellular layer 368.17

L

Labial branches 404.16
- commissure 134.14
- glands 134.35
- part 94.31
- surface 138.17
Labium majus 204.27
- minus 204.32
Labrum 14.47
Labyrinthine artery 250.21; 468.2
- veins 280.20; 468.20
- wall; Medial wall 454.8
Lacrimal apparatus 448.7
- artery 240.5
- bone 38.23
- canaliculus 448.17
- caruncle 446.28
- fold 448.22
- gland 448.8
- groove 24.7; 38.25; 40.18
- hamulus 38.26
- margin 40.20
- nerve 398.19
- notch 40.26
- nucleus 342.16
- papilla 448.15
- pathway 448.13
- process 38.20

Lacrimal punctum 448.16
- sac 448.19
- vein 286.5
Lacrimoconchal suture 74.35
Lacrimomaxillary suture 74.34
Lactiferous duct 472.21
- sinus 472.22
Lacunar ligament 108.14
Lacunar-molecular layer 386.2
Lacus lacrimalis; Lacrimal lake 448.14
Lambda 20.17
Lambdoid border 26.11
- suture 74.10
Lamina 17.60; 48.7
- affixa 382.17
- cribrosa of sclera 434.27
- of cricoid cartilage 168.3
- of mediolus 462.13
- of septum pellucidum 382.3
- terminalis 380.24
Large intestine 150.22
Laryngeal cartilages and joints 166.18
- cavity 170.23
- glands 172.11
- inlet 170.24
- muscles 170.10
- prominence 166.20
- saccule 172.2
- ventricle 172.1
- vestibule 170.27
Laryngopharyngeal branches 426.15
Laryngopharynx; Hypopharynx 144.24
Larynx 166.17
Last splanchnicus nerve; Lowest splanchnic nerve 426.33
Lateral 4.11
- abdominal cutaneous branch 418.24
- ampullary nerve 408.9
- amygdaloid nucleus 386.22
- angle 54.19
- angle of eye 446.11
- aortic nodes 306.4
- aperture 346.18
- arcuate ligament 106.30
- aspect 20.19
- atlanto-axial joint 78.14
- atlanto-occipital ligament 76.23
- basal segment (S IX) 178.13; 178.24
- basal segmental artery 228.22; 228.42
- basal segmental bronchus (B IX) 174.17; 174.28
- bicipital groove 10.5
- bony ampulla 460.23
- border of foot; Fibular border of foot; Peroneal border of foot 12.5

Lateral branch 160.6; 230.20; 398.23; 412.14; 418.17; 420.12; 420.4
- branch; Lateral superior cerebellar artery 250.29
- branches (a. tub. cin.) 246.26
- branches (hep. port. v.) 292.21
- branches; Circumferential pontine branches 250.24
- bulboreticulospinal tract 330.8
- calcaneal branches 424.19
- caval nodes 306.9
- cerebellomedullary cistern 314.26
- cerebral fossa 18.29
- cervical nodes 302.1
- cervical nucleus 320.16
- cervical region; Posterior triangle 6.36
- circumflex femoral artery 268.11
- circumflex femoral veins 296.28
- compartment of leg; Fibular compartment of leg; Peroneal compartment of leg 118.10
- condyle 66.25; 66.34
- cord 416.2
- corticospinal tract 322.19
- costal branch 252.10
- costotransverse ligament 80.9
- crico-arytenoid 170.16
- crus (sup. ing. ring) 108.19
- crus (nose) 164.11
- cuneiform 72.11
- cutaneous branch (intercost. a.) 258.11; 258.19
- cutaneous branch (iliohyp. n.) 420.19
- cutaneous nerve of forearm; Lateral antebrachial cutaneous nerve 416.7
- cutaneous nerve of thigh; Lateral femoral cutaneous nerve 420.27
- direct veins 284.10
- dorsal cutaneous nerve 424.18
- dorsal nucleus 362.26
- epicondyle 56.30; 66.26
- fasciculus proprius 322.16
- femoral intermuscular septum 118.13
- fibres 394.12
- flexures 152.20
- frontobasal artery; Lateral orbitofrontal artery 246.12
- funiculus 322.15; 326.18
- geniculate body 360.16
- glandular branch 232.18
- glosso-epiglottic fold 144.13
- groove 348.8
- habenular nucleus 362.14
- head 112.21; 124.15; 126.4
- horn 318.11; 320.21
- hypothalamic area 372.1

Lateral inguinal fossa 214.7
- intercondylar tubercle 66.40
- intermediate substance 320.25
- intermuscular septum of arm 116.20
- lacunae 280.16
- lacunar node 308.28
- lamella 332.24
- lamina 458.22
- lemniscus 340.20; 350.7; 366.19
- ligament 76.13; 90.8
- ligament of bladder 216.22
- ligament of malleus 456.25
- ligament of rectum; Rectal stalk 152.34
- lip 66.15
- longitudinal stria 380.18
- malleolar branch 270.17
- malleolar facet 70.15
- malleolar network 268.31
- malleolus 68.28
- mammary branches 254.19; 258.20; 418.23
- margin/border (kidney) 182.3
- margin/border (orbita) 22.30
- margin/border (nail) 472.7
- margin/border (acromion) 54.15
- margin/border humerus 56.19
- marginal vein 296.22
- mass 50.2
- medullary branches 250.18
- medullary lamina; External medullary lamina 366.16; 390.8
- membranous ampulla 464.16
- meniscus 88.2
- mesencephalic vein 284.16
- nasal branch 234.14; 400.8
- nodes 302.4; 302.9; 308.19; 308.25
- nuclei ; 338.24; 352.16; 342.22
- nucleus of mammillary body 372.8
- nucleus of trapezoid body 342.25
- nucleus; Parvocellular nucleus 364.9
- occipital artery; P3 segment 248.14
- occipitotemporal gyrus 378.25; 378.31
- olfactory gyrus 378.15
- olfactory stria 388.16
- palpebral arteries 240.7
- palpebral commissure 446.9
- palpebral ligament 446.20
- parabrachial nucleus 344.11
- paragigantocellular reticular nucleus 336.16
- part 12.8; 26.8; 50.23; 204.5; 272.15; 348.32; 390.12

Lateral part; Core region (nucl. acc.) 388.21
- part; Medial part; Posterior part; Anterior part (parabr. nuclei) 344.12
- part; Pars(-tes) copularis (H VIII A) 356.41
- part; Radial part (post. comp. foream) 110.30
- patellar retinaculum 88.17
- pectoral cutaneous branch 418.22
- pectoral nerve 414.29
- pectoral region 8.6
- pericardial nodes 304.10
- pericuneate nucleus 336.4
- plantar artery 270.24
- plantar nerve 424.24
- plate 30.2
- pontine vein 284.21
- posterior cervical intertransversarii 102.2
- posterior nucleus 362.27
- preoptic nucleus 370.6
- process (calc.) 70.27
- process (malleus) 456.16
- process (sept. nas. cart.) 164.15
- process (tali) 70.16
- pterygoid 96.18
- pubovesical Ligament 216.21
- pulvinar nucleus 362.31
- raphespinal tract 324.8; 330.7
- recess 346.17
- rectus 444.15
- reticular nucleus 336.19
- retromalleolar region 10.53
- root 360.25
- root of median nerve 416.14
- rotation; External rotation 15.27
- sacral arteries 264.14
- sacral branches 258.33
- sacral crest 50.34
- sacral veins 290.25
- sacrococcygeal ligament 78.22
- segment (S IV) 178.7
- segmental artery 228.17; 260.11
- segmental bronchus (B IV) 174.11
- semicircular canal 460.22
- semicircular duct 464.15
- septal nucleus 382.7
- spinothalamic tract 322.24
- subtendinous bursa of gatrocnemius 132.4
- sulcus 374.6
- superior olivary nucleus 342.18
- supraclavicular nerves 414.7
- supracondylar line 66.21
- supracondylar ridge; Lateral supraepicondylar ridge 56.20
- sural cutaneous nerve 424.3
- surface 44.2; 58.10; 68.21; 68.6; 200.5

Lateral surface (testis) 190.8
- talocalcaneal ligament 90.13
- tarsal artery 270.2
- tectobulbar tract 350.8
- thoracic artery 254.18
- thoracic vein 288.11
- thyrohyoid Ligament 166.34
- tuberal nuclei 370.27; 372.3
- tubercle 70.21
- umbilical fold; Epigastric fold 214.6
- vein of lateral ventricle 284.8
- ventricle 382.12
- vesical nodes 310.10
- vestibulospinal tract 322.6; 330.10
- vestibulus nucleus 342.29
- wall 24.3
- zone 372.17
Lateroposterior tegmental nucleus; Laterodorsal tegmental nucleus 352.18
Latissimus dorsi 100.17
Layer of nerve fibres 440.8
Layers of dentate gyrus 386.7
Layers of hippocampus; Layers of ammon's horn 386.1
Layers of isocortex 384.8
Left 4.8
- anterior lateral segment; (S III) 158.8
- atrial veins 274.29
- atrium 226.19
- auricle 226.20
- branch (hep. a.) 260.8
- branch (hep. port. v.) 292.17
- bundel (heart) 224.18
- colic artery 262.19
- colic flexure; Splenic flexure 152.5
- colic vein 294.16
- coronary artery 230.17
- crus (pars lumbalis) 106.27
- duct of caudate lobe 160.9
- gastric artery 258.36
- gastric vein 292.27
- gastro-omental artery; Left gastro-epiploic artery 260.33
- gastro-omental vein; Left gastro-epiploic vein 294.14
- hepatic duct 160.5
- hepatic vein 290.7
- inferior lobar bronchus 174.24
- inferior pulmonary vein 274.4
- lateral division 158.6
- Liver; Left part of liver 158.5
- lobe of liver 156.16
- lumbar nodes 306.3
- lung 176.3
- lung, inferior lobe 178.20
- lung, superior lobe 178.15
- main bronchus 174.4
- marginal artery 230.25
- marginal vein 274.18
- medial division 158.9

Sachverzeichnis (englisch)

Left medial segment; (S IV) 158.10
- ovarian vein 290.13
- posterior lateral segment; (S II) 158.7
- pulmonary artery 228.25
- pulmonary veins 272.27
- semilunar cusp; Left coronary cusp 226.11; 226.34
- superior intercostal vein 276.20
- superior lobar bronchus 174.19
- superior pulmonary vein 272.28
- suprarenal vein 290.11
- testicular vein 290.12
- triangular ligament 210.43
- ventricle 226.24
- ventricular veins 274.30

Leg 2.40
Leg region 10.47
Lemniscus 18.6
Lens 442.1
- epithelium 442.6
- fibres 442.5
- substance 442.2

Lenticular fasciculus 368.2 ; 390.23
Lenticular process 456.10
Lentiform nucleus; Lenticular nucleus 390.6
Leptomeninx; Arachnoid mater and pia mater 314.5
Lesser curvature 146.22
- horn 46.18
- occipital nerve 412.27
- omentum 210.22
- palatine arteries 238.9
- palatine canals 42.22
- palatine foramina 22.16; 42.30
- palatine nerves 400.23
- pelvis; True pelvis 64.19
- petrosal nerve; Parasympathetic roof of otic ganglion 408.29
- sciatic foramen 86.20
- sciatic notch 62.39
- splanchnic nerv 426.31
- supraclavicular fossa 6.35
- trochanter 66.8
- tubercle 56.7
- tympanic spine 34.6
- vestibular glands 206.7
- wing 28.20

Levator anguli oris 96.9
- ani 218.2
- glandulae thyroideae 100.3
- labii superioris alaeque nasi 96.7
- labii superioris 96.6
- palpebrae superioris 444.22
- scapulae 100.20
- veli palatini 142.18

Levatores costarum 106.10
- costarum breves 106.12

Levatores costarum longi 106.11
Ligament of head of femur 86.32
- of left vena cava 274.21
- of ovary 200.19
- of vena cava 156.22
Ligamenta flava 76.27
Ligaments 15.8
- of auditory ossicles 456.22
- of auricle 452.1
Ligamentum nuchae; Nuchal ligament 76.30
- venosum 154.28
Limbic lobe 380.1
Limbous suture 14.33
Limbus fossae ovalis; Border of oval fossa 224.27
- of sphenoid 28.4
Limen insulae; Insular threshold 376.25
- nasi 164.27
Line 14.9
Linea alba 108.26
- aspera 66.14
- semilunaris 108.29
- terminalis 64.20
Linear nucleus 354.16
Lines, planes and regions 4.48
Lingual aponeurosis 140.25
- artery 234.1
- branches 404.6; 406.14; 408.28; 412.9
- cusp 138.6
- fibres 394.16
- glands 134.39
- gyrus 378.24
- nerve 404.1
- nodes 300.15
- septum 140.24
- surface (teeth) 138.18
- tonsil 140.22
- vein 276.29
- of left lung 176.18
- (cerebell.) 356.8
- (mand.) 46.6
Lingular artery 228.35
- vein; Lingular branch 274.1
Linguofacial trunk 232.23
Lips 134.7
Little finger 10.31
Little toe; fifth toe V 12.17
Liver 154.18
Lobar and segmental bronchi 174.5
Lobes of mammary gland 472.19
Lobule (lung) 178.27
Lobule of auricle; Lobe of ear 450.4
Lobules of liver 158.24
- of mammary gland 472.20
- of testis 190.25
- of thymus 298.6
Lobulus epididymis; Conical lobe of epididymis 190.33
Locus caeruleus 346.6
Long association fibres 394.6

Long bone 12.32
- ciliary nerves 400.3
- gyrus of insula 376.21
- head 112.14; 112.20; 124.3
- limb 456.9
- plantar ligament 92.2
- posterior ciliary arteries 240.10
- thoracic nerve 414.23
Longissimus 102.16
- capitis 102.20
- cervicis 102.19
- thoracis 102.17
Longitudinal 4.29
- arch of foot 12.7
- bands 78.11
- canals of modiolus 462.15
- cerebral fissure 18.27
- duct 204.19
- fibres 436.21
- fold of duodenum 150.14
- layer 148.4; 152.12; 152.27; 198.16; 198.21; 198.30; 206.28
- layer; Long pitch helicoidal layer 148.20
- pontine fibres 338.13
Longus capitis 98.4
- colli 98.3
Loose connective fissue 110.16; 472.32
Lower head; Inferior head 96.20
Lower limb 2.33
Lower lip 134.11
Lumbar arteries 258.27
- branch 264.11
- cistern 316.3
- ganglia 428.1
- lordosis 46.26
- nerves (L1–L5) 420.1
- part 106.25
- part; Lateral division of lumbar erector spinae 102.13
- part; Lumbar segments 1–5 318.4
- part; Medial division of lumbar erector spinae 102.18
- plexus 420.17
- region 8.24
- rib 52.26
- splanchnic nerves 428.2
- trunk 312.13
- veins 286.28; 290.3
- vertebrae (LI–LV) 48.31
Lumbocostal ligament 80.10
- triangle 108.2
Lumbosacral enlargement 316.21
- joint 78.16
- plexus 420.16
- trunk 422.11
Lumbricals (arm) 116.12
Lumbricals (leg) 126.14
Luminal 4.33
Lunate 60.6
- sulcus 376.3
- surface 62.8
Lungs 176.1

Lunogracile fissure; Anso-paramedian fissure 356.35
Lunula 472.5
Lunules of semilunar cusps 226.13; 226.37
Lymph 17.44
Lymph node 298.34
- nodes of head and neck 300.2
- nodes of lower limb 310.14
- nodes of upper limb 302.14
- nodules of vermiform appendix 298.42
Lymphatic capillary 17.45
- plexus 17.42
- rete 17.46
- trunks and ducts 312.1
- valvule 17.43
- vessel 17.39
Lymphoid nodules 140.23
- system 298.1

M

M. uvulae 142.20
Macula 440.12
- cribrosa inferior 460.14
- cribrosa media 460.13
- cribrosa superior 460.12
- of saccule 464.26
- of utricle 464.25
Maculae 464.24
Maculae cribrosae 460.11
Magnocellular layers 368.18
- part 336.20; 352.25; 366.10
- part of inferior vestibular nucleus; Cell group F 334.15
- subnucleus 332.15
Magnus raphe nucleus 336.32; 344.24
Main portal fissure 158.3
Major alar cartilage 164.8
- calices 184.27
- circulus arteriosus of iris 438.15
- duodenal papilla 150.15
- forceps; Occipital forceps 380.22
- salivary glands 136.1
- sublingual duct 136.3
Malar node 300.13
Male external genitalia 196.3
- genital system 190.2
- internal genitalia 190.4
- urethra 198.1
Malleolar fossa 68.30
- groove 68.11; 68.31
- prominence 452.26
- stria 452.27
Malleus 456.12
Mamillary line; Nipple line 4.53
Mammary gland 472.17
Mammary region 8.7
Mammelon 136.44
Mammillary arteries 246.29
- body 360.19

Mamillary process 48.34
Mammillothalamic fasciculus 372.27
Mammillotegmental fasciculus 372.26
Mandible 44.12
Mandibular canal 46.7
- dental arcade; Lower dental arcade 136.16
- foramen 46.5
- fossa 34.20
- nerve; Mandibular division (Vc; V3) 402.13
- node 300.14
- notch 46.11
- symphysis 44.15
- torus 44.25
Manubriosternal joint 78.32
- synchondrosis 78.33
Manubrium of sternum 52.28
Margin of tongue 140.9
Marginal artery; Juxtacolic artery; Marginal arcade 262.16
- branch; Right marginal branch 230.11
- mandibular branch 406.15
- nucleus of restiform body; Cell group Y 334.17
- nucleus; Spinal lamina I 320.6
- part (orb. oris m.) 94.30
- ridge 136.40
- sinus 280.10
- tubercle 44.8
Masseter 96.14
Masseteric artery 236.26
- fascia 96.23
- nerve 402.19
- tuberosity 46.3
Masticatory muscles 96.13
Mastoid angle 34.41
- antrum 454.28
- border 26.10
- branches 234.17; 234.26
- canaliculus 32.24
- cells 454.29
- emissary vein 282.3
- fontanelle 20.32
- foramen 30.21
- nodes 300.4
- notch 30.18
- process 30.17
- region 6.13
- wall; Posterior wall 454.20
Maxilla 40.1
Maxillary artery 236.9
- dental arcade; Upper dental arcade 136.15
- hiatus 40.21
- nerve; Maxillary division (Vb; V2) 400.13
- process 38.21
- sinus 40.23; 166.10
- surface 28.29; 42.18
- tuberosity 40.16
- veins 278.22

Medial 4.10
- accessory olivary nucleus 332.27
- amygdaloid nucleus 386.23
- and inferior surfaces of cerebral hemisphere 376.26
- angle of eye 446.12
- arcuate ligament 106.29
- basal segment (S VII) 178.11; 178.22
- basal segmental artery 228.23; 228.43
- basal segmental bronchus (B VII) 174.15; 174.26
- bicipital groove 10.6
- border of foot; Tibial border of foot 12.6
- branch 160.7; 398.24; 412.13; 418.16; 420.11; 420.3
- branch; Medial superior cerebellar artery 250.27
- branches (tub. cin. a.) 246.25
- branches (hep. port. v.) 292.23
- branches; Paramedian pontine branches 250.23
- calcaneal branches 424.20
- cervical nucleus 320.17
- circumflex femoral artery 268.5
- circumflex femoral veins 296.27
- clunial nerves 420.14
- collateral artery 254.30
- compartment of thigh; Adductor compartment of thigh 118.5
- condyle 66.22; 66.33
- cord 416.3
- crest 68.24
- crus (nose) 164.9
- crus (superf. ing. ring) 108.18
- cuneiform 72.9
- cutaneous branch 258.10
- cutaneous nerve of arm; Medial brachial cutaneous nerve 416.8
- cutaneous nerve of forearm; Medial antebrachial cutaneous nerve 416.9
- cutaneous nerve of leg; Medial crural cutaneous nerve 422.10
- dorsal cutaneous nerve 424.7
- dorsal nucleus; Dorsomedial nucleus 364.8
- eminence 346.4
- epicondyle 56.28; 66.23
- femoral intermuscular septum 118.14
- forebrain bundle 372.28
- frontal gyrus 378.2
- frontobasal artery; Medial orbitofrontal artery 244.8
- geniculate body 360.17
- geniculate nuclei 368.22
- habenular nucleus 362.15

Medial head; Deep head 112.22; 116.4; 124.16; 126.3
- inguinal fossa 214.4
- intercondylar tubercle 66.39
- intermuscular septum of arm 116.19
- lacunar node 308.26
- lamina 458.21
- lemniscus 340.6; 350.9; 366.20
- lemniscus of tractus bulbothalamicus 328.12
- ligament 76.14
- ligament; Deltoid ligament 90.3
- lip 66.16
- longitudinal fasciculus 328.14; 340.4; 350.11
- longitudinal stria 380.19
- lumbar intertransversarii 104.6
- magnocellular nucleus 368.25
- malleolar branches 270.10
- malleolar facet 70.17
- malleolar network 270.11
- malleolus 68.10
- mammary branches 252.9; 418.27
- margin/border 22.31; 54.14; 56.16; 68.71; 82.4; 220.29
- marginal vein 296.23
- medullary branches 250.17
- medullary lamina; Internal medullary lamina 366.17; 390.10
- meniscus 88.5
- nasal branches 400.9
- nodes 308.17; 308.23
- nuclei 342.21; 352.17
- nuclei of thalamus 364.7
- nucleus; Magnocellular nucleus 364.10
- nucleus of mammillary body 372.9
- nucleus of trapezoid body 342.26
- occipital artery; P4 segment 248.18
- occipitotemporal gyrus 378.26; 378.29
- olfactory gyrus 378.16
- olfactory stria 388.15
- palpebral arteries 240.22
- palpebral commissure 446.10
- palpebral ligament 446.18
- parabrachial nucleus 344.13
- part 12.9; 272.16; 390.14
- part; Dorsal paraflocculus [HVIIIB] 356.43
- part; Lateral part 344.14
- part; Shell region 388.22
- patellar retinaculum 88.16
- pectoral nerve 414.28
- pericuneate nucleus 336.3
- plantar artery 270.21
- plantar nerve 424.21
- plate 30.3

Medial posterior cervical intertransversarii 104.8
- preoptic nucleus 370.7
- process 70.26
- pterygoid 96.21
- pubovesical ligament 216.18
- pulvinar nucleus 362.32
- rectus 444.13
- reticular nucleus 336.28
- retromalleolar region 10.54
- root 360.26
- root of median nerve 416.13
- rotation; Internal rotation 15.28
- segment (S V) 178.8
- segmental artery 228.16; 260.10
- segmental bronchus (B V) 174.12
- septal nucleus 382.8
- solitary nucleus 334.7
- subtendinous bursa of gastrocnemius 132.5
- superior olivary nucleus 342.19
- supraclavicular nerves 414.5
- supracondylar line 66.20
- supracondylar ridge; Medial supraepicondylar ridge 56.17
- sural cutaneous nerve 424.16
- surface 58.30; 68.22; 68.3; 168.20; 190.9; 200.4
- talocalcaneal ligament 90.14
- tarsal arteries 270.3
- tubercle 70.20
- umbilical fold 214.3
- vein of lateral ventricle 284.7
- ventral nucleus 364.12
- vestibular nucleus 334.16; 342.28
- vestibulospinal tract 322.7
- wall 24.4
- zone 372.16
Median 4.4
- antebrachial vein; Median vein of forearm 288.20
- aperture 346.22
- arcuate ligament 106.28
- artery 256.24
- atlanto-axial joint 78.7
- callosal artery 244.5
- commissural artery 244.4
- conjugate 64.30
- cricothyroid Ligament 168.9
- cubital vein 288.19
- eminence 360.29
- glosso-epiglottic fold 144.12
- nerve 416.12
- nuclei of thalamus 364.13
- nucleus 338.25
- palatine suture 74.39
- plane; Median sagittal plane 4.63
- preoptic nucleus 370.8
- raphe nucleus; Superior central nucleus 344.26

Median sacral artery 258.31
- sacral crest 50.31
- sacral vein 290.19
- sulcus 346.3
- thyrohyoid Ligament 166.31
- umbilical fold 214.1
- umbilical ligament 186.10
Mediastinal branches 252.2; 258.6
- part 180.11
- surface 176.8
- veins 276.4; 286.25
Mediastinum 180.23
- of testis 190.23
Medulla (lymph node) 298.39
- (supraren. gl.) 220.33
- oblongata; Myelencephalon; Bulbus 326.3; 326.10
- of thymus 298.8
Medullary cavity ; Marrow cavity 14.14
- rays 182.19
- reticulospinal fibres 330.9
- striae of fourth ventricle 340.21; 346.7
Medullopontine sulcus 338.3
Membranous labyrinth 464.1
- lamina 458.23
- layer 110.18; 208.10; 472.31
- part 12.27
- part (sept. nasi cart.) 164.22
- part (interventr. sept.) 222.29
- wall (trach.) 172.23
- wall; Lateral wall 454.32
Meningeal branch 234.20; 238.24; 238.36; 250.11; 400.14; 410.3
- branch; Nervus spinosus 402.14
- branch; Recurrent branch 19.25
- veins 276.28
Meninges 314.3
Meniscus 15.7
Mental branch 236.15
- branches 404.15
- foramen 44.19
- nerve 404.14
- protuberance 44.16
- region 6.27
- tubercle 44.17
Mentalis 96.12
Mentolabial sulcus 6.26
Meridians 434.10
Meridional fibres 436.20
Mesencephalic arteries 250.25
- corticonuclear fibres 350.6
- nucleus of trigeminal nerve 342.11; 352.19
- tract of trigeminal nerve 340.16; 350.12
Mesencephalon; Midbrain 326.5; 348.1
Mesentery 210.14
Mesial fovea 136.38

Mesial root 138.26
- surface 138.20
Mesiobuccal cusp 138.7
- root 138.28
Mesiolingual cusp 138.9
Mesiopalatal cusp 138.8
Meso-appendix 210.21
Mesocolic nodes 308.8
- taenia 152.14
Mesocolon 210.16
Mesocortex 384.6
Mesometrium 214.13
Mesosalpinx 214.14
Mesotendon 16.45
Mesovarian border 200.7
Mesovarium 214.15
Metacarpal region 10.25
Metacarpals I–IV 60.16
Metacarpophalangeal joints 84.15
Metacarpus 2.29
Metaphalangeal joints 92.18
Metaphysis 12.43
Metatarsal interosseous ligaments 92.14
- region 12.13
Metatarsals I–V 72.16
Metatarsus 2.45
Metathalamus 360.15; 368.15
Metencephalon; pons and cerebellum 326.4
Midaxillary Line 4.55
Midcarpal joint 82.32
Midclavicular Line 4.52
Middle 4.26
- calyx 184.29
- cardiac vein; Posterior interventricular vein 274.22
- cerebellar peduncle 338.5; 358.27
- cerebral artery 244.20
- cervical ganglion 426.17
- cervical nerve 426.19
- clinoid process 28.8
- colic artery 262.15
- colic vein 294.10
- constrictor 144.30
- cranial fossa 22.5
- ear 454.1
- ethmoidal cells 38.9; 166.15
- facet for calcaneus 70.10
- finger 10.29
- frontal gyrus 374.20
- genicular artery 268.20
- layer 104.28
- lobar artery 228.15
- lobar bronchus 174.10
- lobe 194.15
- lobe of right lung 176.19
- lobe vein; Middle lobe branch 272.14
- macular arteriole/venule 440.36
- mediastinum 180.27
- meningeal artery 236.17

Middle meningeal veins 278.24
- nasal concha 38.14; 164.31
- nasal meatus 24.16; 164.41
- phalanx 60.23; 72.24
- rectal artery 266.10
- rectal plexus 432.19
- rectal vein 290.36
- superior alveolar branch 402.3
- suprarenal artery 262.22
- talar articular surface 72.2
- temporal artery 236.6
- temporal branch 246.7
- temporal gyrus 376.16
- temporal vein 278.20
- thyroid veins 278.2
- trunk 414.16
Midline groove of tongue; Median sulcus of tongue 140.18
Minor alar cartilages 164.12
- calices 184.31
- circulus arteriosus of iris 438.16
- duodenal papilla 150.16
- forceps; Frontal forceps 380.21
- salivary glands 134.34
- sublingual ducts 136.4
Mitral valve; Left atrioventricular valve 226.25
Mixed nerve 19.16
Mobile end 15.42
Mobile part of nasal septum 164.10
Modiolus 96.10; 462.11
Molar glands 134.37
Molar tooth 136.22
Molar tubercle 138.3
Molecular layer 358.18; 386.8
Molecular layer (Layer I) 384.9
Mons pubis 204.26
Motor nerve 19.14
- nucleus of facial nerve 342.14
- nucleus of trigeminal nerve 342.12
- root 398.16
Mouth 2.12; 134.2
Mucosa; Mucous membrane 144.20; 146.15; 148.24; 148.9; 150.27; 160.18; 164.34; 172.10; 172.26; 174.33; 184.35; 186.7; 188.12; 192.16; 192.22; 198.17; 198.22; 198.31, 200.33; 204.11; 206.30; 458.24
Mucosa of tympanic cavity 458.4
Mucosal folds; Rugae 160.19
Mucous membrane of mouth 134.4
- membrane of tongue 140.11
Mulitform layer 386.10
Multifidus 104.18
- cervicis 104.21
- lumborum 104.19
- thoracis 104.20
Multiform layer (Layer VI) 384.14
Multipennate muscle 16.3

Muscle layer 472.29
- of anal triangle 208.4
- of terminal notch 452.9
Muscles; Muscular system 15.36; 94.1; 112.1; 122.1
- of abdomen 108.4
- of auditory ossicles 94.4; 458.1
- of back proper 102.7
- of back 100.11
- of head 94.2
- of lower limb 118.1
- of neck 98.1
- of soft palate and fances 94.6; 142.16
- of thorax 106.1
- of tongue 94.5; 140.26
- of upper limb 110.22
- of urogenital triangle 208.6
Muscular arteries 240.11
- branch 19.19; 250.8; 412.7; 414.30; 416.16; 416.22; 416.6; 418.12; 418.20; 418.5; 420.31; 422.2; 422.26; 422.6; 424.11; 424.14; 424.6
- fascia 444.8
- layer, Muscular coat 146.10; 148.19; 148.3; 150.25; 152.11; 152.26; 160.17; 184.34; 186.16; 186.6; 192.15; 192.21; 198.13; 198.20; 198.29; 200.32; 204.10; 206.25
- part (interventr. sept.) 222.28
- process 168.23
- space 120.1
- tissue 194.20
- triangle; Omotracheal triangle 6.32
- trochlea 16.35
Muscularis mucosae 146.16; 148.11; 148.25; 150.28
Musculi pectinati; Pectinate muscles 224.28; 226.21
Musculocutaneous nerve 416.5
Musculophrenic artery 252.12
- veins 276.17
Musculotubal canal 30.30
Myelencephalon; Medulla oblongata; Bulbus 326.3; 326.10
Myenteric plexus 432.11
Mylohyoid 98.22
- branch 236.16
- groove 46.8
- line 44.24
Mylopharyngeal part 144.28
Myocardium 224.11
Myometrium 202.25

N

Nail 472.1
- matrix 472.2
- wall 472.3
Nares; Nostrils 164.19
Nasal bone 38.28
- cartilages 164.7

Sachverzeichnis (englisch) 539

Nasal cavity 164.18
- crest 42.2; 42.32
- foramina 38.30
- glands 164.37
- margin 36.21
- notch 40.10
- part 36.19
- region 6.23
- septal branch 234.13
- septum 164.21
- spine 36.20
- surface 40.17; 42.17; 42.28
- vestibule 164.26

Nasalis 94.15
Nasion 20.11
Nasociliary nerve 400.1
Nasofrontal vein 286.3
Nasolabial node 300.12
- sulcus 6.24
Nasolacrimal canal 24.11
- duct 448.21
Nasomaxillary suture 74.33
Nasopalatine artery 238.14
- nerve 400.19
Nasopharyngeal meatus 24.21; 166.7
Nasopharynx 142.27
Navicular 72.7
- articular surface 70.5
- fossa 198.24

Neck 2.14
- (fem.) 66.5
- (fib.) 68.19
- (rad.) 58.5
- (tali) 70.9
- (post. horn) 320.9
- (rib) 52.11
- of bladder 186.13
- of gallbladder 160.14
- of glans 196.13
- of malleus 456.15
- of mandible 46.14
- of pancreas 162.5
- of scapula 54.24
Neck; Cervix of dents 136.25
Neocerebellum 358.12
Neocortex 384.4
Nerve 19.6
- fibre 17.48
- of pterygoid canal 406.22; 428.15
- terminals 470.32
- to external acoustic meatus 402.24
- to lateral pterygoid 402.21
- to medial pterygoid 402.15
- to mylohyoid 404.10
- to obturator internus 422.13
- to piriformis 422.14
- to quadratus femoris 422.15
- to stapedius 406.3
- to tensor tympani 402.18
- to tensor veli palatini 402.17
Nervous system 17.47; 314.1
Neural layer 438.26

Neural lobe; Pars nervosa 220.9
Neurocranium; Brain box 20.4
Neuroglia 17.52
Neurohypophysis; Posterior lobe 220.7; 360.20
Neuron 17.49
Nipple 472.15
Node of anterior border of omental foramen 306.32
- of arch of azygos vein 304.9
- of ligamentum arteriosum 304.8
Nodes around cardia 306.17
Nodule (X) 358.4
Noduli Arantii; Nodules of semilunar cusps; Bodies of Arantius 226.12; 226.36
Nodus(-i) lymphoidei axillares: Lymph nodes of upper Limb 302.15
- praepericardiaci; Prepericardial nodes 304.6
Nonvisual retina 438.20
Noradrenergic cells; Norepinephric cells 396.9; 396.12; 396.15
- cells in caudolateral pons; Norepinephric cells in caudolateral pons (A5) 396.6
- cells in locus caeruleus; Norepinephric cells in locus caeruleus (A6) 396.5
- cells in medulla; Norepinephric cells in medulla (A1, A2) 396.3
- cells in nucleus of lateral lemniscus; Norepinephric cells in nucleus of lateral lemniscus (A7) 396.4
Nose 2.11; 164.2
Notch 14.10
- for ligamentum teres 156.14
- in cartilage of acoustic meatus 452.19
- of cardiac apex 222.22
Nuchal fascia 102.6
- plane 26.26
Nuclei of inferior colliculus 354.25
- of lateral lemniscus 344.1
- of solitary tract; Solitary nuclei 334.1
- of trapezoid body 342.23
Nucleus 17.55
- accumbens 388.20
- ambiguus 334.24
- limitans 364.21
- of abducens nerve 342.13
- of accessory nerve 318.27
- of ansa lenticularis 370.19
- of cranial nerve 17.56
- of diagonal band 388.5
- of dorsal field (H1) 368.12
- of hypoglossal nerve 332.28
- of lateral olfactory tract 386.24

Nucleus of lens 442.4
- of medial field (H) 368.11
- of oculomotor nerve 352.2
- of origin 17.57
- of phrenic nerve; Phrenic nucleus 318.28
- of posterior commissure 352.9
- of pudendal nerve 320.28
- of trochlear nerve 352.20
- of ventral field (H2) 368.13
- proprius; Spinae laminae III and IV 320.10
- pulposus 78.5
- reuniens 364.18
- ventralis anterior 366.9
Nutrient artery of radius 256.3
- artery 17.5
- artery of ulna 256.21
- canal 14.19
- foramen 14.18
- vein 17.35

O

Obex 326.32; 346.24
Oblique arytenoid 170.20
- cord 82.4
- diameter 64.25
- fibres 148.7
- fissure 176.21
- head 116.7; 126.6
- line 44.20 ; 166.26
- muscle of auricle 452.13
- part 170.13
- pericardial sinus 222.14
- popliteal ligament 88.13
- ridge 136.35
- vein of left atrium 274.20
Obliquus capitis inferior 98.16
- capitis superior 98.15
Oblong fovea 168.18
Obscurus raphe nucleus 336.30
Obturator artery 264.16
- branch 266.30
- canal 86.5
- crest 64.9
- externus 124.1
- fascia 216.13
- foramen 62.10
- groove 64.10
- internus 122.12
- membrane 86.4
- nerve 420.28
- nodes 308.30
- veins 290.24
Occipital 4.17
- angle 34.39
- artery 234.16
- aspect 20.16
- belly 94.11
- bone 26.2
- border 34.34
- branch (auric. a.) 234.29
- branch (auric. n.) 406.5
- branches (occ. a.) 234.21

Occipital condyle 26.13
- diploic vein 280.30
- emissary vein 282.5
- groove 30.20
- horn; Posterior horn 382.27
- lobe 376.1; 378.21
- margin 30.16
- nodes 300.3
- plane 26.27
- pole 376.2
- region 6.10
- sinus 280.11
- stripe; Occipital line 384.18
- veins 276.9; 280.31; 282.17
Occipitofrontalis 94.9
Occipitomastoid suture 74.11
Occipitopontine fibrae 348.26; 392.17
Occipitotectal fibres 392.18
Occipitotemporal branch 248.23
- sulcus 378.27; 378.30
Occiput 2.5; 20.13
Occluded part 264.33
Occlusal curves 136.17
- fissure 136.36
- fossa 136.37
- surface 138.14
Oculomotor nerve (III) 398.8
- sulcus 348.5
Oesophageal branches 252.19; 258.37; 258.4; 410.17; 426.28
- glands 146.17
- hiatus 106.34
- impression 156.7
- plexus 410.22; 430.14
- veins 276.7; 286.22
Oesophagus 146.1
Olecranon 58.22
Olecranon fossa 56.25
Olfactory bulb 388.9
- glands 434.4
- groove 164.28; 378.14
- islets 388.8
- nerve (I) 398.5; 398.6
- organ 434.2
- part of nasal mucosa; Olfactory area 434.3
- region 164.36
- striae 388.14
- tract 388.11
- trigone 388.12
- tubercle 388.13
Olivocerebellar tract 328.19
Olivocochlear tract 340.19
Olivospinal fibres 322.13; 322.22
Omental appendices; Fatty appendices of colon 152.10
- branches 260.21; 260.35
- bursa; Lesser sac 212.2
- foramen; Epiploic foramen 212.3
- taenia 152.15
- tuberosity/eminence 162.13; 156.6
Omoclavicular triangle; Subclavian triangle 6.37

Omohyoid 98.26
Opening of aqueduct of midbrain; Opening of cerebral aqueduct 354.21
- of cochlear canaliculus 32.23
- of coronary sinus 224.29
- of frontal sinus 36.30
- of inferior vena cava 224.30
- of nasolacrimal canal 24.18
- of nasolacrimal duct 166.5
- of pulmonary trunk 222.35
- of sphenoidal sinus 28.18
- of superior vena cava 224.31
- of vestibular canaliculus 32.16
Openings of papillary ducts 182.39
Openings of pulmonary veins 226.23
Opercular part 374.18
Ophthalmic artery 238.30; 240.1
- nerve; Ophthalmic division (Va; V1) 398.17
Opisthion 26.5
Opponens muscle 16.13
Opponens pollicis 116.5
Opponeus digiti minimi (Arm) 116.11; 126.10
Opposition 15.34
Optic axis 434.13
- canal 28.21
- chiasm; Optic chiasma 360.23
- disc 440.10
- layer; Layer III 354.32
- nerve (II) 398.7; 440.15
- part of retina 438.24
- radiation; Geniculocalcarine fibres 366.23; 392.19
- tract 360.24
Ora serrata 438.23
Oral cavity proper 134.3
- cavity proper 134.20
- fissure; Oral opening 134.6
- pontine reticular nucleus 344.19
- region 6.25
- subnucleus 332.17
- vestibule 134.5
Orbicular muscle 16.4
Orbicularis oculi 94.19
- oris 94.29
Orbiculus ciliaris 436.18
Orbit 22.24
Orbital branch (middle men. a.) 236.20
- branches (max.) 400.16
- cavity 22.25
- gyri 378.11
- margin 22.27
- opening 22.26
- part 36.22; 94.23; 374.16; 440.18; 448.9
- plate 38.11
- process 42.25
- region 6.16
- septum 444.3
- sulci 378.12
- surface 28.30; 36.23; 40.3; 44.4

Orbital tubercle 44.7
- veins 282.23; 286.1
Orbitalis; Orbital muscle 444.10
Oriens layer 386.3
Orifice of vermiform appendix 150.37
Origin 15.40
Oropharynx 144.10
Os centrale 60.3
- trigonum 70.23
Osseous spiral lamina 462.3
Ossification centre 14.20
Otic ganglion 428.24
Otolith 464.28
Otolithic membrane 464.27
Outer border of iris 438.6
- limiting layer 440.2
- lip 62.18
- nuclear layer 440.3
- plexiform layer 440.4
- sheath 440.23
- spiral sulcus 466.24
- stripe 182.30
- zone 182.29
Oval window 454.9
Ovarian artery 264.4
- branches 266.7
- cortex 200.12
- fimbria 200.25
- fossa 214.17
- medulla 200.13
- plexus 432.5
- stroma 200.11
Ovary 200.2

P

Pachymeninx; Dura mater 314.4
Palatal cusp 138.5
- root 138.17
- surface 138.19
Palate 134.21
Palatine aponeurosis 142.17
- bone 42.15
- crest 42.33
- glands 134.38
- grooves 42.7
- process 42.1
- raphe 134.24
- spines 42.6
- surface 42.29
- tonsil 142.11
- torus 22.20
Palato-ethmoidal suture 74.38
Palatoglossal arch; Anterior pillar of fauces 142.5
Palatoglossus 142.21
Palatomaxillary suture 74.37
Palatopharyngeal arch; Posterior pillar of fauces 142.7
- ridge 144.9
Palatopharyngeus 142.22
Palatovaginal canal 22.21
- groove 30.8
Paleocerebellum 358.11

Sachverzeichnis (englisch)

Paleocortex 384.3
Pallidal raphe nucleus 336.31
Pallidum (Paleostriatum); Pallidum; Paleostriatum 390.19
Palm; Palmar region 2.30; 10.22
Palmar; Volar 4.44
– aponeurosis 116.25
– branch 416.17; 416.25
– carpal arch 256.5
– carpal branch 256.4; 6.29
– carpal tendinous sheaths 130.1
– carpometacarpal ligaments 84.8
– digital veins 288.27
– intercarpal ligaments 82.35
– interossei 116.14
– ligaments 84.17; 84.21
– metacarpal arteries 256.14
– metacarpal joints 84.12
– metacarpal veins 288.35
– radiocarpal ligament 82.26
– surfaces of fingers 10.32
– ulnocarpal ligament 82.28
Palmaris brevis 114.26
– longus 114.2
Palmate folds 202.19
Palpebronasal fold; Medial canthic fold 446.6
Palpebral branches 400.12
– conjunctiva 448.2
– fissure 446.8
– part 94.20; 448.10
– veins 286.14
Pampiniform plexus 290.16
Pancreas 162.1
Pancreatic branches 260.16; 260.23; 260.27
– duct 162.15
– impression 298.22
– islets 162.19; 220.35
– nodes 306.23
– notch 162.4
– plexus 430.24
– veins 294.5; 294.12
Pancreaticocolic ligament 210.36
Pancreaticoduodenal nodes 306.27
– veins 294.6
Pancreaticosplenic ligament 210.35
Papilla of parotid duct 134.19
Papillae 470.12
Papillae of tongue; Lingual papillae 140.13
Papillary layer 470.11
– muscles 224.3
– process 156.20
Para-aortic bodies; Aortic glomera 232.3
Parabigeminal nucleus 352.21
Parabrachial nuclei 344.9
– pigmented nucleus 354.5
Paracentral branches 244.15; 244.17
– lobule 378.4; 378.18

Paracentral nucleus 364.4
– sulcus 378.3
Paracervix 202.22
Paracolic gutters 212.24
– nodes 308.9
Paracommissural solitary nucleus 334.8
Paradidymis 190.42
Paraduodenal fold 212.14
– recess 212.15
Parafascicular nucleus 364.6
Parahippocampal gyrus 380.5
Paralemniscal nucleus 344.21
Paralaminar part; Pars(-tes) laminaris 364.11
Paramammary nodes 304.2
Paramastoid process 26.36
Paramedian nucleus 338.26
– planes 4.64
– reticular nucleus 344.22
Parametrium 202.21
Paramolar cusp; Paramolar tubercle 138.2
Paranasal sinuses 166.9
Paranephric fat; Perirenal fat capsule 182.12
Paraniginal nucleus 354.6
Paraolfactory area 378.8
– gyrii 378.9
– sulci 378.10
Parapeduncular nucleus 354.13
Parapharyngeal space; Lateral pharyngeal space 144.41
Pararectal fossa 214.21
– nodes 310.13
Parasolitary nucleus 334.2
Parasternal line 4.51
– nodes 304.3
Parasubiculum 384.22
Parasympathetic ganglion 19.5
– part 428.2
– root; Chorda tympani 428.20
– root; Greater petrosal nerve 428.16
– root; Lesser petrosal nerve 428.25
– root; Oculomotor root; Branch of oculomotor nerve to ciliary ganglion 428.10
– root; Pelvic splanchnic nerves 428.30
Parataenial nucleus 364.14
Paraterminal gyrus 378.7
Parathyroid gland 220.20
Paratracheal nodes 300.25 ; 304.11
Para-umbilical veins 292.25
Para-urethral ducts 198.28 ; 206.33
Paravaginal nodes 310.12
Paraventricular fibres 372.24
– nuclei of thalamus 364.15
– nucleus 370.10

Paraventriculohypophysial tract 372.29
Paravertebral Line 4.58
Paravesical fossa 214.9
– nodes 310.7
Parenchyma of testis 190.26
– (prost.) 194.18
– (thyr.) 220.18
Parietal abdominal fascia; Endoabdominal fascia 108.37
– bone 34.24
– branch 236.8; 236.22; 248.20
– emissary vein 282.2
– fascia 16.20
– foramen 34.42
– layer 190.14; 222.7
– lobe 374.25; 378.17
– lymph nodes 306.2; 308.15
– margin/border 28.33; 34.11; 36.12
– notch 34.12
– operculum 374.28
– pelvic fascia; Endopelvic fascia 216.11
– peritoneum 210.12
– pleura 180.7
– region 6.9
– tuber; Parietal eminence 34.33
– veins 282.15
Parietomastoid suture 74.18
Parieto-occipital branches 244.19; 248.21
Parieto-occipital sulcus 374.10; 376.32
Parietopontine fibres 348.27; 392.14
Paroophoron 204.22
Parotid branch 234.30; 236.2; 402.26
– duct 136.11
– fascia 96.24
– gland 136.7
– plexus 406.10
– region 6.20
– veins; Parotid branches 278.15; 278.28
Pars(-tes) alpha 336.14
– Pars(-tes) distalis Pars distalis; anterior (pit. gl.) Pars(-tes) anterior) 220.6
– flaccida 452.22
– intermedia (pit. gl.) 220.5
– nervosa 360.22
– tensa 452.23
– tuberalis 220.4
Part in canal 440.17
Parts of human body 2.2
Parvocellular layers 368.19
– part 336.21; 342.30; 352.26; 364.29
– reticular nucleus 336.23
Patella 68.32
Patellar anastomosis 268.25
– ligament 88.15
– surface 66.28

Patent part 264.29
Pecten pubis; Pectineal line 64.8
Pectinate line 154.8
Pectineal ligament 108.15
– line; Spiral line 66.17
Pectineus 122.25
Pectoral branches 254.17
– fascia 106.20
– girdle; Shoulder girdle 2.22; 54.2
– nodes; Anterior nodes 302.19
– region 8.5
– veins 288.3
Pectoralis major 106.3
– minor 106.7
Pedicle 48.6
Peduncle of flocculus 358.5
Peduncular branches 248.13
– nucleus; Peripeduncular nucleus 338.27
– veins 282.34
Pedunculopontine tegmental nucleus 354.10
Pelvic cavity 2.54; 64.15; 210.3
– diaphragm; Pelvic floor 218.1
– fascia 216.4
– ganglia 428.29
– girdle 2.34; 62.2
– inclination 64.35
– inlet 64.21
– lateral wall triangle 214.16
– lymph nodes 308.14
– outlet 64.22
– part 186.3; 192.11; 428.28; 432.15
– surface 50.26
Pelvis 2.19; 64.14
Penicilli 298.30
Penis 196.4
Pennate muscle; Bipennate muscle 16.2
Perforating arteries 268.15
– arteries of penis 266.25
– branches 252.8; 256.26; 256.15; 270.15; 270.27
– cutaneous nerve 422.21
– radiate arteries 184.13
– veins 296.29
Periamygdaloid cortex 386.25
Periaqueductal grey substance; Central grey substance 352.22
Periarterial plexus 19.37
Pericallosal artery 244.16
– cistern 314.31
Pericardiacophrenic artery 252.6
– veins 276.3
Pericardial branch (phren. n.) 414.9
– branches (thor. aorta) 258.5
– cavity 222.12
– veins 276.2; 286.24
Pericardium 222.2
Pericentral nucleus 354.28
Perichondrium 12.29
Perichoroidal space 436.9

Pericranium 20.8
Peridental branches 236.14; 236.33; 238.4
Perifornical nucleus 372.4
Perihypoglossal nuclei 336.5
Perikaryon 17.50
Perilymph 462.31
Perilymphatic space 462.30
Perimysium 16.28
Perineal artery 266.15
– body 208.7
– branches 422.20
– fascia; Superficial investing fascia of perineum; Deep perineal fascia 208.13
– membrane 208.18
– muscles 208.3
– nerves 422.24
– raphe 208.2
– region 8.25
Perinephric fat; Perirenal fat capsule 182.13
Perineum 208.1
Perineurium 19.8
Periodontium; Peridontal membrane 138.43
Peri-olivary nuclei 342.20
Perionyx 472.9
Periorbita 444.2
Periosteum 12.28
Peripeduncular nucleus 352.23
Peripharyngeal space 144.39
Peripheral 4.39
– autonomic plexuses and ganglia 430.1
– nervous system 18.33; 398.1
Peritoneal attachments of liver 210.39
– cavity 210.8
Peritoneum 210.9
Peritrigeminal nucleus 336.9
Peri-urethral gland zone 194.4
Perivascular fibrous capsule 158.23
Periventricular fibres 366.25; 372.30
– nucleus 370.24
– preoptic nucleus 370.9
– zone 372.15
Permanent teeth 136.14
Perpendicular plate 38.6; 42.16
Pes anserinus 122.31
– hippocampi 384.23
Petro-occipital fissure 22.9
– synchondrosis 76.6
Petrosal branch 236.23
– fossula 32.29
– vein 284.36
Petrosphenoidal fissure; Sphenopetrosal fissure 22.8
Petrosquamous fissure 32.32
– sinus 280.13
Petrotympanic fissure 32.31
Petrous part 30.15; 238.18
Phalanges 60.21; 72.22

Pharyngeal branches 232.21; 238.10; 238.6; 252.18; 408.24; 410.18; 410.7
– bursa 144.1
– glands 144.21
– hypophysis 142.29
– lymphoid nodules 142.31
– lymphoid ring 298.33
– muscles; Muscle layer of pharynx 144.22
– nerve 400.20
– opening of auditory tube; Pharyngeal opening 144.2; 458.26
– plexus 276.26; 410.8
– raphe 144.23
– recess 144.8
– tonsil 142.30
– tubercle 26.7
– veins 276.27
Pharyngobasilar fascia 144.18
Pharyngo-oesophageal constriction 144.17
Pharynx 142.25
Philtrum 134.9
Phrenic ganglia 430.19
– nerve 414.8
Phrenico-abdominal branches 414.10
Phrenicocoeliac part 150.12
Phrenicocolic ligament 210.38
Phrenicomediastinal recess 180.17
Phrenico-oesophageal ligament 106.35
Phrenicopleural fascia 180.22
Phrenicosplenic ligament 210.33
Pia mater 316.4
Pial part; Pial filament; Filum terminale internum 316.17
Pigmented epithelium 438.13
– layer 438.25
Pineal gland; Pineal body 220.10; 360.7
– nerv 426.13
– recess 362.6
Piriform aperture 24.14
– fossa; Piriform recess 144.15
Piriformis 122.11
– fascia 216.15
Pisiform 60.8
– joint 84.1
Pisohamate ligament 84.2
Pisometacarpal ligament 84.3
Pituitary gland 220.2
Pivot joint 15.17
Plane joint 15.15
– suture 14.31
Plantar 4.45
– aponeurose 120.18
– calcaneocuboid ligament; Short plantar ligament 92.3
– calcaneonavicular ligament; Spring ligament 90.18; 92.4

Sachverzeichnis (englisch) 543

Plantar cuboideonavicular ligament 92.6
- cuneocuboid ligament 92.8
- cuneonavicular ligaments 92.5
- digital arteries proper 270.29
- digital veins 296.20
- intercuneiform ligaments 92.7
- interossei 126.16
- ligaments 92.20; 92.24
- metatarsal arteries 270.26
- metatarsal ligaments 92.16
- metatarsal veins 296.19
- surfaces of toes 12.18
- tarsal ligaments 92.1
- tarsometatarsal ligaments 92.11
- tendinous sheath of fibularis longus; Plantar tendinous sheath of peroneus longus 132.23
- venous arch 296.18
- venous network 296.17

Plantaris 124.19
Platysma 98.2
Pleura 180.3
Pleural cavity 180.2
- recesses 180.14
Pleuro-oesophageus 146.13
Plica semilunaris 446.27
Pneumatized bone 12.36
Polar frontal artery 244.9
- temporal artery 246.1
Pons 338.1
Pontine arteries 250.22
- corticonuclear fibres 338.15
- nuclei 338.22
- raphe nucleus 344.25
- veins 284.17
Pontobulbar nucleus 336.10
Pontocerebellar cistern 314.32
- fibres 338.20
Pontocerebellum 358.9
Pontomesencephalic vein 284.13
Pontoreticulospinal tract; Medial reticulospinal tract 322.9
Popliteal artery 268.17
- fossa 10.46
- nodes 310.24
- surface 66.19
- vein 296.30
Popliteus 124.20
Porta hepatis 156.5
Portal veins of hypophysis 282.9
Postaortic nodes 306.6
Postcaval nodes 306.11
Postcentral branch 258.13
- gyrus 374.30
- sulcus 374.31
Postcommissural fibres 380.31
Postcommunicating part; A2 segment 244.6
- P2 segment 248.8
Posterior 4.13

Posterior accessory olivary nucleus; Dorsal accessory olivary nucleus 332.26
- acoustic stria; Dorsal acoustic stria 340.24
- arch 50.8
- articular facet 50.16
- atlanto-occipital membrane 76.22
- attachment of linea alba 108.28
- auricular artery 234.23
- auricular groove 450.23
- auricular nerve 406.4
- auricular vein 280.2
- axillary line 4.56
- basal segment (S X) 178.14; 178.25
- basal segmental artery 228.24; 228.44
- basal segmental bronchus (B X) 174.18; 174.29
- belly 98.20
- bony ampulla 460.19
- border of petrous part 32.17
- branch 160.4; 246.22; 256.19; 262.31; 262.4; 264.20; 292.16; 412.29; 416.11; 422.1
- caecal artery 262.10
- calcaneal articular facet 70.22
- cerebellomedullary cistern; Cisterna magna 314.25
- cerebral artery 248.2
- cervical plexus 412.19
- cervical region 6.39
- chamber 442.22
- circumflex humeral artery 254.24
- circumflex humeral vein 288.9
- clinoid process 28.11
- cochlear nucleus; Dorsal cochlear nucleus 334.19
- column; Dorsal column 320.1
- commissure 362.7
- communicating artery 238.32; 246.19
- compartment of arm; Extensor compartment of arm 110.25
- compartment of forearm; Extensor compartment of forearm 110.29
- compartment of leg; Flexor compartment of leg 118.7
- compartment of thigh; Flexor compartment of thigh 118.4
- conjunctival arteries 240.25
- cord 416.4
- cranial fossa 22.6
- crico-arytenoid 170.14
- cruciate ligament 88.8
- cusp 226.4; 226.27
- cutaneous branch (cervic. n.) 412.15

Posterior cutaneous branch; Posterior cutaneous nervec (thorac. n.) 418.18; 420.13
- cutaneous branch; Posterior cutaneous nerve (lumb. n.) 420.5
- cutaneous nerve of arm; Posterior brachial cutaneous nerve 418.2
- cutaneous nerve of forearm; Posterior antebrachial cutaneous nerve 418.4
- cutaneous nerve of thigh; Posterior femoral 422.18
- deep temporal artery 236.28
- divisions 414.19
- ethmoidal artery 240.21
- ethmoidal cells 38.10; 166.16
- ethmoidal foramen 24.6
- ethmoidal nerve 400.4
- external arcuate fibres; Dorsal external arcuate fibres 328.25
- external vertebral venous plexus 286.36
- extremity 298.24
- fascicle; Palatopharyngeal sphincter 142.24
- fasciculus proprius; Dorsal fasciculus proprius 324.14
- fold of malleus 458.5; 452.25
- fontanelle 20.30
- funiculus; Dorsal funiculus 324.13
- gastric artery 260.38
- gastric branches 410.29
- glandular branch 232.17
- gluteal line 62.29
- grey commissure; Dorsal grey commissure 324.26
- horn; Dorsal horn 318.12; 320.4
- hypothalamic area; Posterior hypothalamic region 372.6
- inferior cerebellar artery 250.12
- inferior iliac spine 62.25
- intercavernous sinus 280.24
- intercondylar area 66.37
- intercostal arteries 258.8
- intercostal veins 286.30
- intermediate sulcus; Dorsal intermediate sulcus 316.30
- intermuscular septum of leg 120.10
- internal vertebral venous plexus 286.42
- interosseous artery 256.25
- interosseous nerve 418.7
- interosseous veins 288.33
- interventricular branch 230.13
- interventricular sulcus 222.24
- intra-occipital synchondrosis 76.7
- labial branches 266.17
- labial commissure 204.29

Posterior labial veins 292.6
- labial/scrotal nerves 422.25
- lacrimal crest 38.24
- lateral choroidal branches 248.12
- lateral nasal arteries 238.12
- lateral segment; (S VII) 158.19
- layer 104.27; 108.9
- left ventricular branch 230.27
- ligament of auricle 452.4
- ligament of fibular head 88.21
- ligament of incus 456.27
- limb 392.8; 456.5
- limiting lamina 436.4
- Lip 202.17
- liver; Posterior part of liver; Caudate lobe 158.11
- lobe of cerebellum 356.25
- longitudinal fasciculus; Dorsal longitudinal fasciculus 328.15; 340.5; 350.13; 372.19
- longitudinal ligament 76.32
- margin/border 58.13; 58.32; 68.27; 190.11
- medial choroidal branches 248.11
- medial segment; (S VIII) 158.16
- median line 4.59
- median septum; Dorsal median septum 316.27
- median sulcus; Dorsal median sulcus 316.26; 326.31
- mediastinum 180.28
- membranous ampulla 464.12
- meningeal artery 232.20
- meniscofemoral ligament 88.4
- nasal spine 42.31
- nerve of lesser curvature 410.30
- nuclear complex of thalamus 364.20
- nucleus of hypothalamus 372.12
- nucleus of lateral funiculus 320.18
- nucleus of lateral lemniscus; Dorsal nucleus of lateral lemniscus 344.2
- nucleus of vagus nerve; Dorsal nucleus of vagus nerve 332.30
- nucleus; Dorsal nucleus 338.28; 352.6; 352.15; 364.22; 368.24
- obturator tubercle 64.12
- palpebral margin 446.14
- papillary muscle 226.16; 226.30
- paracentral gyrus 378.19
- paragigantocellular reticular nucleus; Dorsal paragigantocellular reticular nucleus 336.24
- paramedian nucleus; Dorsal paramedian nucleus 332.29
- paraventricular nucleus 364.17

Posterior parietal artery 246.18
- part 154.24; 204.4; 334.22; 380.27; 392.30
- part; Dorsal part (III) 356.12
- part; Dorsal part (V) 356.20
- part; Dorsal part (HV) 356.23
- part of knee 2.39
- part of lateral funiculus 324.3
- part; Postsulcal part 140.6
- perforated substance 348.4
- periventricular nucleus 370.25
- plexus 420.7
- pole (eye) 434.8
- pole (lens) 442.9
- process 70.18; 164.16
- quadrangular lobule (H VI) 356.28
- radicular artery 258.15
- rami; Dorsal rami 412.12; 418.15; 420.2; 420.10
- ramus 19.28; 374.7
- raphe nucleus; Dorsal raphe nucleus 344.27
- recess 458.11
- region of arm 10.7
- region of elbow 10.11
- region of forearm 10.14
- region of knee 10.45
- region of leg 10.49
- region of thigh 10.42
- region of wrist 10.20
- root; Sensory root; Dorsal root 19.23
- sacral foramina 50.32
- sacro-iliac ligament 86.13
- scrotal branches 266.16
- scrotal veins 292.5
- segment; Caudate lobe; (S I) 158.12
- segment (eye) 434.15
- segment (kidney) 184.6
- segment (S II) 178.4
- segmental artery 228.12; 228.32; 260.7; 262.32
- segmental bronchus (B II) 174.8
- semicircular canal 460.18
- semicircular duct 464.11
- semilunar cusp; Noncoronary cusp 226.35
- septal branch 238.13
- sinus 454.26
- solitary nucleus; Dorsal solitary nucleus 334.9
- spinal artery 250.13
- spinal veins 286.41
- spinocerebellar tract; Dorsal spinocerebellar tract 324.1; 330.11
- sternoclavicular ligament 80.35
- superior alveolar artery 236.31
- superior alveolar branches 402.2

Posterior superior fissure; Postclival fissure 356.29
- superior iliac spine 62.24
- superior lateral nasal branches 400.17
- superior medial nasal branches 400.18
- superior pancreaticoduodenal artery 260.15
- surface 54.6; 56.14; 58.28; 58.8; 68.23; 68.4; 162.8; 168.21; 182.8; 194.8; 220.26; 434.33; 438.5; 442.11
- surface of eyelid 446.7
- surface of petrous part 32.11
- talar articular surface 72.3
- talocalcaneal ligament 90.15
- talocrural region; Posterior ankle region 10.52
- talofibular ligament 90.10
- tegmental decussation; Dorsal tegmental decussation 350.25
- tegmental nucleus; Dorsal tegmental nucleus 344.15
- temporal branch 246.8; 248.17
- temporal diploic vein 280.29
- thalamic radiation 366.28; 392.20
- thoracic nucleus; Dorsal thoracic nucleus 320.24
- tibial artery 270.8
- tibial node 310.28
- tibial recurrent artery 268.27
- tibial veins 296.34
- tibiofibular ligament 88.25
- tibiotalar part 90.7
- transverse temporal gyrus 376.12
- trigeminothalamic tract; Dorsal trigeminothalamic tract 340.15
- tubercle 48.23 ; 50.11
- tympanic artery 234.25
- vagal trunk 410.28
- vaginal column 204.15
- vein; Posterior branch 272.11
- vein of corpus callosum; Dorsal vein of corpus callosum 284.11
- vein of left ventricle 274.19
- vein of septum pellucidum 284.6
- ventrolateral nucleus 366.8
- vestibular branch 468.6
- vestibular vein 468.18
- wall (stomach) 146.20
- wall (vagina) 204.7
- white commissure; Dorsal white commissure 324.28
Posterolateral central arteries 248.9
- fissure 356.47
- nucleus; Dorsolateral nucleus 318.23; 338.29

Posterolateral solitary nucleus; Dorsolateral solitary nucleus 334.10
- sulcus; Dorsolateral sulcus 316.29; 326.23
- tract; Dorsolateral tract 324.2
Posteromedial central arteries; Paramedian arteries 246.20; 248.4
- frontal branch 244.13
- nucleus; Dorsomedial nucleus 318.25; 338.30; 342.9
- part; Dorsomedial part (ruber nucl.) 352.27
Posteromedian medullary vein 284.27
Postganglionic nerve fibres 19.3
Postlaminar part (opt. n.) 440.20
Postremal chamber; Vitreous chamber 442.23
Postvesical nodes 310.9
Preaccessory cuneate nucleus; Cell group X 332.10
Pre-aortic nodes 306.5
Pre-auricular nodes 300.7
Prebiventral fissure; Prepyramidal fissure 356.38
Precaecal nodes 308.5
Precaecocolic fascia 150.39
Precaval nodes 306.10
Precentral cerebellar vein 284.35
- fissure; Post-lingual fissure 356.9
- gyrus 374.21
- sulcus 374.22
Prechiasmatic sulcus 28.5
Precommissural fibres 380.30
- septal nucleus 382.4
Precommunicating part, A1 segment 242.24
- P1 segment 248.3
Preculminate fissure; Post-central fissure 356.16
Precuneal branches 244.18
Precuneus 378.20
Pre-epiglottic fat body 170.9
Prefrontal artery 246.13
- veins 282.13
Preganglionic nerve fibres 19.2
Prelaminar branch 258.14
- part 440.22
Prelaryngeal nodes 300.22
Premolar tooth 136.21
Preoccipital notch 374.11; 376.4
Pre-olivary groove 326.17
Preoptic area 360.27; 372.2
- arteries 242.30
Prepancreatic artery 260.30
Prepositus nucleus 336.8
Prepuce; Foreskin 196.14
- of clitoris 204.33
Preputial glands 196.31
Prepyloric vein 292.29
Presacral fascia 216.24
Presplenic fold 210.31

Presternal region 8.2
Presubiculum 384.25
Pretectal area 362.16
- nuclei 362.17
Pretecto-olivary fibres 340.8; 350.22
Pretracheal layer 100.7
- nodes 300.24
Prevertebral layer 100.9
- nodes 304.18
- part 250.3
Prevesical nodes 310.8
Primary 14.21
- curvature 46.21
- fissure; Preclival fissure 356.24
- lymphoid organs 298.2
Princeps pollicis artery 256.11
Principal division 366.11
- olivary nucleus 332.21
- sensory nucleus of trigeminal nerve 342.8
- ventral medial nucleus 366.3
Procerus 94.14
Process 14.5
Processus cochleariformis 454.18
- vaginalis testis 190.12
Profunda brachii artery; Deep artery of arm 254.27
- femoris vein; Deep vein of thigh 296.26
Projection fibre 18.10
Prominence of facial canal 454.23
- of lateral semicircular canal 454.22
Promontorial nodes 308.21
Promontory 50.20; 454.11
Pronation 15.32
Pronator muscle 16.11
- quadratus 114.11
- teres 112.25
- tuberosity 58.11
Proper cochlear artery 468.8
- palmar digital arteries 256.33
- palmar digital nerves 416.20; 416.28
- plantar digital nerves 424.23; 424.27
Prosencephalon; Forebrain 326.6
Prostate 194.1
Prostatic branches 266.2; 266.12
- ducts 194.19
- plexus 432.24
- sinus 198.12
- urethra 198.6&
- utricle 198.11
- venous plexus 290.30
Proximal 4.36
- lateral striate branches 244.23
- medial striate arteries 242.26
- node 310.21
- part (prost.) 194.3
- part (urethra) 198.7
- phalanx 60.22; 72.23
- radio-ulnar joint 82.14

Proximal transverse arch of foot 12.10
Proximal tubule convoluted part 182.22
- tubule straight part 182.23
Psoas fascia 110.3
- major 122.4
- minor 122.5
Pterion 20.20
Pterygoid branches 236.29
- canal 30.12
- fossa 30.5
- fovea 46.15
- notch 30.4
- plexus 278.23
- process 30.1
- tuberosity 46.4
Pterygomandibular raphe 144.24
Pterygomaxillary fissure 20.27
Pterygomeningeal artery 236.25
Pterygopalatine fossa 20.26
- ganglion 428.14
Pterygopharyngeal part 144.26
Pterygospinous ligament 74.5
- process 30.13
Pteryoid hamulus 30.10
Pubic arch 64.16
- branch 264.17; 266.29
- crest 64.5
- hairs 470.23
- region 8.17
- symphysis 86.6
- tubercle 64.3
- vein; Pubic branch; Accessory obturator vein 292.11
Pubis 64.1
Pubo-analis 218.7
Pubocervical ligament 202.30
Pubococcygeal tendo 218.18
Pubococcygeus 218.3
Pubofemoral ligament 86.29
Puboperinealis 218.4
Puboprostatic ligament; Lateral puboprostatic ligament 216.20
Puboprostaticus; Levator prostatae 218.5
Puborectalis 218.8
Pubovaginalis 218.6
Pubovesical ligament; Medial puboprostatic ligament 216.17
Pubovesicalis 188.7; 216.19
Pudendal canal 216.3
- cleft 204.31
- nerve 422.22
Pudendum; Vulva 204.25
Pulmonary branches 430.16
- groove 52.40
- ligament 180.19
- plexus 410.21; 430.15
- trunk 228.2
- valve 226.8
- veins 272.2
Pulp cavity 138.32
Pulp cavity of crown 138.33
Pulvinar 360.11

Pulvinar nuclei 362.28
Pupil 438.9
Pupillary margin 438.2
– membrane 438.17
Purkinje cell layer 358.17
Putamen 390.7
Pyloric antrum 146.32
– branch 410.27
– canal 146.33
– nodes 306.19
– orifice 146.35
– part 146.31
– sphincter 148.6
Pylorus 146.34
Pyramid 326.14
– of vestibule 460.8
Pyramidal eminence 454.24
– layer 386.4
– lobe 220.14
– muscle of auricle 452.10
– process 42.21
– tract 328.3; 348.21
Pyramidalis 108.11
Pyramis vermis (VIII) 356.39

Q

Quadrangular membrane 172.13
Quadrate ligament 82.18
– lobe 156.18
– muscle 15.47
– tubercle 66.12
Quadratus femoris 122.15
– lumborum 108.31
– plantae; Flexor accessorius 126.13
Quadriceps femoris 122.17
Quadrigeminal cistern; Cistern of great cerebral vein 316.1

R

Radial 4.40
– artery 256.1
– border; Lateral border 10.15
– collateral artery 254.31
– collateral ligament 82.16
– collateral ligament of wrist joint 82.30
– fibres 436.22
– fossa 56.27
– groove; Groove for radial nerve 56.15
– head 114.8
– nerve 418.1
– notch 58.25
– recurrent artery 256.2
– styloid process 58.15
– tuberosity 58.7
– veins 288.31
Radialis indicis artery 256.12
Radiate carpal ligament 82.33
– layer 386.5
– ligament of head of rib 80.4
– sternocostal ligaments 80.14

Radiation of corpus callosum 380.20
Radicular branches 250.6
Radii 442.14
Radio-ulnar syndesmosis 82.2
Radius 58.1
Rami communicantes 426.6
Ramus 62.36
– of mandible 46.1
Raphe nuclei 336.29; 344.23; 354.14
– of medulla oblongata 330.1
– of penis 196.16
– of pontis 340.3
– of scrotum 198.34
Recesses, fossae and folds 212.1
Recesses of tympanic membrane 458.8
Recessus of tympanic membrane 458.10
Rectal ampulla 152.25
– venous plexus 290.27
Rectococcygeus 152.28
Rectoperinealis; Recto-urethralis superior 152.30
Rectoprostatic fascia; Rectovesical septum 216.7
Rectosacral fascia 216.25
Recto-uterine fold 214.18
– pouch 214.19
Recto-uterinus 202.26
Rectovaginal fascia; Rectovaginal septum 216.8
Recto-vesical pouch 214.20
Rectovesicalis 152.32; 188.8; 216.23
Rectum 152.18
Rectus abdominis 108.5
– capitis anterior 98.11
– capitis lateralis 98.12
– capitis posterior major 98.13
– capitis posterior minor 98.14
– femoris 122.18
– sheath 108.7
Recurrent interosseous artery 256.27
– laryngeal nerve 410.15
– meningeal branch; Tentorial nerve 398.18; 240.8
Red bone marrow 14.17
– nucleus 352.24
– pulp 298.15
Reflected head 122.20
– ligament 108.16
Region I; CA 1 384.28
Region II; CA II 384.29
Region III; CA 3 384.30
Region IV; CA 4 384.31
Region of lower limb 10.34
Regional lymph nodes 300.1
Regions of back 8.18
– of head 6.7
– of neck 6.28
– of upper limb 10.1
Renal artery 262.23

Renal branch 426.32
– branches 410.32
– columns 182.20
– corpuscle; Malpighian corpuscle 184.22
– cortex 182.16
– crest 182.36
– fascia 182.11
– ganglia 432.2
– impression 156.11
– medulla 182.28
– papilla 182.35
– pelvis 184.25
– plexus 432.1
– pyramids 182.37
– segments 184.1
– sinus 182.6
– surface; Renal impression 220.27 ; 298.19
– tubule 182.21
– veins 290.8
Reposition 15.35
Respiratory region 164.35
– system 164.1
Restiform body 326.25; 328.21
Rete mirabile 17.14
– testis 190.29
Reticular formation 18.13
– layer 470.13
– membrane 466.22
– nuclei 336.12; 344.17; 354.7
– nucleus of thalamus 364.24
– part 348.33
Reticulospinal fibres 322.8
Reticulotegmental nucleus 338.31; 344.20
Retina 438.19
Retinaculum caudale 470.6
Retinal blood vessels 440.26
Retinohypothalamic tract 372.23
Retro-ambiguus nucleus 334.25
Retrobulbar fat; Orbital fat body 444.7
Retrocaecal nodes 308.6
– recess 212.22
Retrochiasmatic area; Retrochiasmatic region 370.26
Retroduodenal arteries 260.18
– recess 212.16
Retrofacial nucleus 332.19
Retrohyoid bursa 128.4; 166.32
Retro-inguinal space 210.7
Retrolentiform limb; Retrolenticular limb 392.16
Retromandibular vein 278.18
Retromolar fossa 44.35
– triangle 44.34
Retro-olivary area 326.22
– groove 326.21
Retroperitoneal space 210.5
Retropharyngeal nodes 300.26; 302.13
– space 144.40

Retroposterior lateral nucleus; Retrodorsal lateral nucleus 318.24
Retropubic space; Cave of Retzins 210.6
Retropyloric nodes 306.22
Retrorubral part (subst. nigra) 348.34
Retrotrigeminal nucleus 332.18
Retrozonular space 442.24
Rhinal sulcus 380.11
Rhombencephalon; Hindbrain 326.2
Rhomboid fossa; Floor of fourth ventricle 346.2
Rhomboid major 100.18
- minor 100.19
- nucleus 364.19
Ribs (I–XII) 52.2; 52.7
Right 4.7
- atrial veins 274.27
- atrium 224.21
- auricle 224.22
- border (pericard. cav.) 222.20
- branch (hep. a.) 260.3
- branch (hep. port. v.) 292.14
- bundle (heart) 224.17
- colic artery 262.13
- colic flexure; Hepatic flexure 152.3
- colic vein 294.9
- coronary artery 230.6
- crus (lumb. p.) 106.26
- duct of caudate lobe 160.8
- flexural artery 262.14
- gastric artery 260.25
- gastric vein 292.28
- gastro-omental artery; Right gastro-epiploic artery 260.19
- gastro-omental vein; gastroepiploic vein 294.4
- hepatic duct 160.2
- hepatic vein 290.5
- inferior lobar bronchus 174.13
- inferior pulmonary vein 272.17
- lateral division 158.17
- liver; Right part of liver 158.13
- lobe of liver 156.15
- lumbar nodes 306.8
- lung 176.2
- lung, interior lobe 178.9
- lung, middle lobe 178.6
- lung, superior lobe 178.2
- lymphatic duct; Right thoracic duct 312.6
- main bronchus 174.3
- marginal vein 274.24
- medial division 158.14
- ovarian vein 290.17
- part (hep.) 154.23
- portal fissura 158.4
- posterolateral branch 230.16
- pulmonary artery 228.6
- pulmonary veins 272.3

Right semilunar cusp; Right coronary cusp 226.10; 226.33
- superior intercostal vein 286.19
- superior lobar bronchus 174.6
- superior pulmonary vein 272.4
- suprarenal vein 290.14
- testicular vein 290.15
- triangular ligament 210.42
- ventricle 226.1
- ventricular veins 274.28
Right/left atrioventricular orifice 222.34
- atrium 222.31
- fibrous ring 224.7
- fibrous trigone 224.6
- gastric nodes 306.16
- gastro-omental nodes 306.18
- lamina 166.21
- lobes of prostate 194.10
- pulmonary surface 222.19
- ventricle 222.26
Right/middle/left colic nodes 308.10
Rima glottidis 172.5
- vestibuli 170.29
Ring finger 10.30
Risorius 96.3
Roof 24.1
- of fourth ventricle 346.13
Root 136.26; 414.13
- apex 136.27
- canal; Pulp canal 138.34
- of lung 176.16
- of mesentery 210.15
- of nose 164.3
- of penis 196.5
- of tongue 140.3
- pulp 138.38
Rootlets 19.21
Rostral 4.22
Rostral part; Shell region 332.4; 332.8
Rostrodorsal subnucleus; Cell group Z 332.5
Rostrum 380.13
Rotator muscle 16.8
Rotatores 104.22
- cervicis 104.25
- lumborum 104.23
- thoracis 104.24
Round ligament of the liver 156.4
- ligament of uterus 202.29
- window 454.15
Rubrobulbar tract 330.13
Rubronuclear tract 350.14
Rubro-olivary fibres 340.29; 350.4
- tract 330.14
Rubropontine tract 342.3
Rubrospinal tract 322.20; 330.15; 342.4; 350.15

S

Sacciform recess 82.19; 82.22
Saccular duct 464.20
- nerve 408.12
Saccule 464.7
Sacral canal 50.36
- cornu; Sacral horn 50.35
- flexure 152.19
- hiatus 50.37
- kyphosis 46.23
- nerves and coccygeal nerve (S1–S5, Co) 420.9
- nodes 310.5
- parasympathetic nuclei 320.27
- part; Sacral segments 1–5 318.5
- plexus 422.12
- region 8.20
- splanchnic nerves 428.4
- tuberosity 50.25
- venous plexus 290.26
Sacralganglia 428.3
Sacrococcygeal joint 78.18
Sacro-iliac joint 86.10
Sacropelvic surface 62.31
Sacrospinous ligament 86.16
Sacrotuberous ligament 86.14
Sacrum; Sacral vertebrae I–V 50.18
Saddle joint 15.20
Sagittal 4.6
- border 34.36
- planes 4.62
- suture 74.9
Sagulum nucleus 354.1
Salpingopalatine fold 144.5
Salpingopharyngeal fold 144.4
Salpingopharyngeus 144.37
Saperolateral face of cerebral hemisphere 374.3
Saphenous branch 268.2
- nerve 422.8
- opening 118.15
Sartorius 122.16
Scala media 466.2
- tympani 462.18
- vestibuli 462.16
Scalene tubercle 52.20
Scalenus anterior; Anterior scalene 98.5
- medius; Middle scalene 98.6
- minimus 98.8
- posterior; Posterior scalene 98.7
Scapha 450.13
Scaphoid 60.4
- fossa 30.6
Scapula 54.3
Scapular line 4.57
- region 8.22
Schindylesis 14.36
Sciatic bursa of gluteus maximus 130.15

Sciatic bursa of obturator internus 130.12
- nerve 424.1
Sclera 434.17
Scleral spur 434.22
- veins 286.9
- venous sinus 434.23
Scoliosis 46.27
Scrotal part 192.8
Scrotum 198.33
Sebaceous gland 446.23; 470.31
Second II, third III, fourth IV toe 12.16
Second posterior intercostal artery 254.5
Second rib II 52.23
Secondary 14.22
- curvatures 46.24
- fissure; Postpyramidal fissure 356.44
- lymphoid organs 298.10
- tympanic membrane 454.19
- visceral gray substance 320.14
Segmental medullary artery 250.7; 258.17; 258.30
Sella turcica 28.6
Semicircular canals 460.15
- ducts 464.8
Semilunar fold 142.8
- folds of colon 152.8
- hiatus 38.18; 166.3
- lobules; Ansiform lobule (H VII A) 356.31
Semimembranosus 124.6
- bursa 132.6
Seminal colliculus 198.10
- gland; Seminal vesicle 192.19
Seminiferous tubules; Convoluted seminiferous tubules 190.27
Semipennate muscle; unipennate muscle 16.1
Semispinalis 104.14
- capitis 104.17
- cervicis 104.16
- thoracis 104.15
Semitendinosus 124.5
Sense organs 434.1
Sensory nerve 19.15
- root 398.14; 428.32
- root; Ganglionic branches of mandibular nerve 428.22; 428.27
- root; Ganglionic branches of maxillary nerve 428.18
- root; Nasociliary root; Communicating branch of nasociliary nerve with cilary ganglion 428.12
Septa testis 190.24
Septal area 388.24
- cusp 226.5
- nasal cartilage 164.14
- nuclei and related structures 382.5

Septal papillary muscle 226.17
Septofimbrial nucleus 382.9
Septomarginal fasciculus 324.15
- trabecula; Moderator band 226.18
Septum of corpora cavernosa 206.13
- of frontal sinuses 36.31
- of glans 196.12
- of musculotubal canal 30.33
- of scrotum 198.36
- of sphenoidal sinuses 28.17
Septum pellucidum 382.1
- penis 196.22
Serosa; Serous coat 146.7; 148.1; 148.17; 150.23; 158.20; 160.15; 180.12; 180.5; 186.14; 190.19; 200.30; 210.10; 222.9; 298.28
- Perimetrium 202.23
Serotoninergic cells adjacent to medial vestibular nucleus and prepositus nucleus (B4) 396.24
- cells in dorsal raphe nucleus (B7) 396.27
- cells in magnus raphe nucleus (B3) 396.23
- cells in medianus raphe nucleus (B2) 396.26
- cells in obscurus raphe nucleus (B2) 396.22
- cells in pallidal raphe nucleus (B1) 396.21
- cells in pontine raphe nucleus (B5) 396.25
Serous pericardium 222.6
Serrate suture 14.34
Serratus anterior 106.9
- posterior inferior 100.21
- posterior superior 100.22
Sesamoid bones 12.37; 60.30; 72.31
Sesamoid cartilage 168.28
Shaft; Body 58.27; 58.6; 60.18; 68.1; 68.20; 72.18
- of clavicle; Body of clavicle 54.30
- of femur; Body of femur 66.13
- of humerus; Body of humerus 56.11
- of phalanx; Body of phalanx 60.27; 72.28
Sheath of styloid process 34.9
Short association fibres 394.7
- bone 12.33
- ciliary nerves 428.13
- circumferential arteries 248.5
- gastric arteries 260.36
- gastric veins 294.13
- gyri of insula 376.22
- head 112.15; 124.4
- limb 456.11
- posterior ciliary arteries 240.9
Sigmoid arteries 262.20
- colon 152.7
- mesocolon 210.20

Sigmoid nodes 308.12
- sinus 280.14
- veins 294.17
Simple bony limb 460.24
- joint 15.13
- lobule (H VI and VI) 356.26
- membranous limb 464.17
Sinu-atrial nodal branch 230.9; 230.28
Sinu-atrial node; Node of Keith-Flack 224.13
Sinus of epididymis 190.18
- of pulmonary trunk 228.3
- of venae cavae 224.32
- tympani 454.14
- venosus 17.17
Sinusoid 17.28
Skin 470.2
- glands 470.29
- ligaments 470.5
- sulci 470.3
Small cardiac vein 274.23
- cardiac veins; Thebesian veins 274.26
- intestine 148.16
- saphenous vein; Short saphenous vein 296.12
Soft palate 134.23; 142.3
Sole; Plantar region 2.46; 12.4
Soleal line 68.5
Soleus 124.17
Solitariospinal tract 324.9
Solitary lymphoid nodules 148.28; 298.40
Solitary tract 328.23
Somatic nerve fibres 19.12
Spaces of iridocorneal angle 438.14
Spatium subdurale 314.14
Spermatic cord 192.1
Spheno-ethmoidal recess 24.20; 164.39
- suture 74.13
- synchondrosis 76.9
Sphenofrontal suture 74.12
Sphenoid; Sphenoidal bone 28.1
Sphenoid part; Horizontal part; M1 segment 244.21
Sphenoidal angle 34.40
- concha 28.19
- crest 28.14
- fontanelle 20.31
- lingula 28.13
- margin/border 34.13; 36.27
- process 42.26
- rostrum 28.15
- sinus 28.16; 166.11
Sphenoidal/emissary foramen 28.37
Sphenomandibular ligament 76.17
Sphenomaxillary suture 74.30
Spheno-occipital synchondrosis 76.4

Sphenopalatine artery 238.11
- foramen 24.23
- notch 42.19
Sphenoparietal sinus 280.25
- suture 74.15
Sphenopetrosal synchondrosis 76.5
Sphenosquamous suture 74.14
Sphenovomerine suture 74.28
Sphenozygomatic suture 74.29
Spherical recess; Saccular recess 460.9
Sphincter muscle 16.14
- of ampulla 160.27
- of bile duct 160.23
- of pancreatic duct 162.16
- pupillae 438.10
- urethrovaginalis 208.24
Spinal arachnoid mater 316.2
- area X; Spinal lamina X 324.24
- branch 250.5; 252.22; 254.7; 258.12; 258.23; 258.29; 264.12; 264.15
- cord 316.18
- dura mater 314.16
- ganglion; Dorsal root ganglion 18.38
- lamina V 320.11
- lamina VI 320.13
- lamina VII 320.20
- laminae I–IV 320.2
- laminae VII–IX 318.19
- laminae V–VI 320.3
- laminae 318.18
- lemniscus 340.11; 330.16; 350.16; 366.21
- nerve plexus 19.30
- nerves 19.20; 412.10
- nucleus of trigeminal nerve 332.11
- part of filum terminale 316.23
- part 112.5
- pia mater 316.12
- reticular formation 320.29
- root; Spinal part 412.3
- tract of trigeminal nerve 328.16; 340.12
- vein; Spinal branch 286.33
Spinalis 102.21
- capitis 102.24
- cervicis 102.23
- thoracis 102.22
Spine of helix 450.8
- of scapula 54.7
- of sphenoid bone 28.40
Spinobulbar fibres 330.23
Spinocerebellum 358.8
Spinocervical tract 324.10
Spinocuneate fibres 324.21
Spinogracile fibres 324.22
Spinohypothalamic fibres 330.22
Spinomesencephalic fibres 330.19
Spinoolivary fibres 330.24
- tract 324.4; 328.18

Spinoperiaqueductal fibres 330.21
Spinoreticular fibres 330.18
- tract 324.5
Spinotectal fibres 330.20
- tract 322.23
Spinothalamic fibres 330.17
Spinotransversales 104.9
Spinous process 48.13
Spinovestibular tract 324.11; 330.15
Spiral canal of cochlea 462.2
- canal of modiolus 462.14
- crest; Basal crest 466.11
- fold 160.21
- ganglion 466.25
- ligament 466.9
- limbus 466.14
- modiolar artery 468.9
- organ 466.21
- prominence 466.7
Spleen 298.11
Splenic artery 260.26
- branches 260.37
- hilum 298.27
- lymphoid nodules 298.31
- nodes 306.26
- plexus 430.22
- pulp 298.14
- recess 212.7
- sinus 298.29
- trabeculae 298.13
- vein 294.11
Splenium 380.16
Splenius 104.10
- capitis 104.11
- cervicis 104.12
Splenocolic ligament 210.37
Splenorenal ligament; Lienorenal ligament 210.34
Spongy bone; Trabecular bone 12.25
- layer 204.17; 206.29
- urethra 198.23
Squamomastoid suture 74.19
Squamous margin/border 28.34; 34.35
Squamous part 34.10; 36.2
Squamous part of occipital bone 26.9
Squamous suture 14.32; 74.16
Stalk of epiglottis 170.5
Stapedial branch 234.27
- membrane 456.28
Stapedius 458.3
Stapes 456.2
Stellate veins 184.21
Sternal angle 52.31
- branches 252.7
- end 54.27
- facet 54.28
- line 4.50
- membrane 80.15
- part 106.32
- synchondroses 78.30

Sternalis 106.2
Sternoclavicular joint 80.32
Sternocleidomastoid 98.9
- branches 232.13; 234.19
- region 6.34
- vein 278.3
Sternocostal head 106.5
- joints 80.12
- triangle 108.1
Sternohyoid 98.25
Sternopericardial ligaments 222.4
Sternothyroid 100.1
Sternum 52.27
Stomach 146.18
Straight arterioles; Vasa recta 184.14
- conjugate 64.29
- gyrus 378.13
- head 122.19
- muscle 15.45
- part 170.12
- sinus 280.18
- tubules 190.28
- venules; Venulae rectae 184.20
Stria 18.12
- medullaris of thalamus 360.13
- of external granular layer 384.16
- of internal granular layer 384.17
- of internal pyramidal layer 384.19
- of molecular layer 384.15
- terminalis 382.16
- vascularis 466.6
Striatum; Neostriatum 390.16
Striola 464.29
Stroma 220.17
- of ganglion 18.36
- of iris 438.12
Styloglossus 140.31
Stylohyoid branch 406.8
- ligament 74.6
Styloid process of third metacarpal III 60.20
- prominence 454.7
Styloideus processus 32.26
Stylomandibular ligament 76.18
Stylomastoid artery 234.24
- foramen 32.27
- vein 278.31
Stylopharyngeal branch 408.25
Stylopharyngeus 144.36
Styloyoid 98.21
Subacromial bursa 128.9
Subaortic nodes 308.20
Subarachnoid cisterns 314.24
- space; Leptomeningeal space 314.19; 440.25
Subarcuate fossa 32.14
Subbrachial nucleus 354.2
Subcaerulean nucleus 344.7
Subcallosal area; Subcallosal gyrus 378.6

Subclavian artery 250.1
- groove; Groove for subclavius 54.31
- nerve 414.24
- plexus 430.7
- trunk 312.3
- vein 288.2
Subclavius 106.8
Subcommissural organ 362.18
Subcostal artery 258.21
- nerve 418.29
- plane 6.3
- vein 286.29
Subcostales 106.18
Subcuneiform nucleus 354.9
Subcutaneous abdominal veins 276.16
- acromial bursa 128.8
- bursa of laryngeal prominence 128.3
- bursa of lateral malleolus 132.7
- bursa of medial malleolus 132.8
- bursa of tuberosity of tibia 130.25
- bursa 16.38
- calcaneal bursa 132.10
- infrapatellar bursa 130.23
- olecranon bursa 128.16
- part (ext. anal sph.) 154.16; 218.14
- perineal pouch 208.11
- prepatellar bursa 130.19
- tissue 472.27
- tissue of abdomen 110.17
- tissue of penis 196.30
- tissue of perineum 208.9
- trochanteric bursa 130.7
Subdeltoid bursa 128.10
Subendocardial branches; Purkinje fibres 224.19
Subfascial bursa 16.40
- prepatellar bursa 130.20
Subfornical organ 362.3; 382.10
Subhepatic space 212.25; 212.26
Subhypoglossal nucleus 336.6
Subiculum 384.26
Subiculum of promontory 454.13
Sublenticular extended amygdala 386.30
Sublentiform limb; Sublenticular limb 392.21
Sublingual artery 234.3
- caruncle 134.31
- fold 134.32
- fossa 44.26
- ganglion 428.23
- gland 136.2
- nerve 404.5
- vein 276.32
Submandibular duct 136.6
- fossa 44.27
- ganglion 428.19

Submadibular gland 136.5
- nodes 300.17
- triangle 6.30
Submedial nucleus 366.4
Submental artery 234.9
- nodes 300.16
- triangle 6.33
- vein 278.17
Submucosa 144.19; 146.14; 148.8; 148.23; 150.26; 174.32; 188.11
Submucous plexus 432.12
Submuscular bursa 16.39
Suboccipital muscle 98.10
- nerve 412.16
- venous plexus 276.12
Subparabrachial nucleus 344.10
Subparietal sulcus 376.31
Subpopliteal recers 132.3
Subpubic angle 64.17
Subpyloric nodes 306.21
Subscapular artery 254.20
- branches 254.10
- fossa 54.5
- nerves 414.26
- nodes; Posterior nodes 302.18
- vein 288.6
Subscapularis 112.12
Subserosa; Subserous layer 146.8; 148.2; 148.18; 150.24; 158.21; 160.16; 180.6; 180.13; 186.15; 190.20; 200.31; 202.24; 210.11; 222.10
Subserous plexus 432.10
Substantia nigra 348.30
- propria 434.25; 436.3
Subtalar joint; Talocalcaneal joint 90.12
Subtendinous bursa 16.41
- of iliacus 130.17
- of infraspinatus 128.12
- of latissimus dorsi 128.15
- of obturator internus 130.13
- of sartorius 130.26
- of subscapularis 128.13
- of teres major 128.14
- of tibialis anterior 132.9
- of trapezius 128.7
- of triceps brachii 128.18
- prepatellar bursa 130.21
Subthalamic fasciculus 368.5; 390.24
- nucleus 368.9
Subthalamus; Ventral thalamus 360.14; 368.8
Subtrigeminal part 336.22
Sulcomarginal fasciculus 322.4
Sulcus 376.30
- limitans 346.25
- of auditory tube 28.41
- of corpus callosum 376.28
- sclerae 434.18
- tali 70.11
- terminalis cordis 224.33
Superciliary arch 36.5

Superficial 4.34
- branch 264.22; 268.6; 270.23; 416.26; 418.8; 424.25
- brachial artery 254.26
- cerebral veins 282.11
- cervical artery 252.26
- circumflex iliac artery 266.38
- circumflex iliac vein 296.5
- dorsal veins of clitoris 296.9
- dorsal veins of penis 296.8
- epigastric artery 266.37
- epigastric vein 296.6
- external pudendal artery 266.39
- fibular nerve; Superficial peroneal nerve 424.5
- grey layer; Layer II 354.31
- head 116.3
- inguinal nodes 310.16
- inguinal ring 108.17
- investing fascia 110.13
- layer; Investing layer 96.26; 100.5; 444.23
- lymph vessel 17.40
- middle cerebral vein 282.18
- nodes; Anterior jugular nodes 300.19; 302.2; 302.26; 310.25
- palmar arch 256.31
- palmar branch 256.6
- parotid nodes 300.5
- part 96.15; 110.27; 118.8; 136.8; 154.15; 218.15
- perineal pouch; Superficial perineal compartment; Superficial perineal space 208.12
- plantar arch 270.30
- posterior sacrococcygeal ligament 78.19
- temporal artery 236.1
- temporal branches 402.29
- temporal veins 278.19
- transverse metacarpal ligament 116.24
- transverse metatarsal ligament 120.20
- transverse perineal muscle 208.14
- trigone 186.18
- veins 17.37
- veins of lower limb 296.2
- veins of upper limb 288.14
- venous palmar arch 288.26
Superior 4.18
- aberrant ductule 190.38
- alveolar nerves 402.1
- anal nerves 432.21
- anastomotic vein; Trolard's vein 282.19
- angle 54.20
- articular facet (vertebr. 48.16; 50.3
- articular process 48.15; 50.22
- articular surface (tibia) 66.32
- aspect; Vertical aspect 20.12
- basal vein 272.22; 274.9

Sachverzeichnis (englisch) 551

Superior belly 98.27
- border of petrous part 32.9
- branch (sup. glut. a.) 264.24
- branch (ocul. n.) 398.9
- branches (transv. cerv. n.) 414.2
- bulb of jugular vein 276.22
- bursa of biceps femoris 130.18
- calyx 184.28
- cerebellar artery 250.26
- cerebellar peduncle 338.8; 348.11; 350.17; 358.28
- cerebral veins 282.12
- cervical cardiac branches 410.13
- cervical cardiac nerve 426.16
- cervical ganglion 426.10
- choroid vein 284.3
- clunial nerves 420.6
- colliculus 348.16; 354.29
- conjunctival fornix 448.3
- constrictor 144.25
- costal facet 48.27
- costotransverse ligament 80.8
- deep nodes 302.3
- dental branches 402.6
- dental plexus 402.5
- diaphragmatic nodes 304.5
- duodenal flexure 150.4
- duodenal fold; Duodenojejunal fold 212.10
- duodenal fossa 212.11
- epigastric artery 252.13
- epigastric vein 276.15
- extensor retinaculum 120.12
- eyelid; Upper eyelid 446.3
- facet 70.4
- fascia of pelvic diaphragm 216.16
- fibular retinaculum; Superior peroneal retinaculum 120.15
- fovea 346.26
- frontal gyrus 374.23
- frontal sulcus 374.24
- ganglion 408.16; 410.2
- gingival branches 402.7
- gluteal artery 264.21
- gluteal nerve 422.16
- gluteal veins 290.22
- horn 118.17; 166.27
- hypogastric plexus; Presacral nerve 432.16
- hypophysial artery 238.31
- ileocaecal recess 212.18
- labial branch 234.12
- labial branches 402.12
- labial vein 278.12
- laryngeal artery 232.14
- laryngeal nerve 410.9
- laryngeal vein 278.4
- lateral cutaneous nerve of arm; Superior lateral brachial cutaneous nerve 418.13
- lateral genicular artery 268.18
- ligament of auricle 452.3

Superior ligament of epididymis 190.16
- ligament of incus 456.26
- ligament of malleus 456.24
- linear nucleus 354.19
- lingular artery 228.37
- lingular bronchus B IV 174.22
- lingular segment (S IV) 178.18
- lobar arteries 228.7; 228.27
- lobe; Upper lobe 176.17
- longitudinal fasciculus; Arcuate fasciculus 394.5
- longitudinal muscle 140.32
- lumbar triangle 100.25
- macular arteriole/venule 440.34
- margin/border 18.30; 54.16; 162.10; 220.28; 298.26
- medial genicular artery 268.19
- mediastinum 180.24
- medullary velum 338.9; 346.19
- mental spine; superior genial spine 44.22
- mesenteric artery 262.1
- mesenteric ganglion 430.29
- mesenteric nodes 308.1
- mesenteric plexus 430.28
- mesenteric vein 294.1
- nasal concha 38.13; 164.30
- nasal meatus 24.15; 164.40
- nasal retinal arteriole/venule 440.32
- nodes 306.24; 306.28; 310.3
- nuchal line 26.24
- oblique 444.18
- occipitofrontal fasciculus; Subcallosal fasciculus 394.10
- olivary nucleus; Superior olivary complex 342.17
- ophthalmic vein 286.2
- orbital fissure 24.9; 28.23
- palpebral arch 240.23
- palpebral veins 278.9
- parathyroid gland 220.21
- parietal lobule 374.32
- part 150.2; 154.20; 274.2; 408.5
- part; Dorsal part (HIII) 356.15
- petrosal sinus 280.21
- phrenic arteries 258.7
- phrenic veins 286.26
- pole; Superior extremity; Upper pole 182.9; 190.6
- posterior pancreatico duodenal vein 292.26
- pubic ligament 86.8
- pubic ramus 64.6
- recess of omental bursa 212.5
- rectal artery 262.21
- rectal nodes 308.13
- rectal plexus 432.8
- rectal vein 294.18
- rectus 444.11
- root; Superior limb 412.23
- sagittal sinus 280.15

Superior salivatory nucleus 342.15
- segment (S VI) 178.10; 178.21; 184.2
- segmental artery 228.19; 228.39; 262.27
- segmental bronchus (B VI) 174.14; 174.25
- semilunar lobule; First crus of ansiform lobule (H VII A) 356.32
- sphincter 160.24
- suprarenal arteries 258.26
- synovial membrane 76.15
- tarsal muscle 446.24
- tarsus 446.16
- temporal gyri 376.8
- temporal line 34.31
- temporal retinal arteriole/venule 440.30
- temporal sulcus 376.15
- terminal branches; Superior cortical branches; M2 segment 246.11
- thalamostriate vein 284.4
- thoracic aperture; Thoracic inlet 52.38
- thoracic artery 254.11
- thyroid artery 232.11
- thyroid notch 166.22
- thyroid tubercle 166.24
- thyroid vein 278.1
- tracheobronchial nodes 304.13
- transverse scapular ligament 80.22
- trunk; Upper trunk 414.15
- tympanic artery 236.24
- ulnar collateral artery 254.32
- vein of vermis 284.31
- vein; Superior branch 272.18; 274.5
- veins of cerebellar hemisphere 284.33
- vena cava 274.31
- vermian branch 250.28
- vertebral notch 48.9
- vesical arteries 264.32
- vestibular area 462.25
- vestibular nucleus 342.31
Superodextral lateral flexure; Superior lateral flexure 152.21
Superolateral nodes 310.18
Superomedial lobule 194.13
- nodes 310.17
Supination 15.33
Supinator crest 58.34
- muscle 16.12; 114.21
Supra-acetabular groove 62.14
Suprachiasmatic artery 244.3
- nucleus 370.11
Suprachoroid lamina 434.26; 436.8
Supraclavicular nerves 414.4
- nodes 302.11
- part 414.21

Supracondylar process 56.18
Supracristal plane 6.4
Supraduodenal artery 260.14
Suprageniculate nucleus 364.23
Supraglenoid tubercle 54.23
Suprahyoid branch 234.2
- muscles 98.17
Supralemniscal nucleus 344.16
Supramammillary nucleus 372.10
Supramarginal gyrus 374.33
Supramastoid crest 34.17
Suprameatal spine 34.19
- triangle 34.18
Supraoptic artery 242.28
- fibres 372.25
- nucleus 370.12
- recess 362.9
Supra-opticohypophysial tract 372.21
Supra-orbital artery 240.15
- margin 22.28; 36.8
- nerve 398.22
- notch/foramen 36.9
- vein 278.5
Suprapalpebral sulcus 6.15
Suprapatellar bursa 130.22
Suprapineal recess 362.4
Supra-piriforme foramen 86.18
Suprapleural membrane 180.21
Suprapyloric node 306.20
Suprarenal gland; Adrenal gland 220.24
- impression 156.12
- plexus 430.25
Suprascapular artery 252.23
- notch 54.17
- vein 280.5
Supraspinal nucleus 336.11
Supraspinatus 112.6
Supraspinous fascia 112.7
- fossa 54.9
- ligament 76.29
Suprasternal bones 52.35
- space 100.6
Suprastyloid crest 58.16
Supratonsillar fossa 142.10
Supratragic tubercle 450.24
Supratrochlear artery 240.26
- nerve 398.25
- nodes 302.25
- veins 278.7
Supravaginal part 202.11
Supravalvular ridge 228.4; 230.4
Supraventricular crest 226.6
Supravesical fossa 214.2
Supreme intercostal artery 254.3
- intercostal vein 276.19
- nasal concha 38.12
Sural arteries 268.21
- communicating branch 424.4
- nerve 424.17
- region 10.50
- veins 296.31
Surface anterior 58.29
Surgical neck 56.5

Surpascapular nerve 414.25
Suspensory ligament of axilla 116.16
- ligament of clitoris 110.14; 206.15
- ligament of eyeball 444.5
- ligament of ovary; Infundibulopelvic ligament 200.20
- ligament of penis 110.15
- ligament of thyroid gland 100.8
- ligaments of breast; Suspensory retinaculum of bread 472.26
- muscle of duodenum; Suspensory ligament of duodenum 150.11
Sustentaculum tali; Talar shelf 70.29
Sutural bone 20.42
Suture 14.30
Sweat gland 470.30
Sympathetic ganglion 19.4
- paraganglia 428.6
- part 426.2
- root 428.11; 428.21; 428.26; 428.31
- root; Deep petrosal nerve 428.17
- root of submandibular ganglion 406.23
- trunc 426.3
Symphysial surface 64.4
Symphysis; Secondary cartilaginous joint 14.39
Synapse 17.51
Synarthrosis 14.25
Synchondroses of thorax 78.27
- of vertebral column 78.1
Synchondrosis 14.38
- of first rib 78.29
Syndesmoses of pectoral girdle; Syndesmoses of shoulder girdle 80.21
- of pelvic girdle 86.3
- of thorax 78.24
- of vertebral column 76.25
Syndesmosis 14.27
Synovial bursa 16.36
- fluid 15.5
- folds 15.3
- joint; Diarthrosis 14.42
- joints of free lower limb 86.22
- joints of free upper limb 82.5
- joints of pectoral girdle; Synovial joints of shoulder girdle 80.25
- joints of thorax 80.1
- Synovial membrane; Synovial layer 15.2
- sheath 16.44
- sheaths of digits of hand 116.30

Synovial sheaths of toes 126.22
- villi 15.4
Systemic anatomy 12.20; 20.1

T

Tactile elevations 470.7
Taenia 380.35
Taenia thalami 360.12
Taeniae coli 152.13
Tail of caudate nuclei 390.5
- of epididymis 190.35
- of helix 450.9
- of pancreas 162.14
Talocalcaneal interosseous ligament 90.24
Talocalcaneonavicular joint 90.17
Talonavicular ligament 90.28
Talus 70.3
Tangential fibres 384.20
Tapetum 380.23
Tarsal bones 70.2
- glands 446.21
- interosseous ligaments 90.23
- ligaments 90.2
- sinus 70.32
Tarsometatarsal joints 92.9
Taste bud 468.22
- pore 468.23
Tectal plate; Quadrigeminal plate 348.12; 354.23
Tectobulbar tract 330.26; 342.5; 350.19
Tecto-olivary fibres 340.9; 350.23
Tectopontine fibres 338.18
- tract 342.6; 350.20
Tectoreticular fibres 340.10
Tectorial membrane 78.13; 466.18
Tectospinal tract 322.11; 328.13; 340.7; 350.21
Tectum of midbrain 354.22
Teeth 136.12
Tegmen tympani 32.2
Tegmental decussations 350.24
Tegmental wall; Tegmental roof 454.3
Tegmentum of midbrain 348.9; 350.1
- of pons 340.1
Tela choroidea of fourth ventricle 316.6
- choroidea of third ventricle 316.8
Telencephalon; Cerebrum 18.21; 326.8; 374.1
Temple 2.6
Temporal bone 30.14
- branches 406.11
- crest 46.10
- fascia 96.25
- fossa 20.23
- horn; Inferior horn 382.28
- line 36.13

Sachverzeichnis (englisch)

Temporal lobe 376.6; 378.28
- operculum 376.9
- plane 376.13
- pole 376.7
- process 44.5
- region 6.11
- surface 28.26; 34.14; 36.11; 44.3
- veins 282.16; 282.24

Temporalis; Temporal muscle 96.17
Temporo-mandibular joint 76.11
Temporo-occipital branch 246.9
Temporoparietalis 94.12
Temporopontine fibres 348.28; 392.24
Temporozygomatic suture 74.31
Tendinous arch of levator ani 218.10
- arch of pelvic fascia 216.14
- arch of soleus 120.11
- arch 16.34
- chiasm 116.34
- intersection 16.32; 108.6
- sheath of abductor longus and extensor pollicis brevis 128.25
- sheats of digits of hands 130.5
- sheath of extensor carpi ulnaris 128.30
- sheath of extensor digiti minimi 128.29
- sheath of extensor digitorum and extensor indicis 128.28
- sheath of extensor digitorum longus 132.16
- sheath of extensor hallucis longus 132.15
- sheath of extensor pollicis longus 128.27
- sheath of extensores carpi radiales 128.26
- sheath of flexor carpi radialis 130.3
- sheath of flexor digitorum longus 132.18
- sheath of flexor hallucis longus 132.20
- sheath of flexor pollicis longus 130.2
- sheath of superior oblique 444.20
- sheath of tibialis anterior 132.14
- sheath of tibialis posterior 132.19
- sheaths of lower limb 132.12
- sheaths of toes 126.18
- sheaths of upper limb 128.21

Tendon 16.30
- of infundibulum 224.8
- of valve of inferior vena cavae 224.9
- sheath 16.42
- sheaths and bursae 16.37; 126.17

Tension lines; Cleavage lines 470.8
Tensor fasciae latae; Tensor of fascia lata 122.10
- tympani 458.2
- veli palatini 142.19

Tentorial basal branch 238.22
- marginal branch 238.23
- notch; Incisura of tentorium 314.10

Tentorium cerebelli; Cerebellar tentorium 314.9
Teres major 112.11
- minor 112.10

Terminal ganglion 398.4
- ileum 150.20
- nerve 398.3
- notch of auricle 450.26
- nucleus 17.58
- sulcus of tongue 140.19
- ventricle 316.24

Testicular artery 264.1
Testis 190.5
Texticular plexus 432.4
Thalamic fasciculus 368.3; 390.25
Thalamogeniculate artery 248.10
Thalamoparietal fibres 392.15
Thalamoperforating artery 248.6
Thalamotuberal artery; Premammillary artery 246.27
Thalamus; Dorsal thalamus 360.8; 362.19
Theca folliculi 200.16
Thenar eminence 10.23
Third molar tooth; Wisdom tooth 136.23
Third occipital nerve 412.18
Third trochanter 66.9
Third ventricle 362.1
Thoracic aorta 258.2
- aortic plexus 430.11
- cage 52.36
- cardiac branches 410.19; 426.26
- cavity; Thorax 2.51; 52.37; 180.1
- constriction; Broncho-aortic constriction 146.4
- duct 312.7
- fascia 106.22
- ganglia 426.25
- intertransversarii 104.7
- joints 78.23
- kyphosis 46.22
- lymph nodes 304.1
- nerves (T1–T12) 418.14
- part 102.14; 146.3; 172.19; 312.10; 430.10
- part; Thoracic segments 1–12 318.3
- pulmonary branches 426.27
- skeleton 52.1
- splanchnic ganglion 426.30
- vertebrae (TI–TXII) 48.26

Thoraco-acromial artery 254.12
- vein 288.16

Thoracodorsal artery 254.21
- nerve 414.27
- vein 288.8

Thoraco-epigastric veins 288.12
Thoracolumbar fascia 104.26
Thorax 2.16
Three-headed muscle 15.50
Thumb 10.27
Thymic branches 252.3
- veins 276.1

Thymus 298.4
Thymus lobe 298.5
Thyro-arytenoid 170.18
Thyro-cervical trunk 252.14
Thyro-epiglottic ligament 170.7
- part 170.19

Thyroglossal duct 140.21
Thyrohyoid 100.2
- branch 412.25
- membrane 166.30

Thyroid articular surface 168.5
- cartilage 166.19
- foramen 166.29
- gland 220.11
- ima artery 232.5
- lobe 220.12
- lobules 220.19
- nodes 300.23

Thyrolingual trunk 232.24
Thyropharyngeal part; Thyropharyngeus 144.34
Tibia 66.31
Tibial 4.43
- collateral ligament 88.12
- nerve 424.13
- nutrient artery 270.13
- tarsal tendinous sheaths 132.17
- tuberosity 68.2

Tibialis anterior 124.7
- posterior 124.21

Tibiocalcaneal part 90.5
Tibiofibular joint; Superior tibiofibular joint 88.19
- syndesmosis; Inferior tibiofibular joint 88.22
- trunc 270.31

Tibionavicular part 90.4
Tongue 140.1
Tonsil of cerebellum; Ventral paraflocculus 356.46
Tonsillar branch (fac. a.) 234.8
- branches (gr. pal. n.) 400.24
- branches (glossoph. n.) 408.27
- capsule 142.12
- cleft; Intratonsillar cleft 142.13
- crypts 142.15
- pits 142.14
- sinus; Tonsillar fossa; Tonsillar bed 142.9

Torus levatorius 144.6
- tubarius 144.3

Trabeculae 298.36
- carneae 224.1
- of corpora cavernosa 196.23
- of corpus spongiosum 196.24
Trabecular tissue 434.19
Trachea 172.17
Tracheal bifurcation 172.24
- branches 252.5; 252.20
- branches (rec. laryng. n.) 410.16
- cartilages 172.20
- glands 172.27
- veins 276.6
Trachealis 172.21
Tracheobronchial nodes 304.12
Tract 18.3
Tractus spiralis foraminosus 462.29
Tragal lamina 452.20
Tragicus 452.8
Tragus 450.18
Transpyloric plane 6.2
Transversalis fascia 110.6
Transverse 4.27; 4.28
- acetabular ligament 86.31
- arytenoid 170.22
- branch 268.14
- cerebral fissure 18.28
- cervical artery 252.25
- cervical nerve 414.1
- cervical veins 280.6
- colon 152.4
- costal facet 48.29
- crest 462.22
- diameter 64.24
- ductules 204.20
- facial artery 236.3
- facial vein 278.21
- fascicles 120.19
- folds of rectum 152.24
- head 116.8; 126.7
- humeral ligament 82.10
- ligament of atlas 78.12
- ligament of knee 88.6
- ligaments 76.33
- medullary veins 284.25
- mesocolon 210.17
- muscle 140.34
- muscle of auricle 452.12
- occipital fasciculi 394.14
- occipital sulcus 376.5
- palatine folds; Palatine rugae 134.25
- palatine suture 74.40
- part (hep. port. a.) 292.18
- part (iliofem. lig.) 86.26
- part (nasatis) 94.16
- part; Middle part (trapez.) 100.14
- pericardial sinus 222.13
- perineal ligament 208.19
- planes 6.1
- pontine fibres 338.19
- pontine veins 284.20
- process 48.14

Transverse ridges 50.27; 136.33
- sinus 280.8
- tarsal joint 90.16
- temporal gyri 376.10
- vesical fold 214.10
Transversus spinales 104.13
Transversus abdominis; Transverse abdominal 108.23
- menti 96.2
- nuchae 100.16
- temporal sulcus 376.14
- throracis 106.19
Trapezium 60.9
Trapezius 100.12
Trapezoid 60.11
- area 194.21
- body 340.18
- ligament 80.30
- line 54.36
Triangel of sinu-atrial node 224.10
Triangular fold 142.6
- fossa 450.11
- fovea 168.19
- muscle 15.46
- nucleus 382.11
- part 374.17
- ridge 136.34
Triceps brachii 112.19
- surae 124.13
Tricuspid valve; Right atrioventricular valve 226.2
Trigeminal cave; Trigeminal cavity 314.13
- ganglion 398.15
- impression 32.8
- lemniscus 340.13; 350.10; 366.22
- nerve (V) 398.13
- tubercle 326.26
Trigeminospinal tract 324.12
Trigonal muscles 186.17
Trigone of bladder 188.13
- of lateral lemniscus 348.10
Triquetrum 60.7
Triticeal cartilage 166.35
Trochanteric bursa of gluteus maximus 130.8
- bursa of gluteus medius 130.9
- bursa of gluteus minimus 130.10
- fossa 66.7
Trochlea 56.24; 444.19
- fovea 36.25
- notch 58.26
- of phalanx 60.29; 72.30
- of talus 70.13
- spine 36.24
Trochlear nerve (IV) 398.12
True conjugate 64.27
True ribs I–VII 52.3
Truncus; Bundle of His 224.16
Trunk 2.15; 414.14

Trunk; Body 380.15
- of accessory nerve 412.4
- of spinal nerve 19.24
Tubal air cells 458.18
- branch (uter. a.) 266.8
- branch (tymp. n.) 408.21
- branches (ovar. a.) 264.6
- extremity 200.8
- glands 458.25
- tonsil 144.7
Tuber; Tuberosity 14.1
Tuber (VII B) 356.36
Tuber cinereum 360.28
Tubercle 14.2; 52.14; 60.5; 60.10; 134.10; 136.42
Tuberculum of iliac crest 62.19
- sellae 28.7
Tuberomammillary nucleus 372.5
Tuberosity 14.3; 72.14; 72.8
- for coracoclavicular ligament 54.34
- for serratus anterior 52.24
- of distal phalanx 60.25; 72.26
- of fifth metatarsal bone V 72.21
- of first metatarsal bone I 72.20
- of ulna 58.24
Tunica albuginea of corpora cavernosa 196.20
- albuginea of corpus spongiosum 196.21
- albuginea 190.21; 200.10
- externa 17.18
- intima 17.19
- media 17.20
- vaginalis 190.13
Two-bellied muscle 15.48
Two-headed muscle 15.49
Tympanic aperture of canaliculus for chorda tympani 454.27
- canaliculus 32.28
- cavity 32.30; 454.2
- cells 454.30
- enlargement; Tympanic ganglion 408.19
- lamella 462.5
- lip 466.16
- membrane 452.21
- nerve 408.18
- notch 34.8; 452.16
- opening 458.15
- part 34.1
- plexus 408.20
- ring 34.2
- sulcus 34.7
- surface; Spiralmembrane 466.10
- veins 278.30
Tympano squamous fissure 32.33
Tympanomastoid fissure 32.34
Tympanostapedial syndesmosis 456.21

Sachverzeichnis (englisch) 555

U

Ulna 58.21
Ulna border; Medial border 10.16
Ulnar 4.41
– artery 256.16
– canal 84.5
– collateral ligament of wrist joint 82.29
– collateral ligament 82.15
– head 112.27; 114.5; 114.20
– nerve 416.21
– notch 58.19
– recurrent artery 256.17
– styloid process 58.37
– veins 288.30
Umbilical artery 264.28
– fascia 110.9
– fissure 158.2
– part 292.20
– region 8.15
– ring 108.27
– vein 292.22
Umbo of tympanic membrane 452.28
Uncal artery 238.34; 244.25
Uncinate fasciculus 394.8
– fasciculus of cerebellum 358.31
– process 38.16; 162.3
Uncus 380.6
– of body; Uncinate process 48.20
– of body of first thoracic vertebra; Uncinate process of first thoracic vertebra 48.30
Unpaired thyroid plexus 274.34
Unstratified part 188.2
Upper head; Superior head 96.19
– limb 2.21
– lip 134.8
Ureter 186.1
Ureteric branches 262.33; 264.2; 264.5; 264.31
– orifice 188.16
– plexus 432.3
Urethral artery 266.18
– carina of vagina 204.16
– crest 198.9; 206.22
– glands 198.27; 206.31
– lacunae 198.26; 206.32
– surface 196.9
Urinary bladder 186.8
– system 182.1
Urogenital diaphragm 208.21
– hiatus 218.11
– peritoneum 214.8
– triangle 8.27
Uterine artery 266.3
– cavity 202.7
– extremity 200.9
– glands 202.28
– horn 202.4
– ostium 200.29
– part; Intramural part 200.28

Uterine tube 200.21
– veins 290.33
– venous plexus 290.34
Uterosacral Ligament; Rectouterine Ligament 202.32
Uterovaginal plexus 432.22
Uterus 202.1
Utricle 464.5
Utricular duct 464.19
– nerve 408.7
– recess 464.6
Utriculo-ampullary nerve 408.6
Utriculosaccular duct 464.18
Uveal part 434.21
Uvula 142.4
Uvula (IX) 356.45
Uvula of bladder 188.17

V

Vagal trigone; Trigone of vagus nerve 346.9
Vagina 204.1
Vaginal artery 266.9
– branches 266.11; 266.5
– columns 204.13
– fornix 204.2
– nerves 432.23
– orifice 206.5
– part 202.14
– process 30.7
– rugae 204.12
– venous plexus 290.35
Vagus nerve (X) 410.1
Vallate papillae 140.16
Vallecula of cerebellum 18.19
Valve 17.21
– Valve of foramen ovale 226.22
– of navicular fossa 198.25
Valvula Eustachii; Valve of inferior vena cava; Eustachian valve 224.35
– Thebesii; Valve of coronary sinus; Thebesian valve 224.36
Vas prominens 466.8
– spirale 466.13
Vascular bundels 182.32
– circle 17.8
– circle of optic nerve 440.29
– fold of caecum 212.19
– lamina 436.10
– layer 190.22
– layer of eyeball 436.6
– nerves 19.38
– organ of lamina terminalis 372.13
– plexus 17.11; 19.36
– space 120.2
Vase vasorum 17.29
Vastus intermedius 122.22
– lateralis 122.21
– medialis 122.23
Vault of pharynx 142.28
Vein of bulb of penis 292.7
– of bulb of vestibule 292.8

Vein of cerebellomedullary cistern 284.29
– of cochlear aqueduct 276.24; 468.12
– of cochlear window 468.19
– of lateral recess of fourth ventricle 284.28
– of olfactory gyrus 282.31
– of pterygoid canal 278.26
– of scala tympani 468.15
– of scala vestibuli 468.14
– of uncus 282.22
– of vestibular aqueduct 468.10
Veins 17.31; 272.1
– of brainstem 284.12
– of caudate nucleus 284.9
– of heart 274.14
– of lower limb 296.1
– of medulla oblongata 284.22
– of semicircular ducts 468.11
– of spinal cord 286.39
– of upper limb 288.1
– of vertebral column 286.34
Vena comitans 17.32
Vena comitans of hypoglossal nerve 276.31
Venae Thebesii minimae; Openings of smallest cardiac veins; Thebesian veins 224.24
Venous grooves 20.40
– plexus 17.12; 17.16
– valve 17.24
– plexus of foramen ovale 282.7
– plexus of hypoglossal canal 282.6
Ventral 4.14
– intermediate nucleus 366.12
– lamella 332.23
– lateral complex 366.6
– lateral geniculate nucleus; Pregeniculate nucleus 368.20
– medial complex 366.1
– nuclei of thalamus 364.25
– pallidum 388.18; 390.21
– part (central ret. nucl.) 336.27
– parts (intertransv. m.) 102.5
– posterior inferior nucleus 366.5; 366.13
– posterior parvocellular nucleus 366.14
– posterolateral nucleus 364.27
– posteromedial nucleus 364.28
– premammillary nucleus 372.11
– principal nucleus 368.23
– striatum 388.19; 390.18
– subdivision 352.10
– supra-optic commissure 372.22
– thalamus; Subthalamus 360.14; 368.8
Ventrobasal complex 364.26
Ventromedial nucleus of hypothalamus 370.28
– part (hypoth.) 370.15
Venule 17.38

Vermis of cerebellum (I–X) 18.20; 358.1
Vertebra 48.1
Vertebra pominens (CVII) 50.17
Vertebral arch 48.5
- artery 250.2
- body 48.2
- canal 48.12
- column 46.20
- foramen 48.11
- ganglion 426.18
- joints 76.24
- nerve 426.24
- part 176.7
- plexus 430.9
- region 8.19
- synovial joints 78.6
- vein 276.8
Vertebromediastinal recess 180.18
Vertex 20.14
Vertical 4.2
- crest 462.24
- limb 388.4
- muscle 140.35
- occipital fasciculi 394.11
Vesical plexus 432.26
- surface; Anterior surface 202.8
- veins 290.28
- venous plexus 290.29
Vesicoprostaticus 188.9
Vesico-uterine pouch 214.11
Vesicovaginalis 188.10
Vesicular appendices 204.21
- ovarian follicle 200.14
Vessels for nerves 17.30
Vessels of internal ear 468.1
Vestibula area 346.10
Vestibular aqueduct 462.32
- caecum 466.20
- canaliculus 32.15
- crest 460.7
- fold 170.28
- fossa 206.2
- ganglion 408.3
- labyrinth 464.4
- lamella 462.4
- ligament 172.14
- lip 466.15
- nerve 408.2
- nuclei 334.13; 342.27
- surface 138.15
- surface; Vestibular membrane 466.4
Vestibule 206.1; 460.4
Vestibule of omental bursa 212.4
Vestibulocerebellum 358.7
Vestibulocochlear artery 468.5
- nerve (VIII) 408.1
- organ 460.2
- vein 468.16
Vestige of ductus deferens 204.23
- of processus vaginalis 192.6
Villous folds 148.13

Vincula tendinum 116.31; 126.23
Vinculum breve 116.33
- longum 116.32
Visceral abdominal fascia 108.33
- fascia 16.22
- layer; Epicardium 190.15; 222.8
- lymph nodes 306.14; 310.6
- nuclei; Autonomic nuclei 352.4
- pelvic fascia 216.5
- peritoneum 210.13
- pleura; Pulmonary pleura 180.4
- plexum 19.35
- surface 156.1; 298.18
Viscerocranium; Facial skeleton 20.5
Vitreous body 442.25
- humor 442.31
- membrane 442.29
- stroma 442.30
Vocal fold 172.4
- ligament 172.16
- process 168.15
Vocalis 170.17
Vomer 38.31
Vomerine crest of choana 38.34
- groove 38.33
Vomeronasal cartilage 164.17
- organ 164.25
Vomerorostral canal 22.23
Vomerovaginal canal 22.22
- groove 30.9
Vortex of heart 224.2
Vorticose veins 286.6

White matter; White substance 18.1; 318.13; 322.1; 328.2; 338.12; 340.1; 350.2
- pulpa 298.16
- ramus communicans 426.8
- substance of cerebellum 358.29
- substance of hypothalamus 372.18
- substance of thalamus 366.15
Wing of central lobul 356.13
Wrist 2.28
Wrist joint 82.24

Xiphisternal joint 78.31
Xiphoid process 52.33

Yello bone marrow 14.16

Z

Zona incerta 368.14
- orbicularis 86.24
Zonal layer; Layer I 354.30
- subnucleus 332.13
Zones of hypothalamus 372.14
Zonular fibres 442.16
- spaces 442.17
Zygapophysial joints 78.15
Zygomatic arch 20.24
- bone 44.1
- branches 406.12
- margin 28.31
- nerve 400.25
- process 34.16; 36.14; 40.28
- region 6.22
Zygomatico maxillary suture 40.12; 74.25
Zygomaticofacial branch 400.27
- foramen 44.10
Zygomatico-orbital artery 236.5
- foramen 44.9
Zygomatico-temporal branch 400.26
- foramen 44.11
Zygomaticus major 96.4
- minor 96.5